**3** | **SÉRIE ORTOPEDIA E TRAUMATOLOGIA**
FUNDAMENTOS E PRÁTICA

Editores da Série
Fernando Baldy dos Reis
Cláudio Santili
Tarcísio Eloy Pessoa de Barros Filho

*Traumatologia do Adulto*

*Outros livros da Série*

### Série Ortopedia e Traumatologia – Fundamentos e Prática
Apoio: Sociedade Brasileira de Ortopedia e Traumatologia – SBOT

- Volume 1: Ortopedia do Adulto
- Volume 2: Ortopedia e Traumatologia Pediátricas
- Volume 3: Traumatologia do Adulto

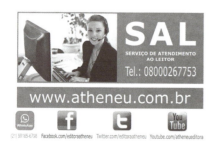

# 3 SÉRIE ORTOPEDIA E TRAUMATOLOGIA
## FUNDAMENTOS E PRÁTICA

Editores da Série
**Fernando Baldy dos Reis**
**Cláudio Santili**
**Tarcísio Eloy Pessoa de Barros Filho**

# *Traumatologia do Adulto*

Editor do Volume
**Fernando Baldy dos Reis**

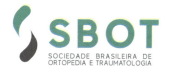
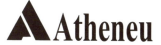

*EDITORA ATHENEU*

*São Paulo — Rua Avanhandava, 126 - 8º andar*
*Tel.: (11)2858-8750*
*E-mail: atheneu@atheneu.com.br*

*Rio de Janeiro — Rua Bambina, 74*
*Tel.: (21)3094-1295*
*E-mail: atheneu@atheneu.com.br*

*CAPA:* Equipe Atheneu
*PROJETO GRÁFICO/DIAGRAMAÇÃO:* Triall Composição Editorial Ltda.

## CIP-BRASIL. CATALOGAÇÃO NA PUBLICAÇÃO
## SINDICATO NACIONAL DOS EDITORES DE LIVROS, RJ

O89

Ortopedia e traumatologia : fundamentos e prática : traumatologia, volume 3 / editores da série Claudio Santilli, Tarcísio Eloy Pessoa de Barros Filho ; editor do volume e da série Fernando Baldy dos Reis. - 1. ed. - Rio de Janeiro : Atheneu, 2019.
; 28 cm.     (Ortopedia e traumatologia : fundamentos e prática ; 3)

Inclui bibliografia e índice
ISBN 978-85-388-1058-2

1. Ortopedia e traumatologia. I. Santilli, Claudio. II. Barros Filho, Tarcísio Eloy Pessoa de. III. Reis, Fernando Baldy dos. IV. Série.

| | |
|---|---|
| 19-60500 | CDD: 616.7 |
| | CDU: 617.3 |

Vanessa Mafra Xavier Salgado - Bibliotecária - CRB-7/6644

08/10/2019    15/10/2019

REIS, F. B.; SANTILI, C.; BARROS FILHO, T.E.P.
*Série Ortopedia e Traumatologia – Fundamentos e Prática – Volume 3 – Traumatologia do Adulto*

© *Direitos reservados à EDITORA ATHENEU - São Paulo, Rio de Janeiro, 2020.*

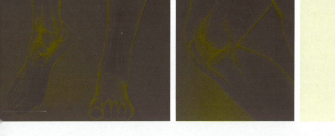

# Sobre os editores

**FERNANDO BALDY DOS REIS**

Professor Livre-Docente. Chefe do Departamento de Ortopedia e Traumatologia da Escola Paulista de Medicina da Universidade Federal de São Paulo (EPM/Unifesp).

**CLÁUDIO SANTILI**

Presidente da Sociedade Brasileira de Ortopedia e Traumatologia (SBOT), gestão 2010. Diretor do Departamento de Ortopedia e Traumatologia da Faculdade de Ciências Médicas da Santa Casa de Misericórdia de São Paulo (DOT/FCMSCMSP) – Pavilhão "Fernandinho Simonsen" (2005-2008). Presidente da Sociedade Brasileira de Ortopedia Pediátrica (SBOP), gestão 1999-2000. Professor Adjunto da FCMSCMSP. Orientador de Pós-Graduação em Ciências da Saúde (Mestrado e Doutorado) e em Ortopedia e Traumatologia (Mestrado).

**TARCÍSIO ELOY PESSOA DE BARROS FILHO**

Diretor da Faculdade de Medicina da Universidade de São Paulo (FMUSP). Professor Titular do Departamento de Ortopedia e Traumatologia da FMUSP. Ex-Presidente da Sociedade Brasileira de Ortopedia e Traumatologia (SBOT).

# Sobre os colaboradores

### ALDO OKAMURA

Membro Titular da Sociedade Brasileira de Ortopedia e Traumatologia (SBOT). Membro Titular da Sociedade Brasileira de Cirurgia da Mão (SBCM). Professor Adjunto da Faculdade de Medicina de Jundiaí (FMJ). Mestrando no Programa de Pós-Graduação em Cirurgia Translacional da Universidade Federal de São Paulo (Unifesp).

### ALEXANDRE FOGAÇA CRISTANTE

Médico Assistente do Grupo de Coluna Vertebral do Instituto de Ortopedia e Traumatologia do Hospital das Clínicas da Faculdade de Medicina da Universidade de São Paulo (IOT-HC-FMUSP).

### ALEXANDRE LEME GODOY DOS SANTOS

Ortopedista e Traumatologista. Médico Assistente do Grupo de Pé e Tornozelo e do Grupo de Trauma do Instituto de Ortopedia e Traumatologia do Hospital das Clínicas da Faculdade de Medicina da Universidade de São Paulo (IOT--HC-FMUSP). Doutor em Ciências pela Faculdade de Medicina da Universidade de São Paulo (FMUSP).

### ALEXANDRE PENNA TORINI

Médico Assistente do Grupo de Trauma do Hospital Municipal Carmino Carrichio – Tatuapé.

### ANDRÉ WAJNSZTEJN

Médico do Grupo de Trauma e Pronto-socorro da Disciplina de Traumatologia do Departamento de Ortopedia e Traumatologia da Escola Paulista de Medicina da Universidade Federal de São Paulo (EPM-Unifesp).

### ANTÔNIO SEVERO

Instrutor no Serviço de Residência Médica em Ortopedia e Traumatologia e Cirurgia da Mão no Instituto de Ortopedia e Traumatologia (IOT), Passo Fundo – RS. Mestre em Biomecânica pela Universidade do Estado de Santa Catarina (UDESC), Florianópolis – SC. Doutorando pela Universidade Pablo de Olavide, Sevilha – Espanha.

### ARNALDO V. ZUMIOTTI

*In memoriam.*

### AYRES FERNANDO RODRIGUES

Médico Ortopedista, Chefe do Grupo de Fixadores Externos do Hospital IFOR. Membro do Grupo de Trauma Ortopédico do Hospital do Servidor Público Estadual de São Paulo (HSPE-SP).

### CARLOS AUGUSTO FINELLI

Médico Assistente do Grupo de Trauma Ortopédico do Departamento de Ortopedia da Escola Paulista de Medicina da Universidade Federal de São Paulo (EPM-Unifesp). Chefe do Grupo de Trauma Ortopédico e do Pronto-Socorro do Serviço de Ortopedia e Traumatologia do Hospital Municipal Dr. Carmino Caricchio. Membro Titular da Sociedade Brasileira de Ortopedia e Traumatologia (SBOT). Membro Titular da Sociedade Brasileira de Trauma Ortopédico (SBTO). Chefe do Grupo de Coluna do Departamento de Ortopedia e Traumatologia da Escola Paulista de Medicina da Universidade Federal de São Paulo (DOT-EPM-Unifesp).

### CLAUS ROBERT ZEEFRIED

Ortopedista e Traumatologista pela Universidade Federal de São Paulo (Unifesp). Extensão Universitária em Traumatologia na Cidade de Augsburg, Alemanha, pela AO Suíça (1985).

### DANIEL BALBACHEVSKY

Mestre em Ciências. Membro do Grupo de Trauma e Pronto--Socorro da Disciplina de Traumatologia do Departamento de Ortopedia e Traumatologia da Escola Paulista de Medicina da Universidade Federal de São Paulo (DOT-EPM--Unifesp).

### DAVID DEL CURTO

Mestre em Ciências pelo Departamento de Ortopedia e Traumatologia da Escola Paulista de Medicina da Universidade Federal de São Paulo (DOT-EPM-Unifesp).

### EDUARDO ANTÔNIO DE FIGUEIREDO

Médico Assistente do Centro de Traumatologia do Esporte da Universidade Federal de São Paulo (CETE-Unifesp). Membro da Sociedade Brasileira de Cirurgia do Ombro e Cotovelo (SBCOC). Membro da American Academy of Orthopaedic Surgeons (AAOS).

## EDUARDO BARROS PUERTAS

Professor-Associado Nível IV. Professor Orientador em Nível de Mestrado e Doutorado no Programa de Pós-Graduação em Ortopedia e Traumatologia da Universidade Federal de São Paulo (Unifesp). Livre-Docente na Disciplina de Ortopedia e Traumatologia da Escola Paulista de Medicina da Universidade Federal de São Paulo (EPM-Unifesp). Docente, Responsável pelo Programa de Especialização em Cirurgia da Coluna.

## EDUARDO SADAO YONAMINE

Professor-Assistente da Faculdade de Medicina da Santa Casa de Misericórida de São Paulo (SCMSP).

## FABIANO RICARDO DE TAVARES CANTO

Médico Ortopedista. Doutor em Ortopedia pela Faculdade de Medicina de Ribeirão Preto da Universidade de São Paulo (FMRP-USP). Professor Adjunto do Departamento de Cirurgia da Universidade Federal de Uberlândia (UFU).

## FÁBIO ANTÔNIO VIEIRA

Mestre em Ciências pelo Departamento de Ortopedia e Traumatologia da Escola Paulista de Medicina da Universidade Federal de São Paulo/Escola Paulista de Medicina (DOT-EPM-Unifesp).

## FABIO TERUO MATSUNAGA

Pós-Graduando *stricto sensu* da Universidade Federal de São Paulo (Unifesp). Médico Assistente do Setor de Cirurgia do Ombro e Cotovelo do Departamento de Ortopedia e Traumatologia da Escola Paulista de Medicina da Universidade Federal de São Paulo (DOT-EPM-Unifesp).

## FELIPE AUGUSTO GARCEZ DE CAMPOS

Médico Especialista em Ortopedia e Traumatologia e Especializando do Grupo de Coluna do Departamento de Ortopedia e Traumatologia da Escola Paulista de Medicina da Universidade Federal de São Paulo (DOT-EPM-Unifesp).

## FERNANDA G. WEILER

Médica Endocrinologista. Pós-Graduanda da Disciplina de Endocrinologia da Escola Paulista de Medicina da Universidade Federal de São Paulo (EPM-Unifesp).

## FERNANDO BALDY DOS REIS

Professor Livre-Docente e Chefe da Disciplina de Traumatologia do Departamento de Ortopedia e Traumatologia da Escola Paulista de Medicina da Universidade Federal de São Paulo (DOT-EPM-Unifesp).

## FLÁVIO FALOPPA

Professor Livre-Docente. Titular do Departamento de Ortopedia e Traumatologia da Escola Paulista de Medicina da Universidade Federal de São Paulo (DOT-EPM-Unifesp). Ex-Presidente da Sociedade Brasileira de Ortopedia e Trau-matologia (SBOT) e Ex-Presidente da Sociedade Brasileira de Cirurgia de Mão (SBCM).

## GISELE CRISTINE SCHELLE

Membro do Grupo de Ortopedia e Traumatologia Pediátrica do Hospital Universitário Cajurú, Pontifícia Universidade Católica do Paraná (PUC-PR), Curitiba – Paraná. Membro do Grupo de Ortopedia e Traumatologia Pediátrica do Hospital do Trabalhador da Universidade Federal do Paraná (UFPR), Curitiba – Paraná. *Fellow* A.O. no Kindernspital, Bern – Suíça.

## GUILHERME BONI

Membro do Grupo de Trauma da Escola Paulista de Medicina da Universidade Federal de São Paulo (Unifesp). Membro do Hospital IFOR.

## GUSTAVO TADEU SANCHEZ

Subespecialização em Traumatologia Ortopédica pela Escola Paulista de Medicina da Universidade Federal de São Paulo (EPM-Unifesp). Médico Assistente da Disciplina de Traumatologia Ortopédica da EPM-Unifesp. Membro da Sociedade Brasileira de Trauma Ortopédico (SBTO).

## HÉLIO JORGE ALVACHIAN FERNANDES

Professor Afiliado. Doutor em Ciências Médicas, Chefe do Setor de Trauma da Disciplina de Traumatologia do Departamento de Ortopedia e Traumatologia da Escola Paulista de Medicina da Universidade Federal de São Paulo (DOT-EPM-Unifesp).

## JAMIL FAISSAL SONI

Chefe do Grupo de Ortopedia e Traumatologia Pediátrica do Hospital Universitário Cajurú da Pontifícia Universidade Católica de Paraná (PUC-PR), Curitiba – Paraná. Chefe do Grupo de Ortopedia e Traumatologia Pediátrica do Hospital do Trabalhador da Universidade Federal do Paraná (UFPR), Curitiba – Paraná. Mestre e Doutor em Ortopedia. Professor de Ortopedia da PUC-PR.

## JEAN KLAY SANTOS MACHADO

Membro Titular da Sociedade Brasileira de Traumatologia Ortopédica (SBTO). Membro Titular do Comitê ASAMI – Reconstrução e Alongamento Ósseo. *Fellowship* no Hospital de Hautepierre, Estrasburgo – França. Médico Ortopedista dos Hospitais Porto Dias e Adventista de Belém.

## JOÃO CARLOS BELLOTI

Ortopedista e Cirurgião de Mão. Professor-Doutor Adjunto do Departamento de Ortopedia e Traumatologia da Escola Paulista de Medicina da Universidade Federal de São Paulo (DOT-EPM-Unifesp). Professor Orientador do Programa de Pós-Graduação em Cirurgia Translacional da EPM-Unifesp.

Sobre os colaboradores

### JOÃO DE CARVALHO NETO

Presidente da Federación Latinoamericana y Cirúgia de la Pierna y le Pie (FLAMeCiPP). Membro do Conselho da International Federation of Food and Ankle Socities (IFFAS). Editor Executivo "Tobillo y Pie". *Ex-Fellow* da Northwestern University Medical School. *Ex-Fellow* do Institute Alfred duPont Institute of the Nemours Foundation.

### JOÃO MATHEUS GUIMARÃES

Mestrado em Medicina (Ortopedia e Traumatologia) pela Universidade Federal do Rio de Janeiro (UFRJ). Doutorado em Medicina, Ciências Médicas pela Universidade Federal Fluminense (UFF). Médico do Ministério da Saúde lotado no Instituto Nacional de Traumatologia e Ortopedia Jamil Haddad (INTO).

### JORGE MITSUO MIZUSAKI

Mestre e Doutor, Chefe do Grupo de Medicina e Cirurgia do Pé e Tornozelo da Disciplina de Ortopedia do Departamento de Ortopedia e Traumatologia da Escola Paulista de Medicina da Universidade Federal de São Paulo (DOT-EPM--Unifesp)

### JORGE RAFAEL DURIGAN

Membro Titular da Sociedade Brasileira de Trauma Ortopédico (SBTO).

### JOSÉ DONATO DE PROSPERO

Professor Livre-Docente da Faculdade de Medicina da Santa Casa de Misericórdia de São Paulo (SCMSP).

### JOSÉ OCTAVIO SOARES HUNGRIA

Membro do Grupo de Trauma do Departamento de Ortopedia e Traumatologia - Pavilhão "Fernandinho Simonsenn" - da Santa Casa de Misericórdia de São Paulo (SCMSP). Mestre e Doutor pela Faculdade de Ciências Médicas da SCMSP. Membro da Sociedade Brasileira de Ortopedia e Traumatologia (SBOT). Membro da Sociedade Brasileira de Trauma Ortopédico (SBTO). Instrutor AO Trauma.

### LEANDRO MACHADO DIAS E SILVA

Médico Assistente do Grupo de Trauma Ortopédico do Hospital Municipal Dr. Carmino Caricchio. Membro Titular da Sociedade Brasileira de Ortopedia e Traumatologia (SBOT). Membro Titular da Sociedade Brasileira de Trauma Ortopédico (SBTO). Membro Titular da Sociedade Brasileira de Cirurgia do Joelho (SBCJ).

### LUIS AUGUSTO PASSERI

Professor Titular de Cirurgia Bucomaxilo-Facial. Área de Cirurgia Plástica do Departamento de Cirurgia Faculdade de Ciências Médicas da Universidade Estadual de Campinas (Unicamp).

### LUIZ FERNANDO COCCO

Chefe do Grupo de Trauma da Disciplina de Traumatologia do Departamento de Ortopedia e Traumatologia da Escola Paulista de Medicina da Universidade Federal de São Paulo (DOT-EPM-Unifesp). Coodernador do Núcleo de Ortopedia do Hospital Samaritano de São Paulo.

### MARCEL JUN SUGAWARA TAMAOKI

Professor Adjunto da Disciplina de Cirurgia da Mão e Membro Superior do Departamento de Ortopedia e Traumatologia da Escola Paulista de Medicina da Universidade Federal de São Paulo (DOT-EPM-Unifesp).

### MARCELO HIDE MATSUMOTO

Doutor em Ortopedia e Traumatologia. Chefe do Setor de Cirurgia do Cotovelo da Disciplina de Cirurgia da Mão e Membro Superior do Departamento de Ortopedia e Traumatologia da Escola Paulista de Medicina da Universidade Federal de São Paulo (DOT-EPM-Unifesp).

### MARCELO LEMOS

Instrutor no Serviço de Residência Médica em Ortopedia e Traumatologia e Cirurgia da Mão no Instituto de Ortopedia e Traumatologia (IOT), Passo Fundo – RS. Membro Titular da Sociedade Brasileira de Ortopedia e Traumatologia (SBOT) e Sociedade Brasileira de Cirurgia da Mão e Microcirurgia (SBCM).

### MARCELO LOQUETTE DAMASCENO

Médico Residente do Grupo de Coluna Vertebral do Instituto de Ortopedia e Traumatologia do Hospital das Clínicas da Faculdade de Medicina da Universidade de São Paulo (IOT--HC-FMUSP).

### MAURO JOSÉ COSTA SALLES

Professor Adjunto. Doutor da Disciplina de Infectologia. Médico Assistente da Disciplina de Trauma Ortopédico do Departamento de Ortopedia e Traumatologia da Escola Paulista de Medicina da Universidade Federal de São Paulo (DOT-EPM-Unifesp).

### NELSON MATTIOLI LEITE

Doutor e Mestre em Ortopedia e Traumatologia pela Pós--Graduação da Escola Paulista de Medicina da Universidade Federal de São Paulo (EPM-Unifesp), São Paulo – SP. Médico do Serviço de Traumato-Ortopedia do Hospital Mãe de Deus, Porto Alegre – RS.

### OSVANDRÉ LECH

Chefe da Residência Médica do Instituto de Ortopedia e Traumatologia (IOT) no Hospital-Escola São Vicente de Paulo, Passo Fundo – RS. Secretário do International Board of Shoulder and Elbow Surgeons (IBSES). Membro do Conselho Editorial da Revista Brasileira de Ortopedia (RBO) e Revista Acta Ortopedica Brasileira.

## Patricia Taschner Goldenstein

Médica Nefrologista do Hospital das Clínicas da Faculdade de Medicinada Universidade de São Paulo (FMUSP). Doutoranda em Nefrologia no Grupo de Doenças do Metabolismo Mineral e Ósseo.

## Paulo Santoro Belangero

Médico Assistente do Centro de Traumatologia do Esporte da Universidade Federal de São Paulo (CETE-Unifesp).Doutorando do Programa de Cirurgia Translacional da Unifesp. Membro Titular da Sociedade Brasileira de Ortopedia e Traumatologia (SBOT). Membro da Sociedade Brasileira de Cirurgia do Ombro e Cotovelo (SBCOC). Membro da Sociedade Brasileira de Artroscopia e Traumatologia do Esporte (SBRATE).

## Pedro F. Tucci Neto

Mestre em Ortopedia e Traumatologia pela Escola Paulista de Medicina da Universidade Federal de São Paulo (EPM--Unifesp). Coordenador do Trauma Ortopédico do Hospital Celso Pierro da Pontifícia Universidade Católica de Campinas (PUC-Camp). Mestre em Ortopedia e Traumatologia pela EPM-Unifesp.

## Pedro José Labronici

Doutor em Medicina pela Escola Paulista de Medicina da Universidade Federal de São Paulo (EPM-Unifesp), Chefe de Clínica do Serviço de Ortopedia e Traumatologia do Professor Dr. Donato D'Ângelo do Hospital Santa Teresa, Petrópolis – RJ. Titular da Disciplina de Ortopedia e Traumatologia da Faculdade de Medicina de Petrópolis (FMP).

## Pedro Péricles Ribeiro Baptista

Professor Adjunto, Doutor da Faculdade de Ciências Médicas da Santa Casa de Misericórdia de São Paulo (FCMSCSP).

## Rafael Mohriak

Médico graduado pela Escola Paulista de Medicina da Universidade Federal de São Paulo (EPM-Unifesp). Especialista em Traumatologia do Esporte pela EPM-Unifesp. Especialista em Medicina e Cirurgia do Pé e Tornozelo pela EPM-Unifesp.

## Renato Hiroshi Salvioni Ueta

Mestre em Ciências pelo Departamento de Ortopedia e Traumatologia da Escola Paulista de Medicina da Universidade Federal de São Paulo (DOT-EPM-Unifesp).

## Renato Rangel Torres

Mestre em Ortopedia e Traumatologia pela Pós-Graduação em Cirurgia da Faculdade de Medicina da Universidade Federal do Rio Grande do Sul (UFRGS), Porto Alegre – RS. Médico do Serviço de Traumato-Ortopedia do Hospital Mãe de Deus, Porto Alegre – RS.

## Robert Köhnke

Cirurgião Bucomaxilo-Facial do Departamento de Cirurgia Bucomaxilo-Facial Academic Hospital Feldkirch, Áustria.

## Roberto Sergio de Tavares Canto

Professor de Ortopedia da Faculdade de Medicina da Universidade Federal de Uberlândia (FMUFU).

## Robinson Esteves Santos Pires

Mestre pela Escola Paulista de Medicina da Universidade Federal de São Paulo (EPM-Unifesp). Professor-Assistente do Departamento do Aparelho Locomotor da Universidade Federal de Minas Gerais (UFMG). Traumatologista dos Hospitais Felício Rocho, Risoleta Neves e Hospital das Clínicas da UFMG.

## Teng Hsiang Wei

Professor Livre-Docente do Instituto de Ortopedia e Traumatologia do Hospital das Clínicas da Faculdade de Medicina da Universidade de São Paulo (IOT-HC-FMUSP). Presidente da Sociedade Brasileira de Microcirurgia Reconstrutiva (SBMR).

## Therezinha Rosane Chamlian

Fisiatra, Professora Afiliada, Chefe da Disciplina de Fisiatria da Escola Paulista de Medicina da Universidade Federal de São Paulo (EPM-Unifesp). Gerente Médica de Reabilitação da Associação de Assistência à Criança Adolescente (AACD).

## Tito Henrique de Noronha Rocha

Membro Titular da Sociedade Brasileira de Ortopedia e Traumatologia (SBOT). Coordenador de Programas Especiais INTO. Stand Centro de Trauma INTO.

## Túlio Diniz Fernandes

Ortopedista e Traumatologista. Professor-Doutor pela Faculdade de Medicina da Universidade de São Paulo (FMUSP). Chefe do Grupo de Pé e Tornozelo do Instituto de Ortopedia e Traumatologia do Hospital das Clínicas da Faculdade de Medicina da Universidade de São Paulo (IOT-HC-FMUSP). Mestre e Doutor em Ciências pela FMUSP.

## Vinícius Ynoe de Moraes

Ortopedista e Cirurgião de Mão. Pós-Doutorando no Programa de Cirurgia Translacional da Escola Paulista de Medicina da Universidade de São Paulo (EPM-Unifesp). Colaborador da Disciplina de Cirurgia da Mão e Membro Superior da EPM-Unifesp.

## Walter Hamilton de Castro Targa

Doutor em Ortopedia, Chefe do Grupo de Pseudartrose do Hospital das Clínicas da Faculdade de Medicina da Universidade de São Paulo (HC-FMUSP).

## Wesley Max Ramos

Médico Assistente do Grupo de Traumatologia da Escola Paulista de Medicina da Universidade de São Paulo (EPM--Unifesp). Cirurgião de Quadril, atuando principalmente nas seguintes áreas: Cirurgia do Quadril, Trauma do Anel Pélvico e Traumatologia Ortopédica.

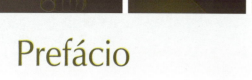

# Prefácio

A prevalência das lesões musculoesqueléticas, tanto na urgência como na emergência, nas quais representam 60% a 70% dos casos, como nas milhares de consultas eletivas realizadas no dia a dia de consultórios e unidades de saúde espalhados pelo Brasil afora demonstra bem a importância do médico ortopedista e traumatologista para a sociedade. Alguns dados da Organização Mundial de Saúde (OMS) apontam as lombalgias como a segunda doença mais prevalente na população em geral, ficando atrás apenas da hipertensão arterial. Além disso, os traumas musculoesqueléticos ligados às diferentes formas de violência, a crescente indicação de reconstruções articulares em doenças degenerativas que aumentam na mesma proporção do aumento da sobrevida da população, as lesões causadas pela prática esportiva e a incidência constante das doenças ortopédicas na população pediátrica entre outras, que constituem um problema de saúde pública, constantemente referido na mídia, por impactarem negativamente a qualidade de vida e a capacidade laboral de milhares de brasileiros. Esse impacto negativo exige soluções que vão desde a formação do especialista em Ortopedia e Traumatologia com qualificação para fazer frente a demanda de problemas ortopédicos de complexidade crescente ao desenvolvimento de ações governamentais que promovam condições para a prática da especialidade e atendimento adequado da população.

A Sociedade Brasileira de Ortopedia e Traumatologia (SBOT) tem como missão e valores o aprimoramento das condições científicas do Ortopedista, o desenvolvimento de melhores condições de atendimento dos problemas ortopédicos para a população e também a formação, aperfeiçoamento e educação continuada na especialidade. A atualização deve abranger todos os níveis da formação da residência ao especialista já titulado.

Como formar um especialista de qualidade? Como acompanhar o desenvolvimento tecnológico e científico extremamente dinâmico da Ortopedia e Traumatologia se cada dia que passa nos deparamos com novos desafios que exigem uma atualização constante?

O convite formulado pelos editores da *Série Ortopedia e Traumatologia – Fundamentos e Prática* me permite apresentar à comunidade médica um livro que atende praticamente à necessidade de todos os profissionais que pretendem se atualizar em conceitos gerais que regem nossa especialidade.

Os professores Tarcísio Eloy Pessoa de Barros Filho, Cláudio Santilli e Fernando Baldy dos Reis, editores da *Série Ortopedia e Traumatologia – Fundamentos e Prática*, conseguem, nesta obra, consolidar e demonstrar a liderança que exercem dentro da comunidade ortopédica brasileira aliando capacidade profissional com experiência docente, que culminou na organização dos três volumes: Volume 1 – Ortopedia do Adulto; Volume 2 – Ortopedia e Traumatologia Pediátricas; e Volume 3 – Traumatologia do Adulto.

Os capítulos foram estrategicamente distribuídos pelos editores a colaboradores com reconhecida experiência na formação de especialistas em Ortopedia e Traumatologia. Na *Série Ortopedia e Traumatologia – Fundamentos e Prática*, se percebe o cuidado com que os especialistas, em diversas áreas do conhecimento ortopédico, organizam didaticamente textos que juntos compõem um livro com qualidade científica superior.

Enfim, é um livro completo, "generalista", aborda temas atuais e é uma leitura que não pode faltar ao médico que pretende se especializar em Ortopedia e Traumatologia e também ao já especialista que necessita de instrumentos de qualidade para a sua atualização profissional.

Luiz Antônio Munhoz da Cunha
*Professor Titular de Ortopedia e Traumatologia – Departamento de Cirurgia*
*da Universidade Federal do Paraná (UFPR).*
*Chefe do Serviço de Ortopedia e Traumatologia Hospital de Clínicas*
*da Universidade Federal do Paraná (UFPR).*
*Chefe do Serviço de Ortopedia Pediátrica Hospital Pequeno Príncipe*
*Presidente da Sociedade Brasileira de Ortopedia e Traumatologia – gestão 2016*

# Apresentação

As atividades básicas dos serviços acadêmicos consistem em ensino, pesquisa e extensão de serviços à comunidade. A academia só se torna parte integrante da sociedade ao partilhar sua experiência adquirida intramuros. Com este espírito procuramos reunir colegas do mais elevado nível que tivessem experiência e compartilhassem da proposta de divulgar conhecimento.

Embora a ideia e elaboração do conteúdo tenha sido conjunta, para efeito de organização este texto foi dividido em três volumes. O Volume 1 é dedicado a temas de "Ortopedia do Adulto" e coordenado por Tarcísio Eloy Pessoa de Barros Filho (Departamento de Ortopedia e Traumatologia da Faculdade de Medicina da USP). O Volume 2 é dedicado à "Ortopedia e Traumatologia Pediátricas", com coordenação de Cláudio Santili (Departamento de Ortopedia e Traumatologia da Faculdade de Ciências Médicas da Santa Casa de São Paulo). O Volume 3 aborda temas de "Traumatologia do Adulto", com coordenação de Fernando Baldy dos Reis (Departamento de Ortopedia e Traumatologia da Escola Paulista de Medicina da Unifesp).

Os autores e editores de cada volume se dedicaram a fazer deste livro uma fonte de conhecimento abrangente e procuraram, de forma clara e objetiva, transmitir o que existe na literatura médica estabelecido e baseado nas melhores evidências possíveis e, ao mesmo tempo, associando conhecimento e experiência acumulados ao longo das práticas no dia a dia.

Estar sempre atualizado é obrigatório para profissionais que zelam pela prática da medicina de qualidade e os editores acreditam que cada volume deste livro seja relevante para essa formação. Esperamos que este texto venha a contribuir para os alunos de graduação, residentes e colegas ortopedistas que estão exercendo a prática ortopédica nas mais diversas regiões de nosso pais.

Agradecemos, em nosso nome em particular e em nome dos serviços que temos a honra de representar, à Editora Atheneu e a todos os colegas autores de capítulos que, de forma altruísta, colaboraram na execução deste projeto.

TARCÍSIO ELOY PESSOA DE BARROS FILHO
*(Professor Titular do Departamento de Ortopedia e*
*Traumatologia da Faculdade de Medicina da Universidade de São Paulo)*

FERNANDO BALDY
*(Professor Livre-Docente do Departamento de Ortopedia e*
*Traumatologia da Escola Paulista de Medicina da Unifesp)*

CLÁUDIO SANTILI
*(Professor-Associado do Departamento de Ortopedia e*
*Traumatologia da Faculdade de Ciências Médicas da Santa Casa de São Paulo)*

# Sumário

## SEÇÃO 1
## GERAL 1

**Capítulo 1** Imobilizações do Aparelho Locomotor....................................................................3

Pedro F. Tucci Neto

**Capítulo 2** Atendimento ao Politraumatizado .......................................................................17

Claus Robert Zeefried

**Capítulo 3** Princípios de Osteossíntese ................................................................................37

André Wajnsztejn
Daniel Balbachevsky
Fernando Baldy dos Reis

**Capítulo 4** Fraturas Expostas ..............................................................................................43

Carlos Augusto Finelli
Mauro José Costa Salles
Leandro Machado Dias e Silva

**Capítulo 5** Reparação do Revestimento Cutâneo dos Membros ...........................................63

Arnaldo V. Zumiotti
Teng Hsiang Wei

**Capítulo 6** Fixadores Externos em Traumatologia.................................................................75

Walter Hamilton de Castro Targa
Ayres Fernando Rodrigues

**Capítulo 7** Fratura em Osso Patológico................................................................................91

Pedro Péricles Ribeiro Baptista
José Donato de Prospero
Eduardo Sadao Yonamine

**Capítulo 8** Síndrome Compartimental................................................................................105

João Matheus Guimarães

Série Ortopedia e Traumatologia – Fundamentos e Prática

**Capítulo 9**     Pseudartrose dos Ossos Longos .......................................................... 109

Jean Klay Santos Machado

**Capítulo 10**     Fraturas Causadas por Armas de Fogo ............................................... 119

Roberto Sergio de Tavares Canto
Fabiano Ricardo de Tavares Canto

**Capítulo 11**     Reabilitação nas Fraturas ................................................................... 131

Therezinha Rosane Chamlian

**Capítulo 12**     Osteoporose ...................................................................................... 143

André Wajnsztejn
Fernanda G. Weiler
Patricia Taschner Goldenstein

## SEÇÃO 2
## MEMBRO SUPERIOR    155

**Capítulo 13**     Fraturas da Clavícula e Escápula ........................................................ 157

Marcel Jun Sugawara Tamaoki
Luiz Fernando Cocco

**Capítulo 14**     Fraturas do Úmero Proximal .............................................................. 169

Paulo Santoro Belangero
Eduardo Antônio de Figueiredo

**Capítulo 15**     Fratura da Diáfise do Úmero .............................................................. 181

José Octavio Soares Hungria
Jorge Rafael Durigan

**Capítulo 16**     Fraturas Distais do Úmero ................................................................. 195

Nelson Mattioli Leite
Renato Rangel Torres

**Capítulo 17**     Fraturas do Olécrano e Cabeça do Rádio .......................................... 223

Luiz Fernando Cocco
Marcel Jun Sugawara Tamaoki

**Capítulo 18**     Lesões Ligamentares Agudas e Luxações do Cotovelo ....................... 231

Fabio Teruo Matsunaga
Marcel Jun Sugawara Tamaoki
Marcelo Hide Matsumoto

**Capítulo 19**     Fratura dos Ossos do Antebraço ....................................................... 237

Jean Klay Santos Machado

**Capítulo 20**    Fraturas da Extremidade Distal do Rádio ................................................247

João Carlos Belloti
Vinícius Ynoe de Moraes
Flávio Faloppa

**Capítulo 21**    Fraturas e Luxações do Carpo ................................................261

Vinícius Ynoe de Moraes
Aldo Okamura

**Capítulo 22**    Fraturas dos Metacarpos e Falanges ................................................271

Osvandré Lech
Antônio Severo
Marcelo Lemos

## SEÇÃO 3
## MEMBRO INFERIOR    289

**Capítulo 23**    Fraturas da Coluna Cervical ................................................291

Alexandre Fogaça Cristante
Marcelo Loquette Damasceno

**Capítulo 24**    Fraturas da Coluna Toracolombar ................................................307

Fábio Antônio Vieira
Felipe Augusto Garcez de Campos
David Del Curto
Renato Hiroshi Salvioni Ueta
Eduardo Barros Puertas

**Capítulo 25**    Fraturas do Anel Pélvico ................................................317

Titto Costa

**Capítulo 26**    Fraturas do Acetábulo ................................................331

Alexandre Penna Torini
Daniel Balbachevsky

**Capítulo 27**    Fraturas do Colo do Fêmur ................................................341

Wesley Max Ramos
Gustavo Tadeu Sanchez

**Capítulo 28**    Fraturas Diafisárias do Fêmur ................................................351

Hélio Jorge Alvachian Fernandes

**Capítulo 29**    Fraturas Distais do Fêmur ................................................357

Robinson Esteves Santos Pires
Fernando Baldy dos Reis

Série Ortopedia e Traumatologia – Fundamentos e Prática

**Capítulo 30**  Fraturas da Patela e do Planalto Tibial ....................................................................367

Robinson Esteves Santos Pires
André Wajnsztejn
Fernando Baldy dos Reis

**Capítulo 31**  Fraturas da Diáfise da Tíbia ....................................................................389

Gisele Cristine Schelle
Jamil Faissal Soni

**Capítulo 32**  Fratura do Pilão Tibial ....................................................................397

Gustavo Tadeu Sanchez
Guilherme Boni

**Capítulo 33**  Lesões Ligamentares do Tornozelo e Pé ....................................................................407

João de Carvalho Neto

**Capítulo 34**  Fraturas do Tornozelo ....................................................................419

Pedro José Labronici

**Capítulo 35**  Fraturas do Tálus e Calcâneo ....................................................................431

Túlio Diniz Fernandes
Alexandre Leme Godoy dos Santos

**Capítulo 36**  Fraturas dos Ossos Metatársicos ....................................................................443

Jorge Mitsuo Mizusaki
Rafael Mohriak

**Capítulo 37**  Trauma Facial ....................................................................457

Luis Augusto Passeri
Robert Köhnke

**Índice Remissivo** ....................................................................477

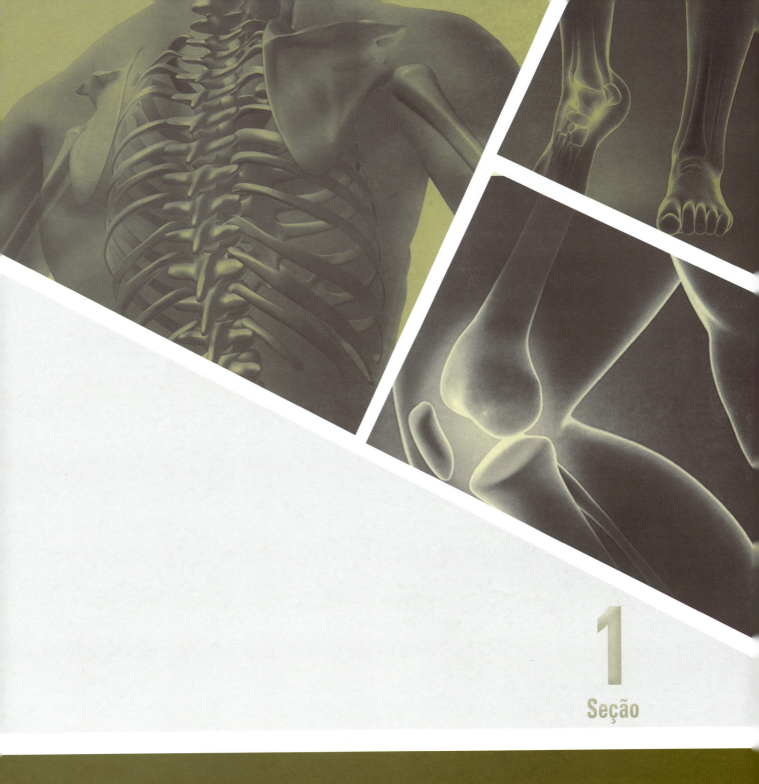

# Seção 1

## Geral

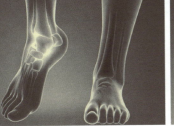
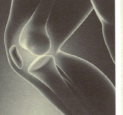

# Imobilizações do Aparelho Locomotor

Pedro F. Tucci Neto

## DEFINIÇÃO – IMOBILIZAR (HOUAISS)

*Reduzir ou eliminar, para fins terapêuticos, o movimento de (corpo ou parte dele).*

A tendência de imobilizar o membro afetado para melhora da dor originada do movimento dos fragmentos, pelo repouso no leito ou no solo, no caso dos membros inferiores, ou pelo apoio com o outro, no caso de membros superiores, ou com formas de entalamento de múltiplos tipos é instintiva e já foi evidenciada por achados arqueológicos nas mais diferentes épocas da humanidade.

As fraturas, desde que mantidas em condições favoráveis, tendem a consolidar de maneira espontânea, sem necessidade de outros tratamentos. Estas condições, atualmente, são a estabilidade e vitalidade, binômio não dissociável no êxito dos tratamentos das fraturas.

O tecido ósseo, por sua biologia na regeneração, constitui o único tecido do corpo a se regenerar como normal e não cicatricial.

## TIPOS DE IMOBILIZAÇÕES

Os sistemas de imobilizações em uso para o tratamento das afecções traumatológicas e ortopédicas são:

- **Enfaixamentos simples:** indicados em lesões leves de partes moles ou como imobilização provisória (Figura 1.1), sendo seu uso ocasional no tratamento definitivo de fraturas (Figura 1.2A e B).
- Alguns enfaixamentos podem servir como imobilização provisória e definitiva, como o tipo tóraco-braquial visto na Figura 1.3A.
- Algumas variações do padrão são usadas em pacientes com traumas leves dos membros superiores (Figura 1.3B).
- **Enfaixamentos associados a gessos:** a associação mais comum de aparelhos gessados e faixas é nas pinças tipo confeiteiro para fraturas de diáfise umeral, cuja técnica é mostrada na Figura 1.4A, B, C e D.[1]

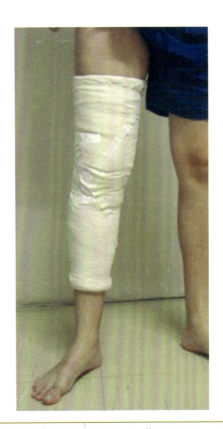

**FIGURA 1.1** Enfaixamento para joelho.
Fonte: imagem do autor.

- **Talas, goteiras ou calhas gessadas:** confeccionadas com ataduras gessadas em camadas, algodão ortopédico e ataduras de crepe envolventes; devem ser usadas como tratamento provisório das fraturas, quando o risco de edema for grande; eventualmente servem como tratamento definitivo de fraturas sem desvios e lesões articulares sem fraturas; a malha tubular não deve ser usada neste tipo de imobilização por ser pouco extensível e favorecer a formação do edema.[2]

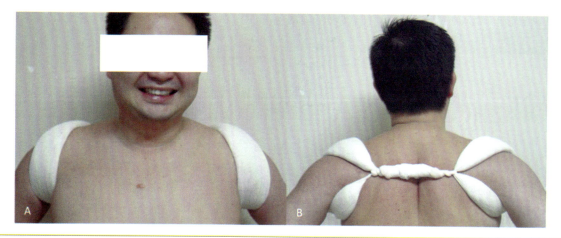

**FIGURA 1.2 (A e B)** Enfaixamento em "8" para fraturas de clavícula.
Fonte: imagem do autor.

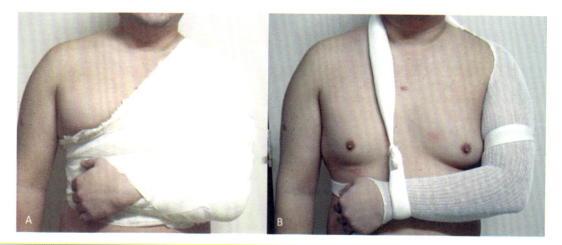

**FIGURA 1.3 (A)** Enfaixamento tóraco-braquial. **(B)** Enfaixamento leve, tóraco-braquial, com malha tubular.
Fonte: imagem do autor.

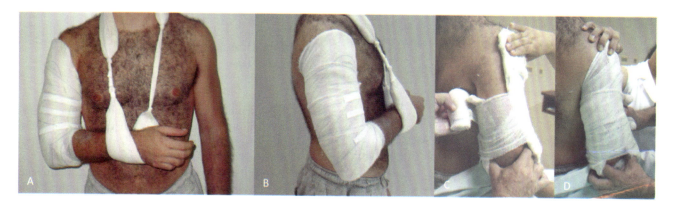

**FIGURA 1.4 (A e B)** Associação de tala gessada com enfaixamento – Pinça de confeiteiro, usada nas fraturas diafisárias de úmero. **(C e D)** Detalhes da confecção da pinça de confeiteiro.
Fonte: imagem do autor.

- A largura da tala deve ser de dois terços do perímetro do membro, em formato de trapézio para se adaptar também dois terços do perímetro do membro em sua base.
- **Aparelhos gessados circulares:** indicados como tratamento definitivo das fraturas e têm a vantagem de oferecer maior contenção delas, porém, com a desvantagem de risco alto de compressão local e deficiência circulatória distal. Em sua confecção, a malha tubular é colocada sobre o segmento, revestida com ataduras de algodão em camadas e sobre estas as ataduras gessadas são enroladas em camadas.

## PRINCÍPIOS GERAIS DAS IMOBILIZAÇÕES

Toda imobilização, de qualquer tipo e segmento de membro, traz como consequência alguns transtornos de inervação e circulação, associados a uma atrofia muscular e óssea, edema das partes moles e rigidez articular; este conjunto de alterações foi chamado de "doença fraturária".[3]

Inicialmente, acreditava-se que este quadro poderia ser devido exclusivamente à imobilização; atualmente, sabe-se que além das ósseas existem lesões dos nervos, vasos, músculos, tendões e ligamentos e, principalmente, do conjunto envoltório – pele e tecido conjuntivo – que levam a alterações do tecido conjuntivo adjacente à fratura que favorecem um infiltrado local que dificulta a circulação e a recuperação.

Segundo Boehler[5] as articulações enrijecem após imobilizações muito mais pelas aderências resultantes do edema crônico e alterações tróficas que pelo gesso em si. Daí ser mais importante a movimentação ativa, constante e indolor durante a imobilização, após a retirada da mesma e na recuperação, do que sessões de aplicações fisioterápicas posteriores, com mobilização do segmento.

Os tratamentos conservadores e funcionalmente aceitos são aqueles que permitem a imobilização completa, perfeita e ininterrupta dos fragmentos reduzidos, deixando que as articulações livres[2,4] possam ser totalmente movimentadas ativamente, se possível (Figura 1.5), para evitar a dor e permitir a recuperação precoce do indivíduo em seu todo.

A presença de dor intensa após imobilização geralmente sugere alguma complicação, mesmo que possa ser simples compressão da pele; o "osso fraturado, se bem imobilizado, não deve doer".[1] Este fato é explicado pelas terminações sensitivas localizadas no periósteo, que ao ser estimulado, produzirá a dor; a prova maior deste fato é a ausência de sintomas nas fraturas com desvio, quando imobilizadas adequadamente.

## PRINCÍPIOS MECÂNICOS DAS IMOBILIZAÇÕES

### Fixação

A imobilização deve manter a posição dos fragmentos e impedir a perda das reduções obtidas até a consolidação

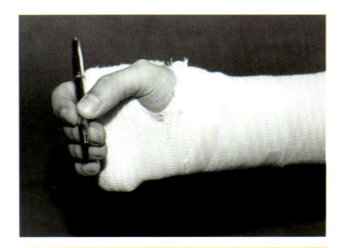

**FIGURA 1.5** Detalhe da liberdade de movimento dos dedos da mão imobilizada em tala gessada.
Fonte: imagem do autor.

óssea definitiva. O conceito (errado) de que o gesso é o único responsável pela contenção de uma redução deve ser substituído pelo mais atual, segundo o qual a manutenção efetiva é cumprida e conseguida pela situação de estabilidade do conjunto em equilíbrio das tensões das partes moles,[2] notadamente o periósteo, a musculatura do segmento afetado e a imobilização aplicada (Figura 1.6).

As imobilizações de qualquer tipo devem sempre imobilizar a articulação proximal e a distal à lesão, no caso das fraturas diafisárias e metafisárias; nas epifisárias sem desvio ou com desvios de pequeno grau, como em crianças com fraturas tipos Salter 1 ou 2, a articulação proximal pode ser deixada livre. Para as lesões articulares (contusões, entorses, luxações, sinovites, artrites etc.) devem ser contidos os dois segmentos do membro adjacentes à lesão.[3,4] Alguns aparelhos gessados fogem a esta regra por serem indicados apenas em situações excepcionais, como o aparelho gessado tipo luva para as fraturas da extremidade distal do rádio ou ulna e a bota gessada para as fraturas do tornozelo, e o tipo pendente de membro superior, já quase em desuso, que funciona pelo seu peso, tracionando a fratura.

### Princípio dos três pontos de apoio

Mecanicamente, o mínimo apoio requerido por uma imobilização é três pontos e isto deve ser respeitado em pelo menos dois planos do membro afetado, perpendiculares entre si, sendo que obrigatoriamente um deles é do lado do vértice do ângulo da fratura, em que as lesões de partes moles são mais intensas; os outros dois podem se situar em pontos de apoio firme, proximal e distalmente à fratura. A Figura 1.7A, B, C e D demonstra em modelo de preparação, o efeito dos três pontos, bem como a utilização do periósteo íntegro como auxiliar da imobilização.

Série Ortopedia e Traumatologia – Fundamentos e Prática

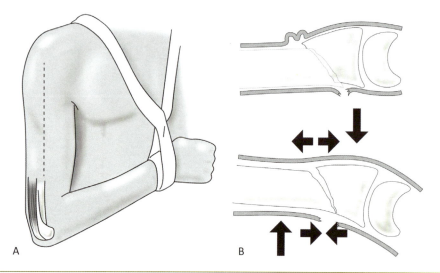

FIGURA 1.6 (A e B) O tensionamento do tendão do tríceps, na fratura supracondiliana e do periósteo dorsal nas fraturas do punho desempenham importante fator de contenção destas fraturas.[2]

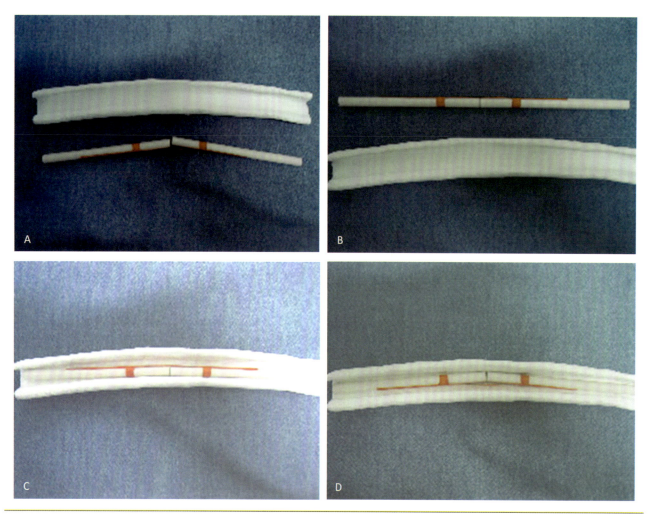

FIGURA 1.7 (A) Esquema da aplicação errada dos 3 pontos (imagens do autor). (B) Esquema da aplicação correta dos 3 pontos. (C) Esquema da aplicação adequada dos 3 pontos (D) Falha na aplicação dos 3 pontos.
Fonte: imagem do autor.

Nas fraturas dos ossos do antebraço, a moldagem dos 3 pontos é importantíssima na manutenção da posição obtida (Figura 1.8).

## Posição de imobilização das articulações

A posição ideal de imobilização das articulações é a funcional, aquela em que a maior parte dos movimentos para os atos de vida diária são executados, como o punho em posição de dorsi-flexão média, o cotovelo em flexão de 90°, o joelho em flexão de 15°, e assim por diante.

Este princípio deixa de ser seguido nos casos em que, para manutenção da redução obtida, a posição deva tensionar uma estrutura ou relaxar outra, como a Figura 1.9, em que a flexão do punho tensiona o periósteo dorsal e a do cotovelo, o tendão do triceps.

Em alguns casos especiais, como na rotura do tendão de Aquiles, o pé deve ser imobilizado em flexão plantar e o joelho em flexão (Figura 1.9).

## CUIDADOS COM A CONFECÇÃO DOS APARELHOS GESSADOS

1. **Avaliação geral das condições locais:** antes da aplicação de qualquer imobilização, gessada ou não, devem ser avaliadas as condições de pele, edemas e as manobras de redução efetuadas, pois o tipo de imobilização

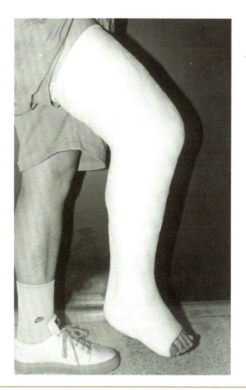

FIGURA 1.9 Aparelho gessado com joelho flexionado e pé em equino para roturas do tendão de Aquiles.
Fonte: imagem do autor.

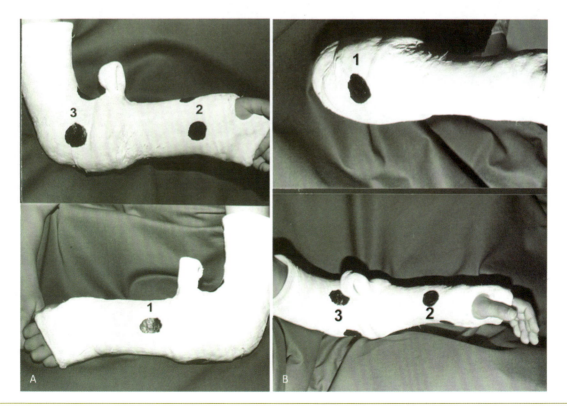

FIGURA 1.8 (A) Esquerda – os 3 pontos em vista anteroposterior. (B) Direita – os 3 pontos em perfil.
Fonte: imagem do autor.

escolhida, a posição e as moldagens devem ser programadas em função destas.

2. **Moldagem dos três pontos:** os três pontos de apoio precisam ser respeitados inclusive nas fraturas que não necessitem redução; mesmo que o aparelho gessado esteja bem feito, a falta de contenção poderá levar a uma perda de posição dentro do mesmo, com consequente angulação posterior da extremidade (Figura 1.7).

3. **Proteção das eminências ósseas:** a forração com algodão para acolchoamento das eminências ósseas constitui um cuidado básico a ser seguido nas imobilizações e é fundamental ao conforto do paciente e segurança da pele, notadamente na região do calcâneo, dos maléolos, dos epicôndilos umerais, do olécrano, da patela, enfim, de todas as regiões em que possa haver atrito do gesso com a superfície do osso (Figura 1.10).

4. **Proteção da circulação:** como fenômeno normal após traumatismos, o edema desenvolvido pode, se for efetuada imobilização inadequada ou muito justa, levar ao comprometimento da circulação da extremidade, com lesões de tipo compressão compartimental, compressão arterial, isquemia e gangrena do membro; o grave envolvimento da circulação arterial pode ocorrer com a artéria umeral, ao ser pinçada pelos fragmentos nas fraturas supracondilianas do cotovelo, favorece a instalação de um quadro grave de isquemia, levando à contratura isquêmica da musculatura flexora do antebraço; é a contratura isquêmica de Volkmann. Como *regra geral*, não se deve aplicar aparelho gessado definitivo, circular, de imediato nas fraturas que tenham necessitado grandes manipulações e nas quais se espera grande edema; deve ser dada preferência à aplicação de *talas gessadas*, com controle da perfusão e da dor, sinais de alarme mais evidentes de complicações.[2-5] (Figura 1.11 e 1.12).

A posição da articulação, se muito forçada, pode levar a compressão dos vasos com piora do edema distal[2] (Figura 1.13).

O aparelho gessado circular, imediato, só pode ser aplicado em pacientes que possam ser acompanhados de perto pelo ortopedista e com maior rigor possível quanto à circulação.

5. **Modelagem do membro:** o contorno normal do membro deve ser preservado cuidadosamente, pois é dele que decorre a melhor manutenção das reduções, um maior

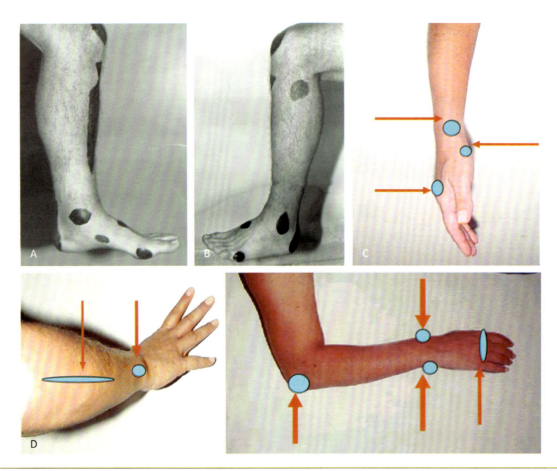

FIGURA 1.10 **(A e B)** Eminências ósseas a proteger no membro inferior. **(C e D)** Eminências ósseas a proteger no membro superior.
Fonte: imagem do autor.

Imobilizações do Aparelho Locomotor

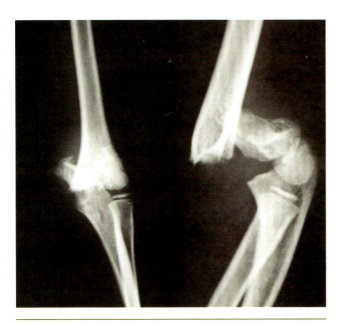

FIGURA 1.11 Radiografias de fratura supracondiliana do úmero, com grande desvio.
Fonte: imagem do autor.

conforto do paciente e permite uma movimentação maior das articulações adjacentes à fratura, diminuindo dor e edemas. É comum ver-se aparelho gessado de antebraço mal moldado, com contorno circular e não elíptico, que seria o ideal, permitindo aproximação do rádio e ulna pela pressão hidrostática das partes moles[2,5] (Figura 1.14).

6. **Controle de redução:** mesmo que o aparelho gessado esteja com bom aspecto, sem sinais de complicações ou compressões, o controle radiográfico periódico da fratura deve ser efetuado periodicamente para prevenir eventuais desvios inesperados e indesejáveis.[2,3,4,6] Na ocorrência destes, a correção deve ser orientada, com trocas ou com possíveis cunhas no aparelho.

7. **Acabamento:** o cuidado com a confecção do aparelho gessado deve ser na modelagem adequada, evitando reforçar nas regiões sem necessidade, para deixar o aparelho o mais leve e eficiente possível (Figura 1.15); após a confecção do mesmo, devem ser revistos eventuais pontos de compressão ou desconforto; se existirem, o aparelho deve ser recortado de imediato possibilitando liberdade total das articulações livres do membro e conforto do paciente.[2,3,4]

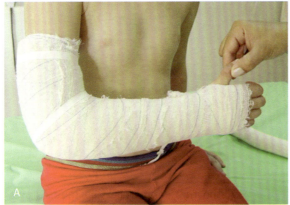

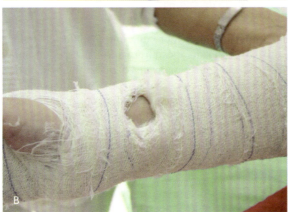

FIGURA 1.12 **(A e B)** Aspecto da goteira gessada em posição de tensionamento do tendão do tríceps e o detalhe do recorte feito a nível do punho para controle do pulso radial.
Fonte: imagem do autor.

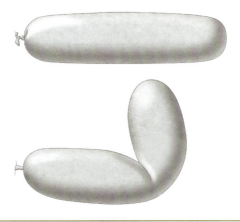

FIGURA 1.13 Exemplo de compressão provocada em um balão ao ser dobrado, semelhantemente ao cotovelo edemaciado ao ser flexionado em excesso.[2]

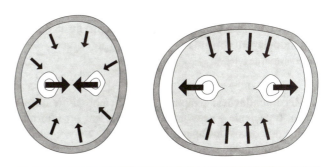

FIGURA 1.14 A moldagem elíptica do antebraço favorece, pela pressão hidrostática exercida pelos tecidos sobre os ossos, o afastamento deles e abertura da membrana interóssea.[2]

CAPÍTULO 1

9

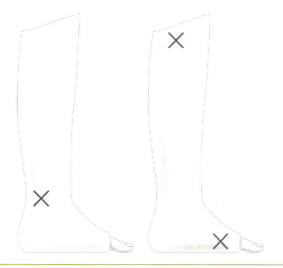

**FIGURA 1.15** O reforço inadequado pode deixar o aparelho espessado desigualmente, fino nas extremidades ou no calcanhar e dorso do pé.[5]

A falta de moldagem correta do contorno do membro pode impedir a boa imobilização e a perda da redução dentro do aparelho gessado[4] (Figura 1.16).

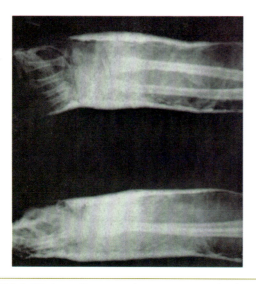

**FIGURA 1.16** Aparelho gessado com excesso de algodão e sem modelagem correta do contorno do antebraço.
Fonte: imagem do autor.

8. **Recomendações:** sempre que um membro é imobilizado, o paciente e seus familiares precisam ser informados dos riscos dos aparelhos de gesso[6,7] e dos cuidados a serem tomados: controle permanente da circulação da extremidade, elevação máxima do segmento, se possível acima da cabeça, para evitar edema e principalmente movimentação constante dos dedos para uma pronta recuperação articular; as possíveis complicações do quadro em particular precisam ser ressaltadas até como defesa legal do ortopedista. Recomendar retorno imediato em caso de qualquer tipo de sinal compressivo: dor, cianose, isquemia e alterações de sensibilidade. Motivar o paciente para iniciar a recuperação desde o momento em que a imobilização é colocada e as vantagens dessa conduta, com menor dor e mais rápida volta às funções.[2,6,7]

9. **Abertura:** ao ser aplicado um aparelho gessado de tipo circular,[3,6] ele deve ser aberto de imediato para evitar compressões, de preferência na região palmar na mão e punho ou abrindo-o em duas partes, medial e lateralmente, como no caso da perna e tornozelo. Essa abertura pode ser feita posteriormente, se houver grande edema e desconforto, resultantes de elevação e movimentação insuficientes das articulações (Figura 1.17).

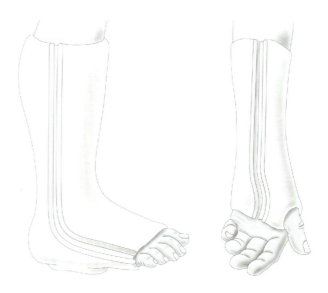

**FIGURA 1.17** Abertura de aparelhos gessados circulares para prevenção de edema.[5]

10. **Pós-operatório:** sempre que um aparelho gessado circular for aplicado após cirurgia, o local da incisão e do curativo devem ser marcados para eventual janela de visualização, com contornos arredondados ou ovais[5], para evitar enfraquecimento da estrutura do aparelho gessado – os quadrados e retângulos permitem fragilização dos cantos agudos, a partir dos quais ocorre a quebra do aparelho (Figura 1.18).

11. **Retirada:** o período de imobilização é muito variável, pois depende de fatores relacionados ao tipo de fratura, tipo de desvio e terapêutica instituída; de maneira geral se situa em 4 a 8 semanas nas fraturas mais comuns e depende de controle radiográfico da formação do calo ósseo para diagnóstico de certeza da consolidação; as radiografias de controle de redução podem ser feitas com o aparelho gessado, quando se avalia apenas o alinhamento, mas sempre retirados para radiografias

Imobilizações do Aparelho Locomotor

## TRAÇÕES CUTÂNEAS E ESQUELÉTICAS

Componente importante e de uso praticamente diário do arsenal ortopédico, o tratamento de traumatismos e afecções articulares através de trações se consagrou desde os tempos de Hipócrates.[1]

Se compararmos com o passar do tempo, evolução dos conceitos de tratamento, veremos que as trações perderam muito de seu emprego; os conceitos de ETC (*Early Total Care* – tratamento precoce de todas as lesões, quando possível) e do controle de danos, fez com que muitas trações deixassem de ser empregadas, dando lugar aos modernos métodos de fixação imediata, mesmo nas fraturas expostas ou complexas ou que se instituísse a estabilização, na urgência, com os fixadores externos, nos casos de controles de danos.

Algumas fraturas são tão instáveis que a manutenção das reduções em gesso se torna impossível ou mesmo impraticável por falta de condições de pele ou pelo envolvimento do estado geral do paciente[1].

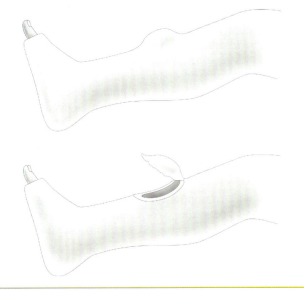

FIGURA 1.18 Janela marcada e aberta em aparelho gessado.[5]

visando avaliação do calo ósseo.[4] Os detalhes técnicos da retirada seguem os mesmos preceitos da colocação, respeitando as regiões de saliências ósseas quando do uso da serra, evitando ferimentos indesejáveis da pele nestas regiões.[3,4,6]

Atualmente já se encontram em uso generalizado sistemas de imobilizações mais modernos, com resinas e materiais plásticos, que farão parte de estudo posterior; a imobilização em alumínio, que se presta muito para dedos e extremidades, por ser de moldagem fácil e constituir um sistema muito eficaz, permitindo também imobilização apenas do raio digital afetado, deixando livres todos os outros para uma atividade normal. Na Figura 1.19 é mostrada radiografia de fratura de falange proximal do mínimo e seu tratamento com férula de alumínio em posição funcional do dedo.

Em outros casos a redução é difícil pelo edema e pelo hematoma que distendem as partes moles (periósteo, músculos, tendões e fascias), tornando impossível a redução por métodos manipulativos, sendo necessária a tração contínua para manter o comprimento até regressão do quadro; é aí que o método se torna a opção ideal de tratamento, por corrigir o encurtamento e imobilizar adequadamente o membro[2] (Figura 1.20).

O método das trações contínuas foi usado desde os tempos mais remotos para a redução das fraturas e luxações, inclusive aplicada ao membro por máquinas e aparelhos os mais variados; no entanto, seu uso como método de tratamento contínuo e definitivo só foi padronizado no século passado (Figura 1.21).

Os trabalhos sobre tratamentos com trações, desenvolvidos durante a Primeira Grande Guerra Mundial pelo gênio criativo de Lorenz Boehler, foram notáveis, mas o precursor das férulas foi J. L. Petit, que elaborou o primeiro aparelho articulado a ser empregado nos tratamentos.

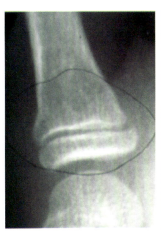 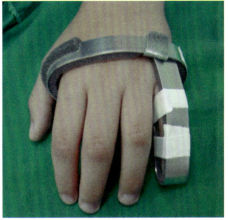 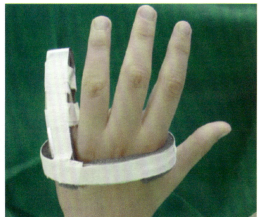

FIGURA 1.19 Fratura de falange imobilizada em férula de alumínio.
Fonte: imagem do autor.

CAPÍTULO 1

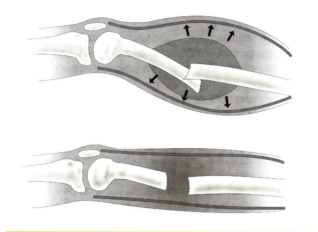

FIGURA 1.20 Imagem do efeito exercido pelo hematoma e infiltrado do foco de fratura da diáfise femoral sobre as partes moles da coxa. Após sua reabsorção, a tração em excesso leva até à diástase dos fragmentos.[2]

A utilização das roldanas de Buck, férulas de Braun, de Pearson e de Thomas, mais os sistemas balanceados de Russel, e outros buscavam o balanceamento do membro sob a tração no leito e permitiram desenvolvimento e uso em larga escala do método de tratamento (Figura 1.22). Estes métodos perderam seu valor por grande cuidado exigido, sofrimento dos pacientes e internações prolongadas e com frequentes desvios residuais.

As trações contínuas[1] podem ser feitas através da pele (cutânea), se de curta duração, ou por pinos ou fios transfixantes ao osso (esqueléticas) para tratamentos mais demorados.

Tanto as de um tipo como de outro podem ser aplicadas em várias orientações, seja na horizontal, na vertical ou oblíqua, dependendo apenas do sentido da deformidade a ser corrigida.

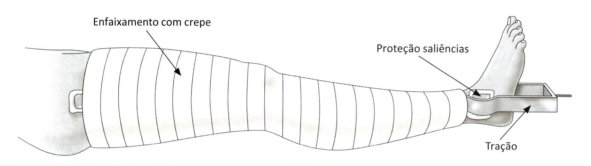

FIGURA 1.21 Tração cutânea simples.[5]

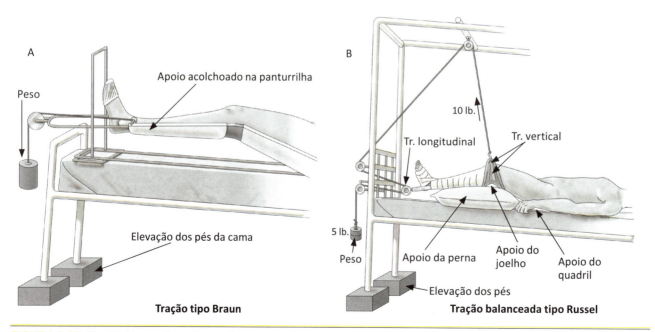

FIGURA 1.22 (A e B) Alguns tipos de tração consagrados e seus componentes.[5]

## TRAÇÕES CUTÂNEAS – PRINCÍPIOS GERAIS

Aplicadas diretamente sobre a pele, foram usadas durante a guerra civil americana e depois na Europa, recebendo o nome de "trações de Buck" (embora Gurdon Buck não as tenha inventado) ou Método Americano de tratamento.

As trações deste tipo eram feitas com esparadrapo; podem e devem ser usadas apenas em situações temporárias, pois a pele, apesar de aceitar e resistir bem às forças de compressão, tem pouca resistência às tensões aplicadas no sentido de sua superfície, tipo descolamento; esta característica impede o uso de pesos acima de 4 ou 5 kg; se estes forem aumentados ocorrerá "arrancamento" das camadas superficiais com consequente irritação local, formação de flictenas, infecção e até úlceras e escaras. O único caso em que ainda empregamos este tipo de tração é na tração tipo "Bryant", para as fraturas de diáfise femoral em crianças (Figura 1.23).

Atualmente damos preferência ao uso de espumas, adesivas ou não, protegendo generosamente com o uso de ataduras de algodão todos os acidentes ósseos, como nos maléolos quando da tração pela perna (Figura 1.24).

Além da proteção referida, costumamos usar tintura de benjoim antes da colocação da espuma para proteger a pele e evitar deslizamento da bandagem; esta deverá ser feita com atadura elástica com o cuidado de não exagerar na pressão, enrolando-a de maneira uniforme e evitando as dobras da atadura e pontos de hiperpressão.

O cuidado e a vigilância das condições circulatórias, cutâneas e neurológicas são importantes para detectar compressão vascular (principalmente venosa) seguida de edema, neuropraxia, por exemplo, do fibular superficial e de escaras de decúbito ou lesões da pele. Estas podem ser amenizadas com o uso de almofadas de ar ou de água nos pontos de solicitação exagerada. Mesmo assim, recomenda-se trocar ou pelo menos rever o conjunto sempre que houver qualquer tipo de queixa do paciente.

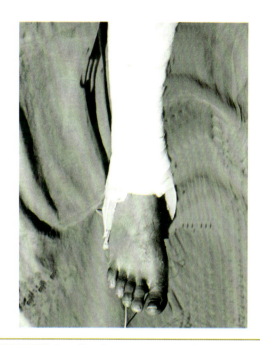

**FIGURA 1.24** Detalhe de espuma e algodão para proteção dos maléolos.
Fonte: imagem do autor.

Em alguns serviços mais sofisticados, os equipamentos para tração são de tipo descartável, o que facilita muito sua instalação.

## TRAÇÕES ESQUELÉTICAS – PRINCÍPIOS – TIPOS E INSTALAÇÕES

Usadas talvez pela primeira vez por Lambotte em 1907 e embora o desenvolvimento dos métodos cirúrgicos tenha absorvido uma grande parte das indicações das trações, elas continuam em uso até hoje por terem se revelado eficazes a ponto de pouca ou nenhuma alteração sofrerem durante todos esses anos, em sua concepção básica. Os fios empregados junto com os respectivos estribos por Steinmann e Kirschner são válidos quase sem alterações. Eles diferem entre si pelo fato de ser o pino de Steinmann dotado de ponta tipo prego para ser inserido a martelo e o estribo dispensar tensão pela espessura do pino (Figura 1.25); já no caso dos fios de Kirschner, que apresentam afiação da ponta tipo broca, devem ser inseridos com perfurador manual ou elétrico, e, pelo fato de serem mais finos, tensionados pelo estribo, que dispõe de recurso de tensão do mesmo (Figura 1.26).

É importante notar que a diferença entre os dois fios, além de sua espessura e o tipo de ponta, é a forma de introdução, diferente de como geralmente se crê (Figura 1.27).

As únicas alterações mais atuais (apesar de não tão recentes), neste sistema são os pinos tipo Steinmann rosqueados e os pinos de Denham[2] com rosca apenas em sua porção média) que permitem uma fixação mais segura e duradoura, sem deslizamento lateral (Figura 1.28).

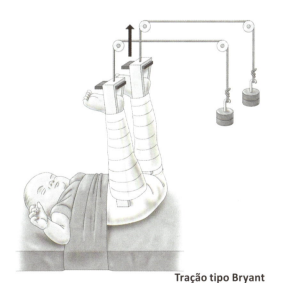

**Tração tipo Bryant**

**FIGURA 1.23** Esquema da tração tipo Bryant.[5]

Série Ortopedia e Traumatologia – Fundamentos e Prática

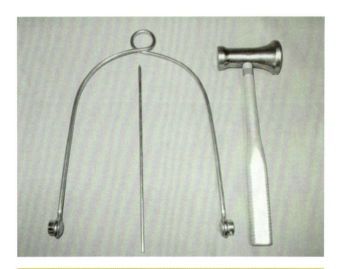

**FIGURA 1.25** Conjunto para tração tipo Steinmann – o pino tipo prego, o martelo para sua introdução e o estribo sem recurso de estiramento do fio.
Fonte: imagem do autor.

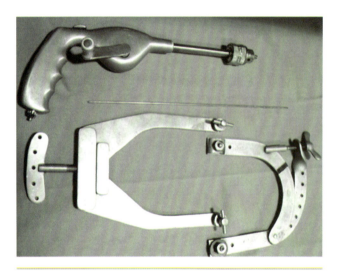

**FIGURA 1.26** Conjunto de equipamento para introdução do fio de Kirschner – perfurador manual (mais seguro e indicado) e estribo com dispositivo para tracionar o fio após sua passagem.
Fonte: imagem do autor.

Os pinos de Denhan fixam-se no osso cortical e esponjoso de maneira muito mais sólida e duradoura; foram muito usados em fixadores e alongadores tipo Hoffmann.

Tentando reduzir o tempo de consolidação, conseguindo recuperações precoces e boa padronização de equipamentos, as trações contínuas têm contra si a internação por tempo prolongado, riscos de infecções pulmonares, infecções dos pinos, formação de escaras, necessidade de cuidados de enfermagem constante ao paciente e grande desconforto. Por esses motivos, nos dias de hoje restringe-se sua indicação somente a casos especiais.

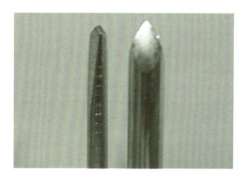

**FIGURA 1.27** Diferença entre a ponta de um fio de Kirschner e um de Steinmann.[2]
Fonte: imagem do autor.

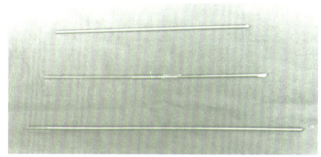

**FIGURA 1.28** Apresentação de três tipos diferentes de fios, sendo o superior um Steinmann liso, o médio um pino de Denhan e o inferior um Steinmann rosqueado.
Fonte: imagem do autor.

Os recursos desses tratamentos estão sendo substituídos por melhores técnicas cirúrgicas, melhores e mais eficientes implantes que permitem e recursos que reduzem o tempo de permanência no leito, com movimentação mais precoce e menos oneroso para os sistemas de saúde; a morbidade dos métodos mais modernos e invasivos por vezes é maior que dos métodos antigos.

A maneira correta de instalação de uma tração esquelética é com todas as condições de preparo de uma cirurgia: sala estéril, anestesia, mesmo que local, nos casos que não possam ser submetidos à geral, antissepsia rigorosa da pele, colocação de campos estéreis e só então se proceder à passagem correta do pino ou fio escolhido.

O curativo deve ser feito de tipo oclusivo, com gases, lavando e impregnando-as com sabão tipo degermante, fixadas por arruelas de borracha ou esparadrapo em pequena quantidade, não se usando ataduras para evitar compressões.

A passagem do fio, em qualquer segmento, deve ser perpendicular a dois eixos e sempre transfixar duas corticais, não devendo o fio ser passado em região metafisária ou epifisária sem manter a pele comprimida ou tracionada[1,4,5](Figuras 1.29 e 1.30).

A Figura 1.31 mostra os pontos mais propícios à introdução dos fios,[5] sendo, porém, certo que esta introdução requer sempre um bom conhecimento prévio das estruturas anatômicas a serem transfixadas durante esta passagem.

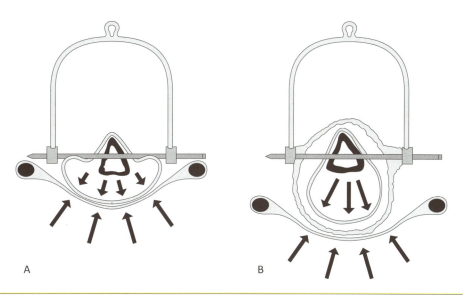

FIGURA 1.29 (A e B) Detalhe da passagem do fio pela pele.[5]

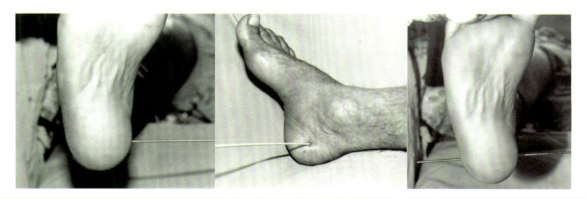

FIGURA 1.30 Tração esquelética passada através do calcâneo. Cuidados de assepsia em centro cirúrgico, campos e instrumental estéreis; escolha do ponto de introdução e controle final da boa posição do fio.
Fonte: imagem do autor.

Durante essa fase, algumas atenções devem ser dadas a detalhes táticos importantes, como a escolha da tração óssea supracondiliana para fratura da diáfise femoral, quando não houver planejamento de osteossíntese intramedular, evitando que o fio predisponha o canal intramedular à infecção; da mesma maneira, cuidado ao detalhe da artéria femoral: a passagem do fio deve ser da cortical medial para lateral, palpando-se medialmente a artéria para estar certo de não feri-la; na região da tíbia o cuidado deve ser na região dos feixes motores próximos à tuberosidade anterior, quando da introdução do fio pela face anterolateral (nervo fibular).

A tração esquelética apresenta a vantagem de permitir o uso de pesos maiores e por tempo prolongado como tratamento definitivo.

A quantidade de peso a ser empregada obedece a um grande número de fórmulas, nem sempre fáceis de serem calculadas ou memorizadas; nos casos mais comuns, usa-se a medida prática de no máximo 10% do peso corpóreo para membro inferior e 7% a 8% para membro superior; este valor pode ser alterado, em condições especiais, na dependência da necessidade de redução.[1,3,4]

Os cuidados devem ser os mesmos já referidos anteriormente, sendo necessária a substituição do curativo pelo menos uma vez por semana (se possível, diariamente). Os controles radiográficos são feitos no leito, evitando com este manejo as hipercorreções ou deformidades residuais. Se for constatada deformidade do foco de fratura, deve ser corrigida precocemente com mudanças de posição ou da tração.

Alem dos cuidados com o sistema de tração, uma atenção maior deve ser dada à recuperação funcional do membro afetado, com a imediata instituição dos exercícios para todas as articulações eventualmente envolvidas no caso, preconizando-se sua execução assistida pelo menos a cada 15 minutos, com exercícios isométricos e a seguir isotônicos, prevenindo que as articulações venham a apresentar qualquer tipo de limitação.

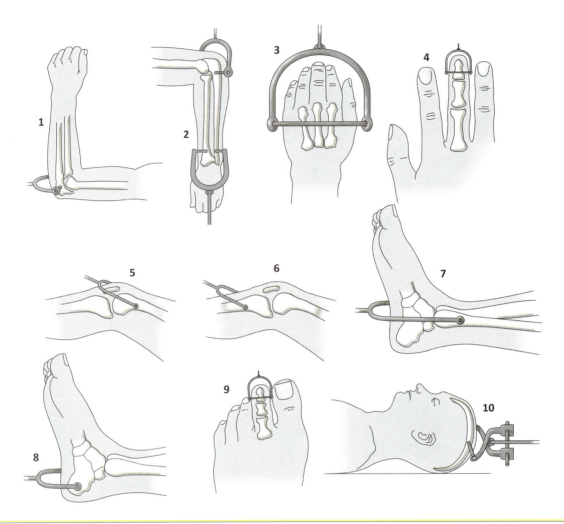

FIGURA 1.31 Pontos ósseos preferenciais e mais empregados na introdução de fios para trações contínuas. 1. olecraniana associada a rádio e ulna distal (fraturas de antebraço); 2. transmetacárpica; 3. transfalangeana; 4. supracondiliana de fêmur; 5. tuberosidade anterior da tíbia; 6. extremidade proximal da tibia; 7. extremidade proximal da tibia; 8. transcalcaneana; 9. atraves da falange media ou distal dos artelhos; 10. craneana.

## REFERÊNCIAS BIBLIOGRÁFICAS

1. Böhler L. Tecnica del Tratamiento de las Fracturas. 3.ed. Espanha: Editorial Labor, 1940.
2. Charnley J. The Closed Treatment of Common Fractures. 3.ed. London: Churchill Livingstone, 1970.
3. Rockwood Jr CA, Green DP. Fractures in Adults. 2.ed. Philadelphia: J. P. Lippincott Co., 1984.
4. Watson-Jones R. Fractures and Joint Injuries. 3.ed. London: Churchill Livingstone, 1955.
5. De Palma AF. The Management of Fractures and Dislocations. Philadelphia: W.B. Saunders Co., 1963.
6. Rockwood Jr CA, Green DP. Fractures in Children. 2.ed. Philadephia: J. P. Lippincott Co., 1984.
7. Rang M. Children's Fractures. Phialdephia: J. P. Lippincott Co., 1974.

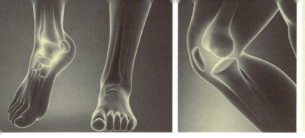

# Atendimento ao Politraumatizado

Claus Robert Zeefried

## INTRODUÇÃO

Há pouco mais de uma década seria impensável se considerar o trauma como uma doença, uma vez que se imaginava não haver um agente etiológico e uma história natural bem definidos, assim como uma fisiopatologia própria comum a outras doenças até então bem conhecidas e estudadas.

Entretanto, o trauma apresenta características bem definidas, tal e qual as outras doenças, não só na identificação de agentes etiológicos, que são múltiplos, mas também no âmbito de sua prevenção.

E é exatamente na prevenção que o trauma se assemelha a qualquer doença classicamente conhecida e por esta razão, nos últimos anos, nossa atenção tem se voltado não só ao desenvolvimento de novas metodologias, técnicas, equipamentos, materiais e medicamentos destinados ao atendimento do trauma fora do ambiente hospitalar, mas também à sua prevenção, mesmo sabendo que existem múltiplas variáveis e fatores, intrínsecos e extrínsecos à vítima, que ensejam como resultado final as inúmeras lesões de diversos graus de gravidades, atingindo diferentes estruturas e órgãos do corpo humano.

Essa multiplicidade de vieses, tipos de lesão, locais atingidos, inúmeros agentes etiológicos e a variabilidade muito grande de possíveis ações preventivas acaba por determinar um agravante desafiador, quais sejam os profissionais envolvidos no trabalho junto ao politrauma enquanto evento e ao politraumatizado, desde a etapa de prevenção, passando pelo primeiro atendimento em nível pré-hospitalar mantenedor de vida, pelo processo de estabilização de suas lesões na emergência de um hospital, geralmente de resolutividade terciária, até a solução terapêutica definitiva dos agravos à sua saúde física e mental.

O atendimento ao politraumatizado, não só nos dias de hoje, sempre trouxe no seu bojo algumas dúvidas que o mantém polêmico no ambiente pré-hospitalar, principalmente no que diz respeito às ações, manobras, intervenções e medicamentos utilizados nas vítimas e ao tempo dispensado a estas na cena do incidente.

Inúmeros protocolos operacionais com padrão de atendimento ao politrauma existem em todo o mundo e todos eles têm em comum a finalidade precípua de estabilizar as condições clínicas de um traumatizado, afastando-o do risco de morte até sua chegada à uma unidade hospitalar de complexidade resolutiva compatível com as suas lesões.[1]

O trauma sempre provocou e continua provocando importante repercussão não só individualmente em quem o sofre como também na sociedade em geral tanto em número de fatalidades e incapacidades físicas e funcionais, quanto para a economia, onde o impacto é sentido na perda de produtividade, gastos com segurança e elevado custo em recursos médico-hospitalares e tecnológicos. Mas nada se compara ao sofrimento das vítimas e seus familiares que inequivocamente são os mais afetados neste fenômeno.[1-5]

Além da vítima e de seus familiares, qualquer cidadão está sujeito a ser afetado por esse fenômeno denominado trauma, principalmente pelo aspecto de responsabilidade civil e mesmo criminal a que ele está sujeito na vigência de um evento deste tipo. Se o trauma ocorreu, um cidadão que testemunhe ou que esteja envolvido direta ou indiretamente no incidente, deve acionar o sistema de emergência e urgência pré-hospitalar da sua cidade.

Com a chegada da(s) equipe(s) de APH (Atendimento Pré-Hospitalar), medidas de segurança e de avaliação de recursos adicionais devem ser tomadas. Somente quando esses princípios estiverem garantidos, se inicia o APH propriamente dito.

Os objetivos principais no APH junto às vítimas de trauma são: (1) Avaliar rapidamente as condições da vítima; (2) Intervir e estabilizar rapidamente as condições que determinem risco de morte à mesma, como a hipóxia, os sangramentos e a hipotermia, e (3) Decidir pelo transporte rápido e seguro para o hospital mais adequado e mais próximo.

A vítima não tem a oportunidade de escolher o profissional que o atenderá, embora seu destino esteja nessas mãos. Já o profissional do APH escolheu cuidar e incorporou a responsabilidade de prover um cuidado seguro, eficiente e não causar mais danos àquela pessoa.

Na busca do cuidado seguro e eficiente, o profissional precisará dominar três variáveis que são os pilares do APH: a) os equipamentos, os materiais e medicamentos, b) a técnica e c) a vítima.

Os equipamentos, materiais e medicamentos utilizados pelas equipes do pré-hospitalar devem ter algumas características como: qualidade, eficiência, ser adequado ao uso fora do ambiente hospitalar – o que implica em portabilidade e praticidade –, estar em quantidade suficiente, acondicionados adequadamente, controlados diariamente e sempre em condições de uso.

Não há tempo para aprendizado na cena de atendimento de uma vítima grave, portanto, um profissional que domine a técnica de manobras e ações, domine os equipamentos e os materiais e medicamentos, que seja treinado constantemente na forma de reciclagens de capacitação, principalmente nas técnicas mais complexas, difíceis e, por isso menos utilizadas no dia a dia, terá maior sucesso na sua empreitada de salvamento e estabilização dessa vítima.

A vítima, muitas vezes hígida antes do momento do incidente e, portanto, despreparada, é a única variável sobre a qual não se pode ter controle e domínio prévios, mas o correto preparo e controle do profissional e dos equipamentos, materiais e medicamentos podem favorecer a avaliação e o cuidado prestado e favorecer a vítima.

O atendimento ao trauma compreende basicamente três fases:

1. Pré-evento;
2. Evento propriamente dito;
3. Pós-evento.[2]

A fase pré-evento compreende as ações de prevenção e controle das circunstâncias e situações que propiciam a ocorrência do trauma. Incluímos nessa fase as Leis de Trânsito, o controle das armas em geral, o controle e regulamentação de construções urbanas, iluminação de vias publicas e de leitos carroçáveis, programas de educação, rodovias, ruas e avenidas seguras e outras estratégias que visam à segurança e à diminuição de incidentes intencionais ou não intencionais.

Conceitualmente, é aceito atualmente que Acidentes não são fatalidades, pois são passíveis de prevenção e de serem evitados. Os números de acidentes de trânsito no Brasil nos últimos anos demonstram claramente a necessidade de, permanentemente, manter-se as ações preventivas.

Dados fornecidos pelo Denatran mostram que, no último ano, o número de vítimas fatais ultrapassou os 30.000 casos, os não fatais envolvidos em acidentes superou os 500.000 casos, e os condutores de veículos automotores com menos de 18 anos de idade, portanto não autorizados legalmente, que se envolveram em acidentes de trânsito superou os 15.000 casos.

Outra estatística preocupante em nosso País diz respeito às crianças e adolescentes vítimas de causas externas traumáticas e que justificam nossa atenção permanente às ações preventivas e às ações de atendimento pré-hospitalar a fim de diminuir ou mesmo evitar tantas mortes nessa fase importante e vital.

Os acidentes de trânsito constituem a principal causa de morte na faixa etária de 1 a 9 anos de idade na qualidade de passageiros de veículos ou vítimas de atropelamento, e a segunda causa na faixa etária de 10 a 19 anos, igualmente vítimas de atropelamento, como passageiros e até mesmo como condutores de veículos ainda inexperientes.

As quedas, geralmente de locais mais altos, de natureza desportiva ou mesmo em ambiente doméstico, constituem a segunda causa de morte na faixa etária de 1 a 9 anos de idade, muito em função da sua imaturidade neuromusculoesquelética, e a terceira causa na faixa etária de 10 a 14 anos.

Os homicídios, por incrível que possa parecer, se constituem na terceira causa de morte na faixa etária de 1 a 9 anos de idade, geralmente vítimas de projéteis de arma de fogo "perdidas" em conflitos interpessoais.

Os afogamentos são a quarta causa de morte na faixa etária de 10 a 14 anos de idade, em piscinas, lagos, rios, ou no mar, geralmente acidentais ou motivados por excesso de autoconfiança, comuns nessa fase da vida.

Os suicídios se constituem na quarta causa de morte na faixa etária de 15 a 19 anos estes provocados por graves distúrbios psicossociais muito comuns nas grandes metrópoles criadoras de situações de grande stress acometendo indivíduos na fase mais importante de definição de sua personalidade. (Dados obtidos no DATASUS.)

Um trabalho científico recente realizado com dados da SAMU 192 da Cidade de São Paulo mostrou uma mortalidade de 81,8% em politraumas com trauma de crânio encefálico (TCE) grave associado à trauma abdominal e, 80,7% de óbito de vítimas graves com TCE associado à trauma de tórax.[6]

Todos esses números não deixam dúvidas sobre a importância das ações preventivas sobre fatores potencialmente controláveis determinantes do trauma, restando apenas aqueles onde o infortúnio predomina e contra os quais muito pouco ou nada se tem a fazer, como os eventos naturais de catástrofes por exemplo.

A fase do evento é o momento do trauma e sua gravidade e intensidade estão intimamente ligadas às ações da etapa pré--evento. Nessa fase atuam os profissionais da saúde e os da não saúde que trabalham no atendimento pré-hospitalar em São Paulo e no resto do país.

Os Serviços oficialmente reconhecidos em nível governamental são o SAMU 192 (Serviço de Atendimento Móvel de Urgência) ligados às Secretarias Municipais de Saúde em parceria com o Ministério da Saúde e o Resgate 193 do Corpo de Bombeiros ligados às Secretarias Estaduais da Segurança, com algumas diferenças administrativas e gestoras dependendo do Estado da Federação e da cidade.

Ambos os serviços dispõem de Ambulâncias de Suporte Básico à Vida e Ambulâncias de Suporte Avançado à Vida, estas últimas tripuladas por Médicos e Enfermeiros capacitados para atendimentos mais complexos de vítimas críticas e instáveis de qualquer natureza de agravo á saúde, inclusive as de Trauma.

A fase pós-evento é composta do Atendimento Pré-Hospitalar (APH), do Atendimento Hospitalar e da Reabilitação.

A precocidade na abordagem e no tratamento do trauma podem maximizar a sobrevivência, minimizar o tempo de tratamento e as sequelas e, com essas finalidades dentre todas as tecnologias incorporadas ao atendimento, talvez tenha sido no APH aquela que mais se desenvolveu e se disseminou por todo o mundo no atendimento às vítimas de agravos traumáticos e também não traumáticos.[7]

Sob este aspecto podemos encontrar Protocolos de atuação em nível de Suporte Avançado à Vida que contam com um arsenal de medicamentos e soluções de infusão que perfaz até 120 itens, como em alguns locais da Europa, e outros com pouco mais de 40 itens, como em alguns locais da Ásia e América do Sul.

No Brasil, os Serviços de Atendimento Pré-Hospitalar de Suporte Avançado à Vida, quase todos ligados ao SAMU 192, dispõem de um arsenal terapêutico que somam por volta de 60 itens. Essa definição de quantidade e tipo de medicação depende de inúmeros fatores como capacitação e perfil dos profissionais que tripulam as ambulâncias, características geofísicas das cidades com consequente relação direta no tempo de transporte de vítimas traumatizadas até algum hospital adequado e capacitado para este tipo de paciente e evento, e a interface entre o serviço de emergência móvel do local e o serviço de saúde receptor daquele no sentido de garantir uma continuidade adequada, não só na definição do exato diagnóstico das lesões, como também no tratamento a ser instituído.

## TEMPO DE CENA

O tempo dispensado a uma vítima de trauma na cena do incidente é um fator crítico e muito discutido por quem se dedica a atender politraumatizados tanto em nível pré-hospitalar quanto em nível hospitalar.[2] Mas é inegável e consensual entre todos os envolvidos nesse tipo de atendimento que depois do advento da implantação e início de atuação do APH, no final dos anos 80 e começo dos anos 90, nos moldes que hoje se pratica, conceitual e operacionalmente, mais vítimas de trauma chegaram e chegam vivas às salas de emergência dos hospitais e pronto atendimentos, apesar da gravidade de muitas lesões que antes estavam fadadas ao êxito letal.

Isso trouxe um grande desafio para o APH e para os serviços de emergência dos hospitais no sentido de desenvolverem ações, equipamentos e capacitação profissional para essa nova demanda de pacientes críticos e altamente instáveis com múltiplas lesões em diversos órgãos e sistemas do corpo, para mantê-los vivos não só a curto prazo quanto a médio e longo prazos e proporcionar a eles, não uma sobrevida, mas uma qualidade de vida normal ou mesmo aceitável.

A História nos mostra como o atendimento ao politrauma evoluiu principalmente em função das guerras onde a preocupação do serviço médico militar era salvaguardar os soldados atendendo-os logo após terem sido feridos e tentando manter-lhes a vida, e até mesmo tratar suas lesões, apesar de estarem em um ambiente bastante inóspito e, em tese, inapropriado.

Apesar do ambiente não ser o mais adequado, os primeiros minutos decorridos de um agravo importante à saúde, principalmente traumático, são essenciais para afastar o risco de morte iminente das vítimas.

Assim, historicamente, sabemos que a maioria dos soldados feridos na 1ª Grande Guerra Mundial morriam de choque hipovolêmico, pois ninguém na cena sabia como estancar uma hemorragia externa ou interna; na 2ª Grande Guerra Mundial já se conhecia a importância do controle de um sangramento abundante e, a despeito das condições ainda bastante desfavoráveis à prática de primeiros socorros específicos, os soldados feridos neste conflito já não morriam tanto de choque, mas de complicações mais tardias de seus ferimentos, como insuficiência renal. A Guerra do Vietnã foi um conflito de grande proporção e envolveu um contingente bastante grande de combatentes, mas não produziu tantas mortes proporcionais a outros grandes conflitos bélicos, uma vez que todos os combatentes eram treinados em ações e manobras de APH que eram aplicadas imediatamente nos seus companheiros feridos ainda no local do incidente; isto trouxe um número expressivamente grande de sobreviventes quando comparado a outras guerras, apesar do alto índice de mutilações e sequelas; nesse conflito, tardiamente, os combatentes feridos morriam muito de SARA (Síndrome da Angústia Respiratória Aguda); já nos dias de hoje, em função do grande avanço tecnológico e terapêutico utilizados no pré-hospitalar, nos conflitos bélicos e de terrorismo há uma quantidade considerável de sobreviventes em função das manobras e ações salvadoras na cena do conflito, apesar do não menos importante número de óbitos no local por conta da maior letalidade imediata das armas utilizadas atualmente.

Mesmo assim, alguns dos politraumatizados nestes conflitos da era moderna, bem como alguns vitimados de traumas de outra natureza, ainda morrem na fase hospitalar do tratamento por causa de uma entidade nosológica denominada SIRS (Síndrome Inflamatória Reacional Sistêmica) e, já se detectou que alguns destes casos foram fruto de Iatrogenia das ações praticadas no atendimento pré-hospitalar como o tempo perdido na cena e a reposição volêmica intempestiva, entre outras.

Trunkey, em 1983, ao descrever por meio da análise de mortalidade a "Distribuição Trimodal de Óbitos por Trauma", acenou para a importância de se considerar o tempo entre o trauma e o óbito na busca dos fatores de influência nesse resultado final. Em seu estudo, o autor analisou uma amostra de vítimas de trauma de diferentes etiologias e com resultado fatal, e concluiu que os óbitos se distribuíram em três intervalos de tempo. As mortes ocorridas nos primeiros minutos, ainda na cena do acidente, em razão de graves lesões do encéfalo, coração, tórax ou aorta, formaram o primeiro pico, (45% do total de óbitos). As mortes ocorridas

Série Ortopedia e Traumatologia – Fundamentos e Prática

até 60 minutos após o trauma compuseram o segundo pico com 34%, e foram associadas às ocorrências de hemopneumotórax, lesões de vísceras pélvicas e abdominais, hematoma extra e subdural ou fraturas de ossos longos. As mortes após vários dias ou semanas em razão de infecções ou falência de múltiplos órgãos formaram o terceiro pico, com cerca de 20% do total de óbitos.[6]

Esses números deixam bem claro a necessidade de se desenvolver protocolos de atuação técnico operacionais eficientes no atendimento e tratamento do Politrauma em todos os três momentos críticos de potencial mortalidade, mas inegavelmente há que se ter uma atenção especial no Atendimento Pré Hospitalar à vítimas de trauma uma vez que é nesta fase que a mortalidade ainda é a mais elevada.

Há muita controvérsia sobre remover a vítima rapidamente da cena do trauma para o hospital (*Scoop and Run*) ou realizar vários procedimentos e prover inúmeros cuidados na cena do incidente (*Stay and Play* ou *Scene Stabilization*) e, com isso retardar o início do tratamento definitivo.[1,2,8]

Os sessenta minutos iniciais após o evento traumático, chamados de "Hora de Ouro" por R. Adams Cowley, são fundamentais para o sucesso das intervenções e, devem ser consumidos entre o APH e o atendimento definitivos em ambiente hospitalar.

Durante o tempo consumido na fase pré-hospitalar espera-se que as medidas de reanimação e estabilização impeçam o agravamento do quadro ou mesmo manter a vítima em condições de chegar com vida até o hospital para que receba o tratamento definitivo.[1-12]

Os tempos dispendidos e costumeiramente considerados críticos na fase de APH podem ser divididos didaticamente e operacionalmente em:[6]

- **Tempo Resposta:** tempo gasto entre o acionamento do serviço móvel de emergência para o atendimento até a chegada à cena do incidente. Variação internacional aceita como razoável de seis a oito minutos.[8,12,17]
- **Tempo de Cena:** tempo gasto desde a chegada à cena e realização do atendimento até a saída da cena para o Hospital de destino. Variação internacional aceita como razoável de dez a vinte e três minutos.[2-5,8,10,12-17]
- **Tempo de Desencarceramento:** tempo gasto para a realização dos procedimentos de retirada da vítima das ferragens de um veículo acidentado.[6] O mesmo se pode aplicar à retirada de vítimas presas ou retidas sob estruturas móveis colapsadas. Esse tempo não tem uma média aceita como razoável, uma vez que depende de vários fatores, principalmente da complexidade do evento e acessibilidade ao mesmo, além da quantidade de profissionais de resgate envolvidos neste procedimento. Mas, seguramente, quanto menor esse tempo tanto melhor para a vítima, pois há grandes dificuldades em se aplicar algum procedimento médico enquanto a mesma estiver encarcerada.

Alguns procedimentos "Heróicos" e "Salvadores" precisam ser realizados nesta fase para que a vítima tenha alguma chance de sobrevida, porém devem ser realizados respeitando-se todos os preceitos de segurança de cena e por profissional extremamente diferenciado,capacitado e com perfil adequados.

- **Tempo de Transporte:** tempo gasto desde a saída da cena até a chegada ao Hospital de destino. Variação internacionalmente aceita é de 7,7 a dezesseis minutos.[8,12-17] A despeito disso, às unidades de suporte avançado à vida é permitido um tempo maior de deslocamento até a chegada a um hospital adequado para a recepção de uma vítima gravemente traumatizada, uma vez que é tripulada por médicos e enfermeiros que dispõem de treinamento, equipamentos e medicação diferenciados para a manutenção da vida daquele por um período maior.
- **Tempo Total:** tempo gasto desde o acionamento do serviço de emergência até a chegada da vítima no Hospital de destino. Variação internacionalmente aceita está entre trinta e seis e quarenta e cinco minutos para que em até uma hora (*Golden Hour*) a vítima de trauma esteja iniciando seu tratamento específico das lesões sofridas.[3,15]

Em função dos inúmeros vieses que influenciam direta e indiretamente todos esses tempos, sabe-se e aceita-se que este tempo total seja superior ao estipulado acima desde que o politraumatizado esteja estabilizado e permanentemente monitorado com controles e intervenções adicionais que sejam necessários à manutenção de sua vida até a sua chegada ao hospital de destino e que seja adequado ao seu tratamento.

Muitas vezes, quando uma vítima politraumatizada está sendo atendida por uma equipe de APH de modalidade suporte básico à vida, pela proximidade desta ao evento ou por indisponibilidade transitória de um suporte avançado á vida, ela precisa ser levada ao hospital mais próximo e não necessariamente mais adequado, para que possa ter sua situação clínica estabilizada antes de ser reencaminhada em definitivo a outro hospital que instituirá seu tratamento definitivo.

Instituições internacionais preconizam o tempo resposta ideal em até 8 minutos para, pelo menos, 90% dos acionamentos de uma sistema de APH.[3,7] Esta recomendação resultou de um estudo com pacientes cardíacos e vem servindo de parâmetro para os serviços de APH em todo o mundo.[3,7] No entanto, não existem estudos que comprovem a real importância desse valor de tempo, para outros pacientes clínicos ou de trauma ou mesmo se esse é um parâmetro alcançável para os grandes centros urbanos ou nas regiões rurais.[3]

O tempo de cena é o aspecto mais avaliado e discutido da fase de APH, pois envolve diretamente as ações médicas ou de saúde que são aplicadas às vítimas de trauma e que determinarão sua evolução e seu prognóstico. Pesquisas demonstram que o Suporte Avançado à Vida (SAV) consome mais tempo de cena que o Suporte Básico à Vida (SBV), realizando maior número de procedimentos na busca pela estabilização clínica da vítima e, essa é a razão pela qual essa modalidade de atendimento recebe mais críticas que as demais modalidades, mesmo a nível mundial.

Para enfatizar a importância da chegada ao cuidado definitivo e a necessidade de minimização dos tempos gastos, a expressão "dez minutos de platina"[1] demonstra a meta de tempo a ser consumido na cena do acidente e fomenta as tantas críticas que são desferidas ao SAV. No entanto deve-se considerar que há muitos outros tempos que podem ser melhorados, sobretudo, aqueles compreendidos no período anterior à chegada das equipes na cena, como por exemplo, o tempo gasto até o acesso ao sistema de emergência e a demora para o acionamento das equipes das ambulâncias.[6]

Poucos autores descrevem o período de desencarceramento e o período de transporte,[4] até porque as variáveis que envolvem estas duas etapas são muitas e dificilmente poder-se-á determinar um tempo isonomicamente consensual. No primeiro caso, a dificuldade da abordagem é devido a ausência de um parâmetro que determine o conceito de vítima encarcerada e os padrões mínimos de atendimento.[4] Sugere-se que o tempo de desencarceramento maior que vinte minutos é um importante indicador de gravidade da vítima, pois dá indícios de troca intensa de energia cinética do incidente com a vítima e maior tempo na cena com atraso até o atendimento definitivo.[4]

Dentre os fatores que devem ser considerados na análise do tempo de transporte, estão: o ambiente (urbano ou rural), as condições do trânsito, a velocidade desenvolvida pela ambulância e, sobretudo, a distância até a cena do incidente e o centro hospitalar mais adequado para o atendimento à vítima, geralmente um centro de trauma de nível de resolubilidade terciário. Inúmeros autores[1] preconizam um tempo total de APH de no máximo trinta minutos, reservando os outros trinta minutos restante da "Hora de Ouro" ao atendimento definitivo dentro do hospital. Essa recomendação caracteriza a necessidade de continuidade no atendimento o que, em tese, aumenta a probabilidade de sobrevida da vítima.[1]

Uma abordagem interessante do gerenciamento dos tempos em APH é o estabelecimento de metas a serem alcançadas progressivamente, por exemplo, no caso de solicitações de atendimento à vítima de acidente de trânsito, quando a meta pode ser estabelecida em 90% de atendimentos em menos de dez minutos.[7] Para alcançar esta metas o serviço de emergência pré-hospitalar organizado deve propor ações gerenciais e operacionais aplicáveis à sua realidade.

## AVALIAÇÃO DA VÍTIMA TRAUMATIZADA

Uma boa avaliação é a base para o bom APH e é extremamente dependente do julgamento clínico, dos conhecimentos técnicos e das habilidades do profissional no domínio da técnica.[7]

Didaticamente, as etapas da avaliação são apresentadas em um formato linear e sequencial. No entanto, na prática essas fases são altamente interdependentes e muitas vezes se superpõem e o profissional precisa trabalhar com múltiplas informações, quase sempre obtidas na própria cena, de forma simultânea e tomar decisões baseadas nas prioridades e nos objetivos fundamentais do APH.[7,18]

A avaliação da vítima de trauma compreende a avaliação inicial ou primária e a avaliação secundária. O processo mnemônico consiste do ABCDE[7,18] (Tabela 2.1) e é usado para resumir, de forma simples e ordenada uma sequencia progressiva lógica de avaliação e tratamento pré hospitalar.

O ABCDE se baseia no fato das causas de óbito por trauma apresentarem uma cronologia previsível e uma interação sinérgica no resultado. Assim, as vítimas com vias aéreas obstruídas evoluem mais rapidamente para o óbito do que aquelas com dificuldades respiratórias, e essas por sua vez, podem morrer mais rapidamente do que aquelas com problemas circulatórios, como sangramentos excessivos.[7] A insuficiência de intervenções para a correção de um problema em uma dessas etapas pode dificultar a correção ou o sucesso na abordagem da etapa seguinte.[7,18]

A maioria das vítimas de trauma apresentam ferimentos e lesões em uma única parte do corpo (órgão ou sistema), o que permite que o ABCDE seja realizado de forma completa. No entanto, no traumatizado multissistêmico[7] ou multifocal, onde mais de um sistema ou local do corpo foi atingido, muitas vezes somente as fases ABC são passíveis de ser aplicadas na fase pré-hospitalar, diante do alto risco de morte e das limitações nos procedimentos de cena do evento, considerando-se principalmente que estas três primeiras fases, sequencialmente são as que mais matam e em

| **Tabela 2.1** Método mnemônico do ABCDE e sua correlação com as terminologias frequentemente utilizadas. | | |
|---|---|---|
| Fase | Ação | Terminologia usada |
| A | Via aérea e controle da coluna cervical | Avaliação inicial ou |
| B | Respiração e ventilação | Avaliação primária ou |
| C | Circulação e controle de sangramentos | Avaliação do ABC |
| D | Incapacidades | Avaliação secundária ou |
| E | Exposição, exame físico e entrevista | Exame físico |

**CAPÍTULO 2**

Série Ortopedia e Traumatologia – Fundamentos e Prática

curto período de tempo se não forem perfeita e eficazmente controladas e tratadas.[7]

A avaliação primária da vítima de trauma, principalmente as etapas ABC, deve ser lógica e sequencialmente abordada e tem por objetivo a detecção e a correção de situações que a coloquem em risco de morte iminente.[7,18] Esta é a fase onde os problemas serão tratados conforme identificados e as intervenções serão descritas mais à frente.

Antes das etapas de intervenção sobre a vítima na sequência do ABCDE acima descrita a avaliação já deve começar no momento da chegada da equipe de atendimento na cena do evento. É preciso garantir que a cena esteja segura para quem vai nela adentrar e se os profissionais do APH estiverem portando equipamentos e materiais de proteção individual, a observação geral da vítima e da própria cena já podem trazer as primeiras informações sobre as condições da mesma,[7,19] à luz também da análise do "Mecanismo de Trauma" ou "Cinemática do Trauma" termo usado por alguns autores.

Sob estes aspectos é vital que se identifique alguns elementos na cena que podem trazer riscos à equipe de APH como também informações acerca das condições da vítima, tais como: há fogo no local? Há fumaça? Há fios elétricos ainda energizados no local, próximos à vítima? Há combustível de veículo automotor escorrendo próximo à provável área de intervenção sobre a vítima? Há alguma coisa em torno do incidente estruturalmente que possa vir a desabar (árvore, poste, muro etc.) Qual é o produto químico contido no caminhão tanque acidentado?[7] É volátil? É líquido? É cáustico? Interage com o ar ou com água?

Estes elementos identificados no momento da chegada à cena podem dar bons indícios de quais padrões de lesão a vítima ou vítimas apresentam. Entretanto, é fácil perceber que a análise destes elementos e parâmetros não é isenta de riscos e muitas vezes não pode e não deve ser realizada por quem não tem treinamento e capacitação para abordar e controlar a cena de um acidente onde haja riscos para todos, vítima, intervencionistas de APH e transeuntes, como as situações descritas anteriormente.

Portanto, as equipes de APH necessitam frequentemente do apoio de outras equipes experiente em manobras e procedimentos de "Resgate", a saber, profissionais do Corpo de Bombeiros que são preparados para controlar as instabilidades estruturais e ambientais de uma cena de incidente, abordar primariamente as vítimas e trazê-las de forma segura e com critérios mínimos necessários de proteção e prevenção de novas lesões para áreas de menor risco para que as equipes de APH apliquem manobras e procedimentos de estabilização clínica previamente ao transporte para unidades de Saúde onde estas vítimas serão tratadas de forma correta e em caráter definitivo.

A classificação do tipo de incidente também direciona nosso raciocínio para a suspeição de alguns padrões de lesão, qual seja, acidente de trânsito ou desportivo ou de trabalho ou doméstico ou até mesmo eventos de conflitos diversos, sendo os interpessoais de violência um dos mais frequentes, tristemente constatados, em nosso meio.[19] A importância disto se prende ao fato de se suspeitar de alguns tipos específicos de lesão de acordo com o tipo de incidente e com isso a equipe de APH pode organizar seus equipamentos, materiais e procedimentos protocolares com alguma antecedência, mesmo que por alguns poucos minutos ou segundos, tempo este que sempre contará a favor da evolução e prognóstico das vítimas de trauma.

A cinemática do trauma ou biomecânica do trauma fundamentada em leis físicas nos trazem grandes e vitais conhecimentos acerca dos eventos traumáticos e nos auxiliam tremendamente na suspeição e identificação de lesões na cena de incidentes através da análise de elementos obtidos na mesma e nos conduz a atuar de forma eficiente, cuidadosa e segura sobre as vítimas.

Essa ciência nos ensina, por exemplo, que uma vítima de atropelamento que sofre um impacto do veículo atropelante a 10 km por hora de velocidade sofre um determinado grau de lesão ou lesões que podem variar de simples contusões até fraturas ou traumas sobre estruturas nobres e vitais como crânio e tórax, dependendo da parte do corpo atingida, da superfície e formato do veículo, da atenção ou desatenção do atropelado etc. Se a velocidade deste veículo no momento do atropelamento for o dobro, isto é, 20 km por hora, o nível e potencialidade de lesões não dobra, mas quadruplica, e se a velocidade triplicar em relação ao evento inicial exemplificado, a potencialidade de lesões não triplica, mas se eleva a nove vezes.

Do mesmo modo, estudos comprovam que se uma vítima sofrer uma queda de altura correspondente a 2,5 a 3 vezes sua estatura, a despeito das inúmeras variáveis que possam estar associadas a esta, a chance da mesma sofrer alguma fratura em algum segmento de seu corpo é de 63% em média.

Vítimas que são ejetadas de veículos ou de motocicletas no momento do acidente têm sua chance de sofrer potencial lesão grave aumentada em até 300%.

Portanto, uma análise biomecânica das eventuais energias envolvidas num incidente e que atuaram sobre vítimas de trauma podem nos fornecer importantes elementos de suspeição de gravidade de lesões que conduzirão nossos esforços e ações no sentido de tentar identificar e estabilizá-las na própria cena e nos fazer tomar a decisão de transporte destas vítimas para centros hospitalares ou de trauma adequados e com resolutividade compatível com a gravidade do trauma.

Outro aspecto que se deve tentar identificar pela análise biomecânica da cena ou na cinemática do incidente é o tipo do mecanismo de trauma que agiu sobre a vítima, tal como aceleração ou desaceleração, compressão, cisalhamento, tração ou distração, rotação ou uma combinação desses mecanismos. Isto tudo, à luz dos conhecimentos que a equipe de APH deve ter de Anatomia e Fisiologia Humanas, em conjunto com outros elementos colhidos na cena, abordados anteriormente, aumentam a sensibilidade diagnóstica de suspeição das lesões e sua gravidade, mesmo sabendo das limitações, naturais e compreensíveis, existentes no ambiente pré-hospitalar no que diz respeito à propedêutica armada.

Esta análise da Cena de do Mecanismo de Trauma, antes mesmo da abordagem intervencionista do ABCDE da Vida, quanto ao tipo de incidente, potencial quantidade de energia cinética envolvida, número de vítimas, posição e estado delas e locais atingidos no corpo, nos faz tomar importantes decisões no que diz respeito a quantidade de recursos necessários ao atendimento de todos os envolvidos e destino dos mesmos depois de estabilizados.

Se as condições do local do incidente permitirem, antes de abordar uma vítima consciente através de perguntas e questionamentos acerca do incidente e sua condição clínica, o profissional do APH deve se apresentar e posicionar-se de forma a realizar esta abordagem de frente para a vítima e não a incentivando a movimentar-se na direção de sua chegada e do som de sua voz, objetivando evitar lesões adicionais, principalmente no âmbito de coluna vertebral.

## A: VIAS AÉREAS COM CONTROLE DA COLUNA CERVICAL

Objetiva-se nessa fase do atendimento assegurar vias aéreas abertas e desobstruídas prevenindo a hipóxia. Diante da possibilidade de ocorrência de trauma raquimedular em toda vítima de trauma, deve-se executar o controle manual da coluna cervical simultaneamente à abordagem das vias aéreas.[7]

Toda vez que houver suspeita de envolvimento da coluna cervical em evento traumático, direta ou indiretamente, esta deve ser estabilizada manualmente a princípio e sequencialmente com o uso de colar cervical de rigidez e tamanho adequados; para se evitar comprometimento da dinâmica ventilatória da vítima traumatizada. Isto porque na transição entre a base do crânio e o início da coluna cervical encontra-se o centro neuromiélico de controle da respiração.

Este controle da Coluna Cervical apresenta algumas dificuldades nesta fase precoce da abordagem do Traumatizado, principalmente no que diz respeito ao seu alinhamento quando o pescoço da vítima apresentar deformidade por ocasião da abordagem inicial da mesma.

O profissional do APH ao abordar uma vítima com alguma deformidade visível da coluna cervical deve ter em mente que esta pode ter sido consequência do trauma sofrido ou ser algo pré-existente na forma de doenças crônicas adquiridas ou congênitas, e alguns cuidados importantíssimos devem ser tomados ao tentar a manobra de alinhamento manual do pescoço.

O alinhamento da coluna cervical deve seguir uma sequência fisiopatológica correta fundamentada em estudos de laboratório de biomecânica feitos em cadáver e que deve ser realizada por profissional habilitado e capacitado para tal, evitando agravo maior e potencialmente letal das lesões sofridas pelo traumatizado, sempre objetivando a permeabilidade das Vias Aéreas.

O alinhamento da coluna cervical e, portanto, a retificação e permeabilização potencial da via aérea não deve ser levada a cabo em algumas situações, desde que o traumatizado apresente uma boa dinâmica respiratória com ventilação adequada. A saber: se houver resistência voluntária ativa da vítima, se ela passar a sentir muita dor ou piora acentuada da mesma com a manobra, se houver deformidade pré-existente como no caso de algumas doenças ortopédicas adquiridas (espondiloartrose por exemplo) ou congênitas (torcicolo congênito por exemplo) e se a vítima passar a ter dificuldade respiratória com o início e a progressão da manobra de alinhamento. Nestes casos o pescoço da vítima deve ser estabilizado e imobilizado mantendo-se a posição encontrada, mesmo com deformidade, utilizando-se materiais e equipamentos específicos da prática do APH ou mesmo mantendo esta estabilização manualmente na falta destes, até a chegada a um hospital.

O reconhecimento de dificuldades com as vias aéreas continua com a observação da presença de sinais de esforço respiratório e uso de musculatura acessória. Outros sinais importantes e que podem estar presentes nas vítimas de trauma com comprometimento das vias aéreas são: palidez ou cianose, roncos ou disfonia, ferimentos abertos na face ou no pescoço, fraturas de face, distensão de jugulares, desvio de traqueia, objetos encravados na face e/ou no pescoço, edema, sangramento e enfisema subcutâneo. A presença de sinais e sintomas de ansiedade, agitação e apatia são elementos indiretos de comprometimento de vias aéreas, pois refletem o comprometimento neurológico diante de Hipoxemia.[7,18]

Sequencialmente, a inspeção da cavidade oral pode fornecer indícios de comprometimento ou risco para as vias aéreas. É preciso estar atento para a presença de ferimentos, sangramentos ou objetos estranhos, como próteses dentárias, dentes quebrados, restos de alimentos ou secreções, que devem ser retirados manualmente ou através de aspiração utilizando sonda apropriada, geralmente do tipo rígida.[7,19]

A especificação de utilização deste tipo de sonda nos procedimentos de aspiração de corpos estranhos nas vias aéreas se prende ao fato da possibilidade de falso trajeto na introdução de sondas flexíveis, principalmente nas situações onde haja potenciais fraturas de base de crânio por conta da possibilidade destas sondas adentrarem o tecido cerebral, iatrogenia esta que piora a situação clínica da vítima traumatizada e que habitualmente piora o seu prognóstico. (Figuras 2.1 e 2.2)

As vias aéreas devem ser permeabilizadas se estiverem comprometidas ou se houver alteração do nível de consciência da vítima. Assim, inicialmente deve-se realizar as manobras de abertura de vias aéreas manualmente através das técnicas de elevação do queixo empurrando a mandíbula para frente pelo seu ângulo posterior sem movimentar a coluna cervical (*Chin Lift*) ou de tração da mandíbula anteriormente e, da mesma forma, sem movimentar o pescoço (*Jaw Thrust*).[7,18] A manutenção desta permeabilidade da via aérea é feita, geralmente, pela colocação posterior de um dispositivo que não permita que a base da língua possa obstruí-la involuntariamente, do tipo cânula orofaríngea ou

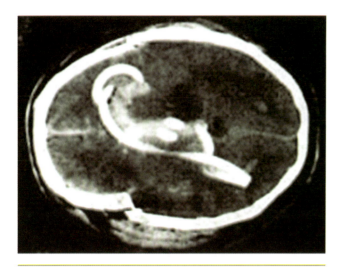

FIGURA 2.1 Tomografia computadorizada mostrando a presença de um artefato tubular (sonda) no meio do tecido encefálico.

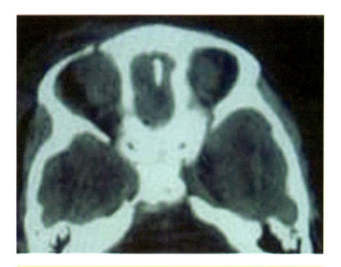

FIGURA 2.2 Tomografia computadorizada mostrando fratura de base de crânio.

nasofaríngea, esta última menos utilizada pela maior dificuldade de sua colocação e pela maior chance de lesão tecidual com subsequente sangramento na via aérea.

## B: RESPIRAÇÃO E VENTILAÇÃO

A permeabilização das vias aéreas não implica necessariamente na existência de uma ventilação adequada e eficiente com consequente controle da Hipoxemia. Por essa razão o que se busca nesta fase da avaliação primária é a instalação e efetivação da ventilação pulmonar controlando e/ou interrompendo a hipoxemia.[7,18] Na vítima acordada e que se comunica deve-se atentar para alguma alteração na voz que sugira alguma dificuldade na passagem do ar. Outras situações que podem sugerir uma situação de hipoxemia são: dificuldade na articulação das palavras ou mesmo o uso de frases desconexas e até mesmo agitação psicomotora.[18] Na vítima que respira espontaneamente (responsivo ou não) é necessária uma avaliação mais cuidadosa da qualidade da sua respiração como a profundidade e frequência ventilatória que servirão para uma tomada de decisão antes de avançar para a fase seguinte da avaliação primária.

Desta forma uma vítima que respira com menos de 12 movimentos ventilatórios por minuto (mvm) está em Bradipneia o que pode levá-la à hipóxia cerebral; se ela apresenta uma frequência respiratória de 12 a 20 mvm considera-se que está eupneica (se for vítima adulta), porém isto não é garantia absoluta de estabilidade clínica em função de outras características e parâmetros que estão envolvidos na ocorrência de um trauma; a frequência respiratória na faixa de 20 a 30 mvm geralmente significa taquipneia e pode ser resultado do acúmulo de $CO_2$ por má perfusão e/ou diminuição de $O_2$ por má oxigenação e nos obriga a um estado de alerta quanto a evolução imediata e mediata dessa vítima; finalmente, uma frequência ventilatória maior que 30mvm significa taquipneia grave, indicando hipóxia importante e/ou metabolismo anaeróbico o que representa uma oferta inadequada ou mal transporte de $O_2$ pelas células sanguíneas.

Na vítima em apneia, inconsciente, o início imediato das manobras de reanimação com ventilação assistida e oferecimento de $O_2$ suplementar é absolutamente imperioso.[7]

Com base na premissa de que uma vítima de trauma tem melhor chance de sobrevida se a sua respiração for eficiente na manutenção do funcionamento de órgãos vitais, a instalação de uma via aérea definitiva quando a mesma não tem condições espontâneas de mantê-la, é de vital importância e não deve ser adiada sob pena da aumentar rápida e inexoravelmente o risco de morte iminente do traumatizado.

Mesmo que uma vítima apresente uma frequência respiratória normal, se a profundidade não for adequada, ela sofrerá uma alteração danosa do volume corrente. Se a profundidade for insuficiente, a vítima estará em hipoventilação a despeito da frequência normal, pois a eliminação de $CO_2$ e a oxigenação estarão prejudicadas podendo evoluir para uma insuficiência respiratória grave. Esta condição pode ser resultado de uma obstrução de vias aéreas superiores (por sangue, vômitos e fragmentos livres) ou de problemas neurológicos (por trauma de crânio encefálico) ou de problemas da caixa torácica (fraturas de costelas, lesões de traqueia, pneumotórax etc.).[7,18]

A visualização do tórax da vítima de trauma, expondo-o após retirada das vestes, é importante para a avaliação e detecção de condições que comprometam a sua ventilação e o volume corrente.

Através da inspeção, deve-se observar a expansibilidade (presente e simétrica) e a presença de lesões externas óbvias (ferimentos por arma de fogo ou arma branca, escoriações, hematomas, equimoses, marcas de cintos de segurança de automóveis etc.), (Figura 2.3) que podem indicar a existência de lesões internas. As alterações no fluxo de ar (murmúrio vesicular) analisadas através da ausculta podem levantar a suspeita de hemotórax, pneumotórax ou hemopneumotórax que podem ser confirmadas clinicamente pela percussão que tem seu valor em parte comprometido pelo eventual ruído excessivo da cena.

A palpação cuidadosa do tórax na cena do incidente pode confirmar a existência de algumas lesões como fraturas de costelas e/ou de esterno; Na eventualidade de haver mais de uma costela fraturada no mesmo lado do tórax e/ou mais de uma fratura em uma costela, isto pode provocar grande distúrbio na dinâmica respiratória, conhecido como tórax instável, onde o segmento comprometido movimenta-se contrariamente ao ciclo respiratório; isto é, o segmento do hemitórax lesado deprime quando a vítima inspira e vice versa situação esta que necessita ser revertida através de manobras ou procedimentos específicos.[7,18]

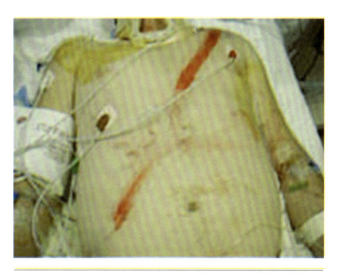

**FIGURA 2.3** Paciente, provavelmente motorista de um veículo, Politraumatizado com a marca do cinto de segurança no tórax e abdome por provável ação de desaceleração repentina.

Portanto, quando o comprometimento da respiração de vítimas de trauma não pode ser resolvido ou estabilizado através de manobras ou procedimentos não invasivos, a decisão da instalação de uma via aérea definitiva deve ser instituída sem demora e, para tanto, a realidade do APH apresenta algumas características que visam praticidade, facilidade e eficiência.

A posição olfativa ideal para a instalação de uma via aérea definitiva através da laringoscopia clássica frequentemente não é factível de ser alcançada pela impossibilidade da hiperextensão da coluna cervical por conta da potencialidade de ser sede de alguma lesão que ofereça riscos à integridade da medula espinal. Assim, tomada a decisão da instalação de uma via aérea assistida mecanicamente, além da intubação orotraqueal mediante laringoscopia com restrição à retificação do pescoço, as alternativas mais frequentes e viáveis utilizadas na atividade de APH são: a cricotireoidostomia por punção (Figura 2.4) ou cirúrgica e o acesso à via aérea por colocação de cânulas supraglóticas.

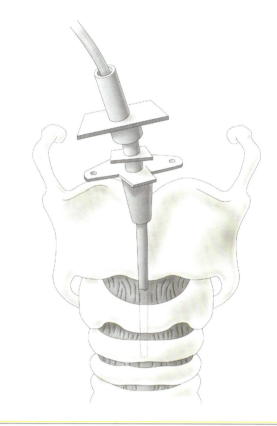

**FIGURA 2.4** Cricotireoidostomia por punção da membrana entre a cartilagem tireoide e a cartilagem cricoide.

A cricotireoidostomia é um procedimento tipicamente de emergência na tentativa de manter uma ventilação minimamente eficiente e faz parte da realidade do APH estando indicado nas situações onde a via aérea superior não pode ser acessada por lesões traumáticas, lesões tumorais primárias ou secundárias ou outras condições que dificultem a passagem do ar por esta região, por exemplo, na presença de fraturas de face do tipo *Lefort* geralmente de graus II e III, na impossibilidade da vítima abrir a boca (malformações na articulação temporo-mandibular, amarria dentária etc.) (Figura 2.5) e nas obstruções ao nível da boca (macroglossia etc.) (Figura 2.6). Outras indicações da Cricotireoidostomia são traumas com possível rompimento do etmoide ou da placa cribiforme, quando a vítima apresentar edema de glote, fratura de laringe e intensos sangramentos orofaríngeos.[11]

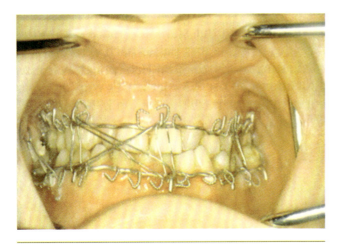

FIGURA 2.5 Paciente portador de macroglossia que dificulta sobremaneira o acesso à via aérea por laringoscopia convencional.

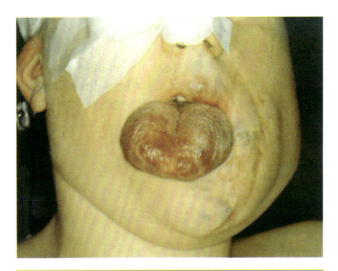

FIGURA 2.6 Paciente submetido à amarria dentária em procedimento ortodôntico, que impossibilita o acesso à sua via aérea por laringoscopia convencional.

A cricotireoidostomia por punção oferece menos riscos técnicos na sua execução no ambiente pré-hospitalar quando comparada à cirúrgica, é de fácil execução, apresenta uma curva de aprendizado e de capacitação que favorece a todo tipo de especialista médico (no Brasil, a legislação prevê que somente médicos possam realizar manobras invasivas em situações de urgência e emergência, tanto no ambiente hospitalar quanto no pré hospitalar) e existem no mercado vários kits estéreis prontos para serem usados.

A crocotireoidostomia cirúrgica por sua vez – a despeito de ser mais eficiente do que a por punção no quesito ventilação, uma vez que permite a introdução de cânulas usadas para traqueostomia – oferece maiores riscos na sua execução, pois pode promover sangramentos adicionais e indesejáveis na via aérea, e depende de alguma habilidade prévia e experiência cirúrgica por parte do profissional médico que a executa.

A cricotireoidostomia por punção, bem como a cirúrgica, tem indicações muito bem definidas para sua realização e não deve ser protelada quando indicada sob pena de, em questão de poucos minutos, levar a vítima à morte por hipóxia tecidual, principalmente cerebral e de forma rapidamente irreversível, a despeito de ser um procedimento invasivo e com certo grau de risco de complicações, uma vez que é técnico dependente, isto é, a sua eficiência está diretamente ligada à destreza e habilidade de quem a pratica. Por essa razão, na realidade do atendimento pré hospitalar, ela é considerada uma manobra de vital importância no atendimento a vítimas graves com sério comprometimento respiratório, principalmente em casos de trauma.

Outras alternativas de permeabilização de vias aéreas superiores onde não há comprometimento importante de face e o acesso pela boca é minimamente possível, mesmo em casos de trauma, são os dispositivos de ventilação supraglóticos, na forma de cânulas que são introduzidos de forma manual pela boca sem o auxílio de laringoscopia, sem mobilizar o pescoço em flexo extensão e se posicionam acima da glote, não invadindo portanto via aérea mais baixa.

Existem vários modelos, com pequenas diferenças de formato e angulação, geralmente com *cuff* distal inflável ou silicone que se ajusta à região supraglótica para evitar escapes de ar e impedir o refluxo de conteúdo gástrico que possa potencialmente ser aspirado ou invadir a via aérea mais baixa.

Não há a menor dúvida que o melhor método de acesso a uma via aérea definitiva eficiente é a intubação orotraqueal por laringoscopia direta ou indireta na forma de fibroscopia, porém, isto nem sempre é possível em alguns cenários de urgência e emergência fora do ambiente hospitalar controlado e, para algumas situações dramáticas de falência aguda da ventilação espontânea, foram desenvolvidos equipamentos e materiais para estes eventos que podem ser considerados como "Via Aérea Difícil" como os 2 dispositivos citados.

O importante é que a via aérea esteja protegida e ventilando a vítima de trauma de forma razoavelmente eficiente até sua chegada em um centro de trauma ou hospital adequado onde ela será tratada de forma correta e definitiva, começando pela instalação de uma via aérea definitiva, eficiente e que possa ser mantida pelo tempo necessário à estabilização das lesões mais críticas desta vítima.

A facilidade, praticidade e agilidade com que se introduzem as cânulas supraglóticas e os dispositivos de cricotireoidostomia justificam sua utilização nos serviços de APH, mesmo considerando alguns de seus inconvenientes como o escape de $O_2$ que ocorrem nas primeiras e que podem adentrar o trato gastrointestinal e a troca gasosa não se mostre tão eficiente nestes últimos dispositivos a longo prazo.

Estudos já consagrados mostram que a cricotireoidostomia consegue sustentar uma ventilação razoavelmente eficiente por aproximadamente 40 minutos após o que esta situação deve ser interrompida ou substituída por outro procedimento mais adequado como a instalação de um dispositivo endotraqueal correto e seguro.

No que diz respeito ao dispositivos supraglóticos, as melhores cânulas são aquelas que permitem a sua introdução sem que o profissional que as está utilizando tenha que introduzir seus dedos dentro da cavidade bucal da vítima, que tenham uma curvatura e um *cuff* de insuflação que preencham adequadamente a região supraglótica e que tenham duplo lúmen, um para levar o $O_2$ para as vias aéreas e outro que permita a aspiração de eventual conteúdo gástrico, isto porque vítimas de trauma geralmente não se encontram em jejum no momento do acidente ou incidente. Isto obriga o profissional do APH a estar mais atento e esteja sempre preparado para enfrentar complicações decorrentes desta condição. A dilatação gástrica é um evento muito comum no trauma, podendo causar hipotensão inesperada, devido ao estímulo vagal. Este dispositivo supracitado possibilita aspiração pulmonar e do conteúdo gástrico nos pacientes inconscientes, daí a importância dos dispositivos supraglóticos terem um lúmen destinado a aspirar este conteúdo.[11]

Existem pelo menos outra dezena de dispositivos de intervenção de vias aéreas principalmente para aquelas consideradas difíceis cuja aplicabilidade maior é em ambientes hospitalares controlados onde, previamente à alguma intervenção terapêutica, haja condição de se aplicar o algoritmo de instalação de uma via aérea definitiva planejando com antecedência qual a melhor forma de se ventilar um paciente que precise ser anestesiado ou ser mantido sob sedação segura de ponto de vista respiratório.

## C: CIRCULAÇÃO E PERFUSÃO

Nesta etapa considera-se os parâmetros, sangramentos, sejam internos ou externos, e parada cardiorrespiratória.

Não há benefícios significativos com uma boa oxigenação se não houver bom transporte do $O_2$ para as células do corpo. Portanto,nesta fase, o controle dos sangramentos externos e a avaliação geral e rápida do estado circulatório deve ser realizada enquanto se mantém a atenção sobre as vias aéreas e a respiração.[7]

No atendimento pré hospitalar a avaliação da circulação começa com a busca rápida da presença de sangramentos externos e visíveis. Qualquer sangramento externo observado deve ser controlado e interrompido imediatamente.[7]

O controle de hemorragias externas óbvias deve ser feito imediatamente após o controle das vias aéreas e o início da administração de $O_2$ e de suporte ventilatório, ou simultaneamente com essas etapas, caso haja ajuda suficiente.[7]

No paciente politraumatizado, não há sangramento insignificante e cada hemácia é importante para assegurar uma perfusão contínua dos tecidos do corpo.[7]

A avaliação do estado circulatório deve ser realizada através da observação do estado de consciência, do pulso e do preenchimento capilar, além da coloração, temperatura e umidade da pele. O objetivo dessas ações é a detecção de sinais de hipoperfusão tecidual que sinalizem a ocorrência do estado de choque.

Esses sinais podem ser resultantes de vasoconstrição periférica (resposta corporal primária à ocorrência do choque), da diminuição quantitativa das hemácias (devido a perda de sangue por hemorragia) ou interrupção do fluxo sanguíneo para aquela região, por lesões nos vasos por exemplo.[7,18]

A hipoperfusão será primariamente percebida e sinalizada pelo sistema nervoso central. As alterações de consciência poderão variar de leve ansiedade até agressividade com agitação psicomotora e inconsciência. Por isso, os questionamentos junto às vítimas devem ser aqueles que pesquisem a orientação têmporo-espacial das mesmas: "O que aconteceu?", "Você sabe onde está?", "Qual é o seu nome?". A qualidade das respostas deve ser considerada à luz da escala de coma de Glasgow (ECG) que será abordada mais à frente.

Deve-se considerar sempre a possibilidade da vítima traumatizada estar intoxicada por drogas (lícitas ou ilícitas) ou álcool e isto ser a responsável pela alteração da consciência, porém é preciso tratar a hipoperfusão como causa primária da alteração.[7,18]

O pulso periférico deve ser avaliado quanto à sua presença, regularidade e qualidade (forte, fraco, filiforme, regular, irregular). A frequência pode ser avaliada durante a fase do exame físico geral, bastando, na etapa do ABCDE, identificar a presença ou a ausência do pulso para se decidir pela intervenção e imediato início ou não das manobras de reanimação cardiopulmonar.

A primeira abordagem deve ser feita em um pulso central (carotídeo ou femoral), e em seguida o pulso radial deve ser checado, se não houver lesões que a impeçam. Essa comparação entre o padrão do pulso central e o periférico pode servir como um fator estimador da pressão arterial sistólica, pois a presença de pulso central e a ausência de pulso radial quando avaliado em um membro sem lesões, pode indicar que a pressão sistólica é igual ou inferior a 80mmHg, o que é um indício da fase descompensada do choque.[7,18] A irregularidade do pulso central ou periférico pode ser indício de deterioração da função cardíaca ou de hipovolemia com um estado de choque se instalando.

A avaliação breve do pulso radial pode ser mais elucidativa sobre o estado circulatório do que a pressão arterial. Vítimas com pulso radial fraco têm até 26mmHg de pressão a menos que vítimas com pulso radial normal.[7] A aferição da pressão arterial na cena do acidente consome tempo precioso do profissional de APH e não deve ser priorizada até a reanimação da vítima seja bem sucedida.

A perfusão inadequada pode produzir alterações na coloração, temperatura e umidade da pele. Para a avaliação da coloração, deve-se dar preferência para a análise do leito ungueal e das mucosas onde as mudanças ocorrem mais precocemente. Deve-se considerar que, nas vítimas de cor negra e parda, ou maquiadas, essa análise pode ser dificultosa pela maior pigmentação da pele e a observação da palma da mão, lábios e gengivas pode ser mais esclarecedora.[7]

Série Ortopedia e Traumatologia – Fundamentos e Prática

A cor cianótica (azulada) observada em uma vítima de trauma pode ser um indício de oxigenação sistêmica insuficiente, assim como a cor rosada ou pálida pode indicar uma situação de hipoperfusão sendo que a última cor nos remete a uma suspeita diagnóstica de choque em evolução ou já instalado.

A temperatura deve ser avaliada tocando-se a vítima com o dorso da mão, o que pode ser um pouco dificultoso em função da presença de luvas de proteção que devem ser usadas sistematicamente no APH. Deve-se ainda considerar que esse sinal vital é fortemente influenciado pela temperatura do ambiente onde a vítima se encontra e por isso, deve ser considerado e valorizado com alguma parcimônia.[7]

Se considerarmos que aproximadamente 70% do sangue do organismo está presente nas veias e que a maior parte do sangue perdido durante uma hemorragia é proveniente das vênulas sistêmicas e das pequenas veias, podemos afirmar que este reservatório é apidamente depletado, diminuindo assim o afluxo de sangue para o coração, o retorno venoso (RV) e, portanto, segundo a Lei de Frank-Starling, causando uma diminuição no volume diastólico final (VDF) e levando a uma queda no débito cardíaco (DC).[20]

Os principais sinais e sintomas encontrados em uma vítima em estado de choque hemorrágico são a taquicardia e uma diminuição do enchimento capilar periférico decorrente de vasoconstricção. Alguns casos especiais devem ser avaliados considerando aspectos específicos individuais, a saber: (1) Vítimas idosas podem estar fazendo uso de medicação beta adrenérgicos ou apresentar diminuição de resposta cardíaca às catecolaminas, podendo, então, não apresentar taquicardia; (2) Nos atletas, a resposta habitual à hipovolemia pode não se manifestar devido à maior capacidade destas vítimas em compensar uma perda sanguínea; (3) As grávidas possuem uma hipervolemia fisiológica, tornando necessária uma grande perda sanguínea para que se manifestem tais sinais e sintomas; (4) O marca passo é um dispositivo capaz de causar um falso negativo, pois não ocorre alteração da frequência cardíaca em vítimas que fazem uso dele.[11]

O tempo de reenchimento capilar auxilia na estimativa da presença de fluxo sanguíneo nos leitos capilares mais distais e periféricos. O tempo de reenchimento superior a dois segundos habitualmente indica perfusão inadequada por incapacidade do sistema cardiovascular de prover a região.

Ainda que simples, o reenchimento capilar é indicador importante e precoce de hipoperfusão porem, é fortemente influenciado pela temperatura ambiente, doenças vasculares periféricas e lesões que causem interrupção da circulação no membro.[7]

Os sinais observados na avaliação da função circulatória devem ser considerados sempre no escopo do conjunto de ações e avaliações e não como resposta única, pois vários fatores externos e da própria vítima podem influenciar os resultados.

Se houver suspeita de sangramento interno o abdome e a pelve devem ser avaliados na busca de evidências como rigidez abdominal, presença de hematomas e equimoses, ferimentos abertos, presença de sangue na região perineal e anal e fratura de pelve.

O tórax também pode ser uma fonte de sangramentos internos e as alterações observadas na fase B que indiquem hemotórax podem justificar os sinais de hipoperfusão encontradas na fase C.[7,18] Estudos demonstram a relação sinérgica entre a ocorrência de hipoxemia, de instabilidade hemodinâmica e de hemorragia com a ocorrência de mais óbitos em vítimas graves.[6]

É preciso lembrar que o tratamento definitivo para as lesões que provocam sangramento interno é, geralmente, cirúrgico, portanto se houver evidências dessa condição, deve-se abreviar o tempo de cena e agilizar o transporte para o hospital adequado.

A hemorragia é a causa mais comum de choque na vítima de trauma, no entanto, se não houver sinais de hemorragia externa ou interna, lembrar sempre que existem causas não hemorrágicas de choque, como o neurogênico, o cardiogênico provocado pelo tamponamento cardíaco e pelo pneumotórax hipertensivo. O sinal mais evidente da ocorrência dessas duas últimas condições é a existência de ingurgitamento das veias jugulares. Nas causas hemorrágicas, as jugulares podem estar colapsadas.[7]

Como já foi mencionado anteriormente, a fase C da avaliação primária inclui a identificação de parada cardiorrespiratória, as hemorragias e a consequente instalação do estado de choque, situações estas que devem ser rapidamente abordadas no sentido de tentar reverter e/ou controlá-las.

No que diz respeito à parada cardiorrespiratória consequente à trauma ainda não há consenso significativo entre quem trabalha e atua no atendimento pré-hospitalar, uma vez que a chance de sucesso nas tentativas de reanimação cardiopulmonar e cerebral é extremamente baixo, em função de uma multiplicidade de fatores, entre eles sangramentos abundantes e expressivos, lesões importantes de órgãos internos e/ou vitais, múltiplas fraturas, lesão do sistema nervoso central, dentre outros.

Estas lesões e acontecimentos tornam as vítimas de trauma em parada cardiorrespiratória extremamente críticas e instáveis e dentre as poucas que conseguem ser reanimadas, geralmente na cena do acidente, apresentam alta taxa de mortalidade intra-hospitalar nas primeiras 72 horas subsequentes, cujas causas mais frequentes de óbito são a falência dos órgãos lesados primariamente ou outros secundariamente, a Síndrome da Angústia Respiratória Aguda (SARA) e a Síndrome Inflamatória Reacional Sistêmica (SIRS).

Entretanto, é consensual que se tente sempre a reanimação destas vítimas uma vez que PCR por trauma agudo geralmente não se classificam como casos de morte óbvia, exceção feita aos casos de decapitação, segmentação no tronco, carbonização, perda de massa encefálica sem sinais vitais presentes, rigidez cadavérica (*Rigor Mortis*), estase venosa de decúbito (*Livor Mortis*) e estado de putrefação, onde não há nenhum sentido no investimento de esforços em manobras de RCP (Reanimação Cardio Pulmonar).

Há uma tendência atual em se investir nestas vítimas de PCR pós trauma, mesmo sabendo do péssimo prognóstico e da baixíssima chance de sobrevida, porque estas podem se tornar potenciais doadores de órgãos para transplantes dentro do ambiente hospitalar por ocasião da sua eventual morte.

O controle de sangramentos é a intervenção onde se obtém um bom índice de sucesso no APH, principalmente naqueles externos ou que se exteriorizam utilizando-se uma série de manobras e utilizando alguns equipamentos e dispositivos que foram desenvolvidos e aperfeiçoados nos últimos anos.

Atualmente a sequência recomendada no estancamento de uma hemorragia externa consiste em: compressão sobre o local do sangramento seguido do uso de torniquete caso a primeira manobra não obtenha sucesso. Esses dois métodos de contensão de sangramento têm indicações e contraindicações bem definidas, bem como apresentam bons e maus resultados, muito mais resultados favoráveis do que desfavoráveis, e por estas razões devem ser praticados por profissionais de APH treinados e capacitados para isto e que sejam constantemente reciclados, para que a performance não seja comprometida no quesito da avaliação e intervenção do ABCDE. Esta recomendação também se aplica às ações e intervenções aplicadas nas fases A e B descritas anteriormente.

A compressão direta aplicada sobre o local do sangramento é a técnica inicial empregada para o controle do sangramento externo e a capacidade do corpo para responder e controlar um sangramento em um vaso lacerado é função, (1) do tamanho do vaso, (2) da pressão dentro do vaso, (3) da presença de fatores de coagulação, e (4) da possibilidade de o vaso lesado entrar em espasmo.[7]

Por essa razão, há frequentemente menos hemorragia na ponta de uma extremidade com uma amputação completa do que em uma extremidade com trauma grave, com vasos sanguíneos danificados, mas não completamente seccionados. O fluxo sanguíneo que sai de um ferimento é proporcional à diferença entre o tamanho do orifício no vaso e a diferença entre as pressões intraluminal (dentro do vaso) e a extraluminal (fora do vaso) (Figura 2.7).

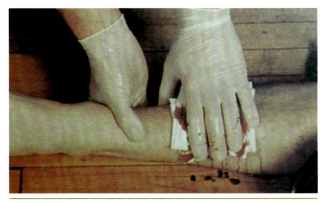

FIGURA 2.7 Compressão direta sobre o local do sangramento, sempre protegido com luvas e, se possível, com gaze estéril ou tecido limpo no APH.

A compressão no local do sangramento é extraluminal reduzindo a pressão transmural e deve ser parcimonioso quando houver risco de lesão adicional como por exemplo afundamento de fragmento ósseo em fratura de crânio com hemorragia importante de couro cabeludo ou quando há no local do sangramento um objeto encravado. Neste último caso a pressão deve ser realizada em um dos lados do objeto e não sobre ele.

Os ferimentos encontrados com objetos encravados ou empalados, de forma geral, não devem ser removidos do local pois ele pode ter lesado um vaso e o próprio objeto pode estar tamponando o sangramento.

O mesmo se aplica a sangramento de face com fratura de ossos desta região em função do risco de comprometimento de vias aéreas superiores. Não se deve tamponar um sangramento que se exterioriza pelo conduto auditivo pois o mesmo pode ser originário de fratura de base de crânio e o represamento do sangue dentro de cérebro pode levar à uma situação neurologicamente grave. Mesmo se a perda sanguínea não for completamente interrompida, ela pode diminuir até o ponto em que o sistema de coagulação possa parar em definitivo a hemorragia.

São conhecidos alguns produtos fitoterápicos na forma liofilizada, em pó, industrializados e estéreis que, aplicados sobre o local do sangramento ou internamente através da fístula provocada por um projétil de arma de fogo ou por arma branca por onde se exterioriza o sangramento, conseguem estancar a hemorragia e proporcionam ao paciente uma melhor condição de tratamento de sua lesão em ambiente cirúrgico apropriado.

Alguns hospitais no nosso meio e no exterior estão utilizando este recurso para contensão de sangramentos importantes durante intervenções cirúrgicas e em pacientes vitimadas de trauma que chegam por demanda espontânea nos serviços de pronto-socorro. A utilização deste recurso no APH ainda não é consensual entre os profissionais da área e não há ainda evidências científicas suficientes para que seja instituído protocolarmente em todos os casos de sangramentos por traumas, ou não traumáticos, no ambiente pré-hospitalar, faltando também um *follow up* consistente que sedimente definitivamente a sua utilização.

No passado era dada ênfase na elevação de uma extremidade e na compressão sobre um ponto arterial proximal à lesão com sangramento como etapas intermediárias no controle de hemorragias. Não foi publicada nenhuma pesquisa que confirmasse a diminuição ou não do sangramento com a elevação da extremidade lesionada.[7] Caso esta extremidade esteja fraturada, essa manobra poderia potencialmente transformar uma fratura fechada em aberta (exposta) ou aumentar uma hemorragia interna.

Da mesma forma, o uso de pontos de pressão para controle de hemorragias não foi estudado de forma criteriosa cientificamente para comprovar sua eficácia no controle de sangramentos.

Assim, na ausência de dados convincentes, essas intervenções não são mais recomendadas para situações nas quais a compressão direta, ou um curativo de pressão, não conseguiu controlar o sangramento.

Caso um sangramento externo em uma extremidade não possa ser controlado por pressão direta local, a aplicação de um torniquete é a etapa lógica seguinte para controle da hemorragia. Embora haja um pequeno risco de que uma parte ou todo o membro seja sacrificado, considerando a escolha de perder um membro ou salvar a vida da vítima, a decisão óbvia é preservar a vida.

Os dados da experiência militar nos diversos conflitos bélicos e eventos de terrorismo pelo mundo nos últimos anos sugerem que torniquetes aplicados adequadamente potencialmente poderiam evitar sete a cada cem mortes em combate.[7]

Garrotes que ocluem o fluxo arterial profundo foram e continuam sendo amplamente usados nas salas de cirurgia por cirurgiões, principalmente ortopedistas, durante muitos anos sem grandes complicações e isto, associado aos dados da experiência militar citada reforçaram a reedição do uso do torniquete que havia sido execrado do APH nas últimas décadas.

Usados adequadamente, os torniquetes não são apenas seguros, mas também salvam vidas. Devem ser evitados torniquetes estreitos e em faixa. Torniquetes mais largos são mais eficazes no controle de sangramentos, uma vez que eles controlam a hemorragia com uma pressão mais baixa.

Há uma relação inversa entre a largura do torniquete e a pressão necessária para ocluir o fluxo de uma artéria. Uma faixa muito estreita também tem maior probabilidade de causar danos às artérias e aos nervos superficiais. O manguito do aparelho de pressão representa outra alternativa e pode ser usado como torniquete.

Um estudo militar americano concluiu que somente três produtos eram 100% eficazes para ocluir o fluxo sanguíneo arterial distal em testes de laboratório.[7] Entretanto, mesmo uma manobra de improviso, usando um tecido resistente semelhante a uma gravata, que foi a inspiração original para a criação do torniquete há mais de um século, junto com um pedaço de madeira, pode se prestar ao objetivo de estancamento de uma hemorragia importante de extremidade (Figuras 2.8 a 2.11).

O torniquete deve ser aplicado imediatamente proximal ao ferimento hemorrágico e uma vez aplicado, conforme protocolo específico, o local do mesmo não deve ser coberto para que possa ser monitorado quanto à recorrência de hemorragia, e deve ser sinalizado com o horário em que foi fixado para que o médico da sala de emergência do hospital que receber a vítima, saiba quanto tempo a extremidade dela está garroteada o que poderá influenciar na sua decisão de eventual intervenção cirúrgica ou não.

O torniquete deve ser apertado o suficiente para bloquear o fluxo arterial. Um torniquete que oclua apenas a saída de fluxo venoso do membro irá, na verdade, aumentar a hemorragia causada pelo ferimento. Ele pode ser doloroso para uma vítima consciente, e o controle da dor deve ser considerado desde que a vítima não tenha sinais de choque classes III ou IV.

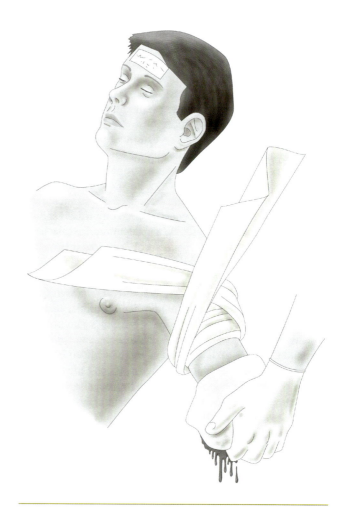

**FIGURA 2.8** Abordagem inicial da hemorragia por compressão local e colocação de bandagem circular e proximal à lesão.

O paciente traumatizado pode se apresentar em múltiplos estados clínicos de acordo com a gravidade de suas lesões, estruturas atingidas, perda sanguínea e outros indicadores de gravidade que podem nos fazer decidir pelo transporte imediato mesmo que não tenham sido realizados outros procedimentos previstos na fase C, a saber, acesso venoso e reposição volêmica, partindo-se do princípio que as fases anteriores tenham sido corretamente avaliadas e suas lesões tratadas.

Isto é, a via aérea deve estar prévia, a respiração adequada, na medida do possível, os sangramentos interrompidos ou controlados.

O acesso venoso é de fundamental importância na vítima politraumatizada já na cena do acidente, a fim de poder iniciar a reposição volêmica e fornecer à ela analgesia e eventualmente sedação se necessária, e até infundir medicamentos e drogas necessárias nas manobras de RCP caso esta vítima venha a evoluir para parada cardiorrespiratória. Excluídas as situações não muito habituais em que a vítima precisa ser retirado das ferragens de um veículo, ou quando

# Atendimento ao Politraumatizado

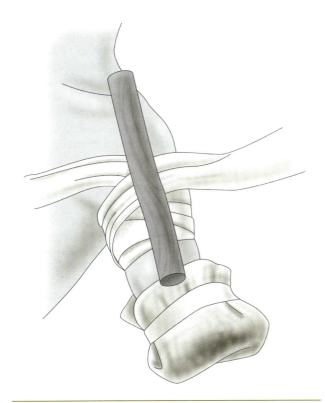

FIGURA 2.9 Segunda etapa do torniquete, com colocação de um artefato tubular longo sobre a bandagem que envolveu o membro.

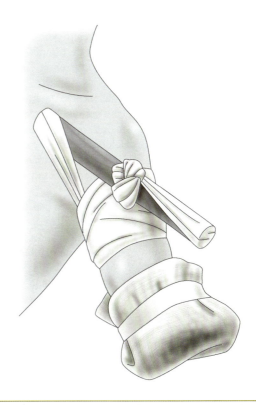

FIGURA 2.11 Quarta etapa do torniquete com fixação do artefato em compressão depois de cessado o sangramento.

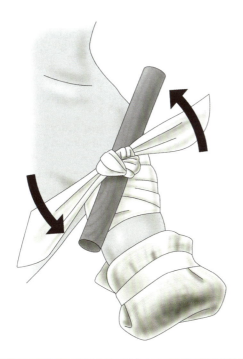

FIGURA 2.10 Terceira fase do torniquete com fixação do artefato tubular e início das torceduras compressivas circulares até a interrupção do sangramento.

se espera a chegada de um helicóptero de transporte aeromédico, o acesso venoso deve ser obtido com ela preferentemente na ambulância ou a caminho do hospital adequado mais próximo.

Embora faça sentido imaginar que a reposição de volume seja benéfica para a vítima de trauma em choque, nenhuma pesquisa conseguiu demonstrar melhora significativa da sobrevida dessas vítimas de traumas graves que receberam fluidos intravenosos no APH.

Há indícios, através de pesquisas, que o fornecimento de fluidos intravenosos no APH só é benéfico em três condições pré-existentes: (1) a vítima sangrando a uma taxa de 25 a 100 ml por minuto; (2) a taxa de administração intravenosa de fluidos é igual à taxa de sangramento; e (3) o tempo de atendimento no local e o tempo de transporte forem maiores do que 30 minutos. Por isso, nunca se deve retardar o transporte de traumatizado grave para obter aceso venoso.

Outra fonte de polêmica no que diz respeito à reposição volêmica diz respeito a que tipo de fluido deve ser administrado na vítima de trauma no ambiente pré-hospitalar e, o consenso atual direciona a decisão para os cristaloides e dentre eles preferentemente o *Ringer Lactato*, porém nunca em quantidades e velocidade de infusão excessivas, sob pena de provocar-se na vítima complicações indesejáveis como hipotermia, hemodiluição, acidose hiperclorêmica, coagulopatia, edemas intersticiais nos casos de choque severo, síndrome

Série Ortopedia e Traumatologia – Fundamentos e Prática

compartimental abdominal, ativação de neutrófilos e consequente síndrome inflamatória sistêmica, entre outras.

As soluções infundidas nas vítimas de trauma não devem conter glicose, visto que há hiperglicemia endógena durante o estado de choque.[11]

Em geral, as vítimas de trauma, principalmente aquelas em estado de choque e naquelas em que há suspeita de lesões graves, deve-se obter acessos venosos através de punção percutânea com dois cateteres curtos e calibrosos (tamanho 14 ou 16) de veias periféricas. Na criança, depois de duas tentativas de acesso periférico sem sucesso, deve-se considerar a via intraóssea.

O acesso intraósseo no adulto também é uma boa alternativa no eventual insucesso de acesso venoso periférico. O acesso venoso central não é, em princípio, alternativa apropriada no APH, podendo-se tentar um acesso venoso na jugular superficial externa, alem do acesso através de flebotomia pode ser considerado procedimento excepcional e ser realizado por profissional médico habilitado e com experiência cirúrgica, sendo a veia de escolha para este procedimento no pré hospital a safena magna a nível de tornozelo em sua face medial.

O ambiente pré-hospitalar apresenta inúmeros inconvenientes para a realização de manobras e ações invasivas, mesmo as minimamente invasivas, em função do risco de complicações e das condições habitualmente insalubres.

O acesso por punção intraóssea é realizada geralmente na região metafisária da tíbia, ou na cabeça umeral em sua face anterolateral, ou no maléolo tibial medial ou ainda no olecrano, sendo os dois primeiros os de escolha inicial. Outros locais podem ser utilizados mas são menos frequentes e de difícil acesso, como a metáfise distal do úmero e no processo estiloide do rádio distal.

O importante para o sucesso do procedimento punção intraóssea é que o osso escolhido para o acesso não esteja fraturado ou seja sede de algum processo infeccioso e esta via de infusão de fluidos e de alguns medicamentos seja rapidamente substituída por um acesso venoso tradicional assim que possível com a melhoria do estado clínico da vítima de trauma.

## D: AVALIAÇÃO DO ESTADO NEUROLÓGICO OU DAS INCAPACIDADES

A alteração da consciência está primariamente associada à hipóxia cerebral, portanto, os objetivos dessa fase são manter atenção continuada sobre as fases anteriores, determinar o nível de consciência e estimar a intensidade da hipóxia.

Para isso são utilizadas a escala de coma de Glasgow e a avaliação das pupilas. Uma breve avaliação da condição motora da vítima de trauma também é parte integrante dessa fase.[7,18]

As alterações de consciência podem ser divididas em quatro possibilidades: (1) Oxigenação cerebral diminuída (por hipóxia ou por hipoperfusão); (2) Lesão cerebral traumática; (3) Intoxicação por drogas lícitas ou ilícitas; e (4)

Distúrbios metabólicos como diabetes, eclâmpsia, encefalopatia hepática, uremia e convulsões, dentre outros.[7]

A vítima confusa ou agitada, que não coopera ou recusa assistência deve ser considerada como portadora de uma alteração de consciência e nesse caso a hipóxia deve ser considerada como a causa primária dessa alteração até que se encontre outra causa.

Algumas ações afirmativas podem auxiliar na avaliação neurológica da vítima de trauma, como a busca de evidências de uso de agentes intoxicantes, a abordagem de familiares e de circundantes e, ainda, a avaliação do nível de consciência pela escala de coma de Glasgow, a avaliação das pupilas e da força motora.[7]

A abordagem preliminar dos circundantes e da cena pode prover as primeiras informações sobre o estado neurológico da vítima. São detalhes dos momentos imediatamente anteriores ou posteriores ao incidente, como a ingestão de substâncias tóxicas, a perda de consciência, a ocorrência de convulsões ou outros sinais de comportamento anormal na cena.

A escala de coma de Glasgow é o método usado para determinação do nível de consciência (Tabela 2.2). Mundialmente aceita, essa é uma escala de base fisiológica, simples e de rápida aplicação. Sua análise possibilita predizer resultados e direcionar condutas, além de padronizar a terminologia usada para descrever as alterações de consciência e acompanhá-las ao longo do tempo. Nessa avaliação são pontuadas três respostas comportamentais de forma separada: a abertura ocular, a melhor resposta verbal e a melhor resposta motora.[21]

A variação da pontuação da escala de coma de Glasgow é de 3 a 15 pontos, sendo que à medida que houver rebaixamento da mesma, isto significa maiores alterações de consciência. Sempre que um indicador perde pontuação, este deve ser apontado. A queda nos 3 indicadores é de mal prognóstico e também deve ser informada. Podem ocorrer situações onde a avaliação dos indicadores esteja impedida, como no caso de sedação, na intubação da vias aéreas, no trauma ocular grave e no uso de drogas, dentre outros. Nesses casos, deve-se pontuar 1 para o indicador e descrever a ocorrência do impedimento.[21]

Diante do escore menor que 8, há indícios de comprometimento grave da consciência e da vigência do coma, sendo indicada a aplicação de uma via aérea definitiva como forma de garantia de permeabilidade desta. Deve ser considerado em coma, o paciente que não obedece a comandos simples, não emite palavras e não abre os olhos.[7,21]

As pupilas devem ser avaliadas em todas as vítimas de trauma, prioritariamente naquelas que se encontrem inconscientes, desorientadas ou que não respondam aos comandos simples. Controladas pelo sistema nervoso autônomo, as pupilas são muito resistentes a distúrbios metabólicos, por isso, a presença de alteração, é expressivamente associada à existência de trauma craniano e/ou alterações de causa neurológica.[7]

Os aspectos a serem considerados na avaliação das pupilas são: (1) reatividade à luz (incluindo velocidade de

TRAUMATOLOGIA DO ADULTO

## Atendimento ao Politraumatizado

**Tabela 2.2** Escala de Coma de Glasgow.

| Parâmetro | Resposta | Pontuação |
|---|---|---|
| | Espontânea | 4 |
| Abertura ocular | Ao estímulo verbal | 3 |
| | Ao estímulo doloroso | 2 |
| (AO) | Ausência de resposta | 1 |
| | Orientado | 5 |
| | Confuso | 4 |
| Melhor resposta | Palavras impróprias | 3 |
| Verbal | Sons incompreensíveis | 2 |
| | Nenhuma resposta | 1 |
| (MRV) | Obedece | 6 |
| | Localiza e retira estímulos | 5 |
| Melhor resposta | Localiza o estímulo | 4 |
| Motora | Responde em flexão | 3 |
| (MRM) | Responde em extensão | 2 |
| | Nenhuma resposta | 1 |
| TOTAL = | AO + MRV + MRM | 3 a 15 |

reação) e (2) a avaliação do tamanho, do formato e da simetria entre os lados.[7,21] Uma resposta lenta, assimétrica ou ausente, é indicativa de alteração e deve ser levada em consideração quando se estiver elucidando o diagnóstico na emergência de um hospital.

Normalmente as pupilas podem variar em tamanho de 1 a 9mm (média de 3,5mm).[21] Ainda que um percentual expressivo da população apresente anisocoria de causa congênita ou adquirida, qualquer diferença de mais de 1mm entre uma pupila e a outra deve ser considerada como assimetria no tamanho (anisocoria). Nesse caso, deve-se considerar o trauma como causa primária desse achado e a assimetria deve ser relatada e considerado como dado de exame até que seja esclarecida a causa.

Na vítima inconsciente, a anisocoria pode indicar aumento da pressão intracraniana por edema ou presença de massa expansiva.[7]

Geralmente arredondada, uma pupila de formato alterado pode indicar anormalidade. A pupila ovoide é frequentemente associada a existência de herniação cerebral e aumento da pressão intracraniana. Todas as alterações devem ser relatadas de forma sistematizada.[7,21]

Na avaliação da força motora busca-se a presença, ausência ou diminuição da capacidade motora medida nas extremidades em que não houver suspeita de lesão ósteoar-

ticular. Para avaliação dos membros superiores deve-se pedir à vítima para estender os braços e apertar as mãos do examinador. Para os membros inferiores, deve-se pedir à vítima para elevar e flexionar um membro de cada vez, cuidadosa e lentamente para evitar a piora de possíveis lesões ocultas ao examinador. Para que isso não aconteça deve-se manter contato visual e verbal permanente com a vítima ajudando a parar o movimento e retornar o membro à posição inicial. As variações podem ir de ausência de sinais de contração muscular ou movimento, porém sem elevação e até um movimento normal. Deve-se comparar os resultados da esquerda com os da direita e anotar o achados.[7,21]

Assim, a avaliação do escore da escala de coma de Glasgow deve ser integrada ao exame de rotina de todos as vítimas de trauma, após a estabilização da circulação. O uso do escore da escala de coma de Glasgow ajuda a avaliar o estado da vítima e pode interferir nas decisões sobre o transporte e de triagem.[7]

A avaliação da responsividade pelo método AVDI (vítima **A**lerta, vítima responde à estimulo **V**erbal, vítima responde à estimulo de **D**or, vítima não responde e está **I**nconsciente), antigamente muito utilizado, não é, na atualidade, considerado uma ferramenta adequada de avaliação neurológica, devido à baixa especificidade das respostas.

**CAPÍTULO 2**

A correta aplicação da Escala de Coma de Glasgow (ECG) subsidia melhor a avaliação da vítima feita por um profissional do APH na cena do incidente.

O tratamento pré-hospitalar da lesão cerebral traumática consiste primariamente em medidas que visam reverter e prevenir fatores que causem uma lesão cerebral secundária.

## E: EXPOSIÇÃO, EXAME FÍSICO, ENTREVISTA

"Lesões não podem ser tratadas se não forem reconhecidas"

Expor a vítima ou suas lesões, realizar o exame físico e a entrevista, realizar a checagem dos sinais vitais e zelar pela manutenção do calor corporal, compõem os objetivos dessa fase.[7]

Para a realização desta fase, todas as intercorrências encontradas nas fases anteriores, e na ordem em que foram descritas, devem ter sido corrigidas. A vítima grave deve ser transportada para o hospital ou centro de trauma tão logo sejam garantidas suas vias aéreas e a respiração, sem perder tempo na cena executando as fases C, D e E que devem ser realizadas prioritariamente durante o trajeto.[7,19]

A retirada das vestes da vítima é importante para a detecção mais detalhada de lesões durante o exame da "cabeça aos pés", denominação esta consagrada no ambiente pré-hospitalar e determina um exame minucioso de todo o corpo do traumatizado no sentido crânio caudal. Somente as roupas que impedirem o exame devem ser removidas rapidamente com a ajuda de uma tesoura apropriada, normalmente chamada de "corta vestes", e sem movimentar a vítima.[7]

O exame físico inclui o exame da cabeça aos pés e a checagem dos sinais vitais. Nessa fase, deve-se explorar o corpo da vítima na busca de indícios de lesões, utilizando-se as propedêuticas adequadas a cada segmento, principalmente a inspeção e a palpação, além da ausculta e percussão de tórax e abdome, identificando prioridades e tratando-as sequencialmente.

Na inspeção do couro cabeludo e da face, incluindo orifícios naturais, procura-se por contusões, abrasões, assimetria óssea, anormalidades nos olhos, pálpebras, orelhas, boca e mandíbula, além de saída de fluidos e líquidos corporais pelos orifícios naturais. Na palpação, procura-se a presença de crepitações sugestivas de fraturas de crânio e/ou de face. Por fim, deve-se avaliar as pupilas conforme parâmetros citados anteriormente.

Na inspeção do pescoço e da coluna cervical procura-se contusões, abrasões e deformidades. Na palpação, procura-se identificar eventual enfisema subcutâneo, rouquidão, crepitação da traqueia, dor à palpação da coluna cervical. Neste segmento deve-se avaliar o pulso carotídeo quanto à presença, frequência e ritmo.

No tórax, a inspeção procura por deformidades, presença de movimento paradoxal e/ou uso de musculatura acessória para a ventilação; procura por contusões, abrasões, posição

antiálgica a partir da clavícula. Na percussão procura-se por macicez que pode indicar hemotórax, e timpanismo. E na ausculta do tórax deve-se avaliar os murmúrios vesiculares que, quando diminuídos, podem significar hemo ou pneumotórax; as bulhas cardíacas abafadas é sinal de tamponamento cardíaco e/ou enfisema subcutânea. Finalmente na palpação do tórax pode identificar crepitação, sinal sugestivo de fratura de costelas e/ou esterno.

Na inspeção do abdome, buscamos encontrar abrasões, equimoses, sinal do cinto de segurança, dentre outros sinais. Na palpação do abdome no APH convencionou-se realizar a palpação dividindo-o em quadrantes em busca de dor, defesa voluntária, massas, rigidez etc.

Na região da pelve, busca-se com a inspeção identificar abrasões, contusões, fraturas, sangramentos, principalmente na região perineal, e, na palpação pode-se identificar mobilidade anormal do anel pélvico e/ou dor.

A região dorsal da vítima de trauma deve ser avaliada quando a mesma estiver sendo posicionada sobre uma prancha longa previamente à sua colocação sobre a maca da ambulância; esta mobilização deve ser feita de forma cuidadosa movimentando a vítima em bloco para evitar possível lesão adicional de coluna vertebral e, na inspeção e palpação dorsal busca-se eventuais abrasões, contusões, deformidades, ferimentos e dor, entre outras coisas.

Nos membros superiores e inferiores, últimos segmentos a serem avaliados no exame secundário, busca-se eventuais contusões, hematomas, alterações na temperatura e coloração, além de crepitação, dor, sensibilidade ou movimentos anormais. Não deve ser esquecida a avaliação dos pulsos distais, quanto á sua presença ou ausência e alterações de ritmo, frequência e profundidade.

Os sinais vitais incluem a medida da pressão arterial, a frequência e a qualidade do pulso, frequência ventilatória e a temperatura, além da coloração da pele.

Os valores destes parâmetros devem ser obtidos em, no mínimo, dois momentos distintos, prioritariamente na cena, ou na ambulância, durante o transporte se este for muito longo, e na chegada ao hospital de tal forma a fornecerem uma análise da eventual flutuação desses valores permitindo a análise do evolução da condição clínica da vítima. Flutuação negativa em algum dos parâmetros pode indicar piora do *status* clínico e uma flutuação positiva pode indicar uma melhora da quadro e pode ser entendida como indício de impacto positivo do cuidado prestado no APH.

O uso de tecnologia não invasiva para a medida da pressão arterial é limitada na fase pré-hospitalar, pois os aparelhos podem falsear as medidas em vítimas muito hipotensas.

A amannese ou entrevista que é a terminologia mais usada na atividade pré-hospitalar deve ser AMPLA e detalhada para que se consiga, mesmo sem a propedêutica armada, disponível no hospital, fazer uma suspeita diagnóstica razoavelmente segura quanto às possíveis lesões sofridas por uma vítima de trauma. Na prática o termo AMPLA é um método mnemônico que auxilia o profissional do APH durante a obtenção de um histórico rápido da vítima.[7] AMPLA designa a correlação com a entrevista sobre:

- **A**lergias a medicamentos e outros produtos ou artigos;
- **M**edicações em uso atualmente ou de uso regular;
- **P**assado médico, ou seja, problemas de saúde em tratamento e/ou cirurgias anteriores;
- **L**íquidos e alimentos ingeridos antes do evento traumático e o
- **A**mbiente, ou seja, condições que concorreram para o evento traumático.

## PROCEDIMENTOS COMPLEMENTARES DE AVALIAÇÃO NO ATENDIMENTO PRÉ HOSPITALAR

Além da sequência de procedimentos, ações e avaliações previstas didática e fisiologicamente no ABCDE do atendimento ao politraumatizado, outras medidas e instrumentos adicionais estão entremeados nestas fases para melhor identificação de situações de potencial ou real gravidade envolvendo estas vítimas e que nos ajudam na tomada de decisões quanto ao tratamento na cena e/ou transporte prioritariamente.

Dentre elas, destaca-se a avaliação pela "Escala Revisada do Trauma" (*Revised Trauma Score* ou RTS), o uso da oximetria e da capnografia.

Seja de forma pontual ou contínua, as informações obtidas também podem refletir a flutuação do estado clínico da vítima diante do trauma e das intervenções. Entretanto, diante de uma vítima grave, é conveniente não perder tempo na cena preparando a monitoração ou aplicando uma escala na cena do evento em detrimento de um transporte rápido para um hospital adequado ou centro de trauma especializado.

Durante o transporte, se possível, aplica-se esta escala e se complementa com a monitoração prevista em protocolo.

## REVISED TRAUMA SCORE (RTS)

O RTS é um índice de base fisiológica que utiliza como parâmetros, a frequência respiratória, a pressão arterial e a escala de coma de Glasgow, codificadas, de tal forma a representar a repercussão fisiológica provocada pelo trauma sobre os sistemas respiratório, circulatório e neurológico, indicando de forma indireta a gravidade do evento.[6,7,21]

Na fase intra-hospitalar, seu uso é destinado à avaliação de resultados por meio de cálculos complexos que resultam na estimativa da probabilidade de sobrevivência. Na fase pré-hospitalar o RTS é conhecido como RTS triagem ou RTSt pois, pode ser utilizado como auxiliar na decisão de triagem. Nesse caso, os valores são usados para a tomada de decisão de encaminhamento da vítima de trauma para um hospital de maior ou menor complexidade de resolutividade conforme a necessidade.[21]

O RTSt é obtido pela somatória dos pontos alcançados em cada parâmetro quando avaliado na cena do incidente, podendo variar de zero (vítima com maiores alterações fisiológicas negativas provocadas pelo trauma) a 12 (alterações mínimas ou inexistentes)[6,21] (Tabela 2.3).

Na decisão de triagem, o ponto de corte para determinar o encaminhamento da vítima para um centro de trauma de máxima referência, (o equivalente a um hospital terciário no Brasil) é o RTS menor ou igual a 11.[21] Este ponto de corte, em teoria, garante maior sensibilidade na identificação de vítimas graves que, mesmo apresentando altos escores de RTS têm potencial para a presença de lesões fechadas, mesmo com parâmetros fisiológicos ainda em compensação. Ressalte-se que no estudo que originou a escala detectou-se que o ponto de corte RTS menor ou igual a 10 tem maior especificidade, abrangendo maior número de vítimas graves. A opção por um ou por outro ponto de corte é uma decisão estratégica dos gestores dos serviços de atendimento pré-hospitalar.[21]

## OXIMETRIA DE PULSO

Trata-se de um equipamento que detecta precocemente o comprometimento ventilatório e circulatório. O oxímetro de pulso é apresentado em várias versões e vários tamanhos e, normalmente o escolhido para ser usado no APH é o modelo portátil que, hoje em dia, é bastante confiável e de fácil manuseio e que fornece a medida da saturação arterial de oxi-hemoglobina ($SaO_2$) e da frequência cardíaca indiretamente pelo pulso periférico (geralmente na polpa digital de um dedo da mão), por meio de um microprocessador.[7]

Os valores normais de saturação ao nível do mar variam entre 93% e 95%, sendo ideais os valores superiores a 95%. Se a $SaO_2$ estiver abaixo de 90%, isto indica grave comprometimento da oxigenação dos tecidos.[7,19]

Se a perfusão periférica estiver prejudicada ou houver vasoconstricção, como no caso do choque compensado ou

**Tabela 2.3** *Revised Trauma Score.*

| GCS | PAS (em mmHg) | FR (mrm) | Valor atribuído |
|---|---|---|---|
| 13-15 | > 89 | 10-29 | 4 |
| 9-12 | 76-89 | > 29 | 3 |
| 6-8 | 50-75 | 6-10 | 2 |
| 4-5 | 1-49 | 1-5 | 1 |
| 3 | 0 | 0 | 0 |

# Série Ortopedia e Traumatologia – Fundamentos e Prática

mesmo, da hipotermia, a oximetria normalmente fica prejudicada. Outras situações podem prejudicar a medida da $SaO_2$, como a excessiva movimentação da vítima (durante o transporte por exemplo) e iluminação do ambiente.[7,19]

## CAPNOGRAFIA

Os aparelhos que medem a pressão parcial de dióxido de carbono ($PCO_2$) em uma amostra de gás começam a ser usados na ultima década nos serviços de APH, por existirem versões portáteis, resistentes e de fácil manuseio, além de confiáveis na sua medida.

As medidas são obtidas no final da expiração da vítima e se aproximam da medida da pressão arterial de gás carbônico ($PaCO_2$). Habitualmente utilizado em vítimas intubadas, seu uso no APH tem como objetivo principal a monitoração do posicionamento do tubo endotraqueal.

Sua medida consiste no posicionamento do sensor do aparelho entre o balão da válvula unidirecional e o tubo traqueal. A medida normal varia entre 30 e 40 mmHg (cerca de 2 a 5 mmHg menor que a $PaCO_2$). Vítimas com hipotensão grave e pressão intratorácica alta podem ter seus valores falseados modificando essa relação.[7]

A capnografia é uma avaliação complementar dentro do contexto de abordagem inicial da vítima politraumatizada mas serve como um bom parâmetro indireto da qualidade ventilatória assistida.

## REFERÊNCIAS BIBLIOGRÁFICAS

1. Hodgetts TJ, Smith J. Essential role of prehospital care in the optimal outcome from major trauma. Emerg Med. 2000;12:103-11.
2. Jacobs LM, Sinclair A, Beiser A, et al. Pre-hospital advanced life support: benefits in trauma. J Trauma. 1984;24(1):8-13.
3. Johnson JC. Pre-hospital care: the future of emergency medical services. Ann Emerg Med. 1991;20(4):426-30.
4. Long WB, Bachulis BL, Hynes GD. Accuracy and relationship of mechanisms of injury, trauma score, and injury severity score in identifying major trauma. Am J Surg. 1986;151(5):581-4.
5. Luk SS, Jacobs L, Ciraula DL, et al. Outcome assessment of physiologic and clinical predictors of survival in patients after traumatic injury with trauma score less than 5. J Trauma. 1999;46(1):122-8.
6. Malvestio MAA. Predeterminantes de sobrevivência em vítimas de acidentes de trânsito submetidas a atendimento pré-

hospitalar de suporte avançado à vida [Tese]. São Paulo: Escola de Enfermagem da USP, 2005.
7. Comitê do PHTLS da National Association of Emergency Medical Technicians (NAEMT) em cooperação com o Comitê de Trauma do Colégio Americano de Cirurgiões. Atendimento Pré-hospitalar ao Traumatizado: básico e avançado. Rio de Janeiro, 2007.
8. Ministério da Saúde. Portaria n.2048 de 05 de novembro de 2002. Dispõe sobre o regulamento técnico dos sistemas estaduais de urgência e emergência. Diário Oficial da União, Brasília 06 de novembro de 2002. Seção1. p.1.
9. Heckman JD. Emergency Care and Transportation of the Sick and Injured. 6.ed. Illinois: American Academy of Orthopedic Surgeons, 1997.
10. Macfarlane C, Benn CA. Evaluation of emergency medical systems: a classification to assist in determination of indicators. Emerg Med J. 2003;20(2):188-91.
11. Mantovani M. Ligas do trauma. Suporte Básico e Avançado de Vida no trauma. São Paulo: Editora Atheneu, 2005.
12. McNicholl BP. The golden hour and pre-hospital trauma care. Injury. 1994;25(4):251-4.
13. Murphy JG, Cayten CG, Stahl WM, et al. Dual response runs in pre-hospital trauma care. J Trauma. 1993;35(3):356-62.
14. Pons PT, Markovchick VJ. Eight minutes or less: does the ambulance response time guideline impact trauma patient outcome?. J Emerg Med. 2002;23(1):41-8.
15. Rainer TH, Houlihan KPG, Robertson CE, et al. An evaluation of paramedic activities in pre-hospital trauma care. Injury. 1997;28(9):623-7.
16. Regel G, Stalp M, Lehmann U, et al. Pre-hospital care, importance of early intervention on outcome. Acta Anaesthesiol Scand. 1997;110:71-6.
17. Sampalis JS, Lavoie A, Willians JI, et al. Impact of on-site care, pre-hospital time, and level of in-hospital care on survival in severely injured patients. J Trauma. 1993;34(2):252-60.
18. American College of Surgeons - ACS. Committe on Trauma. 6.ed. Advanced Trauma Life Support Manual, 1997.
19. Secretaria Municipal da Saúde de São Paulo. Divisão Técnica de Fiscalização, Comunicação e Informação. SAMU 192. Protocolos de Atendimento Pré-hospitalar em Suporte Avançado de Vida. 3a Revisão. 2008.
20. Birolini D, Utiyama E, Steinman E. Cirurgia de Emergência com testes de auto-avaliação. São Paulo: Editora Atheneu, 2001.
21. Champion HR, Sacco WJ, Copes WS, et al. A revision of the trauma score. J Trauma. 1989;29(5):623-9.

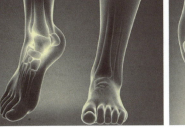
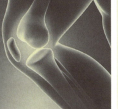

# Princípios de Osteossíntese

André Wajnsztejn
Daniel Balbachevsky
Fernando Baldy dos Reis

*"A arte no tratamento das fraturas consiste em encontrar a relação correta entre a imobilização da fratura e a mobilização do membro"*

G. Kuntcher.

Para definirmos os princípios usados atualmente no tratamento das fraturas, descreveremos os principais marcos históricos que levaram à sua formação.

No final do século XIX e no início do século XX, os irmãos Lambotte descreveram as técnicas de fixação de fraturas utilizando placas, parafusos e fixadores externos. Eles ainda enfatizaram a importância da redução anatômica para obter uma boa função.[1]

Já na década de 1940, Gerhard Küntscher defendeu um método de tratamento no qual as fraturas eram curadas no momento em que uma "ponte" era formada entre os fragmentos ósseos. Essa "ponte" era então formada pelo próprio corpo, e a função do ortopedista era a de manter os fragmentos na posição correta sem causar grande dano ao tecidual.[2]

Porém, somente nos anos 50, o grupo AO[3] formulou quatro princípios básicos para o tratamento das fraturas, os quais permanecem válidos até os dias de hoje, salvo algumas adaptações decorrentes da evolução das teorias da consolidação e das próprias técnicas de osteossíntese, são eles:

1. **Redução anatômica:** restauração completa do comprimento, rotação e angulações dos fragmentos ósseos. Em geral, é necessária nas fraturas articulares, já que estas não toleram incongruências.
2. **Fixação estável:** a fixação da fratura deve ser suficientemente estável para que suporte as demandas das forças deformantes fisiológicas, e o tipo de estabilidade obtida independe, muitas vezes, do tipo de implante utilizado. Pode-se usar uma placa numa fratura simples realizando compressão interfragmentária (estabilidade absoluta), ou a mesma placa "em ponte" pode ser utilizada numa fratura complexa para obter uma estabilidade relativa.
3. **Técnica atraumática:** a técnica cirúrgica deve ser o menos traumática possível. Os cuidados com as partes moles e a mínima desperiostização dos fragmentos são fatores decisivos na consolidação das fraturas e no resultado funcional. No decorrer dos anos este princípio sofreu maior ênfase, simultaneamente com o desenvolvimento de técnicas minimamente invasivas para o tratamento de grande parte das fraturas do corpo. Isto se deve ao fato de que a preservação da vascularização, isto é, do suprimento sanguíneo dos fragmentos ósseos fraturados e dos tecidos moles adjacentes à fratura, levava a menos complicações, sangramentos, infecções e distúrbios de consolidação, podendo muitas vezes diminuir o tempo cirúrgico e também facilitando o processo de reabilitação do paciente.
4. **Mobilização precoce:** ao respeitar todos os demais princípios, a mobilização precoce, ativa e indolor, dos músculos e das articulações adjacentes é decisiva na reabilitação do paciente.

## IMPORTÂNCIA DAS PARTES MOLES

As rupturas com lesões de partes moles devem ser consideradas como urgências cirúrgicas, não apenas nos casos de fraturas expostas que são mais evidentes e maiores os riscos de infecção, mas também nas fraturas fechadas com lesão concomitante de partes moles, que podem variar desde um dano mínimo até mesmo um desluvamento ou esmagamento fechado.

A dificuldade de graduação dessas lesões de partes moles, principalmente nas lesões fechadas, e a evolução desfavorável inesperada delas em certas fraturas, com aparecimento de flictenas, necrose e até síndrome compartimental, acabam por definir o prognóstico das fraturas, prorrogando a realização da cirurgia por ausência de condições ideais de pele, por impossibilitar a incisão, e aumentando a possibilidade de ocorrência de infecção e necrose dos tecidos.

As classificações de lesões de partes moles nas fraturas fechadas são menos difundidas que as das fraturas expostas, mesmo assim podemos citar a Classificação de Tscherne (1982)[4], pois ela é a mais utilizada para entender os graus existentes de lesões, são eles:

- **Grau 0:** Ausência ou lesão pequena de partes moles. Inclui as fraturas simples por trauma indireto, como as fraturas em espirais por mecanismo de torção.
- **Grau 1:** Escoriação superficial ou contusão pela pressão do fragmento de dentro para fora. Inclui as fraturas simples ou de gravidade moderada e é possível tomar como exemplo as fraturas-luxações do tornozelo, nas quais ocorre a pressão dos fragmentos ósseos na pele de dentro para fora.
- **Grau 2:** Escoriações profundas contaminadas e contusões localizadas na pele e nos músculos por trauma direto grave, com iminente síndrome compartimental. Inclui as fraturas de média e alta gravidade, como uma fratura segmentar da tíbia por golpe direto do para-choque de automóvel.
- **Grau 3:** Contusões cutâneas extensas, destruição da musculatura, avulsão de tecido subcutâneo, síndrome compartimental manifestada e lesões vasculares. São fraturas de anatomia grave e complexa.

Uma vez ocorrida às complicações por causa das lesões das partes moles, estas devem ser tratadas com elevação do membro, curativos, remoção dos flictemas e administração de antibióticos, e às vezes é necessária a aplicação de um fixador externo provisório para a estabilização adequada da fratura enquanto espera-se a melhora das condições das partes moles, e para possibilitar o seu tratamento, o que não é possível com o simples uso de uma imobilização gessada.

O mais importante é prevenir o aparecimento destas complicações, sabendo avaliar corretamente no momento da entrada do paciente, pois mesmo com pouco tempo de evolução, as lesões que existem ou que terão tendência a aparecer, podem ser e/ou se transformar em fraturas-luxações do tornozelo e joelho, fraturas do pilão tibial, fraturas graves da tíbia proximal e planalto tibial, fraturas graves ao nível do cotovelo, as quais classicamente evoluem com edema importante e aparecimento de flictemas.

Tais fraturas, principalmente os tipos dois e três de Tscherne, exigem estabilização imediata, no caráter de urgência, seja definitiva ou provisória por meio de um fixador externo. As fraturas grau 0 podem geralmente aguardar pelo tratamento cirúrgico ou não cirúrgico no momento mais pertinente, e as fraturas grau 1 devem ser observadas com atenção, pois podem evoluir de maneira benigna ou não; e no caso de qualquer sinal de complicação, nos pacientes politraumatizados, articulações muito instáveis e no caso de qualquer dúvida, um fixador externo deve ser utilizado para estabilizar mesmo que provisoriamente, para que no prazo de 10 a 15 dias possa ser realizado o tratamento definitivo. Caso as condições das partes moles não melhorem dentro deste período, a mudança do planejamento deve considerar como opção a osteossíntese híbrida, com incisões limitadas para o restabelecimento das superfícies articulares e a neutralização das fraturas metáfiso-diafisárias por um fixador externo, ou até mesmo por uma fixação externa circular nos casos mais severos, nos quais a possibilidade de restauração anatômica articular seja impossível.

## OBJETIVOS E TIPOS DE OSTEOSSÍNTESE

Os métodos de osteossíntese devem ser aplicados de modo a oferecer estabilidade suficiente para suportar as cargas fisiológicas ou ao menos a movimentação precoce das articulações até que ocorra a consolidação da fratura. Esses métodos de fixação podem ser divididos em dois grupos: aqueles que promovem uma estabilidade absoluta, através da compressão interfragmentária, e aqueles que promovem uma estabilidade relativa, através do uso de tutores. Em algumas situações esses métodos podem ser utilizados em conjunto, tanto dentro do mesmo tipo de estabilidade como envolvendo os dois grupos associadamente. Uma situação possível seria utilizar uma placa de compressão e uma banda de tensão conjuntamente, nos casos das fraturas transversas do úmero colocando a placa na sua face posterior.

## ESTABILIDADE ABSOLUTA

A estabilidade absoluta, com compressão interfragmentária, é o método de escolha para as fraturas articulares e para as fraturas diafisárias dos ossos do antebraço. Fraturas metafisárias e diafisárias simples também podem ser tratadas por métodos que promovam a estabilidade absoluta, principalmente nos membros superiores, porém nos membros inferiores é dado preferência ao uso de técnicas de estabilidade relativa mesmo nestes tipos de fraturas, essencialmente com o uso das hastes intramedulares ou placas percutâneas. Existem basicamente seis modos de obter estabilidade absoluta com uso dos implantes, utilizando-se parafusos com ou sem associação de placas, tais modos são:

1. **Parafusos de compressão:** São utilizados isoladamente em algumas fraturas como as do maléolo medial, tálus (Figura 3.1), rádio proximal, ossos da mão e do pé e em algumas fraturas que possam ser tratadas percutanea-

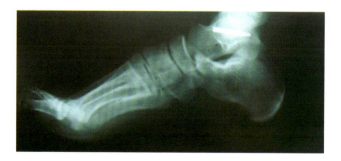

**FIGURA 3.1** Parafuso de compressão utilizado em uma fratura do tálus.

mente, o que é o caso das fraturas por cisalhamento do platô tibial, fraturas do colo do fêmur e algumas fraturas da pelve. Não devem ser usados isoladamente nas fraturas diafisárias dos ossos longos, devido ao alto risco de falha da fixação pelas forças rotacionais e de angulação.

2. **Parafusos de compressão associados à placa de neutralização:** Nesta situação os parafusos exercem uma compressão entre os fragmentos fraturários e a placa tem a função de neutralizar (Figura 3.2) as forças angulares e rotacionais geradas pela movimentação fisiológica do membro. Os parafusos de compressão podem ser aplicados pela própria placa, evitando a desvitalização óssea circunferencial na procura do ponto ideal na colocação do mesmo. Eles também são uma boa indicação nas fraturas oblíquas e espirais da diáfise do úmero e de ossos do antebraço.

3. **Parafusos de compressão associados à placa de suporte:** São utilizadas para exercer compressão através dos parafusos e suportar forças de cisalhamento através da placa. É uma boa indicação para as fraturas articulares da tíbia proximal (Figura 3.3) e distal e fêmur distal, e fraturas marginais do punho do tipo Barton volar, nas quais as forças de cisalhamento são fortes e não seriam suportadas adequadamente com apenas o uso de parafusos.

4. **Placa de compressão:** Nesta situação a compressão é promovida mediante a colocação de parafusos excêntricos pelos orifícios da placa (Figura 3.4). O parafuso excêntrico causará compressão no traço fraturário imediatamente abaixo da placa, porém com uma possível abertura do córtex oposto. Isto poderá ser evitado com o pré-tensionamento da placa, através de uma angulação junto ao foco da fratura de um a dois mm, o que promoverá compressão da cortical oposta ao apertarmos os parafusos.

5. **Placa em banda de tensão:** Atuam quando são colocadas na face de tensão do osso, como na face lateral do fêmur, anteromedial ou anterolateral da tíbia, posterior do úmero (Figura 3.5), posterior da ulna e dorso-lateral do rádio. São importantes nos ossos cujo eixo de carga difere do eixo anatômico e que são submetidos à carga, o que é o caso principalmente do fêmur. Na tíbia podem ser aplicadas nas faces anteriores, já que ambas sofrem certa tensão durante as fases de apoio da marcha. Nas fraturas do membro superior, do úmero e dos ossos do antebraço, os quais não são submetidos à uma intensa carga axial e sim rotacional, eventualmente podem ser colocadas nas demais faces mesmo não sendo as de tensão. Porém, deve-se ter cuidado nos casos de ossos osteoporóticos, fraturas multifragmentadas e pacientes politraumatizados ou pouco confiáveis, pois, nestes casos, a carga axial poderá ser aplicada e uma falha da fixação poderá ocorrer com maior facilidade.

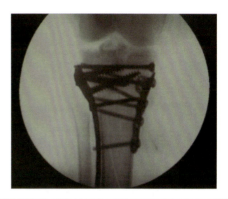

FIGURA 3.3 Parafusos de compressão associados à placa de suporte em uma fratura do planalto tibial.

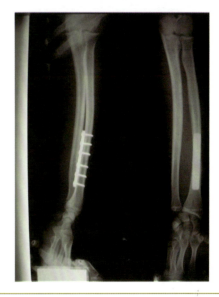

FIGURA 3.4 Placa de compressão colocada em uma fratura do rádio.

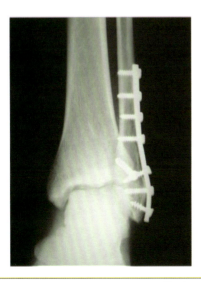

FIGURA 3.2 Parafuso de compressão na fíbula associado à placa de neutralização em uma fratura de tornozelo.

6. **Banda de tensão:** Inicialmente descritos por Frederic Pauwels[5], a banda de tensão tem a capacidade de transformar forças de cisalhamento em forças de compressão (Figura 3.6).

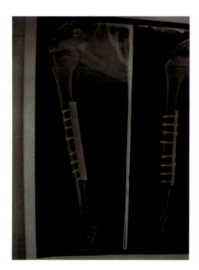

**FIGURA 3.5** Placa de compressão na face posterior do úmero (atuando como banda de tensão também).

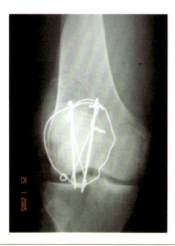

**FIGURA 3.6** Banda de tensão feita com fios de Kirschner e fios de aço.

## Estabilidade relativa

A estabilidade relativa é desejada geralmente quando existem diversos fragmentos fraturários nas fraturas metafisárias e diafisárias do esqueleto. A utilização deste tipo de fixação dependerá da vascularização local permanecer intacta, propiciando a consolidação secundária, com formação de calo exuberante precocemente. Além dos clássicos métodos de tratamento não cirúrgico com gesso e órteses, existem três formas de obter estabilidade relativa que podem ser citadas:

1. **Fixação externa:** Obtém estabilidade relativa através da aplicação de pinos de Schanz nos fragmentos fraturários. A estabilidade de sua montagem pode ser controlada essencialmente pelo número de pinos colocados, pela distância dos pinos ao foco de fratura, pela quantidade de planos abrangidos pelo fixador, pelo número de barras conectoras entre os pinos de Schanz, pela distância entre o fixador e o membro, e pelo diâmetro dos pinos. Sua utilização é extremamente útil em diversas ocasiões, tais como situações de urgência nas quais a sua aplicação deve ser rápida e simples, visando estabilizar provisoriamente o paciente politraumatizado ou polifraturado, causando-lhe menos agravo possível à sua condição clínica, salvando-lhe a vida e facilitando seu manuseio até o tratamento definitivo (Figura 3.7). Outras situações em que a sua aplicação é realizada são em algumas fraturas articulares como o rádio distal nas quais se deseja manter a redução alcançada pela ligamentotaxia, ou fraturas no nível do platô e pilão tibial, que apresentem complicações de partes moles que contraindiquem definitivamente a realização da osteossíntese interna. São utilizados também nos casos de infecção local antes mesmo da osteossíntese, nos casos de infecção secundária que necessitem da retirada de implantes internos que se mostrem com soltura, e nos casos de alongamento ou transporte ósseo por encurtamento ou falhas ósseas secundárias a infecção ou perda óssea, decorrentes geralmente dos traumas mais graves.

2. **Hastes intramedulares:** Constituem o método de escolha para a grande maioria das fraturas da diáfise do fêmur e tíbia (Figura 3.8). Com a evolução da metalurgia e de novos implantes, hastes mais rígidas são desenvolvidas para diversos ossos do esqueleto, com diferentes

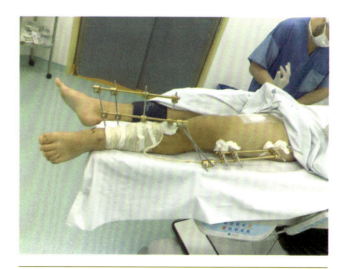

**FIGURA 3.7** Fixação externa transarticular provisória realizada para controle de danos.

Princípios de Osteossíntese

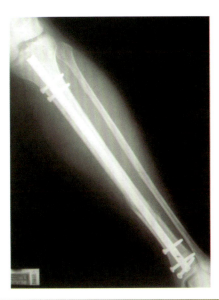

FIGURA 3.8 Osteossíntese intramedular de tíbia.

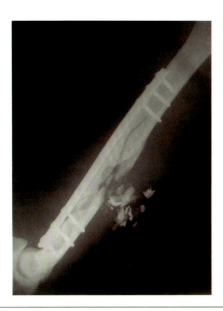

FIGURA 3.9 Placa em ponte anterior no úmero.

pontos de entrada e opções de bloqueio. Atualmente, as hastes anterógradas fresadas bloqueadas são consideradas como o tratamento de escolha para a maioria das fraturas diafisárias do fêmur e da tíbia. Atuam com bastante eficiência pelo fato de ficarem mais próximas ao eixo de carga do osso do que as placas, por manterem contato íntimo entre a haste e o interior da diáfise e por não interferirem na circulação periosteal do osso fraturado, que se torna preponderante à circulação endosteal no processo de consolidação na situação do osso fraturado.

3. **Placa em ponte:** Assim como as hastes intramedulares, as placas de pontes utilizam-se do movimento controlado entre os fragmentos ósseos nas fraturas multifragmentadas para promover a consolidação óssea com a formação de um calo exuberante precocemente. São uma boa opção às hastes intramedulares nas fraturas diafisárias do fêmur e tíbia, principalmente naquelas com extensão metafisária ou articular. A estabilidade da fixação pode ser controlada pelo comprimento da placa utilizada, número de parafusos colocados e proximidade dos parafusos com o foco de fratura. Placas mais modernas, com parafusos de angulo fixo (de bloqueio), são de especial valia nas fraturas com pequenos fragmentos metafisários e ossos osteoporóticos, tais como nas fraturas do úmero (Figura 3.9) e tíbia proximais, e rádio, fêmur e tíbia distais.

## O conceito das placas bloqueadas

Basicamente, existem duas categorias de placas bloqueadas: aquelas com parafusos de ângulo fixo e as com parafusos bloqueados com angulações variáveis.[6] E o parafuso pode ser bloqueado na placa através de uma "arruela" com rosca, ou diretamente na placa, quando a cabeça do parafuso é cônica e rosqueada.

## Características

Os parafusos bloqueados possuem uma resistência maior ao arrancamento por cisalhamento em relação aos parafusos convencionais.

Dessa forma, os parafusos convencionais podem ser arrancados de maneira sequencial quando a placa é elevada, enquanto os parafusos bloqueados têm que ser arrancados "em bloco", o que gera uma resistência ao arrancamento bastante elevada (Figuras 3.10 e 3.11).

Uma das principais indicações para o uso das placas bloqueadas são nas fraturas epifisárias onde há uma cominuição metafisária importante.

Quando se usa os parafusos convencionais, quase não existe nenhuma sustentação do fragmento epifisário, já que a metáfise está multifragmentada. Mas nas placas bloqueadas, o uso do parafuso bloqueado garante a fixação estável desse fragmento (Figuras 3.12 e 3.13).

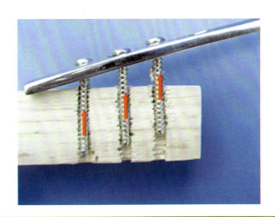

FIGURA 3.10 Placa convencional demonstrando o arrancamento sequencial dos parafusos.

CAPÍTULO 3 — 41

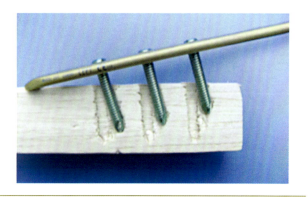

FIGURA 3.11 Placa bloqueada demonstrando o arrancamento "em bloco".

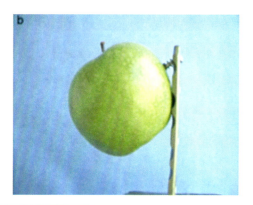

FIGURA 3.12 Placa convencional.

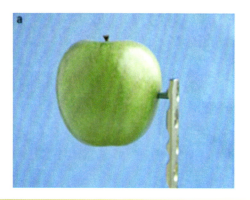

FIGURA 3.13 Placa bloqueada.

Por fim, outra indicação importante é o uso de placas bloqueadas quando o paciente apresenta algum grau de osteoporose.

## RETIRADA DE IMPLANTES

A retirada dos implantes ortopédicos é um procedimento bastante comum, porém, muitas vezes com critérios e indicações não tão bem definidos na literatura científica.

As refraturas são mais comuns após a retirada de placas, podendo ocorrer em virtude da osteopenia que se forma sob elas, assim como em função do enfraquecimento decorrente dos orifícios deixados pelos parafusos, sobretudo nas primeiras 18 semanas, período necessário para que o osso recupere sua resistência normal.

Alguns pacientes se queixam de dor devido à posição dos implantes. A retirada deles pode causar remissão dos sintomas em aproximadamente 50% dos casos, e alguns pacientes chegam a relatar uma piora após a retirada. Quanto mais precoce a retirada, maior o risco de refratura. Por isso, em adultos, recomenda-se a retirada de hastes intramedulares em membros superiores após 12 meses e nos membros inferiores após 24 meses.

Quando são utilizadas as placas de apoio deve-se aguardar de 6 a 12 meses, já quando é usada uma placa de compressão deve-se aguardar a fase de remodelação óssea para sua retirada que é de aproximadamente 2 anos.

Deve-se levar em conta, por fim, as condições do paciente e do osso para realizar a retirada do material de síntese, e esses períodos podem variar conforme o caso.

## REFERÊNCIAS BIBLIOGRÁFICAS

1. Lambotte A. Chirurgie Operatoire des Fractures. Paris: Masson Editors, 1913.
2. Kuntscher G. The Marrow Nailing Method. U.S. Fleet U.S. Naval Forces, Germany technical Section (Medical), 2006.
3. Ruedi TP, Buckley RE, Moran CG. AO Principles of fracture management. 2.ed. New York: Thieme Verlag, 2007.
4. Oestern HJ, Tscherne H. Pathophysiology and classification of soft tissue injuries associated with fractures. In: Tscherne H. Fracture With Soft Tissue Injuries. New York: Springer-Verlag, 1984. p.1-9.
5. Pauwels F. Biomechanics of the Locomotor Apparatus. 1.ed. New York: Springer-Verlag, 1980.
6. Cronier P, Pietu G, Dujardin C, et al. The concepts of locking plates. Orthop Traumatol Surg Res. 2010;96S:S17-S36.

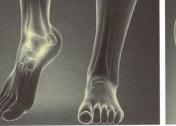
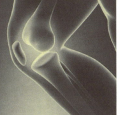

# Fraturas Expostas

Carlos Augusto Finelli
Mauro José Costa Salles
Leandro Machado Dias e Silva

## INTRODUÇÃO

Nos últimos anos identificamos um aumento considerável na incidência de lesões traumáticas, sejam elas associadas a quedas, violência interpessoal, acidentes com veículos automotores e até mesmo por forças da natureza.[1] Segundo a Organização Mundial da Saúde (OMS), os acidentes de trânsito são inaceitavelmente a oitava causa de morte em todo o mundo entre população jovem com idade 15 a 29.[1,2] As vítimas não fatais têm de lidar com tremendo impacto em sua qualidade de vida, tanto com os custos para o tratamento, quanto com as possíveis complicações devido ao trauma. Portanto, a implantação cirúrgica de dispositivos ortopédicos para fixações de fraturas fechadas e expostas (osteossíntese) aumentou exponencialmente, incluindo hastes intramedulares, placas e parafusos de diferentes tamanhos, e dispositivos para a fixação externa.

Dependendo das condições clínicas do paciente, especialmente entre aqueles politraumatizados e com fraturas expostas e instáveis, os ortopedistas devem decidir pela fixação externa visando uma abordagem menos agressiva na estabilização precoce das fraturas, principalmente para as lesões femorais, tibiais e pélvicas.[3] Uma vez que o adequado desbridamento da ferida tenha sido realizado com a remoção de todo o tecido morto e infectado e as condições clínicas do paciente estejam adequadas, a osteossíntese definitiva com placas e parafusos ou hastes intramedulares é realizada.[4] Após a realização da cirurgia ortopédica a infecção dos tecidos moles, bem como a infecção óssea associada aos implantes ainda é a complicação mais importante e fator limitante do sucesso terapêutico, levando a significativa morbidade, incluindo o retardo na consolidação óssea ou a pseudoartrose, múltiplos debridamentos e até mesmo a amputação do membro. A infecção é uma possibilidade quando há qualquer intervenção cirúrgica, em particular em situações de traumas de alta energia com imensa injúria aos tecidos muscular e esquelético, em que vários fatores tornam complexa a prevenção e tratamento destas infecções, tais como as fraturas expostas onde pode ocorrer contaminação grosseira dos tecidos, perda de pele e partes moles, inúmeros procedimentos, lesões vasculares associadas e a exposição a bactérias hospitalares entre pacientes de longa permanência hospitalar. A infecção pode ainda estar associada a fatores relacionados ao próprio paciente, como a desnutrição, o tabagismo ou a obesidade.[5-7]

A contaminação das feridas com microrganismos ocorre em até 65% das fraturas exposta e, dependendo da gravidade da lesão, especialmente para as fraturas expostas de grau III, a taxa de infecção do implante pode chegar a 30%.[8,9]

## DEFINIÇÃO

A fratura exposta pode ser definida como aquela em que após a fratura do osso ocorra a comunicação do hematoma fraturário (foco de fratura) com o ambiente externo. Na fratura exposta, portanto, existe não só o trauma de partes moles, mas também a ruptura do envelope permitindo a exposição direta do osso ao meio externo ou comunicação desse meio externo com o foco de fratura.[9]

As lesões simples próximas ao foco de fratura que tenham comunicação direta são facilmente percebidas e diagnosticadas. O diagnóstico de fratura exposta, porém, nem sempre é fácil de ser feito. O ortopedista deve estar atento para as fraturas onde a visualização da área de exposição não seja tão óbvia, como ferimentos penetrantes proximais ou distais ao foco que possam ter comunicação com o hematoma fraturário (Figura 4.1).

As fraturas do anel pélvico também podem ocultar comunicações com o trato digestivo, pois estas comunicações com trato digestivo são difíceis de identificar e aumentam a gravidade dessas lesões. A sepse grave é a causa tardia mais frequente de óbito nos pacientes com fraturas expostas do anel pélvico.

O acometimento das partes moles tem sido alvo de preocupação para vários ortopedistas no decorrer dos anos. Tscherne et al.[10] descreveram uma classificação para o esta-

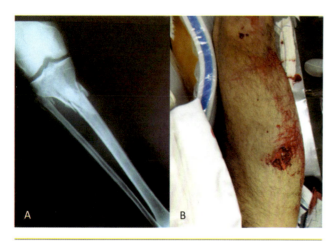

**FIGURA 4.1** (**A** e **B**) Fratura do terço proximal da tíbia com exposição no terço médio da perna.

diamento das lesões de partes moles. As condições de partes moles estão diretamente relacionadas com a boa ou má evolução do membro acometido.

# EPIDEMIOLOGIA

As fraturas expostas da tíbia são muito mais frequentes quando comparadas àquelas ocorridas no fêmur.

Mitchell *et al.* demonstraram em estudo com 2071 fraturas de fêmur uma incidência de 7.4% de expostas.[11]

As fraturas da tíbia correspondem a aproximadamente 2% de todas as lesões. A taxa de exposição pode chegar a 32% do total, conforme observado no estudo *Sprint* dentre um total de 1226 fragmentações da tíbia.[12]

Paul *et al.*[13] demonstraram que nas fraturas ipsilaterais da tíbia e do fêmur existe uma maior incidência de exposição daquelas ocorridas na tíbia. Isso pode ser explicado pelo maior envelope de partes moles da coxa quando comparado com o da perna. Do total dos pacientes do estudo 80% teve exposição na tíbia e 76% delas foram classificadas como sendo do tipo II ou III de Gustilo.

65% dos pacientes com lesões expostas apresentam contaminação do foco fraturário por microrganismos. As exposições apresentam risco de infecção crescente de acordo com a classificação de Gustilo. As fraturas expostas do tipo I apresentam risco de infecção de 2%, as do tipo II de 2% a 10% e as do tipo III possuem risco de 10% a 50%.[14,15]

## PACIENTE COM FRATURA EXPOSTA

Diversos fatores possuem influência no tratamento das fraturas expostas. Condições pré-existentes como diabetes, insuficiência renal, imunodeficiências, idade avançada, hábitos como etilismo e tabagismo possuem impacto direto no prognóstico dos ossos fragmentados com exposições e devem ser observados. O aumento da expectativa de vida também aumenta a prevalência de fraturas expostas na terceira idade. Uma boa anamnese e exame físico devem ser feitos para que as comorbidades sejam prontamente identificadas com no caso de diabetes, insuficiência renal e pacientes imunodeprimidos.

## TABAGISMO E FRATURA EXPOSTA

Ao identificarmos pacientes tabagistas devemos adotar medidas para interrupção do hábito. O tabagismo está relacionado com efeitos negativos àqueles que serão submetidos a procedimentos cirúrgicos.

Problemas relacionados com a ferida operatória têm sido descritos na literatura. Adams *et al.* evidenciaram em estudo com 273 pacientes com diagnóstico de fratura exposta da tíbia que os pacientes tabagistas apresentaram maior tempo para consolidação da fratura quando comparado ao grupo de não tabagistas. Nesse mesmo estudo, pacientes com necessidade de procedimentos para cobertura óssea (uso de retalhos) tiveram uma maior taxa de falha do procedimento cirúrgico.[16]

Castillo *et al.*[17] observaram em estudo sobre o tema que a taxa de consolidação da fratura foi 37% menor em pacientes tabagistas. História pregressa de tabagismo também apresenta impacto negativo na chance de consolidação das fraturas. Pacientes ex-tabagistas possuem taxa de consolidação 32% menor em relação a pacientes não tabagistas. Com relação ao risco de desenvolvimento de infecção, pacientes tabagistas apresentam duas vezes mais chances de evoluírem com infecção do que pacientes não tabagistas com diagnóstico de fratura exposta. O risco de desenvolvimento de osteomielite foi 2.8 vezes maior no grupo de pacientes ex-tabagistas (Figura 4.2). Pacientes que mantêm o hábito de fumar durante o tratamento apresentam risco 3,7 vezes maior quando comparado com pacientes não tabagistas.[17]

Outros autores recomendam a interrupção do tabagismo visando diminuir o impacto negativo e o aumento do número de complicações. Nasell em estudo clínico prospectivo randomizado evidenciou risco 2.5 vezes maior de desenvolvimento de tais complicações. A infecção do sítio cirúrgico foi observada em 20% dos pacientes do grupo tabagista.[18]

## CLASSIFICAÇÃO

A classificação mais utilizada no meio ortopédico para descrever as fraturas expostas é a classificação de Gustilo *et al.*[14] (Tabela 4.1). Essa classificação leva em consideração parâmetros como o tamanho da ferida da pele, o grau de contaminação, o acometimento das partes moles e o tipo de fratura. O mecanismo do trauma também deve ser identificado pelo cirurgião ortopédico, pois está diretamente relacionado à quantidade de energia do trauma. Quanto maior a energia do trauma, maiores serão: o dano às partes moles, a chance de contaminação e também a ocorrência de padrões de fraturas mais complexos.

# Fraturas Expostas

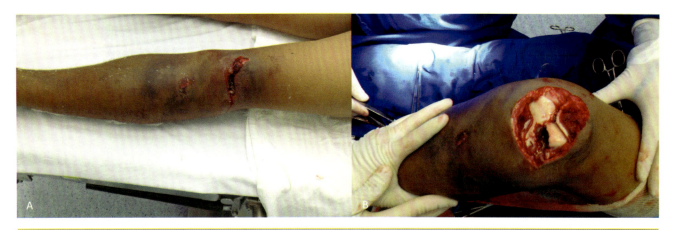

**FIGURA 4.2** **(A)** Radiografia de paciente tabagista com fratura exposta da tíbia do tipo II de Gustilo. **(B)** Paciente com complicações de partes moles e infecção durante tratamento.

A fratura exposta deve ser classificada em ambiente cirúrgico. Somente após ter sido feito a correta limpeza e desbridamento da fratura o cirurgião pode ter uma noção exata da extensão dos danos às partes moles.

Não raro uma fratura classificada como sendo do Tipo I ou II de Gustilo pode ser posteriormente avaliada como um tipo mais grave após o procedimento cirúrgico ortopédico.

Durante a cirurgia o ortopedista pode avaliar com precisão o grau de contaminação, a presença de fragmentos desvitalizados e sem inserção de partes moles e o grau de acometimento do envelope de partes moles.

Segundo Gustilo, a fratura exposta do tipo I apresenta mínima lesão de partes moles, lacerações de pele < de 1 cm, com lesão limpa ou de baixa contaminação, sem evidência de esmagamento muscular e presença de corpos estranhos. A fratura consiste num traço de fratura compatível com mecanismo de baixa energia do trauma (traço simples espiral ou oblíquo).

A fratura exposta de Gustilo do tipo II, apresenta um maior acometimento de partes moles, com lesão do periósteo, pequeno desenluvamento e com contaminação moderada. As escoriações e ferimentos da pele possuem até 10 cm.

O tipo III de Gustilo (Figura 4.3) apresenta mecanismo de trauma de alta energia, com dano importante ao invólucro de partes moles, lesão extensa do periósteo. A contaminação é maior que nos tipos anteriores. Os traços de fratura mais associados ao mecanismo de alta energia do trauma incluem o traço simples transverso no paciente jovem, fraturas multifragmentares (cominutas) e fraturas segmentares. O tipo III ainda pode ser subdividido em três tipos:

- **Fraturas do tipo III – A:** as partes moles permitem uma boa cobertura do osso.
- **Fraturas do tipo III – B:** existe a necessidade de reconstrução da cobertura de partes moles na área de exposição óssea através de procedimento cirúrgico.
- **Fraturas do tipo III – C:** existe lesão vascular arterial, sendo necessário a revascularização do membro.

### Tabela 4.1 Classificação Gustilo e Anderson.

| Gustilo | I | II | III – A | III – B | III – C |
|---|---|---|---|---|---|
| Energia do trauma | Baixa | Moderada | Alta | Alta | Alta |
| Tamanho da lesão | < 1 cm | > 1 cm | > 10 cm | > 10 cm | > 10 cm |
| Contaminação | limpa | moderada | alta | alta | alta |
| Padrão da Fratura | Traço simples | Traço simples ou cunha | Fratura segmentar ou múltiplos fragmentos | Fratura segmentar ou múltiplos fragmentos | Fratura segmentar ou múltiplos fragmentos |
| Lesão periosteal | Mínima | Moderada | Extensa | Extensa | Extensa |
| Cobertura local | Sim | Sim | Sim | Necessidade de retalho ou enxerto | Sim |
| Neurovascular | Normal | Normal | Normal | Normal | Lesão vascular necessita de revascularização |

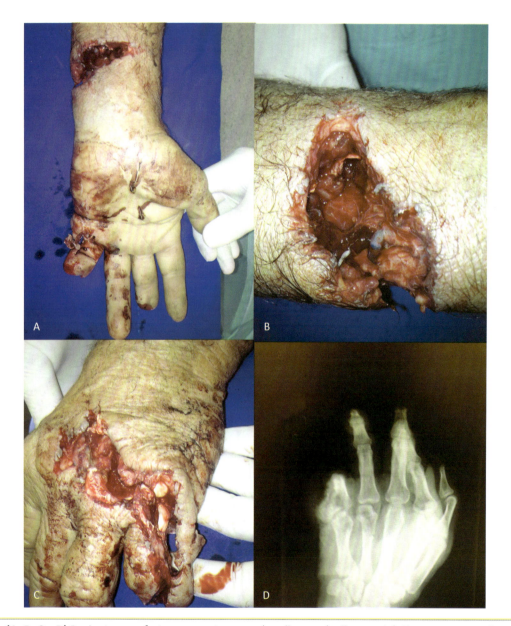

FIGURA 4.3 (A, B, C e D) Paciente com fratura exposta grave de mão com lesão arterial. Fratura exposta Gustilo III – C.

O médico ortopedista nunca deve ser guiado única e exclusivamente pelo tamanho da ferida da pele. Um exemplo é a fratura exposta no fêmur com uma lesão puntiforme na coxa (< 1 cm). A fratura exposta no fêmur, especialmente em um paciente jovem ou com bom estoque ósseo, não deve ser considerada como fratura tipo I de Gustilo. O motivo é simples: Para que ocorra a fratura no fêmur a energia do trauma precisa ser grande para romper e causar dano ao invólucro de partes moles da coxa. Fraturas decorrentes de mecanismo de baixa energia, mas que ocorrem em ambientes com alto grau de contaminação também devem ter seu tratamento direcionado de acordo com o tipo III – A de Gustilo, devido ao risco de infecção (Figura 4.4).

Pacientes com ferimentos provocados por armas de fogo e pacientes com mecanismo de trauma relacionado com ambiente rural devem ser classificados inicialmente como Tipo III – A de Gustilo (Figuras 4.5 e 4.6).

## CLASSIFICAÇÃO DO ACOMETIMENTO DAS PARTES MOLES

A boa condição das partes moles é considerada como divisora de águas no tratamento ortopédico. Tão importante quanto classificar o tipo de fratura deve ser avaliar a gravidade com que o membro foi acometido. Lesões ósseas mínimas podem muitas vezes não traduzir a gravidade do trauma.

Fraturas Expostas

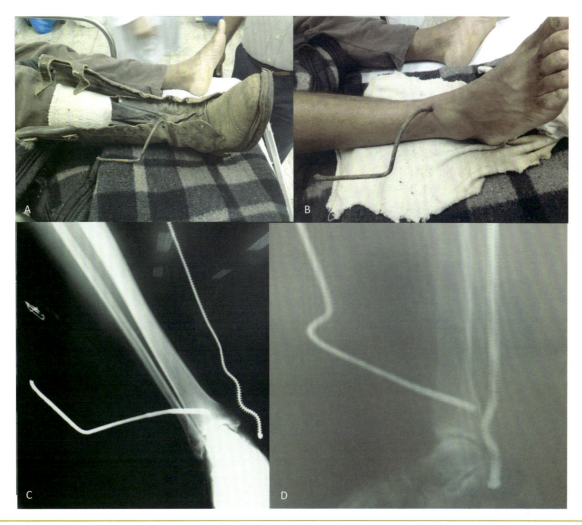

**FIGURA 4.4 (A, B, C e D)** Fratura exposta puntiforme da perna direita em trabalhador rural. Apesar do pequeno acometimento de partes moles, a grande contaminação deve ser alvo de preocupação por parte do cirurgião ortopédico. Radiografias de tornozelos evidenciando perfuração da cortical da tíbia com metal contaminado.

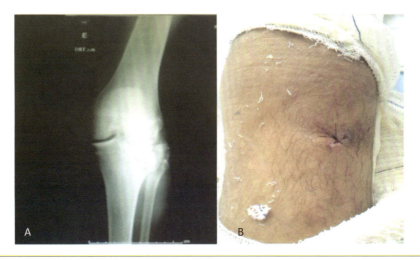

**FIGURA 4.5 (A e B)** Ferimento por arma de fogo ocasionando fratura exposta do tipo III – A do planalto tibial. O tamanho do pequeno ferimento da pele não traduz a gravidade da lesão óssea nem a alta energia do trauma. O disparo do projetil levou a uma fratura do planalto tibial.

CAPÍTULO 4

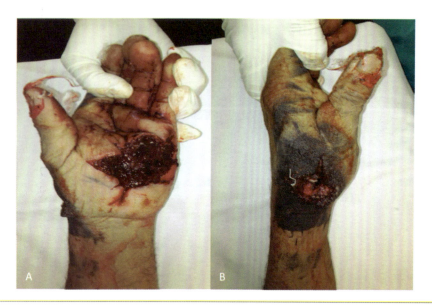

**FIGURA 4.6 (A e B)** Paciente vítima de tentativa de assalto com lesão grave de partes moles causada por disparo de arma de fogo. Fratura exposta com grande energia e contaminação classificada como Tipo III – A de Gustilo.

A classificação mais utilizada para avaliação das partes moles provém de um estudo de Tscherne de 1983, que classifica o acometimento das partes moles das fraturas fechadas e expostas. (Tabela 4.2). Posteriormente, outras classificações foram propostas e avaliam as partes moles de forma mais abrangente (AO-ASIF).

A correta identificação do grau de lesão das partes moles permite ao cirurgião ortopédico o tratamento adequado do paciente com fratura exposta (Figura 4.7).

## ATENDIMENTO INICIAL NO PRONTO SOCORRO

Uma equipe multidisciplinar deve receber e avaliar o paciente prontamente, lembrando em adotar medidas que preservem não só o membro acometido, mas em primeiro lugar a vida do paciente.

O ATLS deve ser realizado inicialmente. Somente após as medidas de ressuscitação terem sido adequadamente feitas e o paciente estiver estável clinicamente é que os procedimentos ortopédicos deverão ser realizados.

O exame físico inicial inclui a avaliação da perfusão do membro com verificação e palpação dos pulsos, além de um cuidadoso exame neurológico. Devem ser observadas a ferida (uma só vez) e as condições de partes moles. O ortopedista deve observar a presença de escoriações, esmagamentos e desenluvamentos.

O ortopedista deve manter o ferimento coberto com curativo estéril embebido com solução salina, sem manipular o mesmo durante a avaliação inicial. Uma abordagem mais extensa e completa será realizada posteriormente no centro cirúrgico.

O membro deve ser estabilizado provisoriamente com uma imobilização não circunferencial. Imobilizações gessadas circunferenciais ou associações de talas podem agravar as condições do membro acometido e aumentar as chances de desenvolvimento da síndrome compartimental.

## DOSE INICIAL DE ANTIBIÓTICO

A administração de antibióticos nunca deve substituir a limpeza mecânica, o desbridamento adequado e a esta-

| Tabela 4.2 Classificação de Tscherne para avaliar acometimento de partes moles nas fraturas expostas. ||
|---|---|
| Fratura exposta grau I (Fr. O I): | Pele lacerada por um fragmento ósseo vindo de dentro. Nenhuma ou pouca contusão da pele. |
| Fratura exposta grau II (Fr. O II): | Qualquer tipo de laceração cutânea, lesão grave de partes moles, contaminação moderada. |
| Fratura exposta grau III (Fr. O III): | Extensa lesão de partes moles, frequentemente com lesão adicional a um vaso ou nervo importante.<br>Isquemia e cominuição óssea grave.<br>Acidentes no campo, ferimentos a bala, síndrome compartimental. |
| Fratura exposta grau IV (Fr. O IV): | Amputação do membro |

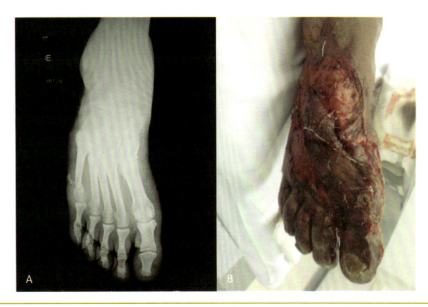

FIGURA 4.7 **(A)** Radiografia de pé. **(B)** Lesão desenluvamento do pé com grande contaminação. Trauma de partes moles grave – fratura exposta Gustilo III – B. de fogo. Fratura exposta com grande energia e contaminação classificada como Tipo III – A de Gustilo.

bilização da fratura exposta. Ela é parte fundamental e não deve ser ignorada pelo ortopedista, devendo ser realizada de forma a fazer parte do tratamento ortopédico.

Pacientes com diagnóstico de fratura exposta devem receber imediata profilaxia adequada com antibiótico durante admissão hospitalar. Não se deve postergar o início da antibioticoterapia devido ao risco de desenvolvimento de infecção profunda.

Estudos demonstram que o atraso na profilaxia com antibióticos acima de 3 horas decorridas do trauma inicial leva ao aumento do índice de infecção. O uso correto dos antibióticos associados aos princípios cirúrgicos ortopédicos diminui a ocorrência das infecções nas fraturas expostas.[19]

Gustilo *et al.*[14] em seu artigo original descreveram queda na taxa de infecção para todas as fraturas expostas do tipo III de 12% para 5% quando foram administrados antibióticos no período pré-operatório seguido pela limpeza e o desbridamento da fratura exposta.

Penn-Barwell *et al.*[20] demonstraram em estudo com animais que a administração precoce de antibiótico reduz, mas não elimina o impacto negativo do atraso para o início da cirurgia. A administração precoce do antibiótico (< 3 horas) aparenta ter maior impacto do que a cirurgia precoce isolada no que diz respeito à prevenção da infecção.

Em estudo recente, com relação à adminstração de antibiótico profilático nas fraturas expostas, cita a importância do início rápido da antibiótico terapia até 1 hora do trauma.[21]

## PROFILAXIA DO TÉTANO

Pacientes com imunização contra o tétano desconhecida ou desatualizada devem receber profilaxia antitetânica na internação.

## ESTUDO DE IMAGEM INICIAL E EXAMES COMPLEMENTARES DO PACIENTE COM FRATURA EXPOSTA

O estudo radiográfico do membro acometido deve ser feito de maneira simples e objetiva e com técnica adequada, visando não prolongar o tempo do paciente até a cirurgia.

As radiografias simples em incidências AP e perfil do membro com inclusão das articulações adjacentes devem ser realizadas.

Exames e incidências complementares devem ser realizados num segundo momento, após o tratamento inicial do paciente.

A presença de ar nas radiografias pode indicar desenluvamento, contaminação e o acometimento das partes moles do membro fraturado. Na sequência do tratamento, entretanto, a presença de ar pode ser indicativa de bactérias como *Clostridium perfringens* ou *Escherichia coli*.[22]

## PROCEDIMENTO CIRÚRGICO

Deve-se ter em mente que as fraturas expostas requerem uma pronta resposta por parte do ortopedista, não devendo esse postergar o tempo para que a limpeza cirúrgica e o desbridamento de todo e qualquer tecido desvitalizado sejam realizados no centro cirúrgico. Esses princípios ortopédicos devem ser realizados sempre, independente do tempo de exposição da fratura.

Fragmentos ósseos sem inserção muscular ou de periósteo devem ser excisados para que não se tornem fragmentos de ossos necróticos propícios para o crescimento bacteriano. Corpos estranhos devem ser removidos da mesma forma.

O ortopedista deve avaliar a integridade da pele, viabilidade dos músculos, vasos sanguíneos, periósteo e inserções musculares nos fragmentos ósseos. A avaliação dos músculos deve ser feita com pinça observando-se a contratilidade, capacidade de sangramento, consistência e a cor.

A ampliação do ferimento original e obtenção de bordos das feridas com boa perfusão são fundamentais. A limpeza exaustiva com Soro Fisiológico ou *Ringer Lactato* deve ser feita de maneira a promover a saída de todo material estranho e contaminação existente.

## PERDA ÓSSEA NA FRATURA EXPOSTA

Robinson *et al.*[23] Definiram o conceito de "defeito crítico" para as fraturas da tíbia que apresentavam um fragmento de comprimento > 2,5 cm e diâmetro > 50% da circunferência. A presença de fragmentos desvitalizados de tamanho crítico levou a necessidade de procedimento para colocação de enxerto ou uma revisão cirúrgica.

Na sub análise do Estudo SPRINT houve uma constatação de que 50% das fraturas com perdas ósseas > 1cm de comprimento e > 50% de diâmetro que foram tratadas com haste bloqueada evoluiu com consolidação sem a necessidade de novo procedimento.[24]

Embora possa vir a ser comum na fratura exposta da tíbia, a fratura exposta do fêmur com perda óssea é infrequente. Tal fato pode ser explicado pelo maior envelope de partes moles da coxa quando comparado com o da perna (Figura 4.8). Fraturas expostas do fêmur, com ou sem perda óssea, geralmente derivam de um mecanismo de trauma com grande energia.[11]

A gravidade da fratura exposta aumenta nos casos em que ocorre perda óssea de fragmentos articulares (Figura 4.9). Fragmentos articulares têm impacto direto na recuperação da função do membro acometido. Fragmentos osteocondrais maiores que sejam importantes para a estabilidade da articulação, com áreas de osso esponjoso de tamanho adequado podem ser mantidos, desde que feita limpeza e desbridamento adequados.

## TEMPO ATÉ O PROCEDIMENTO CIRÚRGICO

Schenker *et al.*[25] publicaram em sua revisão sistemática não existir evidência científica que suporte a existência de um limite máximo de horas para que o procedimento ortopédico ocorra.

Muitos ortopedistas possuem o conceito de que as fraturas expostas devem ser tratadas até seis horas da exposição inicial. A origem da "regra das seis horas" é pouco clara na literatura médica. Friederich *et al.*[26] em estudo de 1898 demonstraram em porcos que as fraturas expostas tratadas até um período inferior a seis horas não evoluíam com infecção. Outros autores falharam ao tentar demonstrar correlação entre o período de seis horas e a taxa de infecção.[27-32]

Robinson *et al.*[23] demonstraram em estudo com animais que a taxa necessária de patógenos para deflagrar uma infecção foi de 10 microrganismos, sendo que o tempo necessário para que isso ocorresse de 5.17 horas. Esses estudos em animais evidenciam que o tempo é uma variável fundamental para que a colonização bacteriana aconteça.

O primeiro passo para que a infecção aconteça é o processo de adesão bacteriana. Esse processo envolve a formação do biofilme. O biofilme atua tornando as bactérias imunes às defesas do hospedeiro e possibilitando a adesão. A adesão bacteriana ocorre principalmente na presença de osso desprovido de periósteo e tecidos acelulares (desvitalizados).[33]

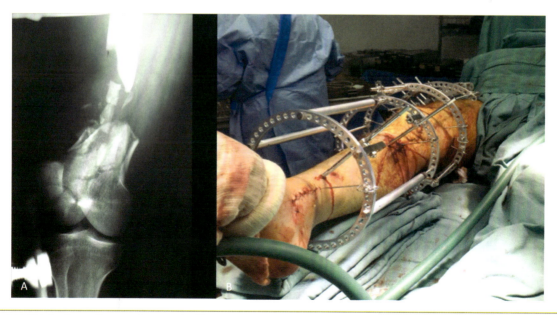

FIGURA 4.8 (A) Radiografia com fratura do fêmur com perda óssea e múltiplos fragmentos. (B) Uso de fixador externo circular para tratamento de fratura exposta.

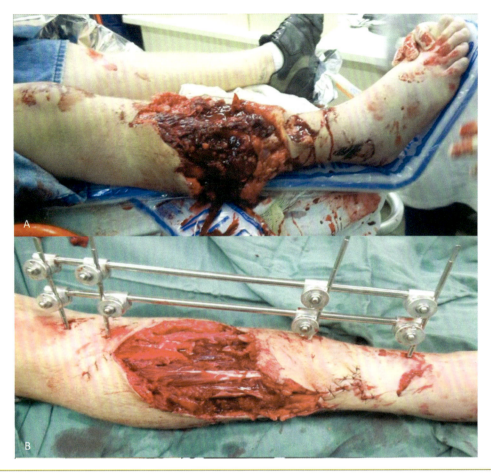

FIGURA 4.9 **(A)** Fratura exposta da tíbia e do fêmur com exposição articular. Grau III-A Gustilo. **(B)** Perda de grande fragmento articular do côndilo femora lateral durante o acidente de motocicleta.

Gristina et al.[34] Observaram que o tempo foi fundamental para que ocorresse a adesão bacteriana à superfície óssea. O *S. aureus* adere ao osso de maneira fraca em um período inferior a três horas. Após três horas houve a formação do biofilme e o aumento da quantidade de receptores que permitem à mesma se aderir à superfície óssea.

O princípio básico do tratamento das fraturas expostas nunca deve ser alterado independente do tempo de exposição. Realizar o tratamento ortopédico tão logo quanto possível pode prevenir a adesão bacteriana e o desenvolvimento da infecção.

Ferimentos com 2, 6, 10 e 24 horas de evolução devem receber o mesmo protocolo de tratamento para que a chance do paciente desenvolver infecção diminua.

## IRRIGAÇÃO DA FERIDA QUANTIDADE E TIPO DE SOLUÇÃO

O tratamento da fratura exposta inclui o uso abundante de solução salina como o *Ringer lactato* ou soro fisiológico 0,9%. A irrigação possibilita diminuir a contaminação bacteriana quando feita em conjunto com o desbridamento.

A maior parte dos cirurgiões emprega volumes entre 6 a 12 litros de solução salina para limpeza da ferida operatória. Não há na literatura médica relatos com alto nível de evidência científica sobre a quantidade ideal de litros que deve ser empregada no tratamento das fraturas expostas.

O volume utilizado pelo cirurgião deve levar em conta a quantidade de contaminação na ferida, a energia do trauma e a lesão de partes moles. Alguns autores advogam 6 a 9 litros para a maior parte das fraturas expostas.[35,36]

## SOLUÇÕES COM ANTIBIÓTICOS

Anglen et al.[37] demonstraram em ensaio clínico que não existe vantagens do uso de soluções com antibióticos para irrigação da ferida. Em seu estudo Anglen relata que o uso de soluções com antibióticos para irrigação da ferida aumentou o número de problemas com a ferida operatória.

## LAVAGEM SOB PRESSÃO

A irrigação da ferida operatória deve ser feita de maneira a não ocasionar novos danos aos tecidos já trauma-

Série Ortopedia e Traumatologia – Fundamentos e Prática

tizados pelo trauma inicial. A limpeza com solução salina sob pressão gera novos danos aos tecidos moles do paciente, aumentando o risco de infecção. Com ela, também aumenta o risco do cirurgião levar a contaminação para planos e tecidos mais profundos.[38]

Estudo em animais como o feito por Bhandari *et al.*[39] demonstrou menores taxas de infecção quando foi utilizada a lavagem sob pressão da ferida operatória após o período de 4 horas de exposição. Entretanto, estudos mais recentes apontam efeitos deletérios para os primeiros estágios do processo de consolidação da fratura quando esse tipo de limpeza mecânica é utilizado.[40]

## CULTURA DA FERIDA

A cultura inicial da ferida operatória não tem correlação precisa com os patógenos encontrados nas infecções que se desenvolvem no decorrer do tratamento ortopédico.

76% das culturas colhidas inicialmente não demonstram presença de microrganismos e 24% apresentam microrganismos da flora da pele.[41]

## FECHAMENTO DA FERIDA OPERATÓRIA

A experiência do cirurgião ortopédico no tratamento das fraturas expostas torna-se peça chave do bom julgamento de quando deve ocorrer o fechamento da ferida operatória.[42]

Sempre que o cirurgião ortopédico optar pelo fechamento da ferida operatória não deve existir a tensão excessiva da pele no local da ferida. A sutura da ferida operatória com tensão excessiva proporciona isquemia ou necrose dos tecidos locais já acometidos pelo trauma inicial. A aproximação sem o tensionamento excessivo dos bordos da ferida deve ser o objetivo principal do cirurgião ortopédico, quando ele julgar ser possível o fechamento primário da ferida operatória.

Na duvida o cirurgião nunca deve realizar o fechamento das feridas operatórias decorrentes do trauma inicial. Somente após novos procedimentos cirúrgicos e melhora das partes moles deve-se realizar o fechamento. Para que o fechamento da ferida operatória ocorra com segurança deve existir bordos com boa vascularização, ausência de tensão e uma ferida livre de tecidos desvitalizados e corpos estranhos.

## USO DE DRENO NO PÓS-OPERATÓRIO DA FRATURA EXPOSTA

Akinyoola *et al.*[43] demonstraram em estudo que não houve diferença estatisticamente significante no uso de dreno para o tratamento das fraturas expostas no que diz respeito ao tempo de cicatrização e desenvolvimento de infecção do sítio operatório. No estudo os pacientes que fizeram uso de dreno apresentaram um maior risco de receber hemoderivados.

## NOVOS PROCEDIMENTOS DE LIMPEZA CIRÚRGICA

As limpezas cirúrgicas devem ser repetidas tantas vezes quanto forem necessárias. O paciente com fratura exposta deve ser alvo de constante cuidado e atenção do cirurgião ortopédico. Novos procedimentos de limpeza e desbridamento devem ser realizados, de acordo com a necessidade e a evolução das partes moles do paciente. O acompanhamento do paciente com fratura exposta deve ser feito com atenção. (Figura 4.10). Durante a internação não é raro ocorrerem mudanças nas partes moles, com piora da área de sofrimento ou necrose da pele. Fraturas decorrentes de mecanismo de alta energia geralmente requerem mais de um procedimento de limpeza e desbridamento cirúrgico.

O trauma de alta energia leva a uma maior lesão de partes moles e torna a ferida mais suscetível à contaminação bacteriana. Sempre que exista dúvida quando a viabilidade das partes moles o paciente deverá ser submetido a novos procedimentos de limpeza cirúrgica.

## FRATURAS EXPOSTAS PROVENIENTES DE OUTROS SERVIÇOS

O ortopedista deve ter cuidado ao realizar o tratamento de pacientes que tiveram o diagnóstico de fratura exposta e foram atendidos inicialmente em outro serviço. Na dúvida, o cirurgião ortopédico deve realizar uma nova limpeza e desbridamento, visto que não raro esses pacientes podem não ter recebido atenção adequada no serviço de origem, aumentando o risco de infecção.

## ESTABILIZAÇÃO DA FRATURA

O conceito de limpeza e desbridamento constitui apenas uma das etapas do tratamento ortopédico das fraturas expostas. A estabilização das fraturas proporciona a melhora das condições de partes moles. Trata-se de uma medida fundamental e inquestionável.

A estabilização pode ser dividida em provisória ou definitiva. A estabilização provisória geralmente é obtida com o uso dos fixadores externos lineares ou modulares ("tubo a tubo").

A fixação definitiva é feita quando existe boas condições das partes moles. O uso de hastes intramedulares bloqueadas, placas e fixadores externos permite o tratamento definitivo das fraturas.

A estabilização da fratura visa restaurar o eixo, comprimento e a rotação. Isso permite um retorno da anatomia do paciente e melhor controle das partes moles, com melhora da vascularização e melhora da celularidade local. Isso diminui a formação de espaços mortos, hematomas e, por conseguinte, as chances de infecção.

Deve-se evitar o uso de fixadores provisórios (lineares ou modulares) por longos períodos de tempo. Períodos acima de 14 dias levam ao risco de infecção profunda prove-

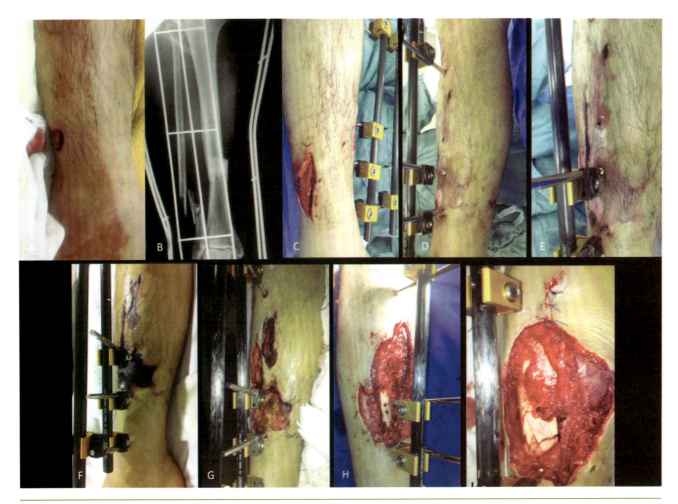

**FIGURA 4.10 (A)** Fratura exposta de ossos da perna com pequeno ferimento corto contuso. O tamanho do ferimento não traduz a gravidade da lesão de partes moles. **(B)** Radiografia do paciente com fratura exposta de ossos da perna. **(C, D e E)** Pós operatório imediato após o desbridamento e limpeza cirúrgica seguidos da fixação externa. **(H e I)** Fratura exposta com exposição óssea e necessidade de procedimento cirúrgico para cobertura do osso exposto.

niente da contaminação do trajeto dos pinos de Schanz. Os fixadores lineares não proporcionam estabilidade adequada para que haja consolidação da fratura. Com o tempo ocorre o afrouxamento dos pinos de Schanz e a perda da estabilidade da fratura.

## ESTABILIZAÇÃO TEMPORÁRIA: CIRURGIA DE CONTROLE DE DANOS

Esse termo militar empregado pela marinha deriva do princípio de realizar as medidas necessárias para que o navio que fosse atingido em batalha não afundasse. Traduzindo para a área médica, esse conceito envolve uma série de medidas adotadas pelo cirurgião ortopédico para que o paciente tenha uma melhora clínica e das partes moles. Os objetivos da cirurgia de controle de danos são preservar a vida e o membro do paciente. A cirurgia definitiva deverá ser realizada tão logo o quadro clínico do paciente fique estável e as partes moles melhorem (Figura 4.11).

A fratura exposta em um paciente politraumatizado muitas vezes é apenas uma das sérias e graves lesões do paciente. Cirurgias longas nos pacientes já gravemente acometidos pelo trauma inicial podem levar ao _2nd Hit_ causado pelo cirurgião e agravar mais ainda o quadro clínico do doente.

Kadas et al.[44] demonstraram que o tratamento estagiado das fraturas expostas da tíbia apresenta menores taxas de complicações quando comparado ao tratamento definitivo com outros métodos de tratamento como o uso de placas, haste ou fixadores externos isoladamente. A incidência de complicações infecciosas foi menor no grupo do tratamento estagiado (6,6% × 15,5%). Complicações envolvendo o processo de consolidação foram menores no grupo do tratamento (8,7% contra 31.8%).

## CONTROLE DE DANOS: COMO E O QUE FAZER

Após a realização dos procedimentos de limpeza e desbridamento, segue-se a etapa de estabilização das fraturas.

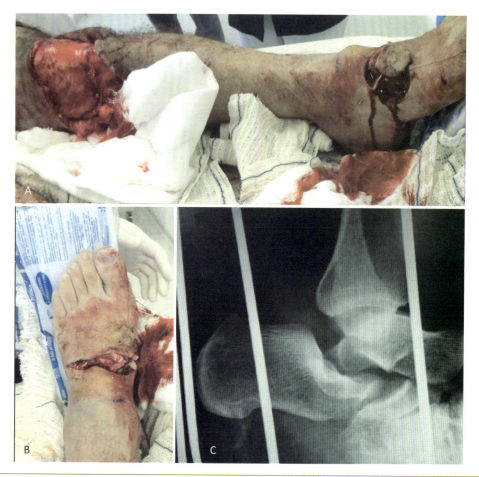

**FIGURA 4.11 (A)** Fratura exposta pé esquerdo com desluvamento partes moles do membro inferior. **(B)** Fratura luxação exposta do pé esquerdo com grave acometimento de partes moles. **(C)** Radiografia perfil do tornozelo com fratura luxação dos ossos do tarso.

Isso pode ser feito na maior parte das vezes com o uso dos fixadores externos. Montagens simples com fixadores lineares ou do tipo modulares ("tubo a tubo") passam a ser feitas de maneira rápida, prática e requerem uma curva de aprendizado pequena por parte dos ortopedistas mais jovens.

Na cirurgia de controle de danos, o objetivo deve ser um procedimento rápido e eficaz. O ortopedista deve proporcionar uma redução funcional (controle da rotação, alinhamento e rotação) dos fragmentos ósseos. O cirurgião deve evitar procedimentos extensos que levem ao estresse adicional do organismo do paciente e que venham a colocar em risco a vida e o membro do paciente (Figura 4.12).

## DURAÇÃO DO FIXADOR EXTERNO – TEMPO ATÉ A CONVERSÃO PARA O TRATAMENTO DEFINITIVO

A cirurgia de controle de danos visa a melhora das partes moles. Tão logo se possa observar a regressão do edema e a ausência dos demais sinais inflamatórios podemos iniciar o planejamento da cirurgia definitiva. A visualização do "sinal do enrugamento" permite que a pele possa ser incisada com segurança.

Pacientes que permaneçam com fixador externo por períodos inferiores a 14 dias podem ser submetidos a conversão para osteossíntese definitiva, desde que as partes moles estejam favoráveis ao tratamento ortopédico. Não deve haver sinais de infecção ou contaminação do trajeto dos pinos.

Períodos longos com uso do fixador externo (superior a 14 dias) podem levar a contaminação do trajeto dos pinos de schanz. Pacientes politraumatizados que venham a permanecer longos períodos nas unidades de terapia intensiva estão sujeitos a esse tipo de complicação. A contaminação do trajeto dos pinos pode levar a infecção da nova ostessíntese – tratamento definitivo.

O tratamento dos pacientes em que o tempo de fixação externa provisória ultrapasse 14 dias envolve a retirada do fixador externo e curetagem do trajeto dos pinos de schanz. Deve-se prescrever uso de antibiótico adequado por 2 a 3 semanas antes da realização da cirurgia definitiva com tutor intramedular.

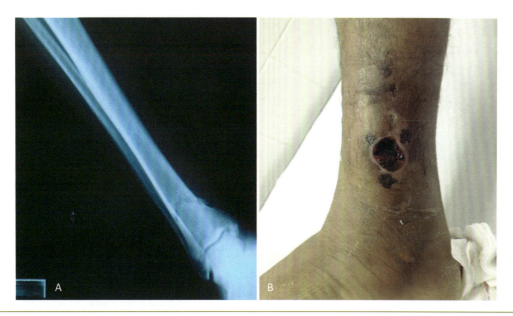

**FIGURA 4.12 (A)** Fratura esmagamento da perna Direita. **(B)** Cirurgia de controle de danos com uso de fixador externo. Grave perda de cobertura cutânea.

## TRATAMENTO DEFINITIVO IMEDIATO

O tratamento definitivo imediato permite que o paciente estabeleça uma mobilidade precoce das articulações e retorno da função.

O tratamento das fraturas expostas envolve a experiência do cirurgião e, principalmente, as condições do paciente e das partes moles. A taxa geral de infecções após fixação interna das fraturas é de aproximadamente 5%. Essa média sobe para 30% quando as fraturas expostas são tratadas com fixação interna.[25]

Convencionalmente têm sido descrito que fraturas até o tipo III – A de Gustilo são passíveis de tratamento definitivo imediato (Figura 4.13). Para que a cirurgia definitiva ocorra sem intercorrências e nem prejudique o paciente alguns fatores são determinantes: habilidade e experiência do cirurgião, presença de uma equipe cirúrgica adequada, equipe descansada, disponibilidade de implantes ortopédicos e boa imagem no intraoperatório (por exemplo, no caso de hastes intramedulares, placas com técnica minimamente invasiva ou fios percutâneos).

O tratamento imediato é objeto de estudo constante. Em trabalho de Mohseni et al.[45] foi observado que os pacientes apresentavam melhores resultados no tratamento das fraturas expostas III-A e III-B de Gustilo quando era utilizado tratamento imediato com haste bloqueada (não fresada) quando comparado com o tratamento estagiado com fixador modular temporário, seguido por uso de haste.

## USO DE ENXERTO ÓSSEO

O uso de enxerto ósseo nas fraturas expostas está associado a infecção do enxerto, falha da consolidação da fratura e reabsorção local do enxerto. Seu uso parece ser mais seguro quando o paciente apresenta cerca de seis semanas de pós-operatório. Para que o cirurgião lance mão do enxerto ósseo o local receptor deve apresentar boa vascularização, estar livre de infecção e ter boa estabilidade.

## TRATAMENTO DEFINITIVO: USO DE HASTES INTRAMEDULARES BLOQUEADAS

Uma preocupação para o uso das hastes nas fraturas expostas envolve o receio de levar contaminação para dentro do canal medular. Estudos recentes têm demonstrado bons resultados com o uso de tutores intramedulares nas fraturas expostas. Padrões de fraturas com grave cominuição representavam uma contraindicação para o uso de hastes intramedulares. O uso das hastes nesses casos poderia levar ao encurtamento da fratura. Com o advento dos implantes intramedulares bloqueados o risco de encurtamento diminuiu, tornado a haste uma opção para os padrões mais instáveis de fraturas.

O uso de haste fresadas permite algumas vantagens ao cirurgião como a auto enxertia do fresado medular, colocação de hastes de maior calibre e estímulo da circulação periosteal nas fraturas fechadas. Diversos estudos têm sido feitos no que se refere ao uso das hastes fresadas nas fraturas expostas.[46]

## USO DE HASTES FRESADAS × NÃO FRESADAS NAS FRATURAS EXPOSTAS

O uso hastes fresadas foi alvo de estudo de Papakostidis et al.[47] que comparou 32 diferentes estudos em meta análise.

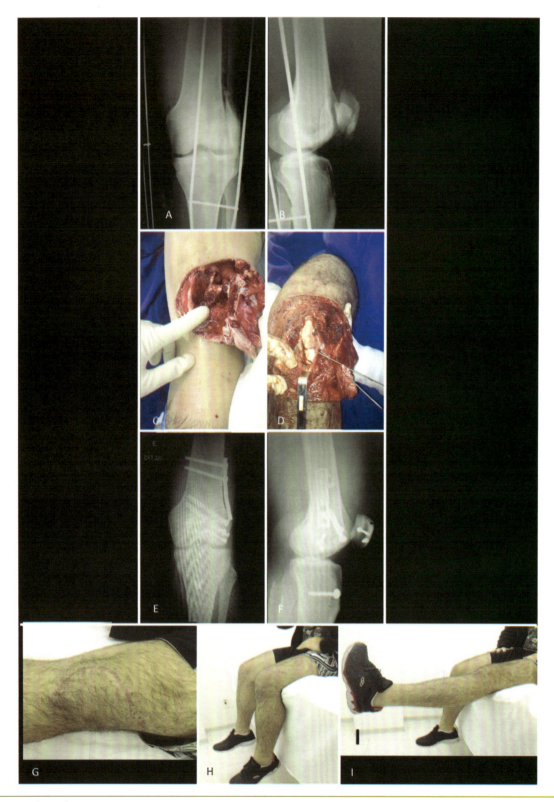

**FIGURA 4.13** **(A e B)** Paciente masculino vítima de acidente de trânsito com moto. Radiografias AP e Perfil do joelho. Fratura cominuta da patela e fratura do côndilo femoral lateral. **(C e D)** Após a limpeza e desbridamento fixação da fratura articular com placa e parafusos. **(E e F)** Radiografias do joelho esquerdo no pós-operatório. **(G, H e I)** Paciente após três meses de evolução e retorno ao trabalho.

Foi avaliado o uso das hastes fresadas comparado ao uso das hastes não fresadas de acordo com a classificação das fraturas expostas de Gustilo. O autor observou que:

1. A taxa de consolidação foi superior com hastes fresadas nas fraturas da tíbia tipo III – B de Gustilo.
2. O retardo de consolidação foi semelhante nos dois grupos. Não houve nenhuma diferença significativa no que diz respeito ao tratamento com hastes fresadas ou não fresadas em qualquer tipo da classificação de Gustilo.
3. A taxa de infecção profunda foi significativamente maior no Tipo III – B quando comparado aos demais tipos de classificação de Gustilo, independente da fresagem ou não do canal medular.
4. A síndrome compartimental foi mais frequente nas fraturas do Tipo II tratadas com haste não fresada quando comparadas com o uso de hastes fresadas.

Bhandari et al.[39] realizaram uma metanálise sobre o tratamento das fraturas expostas da tíbia e não identificaram diferenças estatisticamente significantes no que diz respeito ao uso das hastes fresadas ou não fresadas.

Schemitsch et al.[40] realizaram estudo com 1226 fraturas da tíbia tratadas com uso de hastes fresadas ou não fresadas. O uso de hastes fresadas nas fraturas expostas da tíbia teve maior risco de eventos adversos quando comparado ao uso de hastes não fresadas. Não houve diferença na formação de calo ósseo entre as hastes fresadas e as não fresadas com duas, seis e doze semanas.

Finkemeier et al.[48] não observaram diferenças no uso de hastes fresadas versus técnica não fresada no tratamento das fraturas expostas da tíbia nos quesitos tempo até a consolidação da fratura, número de complicações e quantidade de procedimentos cirúrgicos. No estudo com 94 pacientes foi possível afirmar que nas fraturas expostas da tíbia o uso de haste fresada não acarretou maiores riscos ao paciente.

## ANTIBIOTICOTERAPIA

O uso de antibióticos nas fraturas expostas é classicamente baseado na classificação de Gustilo. Fraturas expostas do tipo I e II recebem profilaxia com uso de cefalosporinas de primeira geração durante um intervalo de tempo curto. Pacientes com fraturas do tipo III (A, B ou C) recebem a associação de cefalosporina de primeira geração com aminoglicosídeo, ou clindamicina. Pacientes com risco de contaminação por microrganismos anaeróbios devem receber cobertura com penicilina, tais como Oxacilina. Pacientes alérgicos aos beta-lactâmicos (penicilinas e cefalosporinas) devem receber outras medicações como as fluoroquinolonas, vancomicina ou clindamicina.

Devemos ter cuidados com relação a classificação de Gustillo, pois foi descrita na década de 1970, apresenta fatores objetivos e subjetivos, e também diverência entre cirugiões. Burmback et.al, mostra que houve concordância de apenas 59% entre os cirurgiões menos experientes e 66% entre os mais experientes, por isso devemos ter cuidado principalmente na avaliação das lesões intermediárias.[48]

O tempo de duração do uso antibiótico é controverso na literatura. Dellinger et al. demonstraram em estudo prospectivo e randomizado não existir diferença nas taxas de infecção entre os pacientes tratados com antibióticos por um dia e entre aqueles em que o tempo foi de cinco dias.[49]

A profilaxia pode ser estendida por mais 24 horas no caso de fraturas exposta grau II de Gustilo. Fraturas do tipo III devem ser tratadas por tempo superior, podendo chegar a 7 a 10 dias.[9] Períodos de uso prolongado de antibiótico podem levar a seleção de cepas resistentes. Novos procedimentos cirúrgicos levam a necessidade de novo período de uso dos antibióticos. Procedimentos ortopédicos subsequentes como o cirurgia para colocação de enxerto ósseo ou procedimentos para cobertura de partes moles devem ser seguidos de novo período de três dias de antibioticoterapia.[49-52]

## ANTIBIÓTICO LOCAL

O uso de antibióticos associado com cimento (polimetilmetacrilato) ósseo com atuação local pode ser empregado para preenchimento de cavidades e espaços mortos. As pérolas de cimento com antibiótico apresentam uma maior liberação local quando comparadas ao efeito do antibiótico por via intravenosa, sem que os seus efeitos colaterais (vistos quando o antibiótico é administrado por via sistêmica) se manifestem. Eckman[53] estudou 70 pacientes onde pôde constatar a diminuição do índice de infecção local nos pacientes que utilizaram cimento ósseo com antibiótico.

Eluição é o termo para descrever a liberação do antibiótico contido no veículo (cimento ósseo com antibiótico) para os tecidos adjacentes. A eluição é determinada pela diferença de concentração de antibiótico entre o veículo e os tecidos adjacentes. Esse processo é aumentado quando existe uma grande área de contato e alta concentração de antibiótico no espaçador ou pérolas de cimento com antibiótico.[9]

O tipo de antibiótico escolhido deve possuir estabilidade térmica para manter suas propriedades durante a fase de polimerização exotérmica. O antibiótico escolhido deve possuir amplo espectro de ação. Nas fraturas expostas, os aminoglicosídeos são a opção de escolha por possuírem estabilidade térmica, amplo espectro de ação e baixa incidência de alergia.

A tobramicina possui propriedades superiores às da vancomicina. Existe receio quanto ao uso de vancomicina devido a chance de seleção de cepas resistentes de enterococos. A liberação local de tobramicina pode atingir valores de concentração local de 10 a 20 vezes superiores àqueles obtidos com o uso sistêmico do antibiótico (Figura 4.14). A alta concentração local não produz efeitos colaterais vistos na administração sistêmica, minimizando os riscos do uso dos aminoglicosídeos. Sempre que possível o cirurgião deve optar por cobrir a ferida operatória com membranas semipermeáveis, para manter um ambiente aeróbio e impedir contaminação por patógenos nosocomiais e infecções graves ocasionadas por organismos anaeróbios.[54]

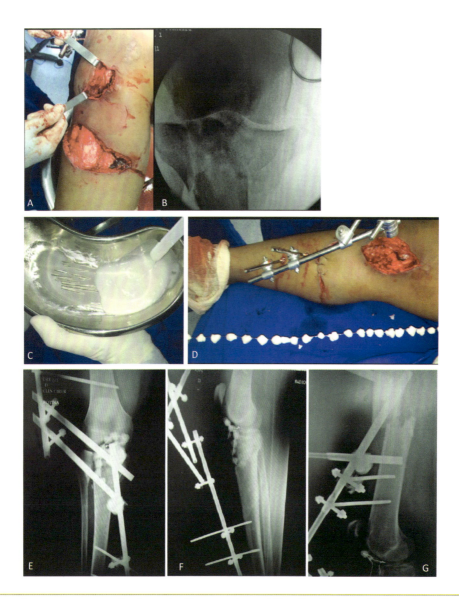

**FIGURAS 4.14 (A e B)** Fratura exposta da tíbia e do fêmur ipsilateral ("joelho flutuante"). **(C e D)** Preparo de "pérolas" de cimento com antibiótico. **(E, F e G)** Radiografias após fixação externa transarticular de joelho flutuante exposto e uso de cimento com pérolas de antibiótico.

Liberação local do antibiótico atinge entre 10 e 20 vezes a concentração sistêmica sem ocasionar efeitos colaterais.

## TRATAMENTO COM PLACAS E PARAFUSOS

Melhor indicado para casos de fraturas articulares com pequeno acometimento das partes moles. Estudos tem demonstrado que as fraturas expostas do tipo I de Gustilo apresentam resultados semelhantes aqueles das fraturas fechadas operadas de forma eletiva.

Para o tratamento das fraturas dos ossos longos no membro inferior existe uma tendência para o uso do princípio de estabilidade relativa com os tutores intramedulares. Nos casos de fraturas expostas em que se escolha utilizar a placa, o cirurgião deve empregar técnica atraumática, sem lesionar as partes moles. A utilização das placas com técnicas minimamente invasivas e com o método de ponte também constituem uma opção.

## FRATURAS EXPOSTAS COM GRAVES LESÕES DE PARTES MOLES: AMPUTAÇÃO OU SALVAÇÃO DO MEMBRO

O aumento dos acidentes de alta energia produz cada vez mais lesões graves que ameaçam não só o membro, mas também a vida dos pacientes traumatizados. Como consequência do trauma de alta energia o cirurgião ortopédico se depara com um maior número de situações onde deve ser feita a escolha entre preservar o membro ou realizar a amputação primária.

No passado, as lesões neurovasculares no membro com fratura exposta eram sinônimos de amputação. A amputação do membro era a única forma de tratamento disponível. O surgimento de novos conhecimentos e implantes ortopédicos associados aos procedimentos microcirúrgicos para revascularização dos membros com lesão arterial levou ao aumento das chances de preservação do membro.

A dúvida entre a preservar ou amputar o membro deve ser baseada em critérios técnicos e na experiência do cirurgião. Membros com lesões vasculares, que apresentam isquemia > em seis horas apresentam prognóstico reservado. Após esse período ocorrem lesões irreversíveis na estrutura celular dos músculos. Procedimentos de revascularização após esse período podem levar a ocorrência de acidose, hipercalemia e à rabdomiólise.

Membros com desenluvamentos e com esmagamentos também apresentam evolução ruim, pois o envelope de partes moles foi gravemente acometido. Pacientes diabéticos, com presença de vasculites e tabagistas apresentam maior risco de falha de procedimentos de revascularização.

Outros aspectos para serem analisados são a qualidade de vida do paciente e os custos do tratamento do em que os procedimentos para a preservação do membro foram realizados. O cirurgião ortopédico deve documentar a condição de partes moles na admissão hospitalar e no decorrer do tratamento.

Saddawi-Konefka et al.[55] realizaram uma metanálise de 28 estudos sobre fraturas expostas da tíbia dos tipos III – B e III – C de Gustilo. Os autores buscaram comparar o tempo de internação hospitalar, tempo até a consolidação da fratura, incidência de complicações, tempo até a carga total no membro e o retorno ao trabalho nos pacientes submetidos a amputação ou a procedimento de salvação.

Pacientes com fraturas do tipo III – B ou tipo III – C submetidos a procedimento de salvação tiveram menor tempo de permanência hospitalar quando comparados aos pacientes que foram submetidos à amputação.

Procedimentos de salvação tiveram como maiores complicações a osteomielite (17,9%), a não união (15,5%), amputação tardia (7,3%) e falha do procedimento de cobertura de partes moles (5,8%).

O retorno ao trabalho foi maior nos pacientes que foram submetidos a amputação (73%) quando comparado aos pacientes submetidos aos procedimentos de salvação (63,5%).[55]

Hoogendoorn et al.[56] fizeram análise da qualidade de vida dos pacientes com diagnóstico de fraturas expostas de Gustilo tipo III. Não houve diferença entre a qualidade de vida no grupo dos pacientes tratados com amputação do membro ou no grupo em que houve a realização do procedimento de salvação.

## FRATURAS EXPOSTAS NAS CRIANÇAS

Os princípios do tratamento das fraturas expostas em crianças permanecem os mesmos nos adultos. Geralmente essas fraturas são decorrentes de acidente de trânsito, atropelamentos e quedas de altura. As localizações mais frequentes nessa faixa etária são o antebraço e as fraturas da tíbia e fíbula.[57] (Figura 4.15).

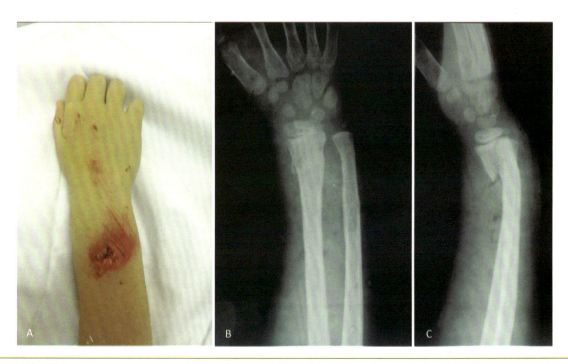

**FIGURA 4.15** (**A**) Fratura exposta no antebraço. (**B** e **C**) Radiografias dio antebraço. Os locais mais comuns de fraturas expostas nas crianças são as fraturas do antebraço e tíbia.

Série Ortopedia e Traumatologia – Fundamentos e Prática

O paciente jovem com esqueleto imaturo possui periósteo mais espesso do que o adulto. Isso permite uma consolidação mais rápida quando comparada aos pacientes com esqueleto maduro. A taxa de infecção em crianças com fraturas expostas e menor quando comparada a taxa encontrada em pacientes adultos.[58]

O tratamento das fraturas expostas deve seguir os mesmos princípios do tratamento em adultos. Após avaliação inicial e suporte clínico através do ATLS ou PALS (*Pediatric Advanced Life Suport)* deve-se administrar a dose profilática de antibiótico e a profilaxia do tétano deve ser feita. Nessa faixa etária a preocupação com a profilaxia do tétano deve ser maior, visto que a incidência de crianças que não receberam a rotina de vacinação adequada pode ser elevada.[59]

A antibioticoterapia com ciprofloxacino não deve ser feita pacientes com idade inferior a 18 anos. O ciprofloxacino possui ação deletéria na cartilagem e pode ocasionar o surgimento de condropatias. Gendrel *et al.*[60] demonstraram uma taxa de 2% a 3% de acometimento em crianças e a incidência de 0.1% em adultos. Estudos em animais demonstram que o ciprofloxacino pode interferir no processo de consolidação óssea.

## RESUMO

A fratura exposta tem sido parte da nossa historia desde a época de Hipócrates. Ela sempre foi um desafio para os médicos cirurgiões. No decorrer da historia muito se aprendeu sobre o tratamento dessas fraturas. A gravidade do trauma aumentou, acompanhando o desenvolvimento da sociedade. O trauma de alta energia tornou-se uma epidemia nas grandes cidades e o tratamento, um verdadeiro desafio para o cirurgião ortopédico.

Com base no que foi mencionado, o ortopedista deve se guiar pelos princípios essenciais:

- **Realizar um diagnóstico correto:** avaliar condições de pele e ferimentos no segmento do local da fratura, assim como o envelope muscular;
- **Classificação criteriosa:** deve ser feita no momento da limpeza e do desbridamento e não na sala de admissão;
- Tratamento adequado das fraturas causadas por projeteis de arma de fogo;
- **Antibioticoterapia correta:** iniciar na admissão e seguir o protocolo do hospital, sempre com orientação de um colega infectologista em caso de dúvida;
- **Limpeza cirúrgica sempre:** realizar a limpeza e o desbridamento cirúrgico o mais breve possível. Apesar das controvérsias da literatura acerca do número de horas decorrentes do momento do trauma, o ortopedista deve respeitar os princípios cirúrgicos.
- Atenção aos casos que são encaminhados de outros serviços. Deve-se confirmar procedimento realizado através de relatório cirúrgico proveniente do serviço de origem e com o paciente. Nos casos duvidosos ou que não tenha sido feita limpeza e o desbridamento de forma apropriada o ortopedista deve reabordar o paciente e realizar novo procedimento de limpeza cirúrgica. A limpeza cirúrgica nunca é demais;

- **Estabilização adequada da fratura:** fratura exposta devidamente estabilizada também diminui o risco de infecção. Caso a fixação seja provisória, devemos realizar sempre a conversão para a estabilização definitiva, evitando ultrapassar o período de duas semanas e
- Respeito ao paciente principalmente na vigência de quadro de infeccioso após insucesso do tratamento. Apoio multidisciplinar e psicológico nos casos de traumas severos que levam a amputação.

## REFERÊNCIAS BIBLIOGRÁFICAS

1. Murray CJL, Lozano R, Naghavi M, et al. Global and regional mortality from 235 causes of death for 20age groups in 1990 and 2010: a systematic analysis for the Global Burden of the Diseases Study 2010. Lancet. 2012;380:2095-128.
2. WHO - Global status report on road sefaty: supporting a decade of action. Geneva: World Health Organization, 2013.
3. D'Alleyrand JC, O'Toole RV. The evolution of damage control orthopedics: current evidence and practical applications of early appropriate care. Orthop Clin North Am. 2013 Oct;44(4):499-507.
4. Scalea TM. Optimal timing of fracture fixation: have we learned anything in the past 20 years? J Trauma. 2008;65(2): 253-60.
5. Struijs PA, Poolman RW, Bhandari M. Infected nonunion of the long bones. J Orthop Trauma. 2007;21:507-11.
6. Crowley DJ, Kanakaris NK, Giannoudis PV. Debridement and wound closure of open fractures: the impact of the time factor on infection rates. Injury. 2007;38:879-89.
7. Trampuz A, Zimmerli W. Diagnosis and treatment of infections associated with fracture-fixation devices. Injury. 2006;37 Suppl 2:S59-66.
8. Darouiche RO. Treatment of infections associated with surgical implants. N Engl J Med. 2004;350:1422-9.
9. Zalavras CG, Patzakis MJ, Holtom PD, et al. Management of Open Fractures. Infect Dis Clin N Am. 2005;19:915-29.
10. Tscherne H, Oestern HJ. A new classification of soft-tissue damage in open and closed fractures (author's transl). Unfallheilkunde. 1982;85:111-5.
11. Mitchell SE, Keating JF, Robinson CM. The treatment of open femoral fractures with bone loss. J Bone Joint Surg Br. 2010:(92):1678-84.
12. Bhandari M, Guyatt G, Tornetta P, et al. Randomized trial of reamed and unreamed intramedullary nailing of tibial shaft fractures. J Bone Joint Surg Am. 2008:(90):2567-78.
13. Paul GR, Sawka MW, Whitelaw GP. Fracture of the ipsilateral femur and tibia: emphasis on intra-articular and soft tissue injury. J Orthop Trauma. 1990;4:309-14.
14. Gustilo RB, Anderson JT. Prevention of infection in the treatment of one thousand and twenty-five open fractures of long bones: retrospective and prospective analysis. J Bone Joint Surg Am. 1976;58(4):453-8.

15. Patzakis MJ, Wilkins J. Factors influencing infection rate in open fracture wounds. Clin Orthop Relat Res. 1989;(243):36-40.

16. Adams CI, Keating JF, Court-Brown CM. Cigarette smoking and open tibial fractures. Injury. 2001:(32):61-5.

17. Castillo RC, Bosse MJ, MacKenzie EJ, et al. Impact of smoking on fracture healing and risk of complications in limb-threatening open tibia fractures. J Orthop Trauma. 2005:(19):151-7.

18. Nasell H, Adami J, Samnegard E, et al. Effect of smoking cessation intervention on results of acute fracture surgery: a randomized controlled trial. J Bone Joint Surg Am. 2010:(92): 1335-42.

19. Pietsch J, Meakin JL. Complications of povidone-iodine absorption in topically treated burn patients. Lancet. 1976; 307(7954):280-2

20. Penn-Barwell JG, Murray CK, Wenke JC. Early antibiotics and debridement independently reduce infection in an open fracture model. J Bone Joint Surg Br. 2012;94-B:7-112.

21. Collinge CA, McWillina-Ros K, Kelly KC, et al. Substantial improvement in prophylactic antibiotic administration for open fracture patients: results of a performance improvement program. J Orthop Trauma. 2014;28(11):620-5.

22. Aufranc OE, Jones WN, Bierbaum BE. Gas gangrene complicating fracture of the tibia. JAMA. 1969 Sep 29; 209(13):2045-7.

23. Robinson CM, McLauchlan G, Christie J, et al. Tibial fractures with bone loss treated by primary reamed intramedullary nailing. J Bone Joint Surg [Br]. 1995;77-B:906-13

24. Schemitsch EH, Bhandari M, Guyatt G, et al. Prognostic factors for predicting outcomes after intramedullary nailing of the tibia. J Bone Joint Surg Am. 2012:(94):1786-93.

25. Friedrich PL. Die aseptische Versorgung frischer Wunden, unter Mittheilung von Thier-Versuchen uber die Auskeimungszeit von Infectionserregern in frischen Wunden. Archiv fur Klinsche Chirugie. 1898:288-310

26. Antich-adrover P, Marti-Garin D, Murias-Alvarez J, et al. External fixation and secondary intramedullary nailing of open tibial fractures. A randomized, prospective trial. J Bone Joint Surg Br. 1997;79(3):433-7.

27. Ashford RU, Mehta JA, Cripps R. Delayed presentation is no barrier to satisfactory outcome in the management of open tibial fractures. Injury. 2004;35(4):411-6.

28. Bednar DA, Parikh J. Effect of time delay from injury to primary managmente on the incidence of deep infection after open fractures of the lower extremities caused by blunt trauma in adults. J Orthop Trauma. 1993;7(6):532-5.

29. Charalambous CP, Siddique I, Xenios M, et al. Early versus delayed surgical treatment of open fractures: Effect on the rates of infeccion and need of secondary surgical procedures to promote bone union. Injury. 2005;36(5):656-61.

30. Crowley DJ, Kanakaris NK, Giannoudis PV. Debridement and wound closure of open fractures: the impact of the time factor on infection rates. Injury. 2007;38(8):879-89

31. Spencer J, Smith A, Woods D. The effect of time delay on infection in open long bone fractures: a 5-year prospective audit from a distinct general hospital. Ann R Coll Surg Engl. 2004;22(10 suppl):S146-151

32. Lange RH, Bach AW, Hansen ST Jr, et al. Open tibial fractures with associated vascular injuries: prognosis for limb salvage. J Trauma. 1985;25:203-8.

33. Bynoe RP, Miles WS, Bell RM, et al. Noninvasive diagnosis of vascular trauma by duplex ultrasonography. 1991;14(3):346-52.

34. Gristina AG, Oga M, Webb LX, et al. Adherent bacterial colonization in the pathogenesis of osteomyelitis. Science. 1985 May 24;228(4702):990-3.

35. Schenker ML, Yannascoli S, Baldwin KD, et al. Does Timing to Operative Debridement Affect Infectious Complications in Open Long-Bone Fractures? A Systematic Review. J Bone Joint Surg Am. 2012 Jun 20;94(12):1057-64.

36. Dunbar RP, Gardner M. Initial management of open fractures. In: Bucholz R, et al. Fraturas em Adultos de Rockwood & Green. Barueri: Manole Ltda, 2013. Edicao 7, volume I. p.283-300

37. Anglen JO. Wound irrigation in musculoskeletal injury. J Am Acad Orthop Surg. 2001 Jul-Aug;9(4):219-26.

38. Petrisor B, Jeray K, Schemitsch E, et al. Fluid lavage in patients with open fracture wounds (FLOW): an international survey of 984 surgeons. BMC Musculoskelet Disord. 2008;9:7.

39. Bhandari M, Thompson K, Adili A, et al. High and low pressure irrigation in contaminated wounds with exposed bone. Int J Surg Investig. 2000;2:179-82.

40. Adili A, Bhandari M, Schemitsch EH. The biomechanical effect of highpressure irrigation on diaphyseal fracture healing in vivo. J Orthop Trauma. 2002;16:413-7.

41. Valenziano CP, Chattar-Cora D, O'Neill A, et al. Efficacy of primary wound cultures in long bone open extremity fractures: are they of any value? Arch Orthop Trauma Surg Br. 1978;60-B(2):270-5.

42. Draeger RW, Dahners LE. Traumatic wound debridement: a comparison of irrigation methods. J Orthop Trauma. 2006;20:83-8.

43. Akinyoola AL, Odunsi A, Yusu MB. Use of wound drains following open reduction and internal fixation of femoral shaft fractures. J Wound Care. 2012:(21):279-80, 282-4.

44. Kadas I, Magyari Z, Vendegh Z, et al. Changing the treatment to reduce complication rate in open tibial fractures. Int Orthop. 2009:(33):1725-31.

45. Mohseni MA, Soleimanpour J, Mohammadpour H, et al. AO tubular external fixation vs. unreamed intramedullary nailing in open grade IIIA-IIIB tibial shaft fractures: a single-center randomized clinical trial. Pak J Biol Sci. 2011:(14):490-5.

46. Bhandari M, Guyatt GH, Swiontkowski MF, et al. Treatment of open fractures of the shaft of the tibia. J Bone Joint Surg Br. 2001:(83):62-8.

47. Papakostidis C, Kanakaris NK, Pretel J, et al. Prevalence of complications of open tibial shaft fractures stratified as per the Gustilo-Anderson classification. Injury. 2011; (42):1408-15.

48. Finkemeier CG, Schmidt AH, Kyle RF, et al. A prospective, randomized study of intramedullary nails inserted with and without reaming for the treatment of open and closed fractures of the tibial shaft. J Orthop Trauma. 2000:(14):187-93.

49. Brumback RJ, Jones AL. Interobserver agreement in the classification of open fractures of the tibia. The results of a survey of two hundred and forty-five orthopaedic surgeons. J Bone Joint Surg Am. 1994;76:1162-6.

50. Dellinger EP, Caplan ES, Weaver LD, et al. Duration of preventive antibiotic administration for open extremity fractures. Arch Surg. 1988;123:333-9.

51. Patzakis MJ, Wilkins J. Factors influencing infection rate in open fracture wounds. Clin Orthop Relat Res. 1989;243:36-40.
52. Dellinger EP, Miller SD, Wertz MJ, et al. Risk of infection after open fracture of the arm or leg. Arch Surg. 1988;123:1320-7.
53. Templeman DC, Gulli B, Tsukayama DT, et al. Update on the management of open fracturesof the tibial shaft. Clin Orthop Relat Res. 1998;350:18-25.
54. Eckman JB Jr, Henry SL, Mangino PD, et al. Wound and Serum Levels of Tobramycin With the Prophylactic Use of Tobramycin-Impregnated Polymethylmethacrylate Beads in Compound Fractures. Cli Orthop Relat Res. 1988;(237):213-5.
55. Zalavras CG, Patzakis MJ, Holtom PD, et al. Management of open fractures. Infect Dis Clin North Am. 2005;19(4):915-29.
56. Saddawi-Konefka D, Kim HM, Chung KC. A systematic review of outcomes and complications of reconstruction and amputation for type IIIB and IIIC fractures of the tibia. Plast Reconstr Surg. 2008:(122):1796-805.
57. Hoogendoorn JM, van der Werken C. Grade III open tibial fractures: functional outcome and quality of life in amputees versus patients with successful reconstruction. Injury. 2001:(32):329-34.
58. Skaggs DL, Friend L, Alman B, et al. The effect of surgical delay on acute infection following 554 open fractures in children. J Bone Joint Surg Am. 2005;87(1):8-12.
59. Lobst CA, Tidwell MA, King WF. Nonoperative management of pediatric type I open fractures. J Pediatr Orthop. 2005;25:513-7.
60. Luman ET, Barker LE, Shaw KM, et al. Timeliness of childhood vaccinations in the United States: days undervaccinated and number of vaccines delayed. JAMA. 2005;293: 1204-11.

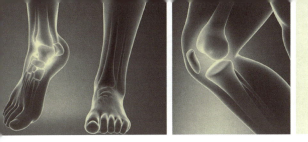

# Reparação do Revestimento Cutâneo dos Membros

Arnaldo V. Zumiotti
Teng Hsiang Wei

## INTRODUÇÃO

A perda do revestimento cutâneo dos membros pode levar a exposição de estruturas que não resistem à exposição tais como vasos, tendões, nervos, ossos e cartilagem. Esse quadro torna-se ainda mais dramático nas lesões de alta energia quando ocorrem fraturas, lesão de múltiplos tecidos ou outras lesões associadas. A evolução desses casos sem a interferência ativa e precoce do traumatologista em conjunto com o cirurgião de reconstrução tem demonstrado um alto índice de complicações locais devido à infecção e necrose dos tecidos expostos. A aplicação de conceitos já consagrados de desbridamento rigoroso dos tecidos desvitalizados e o advento de modernas técnicas de estabilização óssea e de reparação do revestimento cutâneo trouxeram novo alento no tratamento dessas lesões complexas.

## HISTÓRICO

O tratamento das lesões extensas do revestimento cutâneo e das fraturas expostas graves modificou-se de maneira significante nas últimas décadas, embora alguns conceitos básicos já tivessem sido descritos e aplicados há mais de dois séculos.

A conduta de realizar rotineiramente o desbridamento dos tecidos desvitalizados foi introduzida na prática médica no século XVIII por Desault. Esse procedimento foi utilizado com rigor nas Campanhas Napoleônicas por Larrey para reduzir o índice de mortalidade decorrente das fraturas expostas. Nos casos mais graves era preconizada a amputação precoce como forma radical de desbridamento e fechamento primário da ferida. Com o emprego dessa conduta houve a redução do índice de mortalidade para 25%.

Por ocasião da I Guerra Mundial, Orr advogava uma nova técnica denominada tratamento fechado das fraturas expostas e que consistia na manutenção do ferimento aberto para drenagem, porém o membro era envolvido com curativo oclusivo e imobilizado com aparelho gessado. Esse tratamento tinha como objetivos a estabilização da fratura e a cicatrização da ferida por segunda intenção. Infelizmente, a negligência com relação ao desbridamento rigoroso voltou a gerar resultados catastróficos com altos índices de infecção local e de mortalidade. Essa conduta prevaleceu até a Guerra Espanhola quando Trueta, revivendo os conceitos já preconizados no século anterior, afirmava que "não ocorre infecção quando todos os tecidos desvitalizados são removidos". Com a reintrodução dessa medida houve novamente uma diminuição das complicações locais e gerais nas fraturas expostas, sendo a conduta mais utilizada na primeira metade da II Guerra Mundial.

A partir de 1943, ainda na II Guerra Mundial, foi inaugurada uma nova fase no tratamento das fraturas expostas em que constava o emprego de amplo desbridamento ainda nas frentes de batalha e a revisão da cirurgia nas retaguardas médicas a partir do quarto dia de pós-operatório. Após uma ou mais sessões de desbridamento era realizado o planejamento da reparação do revestimento cutâneo. Os resultados dessa conduta mostraram resultados muito mais favoráveis baixando o índice de osteomielite de 80% obtidos na I Guerra Mundial para 25%. Apesar do entendimento de que a associação do desbridamento rigoroso, a estabilização da fratura e a reparação precoce do revestimento cutâneo eram importantes fatores na determinação do prognóstico ainda faltavam técnicas adequadas de correção dos defeitos de cobertura cutânea. Com o advento de retalhos convencionais fasciocutâneos e musculares e, mais recentemente, dos retalhos microcirúrgicos, houve um grande avanço neste campo. Isso permitiu que os desbridamentos fossem amplos e rigorosos, e com a ferida limpa e sem a presença de tecidos desvitalizados, o fechamento precoce pudesse ser realizado evitando-se a necrose e a infecção dos tecidos expostos. Em 1986, Godina demonstrou nas fraturas expostas de tíbia em que a reparação do revestimento cutâneo feito com retalhos

Série Ortopedia e Traumatologia – Fundamentos e Prática

microcirúrgicos em até 72 horas após o atendimento inicial reduziu a taxa de infecção para 1,5%. Em contraste, nos pacientes cuja cobertura era feita depois do terceiro dia, o índice de infecção foi de aproximadamente 20%. Essa mesma experiência foi reproduzida em outros centros especializados e divulgada por outros autores.

Outro aspecto controverso e que foi definitivamente esclarecido a partir do trabalho de Godina diz respeito ao índice de sobrevida dos retalhos realizados na urgência. Havia uma falsa ideia de que os retalhos realizados mais precocemente estavam fadados ao insucesso devido às lesões vasculares. Essa afirmativa caiu em descrédito após se verificar que o índice de sucesso na reparação primária precoce era maior que na tardia e que era perfeitamente possível por meio de um exame clínico e de exames complementares quando necessários (doppler, arteriografia ou angiotomografia). Por outro lado, a manutenção da ferida aberta implica em processo inflamatório e de cicatrização induzidos pela contaminação ou infecção da ferida, que podem dificultar ou mesmo inviabilizar a utilização desses vasos para a confecção de retalhos convencionais ou microcirúrgicos, diminuindo o índice de sucesso do procedimento.

## PRINCÍPIOS GERAIS

A estabilização esquelética e a vascularização são respectivamente as bases mecânica e biológica da cicatrização e da consolidação das fraturas. No local do trauma, além do dano mecânico tecidual, há interrupção temporária da perfusão normal, os fenômenos isquêmicos aumentam devido ao acréscimo da pressão intersticial produzido pelo edema, pela hipóxia e pela acidose tecidual. Essas alterações dificultam a cicatrização e diminui a resistência dos tecidos à infecção. A reparação do revestimento cutâneo confere não somente a proteção mecânica, mas também a vascularização local, aumentando a tensão de oxigênio e o aporte de nutrientes, fatores humorais e medicamentos, criando um ambiente propício para a formação do calo ósseo.

O momento ideal para a realização da reparação do revestimento cutâneo nas lesões dos membros depende de fatores locais e gerais. Os gerais dizem respeito ao estado do paciente e a qualificação da equipe médica. Os locais dependem das condições do ferimento e das lesões associadas. Naqueles com uma pequena quantidade de contaminação e de tecidos desvitalizados, em geral uma ou duas sessões de desbridamento (second look) são suficientes e a reparação do revestimento cutâneo pode ser feita precocemente. Nos casos mais graves, com abundância de tecidos desvitalizados e a presença de contaminação grosseira realizam-se tantas sessões de desbridamento quantas forem necessárias para que a ferida se torne a mais limpa possível, e somente depois que esse objetivo é alcançado programa-se a reparação da cobertura cutânea. A avaliação do estado da ferida pode ser feita usando-se apenas critérios clínicos ou com o auxílio de cultura quantitativa.

A estabilização esquelética depende da localização e do tipo de fratura. Geralmente os fixadores tubo-a-tubo ou os monolaterais permitem uma manipulação adequada das feridas e a confecção de retalhos locais ou à distância. Em situações específicas, é possível proceder-se à osteossíntese interna com hastes ou placas e, no mesmo tempo cirúrgico, efetuar a reparação do revestimento cutâneo (*fix and flap*). Em todos os casos, é necessária a colheita de material para identificação de agentes infecciosos, obtenção do antibiograma e monitoração da flora. Esse material deve ser colhido das regiões mais profundas da ferida e na vigência de infecção óssea retira-se também uma amostra de tecido ósseo.

A reparação do revestimento cutâneo também tem a vantagem de permitir vias de acesso de cirurgias complementares tal como reconstrução óssea nos casos de perda segmentar nas fraturas de alta energia. Em resumo, o objetivo primordial nesses casos é o de transformar a fratura exposta em uma fratura fechada sem os riscos de infecção gerados por condutas inadequadas.

Se analisarmos historicamente os métodos de tratamento dos ferimentos graves e das fraturas expostas produzidas por traumas de alta energia é possível verificar que há dois séculos era preconizada a amputação primária precoce objetivando-se a preservação da vida. Com a aplicação do procedimento de desbridamento rigoroso advogado por Trueta atuou-se fundamentalmente na preservação do membro. A introdução da reparação precoce do revestimento cutâneo e a antibioticoterapia possibilitaram a prevenção da osteomielite. Atualmente nos encontramos na era da preservação da função do membro que pode ser conseguida com o emprego de todos os recursos já citados anteriormente acrescidos dos modernos métodos de reparação de ferimentos complexos.

## MÉTODOS DE REPARAÇÃO DO REVESTIMENTO CUTÂNEO

O revestimento cutâneo constitui um invólucro importante para a proteção das estruturas subjacentes e uma vez lesado deve ser reconstruído de forma a obter uma cobertura estável, durável e também capaz de devolver o contorno estético à região afetada. E isto pode ser conseguido por meio do uso de enxerto de pele ou de retalhos. A cicatrização por segunda intenção é indesejável não só por manter uma permanente porta de entrada para infecção como também por criar uma cobertura cutânea instável.

Os enxertos de pele, assim como os substitutos dérmicos, dependem da vascularização do leito receptor e por essa razão não devem ser aplicados sobre osso, cartilagem, tendões e feixe vásculo-nervoso. A conduta de aguardar a formação do tecido de granulação para a realização de enxerto de pele tem vários inconvenientes tais como manter o ferimento aberto por tempo prolongado, facilitar a instalação de infecção, induzir a necrose dos tecidos expostos por ressecamento, retardar a cicatrização e a reabilitação. Mesmo associando-se terapias adjuvantes como a câmara hiperbárica, ainda há um intervalo de tempo em que a ferida se mantém aberta e produz-se um excesso de tecido fibro-cicatricial. Isso cria um ambiente desfavorável à consolidação e às cirurgias complementares futuras. Mais recentemente, os curativos que empregam pressão negativa têm constituído ajuda valiosa no preparo da ferida, selando provisoriamente a solução de continuidade, removendo o excesso de exsudato e promovendo formação de tecido de granulação

Nos casos onde não está indicada a enxertia de pele deve-se realizar a reparação do revestimento cutâneo por meio de retalhos. Os retalhos são unidades funcionais que possuem vascularização própria e, portanto, independem do leito receptor. Podem ser classificados quanto à zona doadora em retalhos locais, regionais ou à distância. Os retalhos locais devem ser evitados nos traumas mais graves devido ao potencial comprometimento da sua vascularização. Quanto ao tipo de vascularização podem ser do tipo axial quando dependem de um pedículo vascular ou ao acaso quando não há esse padrão. Os retalhos axiais podem ser realizados de forma convencional quando sua transposição para a área receptora depende do arco de rotação de seu pedículo vascular. Como retalhos microcirúrgicos podem ser transferidos à distância, sendo que sua vascularização depende somente das anastomoses microvasculares com vasos próximos da zona receptora. Quanto aos tecidos que os compõem os retalhos eles podem ser cutâneos, fasciais, fasciocutâneos, musculares, miocutâneos, ósseos, osteocutâneos e compostos (quiméricos, em alusão ao monstro da mitologia grega, composto por partes de diversos animais).

Os retalhos de perfurante são uma evolução dos retalhos axiais tradicionais que se tornaram possíveis graças ao entendimento das ramificações mais distais dos grandes vasos, cujos territórios foram denominados de angiossomos por Taylor em 1987, que mapeou extensamente os vasos perfurantes de toda a superfície do corpo humano. Estes ramos terminais perfurantes geralmente trafegam pelos septos intermusculares ou são músculos-cutâneos (permeiam por entre as fibras musculares).

Com isso é possível confeccionar retalhos de diferentes formatos e dimensões e composições tissulares, centralizando-se nos pequenos eixos vasculares descritos acima, com o intuito de transportar tecidos mais adequados à área receptora, sem causar a morbidade que os retalhos clássicos, cujos desenhos não podem ser customizados, acabam impondo à área doadora. Disso resultam os retalhos denominados quiméricos, que podem possuir infinitas combinações de tecidos independentes entre si, procedentes de vários angiossomos (cutâneos, múltiplos cutâneos, osteo-cutâneos, mio-osteo-cutâneos, periósteo-cutâneos etc.).

## REPARAÇÃO DO REVESTIMENTO CUTÂNEO NO MEMBRO SUPERIOR

As perdas pequenas e moderadas do revestimento cutâneo no membro superior podem ser tratadas na maioria dos casos com retalhos convencionais. Os retalhos microcirúrgicos são reservados para os casos de perdas extensas ou quando o trauma impede a realização do retalho convencional.

### DEDOS E POLEGAR

Nas lesões da extremidade distal dos dedos são indicados os retalhos de avanço tipo V-Y volar (Atasoy-Kleinert), V-Y lateral (Kutler) ou o retalho digital de fluxo reverso. No polegar as lesões menores são reparadas com retalho de avanço baseado nas suas próprias artérias digitais (Moberg) e nas perdas maiores com o retalho neurovascular em ilha (Littler), que é retirado preferencialmente da face ulnar do dedo médio. Quando a vascularização dos dedos está comprometida opta-se pela transferência microcirúrgica do retalho neurovascular do hálux (Figura 5.1). As perdas do revestimento cutâneo do dorso das falanges proximais dos dedos podem ser tratadas com o uso dos retalhos baseados nas artérias metacárpicas ou com o retalho em bandeira.

### MÃO

As lesões do revestimento cutâneo da região palmar constituem um problema de difícil solução devido as características peculiares da pele palmar. Vários tipos de retalhos têm sido utilizados, dentre os quais os retalhos fasciais, os cutâneos e os musculares. A despeito das vantagens relatadas pelos autores os resultados são pouco satisfatórios no que diz respeito à textura e ao aspecto estético dos retalhos utilizados. Em perdas moderadas o emprego do retalho fasciocutâneo do *cavum* plantar pode ser uma boa opção por apresentar características semelhantes às da pele palmar. Em perdas mais extensas é utilizado o retalho fascial escapular complementado com enxertia de pele plantar.

As lesões do revestimento cutâneo dorsal apresentam várias opções de tratamento e todas com bons resultados. As perdas moderadas podem ser resolvidas com o retalho de fluxo retrógrado da artéria interóssea posterior (Figura 5.2). O retalho antebraquial baseado na artéria radial (retalho chinês) também pode ser utilizado, porém é preciso levar em conta o aspecto estético indesejável da área doadora e as eventuais consequências do sacrifício da artéria radial. Quando os retalhos convencionais não podem ser realizados são indicados os retalhos microcirúrgicos. O retalho lateral do braço é muito útil nos casos de perdas que não excedem 4 cm de largura, caso contrário a área doadora não pode ser fechada por sutura borda a borda. Mais recentemente, para defeitos moderados, uma área doadora interessante descrita é a face lateral e proximal da perna (retalho súpero-lateral da perna), cuja pele é nutrida por ramo perfurante do tronco tibio-fibular. Outro retalho que pode ser utilizado nessas circunstâncias é o retalho muscular constituído pelos três ou quatro últimos dentes do serrátil anterior complementado por enxerto de pele. Nas lesões mais extensas o retalho cutâneo escapular da coxa preenchem as necessidades da área receptora. Na última década, temos preferido o retalho anterolateral da coxa (perfurante da a. circunflexa lateral

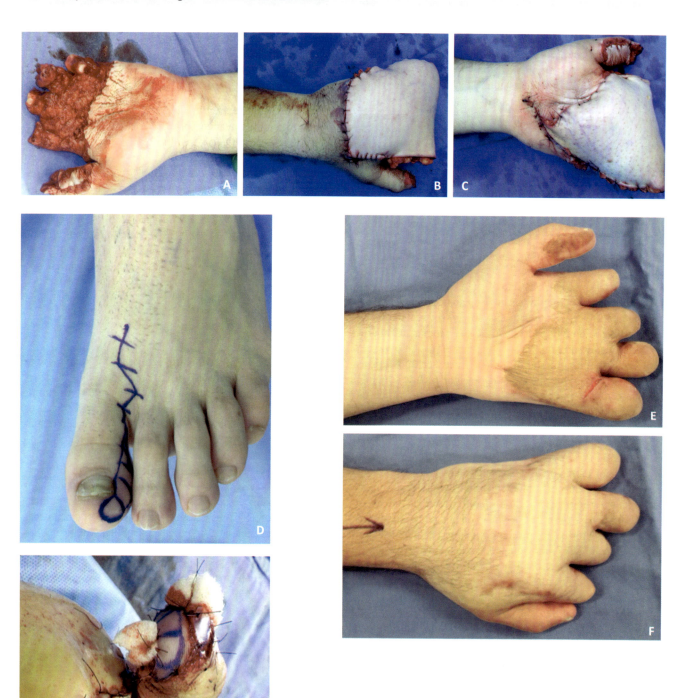

FIGURA 5.1 (A) A Desenluvamento da mão; (B) Envelopamento com retalho anterolateral da coxa; (C) Aspecto palmar mostrando perda do revestimento da ponta do polegar; (D) Desenho do retalho da comissura no pé; (E e F) Aspecto final da mão após separação das sindactilias; (G) Aspecto do retalho na ponta do polegar.

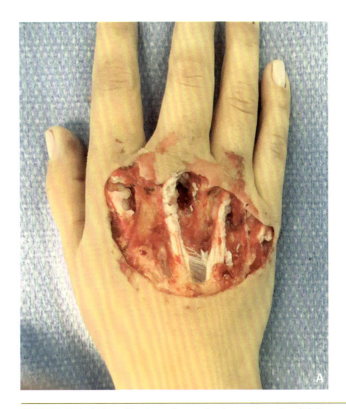
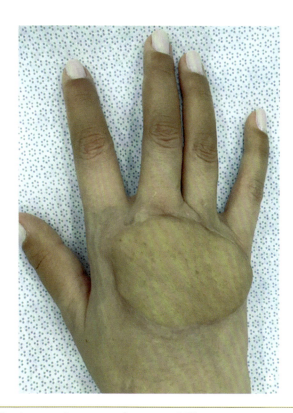

FIGURA 5.2 **(A)** Lesão descolante do dorso da mão; **(B)** Reparação do revestimento cutâneo com SCIP.

femoral) ou o SCIP (perfurante da a. circunflexa ilíaca superficial), que são retalhos cutâneos de dimensões grandes que podem ser retirados com o paciente em decúbito dorsal e com bons resultados estéticos na área doadora e receptora (Figuras 5.3 e 5.4).

## COTOVELO E ANTEBRAÇO

As fraturas expostas do terço distal do antebraço com perdas do revestimento cutâneo são mais críticas devido à carência nesse local de músculos ou de pele disponível para a confecção de retalhos locais. A primeira opção é o emprego de retalhos convencionais tais como o retalho de fluxo reverso da artéria interóssea posterior ou o retalho antebraquial baseado na artéria radial. Mais recentemente, com a descrição da técnica de confecção do antebraquial radial na forma de perfurante, tornou-se possível transpor o retalho cutâneo sem realizar a ligadura da artéria radial. Ainda na região do punho, principalmente palmar e ulnar, é possível a rotação do retalho cutâneo baseado no ramo dorso-lunar da artéria ulnar, localizada a aproximadamente 3 cm proximamente ao osso pisciforme, quando o defeito é de dimensão pequena a moderada. Na impossibilidade de confeccionar esses retalhos mencionados indicam-se os retalhos microcirúrgicos à semelhança da mão.

No cotovelo a reparação do revestimento cutâneo pode ser feita com o retalho lateral do braço de pedículo distal

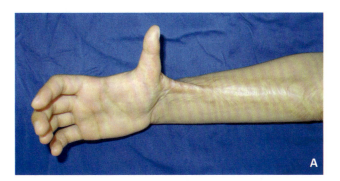
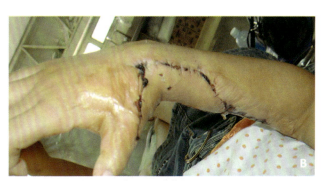

FIGURA 5.3 **(A)** Brida pós-queimadura no punho; **(B)** Correção da deformidade e cobertura com TAP (retalho perfurante toracodorsal).

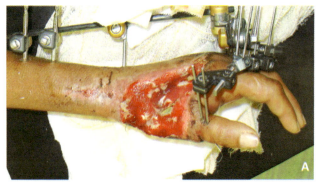
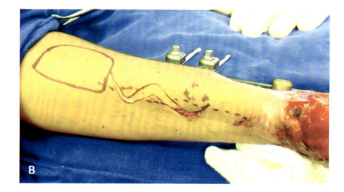
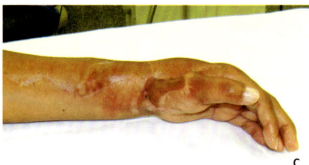

FIGURA 5.4 (A) Esmagamento da mão com perda do revestimento cutâneo; (B) Desenho do retalho de perfurante chinês com dissecção no plano subdérmico (sem ligadura da artéria); (C) Resultado final.

ou de pedículo extendido ou com rotação dos retalhos da cintura escapular: grande dorsal ou serrátil anterior, na forma muscular ou músculo-cutânea. Outra possibilidade é a rotação do retalho cutâneo do retalho da artéria interóssea posterior ou antebraquial radial, ambos porém com fluxo anterógrado (Figura 5.5).

### OMBRO E BRAÇO

Os retalhos escapular, do serrátil anterior ou do músculo do grande dorsal utilizados sob a forma pediculada são as melhores opções para a reparação do revestimento cutâneo das regiões do ombro e do braço. O retalho peitoral (m. peitoral maior) também possui um arco de rotação adequado para a região do ombro.

## REPARAÇÃO DO REVESTIMENTO CUTÂNEO NO MEMBRO INFERIOR

Ao contrário do observado nos membros superiores onde os retalhos convencionais apresentam grande aplicação, o mesmo não ocorre nos membros inferiores, principalmente nas lesões extensas da perna e do pé onde os retalhos microcirúrgicos constituem-se na melhor opção de tratamento.

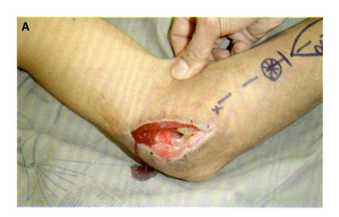
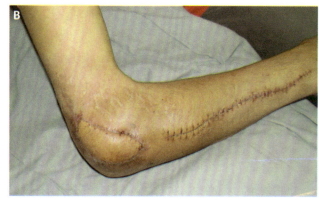

FIGURA 5.5 (A) Exposição óssea com perda da cobertura cutânea na face lateral do cotovelo; (B) Reparação do revestimento cutâneo com retalho da a. interóssea post. de fluxo anterógrado.

## Pé e tornozelo

Os retalhos convencionais disponíveis nesse segmento são de pequena dimensão e podem ser somente utilizados em lesões com perdas pequenas e moderadas da cobertura cutânea. Os mais utilizados são o retalho fasciocutâneo do *cavum* plantar, o retalho baseado na artéria calcânea lateral e o de fluxo reverso da artéria fibular e da primeira metatársica dorsal. O retalho dorsal do pé, dependente da artéria pediosa, tem sido usado excepcionalmente devido a importante sequela estética deixada na área doadora. Os retalhos tipo hélice (*propeler*) baseados nas três artérias do membro inferior também podem ser confeccionados para cobrir defeitos na região do tornozelo. O arco de rotação depende do pivô, que corresponde à perfurante escolhida. O retalho neurocutâneo sural também constitui uma interessante opção para defeitos da região do tornozelo quando a região do seu pedículo (face posterolateral) está preservada.

Em lesões mais extensas, são indicados os retalhos microcirúrgicos, dos quais o cutâneo lateral do braço e o escapular e os musculares serrátil anterior e grande dorsal são os mais utilizados. O nosso carro-chefe da reconstrução tem sido o retalho anterolateral da coxa, cujas características já foram supramencionadas. Quando o defeito é de dimensão pequena a moderada, o retalho súpero-lateral da perna é muito interessante, uma vez que pode ser retirado na mesma perna da lesão, facilitando a logística intra-operatória e minimizando sequelas na área doadora.

A reparação do revestimento cutâneo das regiões maleolares, dorsal e do tendão calcâneo deve ser feita preferencialmente com retalhos cutâneos. Por outro lado, a cobertura cutânea da região plantar por ter características muito peculiares e ser especializada em suportar pressões é de difícil substituição por meio dos retalhos disponíveis. Nas perdas pequenas e moderadas o retalho fasciocutâneo do *cavum* plantar é a melhor indicação por ser constituído de pele com características semelhantes à do calcâneo. Nas perdas maiores o emprego de retalho muscular revestido com enxerto de pele total tem demonstrado melhores resultados. Apesar de não apresentar sensibilidade táctil a prevenção de escaras de pressão no retalho tem sido feita com o uso de palmilhas adequadas (Figura 5.6 a 5.8).

## Joelho e perna

As lesões do revestimento cutâneo circunscritas às regiões do joelho ou do terço proximal e médio da perna podem ser reparadas em grande parte dos casos com retalhos convencionais. Os retalhos musculares ou músculo-cutâ-

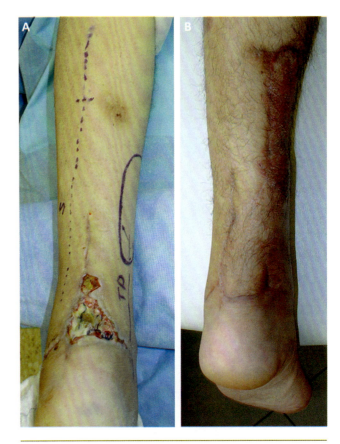

**FIGURA 5.6 (A)** Deiscência e exposição do tendão calcâneo; **(B)** Reparação do revestimento com rotação do retalho tipo hélice (perfurante tibial post.)

neos do gêmeo medial são indicados para a cobertura das regiões do joelho e do terço proximal da perna e do sóleo para o terço médio.

Os retalhos tipo hélice têm grande utilidade para cobertura de defeitos moderados na perna. Para a sua confecção, há de conhecer-se bem os angiossomos (distribuição das perfurantes) da perna ou fazer a marcação com ultrassom-Doppler ou angiotomografia, a fim de que o desenho seja o mais preciso possível. Nas lesões pequenas podem ser realizados os retalhos fasciocutâneos convencionais, tomando-se o cuidado de não desenhar a base muito estreita (proporção comprimento:base pelo menos igual a 1:1). No terço distal da perna os retalhos microcirúrgicos têm grande aplicação devido à escassez de tecidos locais. Os retalhos mais utilizados são os mesmos mencionados para a região do tornozelo (Figura 5.9).

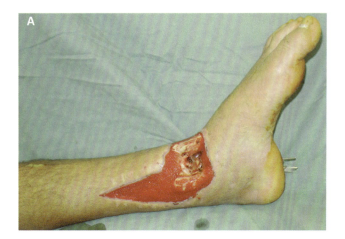
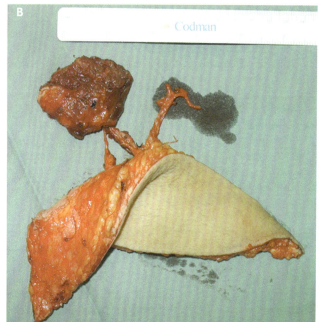
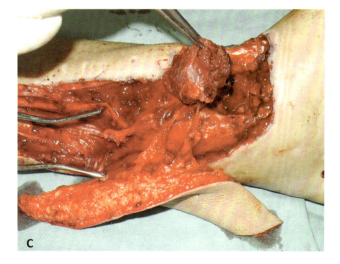
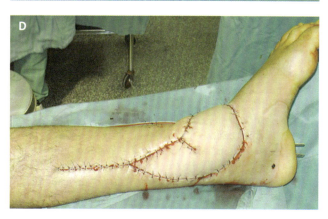

**FIGURA 5.7** **(A)** Osteomielite pós-traumática da tibia distal; **(B)** Retalho anterolateral da coxa com segmento do m. vasto lateral para preenchimento da cavidade óssea; **(C)** Anastomose no feixe tibial posterior e preenchimento da cavidade com músculo após desbridamento; **(D)** Aspecto final no POI.

Reparação do Revestimento Cutâneo dos Membros

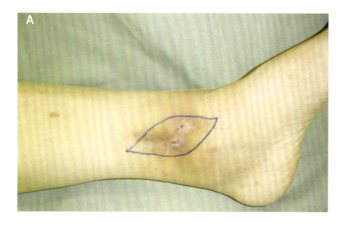
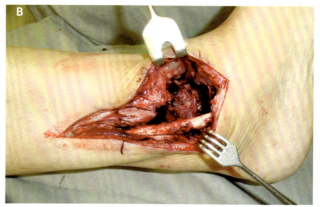
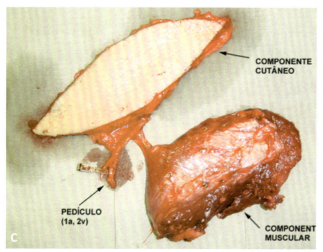
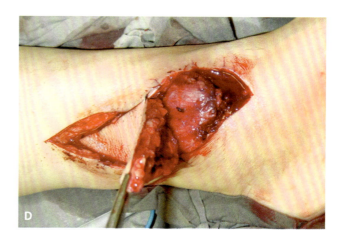
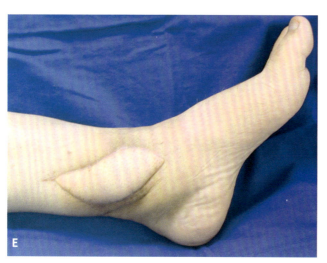

**FIGURA 5.8 (A)** Tornozelo com osteomielite da tíbia distal e fístulas na face medial; **(B)** Após desbridamento mostrando tendão tibial posterior e cavidade óssea. **(C)** Retalho súpero-lateral da perna na forma quimérica; **(D)** Preenchimento da cavidade com músculo; **(E)** Aspecto final da reconstrução (paciente submeteu-se à artrodese posteriormente).

CAPÍTULO 5

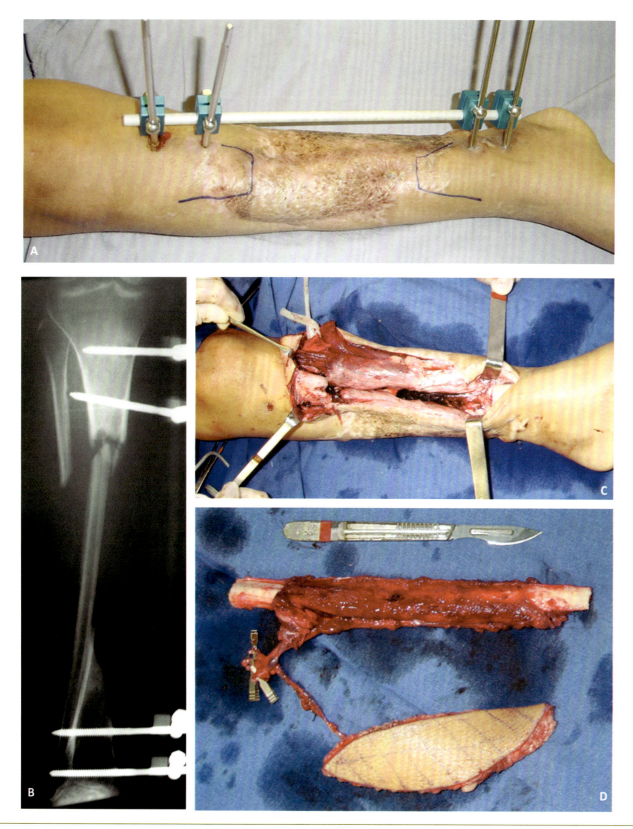

FIGURA 5.9 (A) Perda diafisária da tibia (15cm) com revestimento cutâneo instável; (B) Radiografia da perna mostrando perda óssea diafisária; (C) Aspecto da perna no intraoperatório mostrando perda segmentar e defeito cutâneo; (D) Confecção do retalho quimérico fibular osteocutâneo.

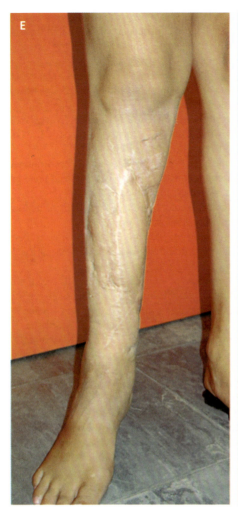 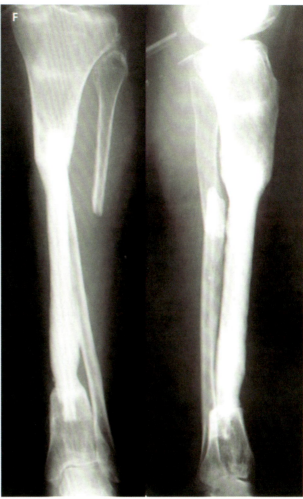

FIGURA 5.9 **(E)** Aspecto clinico final; **(F)** Aspecto radiográfico final mostrando consolidação e hipertrofia óssea.

## REFERÊNCIAS CONSULTADAS

1. Burkhalter WE. Open injuries of the lower extremity. Surg Clin North Am. 1973;53:1439.
2. Byrd HS, Spicer TE, Cierny G III. Management of open tibial fractures. Plast Reconstr Surg. 1985;76-719.
3. Chapman MW, Mahoney M. The role of early internal fixation in the management of open fractures. Clin Orthop. 1979;138:120.
4. Cierny GIII, Byrd HS, Jones RE. Primary Versus Delayed Soft Tissue Coverage for Severe Open Tibial Fractures: A Comparison of Results. Clin Orthop. 1983;178:54-63.
5. Ger R. The management of open fractures of the tibia with skin loss. J Trauma. 1970;10:112.
6. Godina M. Early microsurgical reconstruction o complex trauma of the extremities. Plast Reconstr Surg. 1986; 78:285.
7. Grabb WC, Argenta LC. The lateral calcaneal artery skin flap (the lateral calcaneal artery, lesser saphenous vein and sural nerve skin flap). Plast Reconst Surg. 1981; 68:723.
8. Gustilo RB, Anderson JT. Prevention of infection in the treatment of one thousand and twenty-five open fractures of long bones. J. Bone Joint Surg. 1976;58A:453.
9. Koshima I, Yamamoto H, Hosoda M, et al. Free combined composite flaps using the lateral circumflex femoral system for repair of massive defects of the head and neck regions: an introduction to the chimeric flap principle. Plast Reconstr Surg. 1993;92(3):411.
10. Lima ALLM, Zumiotti AV. Aspectos atuais do diagnóstico e tratamento das osteomielites. Acta Ortop Bras. 1999;7(3):135.
11. Lister GD, Schecker L. Emergency free flaps to the upper extremity. J hand Surg. 1988;13:22.
12. Lourenço PRB, Franco JS. Atualização no tratamento das fraturas expostas. Rev Bras Ortop. 1998;33(6):436.
13. Macnab I, De Haas WG. The role of periostal blood supply in the healing of fractures of the tibia. Clin Orthop. 1974;105:27.
14. Mathes SJ, Alpert BS, Chang N. Use of the muscle flap in chronic osteomyelitis: Experimental and clinical correlation. Plast Reconst Surg. 1982;69:815.

Série Ortopedia e Traumatologia – Fundamentos e Prática

15. Mathes SJ, McCraw JB, Vasconez LO. Muscle transposition flaps for coverage of lower extremity defects – anatomic considerations. Surg Clin North Am. 1974;54:1337.

16. May JW Jr, Gallico GC III, Lukash FN. Microvascular transfer of free tissue for closure of bone wounds of the distal lower extremity. N Engl J Med. 1982;306(5):253.

17. May JW Jr, Holls MJ, Simon SR. Free microvascular muscle flaps with skin graft reconstruction of extensive defects of the foot: A clinical and gait analysis study. Plast Reconst Surg. 1985;75:627.

18. May JW, Gallico GG, Jupiter J. Free latissimus dorsi muscle flap with skin graft for treatment of traumatic chronic bony wounds. Plast Reconst Surg. 1984;73:6411.

19. McGraw JB. Selection of alternative local flaps in the leg and foot. Clin Plast Surg. 1979;6:227.

20. Morrison WA, Crab DM, O'Brien BM. The instep of the foot as a fasciocutaneous island and as a free flap for heel defects. Plast Reconst Surg. 1983;72:56.

21. Patzakis MJ, Wilkins J, Moore TM. Use of antibiotics in open tibial fractures. Clin Orthop. 1983;178:31.

22. Serafin D, Vocci VE. Reconstruction of lower extremity-microsurgical composite tissue transplantation. Clin Plast Surg. 1983;10:55.

23. Taylor GI, Palmer JH. The vascular territories (angiossomes) of the body: experimental studies and clinical applications. Br J Plast Surg. 1987;40:113.

24. Taylor GI. The current status of free vascularized bone grafts. Clin Plast Surg. 1983;10:185.

25. Trueta J. Blood Supply and the Rate of Healing of Tibial Fractures. Clin Orthop. 1974;105:11-26.

26. Waldvogel FA, Vasey H. Osteomyelitis: The Past Decade. N Engl J Med. 1980;303:360-70.

27. Wei TH. O emprego de retalhos microcirúrgicos no tratamento da osteomielite pós-traumática da tíbia. Dissertação (Mestrado em Ortopedia e Traumatologia) - Universidade de São Paulo, 2002. [Orientador: Arnaldo Valdir Zumiotti]

28. Wei TH. Retalho súpero-lateral da perna: descrição anatômica e aplicação clínica de um novo retalho. Tese de Doutorado – Universidade de São Paulo, 2002. [Orientador: Arnaldo V. Zumiotti]

29. Weiland AJ, Moore JR, Daniel RK. The efficcacy of free tissue transfer in the treatment of ostemyelitis. J Bone Joint Surg. 1984;66 A:181.

30. Weiland AJ, Moore JR, Daniel RK. Vascularized bone autografts. Experience with 41 cases. Clin Orthop. 1983; 174:87.

31. Wood MB, Cooney WP, Irons GB. Post-traumatic lower extremity reconstruction by vascularized bone graft transfer. Orthopaedics. 1984;7:255.

32. Wray JB. Factors in the pathogenesis of nonunion. J. Bone Joint Surg. 1965;47A:168.

33. Yoshimura M, Shimada T, Imura S, et al. Peroneal island flap for skin defects in the lower extremity. J Bone Joint Surg. 1985;67A:935

34. Zumiotti AV, Ohno PE, Ferreira MC, et al. O emprego de retalhos microcirúrgicos na reparação do revestimento cutâneo do membro superior. Rev Hosp Clin Fac Med S.Paulo. 1994;49(3):100.

35. Zumiotti AV, Ohno PE, Guarnieri MV, et al. O emprego de retalhos microcirúrgicos no tratamento da osteomielite crônica. Acta Ortop Bras. 1995;3(3):109.

36. Zumiotti AV, Ohno PE, Guarnieri MV. O emprego de retalhos microcirúrgicos na urgência. Rev Bras Ortop. 1994;29(4):231.

37. Zumiotti AV, Ohno PE, Guarnieri MV. Tratamento das fraturas expostas da tíbia grau III com emprego de retalhos microcirúrgicos. Acta Ortop Bras. 1994;2(1):13.

38. Zumiotti AV, Teng HW, Ferreira MC. Treatment of Post-Traumatic Tibial Osteomyelitis Using Microsurgical Flaps. J Reconstr Microsurg. 2003;19(3):163-72.

39. Zumiotti AV. Emprego do retalho osteocutâneo da fíbula nas reconstruções da tíbia. Rev Bras Ortop. 1991;26(10):345.

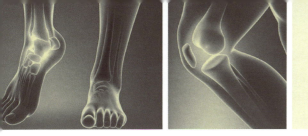

# Fixadores Externos em Traumatologia

Walter Hamilton de Castro Targa
Ayres Fernando Rodrigues

**RESUMO**

A fixação externa surgiu como método de tratamento no final do século XIX. Aplicações para o uso dos fixadores externos foram ampliadas ao longo deste século, sendo os dispositivos atualmente empregados como fixadores, compressores ou redutores de fraturas e como alongadores ósseos. O aumento das aplicações e do número de modelos de aparelhos disponíveis e os estudos da influência dos esforços na consolidação óssea demandaram a investigação das características mecânicas desses dispositivos e de suas variações de montagens, com o intuito de adequá-las às aplicações clínicas desejadas.

Falaremos nesse capítulo sobre os tipos de fixadores, suas indicações e a metodologia de colocação do fixador tubo-a-tubo/AO e do fixador de Iizarov na tíbia e no fêmur.

Os fixadores externos são aparelhos que permitem manter a estabilidade da estrutura óssea, por meio de fios que são colocados de forma percutânea, atravessam o osso e são conectados a barras rígidas externas. Tem como componentes básicos os fios e os pinos de fixação transóssea, as hastes de sustentação externa e os clampes, que são elementos de fixação entre os fios ou pinos e as hastes.

Os fixadores externos foram usados pela primeira vez em 23 de abril de 1902, no Hospital Stuyender, na Bélgica, por Albin Lan Botte, para a fixação de uma fratura exposta da tíbia. Esse fixador constava de dois pares de pinos de aço presos a uma placa metálica. Os pinos atravessavam a primeira cortical óssea, mas não invadiam o canal medular, porque havia um receio de que pudesse ocorrer infecção óssea.

Desde então, o seu uso mais frequente tem sido em traumatologia, principalmente para o tratamento das fraturas expostas, das fraturas cominutivas de difícil redução e das complicações sépticas pós-cirúrgicas.

A fixação externa, nos últimos anos, tornou-se um recurso indispensável e insubstituível para o traumatologista, devido ao aumento da incidência de lesões traumáticas do aparelho locomotor provocadas por acidentes que envolvem alta quantidade de energia. No tratamento de politraumalizados ou polifraturados, as fraturas devem ser reduzidas e estabilizadas, mesmo que de forma provisória, para diminuir a dor e o sangramento do foco fraturário, no que é útil o uso de fixadores. Os fixadores externos são também usados nas fraturas com perda óssea, nas fraturas intra-articulares, eventualmente associadas à redução cruenta e síntese mínima, assim como nas pseudo-artroses e nas consolidações viciosas.

Existem diferentes tipos de fixadores externos que devem ser usados nas diferentes situações. Qualquer que seja o tipo utilizado, é importante que o cirurgião tenha um bom conhecimento anatômico da região em que ele é implantado, assim como do tipo de material empregado.

A fixação externa para tratamento definitivo de uma fratura é excepcional e, portanto, ela é usada em ocasiões especiais, como, por exemplo:

1. Fraturas expostas com grande lesão de partes moles.
2. Fraturas potencialmente infectadas.
3. Fraturas com grande cominuição diafisária associadas a fraturas do colo do fêmur e supracondiliana.
4. Em pacientes com vasculopatias e síndrome compartimental.
5. Nos casos de embolia gordurosa com síndrome de insuficiência respiratória.
6. Nos ferimentos por projétil de arma de fogo de grande velocidade.
7. Fraturas em crianças e adolescentes.
8. Fraturas articulares graves em associação com síntese articular mínima.

As principais indicações para o uso da fixação externa na urgência são:

1. Nas fraturas expostas.
2. Nos politraumas.
3. Nas fraturas articulares supracondilianas.
4. No joelho flutuante.

O uso da fixação externa nesses casos evita lesão adicional às partes moles traumatizadas e confere estabilidade à lesão óssea, sem prejudicar a vascularização, e evita a desperiostização do osso próximo ao foco da fratura. Desse modo, diminuímos a dor e o sangramento do paciente e facilitamos os cuidados adicionais.

## TIPOS DE FIXADORES

Didaticamente, os fixadores podem ser divididos em relação:

- **Aos planos de fixação**: uniplanares, biplanares ou multiplanares.
- **À forma espacial:** unilateral, bilateral, triangular ou circular.
- **À função:** estáticos ou dinâmicos.

### FIXADOR UNIPLANAR

Esses fixadores possuem pinos de Schanz que são fixados ao osso e conectados a uma ou duas barras rígidas, por meio de clampes.

Os pinos de Schanz têm diâmetros de 2,5, 4,5, 5 e 6 mm e devem ser usados proporcionalmente aos diâmetros do osso a ser fixado. Podem ter forma cônica ou cilíndrica, com rosca cortical ou esponjosa, e confeccionados em aço e titânio ou serem recobertos por hidroxiapatita. Durante a colocação no osso, os pinos devem atravessar a primeira cortical e o canal medular e devem fixar-se à segunda cortical. Eles nunca devem ficar em posição intracortical (Figuras 6.1 e 6.2).

### FIXADOR BIPLANAR TRANSFIXANTE

Nesse tipo de fixação, podem ser usados pinos transfixantes lisos (Steinmann), totalmente rosqueados ou com rosca apenas em sua porção média intra-óssea. Esses pinos são fixados às barras estabilizadoras, em cada lado do osso, por meio de clampes. Nesse tipo de fixação, as montagens podem ser simples ou em duplo quadro, como nas montagens tipo Hoffman-Vidal.

A montagem transfixante simples não elimina a tendência à flexão contralateral do fixador (Figura 6.3). A montagem em duplo quadro, idealizada por Vidal (Figura 6.4) para o fixador de Hoffmann, praticamente elimina todas as forças que tendem a provocar desvios nos planos frontal e sagital, como também nos movimentos torsionais. Por outro lado, essas montagens são muito rígidas, chegando a ser antifisiológicas. Como o osso é elástico, e não rígido, existe a tendência à soltura precoce na interface osso-pino pela falta de elasticidade.

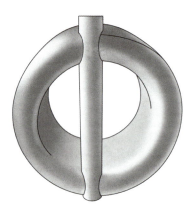

FIGURA 6.1 Posição correta do fio de Schanz.

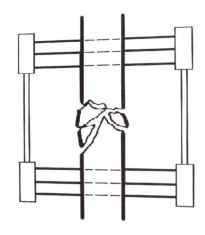

FIGURA 6.3 Montagem transfixante simples.

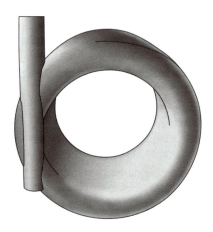

FIGURA 6.2 Posição incorreta – intracortical.

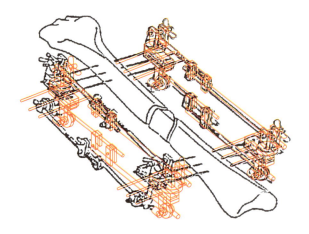

FIGURA 6.4 Montagem em duplo quadro – Vidal.

## FIXADOR BIPLANAR COM MONTAGEM ORTOGONAL

Esses fixadores usam pinos de Schanz, dispostos entre si com ângulo aproximado de 90°. Isso tende a eliminar os desvios nos planos frontal e sagital. A sua aplicação, porém, é muito dificultada pelos problemas anatômicos, só sendo possível sua aplicação na tíbia, na ulna e no rádio distal (Figura 6.5).

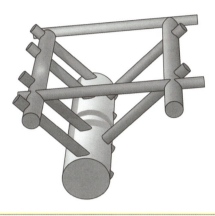

**FIGURA 6.5** Montagem ortogonal biplanar.

Também nesse caso as montagens tendem a ter uma rigidez aumentada, com falta de elasticidade e tendência a soltura precoce. No intuito de diminuir os problemas na interface pino-osso, os pinos são atualmente confeccionados em titânio, apresentando uma melhor aderência ao osso, além de serem mais elásticos que os de aço.

## FIXADOR TRIANGULAR

Esse tipo de montagem é mais usado no fixador de Hoffmann. Essa configurção usa fios transfixantes e pinos tipo Schanz ortogonais em 90° (Figura 6.6).

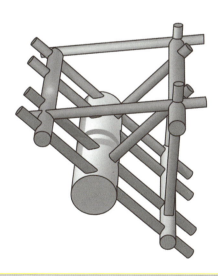

**FIGURA 6.6** Montagem triangular.

## FIXADOR SEMICIRCULAR

Idealizado em 1978 por Rodrigo Alvares Cambras, o fixador RALCA é um sistema multiplanar que pode ser montado com diferentes possibilidades espaciais, desde montagens transfixantes simples ou montagens epifisárias "em T", até montagens complexas com sistema de compressão-distração em duplo quadro (Figura 6.7).

O sistema de ancoragem ao osso é feito por meio de fios de Steinmann de 2,5 mm e 3,5 mm, lisos, rosqueados e com oliva. Eventualmente, pode-se adicionar pinos de Schanz em montagem ortogonal.

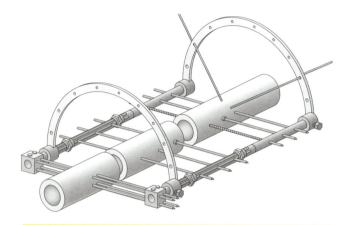

**FIGURA 6.7** Montagem semicircular – Cambras.

## FIXADOR CIRCULAR

O modelo mais conhecido é o do fixador Ilizarov (Figura 6.8). Nesse tipo de fixador, são usados fios de Kirchner lisos e olivados, com diâmetros de 1,5 e 1,8 mm, que transfixam o

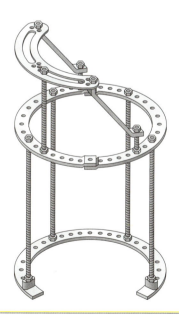

**FIGURA 6.8** Montagem circular – Ilizarov.

osso, e são fixados a anéis circulares por meio de parafusos ranhurados. Os fios são tensionados até 130 kgf, a fim de conferir maior estabilidade à montagem. Como os fios são colocados com angulação aproximada de 90°, eles neutralizam as forças de cisalhamento, translação e rotação, permitindo apenas forças de compressão axial, que são benéficas para a consolidação.

O fixador de Ilizarov é montado de forma modular e possui elementos principais e secundários. Os elementos principais são utilizados para fixar o aparelho ao esqueleto; fios de kirchner com ou sem oliva, anéis, semi-anéis, arcos, parafusos, tensa-fio, fixa-fio e as morsas desmontáveis.

Os elementos secundários são necessários à conexão das várias partes do aparelho: hastes rosqueadas, hastes telescópicas, placas de conexão retas, curvas e tortas, bandeirinhas, arruelas, bússolas, porcas, porcas siliconizadas e dobradiças macho e fêmea.

## APLICAÇÕES NA TÍBIA

### Uso dos fixadores nas fraturas expostas da tíbia

Das fraturas expostas, as da tíbia são as mais frequentes, porque toda a face anteromedial da tíbia é desprovida de músculos. O uso da fixação externa possibilita um tratamento mais adequado ao tegumento.

Tanto nas fraturas expostas grau II, com moderada lesão de partes moles e possibilidade de infecção, como nas fraturas grau III, com ampla exposição de partes moles, a fixação deve ser feita de preferência com fixadores unilaterais, de fácil instalação. A melhor indicação é o uso do fixador tipo AO. Nesse fixador, usam-se pinos de Schanz, conectores pino-barra, conectores barra-barra e as barras.

Na montagem básica, segundo Weber, os pinos devem ser colocados na face anteromedial da tíbia, sendo dois em cada fragmento, com o maior distanciamento possível, e fixados a uma barra linear (Figuras 6.9 a 6.12).

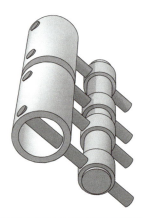

FIGURA 6.10   Colocação de mais dois pinos de Schanz.

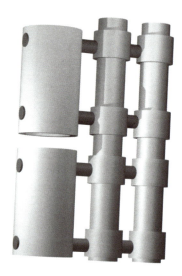

FIGURA 6.11   Colocação de uma segunda barra.

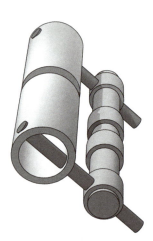

FIGURA 6.9   Pinos de Schanz e barra.

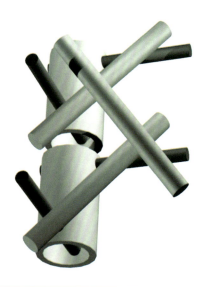

FIGURA 6.12   Esquema da montagem tubo a tubo.

Nesse tipo de fixação, a perfeita colocação dos pinos é fundamental para o êxito das montagens. Eles devem ser colocados, sempre que possível, em pele íntegra, sem tração e evitando a musculatura. Mesmo sendo, na maior parte das vezes, um fixador provisório, ele deve ser colocado como se fosse durar por todo o tratamento, isto é, ele deve ser colocado corn técnica apurada para que a interface pino-osso se mantenha intacta pelo maior tempo possível.

## Método de colocação do fixador AO

Após limpeza cirúrgica e debridamento dos tecidos necróticos, faz-se a redução da fratura. Caso haja dificuldade para a manutenção da redução, podemos usar fios de Kirschner em X, transfixando o foco da fratura e mantendo-os durante todo o processo de instalação do fixador, retirando-os apenas no final. Com bisturi lâmina 15, faz-se uma incisão de 1 cm na pele. Após dissecção até o plano ósseo, coloca-se o protetor de partes moles, perfuram-se as duas corticais com broca acoplada a motor de baixa rotação ou a perfurador manual (Figuras 6.13 e 6.14). O pino deve ser colocado manualmente com chave "em T", atravessando a primeira cortical e fixando-se à segunda (Figura 6.15). É importante atravessar o canal medular e não colocar o pino intracortical, porque, nesses casos, a soltura precoce e o aparecimento de infecção nos tecidos no trajeto dos fios são inevitáveis.

O uso de motores de alta rotação causa necrose óssea e dos tecidos moles, infecção secundária e soltura precoce dos pinos.

Corno já foi enfatizado, a distância entre os pinos de Schanz de um fragmento deve ser a maior possível, devendo ser também mantida uma distância mínima de 2 cm do foco da fratura e 3 cm da articulação.

A barra de conexão deve estar a mais ou menos 3 cm da pele. Caso ela seja colocada muito afastada, a montagem torna-se instável.

Na maioria dos casos, essa montagem unilateral é suficiente; porém, às vezes podemos ter dificuldades tanto para estabilizar como para reduzir a fratura.

A dificuldade de estabilização pode ser decorrente da forma do osso no foco de fratura, do número de pinos e da montagem.

- **Forma do osso:** para melhorar o contato ósseo nas fraturas por cisalhamento, podemos provocar uma indentação. Nas fraturas com cunha, podemos fazer encurtamentos que melhoram a superfície de contato.
- **Pinos:** em fraturas próximas às metáfises ou em ossos osteoporóticos, pode haver a necessidade fio liso e três pinos de Schanz a fim de melhorar a estabilidade.
- **Montagem:** para melhorar a estabilidade da montagem, podemos adicionar uma segunda barra ou podemos fazer uma montagem transfixante ou biplanar.

Quando temos dificuldades para redução da fratura, o mais indicado é usar montagens tubo a tubo, que permitem reduzir as fraturas após a instalação dos pinos em cada fragmento.

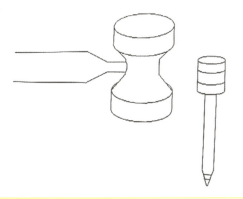

FIGURA 6.13 Punctor e martelo.

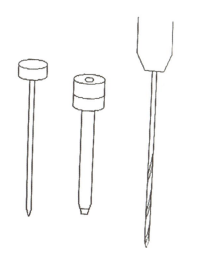

FIGURA 6.14 Protetor de broca.

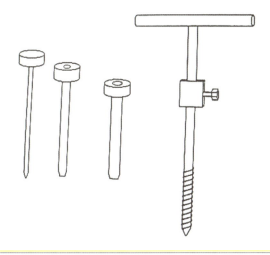

FIGURA 6.15 Protetor de Schanz e chave em T.

## DINAMIZAÇÃO DO FIXADOR EXTERNO

Após a cicatrização das partes moles e da não ocorrência de infecção, podemos tomar dois caminhos:

1. Manter o fixador, transmitindo gradualmente forças para o foco de fratura (dinamização).
2. Converter para outro tipo ele osteossíntese: placas e parafusos, síntese intramedular (hastes bloqueadas ou não bloqueadas, ou para fixadores circulares.

A dinamização estimula a consolidação secundária das fraturas. O início da marcha corn um par de muletas, transferindo progressivamente o peso do paciente, a partir da quarta semana de fixação, estimula a formação de calo ósseo. Devemos iniciar a carga parcial com 20% do peso corporal e aumentar progressivamente até a liberação total do peso por volta da décima semana de fixação.

Para aumentar a dinamização, pode-se proceder à desmontagem gradual do fixador, permitindo o deslizamento axial de dois tubos paralelos.

Outra possibilidade é desestabilizar gradualmente a montagem, afastando progressivamente o fixador, aumentando a distância entre o aparato e a pele do paciente.

## TRATAMENTO DE FRATURAS DA TÍBIA COM FIXADOR CIRCULAR

Como foi dito, as fraturas da tíbia são as mais comuns dos ossos longos.

Sisk (1981) enfatiza que, no tratamento das fraturas da tíbia, existem três grupos de ortopedistas: no primeiro grupo, teríamos os que tratam essa fratura sempre de forma conservadora, com vários tipos de aparelho gessado. O segundo grupo é constituído pelos que operam de rotina, usando placas e parafusos, ou outros tipos de síntese intramedular. O terceiro grupo de ortopedistas inicia o tratamento conservador, mas passa para tratamento cirúrgico quando existe dificuldade de manutenção da redução.

O primeiro grupo, que utiliza o tratamento conservador, assim o faz porque sabe que a tíbia, por ser um osso cuja face anterior é subcutânea, é mais suscetível a complicações de irrigação da pele e consequentemente de infecções secundárias. Porém, o tratamento conservador tem uma recuperação funcional muito lenta, e as deformidades que podem advir desse tipo de tratamento são importantes. Os cavalgamentos ósseos e os desvios de eixo provocam encurtamentos e consolidações viciosas que muitas vezes são incompatíveis com uma boa recuperação, e obrigam a uma cirurgia corretiva secundária.

Por esses motivos é que o fixador pode ser indicado no tratamento das fraturas fechadas da tíbia, pois ele alia as vantagens da fixação externa, de promover uma redução anatômica e uma recuperação articular precoces, e as vantagens no tratamento conservador, por não agredir as partes moles, não tendo, desse modo, o risco de infecção. Além disso, o uso do fixador circular tipo Ilizarov permite carga total precoce e possibilita o tratamento das perdas ósseas. O tratamento com fixador de Ilizarov é o método de escolha nos casos de fraturas fechadas diafisárias da tíbia nos seguintes casos:

- Fraturas tratadas com fixadores lineares que evoluem, com infecção no foco de fratura ou com infecção nos tecidos ao redor do trajeto dos fios;
- Nas fraturas multifragmentares cominutivas;
- Fraturas com perda óssea;
- Fraturas por projéteis de arma de fogo que evoluíram com infecção;
- Fraturas com maceração ou contusão extensa do tegumento (Tscherne 3);
- Fraturas associadas a queimaduras e
- Fraturas tratadas com placas que evoluíram com deiscência de pele e exposição do material de síntese.

## METODOLOGIA PARA O TRATAMENTO DE FRATURAS DA TÍBIA COM FIXADOR CIRCULAR

Nos casos de desvios entre os fragmentos fraturados, é possível e recomendável uma redução anatômica da tíbia. A fim de obtermos essa redução, é necessário seguirmos uma metodologia para a colocação do fixador externo.

O paciente deve ser mantido em tração transesquelética no calcâneo e posicionado em mesa ortopédica, procedimento que facilita a instalação do fixador e, principalmente, a ligamentotaxia, que leva à redução grosseira dos fragmentos. O paciente pode também ser mantido em mesa cirúrgica normal, e a tração pode ser executada por um auxiliar.

Faz-se a pré-montagem do aparelho no segmento a ser tratado. O anel é colocado na porção mais volumosa da perna, mantendo a distância de 2 a 3 cm da pele. Os outros anéis colocados são do mesmo diâmetro do anterior. A montagem consiste em quatro anéis, dois proximais e dois distais ao foco. Os anéis são conectados entre si por meio de quatro hastes rosqueadas de tamanho necessário para cada aplicação. O primeiro anel é colocado à altura da cabeça da fíbula, o segundo, a 4 cm proximal do foco de fratura; o terceiro, 4 cm distal ao foco; e o quarto, 4 cm acima da articulação do tornozelo.

Ulilizam-se fios de Kirchner de 1,5 ou 1,3 mm, na dependência de o paciente ser criança ou adulto. Os fios de aço inoxidável apresentam ponta em baioneta e podem ou não apresentar olivas de apoio. Os fios são colocados com furadeira elétrica ou, preferencialmente, com trépano de baixa rotação, com bateria ou ar comprimido.

De acordo com o procedimento adotado, coloca-se o primeiro fio à altura do primeiro anel de posterior para anterior, de lateral para medial transfixando a cabeça da fíbula e a tíbia, paralelamente à superfície articular da tíbia.

Quando o fio é colocado em superfície extensora, as articulações vizinhas são fletidas e estendidas, no caso de superfície flexora, esse procedimento é seguido sempre na introdução dos fios, especialmente daqueles que transfixem grupos musculares. O próprio anel serve como guia, visto que a redução é mantida com o aparelho suspenso ao redor do segmento. Para cada fio, coloca-se uma tampinha de borracha estéril, que serve para segurar as compressas de gaze postas na pele e o fio é conectado ao anel por meio de parafusos tensa-fios nas duas extremidades. Aperta-se, então, um dos parafusos tensa-fios e a outra extremidade não é fixada. Com o parafuso levemente aposto ao fio, prende-se a extremidade não fixada ao tensor dinamométrico, que é girado até a marca de 130 kgf nos adultos e 100 kgf nas crianças, sendo fixado ao anel após tensionamento. Depois, retira-se o tensor dinamométrico.

Com o aparelho mantido na posição, o segundo fio é colocado no quarto anel, de lateral para medial e de posterior para anterior, transfixando a fíbula e a tíbia paralelamente à superfície articular do tornozelo e a 4 cm da superfície articular.

A pré-montagem já apresenta o último anel paralelo à superfície articular.

O terceiro fio é colocado no primeiro anel de posterior para anterior, de medial para lateral, transfixando-se a tíbia, de modo a formar, com o plano transverso, angulação de 90° entre os fios.

Os fios não devem transfixar o tendão patelar. O fio seguinte é colocado no quarto anel, ele medial para lateral, de posterior para anterior, anteriormente ao feixe vasculonervoso tibial posterior; procurando manter, no plano transverso, angulação de 90° com o fio anteriormente colocado.

Nesse momento da montagem, o primeiro e o quarto anéis estão paralelos às articulações próximas e a redução grosseira já está feita.

O passo mais importante visando a facilitar a redução adequada dos fragmentos é a colocação dos anéis paralelos às superfícies articulares adjacentes. Esse é o passo primordial e talvez o mais importante na montagem do fixador para o tratamento de fraturas.

Pode ser necessária uma "redução fina", conseguida com a utilização dos fios que serão colocados nos anéis intermediários. Visando a facilitar a redução, fez-se um pequeno alongamento do aparelho de 0,3 a 0,5 cm. Pode ser utilizado o fio com oliva de apoio quando for necessária a execução de vetor de força, seja para redução, seja para realização de compressão interfragmentária. Com o uso de trépano elétrico, transfixa-se o fio com oliva de apoio, através das partes moles e do segmento ósseo. Faz-se então uma pequena incisão na pele com o uso de bisturi de lâmina número 15 e traciona-se o fio pela ponta até a oliva de apoio estar firmemente aposta ao osso. A extremidade proximal à oliva de apoio é aposta ao anel, porém não é fixada. A extremidade da ponta é então tencionada pelo uso do tensor dinamométrico. De acordo com a força de tração aplicada, o fio com oliva ele apoio traciona o fragmento ósseo e, quando este está na posição, o parafuso distal é travado e o tensor dinamométrico continua a ser tensionado até a tensão planejada.

Se houver necessidade do uso do fio com oliva de apoio, este será colocado no terceiro e no quarto anéis, visando a reduzir adequadamente os fragmentos. São colocados dois fios em cada anel, conforme a necessidade. Quando o plano de redução for frontal, ou seja, quando o desvio for anterior ou posterior, pode ser utilizado um fio transverso, sendo fixado ao anel, com desvio anterior ou posterior. Ao ser tracionado o fio, este apresenta um vetor resultante de tração no sentido do desvio, reduzindo o fragmento.

Se a redução for aceitável no momento da instalação do primeiro e do quarto anéis, coloca-se um fio no segundo anel, de lateral para medial e de posterior a anterior, respeitando-se a integridade anatômica transversa do nível e evitando-se atingir a possível localização dos feixes vasculonervosos. Existem vários atlas de anatomia transversa que devem ser atentamente estudados, visando-se à transfixação do membro em cada altura do segmento. Coloca-se um fio seguindo as mesmas características de lateral para medial e de posterior para anterior; no terceiro anel. Posteriormente, são colocados um fio no segundo anel de medial para lateral, de posterior para anterior, e um fio seguindo as mesmas características no terceiro anel.

Embora não seja obrigatório, utiliza-se controle radioscópico intra-operatório na maioria dos casos. Caso contrário, é feito controle radiográfico após a colocação do primeiro fio (no primeiro anel), e do segundo fio (no quarto anel), verificando-se o paralelismo destes com a superfície articular. Faz-se um segundo controle para verificar a necessidade de redução fina após a colocação dos demais fios no primeiro e no quarto anéis. O último controle é feito após a colocação de todos os fios (Figuras 6.16 a 6.19).

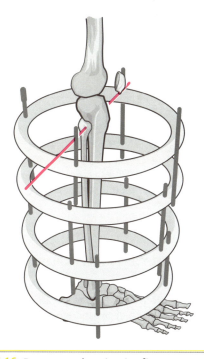

FIGURA 6.16 Passagem do primeiro fio.

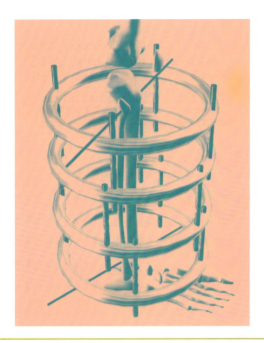

FIGURA 6.17  Passagem do segundo fio.

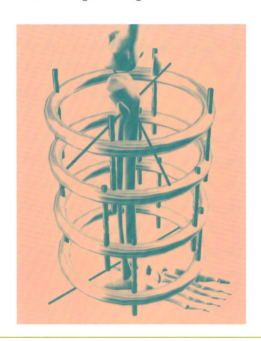

FIGURA 6.18  Passagem do terceiro fio.

## APLICAÇÕES NO FÊMUR

### Tratamento de fraturas expostas do fêmur

São menos frequentes que as fraturas expostas da tíbia. Normalmente ocorrem por trauma de alta energia ou são provocadas por projéteis de arma de fogo.

Realizamos os mesmos passos relatados nas fraturas expostas da tíbia, colocando-se o fixador na face lateral da coxa.

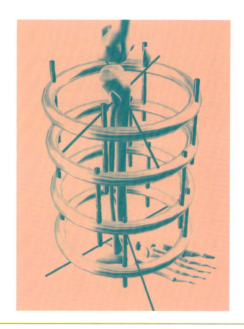

FIGURA 6.19  Passagem do quarto fio.

Quando for usada uma montagem tubo a tubo, deve-se adicionar uma quarta barra-tubo unindo os pinos de Schanz mais distantes, para neutralizar as maiores forças mecânicas devido ao fato da musculatura da coxa ser mais potente (Figura 6.20).

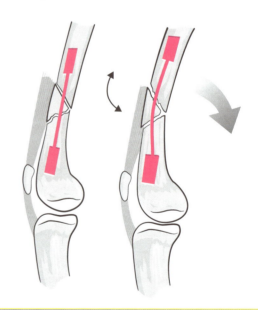

FIGURA 6.20  Ação muscular sobre a montagem.

Nas fraturas femorais tratadas na urgência com fixador externo, dá-se preferência à conversão para hastes intramedulares bloqueadas não fresadas. O grande problema é quanto ao momento de fazer a conversão. Até duas semanas de fixação, ocorre boa evolução da cicatrização das partes moles e sem sinais de infecção nos tecidos que circundam os pinos, a conversão pode ser feita para osteossíntese intramedular. Após duas semanas, ou se houver sinais inflamatórios ou secreção nos tecidos que circundam os pinos, deve-se retirar o fixador, iniciar tratamento com antibióticos endovenosos, colher material para fazer cultura e antibiograma, iniciar o tratamento com antibióticos específicos e só então fazer a conversão para hastes intramedulares bloqueadas não fresadas.

### Tratamento de fraturas fechadas do fêmur

As fraturas do fêmur constituem um importante capítulo na prática traumatológica, principalmente nas grandes cidades, devido aos altos índices de acidentes de trânsito e por ferimento por arma de fogo. Em 1886, Hugh Owen Thomaz preconizou o uso de tração esquelética. Hey Groves, em 1916, utilizou hastes intamedulares. Em 1942, Kunstchner criou a haste intramedular, a qual é largamente usada até hoje. Modernamente, a AO preconizou o uso de placas e parafusos, e Groose e Kempf, o uso de hastes bloqueadas. Todos esses tipos de osteossínteses têm suas indicações conforme o tipo, a localização e as patologias associadas. O fixador externo circular está indicado em algumas situações, como, por exemplo, quando houver cominuição intensa, concomitância com fraturas do colo do fêmur e supracondilares, nos casos de perda óssea ou com fraturas potencialmente contaminadas.

### Metodologia para tratamento das fraturas do fêmur com fixador circular

A montagem básica consta de dois arcos proximais com dois pinos de Schanz em cada arco e dois anéis distais, nos quais podem ser montados fios de Kirschner de 1,8 mm, tensionados a 134 kgf, de acordo com as montagens originais de Ilizarov, ou se pode-se usar a montagem mais recente, idealizada por Catagni, com dois pinos de Schanz colocados nos côndilos femorais, um pósteromedial e outro pósterolateral, além de um fio de Kirschner.

O paciente deve ser colocado em mesa ortopédica com tração condilar femoral, com o joelho fletido, permitindo a flexo-extensão livre. É feita uma pré-montagem de acordo com o tipo de fratura (Figura 6.21). Se possível, usa-se o intensificador de imagens para direcionar a passagem dos fios e facilitar a redução.

O primeiro fio de Kirschner, de 1,8 mm, é colocado no anel distal paralelo à articulação do joelho. Posteriormente, coloca-se um pino de Schanz de 6 mm na face lateral da coxa, na altura do pequeno trocânter.

Após o tensionamento do fio de Kirschner distal, temos o aparelho já fixado à coxa. Colocamos posteriormente os pinos proximais nesse primeiro anel e os fios ou pinos no anel distal. Os fragmentos intermediários podem ser "pescados" por fios olivados ou por pinos de Schanz de 4 mm (Figura 6.22).

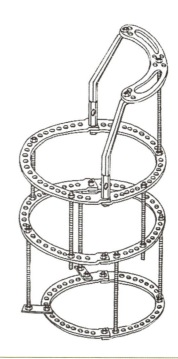

FIGURA 6.21 Pré-montagem Ilizarov fêmur.

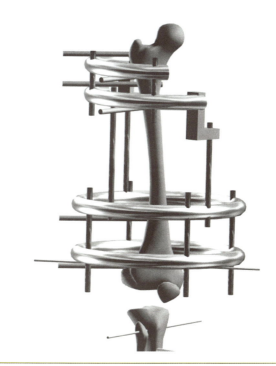

FIGURA 6.22 Esquema da montagem e posição dos pinos e fios.

Em caso de perda óssea distal, fazemos uma corticotomia proximal e o transporte ósseo de proximal para distal. Em caso de perda óssea diafisária ou proximal, procedemos a uma corticotomia distal e ao transporte ósseo de distal para proximal. Chamamos este tipo de tratamento de metodologia bifocal, isto é, temos o foco da fratura e mais o foco da corticotomia.

Sabemos que o transporte ósseo no fêmur é sempre doloroso, visto que os fios de Kirschner ou os pinos de Schanz têm de "cortar" a musculatura durante o transporte. Uma possibilidade para evitar o transporte é procedermos ao encurtamento da perda óssea e ao alongamento na extremidade oposta. O encurtamento deve ser feito progressivamente, cerca de 1 cm por dia, visto que encurtamentos agudos muitas vezes complicam-se com síndromes compartimentais e TVP graves.

O alongamento e o transporte ósseo devem ser feitos em um ritmo máximo de 1 mm/dia, divididos em quatro vezes.

No pós-operatório, a carga é liberada após 24 horas e o tratamento fisioterápico articular deve ser iniciado (Figuras 6.23 a 6.25).

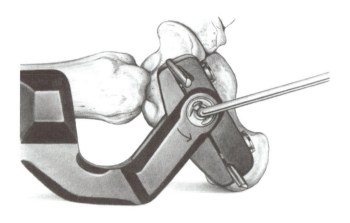

FIGURA 6.25 Determinação do centro de rotação do tornozelo.

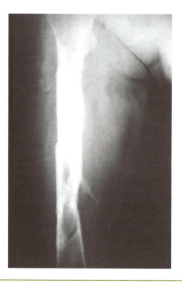

FIGURA 6.23 Fratura consolidada após tratamento com Ilizarov.

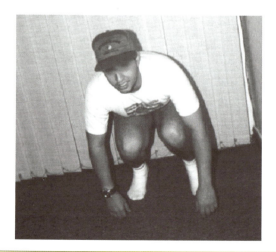

FIGURA 6.24 Moblilidade articular pós-tratamento.

Nos casos de FAF, as fraturas são consideradas expostas do grupo III de Gustilo, podendo ser IIIA, B ou C, dependendo basicamente do tipo de projétil que causou o trauma.

## Montagem do fixador tubo-tubo no fêmur

A dificuldade em alinhar perfeitamente os quatro pinos de Schanz faz com que, ao decidirmos usar um fixador tubular, a escolha recaia sobre a montagem tubo-tubo, usando três tubos e dois conectores.

A fixação temporária deve sempre prever uma fixação definitiva. Os pinos devem ser colocados sempre na face pósterolateral, no septo intermuscular, a fim de evitar a transfixação do músculo vasto lateral, para que não haja limitação dos movimentos do joelho.

A colocação dos pinos de Schanz deve ser feita com técnica correta, no centro do fêmur, proporcionando uma boa estabilidade e, se for necessário, os pinos podem ser mantidos por um período prolongado, sem que haja soltura. Portanto, é fundamental a boa inserção dos pinos, atravessando as duas corticais no centro do osso. A não ser em casos especiais e previamente planejado, deve-se evitar que esses pinos sejam colocados na cortical do osso sem atravessar o canal.

A inserção atraumática dos pinos diminui a possibilidade de infecção nos tecidos ao redor do trajeto dos pinos. Deve-se fazer uma pequena incisão na pele, no local da colocação do pino de Schanz. Em seguida, faz-se a dissecção romba até o osso. Coloca-se o protetor de partes moles, faz-se a perfuração do osso, com perfurador de baixa rotação, e coloca-se o pino manual com chave "em T", até ancorar e ultrapassar uma volta na segunda cortical. Deve-se evitar a colocação dos pinos sem perfuração prévia, pois a colocação direta dos pinos com o perfurador provoca necrose térmica nos bordos da ferida e no osso, além de microfraturas na cortical. É necessária a colocação de dois pinos de Schanz por fragmento ósseo. No fragmento proximal, colocamos o primeiro pino 3 cm abaixo do pequeno trocânter, enquanto o segundo pino é colocado 2 cm proximal ao foco. O terceiro pino é posicionado 2 cm distal ao foco e o quarto pino, 5 cm acima da linha articular do joelho. Pode ser necessário adicionar mais um pino por fragmento, mas devemos lembrar que a colocação exagerada de pinos não melhora a estabilidade da montagem. Após a colocação dos pinos, que são fixados aos tubos distal e proximal, manipula-se para realizar a redução da fratura e, então, coloca-se um terceiro tubo, que liga o proximal e o distal por meio de dois conectores.

Após a colocação, a pele deve ser inspecionada e, se houver tensão em qualquer pino, deve-se aliviar a tensão cutânea, aumentando a incisão na pele. Quando isto não é feito, o paciente refere muita dor no local da tensão e a pele nesta região necrosa, assim como os tecidos ao redor do trajeto dos fios, podendo causar infecção secundária. Nos dias subsequentes à operação, a pele deve ser inspecionada no local da inserção dos fios, e deve-se fazer curativo e proteger o local. Caso haja infecção precoce e intensa nos tecidos circundantes ao trajeto dos fios, estes devem ser trocados o mais breve possível, e o trajeto dos fios desbridado cuidadosamente.

Nos casos de fraturas periarticulares ou articulares, o fixador externo pode ser colocado de forma transarticular, em ponte, fixando-se ao terço proximal da tíbia. Desta forma, podemos manter a estabilidade articular e, em alguns casos, até melhorar a redução articular pela ligamentotaxia.

### Conversão para osteossíntese interna

Chamamos de conversão a troca do tipo de fixação, como, por exemplo, de externa para osteossíntese interna.

Os limites de tempo para conversão ainda são controversos. A maioria dos autores acredita que a conversão para haste intramedular ou placa pode ser feita sem riscos em até 2 semanas, desde que os tecidos em torno do trajeto dos fios não apresentem sinais clínicos de infecção.

Deste modo é possível a conversão contemporânea, retirando-se o fixador e colocando-se uma haste bloqueada, de preferência não fresada, ou placa e parafusos com técnica minimamente invasiva.

Após 3 semanas de fixação, ou se houver infecção no trajeto dos fios, o fixador deve ser retirado e os orifícios devem ser exaustivamente lavados; estes, porém, nunca devem ser curetados, porque pode haver propagação da infecção ou da colonização de germes existentes em torno dos fios para os tecidos não contaminados. Esse ponto é de extrema importância, visto que ao redor dos pinos, em sua parte lisa, existe a formação de tecido fibroso semelhante ao de uma fístula, colonizado pelos germes da pele. Se o pino for retirado e o orifício existente for lavado exaustivamente, a cicatrização se fará de modo rápido. Se o orifício for curetado, a camada protetora será retirada e os germes irão se propagar para os tecidos sadios em volta dos pinos, levando uma cicatrização muito mais demorada.

Após retirado do fixador, o paciente deve ser mantido em aparelho gessado ou tração cutânea até a cicatrização dos pertuitos. Durante este período, são feitos curativos diários e é administrada antibioticoterapia para os germes comuns da pele. Enquanto houver secreção, não é possível fazer a conversão. Em caso de dúvida de haver ou não infecção, ou quando a fixação externa de urgência permanecer por mais de 5 semanas, a conversão mais segura será para um fixador circular dinâmico tipo Ilizarov.

## TRATAMENTO DAS FRATURAS ARTICULARES

O tratamento das fraturas articulares com fixação externa tem uma indicação limitada, porque tais fraturas exigem uma redução anatômica, e isso é impossível de ser conseguido de forma incruenta por meio da ligamentotaxia. A ligamentotaxia pode proteger a articulação e melhorar a redução dos desvios articulares, mas não consegue corrigir as depressões articulares. Portanto, o uso exclusivo da fixação externa é indicado nos casos das fraturas articulares expostas contaminadas, nos casos de grande maceração do tegumento ou quando a cominuição articular é tão intensa que os métodos de reconstrução cirúrgica aberta e osteossíntese sejam impossíveis de serem realizados. Nos casos de fraturas extremamente cominutivas supracondilares do fêmur, de fraturas cominutivas do platô tibial ou de fraturas cominutivas de ambos os ossos com joelho flutuante, os fixadores externos circulares podem seu usados com vários fins:

- Manter a articulação estável.
- Permitir a deambulação com carga total.
- Prover alguma movimentação articular pelo uso de dobradiças na região articular que perimita mobilidade precoce.

Porém, é impossível evitar artrose secundária, devido a impossibilidade de redução articular perfeita.

Atualmente, usa-se muito a fixação externa em associação com sínteses mininias. Dessa forma, é impossível fazer a redução anatômica dos fragmentos articulares e colocar enxertia nas falhas ósseas provocadas pela impactação dos fragmentos, mas é possível estabilizar a articulação com os fixadores externos, evitando-se, desse modo, as grandes exposições cirúrgicas necessárias para a colocação das placas de neutralização.

Essa técnica combinada de osteossíntese mínima e fixação tem indicação principal nas fraturas do pilão e do planalto tibial.

### Tratamento de fraturas do pilão tibial

A fratura metaepifisária articular distal da tíbia é difícil de tratar com qualquer método, conservador ou cirúrgico.

Isso ocorre pelas características anatômicas dessa região, na qual o revestimento cutâneo é de pequena espessura e o aporte sanguíneo é precário. Em 1969, Ruedi e Allgöwer publicaram uma classificação desse tipo de fratura e a forma pela qual ela deveria ser tratada cirurgicamente. Vários trabalhos, desde então, foram publicados usando o mesmo método publicado por Ruedi e Allgöwer, porém os resultados foram sempre inconstantes. Como essas fraturas são de difícil tratamento e existe uma alta incidência de complicações, principalmente nas fraturas do tipo C, nas fraturas expostas e nas fraturas com maceração de tegumento (Tscherne 2 ou 3), nesses casos devemos usar métodos combinados de osteossíntese mínima e fixador externo.

As fraturas dos tipos C1 e C2 podem ser tratadas com sínteses mínimas, com parafusos canulados, por meio de pequenas incisões cirúrgicas e colocação de fixadores tipo AO transarticulares ou fixadores híbridos(Orthofix-Sheefield). As fraturas do tipo C3 são mais bem abordadas com síntese mínima e uso de fixadores transarticulares Orthofix, com clampe "em T" articulado.

A tática cirúrgica consta de três etapas:

1. Reconstrução da fíbula com placas e parafusos.
2. Reconstrução da superfície articular com acessos cirúrgicos pouco invasivos e fixação com fios de Kirchner ou parafusos interfragmentários.
3. Colocação de fixador externo híbrido ou transarticular (Figura 6.26).

O fixador externo híbrido mescla o uso de anel do fixador de Ilizarov e os fios de Kirchner com ou sem oliva, na região metaepifisária, e pinos de Schanz diafisários, conectados a estruturas lineares. Nesse tipo de montagem, o tornozelo não fica bloqueado, permitindo movimentos ativos e passivos, porém a carga deve ser parcial.

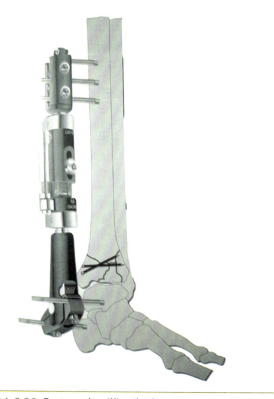

FIGURA 6.26 Fratura de pilão tibial.

O fixador externo transarticular pode ser estático (tipo AO) ou dinâmico (Orthofix), com a dobradiça colocada no centro de rotação do tálus (Figura 6.25).

## TRATAMENTO DAS FRATURAS DO PLANALTO TIBIAL

A fixação externa no tratamento das fraturas do planalto tibial pode ser de uso temporário ou definitivo.

O uso temporário pode ser para aguardar a cicatrização das partes moles nas fraturas expostas, ou para a melhoria nas condições da maceração do tegumento nos casos de fraturas fechadas (Tscherne 2 ou 3). Outro uso importante do fixador externo temporário é nos casos de joelho flutuante em que as osteossínteses das fraturas supracondilianas do fêmur e as fratura do planalto, no caso de politrauma, são relegadas para um segundo tempo operatório, 2 a 3 semanas após o trauma.

O uso como tratamento definitivo é feito com o fixador híbrido ou com os fixadores monoplanares associados à síntese mínima, à semelhança do pilão tibial. Quando usamos os fixadores híbridos ou fixadores de Ilizarov, a síntese transóssea do planalto tibial é feita com fios olivados em posição contraposta. Em alguns casos, para maior estabilidade do anel proximal, o fêmur também é fixado.

A diáfise é fixada com pinos de Schanz e estrutura monoplanar, nos casos do fixador híbrido, e com um anel distal e fios de Kirchner lisos, no caso do fixador de Ilizarov.

## TRATAMENTO DAS FRATURAS DOS MEMBROS INFERIORES

### FRATURAS DO ÚMERO

A maior parte das fraturas umerais se consolida com tratamentos conservadores de forma rápida.

Visto que pequenas deformidades angulares ou rotacionais, assim como encurtamentos, não interferem na função, a redução cirúrgica e a osteossíntese devem ser reservadas para casos especiais, como fraturas espiraladas longas com interposição muscular, fraturas transversas com distração excessiva, fraturas de úmero associadas a trauma torácico, fraturas bilaterais, politraumatizados e lesão vascular ou nervosa (fratura de Holstein). A redução cruenta com o uso de placas largas 4,5 LC-DCP e parafusos ou hastes intramedulares bloqueadas são os meios preferidos de osteossíntese.

A fixação externa pode ser usada de forma temporária. Na maioria das vezes, é feita por fixadores uniplanares tipo AO nos politraumatizados ou nas fraturas expostas. O tratamento com fixadores circulares está indicado para o tratamento definitivo nos casos de fraturas expostas contaminadas, fraturas causadas por projéteis de arma de fogo, perda de grandes fragmentos ósseos ou soltura precoce das osteossínteses.

Quando usados temporariamente, nas fraturas expostas contaminadas ou nos politraumatizados, a colocação dos pinos de Schanz deve ser feita nos "corredores de segurança do úmero". Nos terços proximal e médio-proximal, os pinos devem ser introduzidos lateralmente. No terço médio-distal, posteriormente, e no terço distal, lateralmente.

Os critérios para substituição por síntese interna seguem as mesmas normas de conversão do membro inferior, ou seja: até duas semanas de fixação, com boa cicatrização das partes moles e ausência de infecção nos tecidos ao redor do trajeto dos pinos, a conversão para a síntese interna pode ser feita de imediato. Em caso de fixação com tempo superior a duas semanas ou quando existir infecção nos tecidos adjacentes aos pinos, deve-se retirar o fixador e usar antibióticos durante alguns dias, observar a cicatrização dos orifícios dos pinos e, então, a osteossíntese interna pode ser feita.

O tratamento definitivo com fixadores circulares tipo Ilizarov segue as regras gerais da osteossíntese transóssea. A metodologia varia somente com a área anatômica a ser tratada e com as condições ósseas. Sempre que for possível, deve-se usar nos terços médio e proximal as montagens modernas introduzidas pela escola italiana com pinos de Schanz de 4,5 ou 6 mm, fixados aos arcos. Quando houver grande cominuição proximal ou no caso de osteoporose, devem ser usados fios de Kirchner de 1,5 mm de espessura, que são fixados a semi-anéis especiais de cinco oitavos ou em forma de ômega.

## FRATURAS EXPOSTAS DO COTOVELO

O uso da fixação externa nas fraturas expostas do cotovelo são, na maior parte das vezes, de uso temporário. Usa-se mini fixador externo "em ponte", até que haja condições para a osteossíntese interna rígida e mobilização precoce, ou tratamento definitivo com fixador articulado (Figura 6.27).

## FRATURAS DO ANTEBRAÇO

As fraturas do antebraço, tanto expostas quanto fechadas, devem ser tratadas preferencialmente com osteossíntese rígida e com mobilização articular precoce. Quando uma fratura exposta estiver contaminada ou em casos de fratura por arma de fogo com perda óssea, podemos usar fixadores uniplanares com pino de Schanz de 3 mm.

Só excepcionalmente, em casos de soltura de sínteses infectadas, optamos pelo tratamento com fixadores circulares, pela dificuldade anatômica de colocação desses fixadores com fios transfixantes.

## FRATURAS DA EXTREMIDADE DISTAL DO RÁDIO

Os fixadores externos estão indicados nas fraturas articulares cominutivas, nos traumas de alta energia, nas fraturas provocadas por projéteis de arma de fogo, nas fraturas com grande impacção dos fragmentos, que ocorrem em pacientes idosos com osteoporose, e nas fraturas instáveis com cominuição e perda óssea dorsal. Por outro lado, as fraturas articulares marginais ventrais tipo Barton têm melhor prognóstico quando tratadas com osteossíntese com placas de apoio volar.

Nas fraturas instáveis, cominutivas e com fragmentos grandes, podemos associar o uso de parafusos ou fios de Kirchner. Nas falhas ósseas, podemos usar enxerto ósseo. Os fixadores mais usados são os uniplanares do tipo AO e os fixadores monoplanares com dobradiça (Figura 6.28).

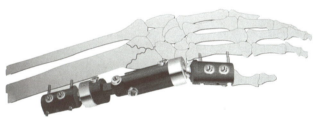

FIGURA 6.28 Fratura de rádio distal.

Devido às condições anatômicas, a colocação dos pinos de Schanz deve ser feita por meio de pequenas incisões dorsolaterais até o plano ósseo, a fim de evitar lesões tendíneas, vasculares ou nervosas. Usam-se dois pinos de Schanz, na base do segundo metacarpo. O diâmetro dos pinos varia de 2 a 4 mm, e, eles devem ser colocados com perfuração prévia.

Após a colocação dos pinos, faz-se a redução da fratura por meio de tração manual. Usando-se a ligamentotaxia, consegue-se a redução dos desvios fragmentários. Coloca-se o fixador com poucos graus de desvio ulnar e volar. A tração e os desvios ulnar e volar não devem ser excessivos

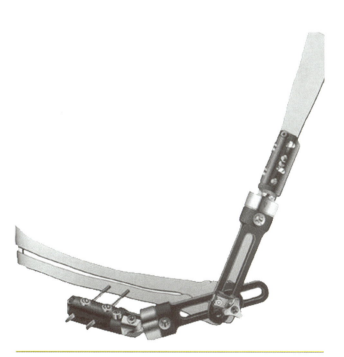

FIGURA 6.27 Fratura-luxação de cotovelo.

para evitar a algodistrofia. Após fixar a fratura, se existirem fragmentos desviados, eles devem ser abordados por pequenas incisões e fixados com os fios de Kirchner ou miniparafusos. O enxerto ósseo autólogo pode ser usado para preenchimento de falhas ósseas dorsais. Apesar de aceito por vários autores, não achamos conveniente preencher essas falhas ósseas com substitutos ósseos como hidroxiapatita ou fosfato tricálcico.

## TRATAMENTO DAS FRATURAS DO ANEL PÉLVICO

O aumento dos acidentes de trânsito e de outros traumas de alta energia, como atropelamentos e queda de grandes alturas, associado a um atendimento pré-hospitalar (resgate) mais eficiente, provocou uma elevação assustadora no número de casos de lesões do anel pélvico nas unidades de traumatolgia hospitalares.

As fraturas da pelve geralmente fazem parte de um quadro de trauma, e o paciente sofre risco de vida, sobretudo pela hemorragia grave provocada por essas lesões. Os métodos conservadores usados há alguns anos, como as trações esqueléticas e o uso de balancins, são ineficazes para o tratamento Os fixadores externos têm se mostrado um método muito eficiente para diminuir a hemorragia retroperitoneal provocada por essas lesões. Por outro lado, a cirurgia aberta do retroperitônio é contra-indicada pela dificuldade de se fazer a hemostasia.

A pelve é uma estrutura em forma de anel, constituída pelos ossos ilíacos, pelo púbis, pelo ísquio e pelo sacro. Para manter a estabilidade entre esses ossos, existem importantes ligamentos que funcionam como estruturas estabilizadoras.

As lesões ligamentares e/ou fraturas ósseas provocam ruptura dessa estrutura anelar, com grave sangramento. Marvin Tile, em 1988, publicou sua classificação para lesões do anel pélvico.

- **Tipo A:** lesões estáveis.
- **Tipo B:** instabilidade rotacional
- **Tipo C:** instabilidade vertical.

Nas lesões tipos B e C, a lesão ligamentar produz instabilidade, com lesão de vasos retroperitoneais, grande sangramento pelo aumento do volume da pelve. Até quatro litros de sangue podem ser acumulados no retroperitôneo, levando o paciente a choque hipovolêmico. Usando os fixadores externos, podemos recompor a anatomia pélvica. Os fixadores podem ser usados de forma temporária e depois podem ser convertidos para osteossínteses convencionais, como ocorrem nas lesões do tipo C. Nessas lesões, com instabilidade vertical, os fixadores são usados na urgência, podemos asociá-lo a uma tração esquelética femural para estabilizar a ascensão da hemipelve; posteriormente, após melhora clínica do paciente, podemos usar osteossínteses convencionais com duas placas na sínfise púbica e duas barras sacrais posteriores.

Nas lesões rotacionais (tipo B), os fixadores externos podem ser usados de forma definitiva, permanecendo por 12 semanas para a cura das lesões.

### MONTAGEM DO FIXADOR EXTERNO NA PELVE

Usa-se normalmente quatro pinos ele Schanz de 5 mm e fixador tubular AO. Existem dois locais preferenciais para a colocação dos pinos de Schanz:

1. Na parte anterior da crista ilíaca.
2. Anteriormente, na região supra-acetabular.

A inserção dos pinos na parte anterior da crista ilíaca deve ser feita com pequenas incisões transversais de aproximadamente 1 cm.

São colocados dois pinos de 5 mm cada em crista ilíaca. Devemos colocá-los com perfurador manual ou de baixa rotação entre as duas corticais do ilíaco, tomando cuidado para não fazer falso trajeto. O aparelho é montado. Reduz-se a fratura com manipulação direta com a mão espalmada nas asas do ilíaco e rotação interna dos membro inferiores. Só então as conexões do fixador são apertadas.

Na passagem dos pinos na região supra-acetabular, encontra-se um osso mais denso. Devemos abordar a metade anteroinferior com pequena incisão entre os músculos sartório e reto, medialmente, e os músculos tensor da fáscia lata, lateralmente. A colocação dos pinos deve ser feita com 5 a 10 graus de inclinação cranial (Figura 6.29).

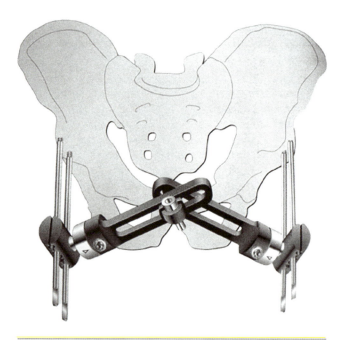

FIGURA 6.29 Fratura de bacia.

A colocação do fixador diminui o sangramento, permite cuidados de enfermagem e mobilização do paciente, e não impede cirurgias abdominais ou ortopédicas posteriores.

## CONSIDERAÇÕES FINAIS

Desde o surgimento dos fixadores externos no início do século passado, eles sofreram um aperfeiçoamento tecnológico e uma diversificação de montagens, em função da multiplicidade de seus usos.

As grandes desvantagens de seu uso são o incômodo causado ao paciente a frequente infecção nos tecidos em torno do trajeto dos fios.

Ponderando-se os pontos positivos e negativos do seu uso, constatamos que os fixadores aliam as vantagens de uma cirurgia de osteossíntese convencional, que permite rápida mobilidade articular, com as vantagens do tratamento incruento pela não agressão ao foco fraturário, possibilidade de carga precoce, alongamento ou transporte ósseo, e uso nos casos infectados ou potencialmente contaminados.

Portanto, existem situações em que a fixação externa é muito útil, sendo um elemento indispensável disponível para o ortopedista no tratamento, com seu uso exigindo o conhecimento das vantagens e desvantagens da fixação externa, aliada ao bom senso do cirurgião.

## REFERÊNCIAS CONSULTADAS

1. Albertoni WM, Toledo LFQ. O uso do fixador externo nas fraturas da extremidade distal do rádio. Clin Ortop. 2000;1(2):329-37.
2. Aronson JA, Turski E. External fixation of fêmur fractures in children. J Petriatr Orthop. 1992;12:157-63.
3. Bagnoli G. L'apparato compressione-Distracione diillizarov. In: Pietrogrande V. Milano. Milão: Ed. Masson Italia, 1986.
4. Bianchi-Maiocchi A, Benedetti GB, Catagni MA. Introduzione alla conoscença de la metodicche diilizarov. Milão: Ed. MEdisurgical Vídeo, 1983.
5. Blasier RD, Aronson JA, Turski EA. External fixation of pediatric femur fractures. Petriatr Orthop. 1997;17:342-6.
6. Cambras RA, Ceballos Mesa, los fixadores externos en traumatologia. In: Cambras RA. Tratado de cirurgia ortopédica. La Habana (Cuba): Editorial pueblo y educacion, 1985. p.560-603.
7. Catagni MA, Malzev V, Kirienko A. Advances in Ilizarov apparatus assembly. Milan: Medical Plastic, 1994.
8. Catagni MA, Malzev V, Kirienko A. Advances in Ilizarov apparatus assembly. Milan: Medicalplastic, 1998.
9. Catagni MA. Treatment of fractures non-unions and bone loss of tíbia with Ilizarov method. Milan (Italy): Il quadratino, 1998.
10. Christian RW. Fixadores externos complementando a osteossíntese interna. Clin Ortop. 2000;1(2):359-66.
11. Davis TJ, Toppin RE, Blanco JS. External fixation of pediatric femoral fractures. Clin Orthop. 1995;313:191-8.
12. Domb BG, Sponseller P, Ain M, et al. Comparision of dynamic and static external fixator for pediatric fêmur fracture. J Petriatr Orthop. 2002;22:428-30.
13. Dougherty PJ, Vvickaryous B, Conley E, et al. comparison of two military femoral external fixator. Clin Orthop. 2003;412:176-83.
14. Fernandes HJA, Tucci Neto E, Bongiovanni JC, et al. Fraturas. Campinas: Editora autores associados, 2000. p.59-66.
15. Franco JS, Lourenço PRB. Fixação externa nas fraturas do ane pélvico. Clin Ortop. 2000;1(2):313-27.
16. Golyakhovsky V, Frankel VH. Operative manual of ilizarov techniques. St. Louis: Mosby, 1993.
17. Grahan A, De Bastiani, Goldberg A. Orthofix external fixator in trauma and orthopaedics. New York: Springer-Verlag, 2000.
18. Gregory P, Sanders R. The management of severe fractures of the lower extremities. Clin Orthop. 1995;318:95-105.
19. Hungria Neto JS. Porque, quando e como usar a fixação externa na urgência. Clin Ortop. 2000;1(2):275-6.
20. Ilizarov GA. Osteosintesis, técnica de ilizarov. Madrid (Espanha): Ediciones Norma S.A, 1990.
21. Ilizarov GA. Transsoseous osteossynthesis. New York: Springer-Velag, 1992.
22. Ramos MRF, Rotbande IS. Princípios de biomecânica dos fixadores externos. Clin Ortop. 2000;1(2):263-73.
23. Ruedi TP, Murphy WM. Ao Principles of fracture management. New York: Stuttgart Thieme, 2000.
24. Sanctis N, Gambardella A, Mallano P. The use of external fixator in fêmur fractures in children. J Pediatr Orthop. 1996;16:613-20.
25. Santos Neto PR, Mercadante MT. O uso do fixador externo circular nas fraturas do membro inferior. Clin Ortop. 2000;1(2):303-11.
26. Sisk DT. Fracturas in campbell-crenshaw: Cirurgia ortopédica 6. Buenos Aires: Editora Panamericana, 1981. p.561-70.
27. Sizinio H, Xavier R. Ortopedia e traumatologia - princípios e prática. São Paulo: Artmed, 2003.
28. Targa WHC, Catena RS. Tratamento das fraturas diafisárias da tíbia pelo método de ilizarov: Proposta de padronização de montagem. Rev Bras Ortop. 1997;32(8):619-22.
29. Targa WHC, Reis PR, Catena RS, et al. Fraturas do fêmur provocadas por FAF, tratamento com o método de Ilizarov. Rev Bras Ortop. 1998;33:(8):603-6.
30. Teixeira AA. Fixadores externos linearcs: Técnica de instalação. Clin Ortop. 2001;1(1).
31. Weber BS, Mager F. The external fixator. NewYork: Springcr-Velag, 1985.

# Fratura em Osso Patológico

Pedro Péricles Ribeiro Baptista
José Donato de Prospero
Eduardo Sadao Yonamine

## INTRODUÇÃO

Na experiência dedicada ao estudo e tratamento de pacientes com doenças ósseas, foi vivenciado inúmeros casos de fraturas que ocultavam doenças não diagnosticadas.

A designação simplificada de "fratura patológica" não é adequada, pois toda fratura é um processo patológico. O correto é empregarmos a denominação: fratura em osso patológico, que na maioria das vezes está relacionada a neoplasias, sejam elas primitivas ou metastáticas.

Os processos patológicos que podem levar à fraturas são enquadrados como displasias ósseas, distúrbios circulatórios, alterações degenerativas, inflamatórias e infecciosas ou neoplásicas. Para o diagnóstico correto é preciso considerar os aspectos clínicos do paciente, o mecanismos da ruptura, os aspectos de imagem, laboratoriais e anatomopatológicos. As fraturas ósseas, que ocultam processos patológicos não diagnosticados, podem resultar em condutas ortopédicas inadequadas.

Didaticamente, ordenaremos dentro dos cinco capítulos da Patologia Geral, os seguintes assuntos: disgenesias ou displasias, processos degenerativos, distúrbios circulatórios, inflamações e neoplásicos.

**Displasias ósseas** – *dis* (do grego = alteração), *plasien* (= forma). Qualquer alteração na morfologia óssea, congênita ou hereditária, que pode provocar deformidades e/ou fraturas. Pela frequência e polimorfismo das alterações anatômicas que apresentam, é possível destacar as seguintes:

1. Osteopsatirose ou Osteogênese imperfeita, em qualquer uma de suas manifestações, na classificação de Rubin, é uma doença hereditária que predomina na diáfise de ossos longos e determina alterações da morfologia óssea em virtude da deficiente aposição óssea subperiostal. O crescimento ósseo longitudinal ocorre ao nível da linha epifisária, onde a cartilagem se transforma em tecido ósseo. O crescimento transversal, entretanto, depende da reabsorção endosteal e da aposição óssea subperiostal. A falha deste mecanismo de modelagem nos ossos leva ao prejuízo do crescimento no sentido transversal. Em virtude desta patogenia, os ossos tornam-se muito finos e frágeis, sujeitos a fraturas frequentes (Figuras 7.1 e 7.2).

2. Osteopetrose ou Doença de Albers Schomberg é uma doença que se caracteriza por alterações a partir da linha epifisária dos ossos de origem endocondral. As lesões são condensantes em virtude da falha na atividade dos osteoclastos que, em condições normais, agem na reabsorção fisiológica dos ossos. Predominando a aposição sobre a reabsorção os ossos se condensam inicialmente na metáfise e, progressivamente, ao longo de todo o osso cuja consistência torna-se pétrea. Além da anemia, que resulta da redução e até da ausência de espaços medulares, sede da hematopoese, os ossos mais densos perdem a elasticidade e podem fraturar.

3. Displasia fibrosa, mono ou poliostótica, é uma afecção em que ocorre a substituição parcial do osso por proliferação fibrosa entre traves osteóides com escassa mineralização e tem uma menor densidade radiográfica. Com o crescimento e a maturação esquelética geralmente ocorre uma evolução com progressiva ossificação que pode até se assemelhar a estrutura óssea normal. A área lesada tem densidade menor que a do osso normal e, por isto, a manifestação anatômica principal é a deformidade que, às vezes, fratura.

## ALTERAÇÕES METABÓLICAS

Para que os ossos mantenham uma estrutura normal, é necessário que os mecanismos de aposição e de reabsorção estejam em equilíbrio. A aposição depende da atividade dos osteoblastos que elaboram as fibras colágenas, matriz proteica dos ossos. Ao longo das fibras colágenas haverá a deposição de minerais, fosfato tri cálcico, sob a forma de cristais de hidroxiapatita. As fibras colágenas proteicas correspondem a 95% da estrutura da matriz óssea. Os 5% restantes são de mucopolissacarídeos, ácido hialurônico e condroitinsulfurico, que predominam nas "linhas de cimento" ou nas "linhas reversas", que delimitam as diversas faixas de aposição da matriz, mantendo o crescimento normal dos ossos. Simultaneamente a reabsorção óssea é realizada pelos osteoclastos sob o estímulo do hormônio da paratireoide. Estes mecanismos de aposição e reabsorção, que representam o designado remodelamento ósseo (*turnover*) são intensos na primeira década da vida, menor na segunda e progressivamente menor com o avançar da idade, mas sempre presente durante toda a vida humana.

O metabolismo ósseo normal, portanto, consiste em:

a) na aposição da matriz proteica cujas fibras colágenas são elaboradas pelos osteoblastos, que necessitam de atividade muscular para que cumpram suas funções;
b) no aporte proteico alimentar, em vitaminas A e C, minerais e, principalmente, cálcio e fósforo;
c) os hormônios de gônadas, da tireoide, da hipófise e da suprarrenal também são necessários para a formação da matriz e para a mineralização.

Para a reabsorção, os osteoclastos produzem enzimas que possibilitam a dissolução da matriz e a solubilização dos minerais, que agem sob o estímulo do hormônio da paratireoide.

Alterações de qualquer um dos elementos que contribuem para modificar o "*turnover*" acarretarão em uma doença óssea metabólica, principalmente as seguintes:

1. Osteoporose é uma importante e frequente causa de fraturas, causadas pela menor consistência óssea devido à redução quantitativa da matriz, reduzindo o leito de depósito mineral que leva a maior fragilidade dos ossos e a fraturas, principalmente de vértebras e do fêmur. A osteoporose não depende de falta de cálcio ou de fosfatos, pois significa deficiência de matriz, o que reduz a área de aposição mineral. As causas decorrem de menor atividade muscular em pessoas de vida sedentária, particularmente idosos ou em pacientes acamados durante muito tempo, daí a importância cada vez maior de exer-

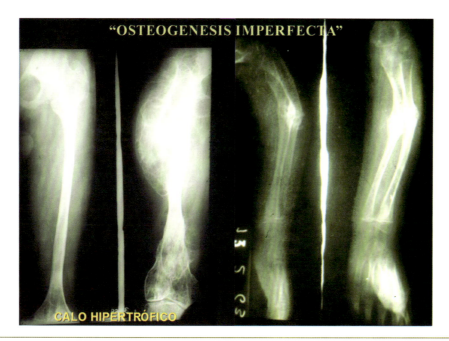

FIGURA 7.1 Radiografias com múltiplas fraturas, calos exuberantes e deformidades, frequentes nessa doença.

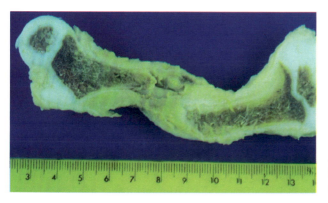

FIGURA 7.2 Peça anatômica de fêmur de paciente autopsiado, portador dessa afecção.

cícios para tratá-la, além de um regime alimentar com adequado aporte proteico.

Estados de deficiência proteica por deficiência alimentar ou por excesso de eliminação estão sujeitos à osteoporose, como ocorre nos estados de desnutrição e nas doenças com disproteinemias como, por exemplo, o mieloma múltiplo e a carcinomatose óssea. A osteoporose ocorre também em alterações de glândulas endócrinas, como no hipoestrogenismo pós-menopausa, no hipertireoidismo, em adenomas da hipófise, gigantismo e acromegalia, nas alterações da cortical da glândula suprarrenal, que levam à síndrome de Cushing, e outros.

2. Osteomalacia e raquitismo são doenças consequentes à deficiência mineral, isto é, não dependem de alterações da matriz proteica. No raquitismo a deficiência mineral predomina nas linhas epifisárias ou placas de crescimento, onde a demanda é maior e necessária para a mineralização das traves osteoides neoformadas. Em virtude da menor resistência destas regiões, haverá o alargamento "em taça" nas metáfises dos ossos longos e o "rosário raquítico nas costelas".

A osteomalacia é também conhecida como "raquitismo do adulto". Embora pouco frequente, traduz deficiência mineral generalizada, já que não existe placa de crescimento nos ossos. Ocorre por redução de absorção intestinal em pacientes que sofreram grandes ressecções intestinais ou por deficiência alimentar. As fraturas decorrem da maior fragilidade óssea acarretada pela deficiência mineral.

3. Hiperparatireoidismo é uma importante causa de fratura em osso patológico, muitas vezes o sinal inicial desta doença, principalmente em sua forma primaria, é o adenoma de uma das glândulas paratireoides. O paratormônio age normalmente nos osteoclastos, células que realizam a reabsorção óssea. Age também nos rins, inibindo a reabsorção tubular de fosfatos e, desta maneira, exerce um controle sobre a fosfatúria e, consequentemente, sobre a fosfastemia. Quando há excesso de paratormônio haverá a hiperfosfaturia, alterando o balanço Ca/P que, em condições normais, mantendo uma proporção de 2:1, desde o sangue (9,5 de cálcio/4,5 mg de fósforo) até a formula da hidroxiapatita. Haverá, portanto, a hipercalcemia para a manutenção do balanço sanguíneo Ca/P. O cálcio passa a ser retirado dos ossos que são o maior depositário deste mineral em nosso organismo, que normalmente retém cerca de 95% deste mineral. Como consequência deste processo os ossos tornam-se mais frágeis com fraturas espontâneas ou por trauma leve. Outro sinal importante desta doença é a calculose de repetição, principalmente renal.

O hiperparatireoidismo primário é uma doença crônica de longo curso que, se não for tratada com extirpação do adenoma da paratireoide, levará fatalmente à desmineralização progressiva e generalizada dos ossos com múltiplas fraturas e formações císticas intraósseas, pela intensidade da reabsorção pelos osteoclastos. Além disto, é frequente a presença dos chamados "tumores marrons", isolados ou múltiplos, cuja patogenia deve-se às hemorragias intraósseas com presença de pigmento férrico de hemossiderina, além de aglomerados de osteoclastos. O conjunto destas alterações ósseas resulta na desmineralização das traves e na substituição parcial por fibrose, com evolução para a chamada osteíte fibrocística generalizada ou doença de Von Recklinghausen dos ossos, que não deve ser confundida com a neurofibromatose que também leva o nome deste mesmo autor (Figura 7.3).

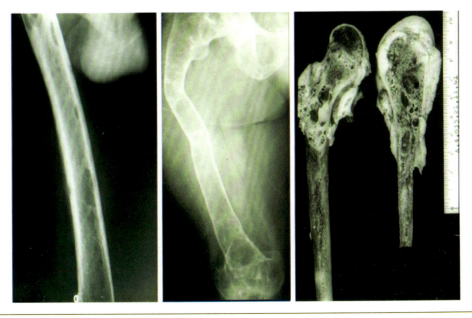

FIGURA 7.3 Desmineralização acentuada e deformidade, alargamento do canal medular.

CAPÍTULO 7

## DOENÇAS DEGENERATIVAS

Nesta parte do capítulo, incluiremos as histiocitoses de células de Langerhans, designadas Histiocitoses X, por Lichtenstein, e as lipidoses.

1. Histiocitoses por células de Langerhans, incluindo o Granuloma eosinófilo e a doença de Hand-Schiller-Christian – A forma mais frequente é o Granuloma eosinófilo que é mais comum em crianças, em geral é monostótica e caracteriza-se por uma lesão osteolítica na calota craniana sob a forma de uma lesão circular em "saca bocado", no corpo vertebral e na diáfise de ossos longos. Quando situada na vértebra, compromete o corpo deste osso, com osteólise e "desmoronamento", achatando o corpo vertebral, o que constitui em uma fratura com aspecto radiográfico da chamada vértebra plana de Calvè. Em ossos longos, atinge a diáfise e, na dependência do tamanho da lesão, pode ocorrer fraturas (Figura 7.4).

   Na doença de Hand-Schiller-Christian, que pode ser a evolução do granuloma eosinófilo, as lesões são múltiplas com grave comprometimento ósseo, em virtude dos aglomerados de macrófagos frequentemente xantomisados, pelo acúmulo de ésteres de colesterol. Esses acúmulos podem também comprometer o leito hipofisário e a região retro-ocular, podendo levar à tríade sintomática, isto é, a lesões osteolíticas múltiplas, a diabete insípido e exoftalmo uni ou bilateral. Os ossos longos, não raramente, são sede de fraturas.

2. Doença de Gaucher é, dentre as lipidoses, a forma que mais compromete os ossos. Nesta entidade as células histiocitárias, por defeito enzimático, estão abarrotadas de lipídeos que substituem a estrutura dos ossos, principalmente nos fêmures, constituindo uma importante causa de necrose da cabeça deste osso, acompanhada de deformidades, que podem levar a fraturas.

## DISTÚRBIOS CIRCULATÓRIOS

Na patologia óssea, o exemplo mais significativo de distúrbio da circulação sanguínea intraóssea ocorre na Doença de Paget também conhecida como Osteíte deformante, descrita em 1892, por sir Thomas Paget, até hoje considerada de causa desconhecida.

1. A doença de Paget incide em uma faixa etária avançada, em geral acima dos 50 anos, mono ou poliostótica. Nas fases iniciais desta doença, há um considerável aumento da circulação arterial intraóssea que, por ser ativa, arterial, há uma acentuada reabsorção óssea com lesões radiológicas e anatomopatológicas que apresentam caracteres da chamada "osteoporose circunscrita", mais frequente no crânio, pelve, fêmur e tíbia. Nesta fase poderão ocorrer fraturas devido à maior fragilidade dos ossos.

   Os sintomas mais frequentes são dor e desconforto na área comprometida. Alguns autores relatam casos em que a circulação intraóssea chega a ser 100 vezes maior que a normal, podendo evoluir para insuficiência cardíaca. É doença de evolução lenta com deformidades e, pelo progressivo aumento da densidade dos ossos assumem consistência pétrea. O substrato anatomopatológico evidencia desordem nos mecanismos de aposição e reabsorção dos ossos, demonstrados histologicamente pelo aumento numérico das linhas de cimento que demarcam as faixas de aposição cada vez em maior número no osso comprometido. Estas linhas tornam-se tão evidentes que assumem um "arranjo em mosaico", com progressivo aumento numérico desordenado de osteoclastos e de osteoblastos nas margens das traves ósseas, que se tornam irregulares, entremeadas por fibrose nos espaços intertrabeculares. As "fraturas em giz" decorrem da maior densidade e de menor elasticidade óssea, motivo pelo qual apresentam um traço reto, semelhante ao giz partido.

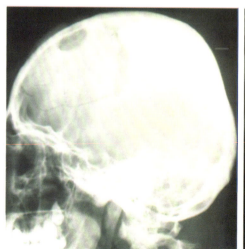 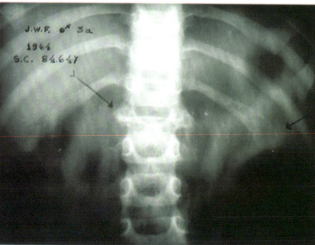

FIGURA 7.4 Lesão osteolítica na calota craniana, frequente localização e achatamento do corpo vertebral (vértebra plana de Calvé).

# Fratura em Osso Patológico

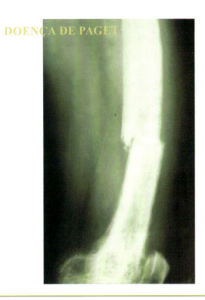

**FIGURA 7.5**

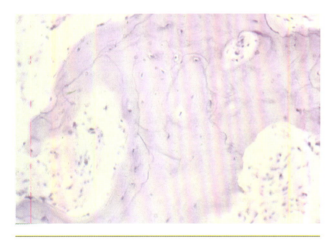

**FIGURA 7.6**

2. Nas discrasias sanguíneas, como na leucemia ou em doenças hemolíticas como as anemias (falciforme, esferocítica e de Cooley), são raras, mas podem ocorrer distúrbios circulatórios, com extensos infartos ósseos, causas de fratura em osso patológico.

## INFLAMAÇÕES

As inflamações em geral, dividem-se em dois grandes grupos: inespecíficas, nas quais o arranjo das células não permite identificar o agente etiológico e as específicas, ou granulomatosas, nas quais o arranjo celular permite identificar a etiologia, como na tuberculose.

1. A osteomielite hematogênica destaca-se entre os processos inespecíficos, mais comuns em crianças e adolescentes. Estes comprometem principalmente ossos longos, com maior frequência nas metáfises do fêmur e tíbia. A localização deve-se à estase sanguínea nas linhas epifisárias onde a demanda é intensa, tornando-a propicia para o desenvolvimento de bactérias. Em virtude da intensidade do processo inflamatório, embora pouco frequentes, pode ocorrer fraturas.
2. A tuberculose é um processo específico, cuja lesão osteolítica poderá determinar fraturas. Quando localizada na coluna vertebral, mal de Pott, a doença compromete os espaços intervertebrais, com osteólise secundaria que pode resultar em uma ruptura com acunhamento de vértebras com posterior cifose.
3. Dentre as micoses profundas a blastomicose sul americana, cujo agente é o paracoccidioidis brasiliensis, embora de localização óssea pouco comum, é a que mais pode causar fraturas.
4. A *Echinococus granulosus*, dentre as parasitoses, é a que mais provoca fratura óssea. É uma doença rara, conhecida como cisto hidático. Em duas experiências que surgiram durante esse estudo, dois casos, um deles com grave lesão osteolítica vertebral e o outro, femoral, que também fraturou, o tratamento utilizado foi o cirúrgico.

## NEOPLASIAS

Independentemente de serem benignos ou malignos, os tumores podem acarretar em fraturas, na dependência da agressividade de comprometimento da estrutura óssea. Ossos com maior sobrecarga, como as vértebras e os dos membros inferiores são mais sujeitos a fraturas do que os demais. Dentre os tumores benignos, destacam-se o osteblastoma, o encondroma, o fibroma condro-mixóide, o tumor gigantocelular e o hemangioma.

1. O osteoblastoma é uma neoplasia que apresenta maior agressividade, motivo pelo qual se manifesta com osteólise e pode ser causa de fratura, mais recorrente em ossos longos ou na coluna vertebral.
2. O encondroma, que em cerca de 50% dos casos está presente nas falanges das mãos, embora benigno e frequentemente assintomático, pode manifestar-se por fratura, espontânea ou traumática. Quando situados em ossos longos, principalmente no úmero e no fêmur, podem também causar fraturas e devem ser diferenciados do infarto ósseo por métodos de imagem, às vezes somente esclarecidos com biópsia da lesão.
3. O tumor gigantocelular, é mais recorrente na epífise de ossos longos, principalmente distal do fêmur e proximal da tíbia e do úmero. A possibilidade de fratura decorre da frequência com que se estende para a metáfise, às vezes com alta agressividade local.
4. O fibroma condro-mixóide, mais comum no fêmur e na tíbia, tem crescimento lento, excêntrico em relação ao eixo ósseo, e raramente pode ser causa de fratura.
5. O hemangioma, em ossos longos ou na coluna vertebral, pode ser assintomático e, por vezes, é diagnosticado por achado casual em exame radiográfico realizado por outros motivos. Em certas condições, porém, manifesta-se

por fratura e/ou "desmoronamento" do corpo da vértebra. Pode ser isolado ou múltiplo caracterizando hemangiomatose óssea.

Todas as neoplasias ósseas malignas primitivas apresentam a possibilidade de fratura. As que mais comumente o fazem são as formas osteolíticas de osteossarcoma, principalmente a teleangectásica, o hemangioendotelioma maligno, pela intensidade de vascularização e decorrentes hemorragias intraósseas, as lesões osteolíticas do plasmocitoma/mieloma, pelos aglomerados intramedulares de plasmócitos atípicos, não raramente como primeiro sinal da doença. Outros tumores como os linfomas intraósseos e os menos frequentes como o fibrossarcoma, fibrohistiocitoma maligno e o lipossarcoma também, com recorrência, manifestam-se com fraturas precoces.

A principal manifestação de fratura em osso patológico deve-se a neoplasias secundárias ou metástases (do grego: *meta* = além, *stasis* = parar). As metástases ósseas mais regulares no homem são originárias da próstata e dos pulmões. Na mulher são as de origem mamaria e pulmonar. As originárias de carcinoma da próstata são em geral osteocondensantes, pois, em virtude da lentidão com que as células atingem as vértebras, pelo plexo venoso paravertebral de Batson e nos demais ossos por via sanguínea arterial, o tecido ósseo reage com neoformação de traves intertrabeculares que reduzem os espaços medulares, de modo a condensar o osso, nitidamente evidentes nos métodos de imagem ou ao exame anatomopatológico.

Como na doença de Paget, a maior densidade e a menor elasticidade dos ossos podem determinar "fraturas em traço de giz". As metástases pulmonares, em ambos os sexos, são osteolíticas com o comprometimento mais frequente do úmero, pelve e fêmur. Na coluna vertebral, a lesão compromete inicialmente os pedículos, enquanto no plasmocitoma/mieloma o comprometimento predomina no corpo vertebral. As metástases de carcinoma da mama são em geral osteolíticas. A fratura por osteólise tem patogenia baseada na maior velocidade com que as células atingem o osso, impedindo a adequada reação osteogênica, ao contrário do que se observa no carcinoma prostático.

Outras neoplasias, originárias no rim (carcinoma de células claras), tireoide (carcinoma folicular), em virtude da intensa vascularização que faz parte dessas estruturas, destroem rapidamente o tecido ósseo resultando em fraturas ósseas intensamente osteolíticas, às vezes clinicamente pulsáteis.

Quanto às lesões pseudo-neoplasicas, a que mais causa fratura é o cisto ósseo aneurismático. Este processo, de etiologia desconhecida, que não tem aspecto cístico e muito menos é de natureza vascular, é conhecido como a lesão benigna que mais tem comportamento agressivo, muitas vezes simulando neoplasias malignas. Outras lesões pseudo-neoplasicas que podem fraturar são o cisto ósseo simples de localização metafisária, quando em osso de maior carga como fêmur e tíbia, é passível de ruptura. O fibroma não ossificante, evolução do defeito fibroso metafisário cortical, também pode fraturar em virtude de seu progressivo aumento de volume, quando situado na metáfise do fêmur ou da tíbia.

Não raramente fraturas ósseas simples ou complexas ocultam alterações patológicas podendo resultar em um tratamento ortopédico inadequado. Para o tratamento das fraturas em osso patológico é preciso estudar todo o contexto que as envolve.

As fraturas ósseas devem ser analisadas sempre sob os aspectos multidisciplinares, que levem em consideração a história, a faixa etária dos pacientes, os aspectos clínicos, de imagens, exames de laboratório e exames anatomopatológicos. O estudo conjunto multidisciplinar destes dados é indispensável para o diagnóstico e para a conduta em cada caso. Com o diagnóstico correto o ortopedista definirá o tratamento adequado.

Seguindo o descrito neste capítulo:

## DISPLASIAS ÓSSEAS

### OSTEOPSATIROSE OU OSTEOGÊNESE IMPERFEITA

**Tratamento:**
- Clínico: o emprego de bisfosfonados é utilizado atualmente.
- Ortopédico: osteossínteses intramedulares de suporte para o crescimento alinhado, com hastes telescopadas, associadas ou não a osteotomias para correção de deformidades.

### OSTEOPETROSE

**Tratamento:**
- Clínico: prevenção de deformidades.
- Ortopédico: osteossínteses das fraturas.

### DISPLASIA FIBROSA, MONO OU POLIOSTÓTICA

**Tratamento:**
- Clínico: o emprego de bisfosfonados pode ter efeito.
- Ortopédico: osteossínteses.

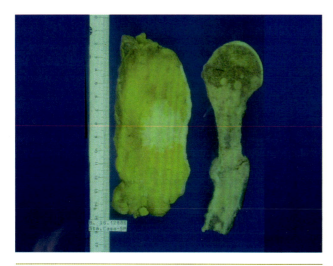

FIGURA 7.7

## ALTERAÇÕES METABÓLICAS

### OSTEOPOROSE

**Tratamento:**
- Clínico: prevenção de fraturas, evitar a cafeína, e caminhar. O emprego de bisfosfonados pode ser indicado.
- Ortopédico: osteossínteses das fraturas.

### OSTEOMALACIA E RAQUITISMO

**Tratamento:**
- Clínico: correção da homeostase, vitamina D, prevenção de deformidades.
- Ortopédico: osteossínteses das fraturas.

### HIPERPARATIREOIDISMO

**Tratamento:**
- Clínico: ressecção do tumor da paratireoide e compensação do quadro metabólico, atendendo à hipocalcemia acentuada que ocorre após a cirurgia, pois o tecido ósseo passa a compensar rapidamente a desmineralização óssea que havia. Aporte proteico é indispensável, para a elaboração da matriz óssea.
- Ortopédico: osteossínteses das fraturas, que se consolidam rapidamente, pois o osso está ávido de cálcio.

## DOENÇAS DEGENERATIVAS

### GRANULOMA EOSINÓFILO

**Tratamento:**
- Clínico: corticoterapia.
- Ortopédico: curetagem da lesão óssea. Na vértebra plana de Calvé, a própria fratura acunhamento leva à cura do processo. Na criança e no adolescente, ocorre o crescimento espontâneo do corpo vertebral, corrigindo a deformidade.

### DOENÇA DE GAUCHER

**Tratamento:**
- Clínico.
- Ortopédico.

## DISTÚRBIOS CIRCULATÓRIOS

### A DOENÇA DE PAGET

**Tratamento:**
- Clínico: Bisfosfonados e antiinflamatórios.
- Ortopédico: osteossínteses das fraturas.

### NAS DISCRASIAS SANGUÍNEAS

**Tratamento:**
- Clínico.
- Ortopédico.

## INFLAMAÇÕES

### OSTEOMIELITE HEMATOGÊNICA

**Tratamento:**
- Clínico: antibioticoterapia.
- Ortopédico: drenagem de abscessos, remoção de sequestros ósseos e estabilização das fraturas.

### TUBERCULOSE

**Tratamento:**
- Clínico: esquema tríplice para a tuberculose.
- Ortopédico: limpeza dos abscessos caseosos e imobilização, sendo muitas vezes indicada a artrodese das articulações afetadas e osteossínteses das fraturas.

*A Blastomicose Sul-americana, cujo agente é o paracoccidioidis brasiliensis*

**Tratamento:**
- Clínico: tratamento medicamentoso específico para a micose.
- Ortopédico: limpeza cirúrgica e cuidados específicos para cada caso.

*A Echinococose, sob a forma de cisto hidático, deve ter tratamento cirúrgico*

## NEOPLASIAS

1. **Primitivas benignas:** o tratamento ortopédico pode ser de curetagem intralesional, adjuvante local, reconstrução com osteossíntese e enxerto autólogo ou metilmetacrilato.
2. **Primitivas malignas:** tratamento quimioterápico orientado para a neoplasia e tratamento cirúrgico de ressecção e reconstrução com endopróteses ou reconstrução biológica, se for possível ou cirurgia ablativa.
3. **Secundárias a metástases:** a opção do tratamento destas fraturas requer algumas ponderações para a escolha adequada a cada paciente. Algumas delas são subjetivas, pois é possível supor um tempo provável de sobrevivência do paciente, possibilidade clinica de que volte a recuperar plenamente suas funções, capacidade de suportar anestesia etc.

Durante o estudo foi usado como apoio para as decisões os seguintes parâmetros:

1. A lesão é no membro superior, inferior, cintura pélvica ou coluna vertebral?
2. A lesão é única ou são múltiplas lesões?

3. Já ocorreu a fratura ou há risco de fratura?
4. Se não ocorreu fratura, já existe um comprometimento de 1/3 da circunferência do osso? A lesão abrange uma extensão longa?
5. O paciente caminhava antes da fratura, possuía função motora normal?
6. Há quanto tempo o paciente faz tratamento da doença primária?
7. Encontra-se atualmente recebendo tratamento quimioterápico?
8. Qual é o prognóstico temporal deste paciente?
9. Quais são as comorbidades que apresenta além da neoplasia?
10. O tipo da neoplasia primária responde à radioterapia?

A análise dessas questões permitiu uma decisão terapêutica que atendesse o paciente, na recuperação de sua função motora, em consonância com o tratamento de sua doença de base.

Os pacientes portadores de mieloma apresentaram um alto índice de infecções pós-operatórias e costumavam se beneficiar com a radioterapia local, principalmente nas lesões da coluna torácica ou do membro superior, nos primeiros anos de doença. Após alguns anos, quando a doença se tornou refratária à quimioterapia ou ao transplante de medula até a opção cirúrgica ficou limitada devido à intensidade do comprometimento ósseo.

O caso das Figuras 7.8 a 7.12 exemplifica um paciente portador de mieloma múltiplo, apresentando uma lesão extensa na metade proximal do úmero direito. Apesar de se tratar de mieloma, que responde bem à quimioterapia e radioterapia e mesmo no membro superior, há uma indicação de ressecção da lesão e reconstrução com endoprótese não convencional devido à destruição da anatomia, propiciando o pronto restabelecimento da função.

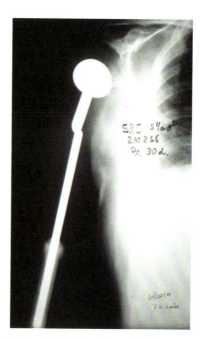

FIGURA 7.9

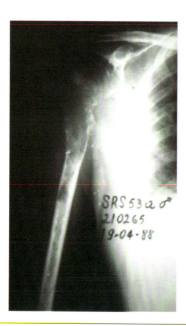

FIGURA 7.8

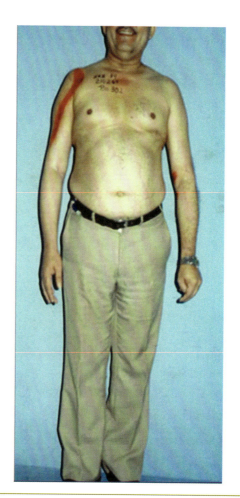

FIGURA 7.10

## Fratura em Osso Patológico

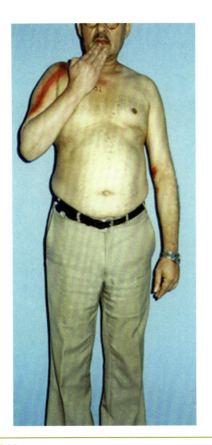

FIGURA 7.11

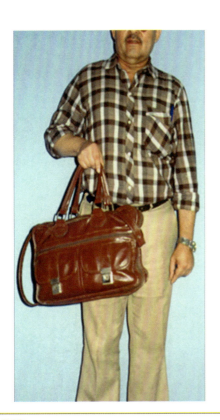

FIGURA 7.12

As lesões do membro inferior, por se tratar de um membro de carga, são mais bem resolvidas com o tratamento cirúrgico. O emprego de radioterapia paliativa, por julgar um "prognóstico reservado" pode ocasionar mais sofrimento quando a lesão fratura, pois todas as neoplasias produzem a substituição do tecido ósseo normal por tecido tumoral. Há, portanto, lise óssea em todas as neoplasias, inclusive nas metástases da próstata. Erroneamente costuma-se dizer que as metástases ósseas da próstata são osteoblásticas, mas o que ocorre fisiopatológiamente é que nas neoplasias de lenta evolução há um tempo para que ocorra a reação do tecido ósseo à lesão, na tentativa de reparar o ósseo que foi lesado, ou lisado.

Nas Figuras 7.13 a 7.19 é exemplificado um caso de metástase de câncer de mama, em uma paciente mastectomizada há dois meses. Foi possível observar inúmeras lesões líticas na região metafisária proximal do fêmur esquerdo, em 23 de dezembro de 1987. Sendo assim, foi orientada a radioterapia local. A lesão não respondeu ao tratamento e

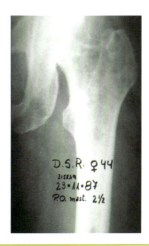

FIGURA 7.13

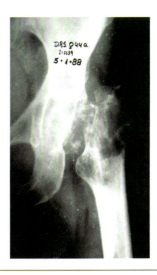

FIGURA 7.14

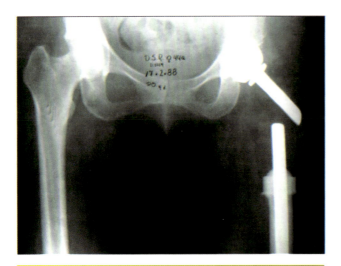

FIGURA 7.15

neste local, membro inferior, em apenas 40 dias a lesão progrediu e veio a fraturar, aumentando a dor da paciente e o desconforto da família.

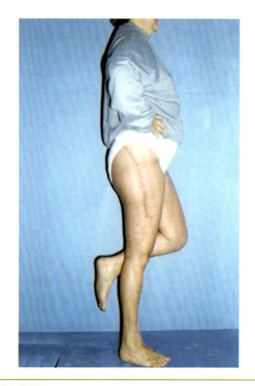

FIGURA 7.18

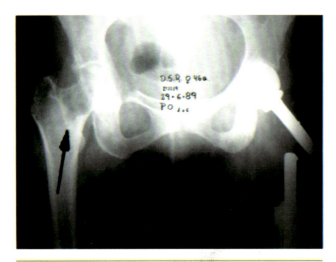

FIGURA 7.16

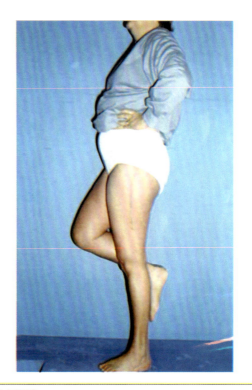

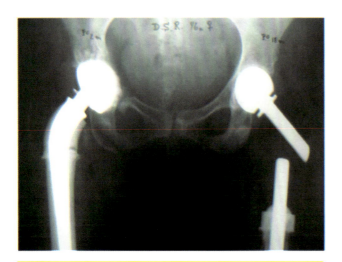

FIGURA 7.17

FIGURA 7.19

Foi realizada a ressecção da lesão e a substituição por endoprótese. Após um ano e seis meses apareceu uma lesão no ramo ílio-púbico e no colo femoral do lado direito e não deveria ser esperado que fraturasse e sim tratado profilaticamente.

Os métodos para o tratamento de fraturas oferecem inúmeras opções de ostessínteses, mas em suas técnicas a lesão tumoral não é ressecada. Se a sobrevivência do paciente é curta esta opção paliativa pode resolver, mesmo que com limitações, mas se o paciente é ativo, com pouco tempo de doença neoplásica, a lesão local que não foi ressecada pode evoluir e causar dor e incapacidade funcional para ele, que necessitará de reoperação em piores condições e com maiores dificuldades técnicas.

Neste último exemplo, nas Figuras de 7.20 a 7.33 observa-se uma única lesão na diáfise femoral. Este caso foi tratado com haste femoral bloqueada.

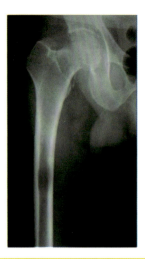

FIGURA 7.21

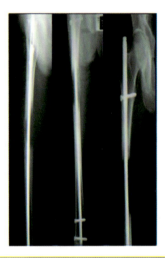

FIGURA 7.22

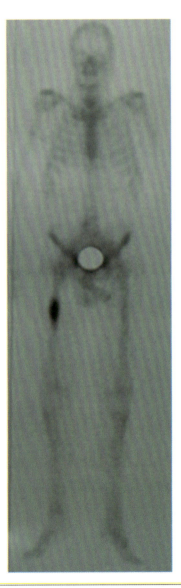

FIGURA 7.20

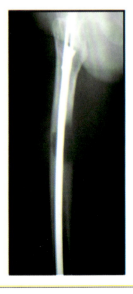

FIGURA 7.23

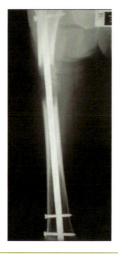

FIGURA 7.24

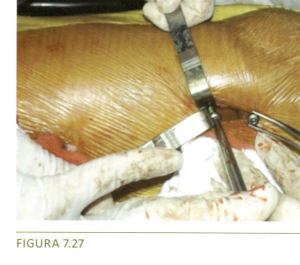

FIGURA 7.27

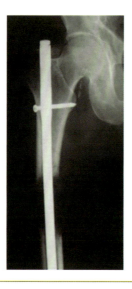

FIGURA 7.25

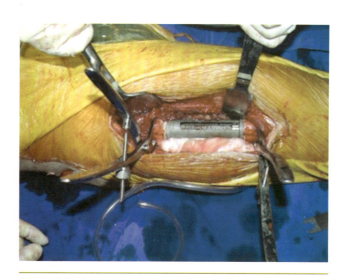

FIGURA 7.28

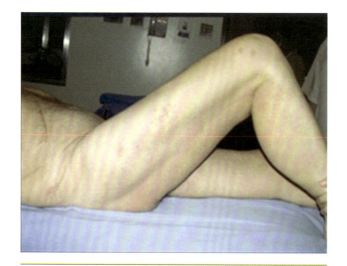

FIGURA 7.26

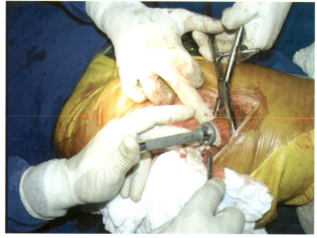

FIGURA 7.29

Fratura em Osso Patológico

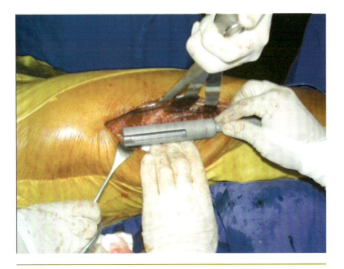

FIGURA 7.30

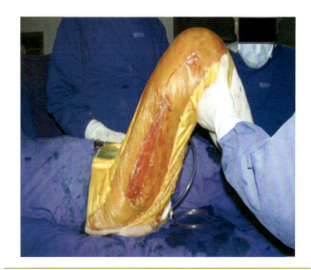

FIGURA 7.33

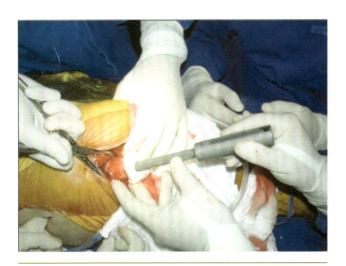

FIGURA 7.31

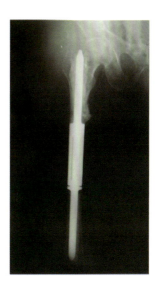

FIGURA 7.32

Foi observada a progressão da lesão a cada mês; queixas de dor e dificuldade para caminhar que piorou progressivamente. É possível observar a destruição local e a instabilidade da osteossíntese. O paciente foi reoperado, sendo retirados os parafusos de bloqueio e a haste femoral, ressecado o segmento lesado e reconstruído com uma prótese diafisária. O paciente conseguiu caminhar a partir do primeiro dia pós-operatório, podendo retornar à sua atividade de trabalho e ao tratamento complementar da doença de base.

Esses exemplos ilustram as dificuldades de abordagem das fraturas patológicas e a necessidade de profissionais com experiência no tratamento dessas lesões.

## REFERÊNCIAS CONSULTADAS

1. Albright F, Reifenstein EC. The parathyroid gland and metabolism of bone disease. Selected studies. Baltimore: Williams & Wilkins, 1948.
2. Batson OV. The function of the vertebral veins and their role in the spread of metastasis. Ann Surg. 1940;112:138.
3. Brasileiro Filho G. Bogliolo patologia. 7.ed. Rio de Janeiro: Guanabara Koogan, 2006. p.846-7.
4. Dorfman HD, Czerniak B. Bone tumors. St. Louis: Mosby, 1997. p.194-204.
5. Galasko CBS, Bennet A. Mechanism of lytic and blastic metastasis disease of bone. Clin Orthop. 1982;169:20.

Série Ortopedia e Traumatologia – Fundamentos e Prática

6. Gorhan LV, West WT. Circulatory changes in osteolytic and osteoblastic reactions. Arch Pathol. 1964;78:673.

7. Jaffe HL. Metabolic, in Degenerative, and Inflammatory diseases of bone and joints. Philadelphia: Lea & Febiger, 1972. p.171-80.

8. Lichtenstein L, Histiocitosis X. Integration of Eosinofilic granuloma of bone, Letteres-Siwe disease, and Hand-Schuller-Christian disease, as related manifestations of a single nosologic entity. Arch Path. 1953;56:84.

9. Prospero JD, Ribeiro Baptista PP, Amary MFA, et al. Paratireóides: estrutura, funções e patologia. Acta Ortop Brasil. 2009;17:2.

10. Prospero JD. Tumores Ósseos. São Paulo: Ed. Roca, 2001. p.211-26.

11. Rubin P. Dynamic classification of bone displasias. Chicago: Year Book Medical publisher Inc, 1964. p.322-4.

12. Rubin P. Dynamic classification of bone dysplasia. Chicago: Year Book Medical publishers Inc., 1964. p.258-80.

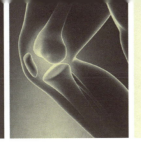

# Síndrome Compartimental

João Matheus Guimarães

## INTRODUÇÃO

Síndrome compartimental é uma condição caracterizada pelo aumento da pressão dentro de um espaço fechado com um potencial de causar danos irreversíveis ao seu conteúdo. Em 1881, Richard von Volkmann, descreveu uma condição caracterizada por contraturas irreversíveis dos músculos flexores do antebraço causando uma deformidade típica da mão.[1] Em 1906, Hildebrand, utilizou o termo contratura isquêmica de Volkmann para descrever o resultado final de uma síndrome compartimental não tratada.[2] McQueen et al.,[3] em um estudo realizado com 164 pacientes com síndrome compartimental traumática aguda, apresentou uma incidência de 7,3 por 100.000 em homens (idade média de 30 anos) e 0,7 por 100.000 em mulheres (idade média de 44 anos). A causa mais comum nesta série foi a fratura da diáfise da tíbia (36%), seguido pela lesão de partes moles sem fratura (23,2%) e por fratura do rádio distal (9,8%).

A incidência desta síndrome associada a lesões por traumas de alto e baixo grau de energia foi praticamente igual. A presença de feridas abertas não significou que os compartimentos estivessem descomprimidos, e o diagnóstico não podia ser esquecido; um exemplo típico que pode ocorrer em uma fratura exposta da tíbia, em que os demais compartimentos da perna não envolvidos no trauma, devem ser avaliados e descomprimidos se necessário.[4]

## FISIOPATOLOGIA

O pré-requisito para o desenvolvimento de uma síndrome compartimental é o aumento da pressão dentro de um espaço tecidual confinado e que gradualmente torna-se inelástico. A partir de um evento que determina a lesão tecidual, seja um trauma ou uma queimadura, ocorre uma hemorragia com consequente edema, que dependendo da intensidade, pode determinar uma redução da drenagem linfática e venosa, acarretando em mais edemas, formando-se assim um círculo vicioso de aumento gradual da pressão deste compartimento, até que ela impeça que as perfurantes e arteríolas perfundam os tecidos, o que gera um sofrimento tecidual; a liberação de substâncias vasoativas para de tentar aumentar a vascularização local, determinando mais edemas, com consequente mais isquemia, até a necrose tecidual, principalmente dos músculos e nervos contidos no compartimento. Deve-se lembrar que toda esta cascata de eventos pode ocorrer com a manutenção de pulso e de perfusão distal do membro.

Existem ainda outras causas para o início deste desfecho terrível, tais como o emprego de imobilizações muito apertadas, acidentes com animais peçonhentos, queimaduras, agressão por projétil de arma de fogo, distúrbios hemorrágicos, infecção, extravasamento de infusão endovenosa e lesão vascular aguda. Outra situação frequente é a síndrome compartimental pós reperfusão, pois após o restabelecimento do fluxo sanguíneo em um músculo isquêmico, ocorre um processo inflamatório decorrente da lesão tecidual decorrente da isquemia, sendo essa resposta dependente do tempo de isquemia e do grau de lesão muscular.[5]

## AVALIAÇÃO CLÍNICA

O quadro clínico de uma síndrome compartimental é bem característico, pois existe um fator causal e o paciente passa a apresentar como primeiro e mais importante sintoma a dor, geralmente de grande intensidade, sendo o principal achado para o diagnostico precoce, apresentando uma sensibilidade de 19% e uma especificidade de 97%. A dor é constante e exacerbada pela extensão passiva dos tendões dos músculos que se encontram dentro do compartimento acometido.

Um sinal sugestivo para o diagnostico, como já mencionado, é a dor desproporcional a lesão ou a situação clínica. O segmento encontra-se edemaciado, a palpação do compartimento pode demonstrar tensão excessiva, podendo existir palidez e alteração da temperatura local, porém a ausência destes achados não exclui o diagnostico de síndrome compartimental. A parestesia e a hipoestesia podem ocorrer devido à lesão nervosa, porém quando estão presentes indicam um quadro mais evoluído, assim como a paresia de grupos musculares que são um sinal tardio da instalação desta síndrome, com provável dano irreparável. Os pulsos periféricos geralmente estão presentes e o enchimento capilar distal do membro está preservado, isto porque a principal artéria que vasculariza o membro está fora do compartimento e apenas os seus ramos musculares e nervosos é que sofrem a pressão elevada do ambiente confinado.[4,5]

## DIAGNÓSTICO

O diagnóstico deve ser sempre clínico, no paciente alerta e consciente, pois a dor funciona como principal achado, com grande intensidade, desproporcional a lesão e principalmente exacerbada pela hiperextensão dos tendões dos músculos acometidos. No membro superior, o principal compartimento é o anterior ao antebraço que contém a musculatura flexora do punho e dos dedos; a manobra para testar a piora da dor é por extensão do polegar e dos demais dedos da mão.

No membro inferior, todos os compartimentos da perna podem ser afetados, então a flexão plantar e a flexão dorsal do tornozelo e dos dedos do pé devem ser testadas para avaliar os compartimentos anteriores e posteriores, respectivamente. O compartimento encontra-se com uma consistência aumentada a palpação, podendo acarretar dor mesmo quando realizada longe do foco de fratura.

A presença de uma fratura exposta não afasta a possibilidade de desenvolvimento de uma síndrome compartimental. Alguns estudos sugerem a presença entre 6% a 9% desta complicação nas fraturas expostas da tíbia, sendo a incidência diretamente proporcional à gravidade da lesão de partes moles. O diagnóstico diferencial com a chamada lesão por esmagamento *("crush injury")* é fundamental, sendo esta produzida pela contínua e prolongada pressão sobre o membro. Podendo ocorrer em pessoas soterradas, que ficam presas em uma posição por um período prolongado, ou adormecem sob a influência de álcool ou drogas. Normalmente existe um edema brutal e generalizado do segmento, o pulso distal está presente e a dor não é tão intensa quanto na síndrome compartimental.

A história clínica revela que um paciente que teve o membro preso por um longo período, pode ter uma paralisia flácida no membro e a lesão muscular decorrente desta lesão é muito mais grave determinando complicações clínicas, cursando com mioglobinúria e a rápida deterioração da função renal. O tratamento geralmente é clínico, com administração das complicações metabólicas, não necessitando de fasciotomia, que geralmente é contraindicada.

## MEDIDA DA PRESSÃO INTRACOMPARTIMENTAL

A síndrome compartimental só ocorre na vigência de um aumento da pressão dentro do compartimento. Devido à necessidade de realizar um diagnóstico precoce, antes que se instale lesões definitivas, em algumas situações o emprego de uma técnica para a mensuração da pressão muscular no segmento acometido é importante para o diagnóstico de certeza e a instituição do tratamento cirúrgico imediato.

Pacientes politraumatizados, com traumatismo crânioencefálico, em coma, sob o efeito de álcool ou drogas e em casos que necessitem de uma intubação endotraqueal imediata, apresentam uma dificuldade para o precoce diagnóstico, sendo então indicado, no caso de dúvida, a utilização de um sistema de medição da pressão a qual pode ser monitorizada periodicamente.

O método clássico descrito por Whitesides, em que uma agulha é conectada a uma coluna com ar e soro fisiológico é pouco preciso e pode gerar uma piora do quadro pela infusão de soro. Recomenda-se o emprego de um cateter com uma abertura lateral, ou com a ponta em pavio *("wick")*, ou o cateter fendido *("slit")*, para impedir a obstrução pelo músculo e a consequente aferição inadequada do sistema. Atualmente aparelhos comercializados por grandes empresas são mais precisos, porém não estão disponíveis para utilização.

Muito se discute quanto ao valor da pressão intracompartimental limite para a fasciotomia ser indicada; a princípio uma pressão maior que 30 mmhg causaria uma isquemia por ser superior a pressão capilar tecidual. Outros acreditam que a diferença de 20 mmhg entre a pressão arterial diastólica e a pressão do compartimento seja sinal da necessidade imediata para o tratamento cirúrgico. Na prática o diagnóstico é basicamente realizado através da investigação clínica criteriosa, através de exames periódicos e sucessivos, sendo que em caso de dúvida o tratamento cirúrgico deve ser instituído de imediato para evitar as sequelas terríveis advindas da necrose muscular e nervosa que irá se instalar gradativamente. O edema associado a dor, potencializada pelo estiramento passivo do grupo muscular envolvido no compartimento, são os sinais clínicos mais fidedignos para a conclusão diagnóstica.[6]

## ANATOMIA

No membro superior existem 15 compartimentos que podem cursar com aumento da pressão. No braço existem dois compartimentos, o flexor (volar) e o extensor (dorsal). No antebraço existem três, o volar, o mais suscetível, que contém os músculos flexor superficial dos dedos, flexor radial do carpo, flexor longo do polegar, flexor profundo dos dedos, flexor ulnar do carpo, o nervo ulnar, a artéria ulnar, nervo mediano, a artéria mediana, a artéria radial, o ramo superficial do nervo mediano, a artéria interóssea anterior e o nervo interósseo anterior.

O compartimento dorsal é separado do volar pela membrana interóssea, contendo os músculos extensor comum dos dedos, o extensor longo do polegar, o abdutor longo do polegar e o extensor ulnar do carpo, e ainda a artéria interóssea posterior, nervo interósseo posterior. O compartimento lateral contém os músculos extensor radial do carpo curto e longo, e o braquiorradial.

Na mão são 10 os compartimentos: um tenar, um hipotenar, um adutor do polegar, quatro interósseos dorsais e três interósseos volares. No membro inferior existe um compartimento glúteo, três compartimentos na coxa, o anterior, o posterior e o medial com a musculatura adutora. Na perna há quatro compartimentos, o anterior contendo a musculatura extensora, o lateral com a musculatura fibular, o posterior superficial com o solear egêmeos e o posterior profundo com a musculatura flexora do pé e dedos. No pé existem três compartimentos na parte posterior e nove compartimentos no antepé (dois centrais, um superficial, um profundo, quatro interósseos e um adutor do hálux).

## TRATAMENTO

Após do diagnóstico da síndrome compartimental eminente ou mesmo quando esta já se encontra em fase de instalação, medidas imediatas são necessárias para garantir a perfusão dos tecidos acometidos. A imediata e a completa retirada de imobilização, gesso circular ou talas, e mesmo de curativos oclusivos, devem ser efetuadas. O gesso circular não deve ser só fendido, pois a presença de algodão ou estoquinete pode perpetuar a restrição e a distensão das partes moles. O membro afetado pode ser elevado, porém não deve estar acima do nível do coração do paciente, a fim de permitir uma perfusão adequada dos tecidos e minimizar a progressão do edema. Quando, apesar destas medidas, o quadro clínico permanecer evidente, a fasciotomia cirúrgica completa de todos os compartimentos envolvidos é necessária para restabelecer a pressão normal e garantir o retorno da perfusão tecidual. A incisão cutânea deve ser longa e abranger toda a área acometida, incisões menores podem ter menor morbidade, porém o risco de ocorrer compressão pela pele e pelo tecido celular subcutâneo pode existir.

No antebraço, a incisão deve ser volar, iniciando-se na parte medial da prega do cotovelo, próximo ao epicôndilo medial do úmero, depois em forma de curva segue radialmente pela fossa antecubital até o punho, podendo seguir até a descompressão do canal do carpo, quando necessário. O lacertus fibroso e a fáscia sobre o flexor ulnar do carpo são abertos entre o flexor ulnar do carpo e flexor superficial dos dedos atingindo o plano profundo, descomprimindo a fáscia destes músculos. Normalmente a descompressão volar do antebraço é suficiente para a descompressão dos outros dois compartimentos, caso necessário uma incisão dorsal pode ser utilizada para descomprimir o compartimento dorsal e lateral.

Na mão a descompressão é efetuada inicialmente através de duas incisões dorsais sobre o segundo e o quarto metacarpianos; para a liberação do compartimento tênar uma incisão na junção entre a pele da palma da mão e do dorso é realizada no bordo radial, e da mesma forma no bordo ulnar para o compartimento hipotênar. No braço a síndrome compartimental é rara, quando necessário uma única incisão medial ou lateral é suficiente para descomprimir os compartimentos anterior e posterior.

No membro inferior, a síndrome compartimental glútea é tratada por uma incisão posterior que possibilita atingir o músculo glúteo máximo e a musculatura abdutora. Na coxa, uma longa incisão lateral única pode descomprimir adequadamente os compartimentos anterior e posterior. Quando necessário uma incisão medial também pode ser realizada para descomprimir a musculatura adutora.

Na perna a descompressão dos quatro compartimentos pode ser realizada por uma incisão única ou por duas incisões. A técnica da incisão única é realizada por um acesso longo na região anterolateral da perna desde a parte proximal da cabeça da fíbula até 5 cm do maléolo lateral. Identifica-se o septo entre o compartimento anterior e o lateral, descomprimindo ambos por fasciotomia, e deve ser tomado cuidado para evitar a lesão do nervo fibular superficial. A musculatura do compartimento lateral é afastada e o septo intermuscular posterior é identificado. A incisão deste septo permite acesso à porção lateral do compartimento superficial posterior, e em seguida o compartimento profundo, os quais são descomprimidos por fasciotomias amplas.

Na técnica de duas incisões, os compartimentos anterior e lateral são descomprimidos por uma incisão anterolateral, enquanto os compartimentos posteriores são acessados por uma incisão medial, esta opção é mais fácil de ser realizada, pois os compartimentos são liberados diretamente, porém apresenta uma morbidade um pouco mais elevada por se tratar de duas incisões, o que pode demandar mais cuidados para o fechamento cutâneo tardio.

A síndrome compartimental do pé normalmente é tratada por duas incisões longitudinais no dorso, uma centrada no quarto metatarsiano e outra no espaço entre o primeiro e o segundo metatarsianos. Toda a musculatura intrínseca do antepé deve ser liberada por fasciotomias. O retropé raramente apresenta um aumento da pressão dentro do compartimento. Após a fasciotomia as feridas são deixadas normalmente abertas e cobertas por curativos estéries, a pele não deve ser fechada devido ao risco de aumento da pressão no compartimento. Tendões, nervos, vasos e ossos devem preferencialmente ser cobertos pela musculatura adjacente evitando o risco de contaminação e a sua desvascularização.

O paciente deve retornar para uma revisão cirúrgica apos 48/72 horas, para lavagem e desbridamento da ferida. O fechamento primário retardado da ferida pode ser realizado neste momento caso exista segurança, se existir necrose muscular após a retirada completa do tecido desvitalizado, uma avaliação criteriosa deve ser efetuada para realizar o fechamento, podendo ser necessários outros curativos cirúrgicos até que se consiga a granulação da ferida para posterior fechamento ou enxertia cutânea.

Incisões de descarga na pele adjacente podem ajudar no fechamento definitivo que não deve ser postergado por mais de 7 a 10 dias, pois existe um aumento no risco de contaminação. O emprego da técnica de curativo a vácuo é bastante útil para acelerar o processo de granulação da ferida e então realizar o fechamento cutâneo com maior segurança, pois assim diminui o risco de infecção e a necessidade de enxertia pele extensa.

## PROGNÓSTICO E COMPLICAÇÕES

O prognóstico da síndrome compartimental depende da gravidade da lesão, da duração da isquemia e das comorbidades que o paciente apresenta no momento da lesão. Uma

Série Ortopedia e Traumatologia – Fundamentos e Prática

demora de mais de 8 horas para o diagnóstico e o tratamento determina a instalação da contratura isquêmica de Volkmann, com déficit neurológico e retração muscular grave, podendo ocorrer a amputação do membro, grave infecção ou até mesmo o óbito do paciente.

Portanto um paciente com dor desproporcional a situação clínica ou a lesão apresentada é um sinal maior para o diagnóstico de síndrome compartimental. Quando essa dor aumenta com o estiramento passivo dos músculos do compartimento envolvido, essa suspeita clínica fica mais evidente. A fasciotomia imediata deve ser sempre realizada quando ocorre uma piora gradual deste quadro clínico, na dúvida é sempre indicado realizar a fasciotomia. Quando existir mais de 6 horas de isquemia, após a revascularização, a fasciotomia tem que ser realizada de imediato.

Atenção deve ser dada aos pacientes obnubilados, inconscientes, sedados, com overdose de narcóticos, anestesia regional pós-trauma ou pós-cirúrgica, pois o diagnóstico da síndrome compartimental pode passar despercebido. Lembra-se, por fim, de sempre que uma fasciotomia for realizada tardiamente irá redundar em um desastre.

## REFERÊNCIAS BIBLIOGRÁFICAS

1. von Volkmann R. Die ischämischen Muskellähmungen und Kontracturen. Centralblatt für Chirurgie, Leipzig. 1881; 8:801-3.
2. Withesides TE, Heckman MM. Acute compartment syndrome: update on diagnosis and treatment. J Am Acad Orthop Surg. 1996;(4)4:209-18.
3. McQueen MM, Gaston P, Court-Brown CM. Acute compartment syndrome: Who is at risk? J Bone Joint Surg(Br). 2000;82:200-3.
4. Olson SA, Glasgow RR. Acute compartment syndrome in lower extremity musculoskeletal trauma. J Am Acad Orthop Surg. 2005;(13)7:436-44.
5. Prasarn ML, Ouellette EA. Acute compartment syndrome of the upper extremity. J Am Acad Orthop Surg. 2011;(19)1: 49-58.
6. Elliott KG, Johnstone AJ. Diagnosing acute compartment syndrome. J Bone Joint Surg (Br). 2003;85:625-32.

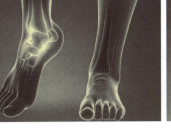
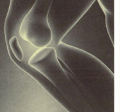

# Pseudartrose dos Ossos Longos

Jean Klay Santos Machado

## INTRODUÇÃO

Pseudartrose é um evento que pode ocorrer durante o processo de consolidação das fraturas. A denominação "pseudartrose" ou "pseudoartrose", na literatura inglesa, é dividida em dois termos: O primeiro, "*pseudarthrosis*", é definido como "não consolidação", porém, com a formação de uma falsa articulação, o que para nós se trata de um tipo de pseudartrose, no caso a sinovial. O segundo é o "*nonunion*", que seria a condição em que não há consolidação nem tampouco evidência que possa vir a ocorrer, porém, sem a presença de movimento franco no foco da lesão (falsa articulação).

O conceito ainda permanece controverso. O que parece mais coerente é o descrito em 1986 pelo FDA (*Food and Drug Administration*), que determinou para as diáfises que tal situação ocorreria depois de pelo menos 9 meses da lesão, desde que a fratura não mostre sinais progressivos visíveis de consolidação nos últimos três meses. Todavia, nos casos de falhas, como na presença de grande perda óssea e de infecção ativa, os prazos considerados costumam ser bem menores (Figura 9.1). No que diz respeito ao retarde de consolidação, este consiste, como o próprio nome diz, em um atraso no processo de consolidação esperado para aquela fratura. No entanto, a diferença primordial em relação à pseudartrose dá-se pelo fato de que no retardo há atraso, mas não parada no processo, fato este constatado clínica e radiograficamente.[1-6]

## EPIDEMIOLOGIA

Sua incidência na literatura varia de 1% a 12%, de acordo com o método inicialmente usado, bem com a gravidade da lesão inicial. O sexo masculino é o mais acometido (acima de 80%), com predomínio entre terceira e quarta décadas de vida, coincidindo com a maior incidência de fraturas desses indivíduos que exercem mais atividades de risco. O membro dominante é o mais comumente acometido, provavelmente pela demanda funcional implementada no pós-operatório que, quando associada à má técnica cirúrgica, culmina com maior risco de tal complicação.[2,4,6-8]

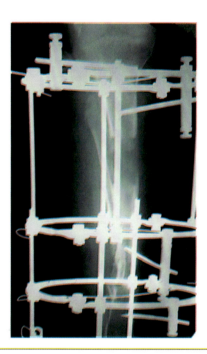

**FIGURA 9.1** Radiografia mostrando pseudartrose da tíbia pós-osteomielite com grande falha óssea.

## ETIOLOGIA

As pseudartroses podem ser causadas por alterações mecânicas e/ou biológicas.

Causas mecânicas:
- Falta de estabilização cirúrgica em fraturas instáveis.
- Insuficiência na estabilização da fratura, como nos casos da fixação com placa e parafusos com número insuficiente de corticais envolvidas de cada lado, fraturas tratadas com dispositivos intramedulares não bloqueados e utilização de placas inadequadas, como as do tipo terço de tubo nas fraturas dos ossos do antebraço.
- Fraturas tratadas não cirurgicamente com a utilização de imobilização por período insuficiente.

Série Ortopedia e Traumatologia – Fundamentos e Prática

A teoria proposta por Perren e Cordey afirma que o desenvolvimento do osteoblasto está vinculado à presença de estabilidade local. De tal sorte que espaços interfragmentários maiores que 4 mm não podem ser preenchidos por tecido ósseo neoformado e sim por condroblastos e fibroblastos, sobretudo quando são utilizadas técnicas de redução cruenta (Figura 9.2).[2,4-10]

Causas biológicas:

Locais:
- Falha óssea.
- Fraturas expostas.
- Lesão das partes moles adjacentes, como nas fraturas causadas por trauma direto.
- Cominuição intensa.
- Fraturas segmentares (Figura 9.3).
- Infecção.
- Fraturas patológicas.
- Diástase no foco de fratura.
- Interposição de partes moles.

Sistêmicas:
- Neuropatias.
- Diabetes melito.
- Desnutrição.
- Tabagismo crônico.
- Etilismo crônico.
- Uso de anticoagulantes.
- Uso de corticosteroides.[8]

## CLASSIFICAÇÃO

A classificação mais usada ainda hoje é a proposta por Müller, Weber & Cech (1976), em que as pseudartroses são divididas em dois grupos (vasculares ou viáveis e não vasculares ou inviáveis). Cada grupo está subdividido em:

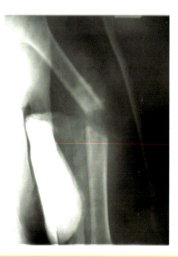

**FIGURA 9.2** Radiografia evidenciando pseudartrose do úmero por instabilidade local.

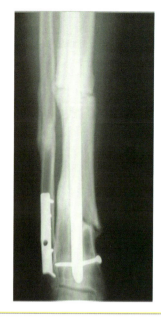

**FIGURA 9.3** Radiografia mostrando pseudartrose da tíbia (foco proximal) de causa biológica (fratura exposta segmentar).

### PSEUDARTROSES VASCULARES (FIGURA 9.4)
- "Pata de elefante".
- "Casco de cavalo".
- Oligotrófica.

#### "Pata de elefante"
Resultam de falha mecânica (má fixação, imobilização inadequada, descarga precoce de peso em fraturas reduzidas com fragmentos viáveis).

#### "Casco de cavalo"
Ocorrem após fixação moderada com placa e parafusos.

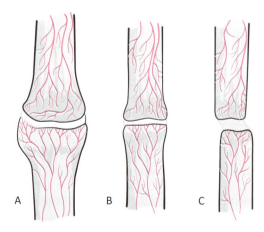

**FIGURA 9.4** Desenho das pseudartroses vasculares: Pata de elefante (**A**), casco de cavalo (**B**) e oligotrófica (**C**).

*Oligotrófica*

Apesar de vasculares, não apresentam calo. Ocorrem após desvio acentuado, diástase dos fragmentos ou fixação interna sem aposição precisa dos fragmentos.

### Pseudartroses avasculares (Figura 9.5)

A) Em cunha de torção.
B) Cominutiva.
C) Por falha óssea (lacunar).
D) Atrófica.

*Em cunha de torção*

Há presença de um fragmento intermediário. Ocorre consolidação em apenas um dos fragmentos principais.

*Cominutiva*

Presença de um ou mais fragmentos intermediários que estão necrosados. Normalmente, resultam na quebra de placa.

*Por falha óssea (lacunar)*

Há perda de um dos fragmentos. As extremidades são viáveis e ocorrem após fraturas expostas com perda óssea, ressecção de tumor e sequestrectomia.

*Atrófica*

Resultado final das lacunares. Apresentam extremidades osteoporóticas e atróficas. Existe interposição de tecido cicatricial sem potencial osteogênico.[8]

Outra classificação que originalmente foi feita para as pseudartroses da tíbia, mas que pode ser usada em qualquer osso longo, é a proposta por Paley & Catagni (1989), que leva em consideração, entre outros aspectos, a existência de encurtamento ou não do osso acometido (Figura 9.6).[1,11-13]

Tipo A: Perda óssea menor que 1 cm.

A1. Móvel
A2. Rígida sem deformidade angular
A3. Rígida com deformidade angular

Tipo B: Perda óssea maior que 1 cm.

B1. Defeito ósseo sem encurtamento
B2. Encurtamento sem defeito ósseo
B3. Defeito ósseo associado a encurtamento

E, finalmente, as pseudartroses devem ser divididas quanto à presença ou não de infecção em:

a) Infectadas.
b) Não infectadas.

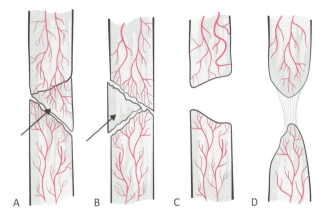

FIGURA 9.5 Desenho das pseudartroses avasculares: Em cunha de torção (A), cominutiva (B), lacunar (C) e atrófica (D).

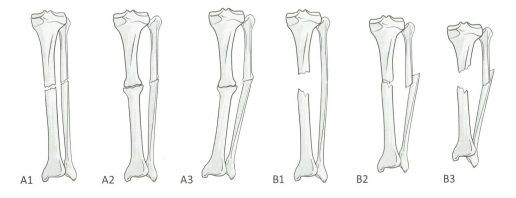

FIGURA 9.6 Desenho da Classificação de Paley & Catagni.

## SINAIS E SINTOMAS

Basicamente, estes pacientes apresentam como principal característica clínica a presença de dor à movimentação, bem como à compressão do foco de pseudartrose. A presença ou não de deformidade, bem como de mobilidade visível na lesão, depende do tipo de pseudartrose existente, conforme descrito no item anterior (Figura 9.7).[13-15]

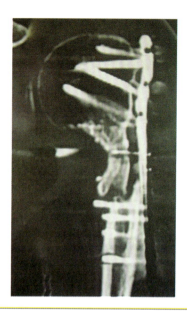

**FIGURA 9.8** Corte frontal de tomografia computadorizada mostrando pseudartrose do úmero esquerdo em paciente submetido à osteossíntese com placa bloqueada há 2 anos.

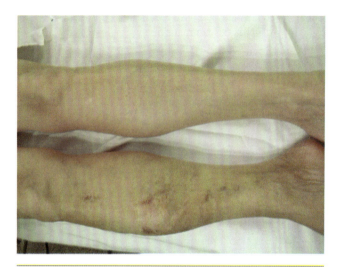

**FIGURA 9.7** Fotografia de paciente com pseudartrose da tíbia direita, mostrando deformidade na perna.

## EXAMES COMPLEMENTARES

O diagnóstico da pseudartrose, na maioria dos casos, é clínico-radiográfico, bastando para tal duas incidências (anteroposterior e lateral), incluindo obrigatoriamente as articulações satélites para uma correta avaliação da lesão.

Nas situações em que o diagnóstico não estiver claro, faz-se necessária a solicitação de pelo menos um dos exames a seguir:

- **Cintilografia óssea**: o aumento de captação pode indicar a presença de mobilidade no foco.
- **Tomografia computadorizada**: com a obtenção de cortes de 2 mm, é capaz de definir a existência ou não de tal lesão (Figura 9.8).

Nos pacientes oriundos de tratamento cirúrgico prévio, bem como naqueles com sinais sugestivos de infecção, é prudente a solicitação de exames laboratoriais (VHS, PCR, Hemograma), a fim de determinar a presença ou não de infecção ativa, uma vez que as infecções latentes não cursam com alterações em tais exames. Do ponto de vista imagenológico, a existência de reação periostal, bem como sinais de soltura dos implantes, são bastante sugestivos de infecção local.[29, 32, 33]

## TRATAMENTO

O tratamento da pseudartrose dos ossos longos, na maior parte dos casos, é cirúrgico, uma vez que tal lesão costuma causar grave distúrbio anatômico e funcional. Exceções são aquelas assintomáticas, sobretudo em ossos que não são de carga, cujo principal exemplo é a clavícula, visto que em até 50% dos casos são assintomáticas e, portanto, a conduta é puramente conservadora. Uma vez que se opte pelo tratamento cirúrgico, o método escolhido está relacionado com o seu tipo, bem como com o motivo pelo qual esta ocorreu, de tal sorte que é importante definir, entre outras, se a causa é mecânica e/ou biológica. De modo geral, os princípios desse tratamento são:[15,16]

- **Causa biológica**: o tratamento consiste basicamente em prover aporte biológico à lesão, o que é obtido por meio de enxerto ósseo, que pode ser esponjoso, caso ainda exista ao menos uma cortical íntegra, ou córtico-esponjoso, nos casos de falha segmentar, uma vez que tal enxerto também promove suporte mecânico a fim de minimizar os riscos de sobrecarga e falha da síntese.
- **Causa mecânica**: nesses casos, a falha na estabilização da fratura deve ser corrigida com troca do material de síntese.
- **Causa mista**: essas lesões devem ser tratadas com abordagem dos dois aspectos, ou seja, além da troca do material de síntese, faz-se necessário a colocação de enxerto. (Figura 9.9)

As pseudartroses também podem ser divididas em infectadas e não infectadas. Como esse diagnóstico nem sempre é fácil, consideramos imperativo, mesmo sem a presença de secreção, o envio de pelo menos 3 (três) fragmentos ósseos para exame de cultura. Dessa forma, as pseudartroses não infectadas seguem os princípios descritos anteriormente. Já nas infectadas, alguns aspectos devem ser esclarecidos:[11,13,15]

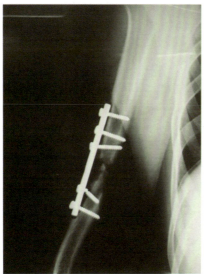
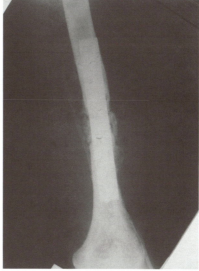

FIGURA 9.9 Radiografia de pseudartrose do úmero de causa mista (esquerda), tratado com troca de síntese associada com enxertia óssea.

1. Se a infecção é latente ou ativa.
   - **Infecção latente:** inicialmente parte do diagnóstico, que costuma ser difícil, uma vez que esta entidade não apresenta alterações clínicas e laboratoriais. De qualquer forma, devemos proceder a limpeza no foco da pseudartrose, troca do implante (caso exista) e antibioticoterapia por seis semanas, inicialmente de forma empírica, preferencialmente seguindo o perfil microbiológico do hospital, havendo posteriormente o descalonamento de acordo com o resultado da cultura dos fragmentos ósseos (três). É importante salientar que a presença de infecção latente, que como sabemos é causada por bactérias de baixa virulência, não contraindica a utilização de síntese interna nem tampouco de enxerto ósseo autógeno (Figura 9.10).
   - **Infecção ativa:** é causada por bactérias mais agressivas e, da mesma forma, o tratamento também deve ser mais agressivo, com limpezas mais copiosas das áreas acometidas, seguido de estabilização provisória (caso sua intenção seja insistir na síntese interna, em um segundo tempo cirúrgico) ou definitiva, com fixador externo (Figura 9.11).

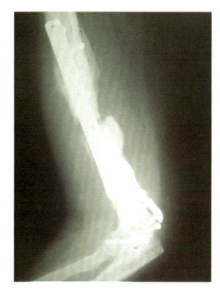
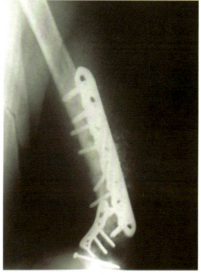

FIGURA 9.10 Radiografia de pseudartrose do úmero com infecção latente (esquerda), tratada com troca de síntese associada com enxertia óssea sintética e antibioticoterapia oral por seis semanas.

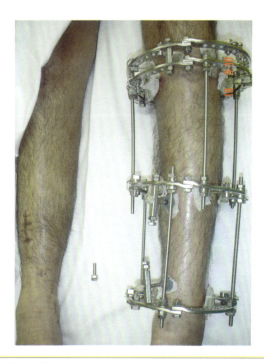

**FIGURA 9.11** Fotografia de paciente em tratamento de psudartrose infectada da tíbia esquerda com fixador externo circular.

2. Diagnosticar a localização e profundidade dos tecidos comprometidos. Para tal, utilizamos a classificação proposta por Cierny & Mader, como se segue:

a) Tipo anatômico:
 a.1) Estágio 1: osteomielite medular.
 a.2) Estágio 2: osteomielite superficial.
 a.3) Estágio 3: osteomielite localizada.
 a.4) Estágio 4: osteomielite difusa.

b) Classe fisiológica:
 b.1) Hospedeiro A: hospedeiro normal.
 b.2) Hospedeiro B:
 - Comprometimento sistêmico (Bs).
 - Comprometimento local (Bl).
 - Comprometimento sistêmico e local.
 b.3) Hospedeiro C: tratamento pior que a doença.

O tipo a.1 geralmente advém de uma síntese intramedular e deve ser tratado com fresagem e irrigação do canal medular, seguido de colocação de um espaçador de cimento com antibiótico, lembrando que na ausência de cimentos já preparados pelo fabricante com adição do antibiótico, a escolha desse medicamento deve ser preferencialmente na forma liofilizada que é misturada ao pó do cimento em seguida ao líquido, a fim de minimizar suas perdas durante o processo de endurecimento. Normalmente optamos pela vancomicina na dose de 2 g a 4g para cada 20 g de cimento (Figura 9.12).[18]

O tipo a.2, na maior parte dos casos, está relacionado ao uso de placas e parafusos, de tal forma que se torna obrigatória a retirada, além do implante, do chamado biofilme que se forma sobre o implante, consistindo em uma camada de glicocálix que se forma sobre os materiais inertes e destarte impede a chegada do antibiótico ao local acometido.[19,20]

O tipo a.3 é caracterizado pela presença do sequestro ósseo que, como não poderia deixar de ser, obrigatoriamente deve ser retirado.

No tipo a.4, há o comprometimento de toda a circunferência do osso, de tal sorte que seu tratamento consiste na segmentectomia. A partir daí, temos três opções:

- **Opção 1:** promover o encurtamento agudo no foco da pseudartrose, podendo vir ou não acompanhado de osteotomia em outro foco com o objetivo de alongar o osso e desta forma compensar o encurtamento, o que normalmente é realizado quando o encurta-

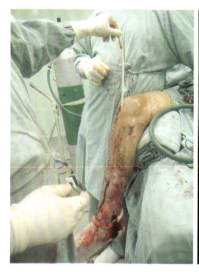
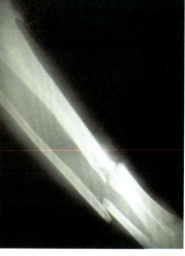

**FIGURA 9.12** Fotografia (esquerda) e radiografia (direita) do primeiro tempo cirúrgico do tratamento de pseudartrose infectada medular da tíbia, com colocação de espaçador de cimento com antibiótico.

mento for maior que 6 cm nos membros superiores ou maior que 3 cm nos inferiores.

- **Opção 2:** utilizar um fixador externo, utilizando o princípio do transporte para preencher a falha resultante da ressecção óssea.[21]
- **Opção 3:** como proposto por Masquelet, preencher a falha com espaçador de cimento com antibiótico e, após um período de pelo seis semanas, reabordar o foco retirando o espaçador, porém com o objetivo de preservar a pseudocápsula agora existente, visto que esta tem capacidade biológica e ajudará durante o processo de consolidação, e finalmente preencher a falha com enxerto ósseo autógeno e/ou sintético. Este método pode ser usado tanto com síntese interna quanto externa (Figura 9.13).[22]

Quanto à classe fisiológica, fica claro que não basta tratar apenas a lesão, mas também o paciente como um todo, de tal sorte que as doenças de base devem ser compensadas, o estado nutricional melhorado, as condições de higiene adequadas etc.

## SITUAÇÕES ESPECÍFICAS

1. Dinamização

   A dinamização surgiu como uma grande ferramenta no tratamento do retarde de união. A técnica consiste na retirada dos parafusos de bloqueio da extremidade mais distante no foco de fratura. No entanto, trabalhos recentes mostram apenas 20% de sucesso com este procedimento, fato que diminuiu sobremaneira sua indicação. Atualmente, sua utilização tem maior êxito quando realizada em uma fase precoce de até 12 semanas.[22]

2. Pseudartrose pós-haste intramedular bloqueada

   O tratamento dessas lesões cada vez mais tem sido realizado com troca da haste, sem adição de enxerto, haja vista que estudos mostram que o efeito da fresagem é comparável ao da colocação de enxerto ósseo esponjoso, desde que a fresagem seja ao menos 2 mm maior que a da primeira cirurgia. Esta condição traz outro benefício, pois, com esta fresagem, possibilita-se colocar haste de maior diâmetro, aumentando com isso a estabilidade, basicamente, por dois motivos: pelo simples fato de que, por se tratar de uma estrutura cilíndrica, sua rigidez está relacionada à quarta potência do seu raio; a colocação de hastes mais calibrosas aumenta a área de contato entre esta e as paredes corticais (Figura 9.14). Um outro dispositivo que pode ser usado a fim de aumentar estabilidade, sobretudo nas fraturas metafisárias, consiste no parafuso *poller*, uma vez que nesta região ele pode fazer o papel da cortical, e desta forma servir de escora para a haste.[18,23-27]

3. Pseudartrose do fêmur pós-placa

   Classicamente, pode ser tratada de duas formas: a primeira com a troca por outra placa, só que em onda com colocação de enxerto ósseo esponjoso sob a defor-

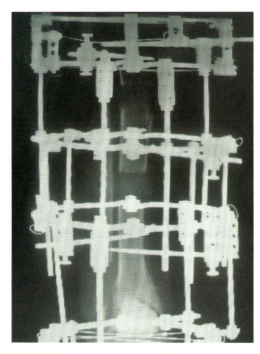
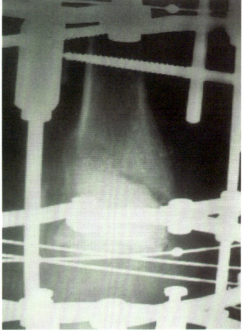

FIGURA 9.13 Radiografia de pseudartrose infectada da tíbia com perda óssea de aproximadamente 15 cm, sendo tratada com associação de técnicas: preenchimento de parte da falha com enxerto + encurtamento agudo, seguido de alongamento bifocal com o uso de fixador externo circular.

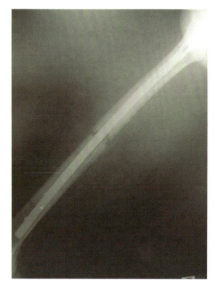 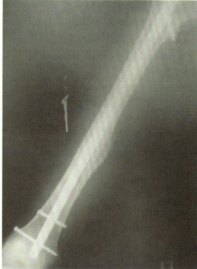

FIGURA 9.14 Radiografia de pseudartrose diafisária do fêmur (esquerda) em paciente com haste intramedular bloqueada tratada com troca por haste mais calibrosa e mais longa, cursando com consolidação (direita).

midade da placa. A segunda por meio da troca por uma haste intramedular bloqueada, desde que a fresagem seja feita após o fechamento da ferida principal, a fim de não comprometer seu efeito biológico.[1,9,24,25,27]

4. Pseudartrose com falha óssea no úmero

Se a falha for menor que 5 cm, normalmente optamos por encurtamento agudo, objetivando diminuir a sobrecarga no implante e desta forma minimizar o índice de falhas da síntese. Mesmo porque discrepâncias de até 6 cm nos membros superiores não trazem prejuízo funcional.[1,24,28,29]

5. Pseudartrose com falha óssea em um dos ossos do antebraço

Por se tratar de uma unidade morfofuncional muito bem estabelecida, faz-se necessária a preservação da relação de comprimento entre os dois ossos. Logo podemos usar enxerto tricortical ou vascularizado (principalmente em falhas maiores que 6 cm) no osso com falha e/ou associado com encurtamento do outro osso.[2-4,14,19,24,29-31]

6. Pseudartrose com falha óssea nos membros inferiores

A indicação clássica ainda permanece: o transporte ósseo com fixador externo, mas, dependendo do perfil de tolerabilidade do paciente ao método, sobretudo nas grandes falhas, normalmente optamos por encurtamento associado ao alongamento, ficando a critério do paciente definir se o alongamento será completo ou não, sem no entanto comprometer a consolidação do foco de pseudartrose, que desde o início é submetido à compressão, fato que não acontece quando se opta por transporte.[1,9,18,23,31,33-35]

7. Pseudartrose pós-fixador externo

A realização de um tratamento prévio com fixador externo, embora não seja comum, não contraindica o uso de uma síntese interna. Todavia, faz-se necessária a retirada prévia do fixador externo, seguido de acompanhamento clínico--laboratorial por pelo menos três semanas, com avaliação dos orifícios dos pinos e fios, além do VHS e PCR.[9,23,35,36]

## OUTROS MÉTODOS

Existe um número cada vez maior de estudos avaliando a eficácia de outros métodos no tratamento do retarde de união e da pseudartrose, tais como:[31,33,37]

1. BMP (proteína morfogenética humana).
2. Enxerto ósseo sintético, sobretudo aqueles à base de hidroxiapatita e tricálcio-fosfato.
3. Ultrassom pulsátil de baixa intensidade.
4. Ondas de choque.
5. Fatores de crescimento plaquetário.

## REFERÊNCIAS BIBLIOGRÁFICAS

1. Paley D, Catagni MA, Agnani F, et al. Treatment of tibial nonunion with bone loss. Clin Orthop. 1989;241:146.
2. Piotrowski M, Baczkowski B, Luczkiewicz P. Aplication of block of corticocancellous graft in the treatment of forearm shaft nonunions. Chir Narzadow Ruchu Przedramienia. 2005;70(1):45-7.
3. Ramussen SW, Bak K, Torholm C. External compression of forearm nonunion. A report on 6 cases. Acta Orthop Scand. 1993;64(6):669-70.
4. Reis FB. Tratamento da pseudartrose da diáfise dos ossos do antebraço com placa de compressão e enxertia óssea autóloga (tese). São Paulo: Universidade Federal de São Paulo, 2001.
5. Scaglietti O, Stringa G, Mizzau M. Bone grafting in nonunion of the forearm. Clin Orthop. 1965;43:65-76.
6. Muller ME. Treatment of nonunion by compression. Clin Orthop. 1965;43:83.

7. Schemitsch EH, Richards RR. The effects of malunion on functional outcome after plate fixation of fractures of both bones of the forearm in Adults. J Bone Joint Surg. 1992;74A(7):1068-78.

8. Segmuller G, Cech O, Bekier A. Die osteogenese Aktivitat im Bereich der Pseudarthrose langer Rohrenknochen. Z Orthop. 1969;106:599.

9. Orzechowski W, Morasiewicz L, Dragan S, et al. Treatment of non-union of the forearm using distraction-compression osteogenesis. Ortop Traumatol Rehabil. 2007;9(4):357-65.

10. Perren SM. "The concepts of interfragmentary strains". In: Current concepts of internal fixation of fractures. New York: Springer, 1980.

11. Weber BG, Cech O. Biological activity of bones in disturbed healing the stinscan. In: Pseudoarthrosis. Vienna: Hans Huber Publishers, 1975. p.29-44.

12. Weber BG, Cech O. Pseudoarthrosis of the forearm. In: Pseudoarthrosis. Vienna: Hans Huber Publishers, 120-36.

13. Wei FC, Chen HC, Chuang CC, et al. Fibular osteoseptocutaneous flap. Anatomic study and clinical application. Plast Reconstr Surg. 1986;78:191-200.

14. Spira E. Bridging of bone defects in the forearm with iliac graft combined with intramedullary nailing. J Bone Joint Surg. 1954;36B:642-6.

15. Muller ME, Allgöwer M, Shneider R. Manual of internal fixation of fractures. New York: Springer, 1990.

16. Rosen H. "Treatment of nonunion". In: Operative orthopedics. Philadelphia: Lippincott-Raven, 1988. p.489-509.

17. Rosen H. "Fracture healing and pseudarthrosis". In: Radiology: diagnosisimaging-intervention. Philadelphia: Lippincott, 1986.

18. Ring D, Jupiter JB, Sanders RA. Complex nonunions of fractures of the emoral shaft treated by wave plate osteosynthesis. J Bone Joint Surg [Br]. 1997;79:289-94.

19. Jupiter JB, Ruedi T. Intraoperative distraction in the treatment of complex nonunions of the radius. J Hand Surg. 1992;17A:416-22.

20. Miller RC, Phalen GS. The repair of defects of the radius with fibular bone grafts. J Bone Joint Surg. 1947;29:629.

21. Tydings JD, Martino LJ, Kircher M, et al. The osteoinductive potential of intramedullary canal bone reamings. Curr Surg. 1986;43:121-4.

22. Aronson J. Current concepts review. Limb-lengthening, skeletal reconstruction, and bone transport with the Ilizarov method. J Bone Joint Surg. 1997;79A(8):1243-58.

23. Asami Group. Classification and treatment of nonunion. In: Operative principles of Ilizarov. Milan: Ed. Medi Surgical Video, 1991. Cap.14. p.190-8.

24. Campbell WC, Boyd HB. Fixation of onlay bone grafts by means of vitallium Screws in the treatment of ununited fractures. Am J Surg. 1941;51:748-56.

25. Hungria Neto JS. Pseudo-artroses e fraturas diafisárias do fêmur no adulto. Estudo comparativo da influência do tratamento sobre os resultados funcionais e consolidação. Tese de doutorado apresentada ao curso de pós-graduação em cirurgia. Área de concentração em cirurgia ortopédica, da Faculdade de Ciências Médicas da Santa Casa de São Paulo, 1989.

26. Rosen H. "The Management of nonunions and malunions in long bone fractures in the elderly". In: Comprehensive care of orthopedic injuries in the elderly. Baltimore: Urban-Schwarzenberg, 1990.

27. Ilizarov GA. The principles of the Ilizarov method. Bull Hosp Joint Dis Orthop Inst. 1988;48:1.

28. Gibson A, Loadmand B. The bridging of bone defects. J Bone Joint Surg. 1948;30A:381-96.

29. Weiland AJ, Kleinert HE, Kutz JE, et al. Free vascularized bone grafts in surgery of the upper extremity. J Hand Surg. 1979;4:129-44.

30. Barbieri CH, Mazzer N, Aranda CA, et al. Use of a bone block graft from the iliac crest with rigid fixation to correct diaphyseal defects of the radius and ulna. J Hand Surg. 1997;22B(30):395-401.

31. Boyd HB. The treatment of difficult and unusual non-unions. J Bone Joint Surg. 1943;25:535-52.

32. Haddad RJ, Drez D. Salvage procedure for defects in the forearm bones. Clin Orthop. 1974;104:183-90.

33. Ilizarov GA, Kaplunov AG, Degtiarev VE, et al. Treatment of pseudoarthrosis and uniunited fractures, complicated by purulent infection, by method of compression-distraction osteosynthesis. Orthop Traumatol Protez. 1972;33:10.

34. Moroni A, Rollo G, Guzzardella M, et al. Surgical treatment of isolated forearm non-union with segmental bone loss. Injury. 1997;28(8):497-504.

35. Nicoll EA. Treatment of gaps in long bones by cancellous insert grafts. J Bone Joint Surg. 1956;38B:7082.

36. Scuderi C. Restoration of long bone defects with massive bone grafts. J Am Med Assoc. 1948;137:1116-21.

37. Nilsson OS, Urist MR, Dawson EG, et al. Bone repair induced by bone morphogenetic protein in ulnar defects in dogs. J Bone Joint Surg. 1986;68B(4):635-42.

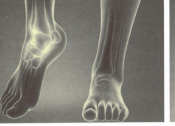
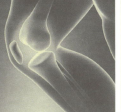

# Fraturas Causadas por Armas de Fogo

Roberto Sergio de Tavares Canto
Fabiano Ricardo de Tavares Canto

## INTRODUÇÃO

A chance de um ortopedista se deparar com um paciente ferido por arma de fogo (FAF) é imensa.[1-3] Os noticiários sobre este tipo de violência em nosso País falam por si. Nos Estados Unidos, acontecem de 60.000 a 80.000 ferimentos não fatais por arma de fogo a cada ano.[4-7] Apenas a título de comparação, ocorreram, em 5 anos e meio, de 2003 a 2005, 30.075 ferimentos no campo de batalha na guerra do Iraque. O custo anual na fase emergencial do ferimento seria nos EUA 2,7 bilhões de dólares.[8] O custo global anual, se computarmos desde dias parados até queda na qualidade de vida, chegaria a 63,4 bilhões de dólares. Curiosamente, o número de trabalhos sobre o tema não é proporcional a sua gravidade e incidência. O conhecimento pelo ortopedista da fisiopatologia dos FAF e o seu tratamento é fundamental, principalmente se levarmos em consideração o momento particular que atravessa nossa nação.[9]

## PREVALÊNCIA

Em um determinado centro de trauma americano, foram atendidos 1.059 pacientes com 1.611 FAF em 5 anos. Novecentos e oitenta e oito (61,3%) foram ferimentos nas extremidades. Quinhentos e vinte e seis atingiram os membros inferiores e 462 os membros superiores. Ferimentos fora do aparelho locomotor foram 525, e os ferimentos na coluna vertebral somaram 98, ou seja, 1/5 dos ferimentos do aparelho locomotor. A incidência total de fraturas entre os pacientes admitidos foi de 45,5%, o que está em concordância com outras estatísticas.[10,11] A fratura complica e encarece o tratamento, demonstrando também nesse aspecto econômico a importância de o médico se inteirar do assunto de forma ampla e completa.[12]

## BALÍSTICA

Balística é o estudo do disparo, do percurso e dos efeitos dos projéteis de arma de fogo. É dividido em três subgrupos: a balística interna ou o estudo do projétil dentro da arma, a balística externa ou o estudo do trajeto aéreo da bala e a balística terminal ou o estudo do efeito dentro do alvo.[10,11]

## BALÍSTICA INTERNA

Balística interna é o estudo do percurso da bala dentro da arma. Apesar do avanço no formato e no desenho das armas, a propulsão do projétil continua a mesma há muitos anos.[1,9,12] A bala é constituída por um cartucho ou cápsula com uma espoleta na base cheia de pólvora. O projétil, geralmente de chumbo, tampona a extremidade aberta da cápsula. Ao ser acionado o gatilho, este projeta um pino ou agulha que atinge a espoleta, emitindo uma faísca. A pólvora explode, impulsionando o projétil em direção ao cano. A explosão gera uma enorme quantidade de gás e calor (aproximadamente 2.857 °C), produzindo uma pressão de uma tonelada por cm quadrado.[4,13] A expansão do gás é inicialmente mais rápida que o projétil, inclusive o ultrapassando e o desestabilizando por uma pequena distância.

A velocidade de saída da bala depende de três fatores: o primeiro é a massa da bala – quanto maior, mais difícil a impulsão para a mesma quantidade de pólvora; o segundo é a quantidade de pólvora no cartucho – quanto mais, maior será a explosão.[13-16] As versões *magnum* são as que utilizam um projétil de tamanho convencional, mas com muito mais pólvora na cápsula. A quantidade de pólvora é limitada pela resistência do cano e pela quantidade de recuo da arma (o princípio da ação e reação). Um recuo grande pode tornar a arma difícil de manejar. O terceiro fator determinante da velocidade de saída do projétil ou velocidade de boca é o comprimento do cano. Ao sair o gás, rapidamente se dissipa, e a bala é frenada pelo ar atmosférico. Esta é a razão que explica porque as espingardas têm o poder de impulsionar muito mais o projétil à alta velocidade do que os revólveres.[13,17,18] Muita ênfase se deu também, nos últimos anos, à elaboração de raias dentro do cano, em um formato helicoidal, para imprimir um giro estabilizador ao projétil. Uma bala sem o giro estabilizador é intrinsecamente instável e terá uma propensão a sofrer cambalhotas, assim que sair do cano, perdendo rapidamente a velocidade.[19,20]

## BALÍSTICA EXTERNA

Estuda o voo da bala em sua trajetória pelo ar até atingir o alvo. Durante todo o percurso, o projétil vai sendo desacelerado pela resistência do ar. Quanto mais rápido o projétil, proporcionalmente maior será a desaceleração.

Durante o voo, o projétil, girando longitudinalmente em torno de seu eixo, tende a executar guinadas de pequena amplitude (de 1° a 3°) ciclicamente e em alta frequência. Isso faz o projétil girar em um padrão helicoidal bastante complexo[21] (Figura 10.1).

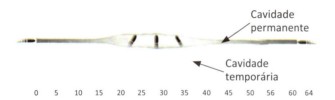

**FIGURA 10.1** Cavitação permanente. A destruição é maior quando o projétil está inclinado 90° com a trajetória, podendo girar no final até 180°. Os projéteis mais estáveis e velozes tendem a girar mais fundo no alvo. Notar a cavitação temporária ao redor da permanente. Aqui o projétil, por estar encapado com uma capa de cobre, não deforma-se (Farjo LA *et al. Injury* 1997, 28 (*suppt* 3), 1997).

## BALÍSTICA FINAL/O FERIMENTO

Normalmente, o ferimento a bala é classificado como de baixa ou alta velocidade.[21] O primeiro seria causado por arma civil e o segundo por armas militares ou de caça. O de baixa velocidade viajaria de 300 a 600 metros por segundo (mps) e o de alta, de 600 a 900 mps.[8,10]

Embora facilite o entendimento, essa definição pode ser enganosa, pois um ferimento de baixa velocidade, como o produzido por uma cartucheira a curta distância, tende a causar danos catastróficos aos tecidos. Por isso seria mais conveniente usar o termo ferimento por transmissão de alta ou baixa energia.[22,23]

Um dos fatores importantes na destruição tecidual é a liberação da energia cinética dentro do alvo, que é definida pela fórmula $KE = MV^2$, em que M é a massa e V a velocidade. Nas primeiras décadas do século passado, a ênfase era dada à construção de projéteis de grande massa. Entretanto, o aumento da massa da bala, como pode ser visto na equação, apenas aumenta a transmissão de energia de forma linear. Já o aumento da velocidade faz a energia cinética aumentar exponencialmente. Por isso que, nos últimos 60 anos, a ênfase foi dada à construção de projéteis mais leves, com giro estabilizador, mas principalmente emitidos em altas velocidades.[24-26]

A transmissão de energia ao tecido é mais importante que a velocidade da bala. Isso também depende da interação do tecido com a bala. Seis fatores estão envolvidos nessa etapa: a quantidade de energia cinética na hora do impacto; a estabilidade e a posição de penetração do projétil (perpendicular à pele a transmissão de energia é máxima); o calibre e formato da bala; a distância percorrida e o trajeto do projétil dentro do alvo, sendo que a bala que permanece dentro do corpo despeja toda a energia existente, enquanto aquela que o atravessa leva consigo parte da energia cinética, de tal forma que a energia final de destruição é dada pela fórmula $KE_{final}$: $KE_{entrada} - KE_{saída}$; a característica biológica do tecido; por fim, o mecanismo de ruptura do tecido que pode ser, por exemplo, por estiramento, esgarçamento ou esmagamento. A destruição tecidual, portanto, é o produto da interação entre o projétil e o tecido. Três fenômenos acontecem quando a bala atravessa os tecidos: as ondas sonoras, a cavitação permanente e a cavitação temporária.[25,27]

## ONDAS SONORAS

A onda sonora, viajando a aproximadamente 1460 mps (velocidade do som na água), precede o projétil. Produz pressões de até 117 atmosferas, mas dura poucos microssegundos, não apresentando praticamente nenhum efeito deletério sobre os tecidos.[28-30]

## CAVITAÇÃO PERMANENTE

É a destruição direta do tecido no trajeto percorrido pela bala. A intensidade é influenciada por vários fatores. Assim que o projétil atinge o alvo, ele perde o efeito estabilizador do giro. Quando o projétil começa a dar cambalhotas, o grau de destruição aumenta e será maior quando a bala estiver posicionada a 90° com a trajetória (Figura 10.1). A bala pode, inclusive, permanecer invertida 180° quando já em repouso dentro do alvo. Isto explica porque atrás de um pequeno orifício de entrada pode haver uma grave destruição.[31] Diferentes projéteis inclinam-se em diferentes profundidades no alvo. Aqueles mais velozes e estáveis tendem a se inclinar mais fundo. A proporção entre o tamanho da bala e a velocidade influencia a destruição de tecido no trajeto. Uma bala maior com menos velocidade destruirá tecido no seu trajeto com pouca cavitação temporária. Uma bala menor, porém mais veloz, produzirá uma destruição menor no trajeto do projétil, o que causará grande cavitação temporária. Duas balas de mesma energia cinética poderão produzir efeitos destrutivos diferentes nos tecidos.[31]

## CAVITAÇÃO TEMPORÁRIA

Ao atingir o alvo e penetrar o projétil, cria uma cavidade temporária ao redor do trajeto devido a forças radiais de estiramento e ao vácuo criado pela sua passagem. A cavidade é criada originando pressões entre quatro atmosferas e a subatmosférica. O tamanho da cavidade pode chegar a 30 vezes a diâmetro da bala (Figura 10.2). O efeito dessa cavidade dependerá do tecido por onde a bala passa. Quanto maior a elasticidade, maior a acomodação das ondas de choque e menor o efeito destruidor da cavitação. Um tecido elástico como o pulmão acomoda bem as pressões e o dano é menor. Já no fígado ou em um órgão enclausurado por uma capa inelástica como o cérebro, a destruição é grave. A cavitação próxima ao osso pode levá-lo a se esmigalhar, propelindo inúmeros fragmentos, como estilhaços de uma granada, aumentando muito a gravidade da lesão. Para o cirurgião, a conclusão prática de como lidar com os efeitos extremamente variáveis da cavitação temporária é ater-se, no desbridamento, aos tecidos nitidamente destruídos. As armas modernas, com suas destrutivas cavitações secundárias, impõem aos cirurgiões grande dificuldade em reconhecer a totalidade da destruição. O que se recomenda é uma atitude mais econômica, efetuando-se o desbridamento em várias etapas, à medida que a desvitalização dos tecidos se torna mais aparente.[22,32]

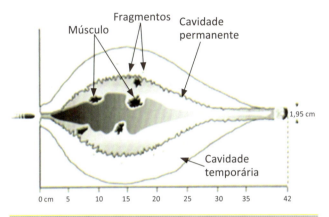

**FIGURA 10.2** Cavitação temporária. O tamanho da cavidade pode chegar a 30 vezes o diâmetro da bala. O projétil de chumbo sem capa deforma-se aumentando a destruição. A menor velocidade leva ao aparecimento da cavitação temporária mais perto do ponto de entrada. (Farjo LA et al. injury 28(suppt 3) 1997).

## TIPOS DE ARMAS DE FOGO E DE MUNIÇÃO

Basicamente, são de três tipos as armas de fogo: a espingarda, o revólver e a cartucheira. A palavra "rifle", em inglês, significa espingarda. Quando a usamos em português, geralmente estamos nos referindo a armas de cano longo, de uso militar ou para caça, com projéteis de alta velocidade e grande destruição. Armas de cano longo, as espingardas podem ser de dois tipos, as de baixa velocidade, como as de ar comprimido, raramente fatais, as de calibre 22 (335 mps a 383 mps) e as de alta velocidade, como os rifles M-16 (990 mps) e AK-47 (713 mps). São armas desenhadas para serem usadas com os dois braços, o que aumenta a tolerância ao recuo da arma após o disparo. O rifle M-16 dispara um projétil praticamente do mesmo peso e calibre da espingarda 22, mas a velocidade é três vezes maior, e com isso transporta dez vezes mais energia cinética. Os rifles têm um lado negativo, que é a dificuldade no transporte e a camuflagem da arma devido ao tamanho e peso, como também o efeito do recuo, que faz mais difícil o ato de atirar. Os revólveres têm cano curto e isso faz com que os projéteis tenham me-

nor velocidade, menor energia cinética e menor acurácia em acertar o alvo quando comparados aos rifles. A velocidade da bala na boca do cano está abaixo de 427 mps. Mesmo assim, é a arma mais usada em ferimentos fatais.[33-36] Os mais comuns são o revólver de calibre 38 (183 mps a 265 mps) e a pistola 9 milímetros.

O diâmetro de uma bala é chamado de calibre, que é medido em milésimo de polegada. Assim, um *magnum* 357 dispara um projétil de diâmetro 0,357 de polegada a 442 mps, que é uma velocidade mais alta que a de um revólver comum 357. O revólver tem um tambor que abriga seis cápsulas e requer repetidos acionamentos do gatilho para dispará-las. A pistola automática contém um pente que normalmente está inserido no cabo e alberga de 9 a 19 cápsulas, que podem ser disparadas mantendo-se o gatilho apertado. Fácil de camuflar, os revólveres e as pistolas estão envolvidos na maioria dos ferimentos em centros urbanos. São efetivos a curta distância, razão pela qual, na maior parte das vezes, o tiro é disparado de não mais que seis metros do alvo. O terceiro tipo de arma é a cartucheira. Como o próprio nome diz, o cartucho a ser disparado contém um número de bolinhas de chumbo que varia de poucas a centenas e são impulsionadas a uma velocidade de 305 mps a 457 mps.[33-36] As esferas de chumbo são separadas da pólvora na base do cartucho por um fragmento de plástico ou papelão, a chamada bucha, que pode ser encontrada frequentemente dentro da ferida nos tiros à queima roupa. A eficiência da transmissão de energia nos tiros a curta distância faz dessas armas as mais destruidoras de todas as que são usadas nos conflitos e acidentes não militares. As de cano serrado apresentam a vantagem de poderem ser mais bem camufladas, dispersar mais o chumbo e atingir mais facilmente o alvo. O cano da cartucheira é liso e apresenta uma constrição na boca que concentra as esferas de chumbo, diminuindo a dispersão durante o voo em direção ao alvo. As cartucheiras são classificadas por calibre, que indica o peso da esfera de chumbo do cartucho em frações de libra. Por exemplo, a cartucheira calibre 12 dispara esferas de chumbo que pesam 1/12 de libra cada uma.

A composição, o formato e a dureza do projétil interagirá com o tecido, sendo, portanto, fundamental na produção final do ferimento. As balas são compostas primariamente por chumbo, que pode ser combinado com quantidades variáveis de outros metais quando se almeja diferentes graus de dureza. A confecção de projétil de uso militar for padronizada pela convenção de Haia de 1899, que manda encapar o projétil de chumbo com uma cobertura de metal que pode ser o cobre, por exemplo. Isto permite o uso em armas de alta velocidade, já que o chumbo não encapado pulveriza dentro do cano quando a velocidade ultrapassa 610 mps. A bala encapada não fragmenta dentro do alvo; já a não encapada se deforma e fragmenta, produzindo grande destruição suplementar. É por isso que vemos às vezes grandes destruições teciduais em ferimentos a bala disparados de armas de origem civil[37-39] (Figura 10.2).

Novas balas têm sido fabricadas no sentido de deformar e fragmentar dentro do alvo, aumentando a destruição da cavitação permanente. A bala de ponta oca expande duas vezes o seu diâmetro durante o impacto. Projéteis denominados "devastadores" explodem no impacto contra o alvo, produzindo um dano interno terrível.[40,41] São munições desenvolvidas para serem usadas por agentes da lei em situações em que a bala comum, atravessando o criminoso, poderia ferir um inocente. A bala dentro da vítima, se não tiver explodido, pode significar um perigo para cirurgião e equipe durante o ato cirúrgico.

## Ferimento articular

O ferimento peri e intra-articular é comum. A cintura escapular é o alvo mais frequente no membro superior (21,4%), ou seja, ferimentos na clavícula, escápula, articulação glenoumeral e parte proximal do úmero. O punho seria a área menos atingida (3,7%) do membro superior. O membro inferior tem uma incidência menor de ferimentos peri ou intra-articulares.[42-46] O joelho é o mais atingido em uma porcentagem 9,5% das vezes e aqui também o tornozelo concorre apenas com 0,4% das vezes.[47] As consequências de um ferimento a bala intra-articular que não tenha sido percebido ou negligenciado podem ser dramáticas. Por isso um ferimento penetrante próximo de uma articulação deve levantar suspeita de uma possível invasão. Na dúvida, a junta deve ser aberta, desbridada e profusamente lavada com uma quantidade alentada de soro fisiológico ou Ringer Lactato, podendo chegar, dependendo da situação, a utilizar até 10 litros na lavagem.

Sinais de penetração articular podem ser a presença de ar ao RX, fragmentos ósseos soltos e hematoma intra-articular. Caso existam fragmentos soltos, esta é a hora de fixá-los com estabilidade absoluta,[48] utilizando-se compressão interfragmentária após a redução anatômica.[48] Fragmentos pequenos inaproveitáveis devem ser removidos.[49] Além da prevenção da infecção, a abordagem cirúrgica da articulação para remover o projétil e seus fragmentos visa evitar duas complicações. A primeira é a artrose consequente ao dano cartilaginoso mecânico impingido à articulação pelo movimento articular. A segunda é o efeito da limalha de chumbo liberada dentro da articulação pelo movimento articular irritando cronicamente a membrana sinovial que, além de piorar a artrite, pode gerar efeitos sistêmicos, tais como sinais de neurotoxicidade, anemia, vômito, cólica abdominal e insuficiência renal, sinais da doença chamada de saturnismo ou intoxicação pelo chumbo. O projétil de chumbo fora da articulação é logo enclausurado por tecido fibroso, ficando isolado do organismo e, portanto, assintomático.[50] A remoção da bala ou dos fragmentos também pode ser feita por artroscopia ou, algumas vezes, percutaneamente com pinças longas (Figura 10.3 A, B, C). As vantagens são a adição de pouca morbidade, melhor visualização da junta e melhor reabilitação. As desvantagens seriam o tempo maior para preparar e realizar o procedimento, além do risco de síndrome compartimental que causou uma morte por extravasamento de líquido, descrita na literatura.[50]

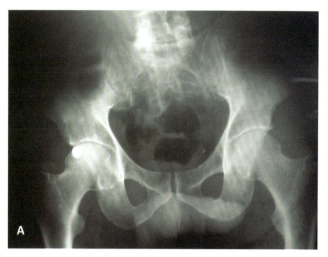

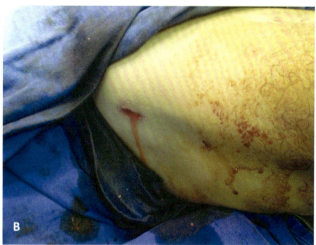

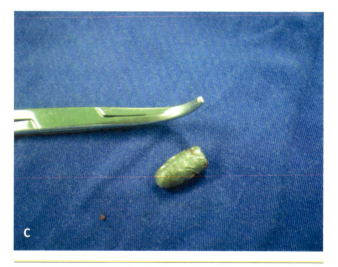

**FIGURA 10.3** **(A)** Projeção anteroposterior de pélvis mostrando projétil dede arma de fogo intra-articular na articulação coxo-femoral direita, **(B)** Incisão percutânea para remoção da bala com pinças longas, **(C)** Projétil removido.

# Ombro

De todos os ferimentos a bala nos membros, 10% ocorrem no ombro e, destes, apenas 10% são intra-articulares.[51,52] Os ferimentos nesta região causam frequentes danos neurovasculares. Em 15% das vezes, ocorre dano arterial.[53] A lesão nervosa é bem menos frequente, mas é o que determina o prognóstico a longo prazo quanto à função. Todas as estruturas no caminho de um projétil de baixa energia podem estar lesadas. Tendões, ligamentos, fragmentos ósseos ou articulares, lábrum podem ser reconstruídos no momento da abordagem de forma aberta ou artroscópica, sem que exista evidência de vantagem em prol de uma ou de outra. Pequenos fragmentos soltos podem ser removidos, mas os osteoarticulares devem ser reduzidos e fixados anatomicamente utilizando-se implantes, como por exemplo os parafusos sem cabeça. Muitos podendo ser reduzidos por técnica artroscópica. Fraturas mais graves articulares ou metafisodiafisárias devem ser reduzidas de forma aberta e fixadas com placas comuns ou mesmo bloqueadas.[46] Por vezes, na impossibilidade de reconstruir a cabeça umeral, pode-se lançar mão da himartroplastia.[53] As complicações são aquelas que esperaríamos das fraturas graves dessa região como rigidez, pseudoartrose, infecção, síndrome compartimental e sequelas neurovasculares.[15,53]

# Cotovelo

Considerando-se a parte distal do úmero como parte do cotovelo, espera-se uma incidência de 4,8% de ferimentos por projétil de arma de fogo no cotovelo do total dos ferimentos das extremidades e 10,2% de todos os ferimentos do nembro superior.[53,54] Além dos cuidados de lavagem e desbridamento já discutidos, podemos esperar na abordagem lesão de artéria, nervo e veias que poderão exigir o concurso de outros especialistas. A colocação de um fixador externo transarticular pode ser necessário enquanto se planeja o tratamento definitivo que poderá ser, algumas vezes, uma combinação de estabilização externa com fixação interna.[55,56] As complicações vão desde rigidez até infecção e, ao se deparar com uma lesão impossível de ser reconstruída, a artrodese pode ser uma opção, principalmente quando o paciente for jovem e portanto não candidato a uma artroplastia, mais indicada nos idosos. A presença de projétil intra-articular é uma boa indicação para desbridamento e remoção artroscópica.[53]

# Punho

A incidência de ferimentos a bala no punho seria de 1,7% em relação a todos os ferimentos das extremidades e 3,7% de todos os do membro superior. Após os cuidados iniciais de um criterioso desbridamento e de exaustiva lavagem, poderão ser encontradas lesões de artéria, nervos e ossos, assim como também extensas perdas da cobertura cutânea, que exigirão futuros enxertos de pele. A colocação de um fixador transarticular é uma opção interessante na maioria das vezes.[57] À reconstrução arterial feita na fase aguda, segue-se, depois de alguns dias, as tenorrafias, as neurorrafias após a frequentemente necessária osteossíntese, frequentemente da parte distal do rádio, e algumas vezes dos ossos do carpo.[6,15,58,59]

# Quadril

A incidência de ferimentos à bala na articulação do quadril ocorreria em 2% das vezes em relação às extremidades, e em 4% dos ferimentos dos membros inferiores.[60] Caso se considere os ferimentos a bala periarticulares, esta incidência sobe para 9% e 17%, respectivamente.[60] A suspeita é levantada pelo RX e pela tomografia. Quando não existe fratura nem fragmentos de chumbo, o melhor exame é o artrograma guiado pela fluoroscopia para confirmar a violação da junta. Uma arteriorrafia é emergencial quando diagnosticada pela arteriografia. Aquelas situações em que o projétil atinge o quadril, penetrando primeiro no abdome, representam uma situação especial. Recomenda-se, atualmente, que a articulação, nesta situação, deva ser desbridada e irrigada profusamente de forma urgente e no mesmo ato fixar as fraturas, caso houver.

Em um trabalho sobre o tema, os autores analisaram 53 ferimentos a bala do quadril. A bala entrou pela nádega 33 vezes, em 13 vezes pela região anterior do quadril e região inguinal, em 6 pela região lateral e em 2 pela região do baixo abdome. A recomendação nestes casos seria 3 dias de antibióticos (cefazolidina e gentamicina) sem artrotomia, se o ferimento foi causado por projétil de baixa energia, o ferimento não seja transabdominal, não haja contato da bala com o líquido sinovial da junta e que não haja fratura ou, caso haja, que seja estável. Quinze dos 53 enquadraram-se nesses critérios e foram tratados sem artrotomia, e em nenhum houve artrite séptica. A artrotomia ficou reservada para casos em que havia grande cominuição ou o ferimento da bala era também transadominal. Houve infecção em 6 pacientes dos 53. Em 4, o ferimento era transabdominal também. Um paciente sofreu infecção por haver uma bala não detectada na articulação e outro com uma fratura de colo que também passou despercebida. O tratamento das fraturas desviadas é redução aberta e fixação interna[61] (Figura 10.4 A, B). Quando houver destruição maciça do osso e cartilagem, uma ressecção do segmento é defensável).[43,62] Artrodese ou artroplastia nunca devem ser feitas de forma imediata na hora do trauma agudo. Os projéteis e seus fragmentos podem ser removidos por artrotomia) ou artroscopia. A remoção com artroscopia requer cuidados e equipamentos especiais.[46,61,63] Existem relatos de síndrome compartimental abdominal por extravasamento de líquido da artroscopia para dentro da cavidade. Caso haja fratura acetabular, a entrada e a saída de líquido da artroscopia deve ser monitorada e, caso seja detectado o problema, a artroscopia deve ser suspensa imediatamente.[64]

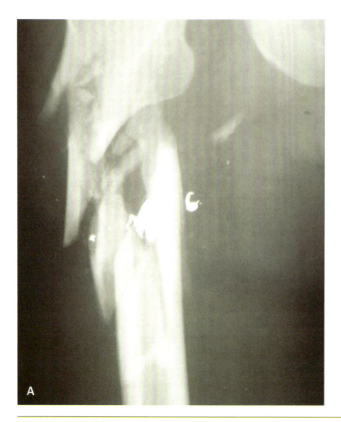 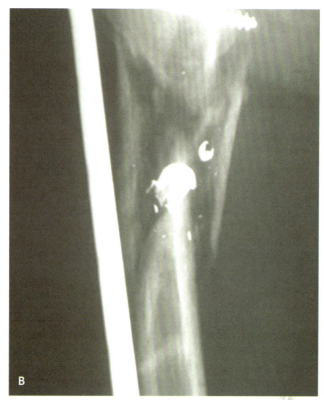

FIGURA 10.4 (A) Fratura subtrocantérica cominutiva a direita por bala calibre 38, (B) Após desbridamento limitado ao pertuito da bala a fratura foi fixada no 7º dia com um DCS ponte de forma minimamente invasiva.

## Joelho

O joelho é atingido em 5% das vezes quando se considera todos os ferimentos a bala e em 9,5% a 10% quando se considera somente os ferimentos do membro inferior com ou sem fraturas.[53,62,65] Em um relato de 64 ferimentos a bala no joelho, foram realizadas 23 arteriografias por suspeita de lesão vascular, e em 6 deram positivo. Dessas, 5 requereram reparo vascular.[66] Um fixador externo transarticular deve ser aplicado quando existe fratura instável cominutiva. Irrigação profusa e desbridamentos seriados devem também ser aplicados quando houver graves lesões de partes moles. Muitas vezes, também é aconselhável o fechamento retardado da ferida com reconstrução retardada da articulação. Lesões ligamentares devem ser reconstruídas tardiamente. As lesões meniscais e osteocondrais podem ser reconstruídas na fase aguda.[47] Joelhos que sofreram ferimentos transfixantes a bala ou mesmo aqueles com o projétil intra-articular devem ser submetidos à artroscopia para reparo ou remoção de fragmentos ou bala, pois muitas vezes a lesão não é visível ao RX. Na presença de fratura ou lesão capsular, deve-se ater à possibilidade de síndrome compartimental.[67-70]

## Tornozelo

Ocorre em 0,4% das vezes de todos os ferimentos a bala das extremidades. O tratamento varia de fixador externo e osteossíntese a ferimentos de baixa energia, até artrodese e amputação para os de alta energia. A artroscopia restringe-se à remoção de projéteis intra-articulares.[53,62]

## TOXICIDADE DO CHUMBO

A intoxicação pelo chumbo pode ocorrer na presença do projétil, principalmente quando em contato com o líquido sinovial O chumbo torna-se solúvel tanto em soluções com ácidos orgânicos como no líquido sinovial, favorecendo por vezes um grande aumento de concentração na corrente sanguínea. Outro mecanismo de invasão do chumbo na corrente sanguínea é por meio dos macrófogos que fagocitam as partículas metálicas. Embora na maioria das vezes seja dispensável a remoção de projéteis de regiões fora do contato com o liquido sinovial, não se deve esquecer da possibilidade, embora bem mais rara, de intoxicação oriunda de fragmentos metálicos longe das articulações.[43,71,72] Aproximadamente de 90% a 95% do chumbo é armazenado no osso, tomando o lugar do cálcio na molécula de hidroxiapatita. A meia-vida do chumbo no osso é de 25 a 30 anos. A meia-vida na corrente sanguínea gira em torno de 30 dias e a excreção ocorre pelas vias biliares e pelo rim. Situações clínicas que possam causar um estado hipermetabólico podem liberar chumbo dos ossos na circulação e causar os sintomas de intoxicação.[73]

# Fraturas Causadas por Armas de Fogo

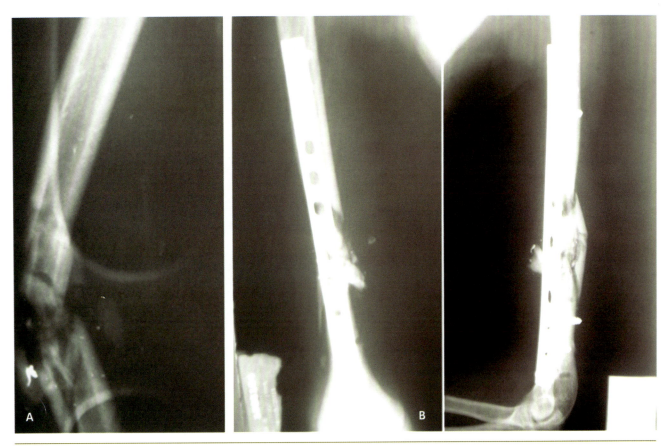

**FIGURA 10.5 (A)** Fratura cominutiva da diáfise umeral D por FAF, **(B)** Projeção em anteroposterior e perfil da fixação da fratura com placa anterior percutânea no 10º dia após o ferimento. Neste periodo, o membro foi mantido em tala gessada.

O hipermetabolismo pode ocorrer com fratura, alcoolismo, cetoacidose diabética, infecção, gravidez, hiperparatireoidismo, doença de Paget e com o uso de várias drogas e medicamentos. O médico deve ficar atento aos sintomas da intoxicação pelo chumbo que frequentemente são vagos, podem atingir vários órgãos e, devido a isso, o diagnóstico comumente é retardado. Os sintomas são fadiga, mal-estar, queixas abdominais tais como náusea, vômitos, constipação, cefaleia e artralgia. Pode surgir também dificuldade de memória, deficiência de atenção e alteração de comportamento. Outros sinais de intoxicação pelo chumbo são a anemia microcitica hipocrômica, encefalopatia, alteração nervosa periférica por desmielinização dos axônios motores e insuficiência renal crônica.[73] Alterações encefalopáticas crônicas incluem edema cerebral e convulsões. As suspeitas devem ser levantadas em todo paciente com anemia microcítica ou sintomas de dor abdominal persistente. Nessas situações, a dosagem do chumbo no sangue pode fechar o diagnóstico.

## FRATURAS DOS OSSOS LONGOS

### ÚMERO

Ferimentos por arma de fogo no úmero são menos comuns que no fêmur e na tíbia. A lesão nervosa é comum, principalmente quando o ferimento ocorre na parte distal. O tratamento conservador pode ser utilizado quando o dano de partes moles não for grande e a fratura puder ser mantida em boa posição com um *brace*. Fraturas muito proximais ou distais são mais difíceis de serem tratadas conservadoramente com aparelhos gessados ou *braces*. Embora ainda controverso, o manejo de fraturas instáveis por trauma de baixa energia tem pendido mais em direção ao tratamento cirúrgico por técnicas minimamente invasivas tanto intramedular, com as hastes ou as placas percutâneas, embora permaneça ainda sem resposta qual dos dois métodos seria melhor. A vantagem preconizada é a liberação rápida do paciente para livre movimentação e um retorno mais rápido às atividades profissionais[74] (Figura 10.5 A, B). É evidente que, em ferimentos graves ou de guerra provocados por projéteis de alta energia, o fixador externo (FE) é inicialmente uma boa opção de estabilização até que se promovam o tratamento completo da ferida e sua cobertura cutânea. Em 26 desses ferimentos, em Israel, tratados com FE lateral monoplanar, ocorreram 15 consolidações com o método. Placa de compressão foi usada em 5, e gesso em 6. Desses, 5 tiveram retardo de consolidação, sendo que 4 receberam placa e enxerto. Quinze pacientes tiveram um total de 20 lesões nervosas, e em um deles a lesão se deveu à colocação do pino distal lateralmente no úmero.

Todas as fraturas, de certa forma, se consolidaram, e os autores enfatizam o FE como um bom método para tratamento inicial de fraturas com graves lesões de partes moles, aconselhando a colocação de pinos distais laterais sob visão direta e deixando a colocação percutânea somente para inserção posterior.[75] Mesmo em ferimentos oriundos de projéteis de baixa energia, mas com lesões graves quando impingidos à queima roupa, podem se beneficiar muito do FE usado até que se possa cobrir a ferida, e também com o paciente estável planejar-se cuidadosamente a fixação interna.

## Antebraço

As lesões nervosas por arma de fogo no antebraço são relativamente comuns, e a síndrome compartimental está presente em 10% dos casos. As fraturas causadas por projéteis de baixa energia, sem grande destruição de partes moles e com fraturas de padrão simples, podem ser tratadas de uma maneira eletiva com desbridamentos limitados e reconstrução óssea, frequentemente com estabilidade relativa, com placas em ponte e enxertia óssea. O tratamento das fraturas do antebraço por arma de fogo dependerá em última palavra do comprometimento das partes moles e dos ossos, como acontece nas fraturas por outros agentes etiológicos.[75]

Uma fratura da ulna com desvio mínimo e pequeno comprometimento de partes moles pode ser tratada com um órtese, após os devidos cuidados com o ferimento de partes moles. Devido ao movimento de pronossupinação, os ossos do antebraço funcionam como uma articulação, e por isso as fraturas desviadas tem de sofrer redução aberta e fixação interna, almejando sempre a reconstrução anatômica o mais perfeita possível assim que a condição das partes moles o permitir. O fixador externo deve ser empregado quando houver perda óssea e fratura dos dois ossos. Caso um dos ossos esteja preservado, o caso pode ser conduzido perfeitamente com uma tala para os curativos diários (Figura 10.6A, B).

O espaço da perda óssea pode ser preenchido com um espaçador de cimento com antibiótico, que facilitará bastante a enxertia futura. O fixador externo pode ser usado também em casos de trauma por explosão de granadas ou outros artefatos bélicos, com grande comprometimento de partes moles. Isto permite uma estabilização enquanto se promove a reconstrução das partes moles e ósseas, se for o caso. Nas reconstruções, o enxerto ósseo autólogo é o preferido.

## Fêmur

A fratura do fêmur é a mais comum dentre as causadas por ferimento a bala. De um passado onde se tratava na tração esquelética passando por alguns trabalhos que tentaram tratar até a consolidação com fixador externo, chegou-se a um consenso quase unânime de que o FE deve ser usado temporariamente até o tratamento definitivo com osteossíntese.

A haste intramedular é o tratamento *gold standart* também para as fraturas causadas por arma de fogo. Na literatura, com a fixação realizada de imediato, após 2 e 14 dias, respectivamente, após o ferimento não se notando diferença quanto aos resultados, todos eles uniformemente bons com baixíssimos índices de infecção (Figura 10.7A, B, C, D). Em várias séries, houve pouca lesão arterial e nervosa. As lesões nervosas são tratadas de forma expectante e com chance substancial de recuperação. O tempo de consolidação com a haste variou de 2,5 a 5 meses, e o fresamento do canal parece ser uma boa indicação. A haste colocada retrogradamente principalmente nas fraturas mais próximas do joelho demonstrou também ser uma boa opção. O inicialmente temido risco de infecção, tanto no joelho quanto no sítio da fratura por bala, não se confirmou na prática. O risco de síndrome compartimental, após fratura do fêmur por FAF, não é alto e pode ocorrer em 3% dos casos.

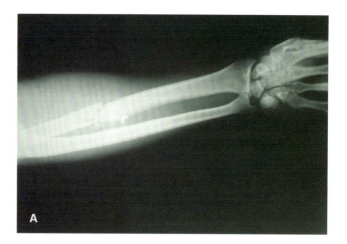
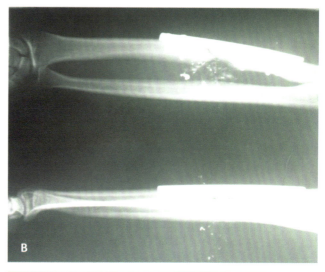

FIGURA 10.6 (A) Projeção em AP de antebraço E com fratura diafisária do rádio, (B) Projeção radiográfica anteroposterior e em perfil da fratura fixada com placa visando estabilidade relativa biológica após manutenção por 4 dias em tala gessada.

## Tíbia

É a segunda fratura de osso longo mais frequente por FAF. Desde a Primeira Guerra Mundial e passando pela Segunda Guerra, houve uma infinidade de tratamentos para as

Fraturas Causadas por Armas de Fogo

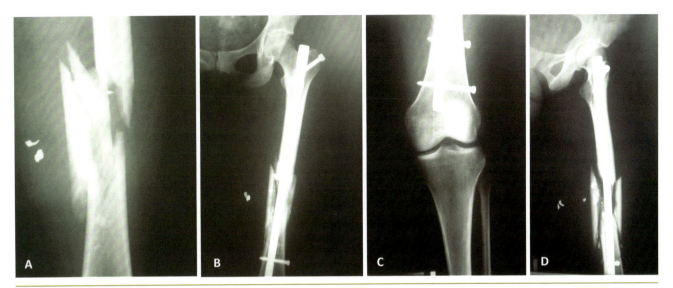

FIGURA 10.7 (A) Projeção radiográfica em anteroposterior mostrando fratura cominutiva da diáfise femoral por FAF, (B e C) Projeção radiográfica em AP da fratura fixada com haste intramedular no segundo dia após o FAF, (D) Projeção em perfil da fixação com a haste intramedular.

fraturas da tíbia causadas por arma de fogo. Durante muito tempo o tratamento passava por um período no aparelho gessado e depois utilizava-se uma órtese até a consolidação. Vários trabalhos combinavam o uso inicial do fixador externo com o uso de órteses ou gesso nas etapas finais.[53,62] Na década de 1960, Sarmiento preconizava o tratamento funcional com gesso, tanto nas fraturas fechadas como nas expostas. Atualmente, o tratamento das fraturas por FAF depende do grau de cominuição óssea e do nível de comprometimento das partes moles.

Uma fratura com desvio mínimo e pequeno comprometimento de partes moles pelo projétil pode ser tratada ambulatorialmente, após curativo local com gesso inicialmente, e depois um *brace*. Fraturas com grande cominuição indiscutivelmente são melhor tratadas com haste intramedular.[62] Quando a lesão de partes moles é significativa, pode-se usar um fixador externo até que uma cobertura cutânea precoce seja conseguida pelas inúmeras técnicas de transferência de partes moles hoje existentes. Em seguida, faz-se uma conversão para uma haste intramedular, de preferência até o 14º dia após a ocorrência da fratura[62] (Figura 10.8 A, B).

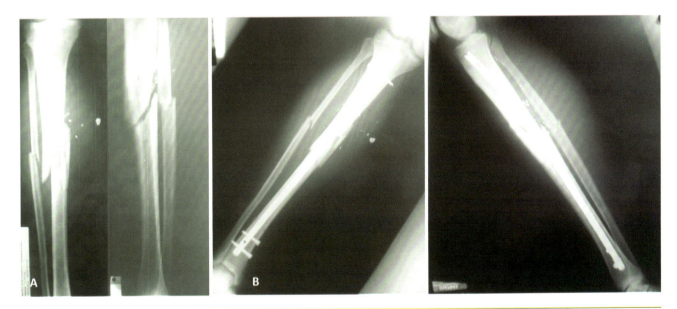

FIGURA 10.8 (A) Projeção radiográfica em AP e perfil de fratura diafisária de tíbia causada por FAF, (B) Projeções em AP e perfil da fratura fixada com haste intramedular fresada no segundo dia após o FAF.

CAPÍTULO 10 · 127

## REFERÊNCIAS BIBLIOGRÁFICAS

1. Allareddy V, Nalliah R, Lee MK, et al. Impact of facial fractures and intracranial injuries on hospitalization outcomes following firearm injuries. JAMA Otolaryngol Head Neck Surg. 2014;140(4):303-11.

2. Bluman EM, Ficke JR, Covey DC. War wounds of the foot and ankle: causes, characteristics, and initial management. Foot Ankle Clin. 2010;15(1):1-21.

3. Breeze J, Sedman AJ, James GR, et al. Determining the wounding effects of ballistic projectiles to inform future injury models: a systematic review. J R Army Med Corps. 2014;160(4):273-8.

4. Capo JT, Debkowska MP, Liporace F, et al. Outcomes of distal humerus diaphyseal injuries fixed with a single-column anatomic plate. Int Orthop. 2014;38(5):1037-43.

5. Bruner D, Gustafson CG, Visintainer C. Ballistic injuries in the emergency department. Emerg Med Pract. 2011;13(12):1-30; quiz 1.

6. Carr D, Kieser J, Mabbott A, et al. Damage to apparel layers and underlying tissue due to hand-gun bullets. Int J Legal Med. 2014;128(1):83-93.

7. Durso AM, Caban K, Munera F. Penetrating Thoracic Injury. Radiol Clin North Am. 2015;53(4):675-93, vii-viii.

8. Beaty N, Slavin J, Diaz C, et al. Cervical spine injury from gunshot wounds. J Neurosurg Spine. 2014;21(3):442-9.

9. Allareddy V, Itty A, Maiorini E, et al. Emergency department visits with facial fractures among children and adolescents: an analysis of profile and predictors of causes of injuries. J Oral Maxillofac Surg. 2014;72(9):1756-65.

10. Barbier O, Ollat D, Versier G. Comments on "Management of civilian ballistic fractures" written by V.S. Seng, A.C. Masquelet published in Orthop Traumatol Surg Res 2013;99:953-958. Orthop Traumatol Surg Res. 2014;100(5):575.

11. Cappella A, Castoldi E, Sforza C, et al. An osteological revisitation of autopsies: comparing anthropological findings on exhumed skeletons to their respective autopsy reports in seven cases. Forensic Sci Int. 2014;244:315 e1-10.

12. Brockhoff HC 2nd, Morris C, Tiwana P, et al. Vessel injuries of the head and neck presenting in mandibular fractures. Oral Surg Oral Med Oral Pathol Oral Radiol. 2014;118(3):267-70.

13. De la Rosa-Massieu D, Gonzalez-Sanchez M, Onishi-Sadud W, et al. [Severe hand injury due to a high-energy gunshot projectile treated with arthrodesis of the carpus, synthetic bone graft and external fixators. Case report]. Acta Ortop Mex. 2014;28(4):240-3.

14. Awoukeng-Goumtcha A, Taddei L, Tostain F, et al. Investigations of impact biomechanics for penetrating ballistic cases. Biomed Mater Eng. 2014;24(6):2331-9.

15. Colson T, Pozetto M, Gibert N, et al. [Scapular/parascapular double skin-paddle free flap for transfixing blast injuries of the hand. A case report]. Ann Chir Plast Esthet. 2014;59(3):195-9.

16. Jourdan P, Breteau JP, Volff P. [Spinal cord injuries caused by extraspinal gunshot. A historical, experimental and therapeutic approach]. Neurochirurgie. 1994;40(3):183-95.

17. Jourdan P, Jancovici R. [War injuries of the thorax. Aggressors and wound balistics]. J Chir (Paris). 1990;127(2):68-75.

18. Lanfrey E, Grolleau JL, Glock Y, et al. [Reconstruction of the anterior chest wall by a sandwich-type combination of a synthetic support and a muscle flap from the latissimus dorsi. Apropos of a case]. Ann Chir Plast Esthet. 1996;41(2):193-6.

19. Demirci S, Dogan KH, Deniz I, et al. Evaluation of shotgun suicides in Konya, Turkey between 2000 and 2007. Am J Forensic Med Pathol. 2014;35(1):45-9.

20. Roulaud JP, Tournaire J, Roux R. [Problems posed during surgical repair of a gunshot wound in the mandible]. Rev Stomatol Chir Maxillofac. 1975;76(6):493-8.

21. Dussault MC, Smith M, Osselton D. Blast injury and the human skeleton: an important emerging aspect of conflict-related trauma. J Forensic Sci. 2014;59(3):606-12.

22. Franke A, Bieler D, Wilms A, et al. [Treatment of gunshot fractures of the lower extremity: Part 2: Procedures for secondary reconstruction and treatment results]. Unfallchirurg. 2014;117(11):985-94.

23. Gitajn L, Perdue P, Hardcastle J, et al. Location of civilian ballistic femoral fracture indicates likelihood of arterial injury. Injury. 2014;45(10):1637-42.

24. Grosse Perdekamp M, Glardon M, Kneubuehl BP, et al. Fatal contact shot to the chest caused by the gas jet from a muzzle-loading pistol discharging only black powder and no bullet: case study and experimental simulation of the wounding effect. Int J Legal Med. 2015;129(1):125-31.

25. Hoppe IC, Kordahi AM, Paik AM, et al. Examination of life-threatening injuries in 431 pediatric facial fractures at a level 1 trauma center. J Craniofac Surg. 2014;25(5):1825-8.

26. Harada K, Itoi Y, Kanawaku Y, et al. An unusual case of suicide by handcrafted shotgun and slug. Leg Med (Tokyo). 2014;16(2):95-7.

27. Hoppe IC, Kordahi AM, Paik AM, et al. Pediatric facial fractures as a result of gunshot injuries: an examination of associated injuries and trends in management. J Craniofac Surg. 2014;25(2):400-5.

28. Vaidya R, Sethi A, Oliphant BW, et al. Civilian gunshot injuries of the humerus. Orthopedics. 2014;37(3):e307-12.

29. Williams M, Tong DC, Ansell M. The treatment of gunshot injuries of the jaws. J R Army Med Corps. 2014;160 Suppl 1:i43-5.

30. Eardley WG, Stewart MP. Early management of ballistic hand trauma. J Am Acad Orthop Surg. 2010;18(2):118-26.

31. Duran L, Kayhan S, Kati C, et al. Cerebral fat embolism syndrome after long bone fracture due to gunshot injury. Indian J Crit Care Med. 2014;18(3):167-9.

32. Fillingham Y, Hellman M, Haughom B, et al. Report of Galeazzi fracture resulting from a ballistic injury. Pol Orthop Traumatol. 2014;79:5-9.

33. Eardley WG, Watts SA, Clasper JC. Modelling for conflict: the legacy of ballistic research and current extremity in vivo modelling. J R Army Med Corps. 2013;159(2):73-83.

34. Gurunluoglu R, Glasgow M, Williams SA, et al. Functional reconstruction of total lower lip defects using innervated gracilis flap in the setting of high-energy ballistic injury to the lower face: preliminary report. J Plast Reconstr Aesthet Surg. 2012;65(10):1335-42.

35. Komenda J, Hejna P, Rydlo M, et al. [Frangible bullets: wounding capability and clinical aspects of their use]. Soud Lek. 2012;57(2):21-4.

36. Komenda J, Hejna P, Rydlo M, et al. Forensic and clinical issues in the use of frangible projectile. J Forensic Leg Med. 2013;20(6):697-702.

37. Lichte P, Oberbeck R, Binnebosel M, et al. A civilian perspective on ballistic trauma and gunshot injuries. Scand J Trauma Resusc Emerg Med. 2010;18:35.

38. Maier H, Tisch M, Lorenz KJ, et al. [Penetrating injuries in the face and neck region. Diagnosis and treatment]. HNO. 2011;59(8):765-82.

39. Reginelli A, Pinto A, Russo A, et al. Sharp penetrating wounds: spectrum of imaging findings and legal aspects in the emergency setting. Radiol Med. 2015;120(9):856-65.

40. Russell R, Clasper J, Jenner B, et al. Ballistic injury. BMJ. 2014;348:g1143.

41. Stefanopoulos PK, Filippakis K, Soupiou OT, et al. Wound ballistics of firearm-related injuries--part 1: missile characteristics and mechanisms of soft tissue wounding. Int J Oral Maxillofac Surg. 2014;43(12):1445-58.

42. Bebchuk TN, Harari J. Gunshot injuries: pathophysiology and treatments. Vet Clin North Am Small Anim Pract. 1995;25(5):1111-26.

43. Dillman RO, Crumb CK, Lidsky MJ. Lead poisoning from a gunshot wound. Report of a case and review of the literature. Am J Med. 1979;66(3):509-14.

44. Dougherty PJ, Vaidya R, Silverton CD, et al. Joint and long-bone gunshot injuries. J Bone Joint Surg Am. 2009;91(4):980-97.

45. Fulkerson EW, Egol KA. Timing issues in fracture management: a review of current concepts. Bull NYU Hosp Jt Dis. 2009;67(1):58-67.

46. Harris JH Jr. The significance of soft tissue injury in the roentgen diagnosis of trauma. CRC Crit Rev Clin Radiol Nucl Med. 1975;6(3):295-368.

47. Konda SR, Davidovitch RI, Egol KA. Open knee joint injuries--an evidence-based approach to management. Bull Hosp Jt Dis (2013). 2014;72(1):61-9.

48. Beale B. Orthopedic clinical techniques femur fracture repair. Clin Tech Small Anim Pract. 2004;19(3):134-50.

49. Volgas DA, Stannard JP, Alonso JE. Current orthopaedic treatment of ballistic injuries. Injury. 2005;36(3):380-6.

50. Kobbe P, Frink M, Oberbeck R, et al. [Treatment strategies for gunshot wounds of the extremities]. Unfallchirurg. 2008;111(4):247-54; quiz 55.

51. Bartlett CS 3rd, Hausman MR, Witschi TH. Gunshot wounds to the shoulder. Orthop Clin North Am. 1995;26(1):37-53.

52. Bentley AJ, Busuttil A, Clifton B, et al. Homicidal tandem bullet wound of the chest. Am J Forensic Med Pathol. 1997;18(1):56-9.

53. Dicpinigaitis PA, Koval KJ, Tejwani NC, et al. Gunshot wounds to the extremities. Bull NYU Hosp Jt Dis. 2006;64(3-4):139-55.

54. Bradberry SM, Feldman MA, Braithwaite RA, et al. Elemental mercury-induced skin granuloma: a case report and review of the literature. J Toxicol Clin Toxicol. 1996;34(2):209-16.

55. Nelson AJ, Izzi JA, Green A, et al. Traumatic nerve injuries about the elbow. Orthop Clin North Am. 1999;30(1):91-4.

56. Wilson RH. Gunshots to the hand and upper extremity. Clin Orthop Relat Res. 2003(408):133-44.

57. Turker T, Capdarest-Arest N. Management of gunshot wounds to the hand: a literature review. J Hand Surg Am. 2013;38(8):1641-50.

58. Bakhach J, Abu-Sitta G, Dibo S. Reconstruction of blast injuries of the hand and upper limb. Injury. 2013;44(3):305-12.

59. Chrcanovic BR. Open versus closed reduction: comminuted mandibular fractures. Oral Maxillofac Surg. 2013;17(2):95-104.

60. Franke A, Bieler D, Wilms A, et al. [Treatment of gunshot fractures of the lower extremity: Part 1: Incidence, importance, case numbers, pathophysiology, contamination, principles of emergency and first responder treatment]. Unfallchirurg. 2014;117(11):975-6, 8-84.

61. Mack AW, Freedman BA, Groth AT, et al. Treatment of open proximal femoral fractures sustained in combat. J Bone Joint Surg Am. 2013;95(3):e13(1-8).

62. Dicpinigaitis PA, Fay R, Egol KA, et al. Gunshot wounds to the lower extremities. Am J Orthop (Belle Mead NJ). 2002;31(5):282-93.

63. Miller AN, Carroll EA, Pilson HT. Transabdominal gunshot wounds of the hip and pelvis. J Am Acad Orthop Surg. 2013;21(5):286-92.

64. Zura RD, Bosse MJ. Current treatment of gunshot wounds to the hip and pelvis. Clin Orthop Relat Res. 2003 (408):110-4.

65. Garozzo D, Ferraresi S, Buffatti P. Surgical treatment of common peroneal nerve injuries: indications and results. A series of 62 cases. J Neurosurg Sci. 2004;48(3):105-12; discussion 12.

66. Hafez HM, Woolgar J, Robbs JV. Lower extremity arterial injury: results of 550 cases and review of risk factors associated with limb loss. J Vasc Surg. 2001;33(6):1212-9.

67. Peters CL, Dienst M, Erickson J. Reconstruction of the medial femoral condyle and medial collateral ligament in total knee arthroplasty using tendoachilles allograft with a calcaneal bone block. J Arthroplasty. 2004;19(7):935-40.

68. Soojian MG, Tejwani N. Chylous knee effusion: is it septic arthritis? A case report and review of literature. J Trauma. 2004;57(5):1121-4.

69. Thomas DD, Wilson RF, Wiencek RG. Vascular injury about the knee. Improved outcome. Am Surg. 1989;55(6):370-7.

70. Trellopoulos G, Georgiadis GS, Aslanidou EA, et al. Endovascular management of peripheral arterial trauma in patients presenting in hemorrhagic shock. J Cardiovasc Surg (Torino). 2012;53(4):495-506.

71. Dasani BM, Kawanishi H. The gastrointestinal manifestations of gunshot-induced lead poisoning. J Clin Gastroenterol. 1994;19(4):296-9.

72. Fischer H. [Accident and insurance medicine. Injuries by firearms]. Munch Med Wochenschr. 1969;111(40):2054-8.

73. Hahn M, Strauss E, Yang EC. Gunshot wounds to the forearm. Orthop Clin North Am. 1995;26(1):85-93.

74. Bowyer GW, Rossiter ND. Management of gunshot wounds of the limbs. J Bone Joint Surg Br. 1997;79(6):1031-6.

75. Stein JS, Strauss E. Gunshot wounds to the upper extremity. Evaluation and management of vascular injuries. Orthop Clin North Am. 1995;26(1):29-35.

# Reabilitação nas Fraturas

Therezinha Rosane Chamlian

## CONDIÇÕES GERAIS

A abordagem reabilitativa no tratamento das fraturas deve iniciar-se, sempre que possível, logo após a conduta ortopédica, conservadora (tração, gesso, imobilizações com órtese) ou cirúrgica (redução cruenta, osteossíntese, endoprótese, enxerto ósseo, fixação externa).

A partir daí, a integração entre a equipe cirúrgica e a de reabilitação é de fundamental importância no sucesso do tratamento do paciente.

O encaminhamento para reabilitação deve ser precoce e as informações referentes às intercorrências ou dificuldades observadas durante o ato cirúrgico, restrições impostas pela doença ou pela técnica cirúrgica, programações cirúrgicas futuras e exames realizados devem estar contidos no relatório ou resumo de alta.

Cada paciente deverá ser submetido a uma avaliação individualizada e padronizada, e seus dados devem ser anotados em protocolos específicos na consulta inicial e nos reexames periódicos.

Além dos aspectos já citados, a orientação correta do paciente, a estimulação à prática de exercícios diários e a atenção global, e não apenas do segmento corporal afetado, são os princípios básicos que regem a reabilitação nas fraturas (precoce – global – ativa).

## OBJETIVOS

Os objetivos do tratamento de reabilitação nas fraturas são: prevenção de deformidades, analgesia, redução do edema, ganho de amplitude de movimento (ADM), fortalecimento muscular (FM), melhora da coordenação motora, reeducação da marcha e treino de atividades de vida diária (AVD).

## MODALIDADES TERAPÊUTICAS

Na fase precoce, devemos posicionar o paciente adequadamente no leito, elevando a extremidade acometida para favorecer o retorno venoso e diminuir o edema pós-traumá-

tico. Fazemos uso de coxins para posicionamento adequado, evitando contraturas viciosas, e utilizamos almofadas nas proeminências ósseas, para evitar a formação de úlceras de decúbito.

A massagem, suave e firme, sempre no sentido centrípeto, está bastante indicada para o alívio da dor e a redução do edema. A massagem vigorosa é contraindicada, pois, além do aumento da dor, pode deslocar fragmentos antes da consolidação da fratura.

Podemos associar ***meios físicos*** para obtenção de analgesia, relaxamento muscular, dessensibilização tátil, estimulação neuromotora, drenagem linfática entre os objetivos mais comuns na reabilitação das fraturas.

## GELO

Empregado na fase aguda das fraturas para analgesia e redução do edema pós-traumático.

## BANHO DE CONTRASTE

De fácil uso domiciliar, deve ser utilizado após a retirada da imobilização, visando à analgesia e redução do edema.

## CALOR SUPERFICIAL

Bolsa térmica ou Bolsa de água quente

Indicada para analgesia e relaxamento muscular. De fácil uso domiciliar, deve ser utilizada com cautela em áreas com anestesia e pacientes com alterações vasculares.

## PARAFINA

Indicada para analgesia e relaxamento muscular, é bastante utilizada na região do punho e da mão. Deve ser aplicada com cautela em áreas com anestesia e em pacientes com alterações vasculares, e é contraindicada em áreas cruentas.

## CALOR PROFUNDO

### Ultrassom

Empregado para analgesia, relaxamento muscular, aumento da extensibilidade do tecido colágeno e redução do edema residual (micromassagem). É indicado para áreas corporais pequenas e contraindicado nos calos ósseos em formação, epífises de crescimento, implantes de metilmetacrilato e polietileno de alta densidade e neoplasias.

### Ondas curtas

Utilizadas para analgesia, relaxamento muscular e aumento da extensibilidade de tecido colágeno. São indicadas para áreas corporais maiores e contraindicadas em implantes metálicos, marca-passo cardíaco e neoplasias.

### Micro-ondas

Apresenta indicações e contraindicações semelhantes às ondas curtas.

## HIDROTERAPIA

### Turbilhão

Utilizado para analgesia, relaxamento muscular, efeito anti-inflamatório e massagem circulatória (jato de água). É contraindicado em áreas cruentas, afecções dermatológicas, alterações circulatórias e processos infecciosos.

### Tanque de Hubbard e piscina terapêutica

Empregados em exercícios de ganho de ADM, fortalecimento muscular, descarga de peso e treino de marcha. São contraindicados em processos infecciosos, dermatológicos, alterações vasculares, em cardiopatas e hipertensos.

## ELETROTERAPIA

### TENS

Utilizada em analgesia, relaxamento muscular, redução de edema, diminuição do processo inflamatório, sendo contraindicada em áreas de anestesia ou hipoestesia, marca-passo cardíaco, endopróteses ou sínteses metálicas.

### FES

Utilizada para ganho de trofismo muscular, recuperação do movimento após lesões parciais dos nervos periféricos e ganho de amplitude articular. É contraindicada nas situações descritas para a TENS.

A *cinesioterapia,* isto é, o uso de exercícios ou movimentos como forma de tratamento, é de fundamental importância na reabilitação das fraturas.

## TIPOS DE EXERCÍCIOS QUANTO À CONTRAÇÃO MUSCULAR

- **Estática**: a tensão exercida não resulta em movimento do segmento corporal e o comprimento externo do músculo permanece inalterado.

- **Dinâmica concêntrica**: a tensão exercida é superior à resistência e resulta no movimento do segmento corporal e no encurtamento externo do músculo.

- **Dinâmica excêntrica**: a tensão exercida é inferior à resistência e resulta em movimento de alongamento do músculo. Tem ação de desaceleração do movimento.

- **Isocinética**: contração muscular dinâmica concêntrica, cuja característica é a velocidade angular constante, seja qual for a força empregada no movimento.

## TIPOS DE EXERCÍCIOS QUANTO À EXECUÇÃO

- **Passivo**: movimento realizado sem auxílio ou resistência voluntária do paciente.

- **Ativo-assistido**: movimento realizado pelo paciente e auxiliado pelo terapeuta ou pelo próprio paciente.

- **Ativo livre**: movimento realizado voluntariamente pelo paciente, vencendo a força da gravidade.

- **Ativo-resistido**: movimento realizado pelo paciente vencendo alguma resistência externa.

## EFEITOS FISIOLÓGICOS DOS EXERCÍCIOS

Os efeitos fisiológicos promovidos pelos exercícios são: relaxamento, alongamento, fortalecimento, coordenação e *endurance.*

# COMPLICAÇÕES MAIS FREQUENTES DAS FRATURAS

## ATROFIA DE DESUSO

Esta forma de atrofia segue-se a qualquer imobilização prolongada e afeta não apenas o osso, mas também o músculo. Se intensa, além da paresia resultante, acarreta dor devido à osteoporose.

O tratamento deve ser instituído o mais precocemente possível, com o objetivo de aliviar a dor, recuperar o arco de movimento (ADM) e a força muscular (FM).

## DISTROFIA SIMPÁTICO REFLEXA (SÍNDROME COMPLEXA DE DOR REGIONAL, ATROFIA DE SUDEK, CAUSALGIA, ALGONEURODISTROFIA)

Caracteriza-se por resposta anormal e excessiva do Sistema Nervoso Autônomo – SNA (simpático) em uma extremidade secundária a trauma ou outras condições, causando dor, edema, alterações tróficas da pele, instabilidade vasomotora e déficit articular.

A instabilidade vasomotora pode flutuar entre a vasodilatação, que ocorre geralmente na fase aguda e dura cerca de 3 meses, e a vasoconstrição, resultando em extremidade quente ou fria e aumento ou diminuição da sudorese. Se o paciente estiver na fase distrófica (de 3 a 6 meses), o estudo radiológico mostra osteoporose, que se intensifica no estágio atrófico (6 meses em diante), quando se podem perceber também erosões ósseas.

O tratamento consiste em mobilização precoce, uso de calor e/ou frio, analgésicos ou bloqueio de gânglios simpáticos que suprem a região (químico ou por ultrassom).

## CONTRATURA ISQUÊMICA DE VOLKMAN (SÍNDROME COMPARTIMENTAL)

Geralmente, ocorre após uma fratura supracondileana do úmero, mas pode também ser subsequente à fratura de ambos os ossos do antebraço ou a qualquer situação em que haja aumento da pressão intracompartimental, como, por exemplo, gesso ou flexão acentuada do cotovelo.

O arterioespasmo ou a ruptura de vasos sanguíneos causa tumefação, que comprime os músculos e nervos dentro da bainha do nervo, ou mesmo de ossos e cartilagens.

De modo geral, os sintomas surgem 24 horas depois da lesão, com referência de dor, sensação de frio, perda da capacidade de realizar movimentos, distúrbios sensoriais no território do nervo afetado, palidez e diminuição do pulso distal. Em uma fase posterior, desenvolve-se atrofia dos músculos flexores do antebraço e intrínsecos da mão, e mão em garra.

É imperativo o tratamento de urgência para aliviar a pressão ou reparar a lesão arterial.

Recomenda-se fasciotomia ampla e profunda com boa exploração dos plexos nervoso e venoso. Se a movimentação precoce, a massoterapia, o uso de meios físicos e dos *splints* de posicionamento não forem suficientes para a resolução do caso, deverá ser indicada tenotomia dos flexores do antebraço como medida corretiva das sequelas.

## CALCIFICAÇÃO ECTÓPICA (MIOSITE OSSIFICANTE)

É a deposição de tecido ósseo nos tecidos moles adjacentes que pode ocorrer após fraturas, trauma raquimedular ou cranioencefálico, e após artroplastias. Frequentemente, segue-se a uma hemorragia dentro do músculo ou a um hematoma nos espaços teciduais.

O paciente refere dor e diminuição dos movimentos articulares. O exame físico mostra área endurecida, aumento de volume e diminuição dos movimentos, além da presença de sinais flogísticos. Numa fase mais avançada, o exame radiológico revela calcificação difusa no músculo ou localizada nos planos fasciais.

Na fase aguda, devemos evitar manobras que provoquem o estiramento ou microtraumatismos musculares. Recomenda-se o repouso articular. Pode-se utilizar calor, de forma superficial ou profunda, com seus conhecidos efeitos locais. O tratamento cirúrgico fica restrito à fase em que ocorreu a maturação óssea, mas a incidência de recidivas é elevada.

## COMPRESSÕES NERVOSAS

As lesões nervosas periféricas decorrentes de compressão ou por trauma são classificadas por Seddon de acordo com as alterações microscópicas do nervo e do tecido de sustentação:

- **Neuropraxias:** ocorre perda temporária das funções axonais, sem perda anatômica. Pode haver paralisia e hipoestesia tátil. Por não haver perda axonal, não há sinais de desnervação. A recuperação ocorre dentro de minutos, horas ou, em casos mais graves, semanas.
- **Axonotmesis:** ocorre interrupção total do axônio e sua bainha de mielina, com preservação do tecido de sustentação, que irá auxiliar no direcionamento para que a regeneração do nervo siga a fibra muscular.
- **Neurotmesis:** há completa interrupção do nervo, com perda também do tecido conjuntivo de sustentação. Neste caso, o processo de regeneração nervosa espontânea é muito difícil, para não dizer impossível.

Clinicamente, axoniotmesis e neurotmesis são praticamente indistinguíveis. Em ambas ocorre flacidez, arreflexia e alterações tróficas. O objetivo da reabilitação em relação a um paciente com compressão nervosa é aliviar a dor, os espasmos musculares, prevenir deformidades, por meio da cinesioterapia e uso de órtese, manter e aumentar trofismo muscular.

Apresentaremos a seguir o roteiro simplificado do ***programa de reabilitação***, que deve ser seguido nas diferentes fraturas das extremidades.

## MEMBROS SUPERIORES

### FRATURAS DE CLAVÍCULA

**Consolidação: de 6 a 12 semanas.**
**Tratamento ortopédico: conservador ou cirúrgico.**
**Reabilitação: de 10 a 12 semanas.**

1ª semana
Não movimentar o ombro; exercícios de fortalecimento estão contraindicados; utilizar membro contralateral para atividades funcionais; não carregar peso; realizar exercícios ativos para ADM de cotovelo, punho e dedos.

2ª semana
Iniciar exercícios pendulares para ombro; isométricos para cotovelo, punho e deltoide; isotônicos para dedos.

4ª – 6ª semana
Retirar tipoia; exercícios ativos suaves para ADM de ombro (abdução até 80°); exercícios pendulares sem gravidade; exercícios isométricos para musculatura rotadora e deltoide; utilizar membro afetado para algumas AVD.

6ª – 8ª semana
Exercícios ativos e ativo-assistidos para ADM de ombro; exercícios ativo-resistidos para ombro; utilizar membro afetado para AVD; iniciar peso gradualmente.

## Série Ortopedia e Traumatologia – Fundamentos e Prática

**8ª – 12ª semana**
Continuar exercícios contra resistência e insistir no ganho de ADM.

### FRATURAS DE ÚMERO PROXIMAL

**Consolidação: de 6 a 8 semanas.**
**Tratamento ortopédico: conservador.**
**Reabilitação: de 12 semanas a 1 ano.**

**1ª semana**
Exercícios ativos para ADM de punho e dedos; exercícios isométricos para punho e dedos; orientação de posturas para dormir; exercícios pendulares com eliminação da gravidade.

**2ª semana**
Exercícios suaves para ombro: extensão, flexão, abdução e adução; proibido realizar rotações; manter exercícios pendulares; exercícios isométricos para ombro.

**4ª – 6ª semana**
Exercícios ativos e passivos assistidos para ADM de ombro; isométricos para ombro; isométricos e isotônicos para cotovelo; AVD com membro acometido.

**6ª – 8ª semana**
Exercícios ativos, ativo-assistidos e passivos em todos os planos; manter isométricos e iniciar pequena resistência; iniciar peso.

**8ª – 12ª semana**
Exercícios ativos e passivos para ADM; exercícios resistidos progressivos; exercícios isocinéticos; total carga de peso.

### TRATAMENTO ORTOPÉDICO: FIXAÇÃO INTERNA

**Reabilitação**

**1ª semana**
Sem movimentação de ombro.

**2ª – 6ª semana**
Exercícios passivos assistidos suaves para ombro em posição supina.

**6ª – 8ª semana**
Exercícios ativos assistidos para ombro.

**8ª – 12ª semana**
Exercícios ativos assistidos; iniciar exercícios contra resistência.

**12ª semana**
Aumentar progressivamente a resistência; aumentar ganho de ADM.

### TRATAMENTO ORTOPÉDICO: ENDOPRÓTESE

**Reabilitação**

**1ª semana**
Exercícios pendulares.

**2ª – 6ª semana**
Exercícios passivos para ombro; rotações estão proibidas.

**6ª – 8ª semana**
Iniciar exercícios ativos com ênfase na elevação e rotação externa; exercícios isométricos para ombro.

**8ª – 12ª semana**

### EXERCÍCIOS CONTRARRESISTÊNCIA

*Fraturas da diáfise do úmero*

**Consolidação: de 8 a 12 semanas.**
**Tratamento ortopédico: conservador.**
**Reabilitação: de 12 a 16 semanas.**

**1ª semana**
Sem movimentação de ombro e cotovelo; exercícios ativos para punho e dedos.

**2ª semana**
Iniciar exercícios ativos suaves para ombro e cotovelo (não ultrapassar 60° de abdução).

**4ª – 6ª semana**
Manter exercícios para ADM de ombro e cotovelo; exercícios isométricos e isotônicos para ombro e cotovelo; utilizar membro para AVD; pouca descarga de peso.

**8ª – 12ª semana**
Exercícios ativos, ativos assistidos e passivos para ombro e cotovelo; exercícios resistidos progressivos para ombro e cotovelo; incentivar AVD com membro acometido; descarga total de peso.

### TRATAMENTO ORTOPÉDICO: CIRÚRGICO

**Reabilitação**

**1ª semana**
Exercícios suaves ativos e ativos assistidos para ombro e cotovelo.

**2ª semana**
Exercícios pendulares; iniciar AVD com membro acometido.

**4ª – 6ª semana**
Exercícios isotônicos e isométricos; iniciar descarga de peso.

**8ª – 12ª semana**
Liberar para todas as atividades.

# Fraturas distais do úmero

**Consolidação: de 8 a 12 semanas.**
**Tratamento ortopédico: conservador.**
**Reabilitação: de 12 a 24 semanas.**

### 1ª semana
Proibido rotações de ombro e movimentação de cotovelo; exercícios ativos para ADM dos dedos; exercícios ativos e ativos assistidos para ombro.

### 2ª semana
Exercícios isométricos para bíceps, tríceps, deltoide e antebraço.

### 4ª – 6ª semana
Exercícios ativos para cotovelo; exercícios para força de preensão; exercícios passivos para cotovelo estão proibidos.

### 8ª – 12ª semana
Manter exercícios ativos e iniciar passivos para cotovelo; manter exercícios para força de preensão; iniciar exercícios resistidos.

## Tratamento ortopédico: cirúrgico

**Reabilitação**

### 1ª semana
Exercícios ativos e passivos para ADM dos dedos; exercícios ativos e ativos assistidos para ombro; exercícios isométricos para bíceps, tríceps e deltoide; proibido movimentar o cotovelo e as rotações do ombro.

### 2ª semana
Exercícios isométricos para antebraço; exercícios para força preensora.

### 4ª – 6ª semana
Exercícios ativos sob supervisão para cotovelo; exercícios passivos para cotovelo estão proibidos.

### 8ª – 12ª semana
Iniciar exercícios passivos para cotovelo; introduzir exercícios resistidos.

# Fraturas do olécrano

**Consolidação: de 10 a 12 semanas.**
**Tratamento ortopédico: conservador.**
**Reabilitação: de 10 a 12 semanas.**

### 1ª semana
Não movimentar cotovelo e punho; exercícios isométricos para punho; AVD com membro contralateral; não descarregar peso; exercícios ativos para ombro e dedos

### 2ª semana
Exercícios isométricos para flexão de cotovelo e punho.

### 4ª – 6ª semana
Exercícios isométricos para flexores e extensores de cotovelo; exercícios isotônicos para punho e dedos.

### 8ª – 12ª semana
Exercícios ativos e ativos assistidos para ADM de cotovelo e punho; exercícios resistidos para cotovelo.

## Tratamento ortopédico: cirúrgico

**Reabilitação**

### 1ª – 2ª semana
Exercícios para ADM de ombro e dedos; ADM de cotovelo de 0 – 90°.

### 4ª – 6ª semana
Exercícios ativos para a extensão de cotovelo.

### 8ª – 12ª semana
Exercícios resistidos para cotovelo.

# Fraturas luxação de cotovelo

**Consolidação: de 6 a 8 semanas.**
**Tratamento ortopédico: cirúrgico.**
**Reabilitação: de 6 a 12 semanas.**

### 1ª semana
Sem movimentação passiva de cotovelo; exercícios ativos suaves para cotovelo em flexão e pronação; exercícios ativos e passivos para ombro, punho e dedos; AVD com membro contralateral; não descarregar peso.

### 2ª semana
Exercícios ativos para cotovelo; exercícios isométricos para tríceps, bíceps e deltoide.

### 4ª – 6ª semana
Proibido estresse em valgo para cotovelo; exercícios ativos e ativo-assistidos para cotovelo; exercícios isométricos para dedos; utilizar membro como auxiliar nas AVD; descarga parcial de peso.

### 8ª – 12ª semana
Exercícios ativos e passivos para cotovelo; exercícios com resistência progressiva para cotovelo; não segurar objetos pesados; AVD com o membro afetado.

Série Ortopedia e Traumatologia – Fundamentos e Prática

## FRATURAS DA CABEÇA DO RÁDIO

**Consolidação: de 6 a 8 semanas**
**Tratamento ortopédico: conservador ou cirúrgico.**
**Reabilitação: de 6 a 12 semanas.**

### 1ª semana
Sem movimentação passiva de cotovelo; exercícios ativos suaves para cotovelo em flexão e pronação; exercícios ativos e passivos para ombro, punho e dedos; AVD com membro contralateral; não descarregar peso.

### 2ª semana
Exercícios ativos para cotovelo; exercícios isométricos para tríceps, bíceps e deltoide.

### 4ª – 6ª semana
Proibido estresse em valgo para cotovelo; exercícios ativos e ativo-assistidos para cotovelo; exercícios isométricos para dedos; alongamentos de bíceps, tríceps, deltoide e dedos; utilizar membro como auxiliar nas AVD; descarga parcial de peso.

### 8ª – 12ª semana
Exercícios ativos e passivos para cotovelo; exercícios com resistência progressiva para cotovelo; não segurar objetos pesados; AVD com o membro afetado.

## FRATURAS DE ANTEBRAÇO

**Consolidação: de 8 a 12 semanas.**
**Tratamento ortopédico: conservador.**
**Reabilitação: de 12 a 24 semanas.**

### 1ª – 2ª semana
Não realizar exercícios passivos e isométricos; exercícios ativos e ativo assistidos para ombro, cotovelo e dedos; AVD com membro contralateral; sem descarga de peso.

### 4ª – 6ª semana
Exercícios ativos para ADM de cotovelo; exercícios isométricos para bíceps, tríceps e deltoide; exercícios para preensão.

### 8ª – 12ª semana
Exercícios ativos e passivos para ADM de cotovelo; exercícios resistidos gradativos.

## TRATAMENTO ORTOPÉDICO: CIRÚRGICO

### 1ª – 2ª semana
Exercícios ativos suaves para ADM; exercícios isométricos para bíceps, tríceps e deltoide.

### 4ª – 6ª semana
Exercícios suaves contra resistência.

### 8ª – 12ª semana
Exercícios passivos para ADM; exercícios contra resistência progressiva; exercícios para preensão

## FRATURAS DE PUNHO

### *Colles*

**Consolidação: de 6 a 8 semanas.**
**Tratamento ortopédico: conservador ou cirúrgico.**
**Reabilitação: 12 semanas.**

### 1ª semana
Exercícios ativos para dedos, metacarpofalangeanas e oponência do polegar; exercícios isométricos para intrínsecos da mão; não realizar movimentos para punho, pronação e supinação de antebraço.

### 2ª semana
Exercícios ativos suaves para punho; exercícios isométricos para flexores e extensores de punho.

### 4ª – 6ª semana
Exercícios ativos para punho, metacarpofalangeanas e interfalangeanas; exercícios suaves resistidos para dedos; exercícios para preensão; utilizar membro acometido para AVD.

### 6ª – 8ª semana
Exercícios ativo-assistidos e passivos para ganho total de ADM; exercícios suaves resistidos para punho; iniciar descarga de peso.

### 8ª – 12ª semana
Exercícios progressivos resistidos; total descarga de peso.

### *Escafoide*

**Consolidação: de 4 semanas a 12 meses.**
**Tratamento ortopédico: conservador ou cirúrgico.**
**Reabilitação: de 3 a 6 meses.**

### 1ª – 2ª semana
Exercícios ativos e passivos para dedos (exceto polegar); exercícios ativos e ativos assistidos para ombro; exercícios isométricos para bíceps, tríceps e deltoide.

### 4ª – 6ª semana
Exercícios isotônicos para flexão de cotovelo.

### 8ª – 12ª semana
Exercícios ativos suaves para ADM de punho, oponência, flexão e extensão de polegar; exercícios ativos e ativo-assistidos para cotovelo; exercícios para preensão.

### 12ª – 16ª semana
Exercícios ativos, ativo-assistidos e passivos para ADM; exercícios progressivos resistidos para punho e polegar.

### Fraturas da mão

*Metacarpofalangeanas*

> **Consolidação: de 4 a 6 semanas.**
> **Tratamento ortopédico: conservador ou cirúrgico.**
> **Reabilitação: de 6 a 12 semanas.**

#### 1ª – 2ª semana
Sem movimentação passiva; exercícios ativos, ativo-assistidos para cotovelo, ombro e dedos não envolvidos; exercícios isométricos para os dedos não envolvidos.

#### 4ª – 6ª semana
Exercícios ativos para ADM de dedos e punho; exercícios para fortalecimento de flexores dos dedos.

#### 6ª – 8ª semana
Exercícios ativos, ativo-assistidos e passivos; exercícios ativo-resistidos para punho e dedos.

#### 8ª – 12ª semana
Exercícios progressivos resistidos para punho e dedos.

### *Falanges*

> **Consolidação: de 3 a 6 semanas.**
> **Tratamento ortopédico: conservador ou cirúrgico.**
> **Reabilitação: de 6 a 12 semanas.**

#### 1ª semana
Exercícios ativos para punho, cotovelo, ombro e dedos não envolvidos; exercícios isométricos para dedos não envolvidos.

#### 2ª semana
Exercícios ativos para todos os dedos.

#### 4ª – 6ª semana
Exercícios ativos e ativo-assistidos para todos os dedos; exercícios isométricos para flexores dos dedos; iniciar descarga de peso.

#### 6ª – 8ª semana
Exercícios ativos, ativo-assistidos e passivos para dedos; exercícios ativo-resistidos suaves.

#### 8ª – 12ª semana
Exercícios para ganho total de ADM; exercícios com resistência progressiva.

## MEMBROS INFERIORES

### Fraturas do fêmur proximal

*Colo do fêmur*

> **Tratamento ortopédico: cirúrgico.**
> **Fixação interna ou hemiartroplastia**
> **Reabilitação**

#### POi até 1ª semana
Exercícios isométricos para glúteos e quadríceps; exercícios isotônicos para tornozelo; exercícios de condicionamento e fortalecimento globais.

#### 2ª – 6ª semana
Exercícios ativos e ativo-assistidos para ADM do quadril, joelho e tornozelo; isométricos para glúteos; exercícios de fortalecimento de quadríceps; treino de ortostatismo, transferências de peso e marcha com recursos auxiliares.

#### 8ª – 12ª semana
Exercícios isométricos e isotônicos para quadril e joelho.

#### 12ª – 16ª semana
Exercícios isométricos e isotônicos para quadril e joelho; descarga de peso total.

### *Intertrocanterianas*

> **Tratamento ortopédico: cirúrgico.**
> **Fixação interna**
> **Reabilitação**

#### POi até 1ª semana
Exercícios isométricos para glúteos e quadríceps; exercícios isotônicos para tornozelo; exercícios de condicionamento físico e fortalecimento global; treino de ortostatismo e transferência de peso (descarga).

#### 2ª semana
Exercícios ativos e ativos-assistidos para ADM do quadril, joelho e tornozelo; treino de transferência de peso e de marcha com recursos auxiliares apropriados.

#### 4ª – 6ª semana
Exercícios ativos e ativo-assistidos para ADM do quadril, joelho e tornozelo; exercícios isométricos para glúteos e quadríceps; exercícios ativo-resistidos para quadril e joelho.

#### 8ª – 16ª semana
Exercícios resistidos progressivos para quadril e joelho; iniciar a retirada do uso dos recursos auxiliares para marcha; exercícios isotônicos e isocinéticos para musculatura do quadril e joelho.

### *Subtrocanterianas do fêmur*

**Tratamento ortopédico**: cirúrgico (haste intramedular ou placa/parafuso compressivo).

#### POi até 1ª semana
Exercícios ativos para ADM de flexoextensão do quadril e joelho; exercícios isométricos para glúteos; treino de transferência de peso.

Série Ortopedia e Traumatologia – Fundamentos e Prática

**2ª semana**
Exercícios ativos e ativo-assistidos para ADM do quadril, joelho e tornozelo; exercícios para glúteos, flexão de joelhos e quadríceps; treino de ortostatismo e transferência de peso para membro contralateral; treino de marcha com meios auxiliares; descarga de peso depende do padrão da fratura.

**4ª – 6ª semana**
Continuar com exercícios ativos e ativo-assistidos e passivos para ADM de flexoextensão do quadril e iniciar exercícios ativos para adução e abdução; continuar com exercícios isométricos e descarga de peso no lado da fratura (de acordo com estabilidade).

**8ª – 12ª semana**
Iniciar exercícios resistidos para quadril e joelho; iniciar "desmame" dos meios auxiliares de locomoção.

**12ª – 16ª semana**
Exercícios resistidos progressivos para quadril e joelho.

### Diafisárias do fêmur

**Tratamento ortopédico: cirúrgico.**
**Haste intramedular**
**Reabilitação**

**POi até 1ª semana**
Exercícios ativos para aumentar ADM de quadril e joelho no plano de flexão e extensão; exercícios isométricos para glúteos e quadríceps; treino de transferência.

**2ª semana**
Exercícios ativos e ativo-assistidos para aumentar ADM de quadril, joelho e tornozelo; início de exercícios passivos; exercícios isométricos para glúteos, flexão de joelho e fortalecimento de quadríceps; treino de ortostatismo e transferência de peso para membro são indicados para evitar forças torsionais na fratura; deambulação com recursos auxiliares de marcha apropriados; descarga de peso depende do padrão da fratura.

**4ª – 6ª semana**
Manter exercícios ativos, ativo-assistidos e passivos para aumentar ADM do quadril no plano de flexoextensão; iniciar exercícios ativos de adução e abdução; iniciar exercícios resistidos suaves; aumentar descarga de peso de acordo com a estabilidade da fratura.

**8ª – 12ª semana**
Exercícios progressivos e resistidos para quadril e joelho; descarga de peso; iniciar o "desmame" dos recursos auxiliares para marcha.

**12ª – 16ª semana**
Incluir exercícios isocinéticos.

## FRATURAS DO FÊMUR DISTAL (SUPRACONDILIANA)

**Tratamento ortopédico: cirúrgico.**
**Redução aberta e fixação interna**
**Reabilitação**

**POi até 1ª semana**
Não fazer exercícios isométricos ou de fortalecimento para quadríceps; indicação de exercícios suaves para aumentar ADM para quadril, joelho e tornozelo.

**2ª semana**
Isométricos para glúteos e quadríceps, se o joelho estiver em extensão máxima; prosseguir com exercícios para aumentar ADM de maneira global.

**4ª – 6ª semana**
Isométricos para quadríceps, flexão de joelho, glúteos; iniciar ativo-assistidos para aumentar ADM global.

**8ª – 12ª semana**
Prosseguir com exercícios isométricos e isotônicos para quadríceps e flexão de joelho; prosseguir com exercícios ativos e ativo-assistidos; iniciar exercícios passivos para aumentar ADM.

**12ª – 16ª semana**
Iniciar exercícios resistidos suaves e descarga de peso progressiva

## FRATURAS DA PATELA

**Tratamento ortopédico:gesso.**
**Redução aberta e fixação interna**
**Reabilitação**

POi até 2ª semana
- Exercícios isotônicos para glúteos e tornozelo; iniciar descarga de peso.
- Iniciar exercícios ativos para aumentar ADM de joelho, se fixação estável; não fazer exercícios passivos para joelho; exercícios isotônicos para glúteos e tornozelo; iniciar descarga de peso.

4ª – 6ª semana
- Depois da retirada do gesso, iniciar exercícios ativos para ADM do joelho e depois ativo-assistidos e passivos.
- Prosseguir com exercícios ativos para aumentar ADM e depois ativo-assistidos e passivos.
- Iniciar exercícios isométricos e isotônicos para quadríceps e isquiotibiais; prosseguir com exercícios para quadril e tornozelo; depois de retirada do gesso, liberar carga total.

## 8ª – 12ª semana

Exercícios ativos e passivos para aumentar ADM do joelho; prosseguir com exercícios de fortalecimento global; descarga de peso total.

## PLANALTO (OU PLATÔ) TIBIAL

**Tratamento ortopédico: gesso ou redução aberta e fixação interna ou fixação externa.**
**Reabilitação**

### POi até 1ª semana

Iniciar exercícios ativos e passivos suaves para flexoextensão de joelho (de 40º a 60º) de flexão, evitando valgismo ou varismo; exercícios para fortalecimento estão contraindicados; exercícios ativos e passivos para manter ADM de quadril e tornozelo

**Obs.:** se o fixador externo envolver o joelho, não iniciar movimentos.

### 2ª semana

Exercícios ativos e passivos suaves por flexoextensão de joelho (no mínimo, 90º de flexão); não fazer fortalecimento muscular para joelho; prosseguir com exercícios para manter adução de quadril e tornozelo.

**Obs.:** se o fixador externo envolver o joelho, não iniciar movimentos.

### 4ª – 6ª semana

Prosseguir com exercícios ativos e passivos para flexoextensão de joelho; não fazer fortalecimento muscular para joelho; prosseguir com exercícios para ADM de quadril e tornozelo.

### 8ª – 12ª semana

Prosseguir com exercícios para aumentar ADM de joelho; iniciar com exercícios resistidos suaves para quadríceps, flexão de joelho, quadril e tornozelo; iniciar descarga de peso com auxiliares da marcha por volta da 12ª semana.

### 12ª – 16ª semana

Exercícios visando ao máximo da amplitude articular; prosseguir com exercícios resistidos; descarga de peso total.

## DIÁFISE DA TÍBIA

**Tratamento ortopédico: gesso.**
**Redução aberta e fixação interna**
**Fixação externa**
**Reabilitação**

### POi até 1ª semana

- Exercícios isométricos para quadríceps e tríceps sural no interior do gesso e exercícios ativos para flexão dorsal e flexão plantar do tornozelo.
- Exercícios isométricos para quadríceps e tríceps sural; exercícios isotônicos para joelho e tornozelo
- Exercícios isométricos para quadríceps e tríceps sural; exercícios isotônicos para joelho e tornozelo.

### 2ª semana

Prosseguir programa.

### 4ª – 6ª semana

Prosseguir programa.

### 8ª – 12ª semana

- Após remoção do gesso, iniciar exercícios para aumentar ADM de joelho e exercícios resistidos.
- Exercícios ativos e resistidos para joelho e tornozelo.
- Prosseguir com exercícios ativos para aumentar ADM de joelho e tornozelo; exercícios progressivamente resistidos para joelho e tornozelo.

## FRATURAS DO PILÃO TIBIAL

**Tratamento ortopédico: gesso.**
**Redução aberta e fixação interna**
**Fixação externa**
**Reabilitação**

### POi (ou imediato ao trauma) até 1ª semana

- Exercícios ativos para aumentar ADM MTF.
- Exercícios ativos para aumentar ADM de MTF e joelho.
- Exercícios ativos para aumentar ADM de MTF e joelho.

### 2ª semana

- Prosseguir com aumento de ADM de MTF.
- Prosseguir exercícios ativos para aumentar ADM de MTF e joelho; iniciar exercícios suaves para aumentar ADM de tornozelo, retirando gesso bivalvado ou órtese.
- Prosseguir exercícios ativos para aumentar ADM de MTF e joelho.

### 4ª – 6ª semana

- Prosseguir exercícios ativos para aumentar ADM de MTF, tornozelo e joelho, depois de retirada do gesso.
- Prosseguir exercícios ativos para aumentar ADM de MTF e joelho.
- Prosseguir exercícios ativos para aumentar ADM de MTF e joelho.

### 6ª – 8ª semana

- Prosseguir com exercícios para aumentar ADM de tornozelo, joelho e MTF.

Série Ortopedia e Traumatologia – Fundamentos e Prática

- Iniciar exercícios resistidos para tornozelo e articulação subtalar.
- Iniciar exercícios resistidos para tornozelo e articulação subtalar.

### 8ª – 12ª semana

- Iniciar exercícios ativos e ativo-assistivos e passivos para aumentar ADM de tornozelo e articulação subtalar; se ainda com gesso, exercícios ativos para aumentar ADM de MTF e isométricos para tornozelo e articulação subtalar.
- Prosseguir com exercícios resistidos para tornozelo e articulação subtalar.
- Prosseguir com exercícios resistidos para tornozelo e articulação subtalar.

## FRATURAS DO TORNOZELO

> **Tratamento ortopédico: gesso.**
> **Redução aberta e fixação interna**
> **Reabilitação**

### POi (ou imediato ao trauma) até 1ª semana

- Aumentar ADM de MTF.
- Aumentar ADM de MTF e joelho.

### 2ª semana

- Exercícios ativos para aumentar ADM de MTF; isométricos para quadríceps.
- Exercícios ativos para aumentar ADM de MTF e joelho; isométricos para quadríceps.

### 4ª – 6ª semana

- Prosseguir exercícios para aumentar ADM de MTF; iniciar aumento de ADM para tornozelo e joelho quando se retira a imobilização; exercícios isométricos para quadríceps, flexores dorsais e plantares.
- Exercícios ativos para aumentar ADM de MTF, tornozelo e joelho; isométricos para quadríceps, flexores dorsais e plantares.

### 6ª – 8ª semana

- Prosseguir exercícios ativos e ativos assistidos para aumentar ADM de forma global; exercícios isotônicos e isocinéticos para tornozelo.
- Prosseguir exercícios ativos e ativos assistidos para aumentar ADM de forma global; exercícios isotônicos e isocinéticos para tornozelo.

### 8ª – 12ª semana

- Iniciar exercícios passivos para aumentar ADM de tornozelo e subtalar; prosseguir exercícios para aumentar ADM de MTF, se ainda com gesso; exercícios progressivamente resistidos para todos os grupos musculares do tornozelo.

- Iniciar exercícios passivos para aumentar ADM de tornozelo e articulação subtalar; prosseguir exercícios para aumentar ADM de MTF, se ainda com gesso; exercícios progressivamente resistidos para todos os grupos musculares do tornozelo.

## FRATURAS DOS OSSOS DO PÉ

### FRATURA DO TÁLUS

> **Tratamento ortopédico: gesso.**
> **Redução aberta e fixação interna**
> **Reabilitação**

### POi (ou imediato ao trauma) até 1ª semana

- Exercícios para aumentar ADM de MTF e IF.
- Exercícios para aumentar ADM de MTF e IF e manter tornozelo com curativo compressivo antes do gesso.

### 2ª semana

- Exercícios para aumentar ADM de MTF, IF e joelho.
- Exercícios para aumentar ADM de MTF, IF e joelho + tornozelo e subtalar fora do gesso ou órtese para marcha.

### 4ª – 6ª semana

- Prosseguir com aumento de ADM de MTF, IF e joelho e subtalar e tornozelo com gesso.
- Prosseguir exercícios para aumentar ADM de tornozelo e subtalar fora do gesso.

### 6ª – 8ª semana

- Exercícios ativos para aumentar ADM de MTF e tornozelo com ou sem gesso.
- Prosseguir exercícios ativos para aumentar ADM de dorsiflexores e flexores plantares e inversores e eversores sem o gesso.

### 8ª – 12ª semana

- Exercícios ativos para aumentar ADM de MTF e isométricos para tornozelo e subtalar sem o gesso.
- Exercícios ativos, ativo-assistidos e passivos para tornozelo e subtalar.

## FRATURAS DO CALCÂNEO

> **Tratamento ortopédico: gesso.**
> **Redução aberta e fixação interna**
> **Reabilitação**

### POi (ou imediato ao trauma) até 1ª semana

- Exercícios para aumentar ADM de MTF, IF e tornozelo.
- Exercícios para aumentar ADM de MTF, IF e tornozelo com curativo compressivo antes do gesso.

### 2ª semana
- Exercícios para aumentar ADM de MTF, IF e joelho.
- Exercícios para aumentar ADM de MTF, IF e joelho.

### 4ª – 6ª semana
- Exercícios para aumentar ADM de MTF, IF e joelho.
- Prosseguir com exercícios para aumentar ADM de MTF, IF e joelho e iniciar para tornozelo e subtalar no gesso.

### 6ª – 8ª semana
- Exercícios ativos para aumentar ADM de MTF e tornozelo com e sem gesso.
- Iniciar exercícios ativos de DF, FP, inversão e eversão do tornozelo e subtalar sem o gesso.

### 8ª – 12ª semana
- Exercícios ativos para aumentar ADM de MTF e isométricos para o tornozelo e subtalar dentro e fora de gesso. Exercícios ativos, ativo-assistidos e passivos para aumentar ADM de tornozelo e subtalar.

## FRATURAS DO MÉDIO PÉ

**Tratamento ortopédico: gesso.
Redução aberta e fixação interna
Redução fechada com pinagem percutânea
Reabilitação**

### Imediato até 1ª semana
- Exercícios para aumentar ADM de MTF, IF e joelho.
- Exercícios para aumentar ADM de MTF, IF e joelho.
- Exercícios para aumentar ADM de MTF, IF e joelho.

### 2ª semana
- Exercícios para aumentar ADM de MTF, IF e joelho.
- Exercícios para aumentar ADM de MTF, IF e joelho.
- Exercícios para aumentar ADM de MTF, IF e joelho.

### 4ª – 6ª semana
Prosseguir com exercícios para aumentar ADM de MTF, IF e joelho; iniciar FP, FD, inversão e eversão. Prosseguir com exercícios para aumentar ADM de MTF, IF e joelho; iniciar FP, FD, inversão e eversão. Prosseguir com exercícios para aumentar ADM de MTF, IF e joelho; iniciar FP, FD, inversão e eversão.

### 6ª – 8ª semana
- Prosseguir com exercícios para aumentar ADM de MTF, IF e joelho; iniciar FP, FD, inversão e eversão.

- Prosseguir com exercícios para aumentar ADM de MTF, IF e joelho; iniciar FP, FD, inversão e eversão.
- Prosseguir com exercícios para aumentar ADM de MTF, IF e joelho; iniciar FP, FD, inversão e eversão.

### 8ª – 12ª semana
- Prosseguir com exercícios para aumentar ADM de MTF, IF e joelho; iniciar exercícios resistidos suaves, exceto nas lesões de Lisfranc.
- Prosseguir com exercícios para aumentar ADM de MTF, IF e joelho; iniciar exercícios resistidos suaves, exceto nas lesões de Lisfranc.
- Prosseguir com exercícios para aumentar ADM de MTF, IF e joelho; iniciar exercícios resistidos suaves, exceto nas lesões Lisfranc.

## FRATURAS DO ANTEPÉ

### FRATURAS DAS FALANGES

**Tratamento ortopédico: tala ou esparadrapagem.
Redução aberta e fixação percutânea
Reabilitação**

### Imediato até 12ª semana
- Exercícios ativos para aumentar ADM de MTF e IF dos dedos não afetados e do dedo afetado de acordo com a tolerância do paciente.
- Exercícios ativos para aumentar ADM de MTF e IF dos dedos não afetados e do dedo afetado de acordo com a tolerância do paciente.

## FRATURAS DO 2º, 3º, 4º E 5º MTT

**Tratamento ortopédico: gesso.
Redução fechada com pinagem percutânea
Redução aberta e fixação interna
Reabilitação**

- Exercícios ativos para aumentar ADM de MTF, IF, tornozelo (quando gesso for removido) e, a partir da 8ª semana, exercícios resistidos.
- Exercícios ativos para aumentar ADM de MTF, IF, tornozelo (quando gesso for removido) e, a partir da 8ª semana, exercícios resistidos.
- Exercícios ativos para aumentar ADM de MTF, IF, tornozelo (quando gesso for removido) e, a partir da 8ª semana, exercícios resistidos.

## FRATURAS DO 1º MTT

**Tratamento ortopédico: gesso.**
**Redução aberta e fixação interna**
**Reabilitação**

Iniciar exercícios para aumentar ADM de MTF e IF na 2ª semana; iniciar exercícios resistidos na 8ª semana. Iniciar exercícios para aumentar ADM de MTF e IF na 1ª semana; iniciar exercícios para tornozelo na 4ª semana; iniciar exercícios resistidos na 8ª semana.

## BIBLIOGRAFIA

1. Chamlian TR. Medicina Física e Reabilitação. Rio de Janeiro: Editora Guanabara Koogan, 2010.
2. Lianza S. Medicina de Reabilitação. 3.ed. Rio de Janeiro: Guanabara Koogan, 2001.
3. Reis FB. Fraturas. São Paulo: Editora Autores Associados, 2000.

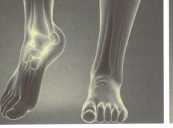
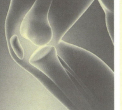

# Osteoporose

**12**

André Wajnsztejn
Fernanda G. Weiler
Patricia Taschner Goldenstein

## INTRODUÇÃO

A osteoporose é uma doença esquelética caracterizada por baixa densidade mineral associada à deterioração da microarquitetura do osso, acarretando aumento da fragilidade óssea e, consequentemente, maior risco de fraturas.

Trata-se de uma crescente ameaça médica e socioeconômica. No Brasil, estima-se que 10 milhões de pessoas sejam portadoras de osteoporose, e este número deve aumentar progressivamente com o envelhecimento da população. Um indivíduo com osteoporose chega a apresentar risco de fratura tão elevado que chega a 40%, e tais fraturas ocorrem mais comumente na coluna vertebral, fêmur e rádio distal (Figuras 12.1 e 12.2).

Em 2005, 2 milhões de fraturas ocorreram em decorrência de osteoporose nos Estados Unidos, gerando um custo aproximado de 17 bilhões de dólares, valor que deve ultrapassar 25 bilhões em 2025. Para o paciente, uma fratura e a consequente perda de mobilidade e autonomia, muitas vezes, representam uma grande queda na qualidade de vida. Na Europa, a desabilidade relacionada à osteoporose é maior que a causada por câncer (exceto pulmonar) e é comparável ou maior que a morbidade causada por doenças como artrite reumatoide, asma ou doença cardíaca relacionada à hipertensão arterial sistêmica. Além disso, as fraturas osteoporóticas causam aumento de mortalidade, sendo que as fraturas de quadril – as mais graves – geram um excesso de mortalidade em 12 meses de até 20% e levam a um aumento de 2,5 vezes no risco de novas fraturas.

A osteoporose é uma doença subdiagnosticada em todo o mundo. Apenas 1 em 3 pacientes com fratura de quadril são diagnosticados como tendo osteoporose e, destes, apenas 20% recebem algum tipo de tratamento. O ortopedista deve estar atento a esses casos; não basta apenas corrigir a fratura no ato cirúrgico, é preciso identificar a causa dessa fragilidade óssea e tratá-la, ou ao menos encaminhar o paciente para tratamento especializado. Trata-se de tarefa extremamente importante, pois, além das consequências deletérias já citadas, fratura prévia é o principal fator de risco para a ocorrência de novas fraturas.

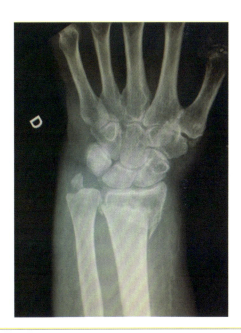

**FIGURA 12.1** Radiografia de uma fratura da extremidade distal do rádio em osso osteoporótico.

## FISIOPATOLOGIA

O osso é um tecido metabolicamente ativo, submetido a um contínuo processo de formação e reabsorção. Essas fases são acopladas e, assim, a massa óssea permanece inalterada. A osteoporose surge quando ocorre desequilíbrio desse sistema.

O processo de remodelação óssea é governado pelos osteoclastos, cuja função principal é dissolver o osso mineral e digerir a matriz óssea; e pelos osteoblastos, que promovem a síntese de matriz óssea. Há ainda os osteócitos, células reguladoras desses processos. Estas células são consideradas mecanossensores, pois evidências sugerem que possuam a capacidade de perceber as forças mecânicas, controlando os locais onde o osso deve ser remodelado.

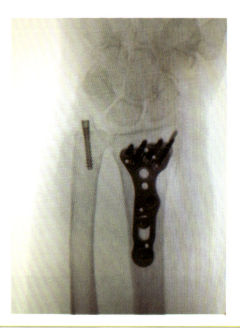

**FIGURA 12.2** Radiografia pós-operatória. Osteossíntese com placa com parafusos bloqueados e parafuso de compressão.

A reabsorção óssea pelos osteoclastos é estimulada por fatores sistêmicos, como PTH, citocinas e a interleucina-1, e pela produção pelos osteoblastos de RANKL, que estimula a diferenciação e a atividade dos osteoclastos. Por outro lado, há inibidores da reabsorção, como por exemplo o estrógeno, que aumenta a produção de uma substância chamada osteoprotegerina, que se liga ao RANKL, impedindo a ligação ao seu receptor no osteoclasto e, consequentemente, diminuindo a diferenciação dessas células.

Descoberta mais recentemente, a via de sinalização Wnt desempenha papel particularmente importante na formação óssea. A proteína sinalizadora Wnt liga-se, no osteoblasto, a um complexo formado por um receptor *frizzled* e pelo correceptor LRP5/6, induzindo uma cascata de eventos intracelulares que promovem a diferenciação, ativação e recrutamento dos osteoblastos. Antagonistas naturais dessa via incluem a molécula Dickkopf (DKK1) e a esclerosteína, que inibem a formação óssea.

O esqueleto está em constante transformação ao longo da vida. Durante a infância e adolescência ocorre mudança de tamanho e de forma, que se completa no final da puberdade. O pico de massa óssea é atingido por volta dos 20 anos. Na mulher, a perda de osso trabecular inicia-se após os 30 a 35 anos, e a de osso cortical, após os 50 anos. Durante a perimenopausa há aceleração da perda óssea, que ocorre em média a uma taxa de 1,0% a 2,0% ao ano. Em contraste, a perda óssea relacionada à idade progride em um ritmo mais lento, cerca de 0,5% a 1,0% ao ano. As mulheres apresentam maior risco de desenvolver osteoporose em comparação aos homens por dois motivos – menor pico de massa óssea e queda abrupta estrogênica na menopausa.

## ASPECTOS CLÍNICOS

Fraturas de coluna vertebral são as mais comuns e geralmente ocorrem a partir dos 55 a 60 anos em mulheres e após os 60 a 65 anos em homens, com aumento linear do risco com a progressão da idade. Ocorrem principalmente por atividades como levantar, empurrar ou puxar. O risco de fraturas de quadril acentua-se principalmente a partir dos 70 anos em mulheres e 5 a 10 anos mais tarde em homens, e aumenta exponencialmente com a idade. Em 95% dos casos, essas fraturas ocorrem por queda da própria altura (para o lado ou para trás) e apenas 5% são "espontâneas". Já a fratura da extremidade distal do rádio ocorre principalmente por queda do corpo para a frente com os membros superiores estendidos. O risco deste tipo de fratura aumenta a partir dos 45 a 50 anos em mulheres e estabiliza aos 60 a 65 anos; não há aumento de risco nos homens. Como já foi citado anteriormente, a ocorrência de uma fratura aumenta o risco de outras, como observado na Tabela 12.1.

**Tabela 12.1** Risco relativo de novas fraturas em relação à fratura prévia.

| Fratura prévia | Risco relativo de novas fraturas |||
|---|---|---|---|
| | Punho | Vértebra | Quadril |
| Punho | 3,3 | 1,7 | 1,9 |
| Vértebra | 1,4 | 4,4 | 2,3 |
| Quadril | NA | 2,5 | 2,3 |

NA: Não avaliado.

Outra lesão associada à osteoporose é a fratura da extremidade proximal do úmero (Figuras 12.3 e 12.4). Os pacientes que apresentam essa lesão têm um risco relativo 5 vezes maior de apresentar uma fratura no quadril no primeiro ano em relação à população da mesma idade. Essa fratura é associada a uma perda dos reflexos de proteção, já que muitas vezes o paciente sofre uma queda e um trauma direto sobre o ombro, sem se proteger com o cotovelo estendido e a mão espalmada (o que poderia resultar em uma fratura da extremidade distal do rádio).

## FATORES DE RISCO E CAUSAS SECUNDÁRIAS

Fatores de risco para a osteoporose, independentemente da massa óssea, são idade avançada, etnia branca ou oriental, gênero feminino, menopausa precoce, história familiar de fratura em parentes de primeiro grau, sedentarismo, tabagismo,

# Osteoporose

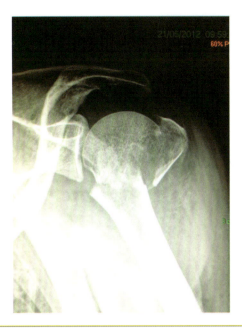

FIGURA 12.3 Radiografia de fratura da extremidade proximal do úmero.

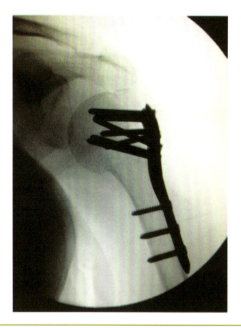

FIGURA 12.4. Radioscopia pós-operatória.

ingestão excessiva de álcool (o consumo de mais de quatro doses diárias dobra o risco de fratura de quadril), baixo peso e deficiências nutricionais, principalmente de vitamina D.

Com relação ao risco para fraturas, além dos fatores já citados, quedas e baixa densidade mineral óssea (DMO) são elementos extremamente relevantes. Novamente, a presença de fratura prévia é o fator mais importante para determinar o risco de novas fraturas.

As causas secundárias devem ser pesquisadas especialmente em mulheres antes da menopausa e homens com menos de 50 anos de idade. Diversas doenças estão associadas com baixa densidade óssea e maior risco de fratura como as endocrinológicas (hipertireoidismo, hiperparatireoidismo, hipercortisolismo, hipogonadismo, diabetes melito), reumatológicas (artrite reumatoide, espondiloartropatias), hematológicas (mieloma múltiplo, talassemia), gastroenterológicas (doença celíaca, doença inflamatória intestinal, gastrectomia), renais (doença renal crônica, hipercalciúria, acidose tubular), pulmonares (asma, doença pulmonar obstrutiva crônica), psiquiátricas (anorexia nervosa, bulimia, depressão), desordens do colágeno (osteogênese imperfeita, síndrome de Marfan, síndrome de Ehlers-Danlos), imobilização e HIV/SIDA.

O uso de glicocorticoide é a principal causa secundária de osteoporose; estima-se que entre 30% e 50% dos usuários crônicos dessa medicação apresentarão fraturas. Outros medicamentos que aumentam a fragilidade óssea incluem anticonvulsivantes, heparina, lítio, inibidores seletivos da recaptação da serotonina, quimioterápicos/imunossupressores, hormônio tireoideano em dose suprafisiológica, glitazonas, análogos do GnRH, inibidores da aromatase e o uso crônico de bloqueadores da bomba de prótons.

Com base na identificação do peso relativo de cada um desses fatores de risco obtidos em estudos epidemiológicos de diferentes populações mundiais, foi desenvolvida uma ferramenta estatística para avaliar o risco absoluto de fratura de um indivíduo, denominada de FRAX, que pode ser acessada no endereço http://www.shef.ac.uk/FRAX.

Este algoritmo calcula a probabilidade de fraturas de quadril e de fraturas maiores (coluna, antebraço, quadril ou ombro) nos próximos 10 anos do indivíduo. Infelizmente não há dados epidemiológicos brasileiros para a construção de um FRAX específico para nossa população. Dessa forma, o bom senso deve guiar as decisões terapêuticas e esta ferramenta ainda não deve ser utilizada na prática diária por nós.

## DIAGNÓSTICO

Como a perda óssea ocorre de forma insidiosa e assintomática, a osteoporose é muitas vezes diagnosticada apenas após a ocorrência da primeira fratura clínica.

O método diagnóstico mais utilizado, acurado e validado em grandes estudos populacionais é absorciometria de Raios X com dupla energia (DXA). A densidade mineral óssea (DMO) é calculada pela razão entre o conteúdo mineral ósseo (CMO), dividido pela área da projeção óssea. Podem ser avaliados sítios centrais, como coluna lombar (Figura 12.5) e fêmur proximal, além de sítios periféricos, como antebraço distal (rádio 33%). Ao menos dois sítios devem ser avaliados, usualmente coluna e fêmur. Recomenda-se análise da porção distal do antebraço distal em homens com hiperparatireoidismo ou em uso de antiandrogênicos para câncer prostático. Doença osteodegenerativa e fraturas podem elevar falsamen-

Série Ortopedia e Traumatologia – Fundamentos e Prática

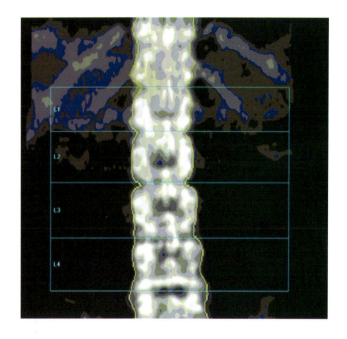

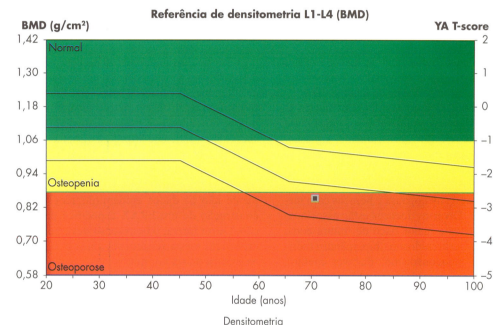

| Região | BMD (g/cm²) | YA T-score | AM Z-score |
|---|---|---|---|
| L1 | 0,884 | −2,1 | 0,2 |
| L2 | 0,836 | −3,0 | −0,8 |
| L3 | 0,879 | −2,7 | −0,4 |
| L4 | 0,826 | −3,1 | −0,8 |
| L1-L2 | 0,858 | −2,6 | −0,3 |
| L1-L3 | 0,856 | −2,5 | −0,3 |
| L1-L4 | 0,854 | −2,7 | −0,4 |
| L2-L3 | 0,859 | −2,8 | −0,6 |
| L2-L4 | 0,847 | −2,9 | −0,7 |
| L3-L4 | 0,852 | −2,9 | −0,6 |

FIGURA 12.5 Densitometria de coluna lombar de mulher de 71 anos com densidade mineral óssea classificada como osteoporose pelo T-score (-2,7).

te a densidade mineral óssea e devem ser levadas em consideração para uma correta interpretação do exame.

São medidos o T-score, que é o desvio-padrão em relação à média do adulto jovem, e o Z-score, desvio-padrão em relação à média para a idade. Para mulheres na pós-menopausa ou na transição menopausal e para homens com 50 anos ou mais deve ser utilizado o T-score, de acordo com os critérios diagnósticos a seguir (Quadro 12.1):

| Quadro 12.1  Critérios diagnósticos T-score | |
| --- | --- |
| Classificação | T-score |
| Normal | Até -1,0 |
| Osteopenia | De -1,01 a -2,49 |
| Osteoporose | Menor ou igual a -2,5 |

Para mulheres na menacme e homens com menos de 50 anos, o Z-score deve ser utilizado e não se aplica o termo osteoporose, exceto em casos de osteoporose secundária ou presença de fratura por fragilidade. Valores abaixo de menos 2 desvios-padrão são considerados como baixa densidade óssea para a idade.

É importante ressaltar que a presença de fratura por fragilidade determina o diagnóstico de osteoporose, independentemente da idade do paciente ou dos valores da DMO observados na densitometria.

De acordo com as últimas diretrizes da Sociedade Brasileira de Densitometria Clínica (2008), as indicações para realizar o exame de densitometria por DXA são:

Mulheres com idade igual ou superior a 65 anos e homens com idade igual ou superior a 70 anos.

Mulheres acima de 40 anos, na transição menopausal, e homens acima de 50 anos de idade, com fatores de risco*.

Adultos com antecedente de fratura por fragilidade, condição clínica ou uso de medicamentos associados à baixa massa óssea ou perda óssea.

Indivíduos para os quais são consideradas intervenções farmacológicas para osteoporose.

Indivíduos em tratamento para osteoporose, para monitoramento de sua eficácia.

Indivíduos que não estejam sob tratamento, nos quais a identificação de perda de massa óssea possa determinar a indicação do tratamento.

Mulheres interrompendo terapia hormonal (TH).

*Os fatores mais comumente associados ao maior risco de fraturas, em inúmeras populações estudadas, inclusive no Brasil, são: sexo feminino, raça branca, idade acima de 60 anos, peso corporal abaixo de 55 kg, fratura prévia por baixo impacto (decorrente de trauma semelhante ou inferior à queda da própria altura) após os 40 anos de idade, história familiar de fratura após os 50 anos de idade em parentes de primeiro grau, tabagismo atual, corticoterapia prolongada (dose diária de prednisona acima de 5 mg, ou equivalente, por tempo superior a três meses), uso regular de bebidas alcoólicas (acima de duas doses diárias) e sedentarismo.

Assim, é de extrema importância que o ortopedista note que todos os pacientes com fratura por fragilidade, mesmo que clinicamente já tenham o diagnóstico de osteoporose, devem ser submetidos a este exame.

Outras técnicas para avaliação da massa óssea, tais como tomografia computadorizada periférica de alta resolução, ressonância nuclear magnética e ultrassonometria óssea ainda não tem padronização para utilização na prática diária, apesar de serem exames em que é possível avaliar componentes da qualidade óssea, como número de trabéculas e conectividade delas. O exame padrão ouro para avaliação mineralização óssea é a histomorfometria em osso não descalcificado, obtido por biópsia óssea.

Uma avaliação laboratorial mínima de rotina, descrita a seguir, é recomendada para afastar causas secundárias e para o estudo do metabolismo mineral (Quadro 12.2).

Uma avaliação laboratorial mais extensa deve ser realizada quando os achados do exame físico ou os exames laboratoriais iniciais sugerem causas secundárias.

A utilização dos marcadores bioquímicos de remodelação óssea para diagnóstico e monitoração terapêutica tem sido muito estudada nos últimos anos. São marcadores de formação óssea a osteocalcina, a fosfatase alcalina ósseo-específica e os pró-peptídeos terminais do colágeno tipo I (PINP e PICP). Os marcadores de reabsorção óssea mais utilizados atualmente são CTX e NTX (produtos da degradação do colágeno tipo I). Entretanto, não há ainda um consenso para o uso clínico rotineiro destes marcadores.

## TRATAMENTO DA OSTEOPOROSE

O principal objetivo do tratamento da osteoporose é a prevenção primária ou secundária de fraturas.

Todos os pacientes devem ser estimulados a parar de fumar e a evitar o consumo excessivo de cafeína e de álcool, assim como a otimizar a atividade física e a exposição solar. É essencial ainda que o médico discuta com os pacientes as estratégias para prevenção de quedas.

Adequação da ingestão de cálcio é indispensável para o sucesso do tratamento. As recomendações dietéticas diárias de cálcio elementar estão na Tabela 12.2. A principal fonte de cálcio dietético é o leite e seus derivados (Tabela 12.3). Somente quando a ingestão dietética é insuficiente, deve ser realizada suplementação com comprimidos de sais de cálcio. Uma metanálise recente levantou a hipótese de que a suplementação excessiva de sais de cálcio poderia estar associada com um risco aumentado de eventos cardiovasculares. Com base nesses achados, recomenda-se dar preferência por cálcio de fonte alimentar, respeitando as quantidades diárias recomendadas.

Série Ortopedia e Traumatologia – Fundamentos e Prática

**Quadro 12.2 Avaliação laboratorial para estudo do metabolismo mineral.**

| | | | |
|---|---|---|---|
| Cálcio | 25 hidroxivitamina D | Creatinina | Testosterona (em homens) |
| Fósforo | Hemograma | Função hepática | Hormônios tireoidianos |
| Fosfatase alcalina | VHS | Calciúria de 24h ou relação cálcio/creatinina em amostra isolada | |

**Tabela 12.2 Recomendações dietéticas diárias de cálcio elementar.**

| Idade | Cálcio (mg) |
|---|---|
| 0-6 meses | 200 |
| 6-12 meses | 260 |
| 1-3 anos | 700 |
| 4-8 anos | 1.000 |
| 9-18 anos | 1.300 |
| 19-50 anos | 1.000 |
| Mais de 50 anos | 1.200 |
| Gestante ou lactante 14-18 anos | 1.300 |
| Gestante ou lactante 19-50 anos | 1.000 |

**Tabela 12.3 Conteúdo de cálcio em diferentes alimentos.**

| Alimento | Quantidade aproximada | Cálcio (mg) |
|---|---|---|
| Leite integral | 1 copo (250 mL) | 278 |
| Leite desnatado | 1 copo (250 mL) | 288 |
| Iogurte | 1 copo (150 g) | 243 |
| Queijo mussarela | 100 g | 360 |
| Queijo branco | 100 g | 100 |

Estudos têm demonstrado que a prevalência de deficiência de vitamina D é alarmante em todo o mundo, mesmo em países ensolarados como o Brasil. Diversas evidências sugerem que a reposição de vitamina D, associada ou não a cálcio, causa redução do risco de fraturas. Atualmente, as recomendações de suplementação de colecalciferol (Vitamina D3) em adultos variam de 800 a 2.000 UI/dia, dependendo de idade, sexo e condições associadas. Nos casos de deficiência comprovada, doses iniciais mais elevadas são necessárias. Nesses casos, recomenda-se dose de ataque de 7.000 UI por dia ou 50.000 UI por semana durante 6 a 8 semanas, seguidas pela dose de manutenção.

O tratamento com drogas específicas para osteoporose deve ser realizado nos seguintes casos:

- Presença de fratura por fragilidade, independentemente do T-score.
- *T-score* ≤ -2,5 em qualquer sítio válido (coluna, fêmur total ou colo de fêmur).

- T-score entre -1,0 e -2,5 quando existem indícios fortes de risco de fraturas aumentado.
- Indivíduos em que medidas preventivas não farmacológicas não são efetivas (perda óssea persiste ou fraturas atraumáticas ocorrem).

Entre os medicamentos disponíveis, existem aqueles que predominantemente inibem a reabsorção óssea, os que estimulam a formação e os de ação mista.

## INIBIDORES DE REABSORÇÃO

BISFOSFONATOS (BF): são consideradas drogas de primeira linha para o tratamento da osteoporose na pós-menopausa (Tabela 12.4). Os BF ligam-se a cristais de hidroxiapatita na matriz óssea e são incorporados pelos osteoclastos, levando à inibição da função e ao recrutamento dessas células e à sua apoptose.

Devido à baixa absorção intestinal (cerca de 1%), os BF orais devem ser ingeridos longe das refeições. É fundamental que a paciente permaneça sentada ou em pé durante esse período, para que não ocorram lesões esofágicas, uma vez que esses medicamentos são altamente agressivos para esta mucosa. De maneira geral, os BF são bem tolerados. Efeitos colaterais gastrointestinais (náusea, pirose, desconforto subesternal) são os mais comuns, presentes em cerca de 20% a 30% e, nesses casos, drogas orais de uso semanal, mensal ou drogas por via intravenosa (IV) devem ser consideradas. Devem ser administrados com cautela em pacientes com hipocalcemia e evitados naqueles com desordens do esôfago (acalásia, estenoses) e insuficiência renal (depuração de creatinina menor do que 30 mL/kg/min).

Reação de fase aguda está associada principalmente ao uso de BF IV, mas também pode ocorrer nos orais. É caracterizada por febre baixa, mialgia, cefaleia, artralgias, dores ósseas e ocorre mais frequentemente em pacientes não expostos previamente a BF. Em um estudo observou-se maior risco para fibrilação atrial com o uso de ácido zoledrônico, porém esse achado não se confirmou em outros trabalhos. Osteonecrose de mandíbula é um evento incomum, descrito como uma área de osso exposto por mais de 8 semanas na região maxilofacial em um paciente exposto a um bisfosfonato e que nunca tenha sido exposto à radiação no local. A sua incidência está correlacionada com a dose, via de administração, potência do bisfosfonato utilizado, higiene oral e doenças adjacentes, como neoplasia.

Outro evento raro que pode estar associado à administração de bisfosfonatos é a fratura atípica de fêmur

(Figuras 12.6 e 12.7), que ocorre principalmente em região subtrocantérica ou diafisária após nenhum ou mínimo trauma. O mecanismo fisiopatológico mais provável parece ser a supressão acentuada da remodelação óssea, resultando no acúmulo de microdanos que pode levar às fraturas. Eventualmente, os pacientes referem dor no local precedendo à fratura. Radiologicamente, é caracterizada por uma linha de fratura transversal (angulação menor que 30°) associada a espessamento cortical adjacente.

Embor a existam diversas publicações sobre o assunto, os resultados são conflitantes e não foi estabelecida uma relação causa-efeito definitiva entre essas fraturas e o uso de bisfosfonatos. Nos trabalhos em que houve aumento da incidência de fraturas atípicas em usuários de bisfosfonatos, ela foi estimada em 0,5 a 1,0/ 1.000 pacientes por ano. Aparentemente, há maior risco de fraturas atípicas com duração prolongada do tratamento, administração concomitante com glicocorticoides e inibidores de bomba de prótons, e presença de comorbidades como artrite reumatoide e diabetes. Com a indicação correta, os benefícios da prevenção de fratura com o uso de bisfosfonatos superam muito o risco de fratura atípica.

A duração ideal do tratamento ainda não é conhecida. Alguns pacientes de baixo risco podem se beneficiar de uma interrupção temporária do tratamento (*drug holiday*) após 5 anos, mas deve-se ter precaução em indicá-la para pacientes com alto risco de fratura.

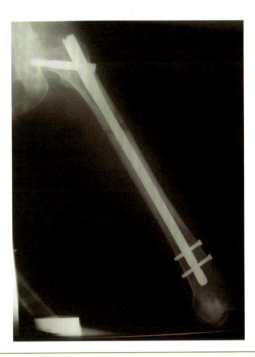

FIGURA 12.7 Radiografia pós-operatória. Uso de haste céfalo-medular longa.

**Terapia estrogênica**: deve ser restrita a pacientes com sintomas climatéricos e não deve ser indicada exclusivamente para tratamento da osteoporose. Mostrou-se eficaz no aumento de DMO e na diminuição do risco de fraturas vertebrais, não vertebrais e de quadril (Tabela 12.4). As principais contraindicações são neoplasia de mama ou endométrio, distúrbios tromboembólicos e doença hepática grave.

**Terapia com testosterona**: recomendada para homens com risco moderado de fraturas e níveis séricos de testosterona abaixo de 200 ng/dL em mais de uma dosagem e sintomas de hipogonadismo (perda de libido, fadiga crônica, queda de pelos, ondas de calor) ou hipogonadismo orgânico. É também recomendada caso o risco de fratura seja alto e contraindica-se o uso de bisfosfonados concomitantemente a essa terapia.

**Moduladores seletivos do receptor de estrógeno (SERMs)**: são compostos quimicamente diversos que não apresentam a estrutura esteroide, mas interagem com receptores de estrogênio como agonistas ou antagonistas, dependendo do tecido-alvo. O raloxifeno representa atualmente o único SERM com indicações para a prevenção e o tratamento da osteoporose. Estudos com essa droga demonstraram significativo efeito protetor contra fraturas em coluna lombar, porém não se observou diminuição do risco de fraturas não vertebrais ou de quadril (Tabela 12.4). Os efeitos colaterais mais comuns são câimbras, sintomas climatéricos como fogachos e sudorese noturna, e fenômenos tromboembólicos. Outros SERMs, como o bazedoxifeno e o lasofoxifeno, já estão em uso na Europa, porém ainda não estão disponíveis no Brasil.

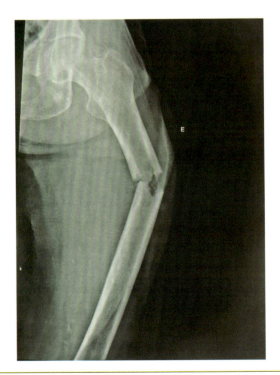

FIGURA 12.6 Radiografia do fêmur (fraturado) de uma paciente usuária de bisfosfonato oral.

Série Ortopedia e Traumatologia – Fundamentos e Prática

**Tabela 12.4 Características dos medicamentos utilizados no tratamento da osteoporose.**

| | Dose | Via | Eficácia na prevenção de fratura vertebral | Eficácia na prevenção de fratura não vertebral | Eficácia na prevenção de fratura de quadril |
|---|---|---|---|---|---|
| Alendronato | 10 mg/d e 70 mg/sem | Oral | Sim | Sim | Sim |
| Risedronato | 5 mg/d e 35 mg/sem e 150 mg/mês | Oral | Sim | Sim | Sim |
| Ibandronato | 2,5 mg/d e 150 mg/mês | Oral | Sim | Sim, apenas em subgrupo com alto risco | Não avaliado adequada-mente |
| | 3 mg trimestral | intravenosa | Não avaliado adequadamente | Não avaliado adequadamente | Não avaliado adequadamente |
| Ácido zoledrônico | 5 mg anual | intravenosa | Sim | Sim | Sim |
| Pamidronato | 60 mg trimestral ou 90 mg seguidos de 30 mg trimestral | intravenosa | Não avaliado adequadamente | Não avaliado adequadamente | Não avaliado adequadamente |
| Estrógenos | Diversas formulações | | Sim | Sim | Sim |
| | Doses baixas e muito baixas | | Não avaliado adequadamente | Não avaliado adequadamente | Não avaliado adequadamente |
| Raloxifeno | 60 mg/d | oral | Sim | Não demonstrado | Não demonstrado |
| Calcitonina | 200 UI/dia | nasal | Sim | Não demonstrado | Não demonstrado |
| | 100 UI/dia | subcutânea ou intramuscular | Não avaliado adequadamente | Não avaliado adequadamente | Não avaliado adequadamente |
| Denosumab | 60 mg semestral | subcutânea | Sim | Sim | Sim |
| Teriparatida | 20 μc/dia | subcutânea | Sim | Sim | Não avaliado adequadamente |
| Ranelato de estrôncio | 2 g/dia | oral | Sim | Sim | Sim, apenas em subgrupo com alto risco |

**Calcitonina**: pode ser administrada nas formas injetável (subcutânea ou intramuscular) e de aspersão nasal (Tabela 12.4). O uso continuado favorece o aparecimento da taquifilaxia; assim, esquemas intermitentes são recomendados. Observa-se efeito protetor sobre fraturas vertebrais com o uso de calcitonina nasal, porém não há alteração na incidência de fraturas não vertebrais. Não há dados publicados que comprovem a eficácia antifratura da calcitonina injetável. A calcitonina possui efeito analgésico, aliviando a dor relacionada a novas fraturas vertebrais, porém atualmente é preferível tratar a osteoporose com agentes mais potentes e lidar com a dor separadamente. Náusea, reações inflamatórias no local da aplicação e sintomas vasomotores (como sudorese e rubor facial) são efeitos colaterais observados com a calcitonina injetável. A calcitonina nasal pode causar irritação da mucosa nasal e, raramente, epistaxe.

**Denosumabe**: é um anticorpo monoclonal humano contra o RANK-L, que impede sua ligação ao seu respectivo receptor (RANK), nos osteoclastos. Ocorre, portanto,

bloqueio da principal via envolvida na formação e diferenciação dos osteoclastos (RANK/RANK-L/Osteoprotegerina). Essa droga teve seu uso liberado recentemente no Brasil (março de 2012). É capaz de reduzir o risco de fraturas vertebrais, não vertebrais e de quadril. Efeitos colaterais incluem infecções de pele, dermatite e *rash* cutâneo. Alguns relatos sugerem, ainda, associação com osteonecrose de mandíbula. É uma alternativa válida tanto como tratamento de primeira linha para osteoporose como após o uso de outras drogas.

## ESTIMULADORES DE FORMAÇÃO

**Teriparatida**: apesar de seus efeitos catabólicos no osso quando em níveis persistentemente elevados, há muito se sabe que a administração intermitente de baixas doses de PTH tem efeitos anabólicos sobre o esqueleto. A teriparatida é constituída pelos 34 aminoácidos da porção N-terminal da molécula do PTH, produzida por meio da técnica de DNA recombinante.

Esta medicação deve ser reservada para pacientes com alto risco de fratura e com falha ou intolerância a outras formas de tratamento. Causa aumento importante da DMO de coluna e efeito discreto em quadril e antebraço. Em um estudo realizado com mulheres na pós-menopausa, houve redução de 65% na incidência de fraturas em sítios vertebrais e de 54% em sítios não vertebrais, porém, dados não demonstraram ação da droga na prevenção de fraturas de quadril.

Como efeitos colaterais, observam-se hipercalcemia e hipercalciúria, elevação dos níveis de ácido úrico, náuseas, câimbras e hipotensão postural. Há evidências de desenvolvimento de osteossarcoma em ratos expostos a altas doses de PTH, porém um único caso de osteossarcoma foi descrito entre humanos que fizeram uso de teriparatida, ocorrência consistente com as expectativas epidemiológicas de prevalência de osteossarcoma na população geral. Ainda assim, o medicamento é contraindicado em pacientes com risco aumentado de osteossarcoma (doença de Paget, história de irradiação envolvendo o esqueleto, elevação inexplicável da fosfatase alcalina de origem óssea). Também não deve ser administrado a pacientes com hipercalcemia, com doenças esqueléticas malignas (incluindo metástases), crianças e adolescentes ainda em fase de crescimento, gestantes e lactantes. A duração do tratamento deve ser restrita a 2 anos. É recomendado que imediatamente após a suspensão da teriparatida seja introduzido um bisfosfonato para manter a massa óssea adquirida com este agente anabólico.

## AGENTES DE AÇÃO MISTA

**Ranelato de estrôncio**: é capaz de estimular a formação óssea e inibir a reabsorção óssea, embora o mecanismo de ação exato não seja bem esclarecido. Por depositar-se no tecido ósseo e por possuir um peso atômico maior do que o do cálcio, o ranelato de estrôncio pode superestimar o efeito de ganho da massa óssea, aumentando desproporcionalmente a DMO. Isto deve ser levado em consideração na interpretação dos resultados de DXA. O medicamento é eficaz em reduzir o risco de fraturas vertebrais e, de maneira mais modesta, as fraturas não vertebrais (Tabela 12.4). Efeitos colaterais são incomuns; entretanto, observou-se leve aumento na ocorrência de eventos tromboembólicos.

Grandes investimentos vêm sendo feitos para o desenvolvimento de novas moléculas (calciolíticos, PTH(1-84), PTHrp, inibidores da catepsina K, anticorpo antiesclerosteína, inibidores de Dkk-1), o que tornará ainda mais eficaz o tratamento da osteoporose em um futuro próximo.

## MONITORIZAÇÃO DA TERAPIA

Recomenda-se monitorar a DMO por meio de densitometria óssea de coluna e quadril a cada 1-2 anos de início da terapia. Sugere-se o uso de marcadores da remodelação óssea como CTX e NTX (marcadores de reabsorção) e P1NP (marcador para terapia anabólica).

## A INICIATIVA *OWN THE BONE*

Em 2005, a Academia Americana de Ortopedia lançou a campanha *Own the Bone* para melhorar o tratamento dos pacientes que apresentaram uma fratura causada por mecanismo de baixa energia.

Acredita-se que é possível evitar até 25% das fraturas no quadril com uma postura mais proativa dos ortopedistas em relação ao tratamento dos pacientes com osteoporose. Medidas simples, como a suplementação de cálcio e vitamina D, bem como a solicitação de densitometrias ósseas de rotina, devem fazer parte da prática diária dos cirurgiões ortopédicos.

O tratamento farmacológico da osteoporose não é complexo, entretanto, é negligenciado em muitos casos. Aqueles que não se sentirem confortáveis em fazê-lo devem ao menos realizar o encaminhamento do paciente.

## CONSIDERAÇÕES FINAIS

A ideia universal de que o osso seria uma matéria inerte foi abandonada apenas em meados do século passado. Por outro lado, as modificações sociais relacionadas à alimentação, exposição solar e atividade física testemunhadas neste mesmo período não beneficiaram o sistema musculoesquelético. É possível prever resultados catastróficos para os sistemas de saúde públicos e privados em decorrência das fraturas e suas complicações para um futuro próximo. Temos à nossa disposição conhecimento suficiente e medicamentos eficazes para impedirmos esse desastre, se um planejamento competente for implementado na prática. Nosso papel é orientar nossos pacientes sobre o risco da osteoporose, instituir medidas preventivas e iniciar o tratamento, envolvendo medidas farmacológicas e não farmacológicas, quando indicados.

## REFERÊNCIAS CONSULTADAS

1. Abrahamsen B, Eiken P, Eastell R. Subtrochanteric and diaphyseal femur fractures in patients treated with alendronate: a register-based national cohort study. J Bone Miner Res. 2009;24(6):1095-102.
2. Bischoff-Ferrari HA, Willett WC, Wong JB, et al. Fracture prevention with vitamin D supplementation: a meta-analysis of randomized controlled trials. JAMA. 2005;293:2257-64.
3. Black DM, Bilezikian JP, Ensrud KE, et al. One year of alendronate after one year of parathyroid hormone (1-84) for osteoporosis. N Engl J Med. 2005;353:555-65.
4. Black DM, Cummings SR, Karpf DB, et al. Randomised trial of effect of alendronate on risk of fracture in women with existing vertebral fractures. Lancet. 1996;348:1535-41.
5. Black DM, Delmas PD, Eastell R, et al. Once-yearly zoledronic acid for treatment of postmenopausal osteoporosis. N Engl J Med. 2007;356:1809-22.
6. Black DM, Kelly MP, Genant HK, et al. Bisphosphonates and fractures of the subtrochanteric or diaphyseal femur. N Engl J Med. 2010;362:1761-71.
7. Black DM, Thompson DE, Bauer DC, et al. Fracture risk reduction with alendronate in women with osteoporosis: the

Série Ortopedia e Traumatologia – Fundamentos e Prática

Fracture Intervention Trial. J Clin Endocrinol Metab. 2000;85:4118-24. [published correction appears in J Clin Endocrinol Metab. 2001;86:938]

8. Bolland MJ, Avenell A, Baron JA, et al. Effect of calcium supplements on risk of myocardial infarction and cardiovascular events: meta-analysis. BMJ. 2010;341:c3691.

9. Brandão CM, Camargos BM, Zerbini CA, et al. [2008 official positions of the Brazilian Society for Clinical Densitometry-SBDens]. Arq Bras Endocrinol Metabol. 2009;53(1):107-12.

10. Burge R, Dawson-Hughes B, Solomon DH, et al. Incidence and economic burden of osteoporosis-related fractures in the United States, 2005-2025. J Bone Miner Res. 2007;22:465-75.

11. Chesnut CH III, Silverman S, Andriano K, et al. A randomized trial of nasal spray salmon calcitonin in postmenopausal women with established osteoporosis: the Prevent Recurrence of Osteoporotic Fractures study. Am J Med. 2000;109:267-76.

12. Chesnut CH III, Skag A, Christiansen C, et al. Effects of oral ibandronate administered daily or intermittently on fracture risk in postmenopausal osteoporosis. J Bone Miner Res. 2004;19:1241-9.

13. Clinton J, Franta A, Polissar NL, et al. Proximal humeral fracture as a risk factor for subsequent hip fractures. J Bone Joint Surg Am. 2009;91(3):503-11.

14. Cummings SR, San Martin J, McClung MR, et al. Denosumab for prevention of fractures in postmenopausal women with osteoporosis. N Engl J Med. 2009;361:756-76.

15. Dell RM, Greene D, Anderson D, et al. Osteoporosis disease management: What every orthopaedic surgeon should know. J Bone Joint Surg Am. 2009;91(Suppl 6):79-86.

16. Delmas PD, Ensrud KE, Adachi JD, et al. Efficacy of raloxifene on vertebral fracture risk reduction in postmenopausal women with osteoporosis: four-year results from a randomized clinical trial. J Clin Endocrinol Metab. 2002;87:3609-17.

17. Dreyer P, Vieira JG. Bone turnover assessment: a good surrogate marker? Arq Bras Endocrinol Metabol. 2010;54(2):99-105.

18. Greenspan SL, Maitland LA, Myers ER, et al. Femoral bone loss progresses with age: a longitudinal study in women over age 65. J Bone Miner Res. 1994;9:1959-65.

19. Han Y, Cowin SC, Schaffler MB, et al. Mechanotransduction and strain amplification in osteocyte cell processes. Proc Natl Acad Sci USA. 2004;101:16689-94.

20. Harper KD, Krege JH, Marcus R, et al. Osteossarcoma and teriparatide? J Bone Miner Res. 2007;22:334.

21. Harris ST, Watts NB, Genant HK, et al (Vertebral Efficacy With Risedronate Therapy [VERT] Study Group). Effects of risedronate treatment on vertebral and nonvertebral fractures in women with postmenopausal osteoporosis: a randomized controlled trial. JAMA. 1999;282:1344-52.

22. Holick MF, Binkley NC, Bischoff-Ferrari HA, et al. Evaluation, treatment, and prevention of vitamin D deficiency: an Endocrine Society clinicalpractice guideline. J Clin Endocrinol Metab. 2011;96(7):1911-30.

23. International Osteoporosis Foundation. Invest in your bones. Bone Appétit – The role of food and nutrition in building and maintaining strong bones. 2006. [Internet] [Acesso em 19 mar 2017] Disponível em: http://www.iofbonehealth.org/publications/bone-appetit.html

24. Investigators Writing Group for the Women's Health Initiative. Risks and benefits of estrogen plus progestin in healthy postmenopausal women. JAMA. 2002;288:321-33.

25. Johnell O, Kanis JA. An estimate of the worldwide prevalence and disability associated with osteoporotic fractures. Osteoporos Int. 2006;17:1726.

26. Kanis JA, Johnell O, Oden A, et al. FRAX trade mark and the assessment of fracture probability in men and women from the UK. Osteoporos Int. 2008;19:385.

27. Kanis JA, Melton LJ, Christiansen C. The diagnosis of osteoporosis. J Bone Miner Res. 1994;9:1137-41.

28. Lim SK, Poor G, Benhamou CL, et al. Vitamin D inadequacy is a global problem in osteoporotic women. J Clin Densitom. 2005;8(2):239.

29. Lin JH. Bisphosphonates: a review of their pharmacological properties. Bone. 1996;18:75-85.

30. Lin YC, Lyle RM, Weaver CM, et al. Peak spine and femoral neck bone mass in young women. Bone. 2003;32:546-53.

31. Maeda SS, Kunii IS, Hayashi L, et al. The effect of sun exposure on 25 hydroxyvitamin D concentrations in young healthy subjects living in the city of São Paulo, Brazil. Braz J Med Biol Res. 2007;40(12):1653-9.

32. McClung M. Bisphosphonates. Arq Bras Endocrinol Metabol. 2006;50(4):735-44.

33. McClung MR, Geusens P, Miller PD, et al (Hip Intervention Program Study Group). Effect of risedronate on the risk of hip fracture in elderly women. N Engl J Med. 2001;344:333-40.

34. National Osteoporosis Foundation. Clinician's guide to preventionand treatment of osteoporosis. Washington: National Osteoporosis Foundation, 2009. [Internet] [Acesso em 19 mar 2017]. Disponível em: http://www.nof.org/sites/default/files/pdfs/NOF_ClinicianGuide2009_v7.pdf

35. Neer RM, Arnaud CD, Zanchetta JR, et al. Effect of parathyroid hormone (1-34) on fractures and bone mineral density in postmenopausal women with osteoporosis. N Engl J Med. 2001;344:1434-41.

36. O'Donnell S, Cranney A, Wells GA, et al. Strontium ranelate for preventing and treating postmenopausal osteoporosis. Cochrane Database Syst Rev. 2006;3:CD005326.

37. Ooms ME, Lips P, Roos JC, et al. Vitamin D status and sex hormone binding globulin: determinants of bone turnover and bone mineral density in elderly women. J Bone Miner Res. 1995;10:1177-84.

38. Pinto Neto AM, Soares A, Urbanetz AA, et al. Consenso Brasileiro de osteoporose 2002. Rev Bras Reumatol. 2002;42(6):343-54.

39. Rachner TD, Khosla S, Hofbauer LC. Osteoporosis: now and the future. Lancet. 2011;377(9773):1276-87.

40. Raisz LG. Screening for osteoporosis. N Engl J Med. 2005;353:164-71.

41. Recker RR, Lewiecki M, Miller PD, et al. Safety of bisphosphonates in the treatment of osteoporosis. Am J Med. 2009;122:S22-32.

42. Reginster JY, Seeman E, De Vernejoul MC, et al. Strontium ranelate reduces the risk of nonvertebral fractures in postmenopausal women with osteoporosis: Treatment of Peripheral Osteoporosis (TROPOS) study. J Clin Endocrinol Metab. 2005;90(5):2816-22.

43. Reid IR. Glucocorticoid osteoporosis--mechanisms and management. Eur J Endocrinol. 1997;137:209.

44. Rizzoli R, Akesson K, Bouxsein M, et al. Subtrochanteric fractures after long-term treatment with bisphosphonates: a European Society on Clinical and Economic Aspects of Osteoporosis and Osteoarthritis, and International Osteoporosis Foundation Working Group Report. Osteoporos Int. 2011;22:373-90.

45. Ross AC, Manson JE, Abrams SA, et al. The 2011 report on dietary reference intakes for calcium and vitamin D from the Institute of Medicine: what clinicians need to know. J Clin Endocrinol Metab. 2011;96(1):53-8.

46. Shane E. Evolving data about subtrochanteric fractures and bisphosphonates. N Engl J Med. 2010;362:1825-7.

47. Siqueira FV, Facchini LA, Hallal PC. The burden of fractures in Brazil: a population-based study. Bone. 2005;37:261.

48. Tosi LL, Gliklich R, Kannan K, et al. The American Orthopaedic Association's "own the bone" initiative to prevent secondary fractures. J Bone Joint Surg Am. 2008;90(1):163-73.

49. Vahle JL, Sato M, Long GG, et al. Skeletal changes in rats given daily subcutaneous injections of recombinant human parathyroid hormone (1-34) for 2 years and relevance to human safety. Toxicol Pathol. 2002;30:312-21.

50. Watts NB, Bilezikian JP, Camacho PM, et al. American Association of Clinical Endocrinologists Medical Guidelines for Clinical Practice for the diagnosis and treatment of postmenopausal osteoporosis. Endocr Pract. 2010;16(3):1-37.

51. Woo SB, Hellstein JW, Kalmar JR. Narrative review: bisphosphonates and osteonecrosis of the jaws. Ann Intern Med. 2006;144:753-61.

52. Xiong J, Onal M, Jilka RL, et al. Matrix-embedded cells control osteoclast formation. Nat Med. 2011;17(10):1235.

53. Yli-Kyyny T. Bisphosphonates and atypical fractures of femur. J Osteoporos. 2011;2011:754972.

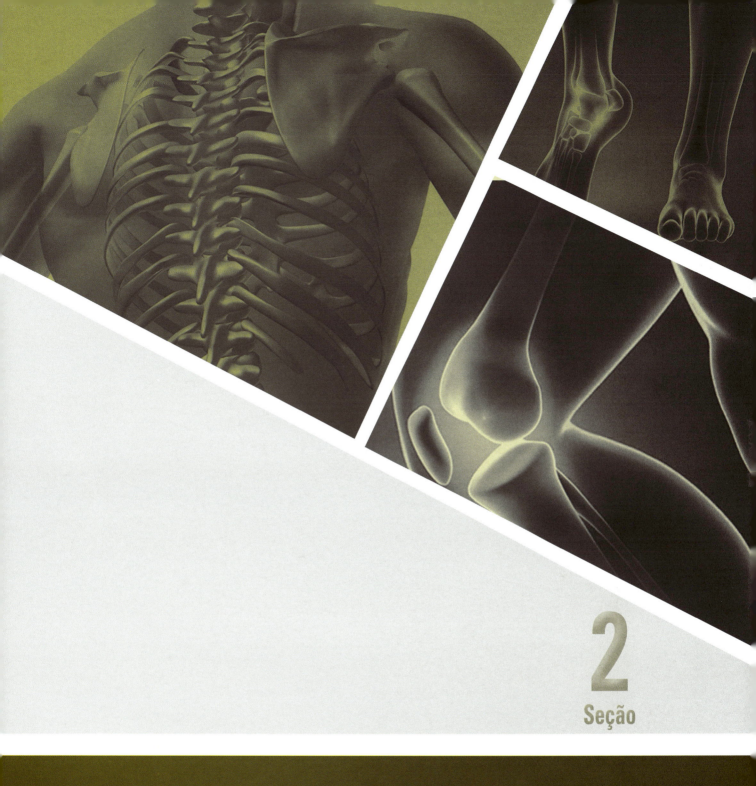

## Seção 2

# Membro Superior

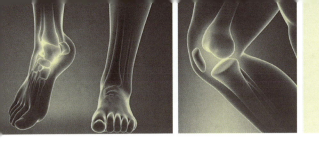

# Fraturas da Clavícula e Escápula

Marcel Jun Sugawara Tamaoki
Luiz Fernando Cocco

## 13.1 Fraturas da Clavícula

### INTRODUÇÃO

As fraturas da clavícula têm sua importância devido a sua frequência, de recém-nascidos até a população idosa. Se considerarmos somente as crianças, é o local mais comum,[1] estimada em uma em cada 20 fraturas;[2] nos adultos, tem crescido sua incidência devido aos acidentes automobilísticos e esportes de contato. Além disso, o tratamento dessa fratura tem sido alvo de controvérsia, uma vez que trabalhos recentes têm questionado o tratamento não cirúrgico para as fraturas desviadas em adultos.

### EPIDEMIOLOGIA

As fraturas da clavícula são muito frequentes, e sua incidência varia de 36,5 a 64 por 100.000 indivíduos por ano, que corresponde de 2,6% a 15% de todas as fraturas.[3,4] A região mais acometida é a do terço médio (81,3%) e é mais frequente no sexo masculino abaixo de 30 anos. As causas mais comuns descritas são acidentes automobilísticos, quedas e trauma durante atividades esportivas.[5,6]

### ANATOMIA

É o único osso que conecta o tronco à cintura escapular e ao membro superior e forma uma articulação sinovial com o tronco.[7] Seu nome é derivado da palavra em latim *clavis*, que significa chave, e seu diminutivo é clavícula, referente ao símbolo musical com formato semelhante.[8]

Tem dupla curvatura convexa para a frente na porção medial e côncava na lateral e, se considerarmos cortes axiais da clavícula, notamos que há diferenças de acordo com as regiões: plano no terço lateral, cilíndrico no terço médio e prismático no medial. A região central mais tubular é mais sujeita a forças de cisalhamento e torcionais, o que a torna mais suscetível a fraturas.[9]

A clavícula articula-se com o esterno por meio da articulação estenoclavicular, que tem pouco contato entre esses dois ossos; no entanto, apresenta ligamentos extremamente resistentes. A extremidade medial da clavícula está firmemente ancorada à primeira costela pela cartilagem esternoclavicular, às fibras oblíquas dos ligamentos costoclaviculares e, em menor grau, ao músculo subclávio. Na extremidade lateral, a clavícula é estabilizada à escápula pelos ligamentos acromioclaviculares (mais importantes são a porção superior e posterior) e coracoclaviculares (ligamento conoide trapezoide), que basicamente estabilizam a articulação acromioclavicular no plano horizontal e vertical, consecutivamente.

Os músculos que se inserem na clavícula são determinantes do desvio de suas fraturas. Os músculos peitoral maior e o esterno-hióideo têm suas origens na região mais medial; na porção superior e medial, insere-se o músculo esternocleidomastoideo, que tem origem na base do crânio. Parte do deltoide tem origem na região anterolateral da clavícula e o trapézio tem inserção na região superior e posterior e, em casos de fratura, desvia o fragmento distal no sentido posterior e medial.

Algumas estruturas lesão próximas à clavícula correm risco de lesão tanto no trauma inicial como no tratamento dessas fraturas. O plexo braquial e os vasos subclávios estão intimamente próximos a sua região medial, e ela é o limite inferior do triângulo posterior do pescoço, sendo imprescindível o conhecimento de sua anatomia e dissecção numa abordagem cirúrgica.

## MECANISMO DE TRAUMA

Nos recém-nascidos, o mecanismo mais comum é fratura no parto normal nos recém-nascidos com apresentação cefálica e peso maior que 3.800 a 4.000 g ou comprimento maior que 52 cm,[10-12] há também correlação com a experiência do médico que assiste ao parto.[13] Não há relação com a pariedade materna, apgar ao nascer ou tempo de trabalho de parto. Ao nascer, a clavícula é comprimida contra a sínfise da mãe, provocando a fratura que pode ser incompleta, em galho verde ou completa, com ou sem desvio. Um estudo demonstrou este tipo de fratura ser mais comum em homens e do lado direito.[14]

Nas crianças, a maioria dessas fraturas ocorrem naquelas com menos de sete anos,[15] resultantes de queda sobre o ombro. O mais comum é a queda sobre ombro ou indiretamente com a mão espalmada. Diferentemente dos adultos, esses traumas acarretam mais frequentemente fraturas incompletas ou em galho verde do que as completas desviadas.[16]

Nos adultos, o conhecimento do mecanismo de trauma é essencial para exclusão de lesões associadas. A fratura da clavícula pode ser resultado de trauma direto ou indireto. O mecanismo mais comum é o de queda sobre o ombro[17] e o terço médio é a região mais fraturada (75%).[18,19] Menos frequente é a queda sobre a mão espalmada e a fratura por cinto de segurança, qual leva um traço tipicamente simples, transverso ou oblíquo. Há também descrito fraturas por estresse e patológicas.[20-22]

## QUADRO CLÍNICO

Os recém-nascidos com fraturas da clavícula podem se apresentar de duas maneiras: assintomáticos ou com pseudoparalisia. Os assintomáticos podem ser diagnosticados somente por meio de assimetrias entre os ombros, crepitação local ou exames radiográficos. No caso dos sintomáticos, o recém-nascido não move espontaneamente ou no reflexo de Moro o membro afetado.[23,24] É importante fazer o diagnóstico diferencial com paralisia obstétrica, lesão fisária da região proximal do úmero, osteomielite aguda. Vale lembrar que a fratura da clavícula pode coexistir com a lesão do plexo braquial.

Como nas crianças, mais da metade dos casos desse tipo de fratura ocorrem antes dos sete anos de idade e são incompletas ou em galho verde, o quadro clínico pode ser negligenciado. Em geral, a mãe descreve que a criança chora ao ser pega no colo e refere que parece estar machucado em alguma parte do membro superior. Nas crianças com fala desenvolvida ou nas desviadas, o diagnóstico e óbvio, seja pela queixa do paciente ou pela deformidade do ombro afetado. Em geral, o paciente segura o membro afetado contra o corpo e apoia com a mão contralateral o cotovelo do membro afetado. O músculo esternocleidomastóideo traciona o fragmento proximal, levando a criança a virar a cabeça para o lado afetado e o queixo em direção contrária, de modo a relaxar esse músculo. Ao exame físico, nota-se crepitação local e dor à palpação, sintomas característicos em todas as idades.

Nos adultos, os pacientes, de maneira geral, informam claramente uma história de trauma direto ou indireto no ombro, pode ser notada alguma deformidade e o paciente tem dor à mobilização do membro superior. Nas fraturas da região distal da clavícula, a deformidade pode ser semelhante à lesão ligamentar acromioclavicular pura. As fraturas sem desvio ou articulares puras não causam deformidade aparente e podem passar despercebidas se não forem vistas nas radiografias. Em caso de dúvida, são indicados incidências especiais ou repetir-se a radiografia de 7 a 10 dias após a primeira. Também é importante, nos pacientes politraumatizados desacordados, suspeitar-se de fraturas na clavícula, principalmente naqueles vítimas de traumatismo torácico associado.

## LESÕES ASSOCIADAS

Algumas fraturas da clavícula podem ser acompanhadas de lesões associadas muito graves. Por isso, é importante um exame cuidadoso de todo membro superior, principalmente no aspecto neurovascular, e uma avaliação cuidadosa dos pulmões.[25] Algumas séries reportam até 3% de incidência de pneumotórax e hemotórax associado, deve suspeitar dessa lesão principalmente nos pacientes politraumatizados, vítimas de acidentes de alta energia. As lesões nervosas são raras e, quando a força é suficiente para fraturar a clavícula e lesar o plexo braquial, é frequente a associação com lesão vascular. O nervo mais lesado por trauma direto dos fragmentos da fratura da clavícula é o ulnar, devido a sua localização adjacente ao terço médio da clavícula.

As lesões vasculares são raras devido à proteção muscular. Quando ocorrem, pode ser por laceração, oclusão, espasmo ou compressão aguda. Os vasos mais frequentemente acometidos são: veia e artéria subclávia e a veia jugular interna.[26-29] A veia subclávia é particularmente vulnerável, pois é fixa à clavícula por uma aponeurose.[30,31]

Lesões na cabeça e no pescoço estão relacionadas principalmente a fraturas da clavícula distal.[32] Outra lesão que não é infrequente e que facilmente passa despercebida é a fratura da primeira costela, que pode acarretar pneumotórax, lesão do plexo braquial ou dos vasos subclávios.

As fraturas da clavícula medial, apesar de mais raras que as do terço médio e lateral, são as que têm maior correlação com lesões associadas.[33] Alguns autores demonstraram uma mortalidade de 20% dos pacientes decorrentes de lesões associadas com as fraturas mediais.[33]

Outra lesão grave que ocorre é a dissociação escapulotorácica, que tem como sinais e sintomas edema do ombro, diástase dos fragmentos da fratura e lesão neurovascular.

Essas fraturas também podem estar associadas a luxações acromioclaviculares e esternoclaviculares.

## DIAGNÓSTICO

O diagnóstico das fraturas do terço médio da clavícula é realizado numa incidência de frente para a clavícula com inclinação cefálica de 15 a 30 graus. Alguns autores recomendam que, para estudo do desvio da fratura, sejam realizadas no mínimo duas incidências: uma de frente e outra com inclinação cefálica de 45 graus.[34] Uma incidência axilar pode ser útil na avaliação de pseudartrose.

Para as fraturas da região lateral, são úteis as radiografias com inclinação cefálica para não haver interposição de imagens. Uma radiografia com esta finalidade é a incidência de Zanca,[35] que utiliza uma inclinação de 15 graus na radiografia de frente; além disso, essa incidência pode identificar melhor fraturas articulares que as radiografias convencionais. A incidência axilar pode diagnosticar também desvios posteriores do fragmento.

As fraturas da porção medial são de difícil avaliação, são descritos incidência de serendipidade ou inclinação cefálica de 40 ou 45 graus, embora possam ser mais bem diagnosticadas com utilização de tomografia computadorizada, devido à interposição de imagens com mediastino, vértebras e costelas.

## CLASSIFICAÇÕES

As primeiras classificações foram descritas divididas em três grupos, de acordo com sua frequência:[36]

- Grupo I: fraturas do terço médio.
- Grupo II: fraturas do terço lateral.
- Grupo III: fraturas do terço medial

Posteriormente, Craig[37] subdividiu essa classificação incorporando outras modificações propostas anteriormente.[38,39]

| Grupo I | Fraturas do terço médio | |
|---|---|---|
| Grupo II | Tipo I | Minimamente desviadas (entre os ligamentos coracoclaviculares). |
| | Tipo II | Desviadas. |
| | | A. Conoide e trapezoides íntegros – traço de fratura medial aos ligamentos coracoclaviculares. |
| | | B. Conoide roto e trapezoide íntegro – traço de fratura entre os ligamentos. |
| | Tipo III | Fraturas articulares. |
| | Tipo IV | Luxação epifisária (em crianças e adultos jovens, tipicamente < 16 anos). |
| | Tipo V | Cominutas. |

A principal crítica dessas classificações é que não detalham as fraturas mais frequentes, que são as do terço médio. Mais recentemente, Robinson[5] propôs uma classificação de acordo com a localização da fratura, desvio, cominuição, acometimento articular e estabilidade da fratura, utilizando um sistema alfanumérico.

| Tipo I: fraturas terço medial | | |
|---|---|---|
| | sem desvio | |
| A | 1=extra-articular | |
| | 2=articular | |
| | desviadas | |
| B | 1=extra-articular | |
| | 2=articular | |

| Tipo II: fraturas do terço médio | | |
|---|---|---|
| | desvio menor que 100% | |
| A | 1 = sem desvio | |
| | 2 = anguladas | |
| | desvio maior que 100% | |
| B | 1 = traço simples ou cunha simples ou cominuta | |
| | 2 = segmentar simples ou cominuta | |

| Tipo III: fraturas do terço médio | | |
|---|---|---|
| | sem desvio | |
| A | 1 = extra-articular | |
| | 2 = articular | |
| | desviadas | |
| B | 1 = extra-articular | |
| | 2 = articular | |

## TRATAMENTO NÃO CIRÚRGICO

É o método de escolha para o tratamento de todas as fraturas em crianças devido ao grande potencial de remodelação e consolidação óssea (Figura 13.1).

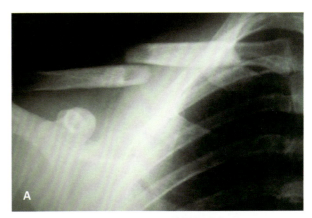

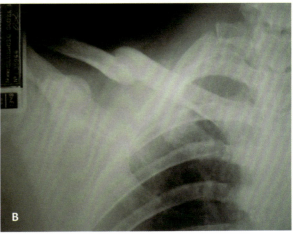

FIGURA 13.1 (A e B) Fratura de clavícula inicial e consolidada após 60 dias de tratamento com tipoia simples.

Nos adultos, historicamente, este tratamento tem sido o de escolha para as fraturas da clavícula, baseado em trabalhos dos anos 60[40,41] com baixos índices de pseudoartroses. No entanto, estes estudos incluíram população pediátrica e não houve nenhuma avaliação funcional validada.

Em estudo mais recente,[42] que incluiu somente a população adulta, verificou-se um índice de pseudoartrose de 15% e um resultado funcional ruim em 30% dos pacientes, e concluiu-se que, para fraturas com encurtamento inicial maior que 2 cm, o tratamento não cirúrgico acarreta resultados ruins. Esta média também foi verificada em outros estudos[6,43] e refletem, principalmente em pacientes jovens e ativos, que estes desenvolvem pseudoartrose, em sintomas como fraqueza, fadiga muscular, queixas neurológicas e cosméticas.

Na literatura, há descrições de múltiplas técnicas e órteses com o objetivo de obter e manter uma redução de fraturas da clavícula desviadas, mas não há evidências de que possam manter a redução alcançada, apesar de melhorar o alinhamento temporariamente, como ocorre com a imobilização em 8, bastante popularizada em nosso meio. A vantagem desse tipo de imobilização em relação à tipoia simples é deixar o membro livre para executar movimentos com o membro superior acometido (Figura 13.2).

Um estudo comparativo entre a imobilização em 8 e a tipoia simples para as fraturas desviadas da clavícula não demonstrou diferença entre os dois grupos em relação à função ou ao resultado radiográfico. Apenas foi verificada um satisfação maior com o uso da tipoia simples em relação ao uso do imobilizador em 8.[44]

## TRATAMENTO CIRÚRGICO

O tratamento cirúrgico das fraturas desviadas do terço médio em adultos, com redução aberta e utilização de placas e parafusos, tem alto índice de sucesso e baixo índice de complicações.[45,47] Estudos mais antigos que utilizavam implantes demonstravam alta taxa de falha e um índice de complicações inaceitáveis. Contudo, estes estudos sofrem de um viés de seleção, uma vez que somente as fraturas com cominuição expostas eram tratadas cirurgicamente. Além disso, os métodos de fixação eram precários (fios de cerclagem ou placas pequenas e frágeis).[40,48]

As placas mais utilizadas atualmente são as de DCP, reconstrução e as pré-moldadas (Figura 13.3).

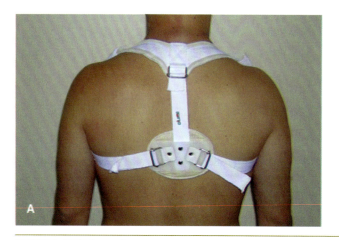
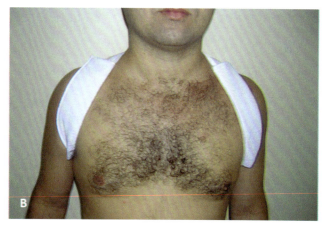

FIGURA 13.2 (A e B) Vista anterior e posterior do imobilizador tipo 8.

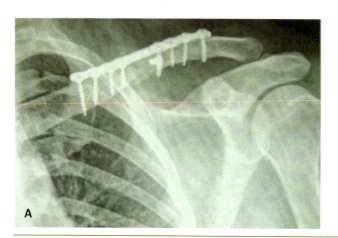
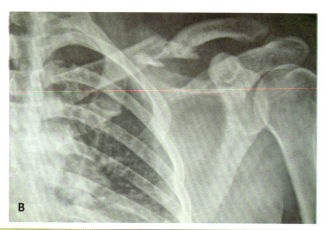

FIGURA 13.3 (A e B) Fratura da clavícula fixada com placa de reconstrução colocada na face superior.

Elas podem ser colocadas na superfície superior ou anteroinferior. Estudos biomecânicos comprovam as vantagens da técnica de aplicação da placa superior, principalmente em fraturas com cominuição da cortical inferior.[49,50] No entanto, a técnica com a utilização da placa superior está associada a um maior risco de lesão das estruturas neurovasculares durante a manipulação da fratura e subsequente proeminência da placa, que pode necessitar de remoção. Na tentativa de resolver este problema, uma abordagem anteroinferior da placa foi desenvolvida. Esta técnica é associada à menor ocorrência de complicações, já que permite a introdução de parafusos mais longos e diminui a proeminência das placas. Entretanto, sua aplicação é questionada, uma vez que envolve a necessidade de abordar mais tecidos moles para alocar o implante, além de estudos biomecânicos relatarem maior estabilidade da alocação superior da placa em relação à sua alocação anteroinferior.[49-52]

As placas de reconstrução, amplamente utilizadas para o tratamento da fratura da clavícula no Brasil, tiveram seu uso reduzido nos centros internacionais, dada a sua suscetibilidade à deformação, que predispõe à consolidação inadequada. As placas pré-moldadas bloqueadas foram recentemente introduzidas no mercado por serem menos proeminentes, ocasionando baixas taxas de remoção do material de síntese após a consolidação da fratura.[53,54] No entanto, a eficácia desses implantes ainda não foi totalmente testada em ensaios clínicos randomizados.[55] É importante lembrar que podem ser evitadas duas complicações comuns: primeiro, deve-se identificar e proteger os nervos supraclaviculares para evitar neuromas e diminuir a morbidade e o incômodo da placa que, principalmente quando colocada superiormente, deve-se atentar para o fechamento das duas camadas (fáscia deltotrapezoidal - platisma e pele - subcutâneo) minuciosamente.

Uma alternativa para o tratamento cirúrgico das fraturas da clavícula é o uso de hastes intramedulares.[56] A grande técnica para seu emprego é a curvatura óssea da clavícula, e as vantagens teóricas são uma menor dissecção de tecidos, menor proeminência do implante e uma taxa de refratura menor que a da placa. As desvantagens incluem a dificuldade de controle do encurtamento e a rotação dos fragmentos, em particular naquelas com cominuição óssea.

O fixador externo é reservado para casos como fraturas expostas e pseudoartroses infectadas

Nas fraturas da região lateral com desvio, é indicado o tratamento cirúrgico pela taxa de pseudoartrose. Como em geral o fragmento lateral é pequeno e é constituído por osso medular, recomenda-se que haja uma fixação adicional ao acrômio (p.e. placa gancho) ou ao coracoide (parafuso ou amarrilho) (Figuras 13.4 a 13.6).

As fraturas mediais também são de difícil fixação pelos mesmos motivos e, além disso, há um risco aumentado de lesões vasculonervosas nesta região, quando se executa a fixação. Em geral, o fragmento é tão pequeno que torna a utilização de placas e parafusos inviáveis. Alguns defendem, para a fixação, o uso de fios de Kirschner; contudo, sua migração pode levar a complicações catastróficas. Um estudo sugere que, para casos com pequenos fragmentos, seja utilizado para o tratamento o fio de polidioxanone de 2 mm absorvível.[57]

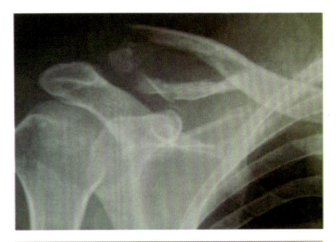

**FIGURA 13.4** Radiografia de fratura da clavícula distal.

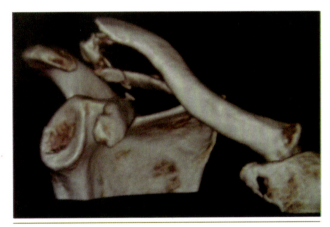

**FIGURA 13.5** Reconstrução da mesma fratura.

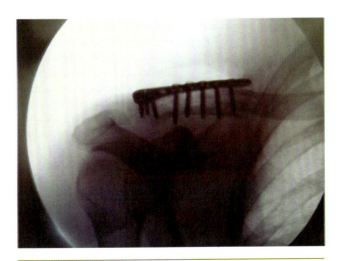

**FIGURA 13.6** Imagem do pós-operatório de fixação com placa e parafusos associada a amarrilho coracoclavicular com âncora.

Série Ortopedia e Traumatologia – Fundamentos e Prática

# 13.2 Fraturas da Escápula

## INTRODUÇÃO E EPIDEMIOLOGIA

As fraturas da escápula são relativamente raras e representam de 3% a 5% de todas as fraturas e 1% das fraturas do ombro.[58,59] Isso porque a escápula é protegida por um invólucro muscular importante; contudo, para que esta ocorra, é necessário um trauma de alta energia, o que faz com que essas fraturas possam vir associadas a lesões que põem em risco a vida do paciente. Acometem, devido às suas características de alta energia, jovens do sexo masculino.

## ANATOMIA

O conhecimento da anatomia complexa da escápula se faz necessário para qualquer tipo de intervenção cirúrgica.

A escápula tem formato triangular, plana e transluzente em sua região central. O processo coracoide projeta-se em direção anterior, superior e lateral. Logo medial à base do processo coracoide está o nó supraescapular, o qual é coberto pelo ligamento transverso da escápula. O nervo supraescapular passa nesse nó sob esse ligamento. As vias cirúrgicas anteriores devem ser laterais ao processo coracoide, uma vez que o plexo braquial e a artéria axilar se encontram mediais a ele.

O músculo serrátil anterior origina-se na borda anteromedial da escápula. O músculo subescapular cobre a maior parte da superfície anterior da escápula e somente o colo da glenoide não tem inserções musculares. A cabeça longa do tríceps origina-se da parte inferior do colo da glenoide, e o coracobraquial, cabeça curta do bíceps e peitoral menor, do processo coracoide. A cabeça longa do bíceps tem origem na parte superior da glenoide.

Na parte posterior da escápula, sua espinha começa em seu terço superior e vai em direção anterior e lateral até formar o processo acromial. O espaço formado entre a espina e o acrômio forma o nó espinoglenoidal, por onde o nervo e a artéria supraescapular passam para inervação do infraespinal. A espinha da escápula divide as origem dos músculos supraespinal e infraespinal. A longa borda medial serve de inserção de vários músculos, incluindo o elevador da escápula, o romboide menor e maior. Na borda lateral, encontram-se o músculo grande dorsal, redondo maior e menor e o tríceps. A porção média e posterior do músculo deltoide originam-se da borda posterior da espinha da escápula e da borda lateral do acrômio. A porção anterior origina-se da face anterior e lateral da clavícula e da borda anterior do acrômio.

## MECANISMO DE LESÃO

O mais comum é o trauma direto na região lateral ou posterossuperior nas fraturas do corpo ou colo da glenoide, com possível extensão para superfície articular da glenoide. Se houver história de mecanismo indireto como queda sobre a mão espalmada ou luxação do ombro, deve-se suspeitar de fraturas da borda da glenoide. Traumatismo direto com direção inferior pode provocar fraturas da espinha da escápula ou acrômio. Mecanismo de tração provocam fraturas avulsão de processos escapulares, que podem estar acompanhadas de lesão do plexo braquial.

## QUADRO CLÍNICO

O ombro do paciente, ao exame físico, tem aspecto plano se a fratura acometer a espinha da escápula ou o acrômio. A equimose pode ser menos exuberante do que poderia se esperar para o grau da lesão. O paciente tem dor à palpação e segura o braço em adução, e qualquer tentativa de movimentação é resistida devido à dor. É importante documentar qualquer déficit neurológico associado. O trauma no manguito rotador pode levar à paralisia e à síndrome da pseudorruptura do manguito rotador,[60] mas, em geral, esta síndrome melhora em semanas.

## LESÕES ASSOCIADAS

Noventa por cento dos pacientes com fratura da escápula têm lesões associadas[61-65] e, devido a essas outras lesões, comumente essas fraturas não são diagnosticadas inicialmente. As lesões em ordem decrescente de frequência são lesões torácicas,[66] lesões da extremidade contralateral, traumatismo craniano e lesões da coluna vertebral.[58,61,64,67,68]

A mortalidade tem taxa entre 10% e 15%, em geral em decorrência de pneumonia ou traumatismo cranioencefálico.[58,64] Lesões neurológicas ocorrem mais frequentemente associadas com fraturas da borda da glenoide.[61]

## DIAGNÓSTICO

Inicialmente, deve-se ter alta suspeição de fraturas pacientes politraumatizados inconscientes. O exame subsidiário inicial utilizado são radiografias que devem incluir as incidências de frente verdadeiro da articulação do ombro, axilar e um perfil da escápula. O frente verdadeiro permite avaliar o acometimento articular das fraturas da glenoide, angulação do colo e fraturas do corpo da escápula. A incidência axilar é útil para determinar a relação entre a cabeça umeral e a glenoide, acrômio e integridade do processo coracoide. Com a radiografia do perfil da escápula, pode-se avaliar o desvio angular ou rotatório da glenoide e o corpo da escápula.

A tomografia computadorizada com reconstrução 3D é o exame subsidiário mais útil para o planejamento cirúrgico.[69]

**162** TRAUMATOLOGIA DO ADULTO

Para as fraturas do colo da glenoide sem acometimento articular, são utilizados alguns ângulos para determinar o grau de desvio e consequentemente o tratamento. O primeiro é conhecido como GPA (Figura 13.7) (*Glenopolar Angle*), medido na radiografia de frente, que é formado entre a linha que divide os polos superior e inferior da glenoide e uma segunda linha do polo superior da glenoide com o ponto mais inferior do ângulo inferior da escápula.[70] O normal é uma aferição de 30 a 45 graus e, se for menor que 20 graus, é considerado um desvio grande.

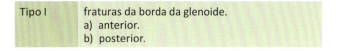

| Tipo I | fraturas da borda da glenoide. a) anterior. b) posterior. |

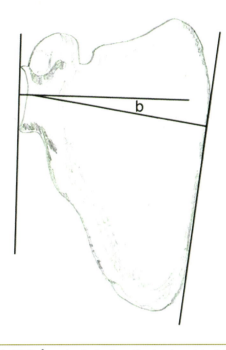

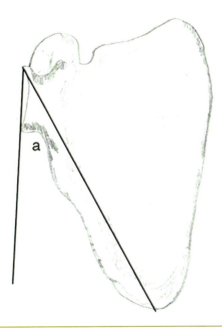

**FIGURA 13.7** Ângulo GPA (a).

**FIGURA 13.8** Ângulo da inclinação da glenoide (b).

Um segundo método de medir a inclinação da glenoide é um angulo formado entre a linha perpendicular ao polo superior e inferior da glenoide e a perpendicular com a linha que acompanha a borda medial da escápula na radiografia de frente. É considerado um desvio significativo quando o ângulo for maior que 20 graus[71,72] (Figura 13.8).

## CLASSIFICAÇÃO

Zdravkovic e Damholt[73] dividiram as fraturas da escápula em três tipos:

| Tipo I | fraturas do corpo. |
| Tipo II | fraturas apofisárias, incluindo acrômio e coracoide. |
| Tipo III | fraturas do ângulo superolateral, que inclui o colo e a glenoide. |

As fraturas articulares da glenoide foram classificadas por Ideberg[74,75] em cinco tipos (Figura 13.9):

| Tipo II | fratura transversa ou oblíqua através da fossa glenoidal, com fragmento triangular inferior desviado e subluxação da cabeça do úmero. |
| Tipo III | fratura oblíqua pela glenoide com traço estendendo até a margem média e superior da escápula. |
| Tipo IV | traço horizontal da articulação da glenoide até a borda medial da escápula. |
| Tipo V | combinação de traços de fratura tipo IV com um traço que separa a metade inferior da glenoide. |
| Tipo VI (modificação de Goss[76]) | cominuição da superfície articular. |

As fraturas do acrômio podem ser classificadas, de acordo com Kuhn:[77]

| Tipo I | minimamente desviadas. |
| Tipo II | desviadas, mas sem diminuição do espaço subacromial. |
| Tipo III | fraturas com diminuição do espaço subacromial. |

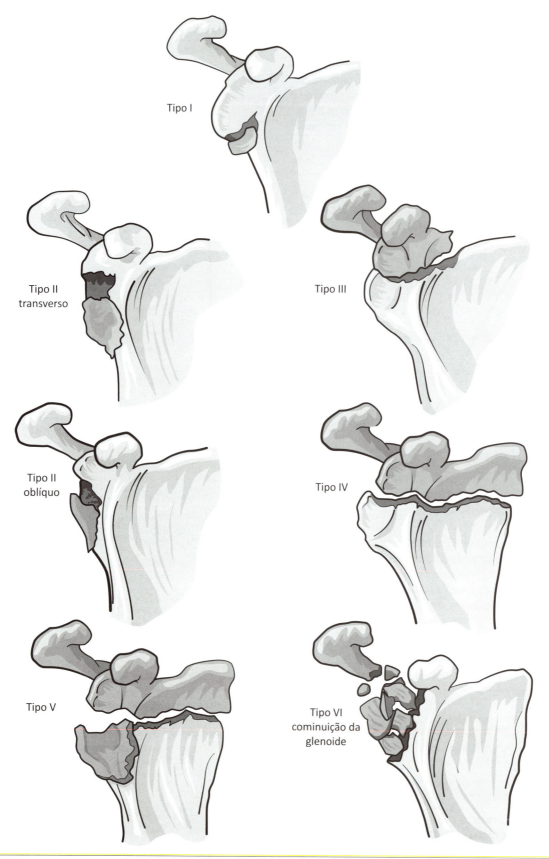

FIGURA 13.9 Classificação de Ideberg modificada por Goss.

Ogawa[78] dividiu as fraturas do processo coracoide em dois tipos:

| Tipo I | proximal à inserção dos ligamento coracoclaviculares. |
|---|---|
| Tipo II | distal a eles. |

## TRATAMENTO

O termo "fraturas não cirúrgicas" é empregado para todas as fraturas sem desvio ou minimamente desviadas do corpo da escápula, colo ou superfície articular da glenoide. Também são tratadas desta forma as fraturas do acrômio que não diminuem o espaço subacromial e as fraturas do processo coracoide que não acometem os ligamentos coracoclaviculares. Em geral, essas fraturas são tratadas com uso de tipoia para conforto até a melhora da dor, quando se inicia a mobilização do membro.

Nas fraturas do corpo da escápula, devido ao invólucro muscular, são muito raros os casos de pseudoartrose. Além disso, a anatomia óssea do corpo da escápula não interfere na função normal,[79] por isso, a maioria das fraturas do corpo são tratadas de maneira não cirúrgica, inclusive aquelas com desvios.

## TRATAMENTO CIRÚRGICO

O tratamento cirúrgico é o de escolha nos casos de fratura do colo da glenoide, nos casos com desvios maiores que 1 cm ou 40 graus[80] ou GPA < 20 graus,[81] em geral é utilizada a via posterior e a fratura é fixada por meio de placas de reconstrução pélvica de 3,5 mm (Figura 13.10).

Nas fraturas do acrômio com diminuição do espaço subacromial, devem ser reduzidas e fixadas com banda de tensão ou parafusos (Figura 13.11). Não é recomendada a excisão do acrômio devido à inserção do deltoide e à possível perda de força.

A indicação para o tratamento cirúrgico das fraturas do processo coracoide são aquelas em que há luxação acromioclavicular ou aquelas com desvio pronunciado e compressão do plexo braquial.[82-84] Nesses casos, é indicada a fixação acromioclavicular ou o parafuso no coracoide.

As fraturas do tipo I de Ideberg podem causar instabilidade do ombro. É recomendada a fixação em fragmentos que causam instabilidade, de maneira geral, naqueles que acometem de 25% a 33% da glenoide. Esses fragmentos devem ser fixados com parafusos. Nos casos crônicos, é difícil a fixação dos fragmentos e, nesses casos, está indicado bloqueio ósseo como Latarjet.

As do tipo II de Idelberg, em geral, causam subluxação da cabeça umeral e é indicada a fixação com parafusos. Nesses casos, algumas reduções são difíceis e, além da via deltopeitoral, pode ser necessária liberar a via superior para passagem de parafuso de superior para inferior na glenoide.

O tipo III deve ser tratado com cirurgia quando houver degrau articular de 5 mm ou mais. Aqui também a redução pode ser difícil, sendo necessária liberar a via superior para passagem dos parafusos.

No tipo IV, a cirurgia está indicada quando houver desvio da fratura e do degrau articular, em particular quando o fragmento superior desvia no sentido lateral, e pode ser fixada com placa e parafusos.

No tipo V, que é a combinação do tipo IV com o tipo II, o mesmo tratamento cirúrgico dos tipos II e III deve ser

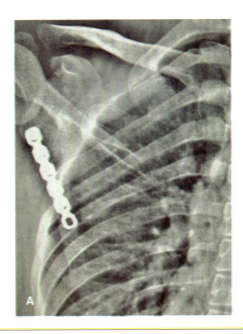 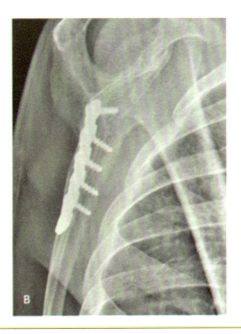

**FIGURA 13.10 (A e B)** Fratura do colo da escápula fixada com placa de reconstrução e parafusos.

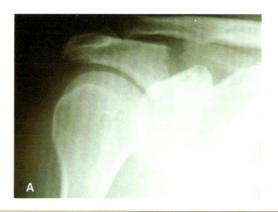 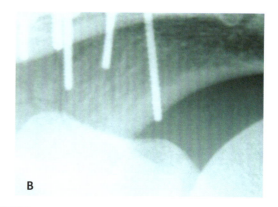

FIGURA 13.11 (**A** e **B**) Fratura da escápula com redução do espaço subacromial e importante diástase dos fragmentos, e pós-operatório com fixação com placas e parafusos.

aplicado, sempre que a cabeça umeral não estiver bem centrada na glenoide.

O tipo VI, que é caracterizada como fratura cominuta grave da superfície articular, é tratada de forma mais eficiente com mobilização precoce.

## REFERÊNCIAS

1. Dameron Jr TB, Rockwood Jr CA. Fractures of the shaft of the clavicle. In: Rockwood CA, Wilkins KE, King RE. Fractures in Children. Philadelphia: JB Lippincott, 1984. p.608-24.
2. Neer II CS. Fractures of the clavicle. In: Rockwood CA, Green DP. Fractures in Adults. Philadelphia: JB Lippincott, 1984. p.707-13.
3. Postacchini F, Gumina S, De Santis P, et al. Epidemiology of clavicle fractures. J Shoulder Elbow Surg. 2002;11(5):452-6.
4. Nordqvist A, Petersson CJ, Redlund-Johnell I. Mid-clavicle fractures in adults: end result study after conservative treatment. J Orthop Trauma. 1998;12(8):572-6.
5. Robinson CM. Fractures of the clavicle in the adult. Epidemiology and classification. J Bone Joint Surg Br. 1998;80(3):476-84.
6. Robinson CM, Court-Brown CM, McQueen MM, et al. Estimating the risk of nonunion following nonoperative treatment of a clavicular fracture. J Bone Joint Surg Am. 2004;86-A(7):1359-65.
7. Ljunggren AE. Clavicular function. Acta Orthop Scand. 1979;50:261-8.
8. Moseley HF. The clavicle: Its anatomy and function. Clin Orthop Relat Res. 1968;58:17-27.
9. Harrington MA Jr, Keller TS, Seiler JG 3rd, et al. Geometric properties and the predicted mechanical behavior of adult human clavicles. J Biomech. 1993;26(4-5):417-26.
10. Cayford EH, Tees FJ. Traumatic aneurysm of the subclavian artery as a late complication of fractured clavicle. Can Med Assoc J. 1931;25:450-2.
11. Gitsch VG, Schatten C. Frequenz und potentielle Faktoren in der Genese der geburtstraumatisch bedingten Klavikulafraktur. Zentralbl Gynakol. 1987;109:909-12.
12. Beall MH, Ross MG. Clavicle fracture in labor: Risk factors and associated morbidities. J Perinatol. 2001;21(8):513-5.
13. Cohen AW, Otto SR. Obstetric clavicular fractures. J Reprod Med. 1980;25:119-22.
14. Balata A, Olzai MG, Porcu A, et al. Fractures of the clavicle in the newborn. Riv Ital Pediatr. 1984;6:125-9.
15. Bateman JE. The Shoulder and Neck. Philadelphia: WB Saunders, 1978.
16. Neviaser JS. Injuries of the clavicle and its articulations. Orthop Clin North Am. 1980;11:233-7.
17. Harnroongroj T, Tantikul C, Keatkor S. The clavicular fracture: A biomechanical study of the mechanism of clavicular fracture and modes of the fracture. J Med Assoc Thai. 2000;83:663-7,.
18. Nowak J. Clavicular Fractures: Epidemiology, Union, Malunion, Nonunion, Uppsala, Sweden. Suécia: Acta Universitatis Upsalaiensis, 2002.
19. Nowak J, Mallmin H, Larsson S. The aetiology and epidemiology of clavicle fractures: A prospective study during a two-week period in Uppsala, Sweden. Injury. 2000;31:5-358.353.
20. Bernard TN, Haddad RJ. Enchondroma of the proximal clavicle: An unusual cause of pathologic fracture dislocation of the sternoclavicular joint. Clin Orthop Relat Res. 1982;(167):239-41.
21. Mnaymneh W, Vargas A, Kaplan J. Fractures of the clavicle caused by arteriovenous malformation. Clin Orthop Relat Res. 1980;(148):256-8.
22. Cummings CW, First R. Stress fracture of the clavicle after a radical neck dissection: Case report. Plast Reconstr Surg. 1975;55:366-7.
23. Freedman M, Gamble J, Lewis C. Intrauterine fracture simulating a unilateral clavicular pseudarthrosis. J Assoc Radiol. 1982;33:37-8.
24. Sandford HN. The Moro reflex as a diagnostic aid in fracture of the clavicle in the newborn infant. Am J Dis Child. 1931;41:1304-6.
25. Dugdale TW, Fulkerson JB. Pneumothorax complicating a closed fracture of the clavicle: A case report. Clin Orthop Relat Res. 1987;(221):212-4.

26. Javid H. Vascular injuries of the neck. Clin Orthop. 1963;28:70-8.
27. Klier I, Mayor PB. Laceration of the innominate internal jugular venous junction: Rare complication of fracture of the clavicle. Orthop Rev. 1981;10:81-2.
28. Lim E, Day LJ. Subclavian vein thrombosis following fracture of the clavicle: A case report. Orthopedics. 1987;10:349-51.
29. Matry C. Fracture de la clavicule gauche au tiers interne. Blessure de la vein sous-clavière. Osteosynthese Bull Mem Soc Nat Chir. 1932;58:75-8.
30. Guillemin A. Dechirure de la veine sous-clavière par fracture fermée de la clavicule. Bull Mem Soc Nat Chir. 1930;56:302-4.
31. Steinberg I. Subclavian vein thrombosis associated with fractures of the clavicle: Report of two cases. N Engl J Med. 1961;264:686-8.
32. Wilkes JA, Hoffer M. Clavicle fractures in head-injured children. J Orthop Trauma. 1987;1:55-8.
33. Throckmorton T, Kuhn JE. Fractures of the medial end of the clavicle. J Shoulder Elbow Surg. 2007;16(1):49-54.
34. Widner LA, Riddewold HO. The value of the lordotic view in diagnosis of fractured clavicle. Rev Int Radiol. 1980;5:69-70.
35. Zanca P. Shoulder pain: involvement of the acromioclavicular joint. (Analysis of 1,000 cases). Am J Roentgenol Radium Ther Nucl Med. 1971 Jul;112(3):493-506.
36. Allman FL. Fractures and ligamentous injuries of the clavicle and its articulation. J Bone Joint Surg Am. 1967;49:774-84.
37. Craig EV. Fractures of the clavicle. In: Rockwood Jr CA, Matsen III FA. The Shoulder. Philadelphia: WB Saunders, 1990. p.367-412.
38. Neer II CS. Fracture of the distal clavicle with detachment of coracoclavicular ligaments in adults. J Trauma. 1963;3:99-110.
39. Jager N, Breitner S. [Therapy related classification of lateral clavicular fracture. Unfallheilkund. 1984;87:467-73.
40. Rowe CR. An atlas of anatomy and treatment of mid-clavicular fractures. Clin Orthop. 1968;58:29-42.
41. Adams CF. The Genuine Works of Hippocrates. Baltimore: Williams & Wilkins, 1939.
42. Hill JM, McGuire MH, Crosby LA. Closed treatment of displaced middle-third fractures of the clavicle gives poor results. J Bone Joint Surg Br. 1997;79(4):537-41.
43. Brinker MR, Edwards TB, O'Connor DP. Estimating the risk of nonunion following nonoperative treatment of a clavicular fracture. [letter to the editor]. J Bone Joint Surg Am. 2005;87(3):677-8.
44. Andersen K, Jensen PO, Lauritzen J. The treatment of clavicular fractures: figure of eight bandage versus a simple sling. Acta Orthop Scand. 1987;58:71-4.
45. Poigenfürst J, Rappold G, Fischer W. Plating of fresh clavicular fractures: results of 122 operations. Injury. 1992;23(4):237-41.
46. McKee MD, Seiler JG, Jupiter JB. The application of the limited contact dynamic compression plate in the upper extremity: an analysis of 114 consecutive cases. Injury. 1995;26(10):661-6.
47. Zlowodzki M, Zelle BA, Cole PA, et al. Treatment of mid-shaft clavicle fractures: systemic review of 2144 fractures. J Orthop Trauma. 2005;19(7):504-8.

48. Neer CS. Nonunion of the clavicle. JAMA. 1960;172:1006-11.
49. Celestre P, Roberston C, Mahar A, et al. Biomechanical evaluation of clavicle fracture plating techniques: does a locking plate provide improved stability? J Orthop Trauma. 2008;22(4):241-7.
50. Iannotti MR, Crosby LA, Stafford P, et al. Effects of plate location and selection on the stability of midshaft clavicle osteotomies: a biomechanical study. J Shoulder Elbow Surg. 2002;11(5):457-62.
51. Collinge C, Devinney S, Herscovici D, et al. Anterior-inferior plate fixation of middle-third fractures and nonunions of the clavicle. J Orthop Trauma. 2006;20(10):680-6.
52. Kloen P, Sorkin AT, Rubel IF, et al. Anteroinferior plating of midshaft clavicular nonunions. J Orthop Trauma. 2002;16(6):425-30.
53. Goswami T, Markert RJ, Anderson CG, et al. Biomechanical evaluation of a pre-contoured clavicle plate. J Shoulder Elbow Surg. 2008;17(5):815-8.
54. Huang JI, Toogood P, Chen MR, et al. Clavicular anatomy and the applicability of precontoured plates. J Bone Joint Surg Am. 2007;89(10):2260-5.
55. Khan LA, Bradnock TJ, Scott C, et al. Fractures of the clavicle. J Bone Joint Surg Am. 2009 Feb;91(2):447-60.
56. Judd DB, Pallis MP, Smith E, et al. Acute operative stabilization versus nonoperative management of clavicle fractures. Am J Orthop. 2009;38(7):341-5.
57. Friedel W, Fritz T. PDS cord fixation of sternoclavicular dislocation and paraarticular clavicular fractures. Unfallchirurg. 1994;97:263-5.
58. Thompson DA, Flynn TC, Miller PW, et al. The significance of scapular fractures. J Trauma. 1985;25(10):974-7.
59. Rowe CR. Fractures of the scapula. Surg Clin North Am. 1963;43:1565-71.
60. Neviaser JS. Traumatic lesions; injuries in and about the shoulder joint. Instr Course Lect. 1956;13:187-216.
61. Ideberg R, Grevsten S, Larsson S. Epidemiology of scapular fractures. Incidence and classification of 338 fractures. Acta Orthop Scand. 1995;66(5):395-7.
62. McGahan JP, Rab GT, Dublin A. Fractures of the scapula. J Trauma. 1980;20(10):880-3.
63. Imatani RJ. Fractures of the scapula: a review of 53 fractures. J Trauma. 1975;15(6):473-8.
64. Armstrong CP, Van der Spuy J. The fractured scapula: importance and management based on a series of 62 patients. Injury. 1984;15(5):324-9.
65. Guttentag IJ, Rechtine GR. Fractures of the scapula. A review of the literature. Orthop Rev. 1988;17(2):147-58.
66. Veysi VT, Mittal R, Agarwal S, et al. Multiple trauma and scapula fractures: so what? J Trauma. 2003;55(6):1145.
67. McGinnis M, Denton JR. Fractures of the scapula: a retrospective study of 40 fractured scapulae. J Trauma. 1989;29(11):1488-93.
68. Weening B, Walton C, Cole PA, et al. Lower mortality in patients with scapular fractures. J Trauma. 2005;59(6):1477-81.
69. Tadros AM, Lunsjo K, Czechowski J, et al. Usefulness of different imaging modalities in the assessment of scapular fractures caused by blunt trauma. Acta Radiol. 2007;48(1):71-5.
70. Bestard EA, Schvene HR. Glenoplasty in the management of recurrent shoulder dislocation. Contemp Orthop. 1986;12:47.

Série Ortopedia e Traumatologia – Fundamentos e Prática

71. Gerber C. The floating shoulder: a multicentre study. J Bone Joint Surg Br. 2002;84(5):776. [author reply: 776].

72. van Noort A, te Slaa RL, Marti RK, et al. The floating shoulder. A multicentre study. J Bone Joint Surg Br. 2001;83(6):795-8.

73. Zdravkovic D, Damholt VV. Comminuted and severely displaced fractures of the scapula. Acta Orthop Scand. 1974;45:60-5.

74. Ideberg R. Fractures of the scapula involving the glenoid fossa. In: Bateman JE, Welsh RP. Surgery of the Shoulder. Toronto: BC Decker, 1984. p.63-6.

75. Ideberg R. Unusual glenoid fractures: a report on 92 cases. Acta Orthop Scand. 1987;58:191-2.

76. Goss TP. Fractures of the glenoid cavity. J Bone Joint Surg Am. 1992;74:299-305.

77. Kuhn JE, Blasier RB, Carpenter JE. Fractures of the acromion process: a proposed classification system. J Orthop Trauma. 1994;8:6-13.

78. Ogawa K, Yoshida A, Takahashi M, et al. Fractures of the coracoid process. J Bone Joint Surg Br. 1997;79:17-9.

79. Hardegger FH, Simpson LA, Weber BG. The emergency treatment of scapular fractures. J Bone Joint Surg. 1984;66B:725-31.

80. Zlowodzki M, Bhandari M, Zelle BA, et al. Treatment of scapula fractures: systematic review of 520 fractures in 22 case series. J Orthop Trauma. 2006;20(3):230-3.

81. Wilbur MC, Evans EB. Fractures of the scapula: an analysis of forty cases and review of literature. J Bone Joint Surg Am. 1977;59:358-62.

82. Mariani PP. Isolated fracture of the coracoid process in an athlete. Am J Sports Med. 1980;8:129-30.

83. Martin SD, Weiland AJ. Missed scapular fracture after trauma. Clin Orthop. 1994;299:259-62.

84. Smith DM. Coracoid fracture associated with sternoclavicular dislocation: a case report. Clin Orthop. 1975;108:165-7.

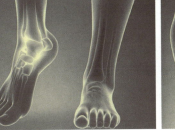
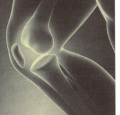

# Fraturas do Úmero Proximal

Paulo Santoro Belangero
Eduardo Antônio de Figueiredo

## INTRODUÇÃO

As fraturas do úmero proximal são comuns, normalmente associadas a traumas de baixa energia, acometendo com maior frequência pessoas acima de 60 anos e do sexo feminino. Com menor frequência, são verificadas em pacientes jovens, vítimas de traumas de alta energia.[1,2,3]

A maioria dessas fraturas é estável, pouco desviada, e apresenta bons resultados funcionais com o tratamento não cirúrgico.[1]

Inicialmente, seu tratamento era, em grande parte, o não cirúrgico. Entretanto, devido à evolução de técnicas cirúrgicas atualmente, a cirurgia é realizada em cerca de 20% dos pacientes. Implantes como placas bloqueadas de ângulo fixo, utilizadas em ossos de má qualidade, e mais recentemente a evolução no *design* de próteses, têm proporcionado melhores resultados com o tratamento cirúrgico.[1,2,4]

Entretanto, mesmo com a evolução das técnicas cirúrgicas, seu tratamento permanece controverso.[2]

## EPIDEMIOLOGIA

As fraturas do úmero proximal acometem cerca de 4% da população. Entretanto, essa prevalência é maior à medida que diminui a densidade mineral óssea da população, sendo considerada a terceira fratura mais frequente do esqueleto apendicular, associada à osteoporose, ficando somente atrás das fraturas do quadril e do rádio distal. Mais de 70% dessas fraturas ocorrem em pacientes acima de 60 anos, sendo quatro vezes mais frequente no sexo feminino.[2]

Os fatores de risco para as fraturas do úmero proximal incluem: queda recente do estado de saúde geral do paciente, portadores de diabetes melito insulinodependentes, deambuladores domiciliares, diminuição da densidade óssea no colo femoral, perda de peso e altura, quedas prévias e história materna de fraturas do quadril.[2]

Palvanen e colaboradores descreveram, em estudo populacional, que a incidência de fraturas do úmero proximal em pacientes acima de 60 anos aumenta 13,7% por ano de idade. Esse aumento é atribuído pelos autores ao aumento da idade populacional, aumentando os fatores de risco descritos anteriormente. Baseados em estudos populacionais, esses autores calculam que as fraturas do úmero proximal irão triplicar em 2030.[5]

## ANATOMIA

A extremidade proximal do úmero é dividida em quatro segmentos: cabeça umeral, tubérculo maior, tubérculo menor e diáfise. O colo cirúrgico compreende exclusivamente a superfície articular, sem envolvimento dos tubérculos. Já o colo cirúrgico se localiza imediatamente distal aos tubérculos. As fraturas do colo anatômico são menos frequentes que a do colo cirúrgico e também mais graves, pois lesam a vascularização da superfície articular. Os tubérculos maior e menor formam entre si o sulco intertubercular, por onde passa a cabeça longa do tendão do bíceps braquial. Trata-se de um importante parâmetro anatômico para redução da fratura durante procedimentos cirúrgicos.[1]

O desvio da fratura ocorre devido à ação de tendões que se inserem nas estruturas anatômicas descritas anteriormente. Os tendões do supraespinhoso, infraespinhoso e redondo menor se inserem no tubérculo maior e tendem a desviar o fragmento fraturado em direção posterior e proximal, por serem músculos com função de abdução e rotação externa.[1,3]

O tendão do músculo subescapular insere-se no tubérculo menor que, quando é fraturado, tende a desviar medialmente, devido a sua ação de rotador interno. Já a diáfise umeral desvia medialmente devido à ação do peitoral maior, que é um potente adutor.

O musculo deltoide, com suas porções anterior, lateral e posterior, atua na elevação do membro. Sua inervação é realizada pelo nervo axilar, que se localiza cerca de cinco centímetros distal à margem lateral do acrômio. Esse parâmetro anatômico deve ser considerado durante o ato cirúrgico, seja durante a realização de dissecções ou a utilização de afastadores no deltoide. Já o tendão da cabeça longa do bíceps atua com sua função estabilizadora da cabeça umeral, impedindo sua migração cranial[1,3] (Figura 14.1).

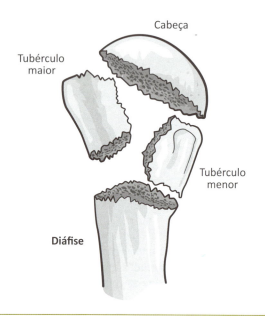

FIGURA 14.1 Segmentos da cabeça umeral.

As relações ósseas anatômicas definem os parâmetros e objetivos a serem atingidos durante o tratamento. No plano coronal, a cabeça umeral apresenta uma inclinação em relação à diáfise com angulação que varia de 130° a 150°. O diâmetro da curvatura da cabeça umeral é de cerca de 46 mm (variando de 37 mm a 57 mm). No plano sagital, a cabeça umeral apresenta-se retrovertida em cerca de 20°, podendo apresentar variações desde 10° de anteversão até 60° de retroversão.[1]

A porção mais proximal da superfície articular da cabeça umeral encontra-se 8 mm do ápice do tubérculo maior. Figueiredo e colaboradores descrevem como importante parâmetro no tratamento cirúrgico das fraturas do úmero proximal a distância média da borda superior do tendão do peitoral maior ao ápice da cabeça umeral. Os autores encontraram a média de 59,3 mm (variando de 55 a 64). Os mesmos autores descrevem que a altura do *footprint* do peitoral maior é 1,36 vez maior (36%) que a distância da borda superior ao ápice da cabeça umeral.[6] Já Murachovsky e colaboradores, em 2006, descrevem a distância média de 5,6 (+/- 0,5 cm) da borda superior do tubérculo maior ao ápice umeral, sendo essa distância um bom parâmetro a ser seguido durante artroplastias para tratamento das fraturas do úmero proximal.[7]

## VASCULARIZAÇÃO

A anatomia vascular da extremidade proximal do úmero é importante no suprimento sanguíneo da cabeça umeral, sendo o risco de necrose maior em determinadas configurações de fraturas.

A artéria e veia axilar e suas tributárias, as circunflexas (anterior e posterior), são os vasos mais importantes a se considerar.[8]

A artéria circunflexa anterior origina-se da artéria axilar ao nível da borda inferior do subescapular. A seguir, a artéria atravessa ao redor da diáfise umeral e se anastomosa com a artéria circunflexa posterior, que acompanha o nervo axilar ao nível do espaço quadrangular.[1,8,9]

O ramo ascendente da artéria circunflexa anterior penetra no osso imediatamente lateral ao sulco bicipital, enviando ramos para os tubérculos maior e menor e é fundamental na manutenção do suprimento sanguíneo do segmento articular. A ramificação anterolateral penetra na cabeça para formar a artéria arqueada, que irriga toda a cabeça, exceto por uma pequena área posterior. Contribuem também para a irrigação da extremidade proximal do úmero, em menor importância, as anastomoses entre os vasos do manguito rotador em sua inserção óssea.[1,8,9,10]

A anatomia descrita anteriormente é relevante para a fixação das fraturas. A manipulação e a excessiva desvitalização de tecidos podem danificar o suprimento sanguíneo residual ao segmento articular e aumentar o risco de osteonecrose.[1,10]

Hertel e colaboradores descreveram que a isquemia da cabeça umeral pode ser prevista com um valor preditivo de 97%, quando a extensão do comprimento do componente metafisário da cabeça umeral for inferior a 8 mm, quando houver lesão da dobradiça medial entre a cabeça e a diáfise do úmero e quando houver lesão do colo anatômico[10] (Figuras 14.2 e 14.3).

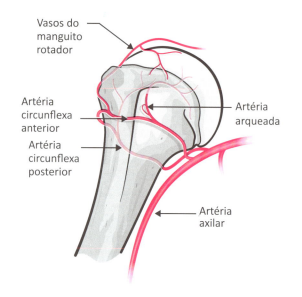

FIGURA 14.2 Vascularização da cabeça umeral.

Extensão metafisária maior que 8 mm/ (B) Extensão metafisária menor que 8 mm. A dobradiça medial encontra-se no calcar medial. / (C) Dobradiça medial intacta./ (D) Dobradiça medial com desvio maior que 2 mm.

# Fraturas do Úmero Proximal

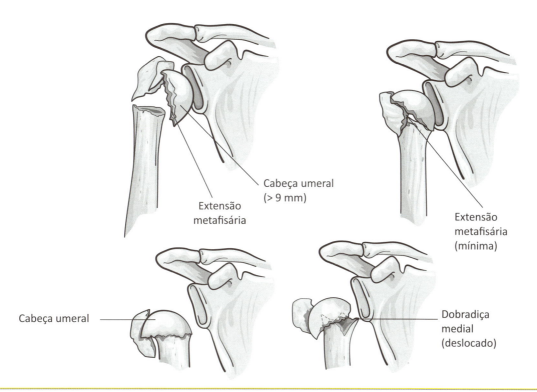

**FIGURA 14.3** Critérios radiográficos de Hertel. A extensão metafisária é mensurada pela distância da junção da cabeça umeral e colo anatômico até a cortical medial do úmero. Modificada de Hertel, et al., 2004.[10]

## INERVAÇÃO

A inervação do ombro é fornecida pelo plexo braquial (C5-T1), além de contribuições do terceiro e do quarto nervos cervicais. Basicamente, três nervos podem estar diretamente envolvidos em lesões nas fraturas do úmero proximal: nervo axilar (C5, C6), musculocutâneo (C5, C6, C7) e o supraescapular (C5, C6).[1,3]

O nervo axilar é o mais comumente lesado, principalmente em situações em que haja fratura ou luxação com desvio anteroinferior da cabeça umeral. Localiza-se na borda anteroinferior do músculo subescapular, seguindo em direção ao espaço quadrangular, onde se ramifica para inervar os músculos redondo menor e deltoide nas suas porções anterior, lateral e posterior.

O nervo musculocutâneo localiza-se entre os músculos bíceps e coracobraquial, sendo o responsável pela inervação destes. Já a do nervo supraescapular é rara, ocorrendo com maior frequência por seu estiramento ao nível do ligamento transverso da escápula. Atua na inervação dos músculos supra e infraespinhoso, além de emitir ramificações sensitivas até a articulação glenoumeral e acromioclavicular.[1,3]

## AVALIAÇÃO E CLASSIFICAÇÃO

### Mecanismo de trauma

A história revela um mecanismo ou a cominação dos descritos a seguir:

- Trauma direto, decorrente de traumas de alta energia;
- Queda da própria altura;
- Traumas axiais;
- Rotação interna excessiva, associada a forças de adução.

Em ambientes e pacientes com história de choque elétrico de alta energia ou convulsões, as dores no ombro devem ser valorizadas, principalmente com o intuito de serem diagnosticadas fraturas e luxações posteriores, que podem passar despercebidas no exame clínico inicial.[1,3,5]

### AVALIAÇÃO CLÍNICA

Em pacientes com história de traumas de alta energia, após os cuidados iniciais e realização do protocolo preconizado pelo ATLS, devem ser examinados, além do ombro, a coluna cervical e a parede torácica.[3]

Nesse momento, deve-se avaliar a história e o mecanismo de trauma. Dor é o sintoma mais frequente. Os pacientes apresentam edema e equimose. A presença de síndrome compartimental no ombro é rara, mas deve ser lembrada.[1,3]

Deve-se realizar a avaliação neurovascular do membro acometido.

A avaliação do plexo braquial deve ser sempre realizada, avaliando-se a função do deltoide (avaliação de sua sensibilidade), bíceps (raízes de C5), tríceps (C7), punho flexores/

Série Ortopedia e Traumatologia – Fundamentos e Prática

extensores (C6).[3] A perfusão da mão deve ser descrita em prontuário médico.

## LESÕES ASSOCIADAS

Lesões da artéria axilar, embora raras, podem ter consequências devastadoras se não identificadas. Pode-se apresentar por meio de uma isquemia de início súbito, aumento da dor, perda de sensibilidade e o surgimento de edema e equimose em região axilar. A artéria axilar lesa com maior frequência na região do colo cirúrgico do úmero devido ao trauma direto dos fragmentos ósseos fraturados ou por tração do membro superior durante o trauma. A realização de arteriografia é mandatória e o subsequente reparo da lesão é necessário, de preferência com a fixação da fratura no mesmo tempo cirúrgico.[1]

A lesão do plexo braquial associada é um importante aspecto no prognóstico das fraturas do úmero proximal. As lesões nervosas ocorrem com maior frequência em fraturas com maiores desvios no colo cirúrgico ou na presença de luxação associada.[1,3]

As lesões do manguito rotador são comuns após fraturas do úmero proximal, com incidência variando de 29% a 40% dos casos.[1]

## AVALIAÇÃO RADIOGRÁFICA

Radiografias simples de boa qualidade são suficientes para a realização do diagnóstico. A série "trauma" consiste na realização das radiografias nas incidências anteroposterior (devendo-se ter o cuidado de realizar a correção de 30° de anteversão da escápula), o perfil de escápula e axilar. A radiografia em anteroposterior verdadeiro (incidência de Grashey) demonstra a superfície articular, o desvio da fratura no plano coronal (varo e valgo), a incidência em perfil de escapula, o desvio no plano sagital, os desvios do tubérculo maior e a axilar, a congruência ou não da articulação glenoumeral.[1]

Entretanto, a tomografia computadorizada auxilia na programação do tratamento cirúrgico, visualizando a presença de traços de fratura articulares ou da cabeça umeral (*head-splitting*), fragmentos ou corpos livres intra-articulares. Já a ressonância magnética pode ser utilizada na avaliação de lesões do manguito rotador associadas.[1,3,11]

## CLASSIFICAÇÃO

Existem diversas classificações para as fraturas da extremidade proximal do úmero, de acordo com o mecanismo de trauma, nível da fratura, angulação e desvio da fratura. A classificação proposta por Neer, em 1970, leva em consideração os quatro fragmentos propostos por Codman, em 1934: colo anatômico, tubérculo maior, tubérculo menor e a diáfise ou colo cirúrgico do úmero.[1]

A classificação de Neer (Figura 14.4) considera o desvio dos fragmentos, não importando se os segmentos apresen-

tam linhas de fraturas. Para que um fragmento seja considerado desviado, precisa haver um deslocamento maior que 1 centímetro (5 mm para o tubérculo maior) ou uma angulação maior que 45° em relação ao segmento não fraturado. Portanto, quando o segmento ósseo fraturado não apresentar o desvio descrito anteriormente, a fratura será considerada sem desvio. A classificação compreende 18 padrões de fraturas, divididas em quatro grupos.[12]

A classificação descrita pelo sistema AO (Arbeit Gemeinschaft für Osteosynthesefragen)[13] (Figura 14.5) descreve as fraturas em três tipos principais, com três subdivisões em cada tipo de fratura. O tipo A compreende as fraturas extra-articulares unifocais. Já as do tipo B também são extra-articulares, porém apresentam mais de um foco de fratura. As do tipo C são articulares, consequentemente com pior prognóstico. A seguir, subdividem-se em três grupos, de acordo com a característica da fratura. Outra subdivisão ocorre com o grau de fragmentação, representando 27 tipos de fraturas diferentes.

A classificação de Codman-Hertel, derivada dos desenhos originais de Codman de 1934, é baseada de acordo com os planos das fraturas e não de acordo com o número de fragmentos. Compreende 12 tipos básicos de fraturas descritos com números de 1 a 12. Existem seis possíveis combinações de fratura dividindo o úmero em duas partes, cinco possíveis fraturas dividindo o úmero em três partes e um tipo de fratura dividindo o úmero em quatro partes.[10] Resch[14] propôs um adendo à classificação Codman-Hertel, analisando a angulação da fratura e seu aspecto biomecânico. Ele descreve três tipos biomecânicos de lesão, que são classificados pelo observador.

Inicialmente, a fratura é descrita como uma lesão por compactação ou distração no plano coronal. Uma lesão por compactação ocorre quando a altura do tubérculo maior não se altera e o comprimento total do úmero é reduzido, associado à compactação da cabeça umeral.

Uma lesão por distração é definida como um aumento da distância na face lateral entre a diáfise e o fragmento da cabeça (fratura subcapital) ou entre a diáfise e o fragmento do tubérculo maior (fratura subcapital associada à fratura do tubérculo maior). Caso não ocorram os desvios descritos anteriormente, é classificada como neutra.

A seguir, o desvio da fratura é classificado como varo, valgo ou neutro, de acordo com a inclinação da cabeça em relação à diáfise no plano coronal. Finalmente, o ângulo entre a cabeça e a diáfise, no plano sagital, de acordo com a radiografia em perfil de escápula, é classificado em flexão, extensão ou neutro.

A classificação de Neer, embora seja a mais amplamente utilizada, apresenta baixa concordância inter e intraobservador.

## TRATAMENTO

O tratamento das fraturas do úmero proximal apresentou grande evolução nos últimos anos. No passado, a maior par-

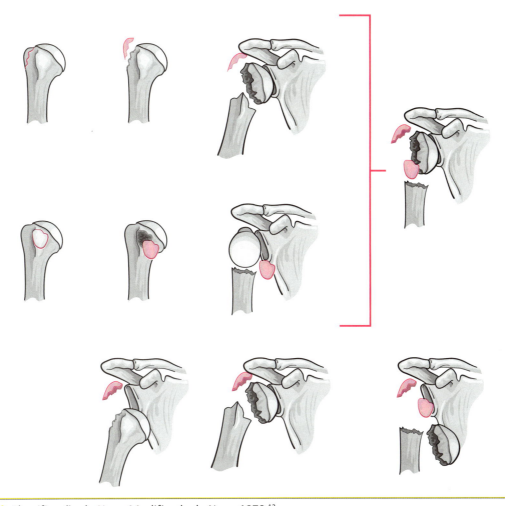

FIGURA 14.4 Classificação de Neer. Modificada de Neer, 1970.[12]

11-A    fratura unifocal extra articular

11A-A1  tuberosidade

11A-A2  metáfise impactada

11A-A3  metáfise não impactada

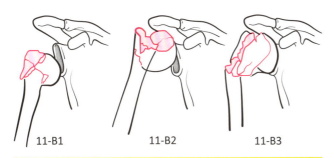

FIGURA 14.5 Classificação para fratura de úmero proximal pelo sistema AO (Arbeit Gemeinschaft für Osteosynthesefragen). Modificada de Marsh, *et al.*, 2007.[13]

te do algoritmo de tratamento era baseada em radiografias e sistemas de classificação de fraturas. Porém, devido à baixa confiabilidade dos sistemas de classificação e à fraca correlação radiográfica com os resultados funcionais, menos ênfase tem sido colocada sobre esses fatores.[13]

De forma geral, a maioria dos pacientes pode ser tratada com sucesso, sem intervenção cirúrgica. Cerca de 80% das fraturas do úmero proximal são minimamente desviadas, frutos de traumas de baixa energia e de baixo risco para desvio durante o tratamento. Apresentam baixa taxa de necrose avascular e alto índice de consolidação com o tratamento conservador.[3]

Nas fraturas desviadas, a decisão sobre o tipo de tratamento torna-se mais difícil. Historicamente, as indicações de tratamento têm sido fortemente baseadas em radiografias. Fraturas com menos de 30° de varo ou valgo de desvio da cabeça do úmero e contato cortical residual são considerados passíveis de tratamento conservador. O padrão de fratura também auxilia na tomada de decisão do tratamento. Quanto maior for a extensão medial metafisária íntegra do úmero, maior a probabilidade de a vascularização da cabeça estar intacta. Além disso, deve-se avaliar o grau de osteoporose, a presença de alterações degenerativas (artrose) e os sinais de insuficiência do manguito rotador, pois esses fatores podem ter impacto no resultado final e consequentemente no tipo de tratamento escolhido.

Como em todas as fraturas, é importante para o médico discutir as opções com o paciente e pesar as características individuais de cada um antes de formular um plano terapêutico.

## TRATAMENTO NÃO CIRÚRGICO

O tratamento não cirúrgico consiste em um breve período de imobilização com uso de uma tipoia de Velpeau, e início suave da fisioterapia motora. Manter a extremidade acometida na tipoia e permanecer em repouso numa posição vertical ou semirreclinada pode ajudar a reduzir a dor.

A imobilização prolongada pode ser prejudicial para o resultado funcional. A fisioterapia deve começar até a segunda semana após a lesão. Inicialmente com exercícios pendulares e, em seguida, com exercícios controlados para ganho de arco de movimento. As principais complicações após tratamento conservador são redução de arco de movimento, necrose avascular e artrose pós-traumática[3] (Figura 14.6).

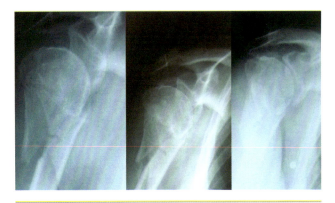

FIGURA 14.6 Tratamento conservador de fratura do úmero.

## TRATAMENTO CIRÚRGICO

Os objetivos são restaurar a anatomia do úmero proximal para permitir a consolidação da fratura e maximizar a função do ombro.

A relação da superfície articular com o eixo do úmero deve ser restaurada para otimizar a amplitude de movimento e a estabilidade da articulação. As tuberosidades também devem ser reduzidas à sua posição anatômica, restabelecendo as inserções do manguito rotador. Além das indicações cirúrgicas inerentes aos desvios das fraturas, deve-se considerar fraturas expostas e lesões nervosas ou vasculares reparáveis.

## FRATURAS EM DUAS PARTES

As fraturas do colo anatômico são pouco frequentes e de difícil tratamento. O fragmento proximal apresenta-se solto dentro da articulação, tornando difícil sua redução e fixação. Dessa maneira, o risco de evolução para necrose é alto, chegando a índices próximos a 100%, sendo indicada a artroplastia (principalmente em idosos) em vez de se optar pela redução e fixação. As fraturas da tuberosidade menor também são pouco frequentes. Estão associadas à luxação posterior do ombro, e em sua vigência deve-se questionar o paciente quanto ao histórico de convulsões. O tratamento consiste em fixação da tuberosidade ou reinserção do tendão do subescapular quando o fragmento ósseo for pequeno. As fraturas da tuberosidade maior podem ocorrer por trauma direto ou como avulsão do manguito rotador. Podem estar associadas à luxação anterior do ombro. O desvio do fragmento é em direção posterior e superior pela ação dos músculos infra e supraespinais, respectivamente. Nas fraturas desviadas com mais que 5 mm de ascensão do fragmento, deve-se optar pelo tratamento cirúrgico. Cerca de 10% dessas fraturas podem estar associadas a fraturas com mínimo desvio do colo cirúrgico. Os métodos de fixação mais utilizados são os amarrilhos com fios inabsorvíveis, parafusos isolados ou fixação com placas. Alguns casos podem ser bem conduzidos com o auxílio da artroscopia para melhor avaliação da redução do fragmento. Além disso, a técnica artroscópica permite a avaliação de todo manguito e intervalo rotador. As fraturas do colo cirúrgico são frequentes e podem apresentar desvio inicial em varo ou valgo. Existe uma grande gama de variações de apresentação dessas fraturas, podendo ser impactadas, associadas a grandes desvios iniciais ou ainda com cominuição metafisária. O tratamento mais utilizado é a redução aberta e fixação interna (RAFI) com placas e parafusos (Figura 14.7). Entretanto, outras opções como hastes intramedulares, fixações percutâneas com fios de Kirschner e fixações com placas por técnicas minimamente invasivas também são apropriadas e dependem do tipo de fratura e da experiência do cirurgião.[15]

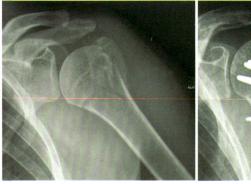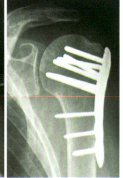

FIGURA 14.7 Tratamento cirúrgico de fratura do úmero em duas partes.

## FRATURAS EM TRÊS E QUATRO PARTES

As fraturas em três e quatro partes são geralmente tratadas cirurgicamente. Nos pacientes jovens, o método de escolha é a RAFI. A redução anatômica das tuberosidades é essencial para assegurar que no evento da necrose avascular intolerável possa ser realizada a artroplastia. Na avaliação pré-operatória, a tomografia computadorizada é essencial para quantificar os desvios dos fragmentos, classificar a fratura e inferir a viabilidade da cabeça do úmero e as características mecânicas do osso. A presença do desvio em valgo da cabeça e da dobradiça medial maior que 8 mm são sinais de melhor prognóstico para a osteossíntese. A redução dos fragmentos deve ser planejada pré-operatoriamente e realizada separadamente para cada um dos fragmentos no intraoperatório. A redução da cabeça em relação à diáfise deve ser feita antes da redução das tuberosidades.

A vascularização da cabeça deve ser preservada durante o procedimento cirúrgico, evitando-se dissecções e exposições desnecessárias dos fragmentos fraturados, e a sua preservação está relacionada com a técnica cirúrgica empregada. De qualquer modo, alguns fatores podem ser relacionados com menor risco de necrose avascular como, por exemplo, fraturas em três partes em mais que 50% da tuberosidade menor ainda conectada à cabeça, dobradiça medial intacta, segmento medial do calcar maior que 8 mm.[15]

## FRATURAS COMPLEXAS ASSOCIADAS A LUXAÇÕES

As fraturas em três e quatro partes associadas a luxações têm tratamento mais difícil e pior prognóstico. De forma geral, podem ser divididas em dois grupos. Aquelas que ocorrem mais frequentemente em pacientes do sexo masculino, jovens, vítimas de trauma de alta energia e aquelas que ocorrem em pacientes do sexo feminino, idosas e ocasionadas por traumas de baixa energia. A principal diferença entre esses grupos é que, nas fraturas dos pacientes mais jovens, a cabeça umeral tem maior probabilidade de se manter viável, pois nessas lesões a cápsula articular e sua vascularização permanecem inseridos no fragmento. No segundo grupo, a cabeça umeral costuma se apresentar desprovida da inserção capsular e, portanto, tem grande chance de evoluir para necrose avascular. Nestes casos, a melhor indicação é a artroplastia[15] (Figura 14.8).

## TÉCNICAS E DISPOSITIVOS DE FIXAÇÃO

**Redução fechada e fixação percutânea**: a fixação percutânea minimiza a agressão aos tecidos moles e pode diminuir o risco de necrose avascular e pseudoartrose. A fratura é reduzida sob orientação fluoroscópica, e então fios metálicos (Kirschner) ou parafusos são inseridos percutaneamente para estabilizá-la. Os pinos que são inseridos cranialmente e direcionados para a cabeça do úmero devem ser posicionados com atenção, para evitar lesão no ramo anterior do nervo axilar.

É necessário profundo conhecimento da anatomia, pois diversos estudos têm mostrado que o nervo axilar, a veia cefálica, o tendão do bíceps e a artéria circunflexa umeral posterior estão em risco com a utilização dessa técnica.

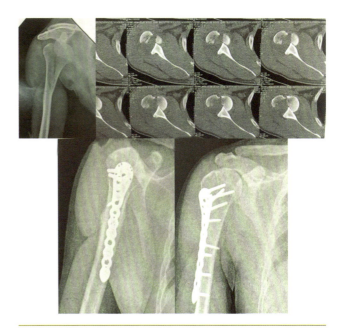

**FIGURA 14.8** Tratamento cirúrgico de fratura e luxação do úmero.

**Fixação aberta com placas**: a abordagem deltopeitoral é a mais usada. O uso das placas bloqueadas ampliou as indicações do tratamento cirúrgico para essas fraturas. Apesar de estas placas terem sido desenvolvidas para o osso com osteoporose, elas têm sido usadas em pacientes jovens com excelentes resultados, e promovido rápida reabilitação. No paciente idoso com osteoporose, os resultados têm sido aquém do esperado, com taxas de complicações que chegam a 36%. A justificativa de piores resultados está no fato de que, por ser uma montagem rígida na vigência do colapso do osso pela osteoporose ou pela necrose, o sistema parafuso-placa penetra na articulação, causando dor e limitação da mobilidade articular. Há inclusive uma tendência na literatura atual em buscar montagens mais elásticas para esse tipo de situação, evitando-se assim a penetração dos parafusos na vigência do colapso da fratura. Como a maioria desses implantes tem os parafusos fixados na placa e com direção predefinida, o posicionamento correto da placa também é fundamental para evitar a penetração anterior ou posterior dos parafusos.

## TÉCNICA CIRÚRGICA

O procedimento cirúrgico deve ser realizado com o paciente em posição que permita visualizar toda a fratura com o uso do intensificador de imagem (Figura 14.9). Esta cirurgia é dependente do intensificador de imagem. A abordagem cirúrgica mais usada é a via deltopeitoral. O procedimento começa com a redução da cabeça à diáfise quase sempre de modo percutâneo, por meio da redução indireta ou com uso de pequenos instrumentos introduzidos entre as tuberosidades, principalmente nas fraturas impactadas em varo. A identificação do sulco bicipital e a fixação das tuberosidades com fios de sutura são passos extremamente importantes que auxiliam na redução da cabeça e facilitam a manipulação desses fragmentos com pouca desvitalização.

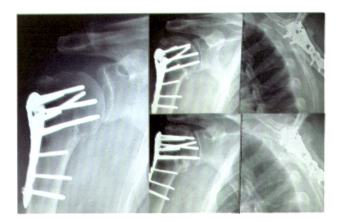

FIGURA 14.9 Posicionamento do paciente. Paciente posicionado em mesa radiotransparente com leve inclinação dorsal e com coxim subescapular. O intensificador de imagem é posicionado antes mesmo da incisão e testado para avaliar a qualidade de imagem intraoperatória.

Nas fraturas desviadas em valgo, as tuberosidades permanecem alinhadas com a cabeça e a diáfise. Nesta situação, deve-se analisar se a dobradiça medial está íntegra ou não. Quando a dobradiça está íntegra, a redução é mais fácil de ser conseguida, com introdução de instrumento entre as tuberosidades para diminuir o valgo. Quando há ruptura da dobradiça medial, a cabeça está mais instável, e deve-se tomar cuidado para que não ocorra translação e angulação em varo da cabeça. Independentemente do tipo da fratura, a redução da cabeça em relação à diáfise deve ser mantida com um fio de Kirschner temporário, que pode ser fixado na cavidade glenoide. A redução e a fixação da tuberosidade maior é um passo extremamente importante para a manutenção da função da articulação glenoumeral. O deslocamento da diáfise pela ação do músculo peitoral maior e romboides é, muitas vezes, pouco percebido e determinado clinicamente. Essa rotação medial da diáfise deve ser corrigida levando-se em conta o sulco bicipital.

**Hastes intramedulares**: o uso de um dispositivo intramedular tem sido defendido como uma alternativa à fixação com placas. Esta técnica é considerada menos invasiva para o invólucro de tecidos moles (Figura 14.10). Entretanto, existe preocupação em relação ao manguito rotador. A atenção meticulosa na dissecção e no reparo do tendão supraespinal, a utilização de um ponto de entrada sobre a superfície articular superior, em vez da região de inserção umeral do manguito rotador, podem diminuir as chances de dor no ombro no pós-operatório. Embora seja descrita a utilização das hastes intramedulares para quase todos os tipos de fraturas do úmero, atualmente as indicações que consideramos mais adequadas são os pacientes que apresentam fratura em duas partes (classificação de Neer) do colo cirúrgico e aqueles com fraturas segmentares ou extensão metafisária.

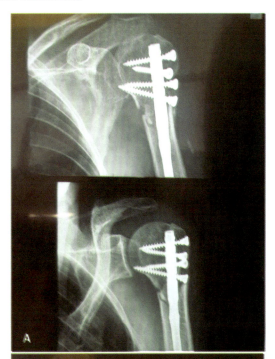

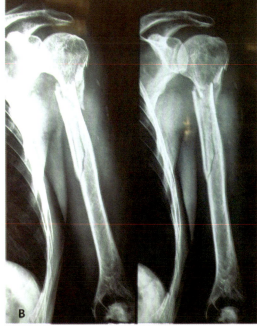

FIGURA 14.10 (A e B) Tratamento cirúrgico de fratura do úmero com haste.

## ARTROPLASTIAS

Apesar do desenvolvimento das placas bloqueadas, algumas fraturas proximais do úmero em três e quatro partes não podem ser reconstruídas ou evoluem com falta de união ou consolidação viciosa associada ou não à necrose avascular. A incidência de necrose avascular nessas fraturas é alta, variando de 6% a 75%, mas ela é, na maioria das vezes, assintomática, com 77% dos pacientes apresentando bons e excelentes resultados funcionais. Na presença da dor intensa e sem possibilidade de revisão da osteossíntese, a substituição da articulação é a melhor solução. Independentemente dessa indicação, na fratura da epífise (*head-split*) no idoso, perda do osso esponjoso ou na osteoporose grave, a artroplastia deve ser considerada como primeira opção de tratamento. Quando for usada a prótese, os fatores mais importantes para a boa evolução do tratamento são a adequada fixação e a consolidação das tuberosidades, a restauração da altura da cabeça e a correção da retroversão e do *offset* lateral da cabeça. Mesmo assim, os resultados com as próteses ainda são desanimadores (Figura 14.11). Uma justificativa para este fato nos idosos seria a presença prévia de ruptura do manguito rotador, que pode atingir até 80% nos pacientes acima dos 80 anos. Uma nova alternativa para isso é a prótese reversa, que usa o músculo deltoide para substituir o manguito rotador lesado.

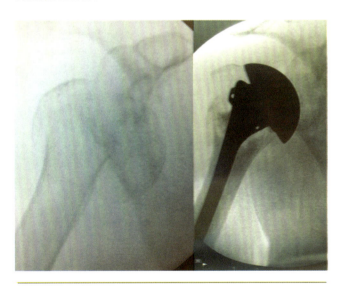

**FIGURA 14.11** Tratamento cirúrgico de fratura do úmero com prótese.

## ABORDAGENS CIRÚRGICAS

### DELTOPEITORAL

A abordagem deltopeitoral é a mais utilizada para o tratamento das fraturas proximais do úmero. A incisão inicia-se na lateral ao processo coracoide e se estende em direção à diáfise umeral por cerca de 5 cm a 7 cm. Deve-se afastar o deltoide e a veia cefálica lateralmente. O cabo longo do bíceps e sua goteira são as principais referências para identificação dos fragmentos e posicionamento dos implantes.

### ANTEROLATERAL

O paciente é colocado em posição de cadeira de praia. A mão do cirurgião é colocada sobre o ombro, com o dedo médio ao longo da espinha da escápula, o polegar no coracoide e o dedo indicador na AC articulação. Uma incisão longitudinal é então feita em linha com o dedo indicador, iniciando a partir do acrômio com orientação distal. A rafe entre o deltoide anterior e médio é identificada e dividida no sentido das fibras. O ramo anterior do nervo axilar é localizado profundamente ao deltoide cerca de 5 cm distal ao acrômio e pode ser identificado pela palpação de "um cordão" espesso e de orientação transversal. O nervo deve ser dissecado e identificado (Figura 14.12). É importante ter atenção no momento da colocação da placa e dos parafusos para evitar comprometimento do nervo.

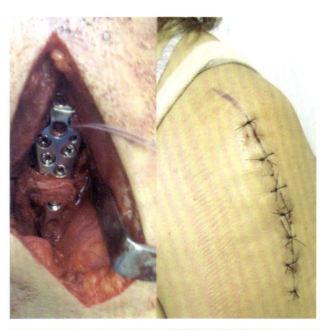

**FIGURA 14.12** Nervo axilar dissecado sobre a placa e aspecto cosmético.

## ABORDAGEM MINIMAMENTE INVASIVA

Essa abordagem é a combinação da via anterolateral em sua porção mais superior com uma pequena incisão mais distal na face lateral do úmero para colocação dos parafusos. Essa via permite uma técnica mais "biológica" e tem como ponto-chave a identificação do nervo axilar. O nervo deve ser palpado e protegido durante a passagem da placa e sua fixação deve ser feita com parafusos (Figura 14.13).

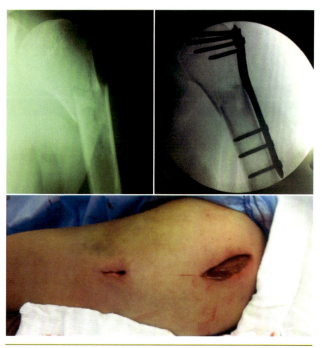

FIGURA 14.13 Abordagem minimamente invasiva.

## REABILITAÇÃO PÓS-OPERATÓRIA

Após o tratamento cirúrgico, a maioria dos pacientes é aconselhada a usar uma tipoia durante 4 a 6 semanas. O período de imobilização depende da estabilidade da fixação cirúrgica.

A fisioterapia é iniciada com exercícios pendulares e movimentação ativo-assistida na segunda semana pós-cirurgia. A abdução do ombro, além de 90 graus ou rotação externa além da posição neutra, é evitada durante este período.

Exercícios isométricos do manguito rotador e de amplitude de movimento ativo supervisionado por um fisioterapeuta, complementado por um programa de exercícios em casa, são iniciados após a retirada da tipoia e continuam durante cerca de 6 meses após a operação.

## COMPLICAÇÕES

### OMBRO CONGELADO

As causas da rigidez pós-traumática do ombro são frequentemente multifatoriais. Apesar de a contratura capsular ser geralmente a principal causa da rigidez, outros fatores podem estar associados, como: consolidação viciosa da fratura, síndrome dolorosa regional complexa, síndrome do desfiladeiro torácico, impacto mecânico dos implantes e disfunção do manguito rotador.

O achado mais característico é de restrição de movimento em um "padrão capsular", com rigidez generalizada, mas seletivamente maior perda de abdução do ombro e rotação externa. O tratamento inicial é conservador, com reabilitação do ombro para tentar recuperar o movimento por meio de exercícios de alongamento seletivos. A maioria dos pacientes melhora, e a recuperação do movimento é muitas vezes prolongada durante o primeiro ano após a lesão.

Em fraturas consolidadas viciosamente, é importante distinguir se a rigidez vem da contração dos tecidos moles ou da própria configuração óssea. Um exame fluoroscópico sob efeito de anestesia e até mesmo uma artroscopia do ombro podem ser necessários para distingui-los.

Em pacientes com rigidez pós-traumática refratária e sem consolidação viciosa, o tratamento com manipulação sob anestesia é geralmente realizado. Este procedimento está contraindicado em pacientes com consolidação incerta da fratura e em pacientes com osteoporose grave, pelo risco de fratura do úmero durante a manipulação. Pode ser necessária a complementação com a liberação artroscópica. Deve-se implementar um programa agressivo de fisioterapia imediatamente após a capsulotomia.[16]

### CONSOLIDAÇÃO VICIOSA

Algum grau de consolidação viciosa é inevitável em fraturas do úmero proximal desviadas, que são tratadas conservadoramente.

A complexa anatomia da maioria das consolidações é mais bem apreciada usando-se tomografia computadorizada com reconstruções tridimensionais. A RM pode ser útil para avaliar o estado do manguito rotador e da cápsula, mas a interpretação das imagens é frequentemente dificultada pelos artefatos metálicos na imagem (nos casos cirúrgicos).

O tratamento é individualizado com base no estado fisiológico do paciente, sintomas, anatomia óssea e a probabilidade de sucesso de um processo de reconstrução cirúrgica.[16]

### PSEUDOARTROSE

A pseudoartrose neste tipo de fratura é uma complicação rara, mas debilitante. O local mais frequentemente acometido é o colo cirúrgico. O tempo normal para consolidação clínica de uma fratura do úmero proximal é tipicamente de 4 a 8 semanas.

Apesar de a pseudoartrose ocorrer de forma esporádica, na maioria dos casos há fatores de risco identificáveis como: osteoporose, comorbidades clínicas, tratamento da toxicodependência, tabagismo e alcoolismo.

Na prática clínica, o diagnóstico de uma pseudoartrose é raramente um problema. Dor, rigidez e perda de função do braço são as queixas mais constantes.

Radiologicamente, existe a reabsorção e o alargamento da linha de fratura, muitas vezes com a reabsorção óssea maciça.

O alívio da dor constante e a restauração da função após o desenvolvimento dessa complicação somente podem ser alcançados por meio do tratamento cirúrgico.[16]

## Necrose

A osteonecrose da cabeça do úmero ocorre como consequência da perda de aporte sanguíneo da superfície articular e do osso subcondral, evoluindo para o colapso articular. Essa condição pode ou não ser sintomática e a cabeça pode colapsar completamente, ou pode haver envolvimento parcial, com ou sem acometimento articular.

Fraturas em três e quatro partes e fraturas-luxações estão em maior risco de desenvolver essa condição. A necrose também pode ocorrer como uma consequência do tratamento operatório, devido à manipulação excessiva de tecidos moles, que contêm a vascularização residual ao segmento articular. Algumas pessoas também podem estar predispostas a esta complicação, devido a comorbidades, medicações, tabagismo ou alcoolismo.

A apresentação envolve dor, rigidez e perda de função, geralmente depois de um período em que a função foi satisfatória. Radiologicamente, as mudanças envolvem esclerose da cabeça do úmero seguida por reabsorção e colapso. O diagnóstico diferencial é com artrose pós-traumática.

Tomografia computadorizada e ressonância magnética são úteis na avaliação da extensão e da gravidade do envolvimento da cabeça.

Nos casos sintomáticos, o tratamento baseia-se na artroplastia do ombro, podendo ser hemiartroplastia, artroplastia total ou artroplastia reversa, dependendo da avaliação do envolvimento da glenoide e da função do manguito rotador[16] (Figura 14.14).

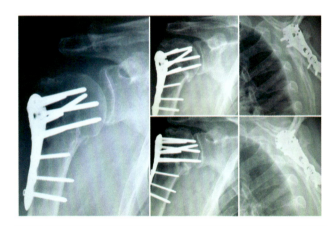

**FIGURA 14.14** Necrose avascular pós-osteossíntese do úmero. Paciente começou a apresentar sintomas e radiografia compatível com necrose apenas no nono mês de pós-operatório.

## REFERÊNCIAS BIBLIOGRÁFICAS

1. Rothberg D, Higgins T. Fractures of the Proximal Humerus. Orthop Clin N Am. 2013;44:9-19.
2. Lauritzen JB, Schwarz P, Lund B, et al. Changing incidence and residual lifetime risk of common osteoporosis-related fractures. Osteoporos Int. 1993;3(3):127-32.
3. Carrera EF, Netto NA. Fraturas Proximais do Úmero. In: Fraturas. 2.ed. São Paulo: Atheneu, 2007. p.179-90.
4. Hagino H, Fujiwara S, Nakashima E, et al. Case control study of risk factors for fractures of the distal radius and proximal humerus among the Japanese population. Osteoporos Int. 2004;15(3):226-30.
5. Palvanen M, Kannus P, Niemi S, et al. Update in the epidemiology of proximal humeral fractures. Clin Orthop Relat Res. 2006;442:87-92.
6. Figueiredo EA, Terra BB, Cohen C, et al. Footprint do tendão do peitoral maior: estudo anatômico. RBO. 2013;48(6):519-23.
7. Murachovsky J, Ikemoto RY, Nascimento LG, et al. Pectoralis major tendon reference (PMT): a new method for accurate restoration of humeral length with hemiarthroplasty for fracture. J Shoulder Elbow Surg. 2006 Nov-Dec;15(6):675-8.
8. Gerber C, Schneeberger AG, Vinh TS. The arterial vascularization of the humeral head. An anatomical study. J Bone Joint Surg Am. 1990;72(10):1486-94.
9. Hettrich CM, Boraiah S, Dyke JP, et al. Quantitative assessment of the vascularity of the proximal part of the humerus. J Bone Joint Surg Am. 2010;92(4):943-8.
10. Hertel R, Hempfing A, Stiehler M, et al. Predictors of humeral head ischemia after intracapsular fracture of the proximal humerus. J Shoulder Elbow Surg. 2004;13(4):427-33.
11. Gallo RA, Sciulli R, Daffner RH, et al. Defining the relationship between rotator cuff injury and proximal humerus fractures. Clin Orthop Relat Res. 2007;458:70-7.
12. Neer CS. Displaced proximal humeral fractures. I. Classification and evaluation. J Bone Joint Surg Am. 1970;52(6):1077-89.
13. Marsh JL, Slongo TF, Agel J, et al. Fracture and dislocation classification compendium - 2007: Orthopaedic Trauma Association Classification, Database and Outcomes Committee. J Orthop Trauma. 2007;21(Suppl 10):S1-133.
14. Resch H. Proximal humeral fractures: current controversies. J Shoulder Elbow Surg. 2011 Jul;20(5):827-32.
15. Sudcamp N, Bayer J, Hepp P, et al. Open reduction and internal fixation of proximal humeral fractures with use of the loocking proximal humerus plate. Results of a prospective multicenter, observational study. J Bone Joint Surg Am. 2009;91:1320-8.
16. Murray R, Amin KA, White TO, et al. Proximal humeral fractures. J Bone Joint Surg Br. 2011;93(1)-B:1-11.

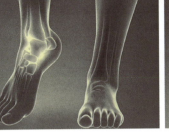
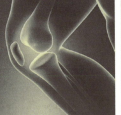

# Fratura da Diáfise do Úmero

José Octavio Soares Hungria
Jorge Rafael Durigan

## EPIDEMIOLOGIA

Mais de 66 mil fraturas do úmero no adulto ocorrem anualmente nos EUA, responsáveis por mais de 363 mil dias de internação hospitalar. As fraturas da diáfise do úmero são responsáveis por 3% a 5% de todas as fraturas e por 20% a 60% das fraturas do úmero. Aproximadamente, 10% das fraturas da diáfise do úmero são expostas. Existe uma distribuição bimodal da fratura da diáfise do úmero no adulto: um pico na terceira década de vida em pacientes do sexo masculino como resultado de traumas de alta energia e um segundo pico na sétima década, com 75% das fraturas ocorrendo em mulheres, em consequência a queda do nível do solo e atribuídas a osteoporose.

As principais causas de fratura da diáfise do úmero no adulto incluem acidentes de trânsito, quedas, traumas penetrantes e torcionais. Os traumas de alta energia vêm aumentando cada vez mais a complexidade e a gravidade das fraturas dos pacientes atendidos.

## ANATOMIA

A diáfise do úmero se estende da borda superior da inserção do tendão do músculo peitoral maior até a crista supracondiliana distalmente. A extremidade proximal tem o formato cilíndrico e se transforma em formato triangular no terço distal.

A diáfise do úmero é dividida em três bordas: a borda anterior, que estende da tuberosidade maior proximalmente até a fossa coronoide; borda medial, que estende do tubérculo menor até a crista supracondiliana medial; borda lateral, que estende da face posterior do tubérculo maior até a crista supracondiliana lateral. Na superfície anterolateral se encontra a tuberosidade deltoídea, o sulco para o nervo radial e a artéria braquial profunda. A superfície anteromedial forma o assoalho para o sulco intertubercular. As superfícies anteromedial e anterolateral se juntam distalmente, promovendo a origem do músculo braquial. Na superfície posterior se encontra o sulco espiral para o nervo radial e a origem das cabeças medial e lateral do músculo tríceps braquial.

Os septos intermusculares medial e lateral dividem o braço em compartimentos anterior e posterior. Os músculos bíceps braquial, coracobraquial, braquial e ancôneo, a artéria e veia braquial, e os nervos mediano, musculocutâneo e ulnar estão contidos no compartimento anterior. O músculo tríceps braquial e o nervo radial constituem o compartimento posterior.

O nervo radial cruza a face posterior da diáfise do úmero, iniciando aproximadamente 20 cm do epicôndilo medial até um ponto 14 cm do epicôndilo para o epicôndilo lateral. O nervo está em direto contato com a face posterior do úmero por um comprimento de 6,5 cm. Existe alguma variabilidade interpessoal. O nervo radial perfura o septo intermuscular lateral para entrar no compartimento anterior. Nesse ponto se encontra entre os músculos braquial e braquioestilorradial.

O suprimento sanguíneo para a diáfise do úmero se origina de ramos da artéria braquial.

## CONSIDERAÇÕES BIOMECÂNICAS

Nas fraturas que ocorrem acima da inserção do músculo peitoral maior, o fragmento proximal está desviado em abdução e rotação externa, como resultado da ação da musculatura do manguito rotador. As fraturas que ocorrem no intervalo entre as inserções dos músculos peitoral maior proximalmente e deltoide distalmente resultam em adução do fragmento proximal e desvio lateral e encurtamento do fragmento distal. Nas fraturas que ocorrem distalmente, a inserção do músculo deltoide resulta em abdução do fragmento proximal e desvio proximal do fragmento distal (Figura 15.1).

A musculatura ao redor da diáfise do úmero acomoda 20° de angulação anterior e 30° de varo sem comprometimento da função ou da estética. A mobilidade normal do ombro e cotovelo compensarão esse grau de deformidade. O úmero pode facilmente aceitar 15° de erro de rotação sem comprometimento funcional. Pode ocorrer no foco de fratura até 3 cm de encurtamento que não interfere no resultado funcional final.

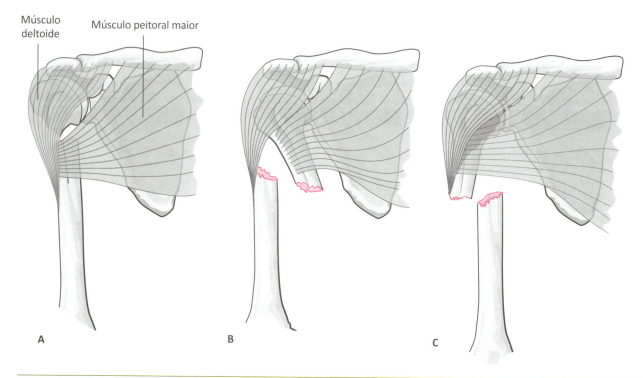

**FIGURA 15.1** Desvio da fratura da diáfise do úmero de acordo com a localização. **(A)** fratura acima da inserção do músculo peitoral maior; **(B)** fratura entre a inserção do músculo peitoral maior (proximal a fratura) e músculo deltoide (distal a fratura); **(C)** fratura distal a inserção do músculo deltoide. Modificada do Livro Browner B. Skeletal Trauma, 2 ed. Cap. 43, figura 3.

## CLASSIFICAÇÃO

Utiliza-se a classificação AO (*Arbeitsgemeinschaft für Osteosynthesefragen*), que divide as fraturas da diáfise em 3 tipos:

**Tipo A:** fraturas com traço simples
**Tipo B:** fraturas com cunha
**Tipo C:** fraturas complexas

Cada tipo é subdividido em grupos. Desta forma, as fraturas tipo A – fratura de traço simples são divididas em (Figura 15.2):

**A1:** traço simples helicoidal
**A2:** traço simples oblíqua
**A3:** traço simples transversa

As fraturas tipo B – fratura em cunha são divididas em (Figura 15.3):

**B1:** cunha helicoidal
**B2:** cunha de flexão
**B3:** cunha fragmentada

As fraturas tipo C – fraturas complexas, são divididas em (Figura 15.4):

**C1:** complexa helicoidal
**C2:** complexa segmentar
**C3:** complexa irregular

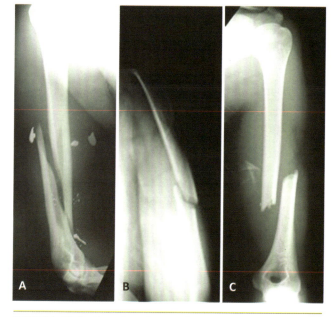

**FIGURA 15.2** Classificação AO, fratura Tipo A. **(A)** A1. **(B)** A2. **(C)** A3.

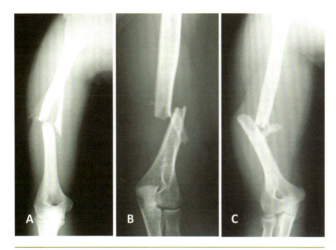

**FIGURA 15.3** Classificação AO, fratura Tipo B. **(A)** B1. **(B)** B2. **(C)** B3.

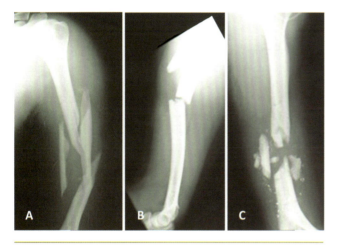

**FIGURA 15.4** Classificação AO, fratura Tipo C. **(A)** C1. **(B)** C2. **(C)** C3.

## DIAGNÓSTICO

### Clínico

O paciente possui os sinais clássicos de fratura: dor, edema, deformidade, crepitação e impotência funcional. Observa-se também encurtamento do membro e mobilidade no foco de fratura. Na chegada do paciente é importante que se faça um exame minucioso do estado neurovascular, especialmente quanto à integridade do nervo radial, em razão da sua frequência de lesão (8%), aumentada nas fraturas helicoidais do terço distal da diáfise do úmero denominadas Holstein-Lewis (22%). Devemos estar atentos no exame do nervo radial na avaliação da extensão do punho, tomando cuidado para não avaliarmos a extensão dos dedos, que ocorre pela musculatura intrínseca da mão, cuja inervação ocorre pelo nervo ulnar.

Além disso, os compartimentos do braço e antebraço devem ser examinados e a possibilidade de síndrome compartimental deve ser considerada. As articulações vizinhas também devem ser avaliadas. Lesões cutâneas, tais como abrasões, lacerações ou ferimentos penetrantes devem levantar suspeita de fratura exposta.

### Imagem

A fratura diafisária do úmero é sempre diagnosticada através de radiografias ortogonais anteroposterior e lateral do braço acometido, incluindo as articulações do ombro e do cotovelo. Exames de imagem como tomografia computadorizada e ressonância magnética não possuem utilidade para o diagnóstico da fratura. Entretanto, quando existir suspeita de lesões associadas, tais como lesão do manguito rotador, esses exames podem ser solicitados.

## TRATAMENTO

### Tratamento não cirúrgico

As fraturas isoladas da diáfise do úmero no adulto são tratadas de forma incruenta em 30% a 90% dos casos, com taxa de consolidação próxima a 100%, sendo que a melhor forma de tratamento incruento é com órtese funcional, conforme descrita por Sarmiento.[1] As outras formas de tratamento não cirúrgico são: gesso pendente, órtese de coaptação e imobilização tipo Velpeau.

Os desvios aceitáveis para o tratamento incruento são: 20° de angulação anterior, 30° de varo, 15° de rotação e até 3 cm de encurtamento, sem comprometimento funcional.

O gesso pendente apresenta como vantagens a possibilidade de restaurar o comprimento do membro, podendo controlar a angulação através de alças colocadas no punho. Como desvantagens, permaneça sentado, caso contrário, pode ocorrer afastamento do foco de fratura, o que pode levar a problemas de consolidação, limitação da mobilidade do ombro, cotovelo, punho e mão. A principal indicação para utilização do gesso pendente é como forma de tratamento inicial para se conseguir redução em fratura muito encurtada, geralmente substituída por órtese funcional. Não está indicado em casos de fraturas transversas.

A órtese de coaptação (ou pinça de confeiteiro) geralmente é utilizada como forma de tratamento inicial para as fraturas da diáfise do úmero que são pouco desviadas ou não adequadas para o tratamento com gesso pendente. Tem como vantagens ser barata, de fácil aplicação e permitir o movimento de mãos e punhos. Como desvantagens, apresenta a possibilidade de permitir encurtamento da fratura, irritação no território do nervo axilar e consolidação viciosa em pacientes obesos.

Imobilização tipo Velpeau é indicada para crianças e pacientes idosos. Como desvantagem, apresenta restrição dos movimentos de todas as articulações e potencial para laceração cutânea.

A órtese funcional de Sarmiento apresenta como vantagens a possibilidade de movimentação de todas as articu-

Série Ortopedia e Traumatologia – Fundamentos e Prática

lações, ser imobilização leve, bem tolerada pelos pacientes e com baixas taxas de pseudoartrose. Tem como desvantagens a impossibilidade de ser utilizada como tratamento inicial. As fraturas que serão tratadas de forma incruenta são inicialmente imobilizadas com pinça de confeiteiro, por um período de 3 a 4 semanas, trocada por órtese funcional. Atualmente a órtese funcional apresenta duas metades, sendo que a anterior contorna o músculo bíceps e a metade posterior contorna o músculo tríceps, o que permite compressão adequada e suporte da fratura. Apesar dos excelentes resultados iniciais, as complicações descritas são risco para desenvolver deformidades angulares e restrição da mobilidade articular. Pacientes sob risco de desenvolver deformidade angular em varo são os pacientes obesos e com mamas grandes. Entretanto, a deformidade residual nesses casos não traz alterações cosméticas apreciáveis. As contraindicações para utilização do tratamento funcional são grave lesão de partes moles; perda óssea; paciente não confiável ou desobediente; incapacidade de se conseguir ou manter redução aceitável da fratura. O sucesso do resultado com a órtese funcional de Sarmiento para as fraturas da diáfise do úmero depende de um número de fatores, incluindo paciente obediente, posição ortostática, efeito hidráulico da imobilização e contração da musculatura. Sarmiento e colaboradores referem que a contração muscular durante a atividade quando o paciente está imobilizado ajuda a realinhar os fragmentos em direção paralela, corrigindo a deformidade em rotação.[1]

## TRATAMENTO CIRÚRGICO

As formas de tratamento cirúrgico incluem redução aberta e fixação interna com placa de compressão; redução fechada e fixação interna com haste intramedular; redução fechada e fixação interna com placa em ponte; e redução fechada e fixação externa.

As indicações absolutas para o tratamento cirúrgico incluem fraturas expostas, fraturas bilaterais de úmero, pacientes politraumatizados, lesão vascular, paralisia do nervo radial após redução fechada, cotovelo flutuante, fraturas patológicas, extensão do traço de fratura para articulação (ombro ou cotovelo), fraturas segmentares, pseudoartrose e fraturas periprotéticas. As indicações relativas para o tratamento cirúrgico são fraturas helicoidais, fraturas transversas, lesão do plexo braquial, paralisia neurológica primária, falha na manutenção do alinhamento com o tratamento conservador, déficits neurológicos como doença de Parkinson, obesidade e falta de cooperação por abuso de álcool e drogas.

Entretanto, antes de formular um plano terapêutico, algumas variáveis devem ser levadas em consideração. A morfologia da fratura, o grau de lesão de partes moles, lesão neurológica associada, idade do paciente, presença de comorbidades e a obediência do paciente devem ser consideradas conjuntamente para se otimizar o sucesso do tratamento e limitar os riscos de complicações.

As fraturas da diáfise do úmero podem ser abordadas pela via de acesso anterolateral, anteromedial, lateral, posterior ou anterior. A via de acesso anterolateral é mais usada para abordagem das fraturas dos 2/3 proximais. Quando existe a necessidade de exploração do nervo radial associada à fixação da fratura, ou quando se trata de fratura isolada do terço distal da diáfise do úmero, a via de acesso posterior é melhor indicada. A via de acesso anteromedial não é frequentemente utilizada, porém proporciona excelente exposição ao feixe vascular e aos nervos mediano e ulnar, devendo estar reservada para associação de fraturas da diáfise do úmero com lesões vasculares. A via de acesso anterior é mais comumente realizada por meio de dupla via de acesso no tratamento com placas em ponte, com técnica minimamente invasiva. A via de acesso lateral tem como indicação ideal as fraturas da extremidade distal da diáfise do úmero que necessitam de fixação e exploração do nervo radial.

### Via de acesso anterolateral

A incisão cutânea da via de acesso anterolateral começa 5 cm distal ao processo coracoide e passa ao longo do sulco deltopeitoral. A incisão continua ao longo da borda lateral do músculo bíceps. O úmero é acessado entre o músculo deltoide e o peitoral maior proximalmente. Distalmente, o músculo bíceps é mobilizado medialmente para expor o músculo braquial. A dissecção profunda é realizada longitudinalmente através do músculo braquial.

### Via de acesso posterior

A via de acesso posterior é uma via que divide o músculo tríceps para expor a diáfise do úmero, desde a fossa do olécrano até o terço médio do úmero. A incisão cutânea é reta e alinhada desde a borda posterolateral do acrômio até a ponta do olécrano. Proximalmente, o intervalo entre as cabeças longa e lateral do músculo tríceps são identificado e dissecado. Distalmente, a dissecção é necessária para dividir o músculo tríceps. O nervo cutâneo braquial lateral deve ser preservado. A cabeça média do músculo tríceps é dividida no meio para expor a diáfise do úmero. Na extensão proximal da cabeça medial, a artéria braquial profunda e o nervo radial correm ao longo do sulco espiral e deve ser identificado e protegido. Dissecção proximal é limitada pelo nervo axilar e os vasos circunflexos posteriores. A desvantagem dessa via de acesso é o perigo de lesão do nervo radial e da artéria braquial profunda, devido a essas estruturas cruzarem diretamente essa via.

### Via de acesso lateral

A via de acesso lateral é extensão proximal da via de acesso lateral para o cotovelo, realizada ao longo da diáfise do úmero. Promove excelente exposição para os 2/3 distais do úmero e para o nervo radial. Pode ser ampliada proximalmente, como ocorre com a via de acesso anterolateral. A incisão cutânea segue uma linha da inserção do músculo deltoide até o epicôndilo lateral. O músculo tríceps é refle-

184  TRAUMATOLOGIA DO ADULTO

VOLUME 3

Fratura da Diáfise do Úmero

tido posteriormente, e o músculo braquial anteriormente. O nervo radial deve ser identificado e isolado lateralmente.

## Via de acesso anterior

A via minimamente invasiva apresenta como vantagens teóricas a melhor cosmética e preservação da biologia no foco de fratura. Proximalmente, a via de acesso é feita entre os músculos peitoral maior e deltoide, lateral ao tendão da cabeça longa do bíceps. É necessário rebater parte ou toda inserção dos músculos deltoide e peitoral maior para melhor colocação da placa. Distalmente, a via de acesso é feita exatamente lateral ao bíceps, 5 cm proximal a prega de flexão do cotovelo. O nervo cutâneo lateral do antebraço é protegido e o músculo braquial é dividido longitudinalmente. A porção lateral do músculo braquial serve para proteger o nervo radial. Esse procedimento deve ser feito com o antebraço em supinação. Para ligar as duas janelas, deve-se criar um túnel no plano subperiosteal na face anterior do úmero, cuidando para não direcionar os parafusos de anterior para posterior, na linha média, pelo risco de lesão do nervo radial na região central da diáfise na face posterior.

## Via de acesso anteromedial

A via de acesso anteromedial é realizada posteriormente ao septo intermuscular ao longo da linha que se estende proximalmente ao epicôndilo medial. O nervo ulnar deve ser liberado do músculo tríceps e afastado medialmente. O músculo tríceps é separado da superfície posterior do úmero. Existe risco de lesão do nervo mediano e da artéria braquial.

## REDUÇÃO ABERTA E FIXAÇÃO INTERNA COM PLACA E PARAFUSOS

A maioria das fraturas simples isoladas da diáfise do úmero são de tratamento incruento, embora existam algumas indicações de tratamento cirúrgico que melhoram o resultado final do tratamento dos doentes com fratura da diáfise do úmero. Essas indicações podem ser divididas em três grupos: relacionadas à fratura, relacionadas a lesões associadas e relacionadas ao paciente.

Fatores relacionados à fratura:

- falha em obter ou manter redução fechada adequada (encurtamento < 3 cm; rotação < 30˚; angulação < 20°°);
- fratura segmentar;
- fratura patológica;
- fratura com extensão intra-articular (cotovelo, ombro).

Fatores relacionados a lesões associadas:

- fratura exposta;
- lesão vascular;
- lesão do plexo braquial;
- fratura ipsilateral do antebraço;
- fratura ipsilateral ombro ou cotovelo;

- fratura bilateral úmero;
- fratura no membro inferior que necessita carga no membro superior;
- queimadura;
- lesão por projétil de arma de fogo de alta velocidade;
- rigidez cotovelo/ombro.

Fatores relacionados ao paciente:

- politraumatizado;
- TCE (escala de coma de Glasgow < 9);
- trauma torácico;
- paciente pouco colaborativo;
- obesidade mórbida;
- mamas largas.

Enquanto algumas dessas indicações são absolutas (lesão arterial, lesão de partes moles), outras são de indicação relativa, onde ambos fatores (paciente e fratura) devem ser levados em consideração para decisão do método de tratamento.

A fixação-padrão das fraturas da diáfise do úmero ainda é a redução aberta e fixação interna com placa e parafusos, pois apresenta alta taxa de consolidação, baixa taxa de complicação e retorno rápido da função. Pode ser utilizada para fraturas com extensão proximal e distal, é segura e efetiva em fraturas expostas, não tem rigidez articular no ombro ou cotovelo, e é estável o suficiente para permitir carga precoce no membro superior em pacientes politraumatizados.

As taxas de consolidação apresentam média de 96%.[2-7] Complicações são infrequentes e incluem paralisia do nervo radial (2% a 5%, geralmente neuropraxia, que se resolvem espontaneamente), infecção (1% a 2% para fraturas fechadas e 2% a 5% para fraturas expostas) e refratura (1%).

Na técnica convencional, as vias de acesso utilizadas são a posterior, para as fraturas do terço médio e distal da diáfise, ou a via de acesso anterolateral, para as fraturas do terço proximal e médio. A fixação com placa por via posterior das fraturas da extremidade distal da diáfise do úmero é mais recomendada, pois o úmero é reto posteriormente; a placa pode ser aplicada mais distal, sem comprometer a função do cotovelo; e a colocação dos parafusos é mais fácil do que por via anterolateral.

Após a via de acesso, a redução é feita de maneira direta, com abordagem dos fragmentos fraturários. Geralmente, utiliza-se material de 4,5 mm, placa de compressão axial *Dinamic Compression Plate* (DCP) (Figura 15.5), de preferência larga, mas se o paciente tiver o úmero estreito pode-se utilizar placa DCP 4,5 mm estreita, e os parafusos devem ser inseridos angulados medial e lateralmente de tal forma que tenham direção divergente na cortical trans, minimizando o estresse longitudinal ao longo dos orifícios. Cada fragmento deve ser fixado com quatro parafusos. Se forem utilizados os de tração, dependendo do diâmetro do úmero, poderão ser usados três parafusos corticais de 3,5 mm por fragmento. Em situações especiais, por exemplo, fraturas muito distais ou proximais, ou em osteoporose, podemos utilizar placa com estabilidade angular 4,5 / 5,0 mm (Figura 15.6).

CAPÍTULO 15

185

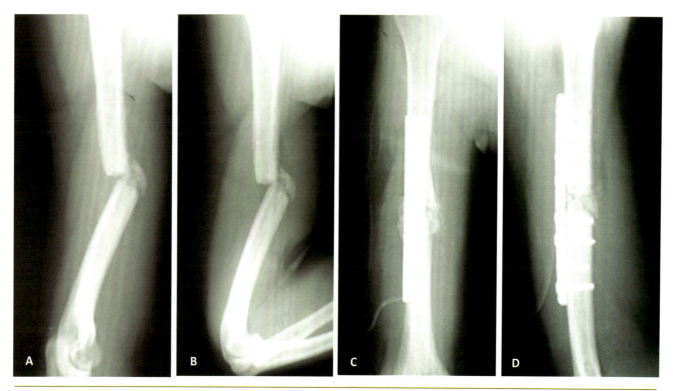

FIGURA 15.5 Fratura da diáfise do úmero. Osteossíntese com placa DCP larga de 4,5 mm. (A) Radiografia inicial AP; (B) radiografia inicial perfil; (C) radiografia pós-operatória imediata AP; (D) radiografia pós-operatória imediata perfil.

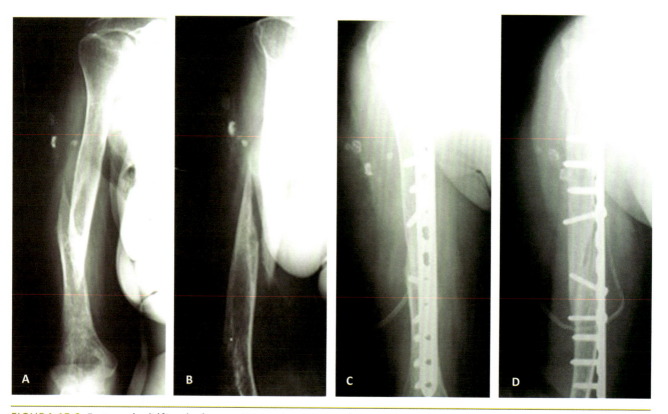

FIGURA 15.6 Fratura da diáfise do úmero. Osteossíntese com placa LCP larga de 4,5 a 5,0 mm. (A) Radiografia inicial AP; (B) radiografia inicial perfil; (C) radiografia pós-operatória imediata AP; (D) radiografia pós-operatória imediata perfil.

Se a fratura for de traço simples, oblíquo ou helicoidal, deve-se utilizar placa com compressão axial através dos orifícios ovais da placa e parafuso de tração, que pode ser passado pela placa, se o traço de fratura e a posição da placa permitirem. Caso contrário, o parafuso de tração deve ser passado fora da placa. O parafuso de tração aumenta a força de fixação em 30% a 40%. Se o parafuso de tração for colocado pela placa, isso deve ser feito após a compressão axial pela placa, mas, se o parafuso for colocado por fora da placa, este deve ser colocado antes da fixação da placa, pelo risco de desvio primário da fratura ao realizar a compressão axial pela placa. Dessa forma, se o parafuso de tração for colocado fora da placa, não se deve fixá-la de modo que confira compressão axial. Nas fraturas de traço simples transverso, deve-se utilizar placa de compressão axial, efetuada pela placa, através dos orifícios ovais da placa, geralmente utilizando-se dois orifícios na posição excêntrica.

Nas fraturas da diáfise do úmero com cunha, podemos realizar redução anatômica e compressão interfragmentária da cunha se o tamanho e a localização do fragmento permitirem. Devemos ter em mente que, para realizar esse método, o grau de desperiostização é muito grande, o que pode prejudicar, ou mesmo impossibilitar, a consolidação da fratura. Nessa situação, deve-se inicialmente reduzir a cunha em um dos fragmentos e realizar compressão com parafuso de tração, e depois reduzir a cunha fixada a esse fragmento com o fragmento restante e realizar compressão axial pela placa. Entretanto, se a cunha for fragmentada, muito pequena ou mesmo em localização onde a desperiostização deverá ser muito grande para sua redução anatômica, orienta-se optar por uma técnica biológica, ou seja, sem abordagem da cunha e fixação com placa sem compressão, após redução aberta e direta dos fragmentos principais da fratura.

Nas fraturas com grande fragmentação, deve-se realizar acesso formal, redução aberta dos fragmentos proximal e distal, mas sem compressão axial, evitando abordagem dos fragmentos menores. Dessa forma, mantém-se a vascularização dos fragmentos menores, assegurando o potencial de consolidação da fratura, sem a redução anatômica e a abordagem direta dos fragmentos das fraturas.

No pós-operatório, o paciente deve ser estimulado a realizar movimentação ativa do cotovelo e do ombro.

## REDUÇÃO FECHADA E FIXAÇÃO INTERNA COM HASTE INTRAMEDULAR

A utilização de haste intramedular bloqueada rígida para o tratamento das fraturas da diáfise do úmero no adulto foi baseada nos resultados desse tipo de osteossíntese nos membros inferiores. As hastes intramedulares previamente disponíveis, tais como hastes de Rush ou de Ender, enquanto efetivas em muitos casos de fraturas simples, apresentavam desvantagens significativas, como pouca ou nenhuma estabilidade axial e rotacional.

As hastes intramedulares rígidas do úmero podem ser divididas em hastes expansíveis, por interferência, e hastes in-

tramedulares com parafusos de bloqueio. Apesar da fixação fechada com haste intramedular do úmero poder ser utilizada em todos os casos de tratamento cirúrgico, apresentam grande vantagem nos casos de fraturas segmentares, fraturas em osso com osteoporose e fraturas patológicas.

Hastes intramedulares são submetidas a menores forças de encurvamento do que as placas, por estarem mais próximo ao eixo mecânico. As hastes intramedulares podem também atuar como implante que compartilha carga com o osso, nas fraturas com contato cortical, o que não acontece com frequência na fixação com placa. Quando comparadas com a fixação com placa no úmero, as propriedades de torção das hastes intramedulares sólidas bloqueadas são equivalentes. Entretanto, essas hastes oferecem maior rigidez de encurvamento do que as placas. As hastes intramedulares bloqueadas sólidas tem maior força torcional e de encurvamento do que as hastes intramedulares flexíveis ou expansíveis.

Essa é uma técnica minimamente invasiva, sem abordagem do foco. A haste intramedular pode ser inserida por via anterógrada ou retrógrada. Nas fraturas distais, a haste intramedular retrógrada tem demonstrado maior estabilidade inicial e maior rigidez de encurvamento e torção do que as hastes anterógradas. O oposto foi observado nas fraturas proximais da diáfise do úmero: hastes intramedulares anterógradas demonstraram claramente superioridade mecânica. Não existe diferença entre as hastes intramedulares anterógrada e retrógrada nas fraturas do terço médio da diáfise do úmero.

A fresagem do canal medular nas fraturas da diáfise do úmero deve ser cuidadosa, pois o canal medular distal afina para terminar em fundo cego acima da fossa do olécrano, ou seja, não existe uma região metafisária alargada para melhor absorver os debris ósseos e o calor da fresagem.

Como tem-se mostrado evidente, a fresagem do canal medular não é essencial para produzir consolidação, e dado o aumento da rigidez mecânica dos novos desenhos de haste intramedular de pequeno diâmetro, a falha do implante é fenômeno de pouca importância.

Independentemente da haste intramedular utilizada, lesão a estruturas neurovasculares durante a inserção da haste pode ocorrer em três localizações:

1. lesão do nervo radial na preparação do canal medular e inserção da haste intramedular;
2. lesão do nervo axilar no bloqueio proximal;
3. lesão dos nervos radial, musculocutâneo e mediano e da artéria braquial no bloqueio distal.

O nervo radial também pode ser lesado durante a fresagem do canal medular, ou durante a inserção da haste intramedular, se não houver adequado contato cortical. Além dessas situações, o nervo radial pode ser lesado durante o bloqueio distal, quando realizado de lateral para medial. O bloqueio distal nunca deve ser feito através de incisão percutânea.

Os nervos mediano, musculocutâneo, sensitivo cutâneo lateral do antebraço e a artéria braquial estão sob risco durante o bloqueio distal no sentido anteroposterior. Nessa situação, o bloqueio distal deve ser feito lateralmente ao tendão do músculo bíceps.

### Haste intramedular anterógrada

As principais indicações de fixação com haste intramedular anterógrada são fraturas dos terço proximal e médio da diáfise do úmero (Figura 15.7). As hastes intramedulares com curvatura proximal, que são inseridas pela tuberosidade maior não devem ser utilizadas para fixar fraturas da extremidade proximal da diáfise do úmero. Fraturas a menos de 5 a 6 cm da tuberosidade maior não têm indicação para o uso desse tipo de haste intramedular. Hastes intramedulares retas são inseridas alinhadas com o canal medular e apropriadas para fixação de fraturas da porção proximal da diáfise do úmero. Entretanto, esse tipo de haste intramedular viola o manguito rotador e a superfície lateral da cartilagem articular.

Para a fixação com haste intramedular, é fundamental o planejamento pré-operatório, principalmente do diâmetro do canal medular, objetivando os seguintes tópicos:

1. o úmero não tolera com facilidade fresagem do canal medular;
2. algumas hastes intramedulares estão disponíveis em apenas um diâmetro;
3. fresagem exagerada pode ter consequências desastrosas (necrose cortical);
4. alguns tipos de haste intramedular são mais sujeitas a complicações quando utilizadas com pequeno diâmetro.

O paciente deve estar na posição de cadeira de praia ou semissentado. A incisão deve ser anterolateral ao acrômio, através do músculo deltoide, com exposição e excisão da bursa subdeltóidea para visibilizar o tendão do músculo supraespinhal. O músculo deltoide não deve ser incisado além de 4 a 5 cm distalmente, para evitar lesão ao nervo axilar. O tendão do músculo supraespinhal é incisado em linha com suas fibras, com o braço em adução e fletido. O ponto de entrada é medial ao tubérculo maior e lateral à superfície articular da cabeça do úmero.

A fratura deve ser reduzida com manipulação manual e tração longitudinal. O punção é utilizado para abrir o canal medular, através do fio guia inicialmente colocado após a via de acesso, na junção do terço lateral da cabeça do úmero com a superfície articular lateral. Esse ponto de entrada está diretamente alinhado com o canal medular. Quando se escolhe fresagem do canal medular, deve-se confirmar se existe contato cortical no foco de fratura antes da passagem da fresa. Sem o contato cortical no foco de fratura, o nervo radial pode ser lesado durante a fresagem. A fresagem do canal medular leva ao aumento do fluxo sanguíneo muscular, de partes moles adjacentes e da cortical óssea, quando comparado com hastes intramedulares não fresadas, e esse aumento persiste por 6 semanas. É importante se certificar de que a extremidade proximal da haste intramedular não esteja saliente na cabeça do úmero, para evitar impacto no ombro.

Evidência da literatura de estudos randomizados sugere que impacto no ombro e dor subsequente em apenas um pa-

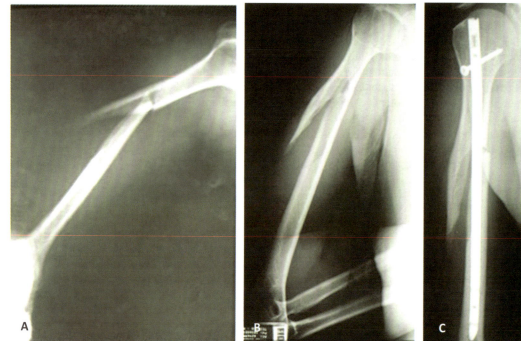
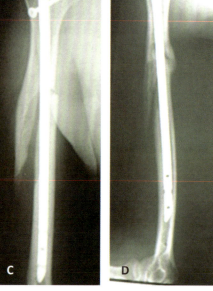

FIGURA 15.7 Fratura da diáfise do úmero. Osteossíntese com haste intramedular anterógrada. (A) Radiografia inicial AP; (B) radiografia inicial perfil; (C) radiografia pós-operatória imediata AP; (D) radiografia pós-operatória imediata perfil.

ciente a cada 5 tratados com haste intramedular anterógrada. Reparo cuidadoso da incisão do manguito rotador e da divisão do músculo deltoide, assim como do posicionamento da haste intramedular abaixo da superfície da cabeça do úmero, para que não fique saliente, pode ajudar a reduzir a incidência de impacto.

A incisão para o bloqueio distal é realizada lateral ao tendão do músculo bíceps. O tendão é afastado medialmente, com cuidado para proteger o ramo do nervo cutâneo sensitivo lateral do antebraço. Lesão do nervo interósseo anterior também pode ocorrer durante inserção anteroposterior dos parafusos de bloqueio.

### Haste intramedular retrógrada

O paciente é colocado ou em decúbito ventral, dorsal ou lateral. Hiperflexão do cotovelo deve ser conseguida para assegurar inserção da haste intramedular paralela ao úmero. A porção distal do úmero é acessada por uma incisão de 5 cm centrada sobre a face posterior da extremidade distal do braço. O músculo tríceps é dissecado até o osso. Deve-se ter cuidado para evitar que a dissecção esteja proximal ao olécrano, mas logo distal ao sulco do nervo radial. O canal medular é aberto com broca de 4,5 mm através da cortical posterior 1,5 cm a 2 cm acima da fossa do olécrano. A haste intramedular deve terminar a 1,5 cm da superfície articular da cabeça do úmero.

## REDUÇÃO FECHADA E FIXAÇÃO INTERNA COM PLACA EM PONTE

Nessa técnica, descrita inicialmente por Livani e Belangero,[8] utiliza-se a ideia da técnica minimamente invasiva com placa em ponte. Estudo em cadáveres realizados por por esses autores mostrou que, quando realizada por via de acesso anterior proximal e distal, podemos deslizar placa na face anterior do úmero sem lesão iatrogênica do nervo radial. Geralmente utiliza-se placa DCP 4,5 mm estreita de 12 orifícios, devendo-se fixar cada fragmento com três parafusos corticais (Figura 15.8). Os orifícios utilizados são os das extremidades. Para correção do desvio rotacional, coloca-se o eixo bicondilar perpendicularmente ao tendão da cabeça longa do bíceps. Para correção do desvio em varo, realiza-se a abdução de 60° do braço. Fixa-se primeiro o parafuso do orifício mais distal, sem apertá-lo completamente, realiza-se abdução e rotação interna do braço e, a seguir, a perfuração e fixação do parafuso mais proximal. Até o presente mo-

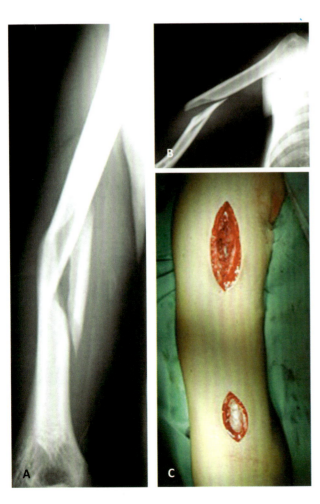
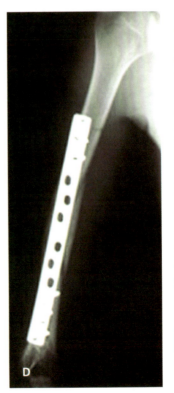
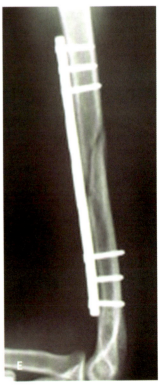

**FIGURA 15.8** Fratura da diáfise do úmero. Osteossíntese com placa DCP larga de 4,5 mm, em ponte. **(A)** Radiografia inicial AP; **(B)** radiografia inicial perfil; **(C)** aspecto clínico intraoperatório das duas incisões; **(D)** radiografia pós-operatória imediata AP; **(E)** radiografia pós-operatória imediata perfil.

mento, 34 casos de fratura da diáfise do úmero foram relatados na literatura, sendo somente um estudo randomizado e prospectivo,[9] e em Apenas 3% deles (um caso) as fraturas não se consolidaram. Nenhum caso de lesão iatrogênica do nervo radial foi relatado. Ainda não está claro se esse procedimento apresenta vantagens sobre os métodos clássicos, devendo ser considerado experimental até que mais estudos sejam publicados. Entretanto nossa experiência e a de outros colegas brasileiros demonstra que essa técnica é promissora, trazendo vantagens sobre os outros métodos cirúrgicos, por ser fácil, mostrando resultados clínicos semelhantes aos métodos convencionais e poucas complicações.

### Redução fechada e fixação externa

Fixação externa de fraturas da diáfise do úmero é raramente utilizada, por ser problemática e, geralmente, reservada para os casos que apresentem contraindicação a outros tipos de tratamento, pois revela altas taxas de complicações, sendo, por isso, utilizada como fixação temporária.

As principais indicações de redução fechada e fixação externa são as graves lesões de partes moles que impeçam via de acesso ou imobilização externa, grande perda óssea, pacientes com traumas graves que dificultam a manutenção da redução com imobilizador externo e como controle de danos inicial. A grande vantagem da fixação externa é permitir acesso a partes moles.

A melhor forma para fixação externa é a utilização do fixador externo tubo-tubo, pois facilita a livre escolha das posições dos pinos, levando em consideração o trajeto do nervo radial na diáfise do úmero, as lesões de partes moles e a morfologia da fratura (Figura 15.9).

Geralmente, desde que as partes moles permitam, os pinos no fragmento proximal devem ser colocados lateralmente na diáfise, lembrando também da localização do nervo axilar, na região proximal da diáfise. No fragmento distal, os pinos podem ser colocados na região posterior. De qualquer forma, deve ser realizada uma pequena incisão, que, por dissecção romba, chegue ao úmero para evitar lesão iatrogênica do nervo radial.

Atualmente, com a experiência na utilização da placa em ponte anterior da diáfise do úmero, a utilização da fixação externa para fixação das fraturas da diáfise do úmero tem-se tornado cada vez mais rara.

### Estudos na literatura

Vários estudos retrospectivos comparando placa com compressão axial e haste intramedular anterógrada bloqueada sugerem que o risco de dor no ombro é muito diminuído nos pacientes tratados com placas (0% contra 5% a 42% nas hastes intramedulares) e tendência à diminuição das taxas de pseudoartrose na fixação com placa.

Muitos estudos clínicos randomizados comparando haste intramedular rígida e placa com compressão[10-13] mostraram altas taxas de reoperação e maior morbidade no ombro com o uso das hastes intramedulares. No presente momento o uso de haste intramedular é indicado para as fraturas seg-

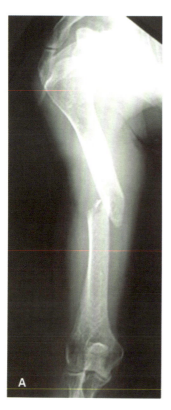
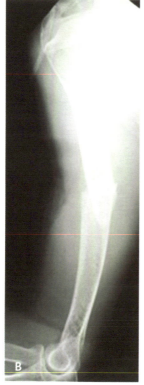
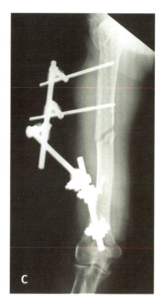
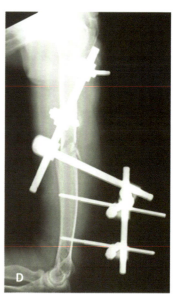

**FIGURA 15.9** Fratura da diáfise do úmero. Osteossíntese com fixador externo. **(A)** Radiografia inicial AP; **(B)** radiografia inicial perfil; **(C)** radiografia pós-operatória imediata AP; **(D)** radiografia pós-operatória imediata perfil.

mentares com grande afastamento, fraturas patológicas, fraturas em pacientes com obesidade mórbida e fraturas com pouca cobertura de partes moles.

Estudos comparando osteossíntese com placa e haste intramedular rígida[10,12,13] mostraram que a fixação com haste intramedular apresenta uma incidência de reoperação 3 vezes maior do que osteossíntese com placa. Não houve diferença estatisticamente significante quanto a pseudoartrose, infecção, lesão iatrogênica do nervo radial, tempo de internação hospitalar, perda sanguínea, tempo cirúrgico e tempo de consolidação. Pacientes tratados com haste intramedular apresentaram maior incidência de dor e diminuição de movimento no ombro, enquanto pacientes tratados com placa apresentaram maior incidência de diminuição do movimento do cotovelo.

Estudos comparando a fixação com haste intramedular inserida por via anterógrada com a inserida por via retrógrada não mostraram diferença estatisticamente significante quanto a pseudoartrose e dor. Ocorreu diferença quanto ao tempo de consolidação (mais precoce no grupo inserida por via retrógrada).

Meta-análise[14] de três estudos randomizados comparando a fixação de fraturas da diáfise do úmero com placa convencional à com haste intramedular mostrou que a fixação com placa reduz o risco de reoperação em 74%, além de reduzir o risco de impacto no ombro em 90%, de reoperação (6% placa *versus* 18% haste intramedular) e dor no ombro (1% placa X 21% haste intramedular). Não houve diferença significante, estatisticamente, na redução da taxa de pseudoartrose, lesão do nervo radial ou infecção entre os dois métodos. Os autores concluíram que estudo com maior número de pacientes é necessário para confirmar a superioridade de um método sobre o outro e que a habilidade do cirurgião em cada técnica deve ser levada em consideração no processo de decisão sobre qual técnica utilizar. Quando a fixação com placa é comparada à fixação com haste intramedular retrógrada, seu benefício relativo é menor (42%, comparado com haste intramedular anterógrada, 72%). Desta forma, provavelmente fixação com haste intramedular retrógrada é mais vantajosa do que fixação com haste intramedular anterógrada quanto a limitar a incidência de reoperação. Atenção deve ser dada à fixação com haste intramedular retrógrada, pois essa técnica é difícil e pode deixar afastamento no foco de fratura, que deve ser evitado para diminuir a incidência de pseudoartrose.

Benegas e colaboradores[9] realizaram estudo prospectivo randomizado comparando haste intramedular anterógrada à placa em ponte. Os resultados mostraram não haver diferença significativa entre as técnicas, exceto no que diz respeito ao uso de intensificador de imagens (menor tempo na placa em ponte), havendo semelhança em relação ao tempo de duração de cirurgia, tempo de consolidação, resultado funcional e complicação pós-operatória. Os autores concluíram que ambos os métodos são excelentes para o tratamento das fraturas da diáfise do úmero, com tempo cirúrgico pequeno, incisões pequenas, período de internação hospitalar curto, mobilidade precoce do membro, pequena taxa de complicação e ótimos resultados funcionais, devendo ser aplicados sempre que houver indicação, ficando a critério do cirurgião a escolha entre eles.

## LESÕES ASSOCIADAS

### PARALISIA DO NERVO RADIAL

Varia entre 3% a 34% e é maior nas fraturas expostas, pacientes politraumatizados, lesão vascular e múltiplas fraturas ipsilaterais, tipicamente devido à contusão ou ao estiramento do nervo no sulco espiral no momento da fratura. Existe pouca mobilidade do nervo nessa região, o que facilita a lesão por estiramento. A maioria dessas lesões são neuropraxias (90%), nas quais a recuperação espontânea é a regra (70%).[15] O início da recuperação ocorre nos três 3 primeiros meses, podendo iniciar após seis meses da ocorrência da lesão. Entretanto, nas fraturas de alta energia e nas expostas, o prognóstico não é tão favorável. Fatores de risco para lesão do nervo radial incluem fraturas transversas ou helicoidais, assim como fraturas no terço médio e transição do terço médio com distal da diáfise do úmero.

Devido à propensão para recuperação espontânea e à falta de evidência de que a exploração precoce melhora o resultado, em geral, a presença de lesão do nervo radial por si não é indicação de tratamento cirúrgico da fratura da diáfise do úmero. Entretanto, existem indicações aceitas para exploração do nervo radial quando associada à fratura da diáfise do úmero. Se existe alguma outra indicação de tratamento cirúrgico, como fratura exposta, então o nervo deve ser explorado. Nesses casos, o cirurgião pode esperar como achado laceração do nervo radial em aproximadamente metade dos casos. Primeiro, por seu valor prognóstico, como o nervo estar contundido ou estirado, é o achado mais provável, e se ele estiver completamente seccionado, esse achado ajudará no planejamento da reconstrução precoce do nervo ou na transferência tendinosa após a consolidação da fratura. Segundo, o nervo pode estar aprisionado no foco de fratura, comprimido por fragmentos ósseos, podendo ser solto e protegido durante a fixação da fratura.

Paralisia do nervo radial associada a ferimento por projétil de arma de fogo de baixa velocidade também pode apresentar recuperação espontânea. Em vez de ser seccionado pelo projétil, na maioria dos casos o nervo foi lesado por transmissão de onda de choque ou pela explosão associada pelo trajeto do projétil nas partes moles, ou contundido por fragmento ósseo, e está estruturalmente intacto. Classicamente, lesão do nervo radial associada à fratura helicoidal na transição do terço médio com distal da diáfise do úmero (fratura de Holstein-Lewis) é considerada indicação formal

Série Ortopedia e Traumatologia – Fundamentos e Prática

de cirurgia. Entretanto, tratamento conservador da fratura de Holstein-Lewis associado à lesão do nervo radial tem sido favorável. O início abrupto de paralisia do nervo radial após manipulação pode representar laceração do nervo ou, mais frequentemente, interposição do nervo no foco de fratura durante manipulação ou tratamento. Nessa situação, exploração cirúrgica do nervo deve ser considerada. A fratura de Holstein-Lewis está associada a altas taxas de interposição do nervo no foco de fratura, independentemente do estado neurológico, e deve-se considerar fortemente a exploração do nervo antes da fixação da fratura com haste intramedular, principalmente se existir desvio inicial em varo ou afastamento no foco de fratura.

Estudos de eletromiografia e de condução nervosa devem ser realizados três semanas após a ocorrência da lesão, para que se possa compará-los com estudos posteriores. Deve–se observar o paciente clinicamente, em busca de algum sinal de recuperação neurológica, que é tipicamente visto nos primeiros músculos inervados localizados distalmente à lesão: músculo estilobraquirradial e músculos extensores longo e curto do carpo. Se nenhum sinal clínico ou elétrico for observado –entre 3 e 4 meses após lesão, então a exploração cirúrgica do nervo está indicada. Ressecção da porção lesada e reconstrução com enxerto de nervo geralmente constituem o melhor procedimento. Se a reconstrução neurológica não está indicada ou não obteve sucesso, a transferência tendinosa é o procedimento recomendado para restaurar função, uma vez que a principal contribuição do nervo radial para a mão é motora.

### PARALISIA NO PLEXO BRAQUIAL

Nos pacientes com paralisia do plexo braquial, o tônus muscular intrínseco e a contração muscular são perdidos, resultando em maior tendência a pseudoartrose e consolidação viciosa. Além disso, perda da sensibilidade pode resultar em laceração da pele devido à imobilização mal acomodada. Lesão do plexo braquial ipsilateral à fratura da diáfise do úmero é uma indicação relativa para fixação com placa da fratura do úmero.

### FRATURAS EXPOSTAS

Apesar de ocorrer em menos de 10% das fraturas da diáfise do úmero, a fratura exposta do úmero complica o tratamento. Não existe literatura específica sobre o assunto. O paciente com fratura exposta da diáfise do úmero, geralmente sofreu trauma de alta energia e tem um aumento na incidência de paralisia do nervo radial, fragmentação fraturária, fraturas na mesma extremidade e lesões sistêmicas. A maioria das informações disponíveis são de grandes séries do tratamento da fratura da diáfise do úmero, em que um número pequeno é de fraturas expostas e uma grande variedade de técnicas de tratamento.

Em um estudo realizado em pacientes com fratura exposta da diáfise do úmero, 87% deles tiveram consolidaram da

fratura num tempo médio de 18,6 semanas. Todos os pacientes apresentaram excelentes resultados com o tratamento por redução aberta e fixação interna com placa de compressão na emergência. Ocorreram 13% de casos comretarde, em que a consolidação se deu após 10 meses de lesão, sendo que em nenhum paciente foi necessário utilizar outro procedimento cirúrgico para se conseguir a consolidação.[16]

Parece não haver aumento das taxas de infecção no tratamento das fraturas expostas da diáfise do úmero. A fixação externa deve ser usada como tratamento temporário nos casos de fratura exposta grave do úmero, uma vez que o tratamento definitivo apresenta altas taxas de pseudoartrose e retarde de consolidação. A utilização da órtese funcional de Sarmiento apresentou taxa de pseudoartrose de 6%, sem nenhum caso de infecção.[1] Os estudos da literatura mostram que fratura exposta isolada de baixo grau da diáfise do úmero pode ser tratada de maneira segura e efetiva com o uso de órtese funcional. O aspecto mais importante para que se faça a escolha desse método de tratamento é a escolha correta do paciente. Fraturas expostas de alto grau, com grave lesão de partes moles, pacientes politraumatizados, fratura ipsilateral associada, fratura por projétil de arma de fogo de alta velocidade não são adequadas para o tratamento com órtese funcional. Para a grande maioria das fraturas expostas da diáfise do úmero, a fixação com placa como tratamento inicial é segura.

## COMPLICAÇÕES

As principais complicações são lesão iatrogênica do nervo radial, lesão vascular, pseudoartrose, infecção, e as relacionadas ao implante.

### LESÃO IATROGÊNICA DO NERVO RADIAL

No tratamento incruento, início abrupto de paralisia do nervo radial após manipulação pode representar laceração do nervo ou, mais frequentemente, interposição do nervo no foco de fratura durante manipulação ou tratamento. Nessa situação, exploração cirúrgica do nervo o quanto antes deve ser considerada.

A lesão do nervo radial durante o tratamento com placa de compressão é um evento mais raro, pois durante a via de acesso, a identificação do nervo é etapa fundamental, tanto na via de acesso lateral como na posterior. Na via de acesso anterior, minimamente invasiva para placa em ponte, o nervo radial está sob risco na incisão distal, durante o afastamento. Por isso, nessa região não se deve utilizar afastadores tipo Hohmann. A não observação desse detalhe técnico descrito por Livani e Belangero[8] produz invariavelmente paralisia do nervo radial.

Lesão do nervo radial durante fixação com haste intramedular é descrita, principalmente durante a introdução da mesma, quando existe afastamento no foco de fratura.

O tempo exato para se aguardar a recuperação neurológica antes da exploração cirúrgica é incerto. O local da fratura deve ser levado em consideração. Alguns autores aconselham esperar por quatro meses. Nos casos em que a recuperação neurológica não ocorra espontaneamente, tratamento cirúrgico deve ser considerado. Isso consiste em transposição tendínea ou cirurgia sob o nervo radial.

## LESÃO VASCULAR

O risco de lesão vascular aumenta nas fraturas expostas ou nas lesões penetrantes. Reconstrução vascular deve ser considerada indicação absoluta para fixação estável da fratura, com placa ou fixador externo. Normalmente, a estabilização óssea deve ser realizada antes da reconstrução arterial. Fasciotomia do braço, antebraço ou da mão deve ser realizada após restabelecimento do fluxo arterial.

## PSEUDOARTROSE

Fatores associados a retardo de consolidação ou pseudoartrose incluem fraturas das extremidades proximal e distal da diáfise do úmero, fraturas com afastamento no foco de fratura, interposição de partes moles no foco de fratura, imobilização inadequada, erro técnico (tamanho incorreto da placa, afastamento no foco de fratura, fixação de má qualidade dos parafusos, ou falha mecânica devido a osteoporose).

Os objetivos para o tratamento cirúrgico das pseudoartroses da diáfise do úmero são reestabelecer alinhamento da fratura, obter consolidação e restaurar a função. As opções de tratamento incluem tratamento incruento e cruento. No tratamento incruento podemos destacar órtese funcional, ultrassom, estimulação elétrica e ondas de choque extracorpórea. No tratamento cirúrgico podemos destacar fixação interna com placa e parafusos com compressão no foco de pseudoartrose e enxerto ósseo quando ocorrer falta de vascularização óssea adequada.

Os princípios básicos do tratamento das pseudoartroses são manter estabilidade óssea, preservar vascularização, correção das deformidades e erradicar infecção, quando presente. Quando existe pseudoartrose após fixação com haste intramedular, a melhor opção é fazer a retirada da haste e a fixação com placa com compressão do foco de pseudoartrose e enxerto ósseo.

Estudos comparando os métodos de fixação (haste intramedular e placa) das pseudoartroses da diáfise do úmero, mostram que ambos são adequados. A decorticação e enxerto ósseo tiram a vantagem da fixação com haste intramedular. Quando existe a necessidade de abordar o foco de pseudoartrose, a fixação com placa é a melhor opção.

Pseudoartrose associada ao tratamento conservador pode ser visualizada em cerca de 5% dos casos, e quando relacionada ao tratamento cirúrgico existem séries relatando até 7% de pseudoartrose. A pseudoartrose pode ainda estar associada a fraturas de traço simples transverso ou oblíquo, traço com cunha helicoidal, abuso de álcool, obesidade, fratura exposta.

Normalmente, a pseudoartrose está associada a osteopenia, podendo ela ser a causa da falha mecânica ou como resultado do desuso prolongado. As formas para lidar com essa situação incluem a utilização de placas mais longas, de cimento ósseo para aumentar a fixação dos parafusos e de placas com estabilidade angular (parafusos bloqueados na placa).

Pseudoartrose após fixação com haste intramedular representa um problema único. Originalmente, achou-se que a troca por outra haste intramedular trataria a pseudoartrose. A melhor opção de tratamento atualmente é a retirada da haste intramedular e a fixação com placa de compressão e enxerto ósseo. As pseudoartroses associadas com soltura da haste intramedular apresentam uma dificuldade para reconstrução: necessitam de placas longas, enxerto ósseo e extensa dissecção para remover a haste intramedular.

Retarde de consolidação ou pseudoartrose após tratamento incruento da fratura da diáfise do úmero pode ser devido à interposição de partes moles, desvio de fratura transversa, pacientes com pouca adesão ao uso da órtese, obesidade mórbida ou grande angulação da fratura.

Alguns autores referem que pseudoartrose do membro superior é relativamente bem tolerada quando comparada às pseudoartroses dos membros inferiores, principalmente em idosos ou nos pacientes com comorbidades clínicas, nos quais a demanda funcional é pequena. Ring e colaboradores[17] demonstraram que pseudoartrose da diáfise do úmero pode ser muito limitante para o paciente idoso, que geralmente apresenta grau de independência para as atividades da vida diária de forma limítrofe, e pode geralmente fazer a diferença entre vida independente ou institucionalização.

Na técnica cirúrgica, o encurtamento de até 3 cm é aceitável no tratamento da pseudoartrose da diáfise do úmero, para permitir aposição das extremidades viáveis ósseas.

## INFECÇÃO

Infecção após fratura da diáfise do úmero no adulto ocorre em 1% a 2% para as fraturas fechadas e de 2% a 5% para as fraturas expostas.

Devido a seu excelente suprimento sanguíneo e boa cobertura muscular e cutânea, infecção profunda do úmero é relativamente rara, mesmo em fraturas expostas tratadas agressivamente com fixação interna imediata. Infecção nessa situação é geralmente relacionada a condições clínicas, especialmente diabetes, ou a grave lesão de partes moles.

Quando ocorre infecção profunda no tratamento das fraturas da diáfise do úmero, os princípios gerais no tratamento das infecções ósseas devem ser seguidos. Deve-se coletar culturas para determinar a bactéria causadora da infecção, antibioticoterapia endovenosa específica, melhora das condições clínicas gerais do paciente, desbridamento e sequestrectomia dos fragmentos ósseos desvascularizados. Eventualmente, deve-se realizar múltiplos desbridamentos. Se o implante estiver firme, deve ser mantido, mas se estiver solto deve ser retirado e um fixador externo deve ser coloca-

## Série Ortopedia e Traumatologia – Fundamentos e Prática

do até a irradicação da infecção, quando o tratamento definitivo deve ser reconsiderado, inclusive com a possibilidade de nova osteossíntese interna com placa e enxerto ósseo. Isso só deve ser realizado quando a ferida estiver limpa e a infecção erradicada, o que pode ser determinado através do aspecto clínico e hematológico.

### RELACIONADAS AO IMPLANTE

Apesar de variações na técnica de inserção e no desenho do implante, a dor persistente no ombro continua sendo um problema após fixação com haste intramedular anterógrada. São relatadas altas taxas de dor no ombro e disfunção após fixação com haste intramedular anterógrada de fratura da diáfise do úmero (17% a 100%). Com técnica apropriada, dor no ombro associada à haste intramedular é geralmente autolimitada e temporária. Técnica adequada inclue minimizar lesão do manguito rotador protegendo suas bordas durante fresagem, assentar a haste abaixo da superfície óssea, remover todos os debris ósseos da fresagem, fazer o reparo cuidadoso do manguito rotador e incentivar a mobilidade precoce do ombro. Entretanto, apesar de todas essas precauções, a dor no ombro após fixação com haste intramedular de fratura da diáfise do úmero pode ser grave o suficiente para obrigar a novo procedimento cirúrgico, incluindo acromioplastia, bursectomia, retirada da haste intramedular e reparo do manguito rotador.

A abordagem retrógrada traz complicações, como fratura supracondiliana do úmero, dor no cotovelo, fraqueza do músculo tríceps e rigidez ou anquilose do cotovelo.

Como o canal medular do úmero termina em fundo cego em uma metáfise afilada acima da fossa do olécrano, a ponta da haste intramedular termina na diáfise, ao invés de terminar na metáfise. A juxtaposição de um implante longo e rígido com parafusos de bloqueio na ponta da diáfise leva a um aumento significativo de estresse, especialmente se existe um orifício de parafuso de bloqueio deixado sem parafuso. Essas fraturas geralmente ocorrem entre 8 e 26 semanas após a fratura ter sido tratada. Um movimento rotacional súbito provoca fratura oblíqua ou helicoidal na extremidade distal da haste intramedular.

Uma complicação da fixação com placa das fraturas da diáfise do úmero é a fratura na extremidade da mesma, devido ao efeito de concentração de estresse dos parafusos, e à refratura após a retirada da placa.

### REFERÊNCIAS BIBLIOGRÁFICAS

1. Sarmiento A, Zagorski JB, Zych G, et al. Functional bracing for the treatment of fractures of the humeral diaphysis. J Bone Joint Surg Am. 2000 Apr;82(4):478-86.

2. Mast JW, Spiegal PG, Harvey JP Jr, et al. Fractures of the humeral shaft. Clin Orthop Relat Res. 1975 Oct;(112):254-62.

3. Bell MJ, Beauchamp CG, Kellam JK, et al. The results of plating humeral shaft fractures in patients with multiple injuries. J Bone Joint Surg Br. 1985 Mar;67(2):293-6.

4. Foster RJ, Dixon JL, Bach AW, et al. Internal fixation of fractures and nonunions of the humeral shaft. J Bone Joint Surg Am. 1985 Jul;67(6):857-64.

5. Vander Griend RA, Tomasin J, Ward EF. Open reduction and internal fixation of humeral shaft fractures. J Bone Joint Surg Am. 1986 Mar;68(3):430-3.

6. McKee MD, Seiler J, Jupiter JB. The application of the limited contact dynamic compression plate in the upper extremity: an analysis of 114 cases. Injury. 1995 Dec;26(10):661-6.

7. Tingstad EM, Wolinsky PR, Shyr Y, et al. Effect of immediate weight-bearing on plated fractures of the humeral shaft. J Trauma. 2000 Aug;49(2):278-80.

8. Livani B, Belangero WD. Bridging plate osteosynthesis of humeral shaft fractures. Injury. 2004 Jun;35(6):587-95.

9. Benegas E, Amódio DT, Correia LFM, et al. Estudo comparativo prospectivo e randomizado entre o tratamento cirúrgico das fraturas diafisárias do úmero com placa em ponte e haste intramedular bloqueada (análise preliminar). Acta Ortop Bras. 2007;15(2):87-92.

10. Bolano LE, Iaquito JA, Vasicek V. Operative treatment of humerus shaft fractures: a prospective randomized study comparing intramedullary nailing with dynamic compression plating. Presented at the 62nd Annual Meeting of the American Academy Orthopaedic Surgeons. Orlando, 1995.

11. Rodrigues-Merchan EC. Compression plate versus Hacketal nailing in closed humeral shaft fractures failing nonoperative reduction. J Orthop Trauma. 1995 June;9(3):194-7.

12. Chapman JR, Henley MB, Agel J, et al. Randomized prospective study of humeral shaft fracture fixation: intramedullary nails versus plates. J Orthop Trauma. 2000 Mar-Apr;14(3):162-6.

13. McCormick RG, Brien D, Buckley RE, et al. Fixation of fractures of the shaft of the humerus by dynamic compresssion plate or intramedullary nail: a prospective randomized trial. J Bone Joint Surg Br. 2000 Apr;82(3):336-9

14. Bhandari M, Devereaux PJ, McKee MD, et al. Compression plating versus intramedullary nailing of humeral shaft fractures: a meta-analysis. Acta Orthop. 2006 Apr;77(2):279-84.

15. Shao YC, Harwood P, Grotz MRW, et al. Radial nerve palsy associated with fractures of the shaft of the humerus: a systematic review. J Bone Joint Surg Br. 2005 Dec;87(12):1647-52.

16. Connolly S, Nair R, Waddell JP, et al. Immediate plate osteosynthesis of open fractures of the humeral shaft. Preceedings of the 55th Canadian Orthopaedic Association Annual Meeting. Edmonton, Alberta, 2000.

17. Ring D, Perey B, Jupiter JB. The funcional outcome of operative treatment of ununited fractures of the humeral diaphysis in older patients. J Bone Joint Surg Am. 1999 Feb;81(2):177-90.

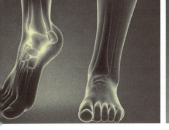
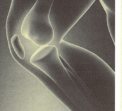

# Fraturas Distais do Úmero

Nelson Mattioli Leite
Renato Rangel Torres

## INTRODUÇÃO

As fraturas do úmero distal correspondem a 2% a 6% de todas as fraturas e em torno de 30% de todas as fraturas que envolvem o cotovelo. Há uma distribuição bimodal, com picos de incidência em homens jovens, em acidentes de alta energia, e nas mulheres mais velhas. Nos indivíduos mais velhos há uma tendência às fraturas articulares com envolvimento bicolunar.[1]

Na maioria dos livros textos, o capítulo com esse nome aborda somente as fraturas da metáfise e da epífise, mas a pedido dos editores também iremos abordar os temas paralisia radial e tratamento das fraturas do terço distal da diáfise umeral. Nosso enfoque sobre as paralisias radiais será genérico, numa revisão do assunto que englobe as diversas fraturas do úmero, contudo com ênfase maior para aquelas do terço distal. Considerando que esse livro se destina a médicos residentes, revisaremos aspectos importantes da anatomia dessa região. A parte distal do úmero merece ser vista em um capítulo em separado, por encontrarmos nessa região: fraturas diafisárias acompanhadas de paralisia do nervo radial e fraturas envolvendo a epífise e a metáfise umeral que alteram o funcionamento normal do cotovelo.

As fraturas diafisárias do terço distal do úmero tendem a se desviar em varo, e o nervo radial pode ficar encarcerado no foco de fratura, motivo para indicação de tratamento cirúrgico. Porém, quando não houver envolvimento do nervo radial, tais fraturas podem ser tratadas de forma incruenta, desde que o paciente aceite ficar com a deformidade de um varismo residual no cotovelo ou haja algum fator de contraindicação formal para que a cirurgia seja realizada. Saliente-se que as deformidades angulares e o encurtamento não têm repercussão estética importante. Essas alterações anatômicas são bem toleradas e não interferem no resultado funcional. Por outro lado, fraturas articulares desviadas que envolvam a epífise distal do úmero devem ser tratadas cirurgicamente, pois o tratamento incruento fatalmente levará a um déficit irreversível de movimentos e a uma osteoartrite pós-traumática.

## ANATOMIA

Para entendermos as formas de tratamento das fraturas que envolvem o terço distal do úmero, é fundamental o conhecimento da anatomia do braço, do cotovelo e do antebraço, tanto osteoarticular quanto muscular e neurovascular. Dividimos o braço em três partes iguais: o terço proximal, que engloba a articulação do ombro, o terço médio no centro da diáfise e o terço distal, em que se encontra a articulação do cotovelo. O cotovelo é uma articulação composta pelas articulações do úmero com a ulna no centro, do úmero com o rádio lateralmente e as articulações radiulnares proximal e distal. Cometemos esse erro intencionalmente para salientar que alterações anatômicas no cotovelo afetam a pronossupinação e podem afetar a articulação radiulnar distal. Esta última observamos em situações complexas de encurtamento do rádio, perda de sua cabeça e nas associadas às lesões da membrana interóssea. Portanto, é importante vê-las como um conjunto de articulações que no tratamento deverão ser avaliadas, sendo que o tratamento deve ter enfoque global do membro superior.[2]

## OSTEOLOGIA

O úmero é formado por duas epífises e, entre elas, a diáfise. Esses termos anatômicos tomam como referência a situação de um osso imaturo em que se encontram presentes as placas de crescimento ou fises.

Nas extremidades do úmero estão as epífises e entre elas encontramos a diáfise; junto às fises, no sentido da diáfise encontramos as metáfises. A metáfise proximal é cilíndrica e corresponde a uma região com osso esponjoso abundante, que durante o crescimento, ao compor a diáfise, gradativamente se transforma em osso do tipo cortical. Esse conjunto tem a forma de uma taça. As mudanças da forma ocorrem durante o crescimento: a placa de crescimento forma um molde de cartilagem de sua largura, que é invadido por vasos a partir da metáfise, e esse tecido é gradativamente substituído por tecido osteoide. Esse, formado a partir do molde de cartilagem, tem a forma da fise proximal, e à medida que o osso cresce, novas camadas são feitas por ela. Ao depositarem osso, ambas as placas de crescimento se afastam e há o crescimento ósseo. Entretanto, o processo de formação da diáfise continua; osteoclastos absorvem o osso esponjoso nas duas metáfises, enquanto o periósteo forma osso do tipo cortical no seu lugar. Ao findar o crescimento, o modelo final do úmero se estabelece. Ele tem a forma de taça na sua parte proximal, enquanto a parte distal tem sua anatomia típica para abrigar a articulação do cotovelo.

A metáfise distal corresponde à região supracondiliana, em que o osso esponjoso junto à fise distal do úmero toma uma forma achatada no sentido anteroposterior. Nessa região formam-se dois pilares, que permitem a presença das fossas olecraniana (posterior) e coronoide (anterior). À medida que o osso produzido pela fise distal vai crescendo, ele é absorvido e trocado por um osso cortical, e na mudança estrutural adquire a forma cilíndrica na diáfise. Findo o crescimento, a parte distal e a proximal do úmero fundem-se às epífises.

A parte osteoarticular distal do úmero compreende, na fase adulta, a parte distal da diáfise e segue distalmente com a metáfise, que é uma região óssea achatada no sentido anteroposterior e que finaliza com a epífise.

A diáfise distal é cilíndrica e se transforma em dois maciços com depressões no centro que correspondem às duas colunas, uma medial e outra lateral, para permitir a presença das fossas coronoide e olecraniana. Há um osso cortical muito fino dividindo essas fossetas opostas, que em termos mecânicos equivale à presença de um furo entre elas. A epífise distal apoia-se nessas colunas e é formada por: um bloco osteocartilagíneo com a forma de uma carretel no centro, que é a tróclea, e uma bola mais anterior e lateral, que é o côndilo umeral. No lado medial encontramos o epicôndilo medial e no lateral o epicôndilo lateral (Figura 16.1).

Observa-se com clareza a formação das duas colunas e, no corte com bola vermelha, uma fina lâmina óssea entre elas, que corresponde ao fundo das cavidades olecraniana e coronoide.

O epicôndilo medial se situa posteriormente ao eixo horizontal da tróclea, numa posição em torno de 15° em relação ao plano frontal da diáfise umeral (Figura 16.2). Os traumas desse conjunto ósseo e articular são o objeto de estudo deste capítulo

A junta do cotovelo se forma com a articulação da ulna com a tróclea. A ulna proximal tem a forma de uma chave-inglesa e, no centro articular, a fosseta sigmoide. Ela encaixe central no úmero, que se prolonga proximalmente para o olécrano e distal e anteriormente para a apófise coronoide. No movimento de flexoextensão, essa parte da articulação do cotovelo desliza na tróclea, que tem um plano articular levemente oblíquo. Sua superfície tem inclinação de medial para lateral em direção proximal em torno de 6°. Essa inclinação determina o ângulo de carga do cotovelo. A tróclea e o côndilo umeral situam-se em posição espacial anteriorizada em relação à diáfise umeral, o que permite que o olécrano se encaixe posteriormente em sua fossa no úmero e o braço e o antebraço se alinhem no perfil, fazendo a extensão total do cotovelo. Há uma harmonia tridimensional que é destruída pelo trauma e que no tratamento devemos reconstruir.

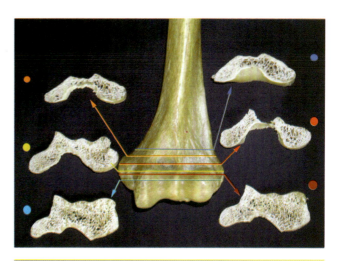

**FIGURA 16.1** Fotografias de um úmero distal seco de cadáver em que foram realizados cortes transversais. As secções seriadas foram montadas e correlacionadas com o seu nível no osso e diferenciadas pelas cores das flechas e das bolinhas colocadas ao lado dos cortes. Iniciamos os cortes com serra, acima da fossa olecraniana (azul), seguindo-se com cortes de 0,5 cm, como citamos: corte na parte superior da fossa olecraniana (laranja); corte no centro da fossa olecraniana (vermelho); corte na parte distal da fossa olecraniana (amarelo); corte na linha dos epicôndilos (bordô) e corte no centro da tróclea e do côndilo umeral (azul claro).

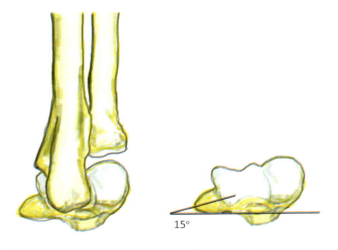

**FIGURA 16.2** Desenho de um esqueleto de um cotovelo visto de distal para proximal. Observa-se, no lado esquerdo da figura, a articulação da ulna e do rádio com a epífise distal do úmero e, no lado direito, a mesma peça vista sem o rádio e a ulna. Salienta-se a posição posterior do epicôndilo medial, cujo eixo forma um ângulo de 15° com o plano frontal.

Os ligamentos mediais têm fibras posteriores tensas quando o cotovelo se encontra em flexão e fibras anteriores tensas enquanto está em extensão.[2] Na fase intermediária desse movimento temos fibras tensas de ambos os ligamentos. Esses ligamentos se denominam: 1) fascículo anterior; 2) fascículo posterior oblíquo e 3) fascículo transverso. O fascículo anterior divide-se em uma banda anteromedial e outra posteromedial, nomes que correspondem ao ponto de origem de suas fibras no epicôndilo medial. As fibras anteriores se afrouxam em flexão, enquanto as posteromediais em extensão (Figua 16.3).

A ulna é presa lateralmente ao rádio pelo ligamento anular, que tem uma articulação própria com ela (Figura 16.4). Os ligamentos laterais se originam no epicôndilo lateral e se dividem em: 1) ligamento colateral radial, que se insere no ligamento anular; 2) ligamento colateral lateral ulnar, que se insere na ulna junto à tuberosidade do músculo supinador; 3) ligamento anular; e 4) o ligamento acessório (do anular)[2] (Figura 16.5).

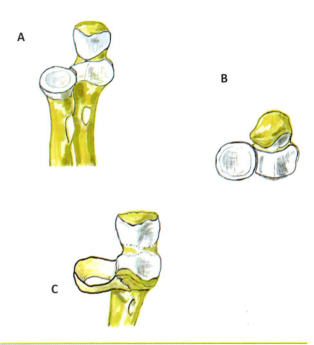

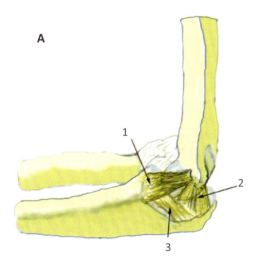

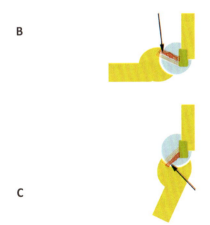

**FIGURA 16.3** Desenhos do sistema ligamentar medial do cotovelo direito. **(A)** Visão geral em que correspondem: 1) fascículo anterior; 2) ascículo posterior oblíquo e 3) fascículo transverso. **(B)** A flexão afrouxa as fibras anteriores do fascículo anterior, enquanto em **(C)** com o cotovelo em extensão – as fibras posteriores do fascículo anterior se afrouxam. Assim, sempre temos parte desse fascículo sob tensão.

**FIGURA 16.4** Desenho da relação do rádio e da ulna na articulação radiulnar proximal num cotovelo direito. **(A)** Observamos em situação anterior que o rádio se articula na incisura ulnar; **(B)** A mesma relação é vista de proximal para distal; **(C)** Vemos a ulna sem o rádio e o ligamento anular, que é preso nas margens anterior e posterior da incisura ulnar.

## MIOLOGIA

O braço é dividido pelos septos medial e lateral em uma região anterior e uma posterior. A região anterior contém na sua parte mais profunda os músculos coracobraquial, em sua parte proximal, e o músculo braquial a partir do início do terço médio. O músculo coracobraquial funcionalmente pertence à articulação do ombro, junto com os músculos deltoide, supraespinal, infraespinal, redondo menor, redondo maior e grande dorsal. Portanto, nos ateremos por questões didáticas à descrição anatômica a partir do terço médio, onde profundamente temos o músculo braquial. Em situação anterior ao músculo braquial, encontra-se o músculo bíceps braquial, que nessa altura do braço já tem suas duas cabeças fundidas. O músculo braquial tem uma inserção larga e muscular na ulna, que se inicia em torno de 1,5 cm distais ao ápice da apófise coronoide, e é esse músculo o principal flexor do cotovelo. O músculo bíceps braquial tem um ten-

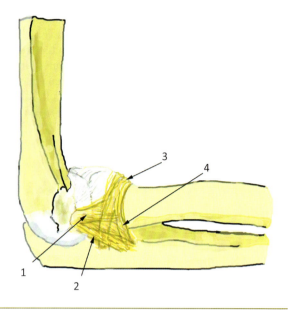

**FIGURA 16.5** Desenho do sistema ligamentar lateral do cotovelo D, dividido em: 1) ligamento colateral radial que se insere no ligamento anular; 2) ligamento colateral lateral ulnar, que se insere na ulna junto à tuberosidade do músculo supinador; 3) ligamento anular, que já vimos na figura anterior; e 4) o ligamento acessório (do anular).

dão grosso em sua parte distal, que ao penetrar a fossa antecubital se torna uma fita espessa, que gira em torno do rádio proximal em seu lado medial e se insere na tuberosidade bicipital. Quando fazemos a pronação, o tendão se enrola no rádio e ao supinarmos desenrola girando esse osso. O bíceps braquial é o principal músculo supinador.

A região posterior do braço abriga as três cabeças do músculo tríceps braquial e o músculo ancôneo, que é uma "quarta cabeça" do tríceps. O tríceps se insere na ponta do olécrano e o ancôneo na parte lateral do terço proximal da ulna.

## NERVOS E VASOS

Na região distal do braço e no cotovelo encontramos estruturas vasculonervosas muito importantes, e o conhecimento detalhado da sua anatomia será muito útil para o entendimento de complicações de fraturas do úmero distal e principalmente das vias de acesso no tratamento cirúrgico.

O nervo mediano é formado por sua raiz medial, que vem do fascículo medial do plexo braquial, e pela raiz lateral, que vem do fascículo lateral do plexo braquial. Ele segue na face medial do braço em posição ventral ao septo intermuscular medial, e, quando chega na face anterior do cotovelo, a sua posição está medial à artéria braquial. O nervo mediano e a artéria braquial estão situados medialmente ao tendão do bíceps braquial e passam sob a aponeurose bicipital. Para lembrar, usamos a sigla MAT (Mediano – Artéria – Tendão). Essas três estruturas mergulham na face anterior do cotovelo (região cubital anterior). Nesse local anatômico, o nervo mediano emite ramos para inervar as duas cabeças do músculo pronador redondo e segue distalmente, passando entre essas duas cabeças em 95% dos indivíduos. Cabe lembrar que ele pode ser encontrado em 2% dos casos passando através da cabeça umeral do músculo pronador redondo e em 3% das dissecações em posição posterior à sua cabeça ulnar. O nervo mediano, logo após passar o músculo pronador redondo, emite ramos musculares anteromediais para os músculos: flexor radial do carpo, palmar longo e flexor superficial dos dedos. O nervo mediano emite logo após o ramo denominado nervo interósseo anterior do antebraço, que distalmente inervará os músculos: flexor longo do polegar, flexor profundo dos dedos (1/2 radial) e pronador quadrado.[2]

A **artéria braquial** se divide nas artérias ulnar e radial. A artéria radial segue distal e lateralmente na fossa cubital, enquanto a artéria ulnar mergulha profundamente no antebraço e segue para o lado medial entre a massa dos músculos flexores superficiais dos dedos e a dos flexores profundos dos dedos. Partindo da **artéria radial,** encontramos a artéria radial recorrente que segue lateralmente e em direção proximal sob o músculo braquial. Ela se junta com a artéria colateral radial na face lateral do braço, que é ramo da artéria umeral profunda. A **artéria ulnar** emite um ramo também recorrente que é a artéria recorrente ulnar, que segue proximalmente e se divide em dois ramos, um anterior e outro posterior. O ramo anterior da artéria recorrente ulnar anastomosa-se na artéria colateral ulnar inferior, enquanto o seu ramo posterior segue junto com o nervo ulnar, posterior ao epicôndilo medial e vai encontrar no braço a artéria colateral ulnar superior. Esses ramos arteriais são importantes para a circulação das estruturas do cotovelo. Nas situações de lesões da artéria braquial, a circulação distal do membro afetado mantém-se satisfatoriamente graças a essa rica circulação colateral.[2]

Quando analisamos o trajeto do nervo radial a partir da face posterior do terço médio do braço, o encontramos passando entre as cabeças medial e curta do tríceps. A seguir, ele se dirige distalmente correndo junto ao úmero até passar através do septo intermuscular lateral, onde se encontra rente ao osso e fixo. Essa situação anatômica o torna vulnerável a lesões durante o acidente, e há possibilidade de sua interposição no foco fraturário. Sua lesão na maioria das vezes é uma neuropraxia e, como consequência, há paralisia de todos os extensores (do punho e dedos) e a perda de controle leva à mão em gota (Figura 16.6).

## ASPECTOS CLÍNICOS

As fraturas do úmero distal quando desviadas podem causar lesão da artéria braquial e do nervo mediano. As lesões vasculares são raras, porém devemos ficar atentos a alguns aspectos clínicos. Na inspeção encontraremos

Fraturas Distais do Úmero

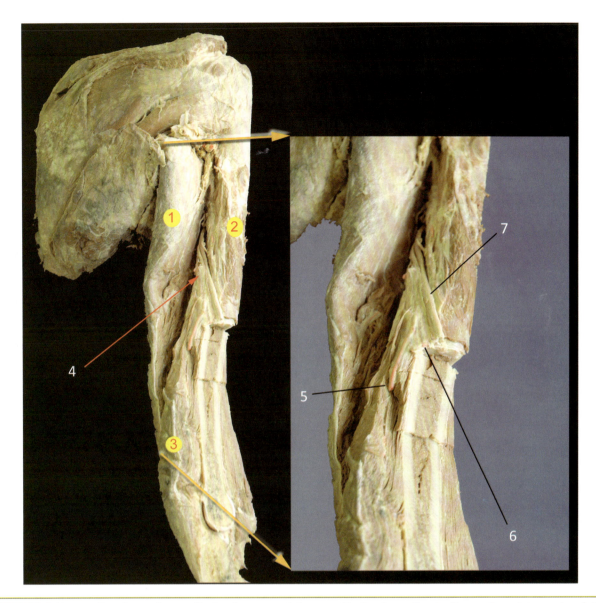

**FIGURA 16.6** Fotografias de um braço direito de um espécime anatômico formolizado dissecado e visto posterolateralmente, em que o úmero foi seccionado longitudinalmente no plano sagital para permitir a visão de sua íntima relação com o nervo radial. Se observa na esquerda uma foto em um plano geral em que está incluída a escápula e na direita uma visão localizada e aumentada, que corresponde ao local entre as bases das flechas cor de laranja na foto da esquerda. Os números correspondem: 1 – cabeça longa do tríceps braquial; 2 – cabeça curta do tríceps braquial; 3 – cabeça medial do tríceps braquial; 4 – o septo braquial lateral no ponto de passagem do nervo radial. Vemos na foto localizada: 5 – a artéria colateral média que é ramo da artéria braquial profunda; 6 – a artéria colateral radial que é ramo da artéria braquial profunda; 7 – o nervo radial junto ao periósteo do úmero em sua passagem pelo septo lateral do braço.

aumento de volume e equimose anterolateral no cotovelo. A mão deverá estar corada e teremos enchimento capilar arterial rápido nas polpas digitais, porém não encontraremos os pulsos radial ou ulnar. A pesquisa com o "doppler" será negativa. O tipo de lesão arterial poderá ser uma laceração causada pela ponta óssea do fragmento proximal ou uma lesão da camada íntima da artéria, com consequente trombose.[3]

Salientamos que estas lesões vasculares também podem ocorrer em luxações do cotovelo, sendo que nesse caso apresentam gravidade maior do que naquelas que ocorrem junto às fraturas da epífise distal. As luxações destroem a circulação colateral do cotovelo, e juntas com a lesão da artéria braquial, provocam isquemia distal e podem levar a uma situação que resulte em amputação. Nas fraturas distais do úmero, mesmo quando são articulares e desviadas, a circulação colateral fica preservada e garante o enchimento capilar distal, apesar de não haver circulação e pulso arterial distal à lesão arterial. Portanto, a avaliação clínica dos pacientes e a obtenção do diagnóstico é o mais importante. A presença de lesão vascular necessita correção imediata, portanto em traumas do membro superior palpem os pulsos distais e monitorem sua evolução. A presença de uma fratura tão grave em radiografias pode distrair a atenção do traumatologista, e um tempo precioso ser perdido. Outro aspecto a salientar é que as lesões da camada íntima da artéria braquial levam à formação de um trombo que vai aumentando gradativamente até a sua oclusão total. Este fenômeno pode levar algumas horas. Logo, mesmo em um paciente que se apresente com pulsos normais na sala de emergência poderá ocorrer a oclusão da artéria braquial, horas depois do acidente, quando ele já estiver internado. Portanto, o monitoramento desses pacientes é muito importante.[4,5]

## LESÕES NERVOSAS

As lesões nervosas ocorrem em 61% das vezes nos membros superiores. O nervo radial é lesado em 29% das vezes. Quando analisamos isoladamente as fraturas do úmero, encontramos: 9,5% de comprometimento do nervo radial; 3,8% de lesões do nervo ulnar e 1,4% de lesões do nervo mediano. Noble e colaboradores em uma análise retrospectiva de 5.777 pacientes que sofreram traumas encontraram 200 lesões nervosas em 162 (3%) indivíduos. Essas lesões estavam associadas a fraturas em 95% dos pacientes. A maioria deles era de jovens que se envolveram em acidentes com veículos motorizados e, em 61% das vezes, as lesões ocorreram nos membros superiores. O nervo radial esteve lesionado em 29%. Nas fraturas do úmero, o nervo radial foi lesado em 9,5% dos pacientes, enquanto o nervo ulnar em 3,8% e o nervo mediano em 1,4%. Esses autores avaliaram o desfecho destas lesões e correlacionaram uma maior gravidade com as fraturas causadas em acidentes de alta energia cinética.[5]

A associação de lesões do nervo radial com fraturas do úmero foi bastante estudada devido à sua maior incidência, entretanto ainda há controvérsias acerca da melhor forma de abordagem do tema. Sabemos que a maioria das lesões tende a se recuperar espontaneamente, por tratar-se de neurapraxia. Essa característica se mantém, mesmo quando são incluídas as fraturas expostas, como na revisão sistemática de Shao ecolaboradores a taxa de recuperações espontâneas é alta.[6]

Contudo, devemos ter em mente que a incidência de lesões com secção do nervo radial (neurotmese) é mais alta quando os pacientes se envolvem em acidentes de alta energia cinética. Isso equivale a dizer que no tratamento de paralisias do nervo radial concomitantes a fraturas expostas do úmero é necessário explorar o nervo radial. Essa situação indica de forma absoluta a necessidade de exploração nervosa.[7]

Também, indicamos a exploração do nervo radial e a osteossíntese do úmero nas fraturas do terço distal da diáfise do úmero, com traços oblíquos e desviadas medialmente. Essas fraturas são conhecidas como fraturas de Holstein & Lewis (Figura 16.7).[8] Na revisão de Ekholm e colaboradores, elas corresponderam a 7,5% das fraturas do úmero e tiveram uma incidência de 22% de lesões do nervo radial, contra 8% nos outros tipos de fratura da diáfise umeral, e esta diferença foi significante.[9] Nessas fraturas, forma-se um verdadeiro valo entre os fragmentos, situado bem no trajeto do nervo radial, e como consequência ele pode escorregar para dentro desse espaço e ficar entre os fragmentos ósseos. A característica clínica desses pacientes é a presença de dor intensa, que aumenta com mínimos movimentos dos fragmentos. Pela intensidade da dor, ficamos tentados a fazer uma anestesia focal para eliminar o sofrimento do paciente, mas contraindicamos essa conduta, pois ela eliminaria a única defesa de um nervo enclausurado e pronto para ser esmagado. A tentativa de redução incruenta ou de alinhamento da fratura para imobilizar o membro lesado pode lesar o nervo radial. Tracionamos o braço suavemente pelos epicôndilos, e avaliamos as imagens no intensificador de imagens, observando as queixas do paciente: se não houver piora da dor, colocamos uma pinça de confeiteiro e seguimos com tratamento incruento; contudo, se houver piora da dor ou dúvidas, indicamos a exploração cirúrgica.

Portanto, consideramos que a presença deste tipo de fratura desviada, com ou sem paralisia do nervo radial e com sinais clínicos acima descritos, é de indicação quase absoluta para tratamento cirúrgico. A manipulação intempestiva desse tipo especial de fratura pode lesar o nervo radial, e o tratamento

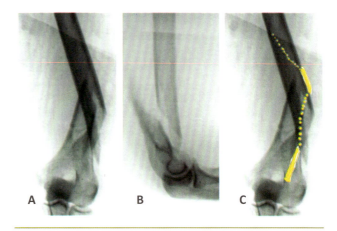

**FIGURA 16.7 (A, B e C)** Radiografias de uma paciente que teve uma fratura de traço helicoidal no terço distal do úmero desviada em varo, a qual compareceu no pronto atendimento do hospital com dor muito forte. Aos pequenos movimentos durante a imobilização provisória a paciente sentia dor intensa e irradiada, tanto no sentido proximal quanto no distal. Foi levada ao centro cirúrgico e na operação realizada encontramos o nervo radial dentro do foco de fratura entre os fragmentos (fratura de Holstein e Lewis).

cirúrgico bem conduzido evita essa lesão. Logo, após explorar o nervo radial, aproveitaremos para fazer a osteossíntese.[10]

A equipe cirúrgica que se disponha a tratar pacientes com paralisia radial deve ter o treinamento em reparações de nervos periféricos. É inconcebível fazer a osteossíntese, confirmar uma neurotmese, prender os cotos nervosos com pontos e deixar a reparação do nervo radial para um segundo tempo. Haverá perda de tempo e formação de tecido cicatricial que dificultará a cirurgia reparadora, piorando o leito para os enxertos de nervo quando estes forem necessários.[10]

## DIAGNÓSTICO

As fraturas do úmero distal são diagnosticadas através de radiografias em incidências anteroposterior, perfil e oblíquas. Após a primeira avaliação quando há dúvidas, anestesiamos o foco fraturário e suavemente tracionamos distalmente o membro, para afastarmos os fragmentos. Isso permitirá melhor visão, classificação da fratura e análise da parte articular. Quando estiver disponível, recomendamos o uso complementar da tomografia computadorizada, que permitirá melhor avaliação da superfície articular, com a possibilidade de reconstruções em 3D. A avaliação das imagens e o planejamento prévio da redução em papel ajudarão a antever a forma como a osteossíntese será colocada, naquelas fraturas com indicação de cirurgia.[11]

## CLASSIFICAÇÕES DAS FRATURAS DISTAIS DO ÚMERO

Considerando que neste capítulo abordaremos o estudo de fraturas do terço distal do úmero como um todo, cabe salientar que as classificações relativas à parte diafisária serão melhor vistas no capítulo que abordará fraturas diafisárias em si. Neste capítulo, nosso enfoque maior será para as classificações relativas às fraturas do úmero que envolvem a epífise e a metáfise.

Os sistemas de classificação das fraturas são utilizados na prática clínica e na pesquisa para proporcionar uma linguagem comum de comunicação entre os profissionais, para tomar decisões sobre o tratamento, avaliar o prognóstico, e para descrever e comparar resultados. Idealmente, tal sistema deve ser universal, confiável, lógico, simples e clinicamente útil. Como ainda não há um sistema de classificação das fraturas do úmero distal que atenda todos esses critérios, foram propostas várias classificações que muitas vezes se sobrepõem.[12] O úmero distal é uma área muito complexa, e a forma de tratamento dessas fraturas tem se modificado muito nos últimos 40 anos. Com o refinamento das técnicas cirúrgicas e dos implantes disponíveis, ocorreu uma melhor compreensão da variedade dos padrões de fraturas que afetam essa região. Os diferentes sistemas de classificação têm refletido as mudanças na forma pela qual essas fraturas têm sido analisadas.

As fraturas do úmero distal foram historicamente classificadas baseadas em considerações anatômicas. Inicialmente foram classificadas baseadas no conceito de que o úmero distal era formado por dois côndilos arredondados. Os termos supracondilar, condilar, transcondilar e bicondilar eram utilizados.[12]

Em 1969, Riseborough e Radin[12] classificaram as fraturas em "T" intercondilares do úmero distal (baseados na separação, rotação e cominuição dos fragmentos articulares) em quatro tipos:

**Tipo I:** fratura sem deslocamento entre os fragmentos.
**Tipo II:** separação do capítulo e da tróclea, sem rotação significativa dos fragmentos no plano frontal.
**Tipo III:** como no tipo II, mas com rotação significativa dos fragmentos.
**Tipo IV:** grave cominuição da superfície articular, com grande separação dos côndilos umerais.

A classificação AO surgiu a partir de estudos a fim de produzir um sistema compreensível de classificação das fraturas de todos os ossos longos. O segmento distal do úmero é dividido em três tipos, da seguinte forma:

**Tipo A:** fraturas extra-articulares.
**Tipo B:** fraturas articulares parciais (mantêm alguma continuidade entre a diáfise e a superfície articular).
**Tipo C:** fraturas articulares completas.

Esses tipos são divididos em três grupos baseados na localização da linha de fratura e na quantidade de fragmentação. Esses grupos são ainda subdivididos em três subgrupos baseados em características adicionais das fraturas (Tabela 16.1).

Classificação AO/OTA para fraturas distais do úmero (Figura 16.8).

Atualmente as fraturas são classificadas baseadas no conceito do úmero distal ser formado por duas estruturas colunares divergentes (coluna medial e coluna lateral) interconectadas pela tróclea. As fraturas são descritas como sendo de coluna única (unicolunares), dupla (bicolunares), ou transcolunares. Adicionalmente, podem ser classificadas com base nos fragmentos ósseos específicos envolvidos na fratura: tróclea, capítulo, epicôndilo medial ou epicôndilo lateral. O formato triangular formado a partir das relações entre essas estruturas é fundamental para se entender o mecanismo próprio das fraturas intra-articulares do úmero distal. Quando uma das partes do triângulo é rompida, toda a construção se torna mais enfraquecida do que seria de se esperar.[13] Isso explica por que o cotovelo pode resultar instável mesmo após a fixação das fraturas, a não ser que todos os três braços do triângulo sejam estabilizados. Essa mudança de conceito implica em novas classificações e em modificações nos parâmetros de tratamento.

A classificação de Jupiter e Mehne é baseada nesse conceito das colunas, e auxilia no planejamento da tática.[14] O objetivo principal do tratamento é –restabelecer a anatomia de todos os três elementos do triângulo umeral distal (coluna medial, coluna lateral e tróclea) com suficiente estabilidade para permitir mobilidade precoce. Nesse sistema de classificação existem basicamente três categorias (fraturas intra-articulares, fraturas extra-articulares intracapsulares e fraturas extra-articulares extracapsulares), que são subdivididas (Tabela 16.2 e Figura 16.9).

Série Ortopedia e Traumatologia – Fundamentos e Prática

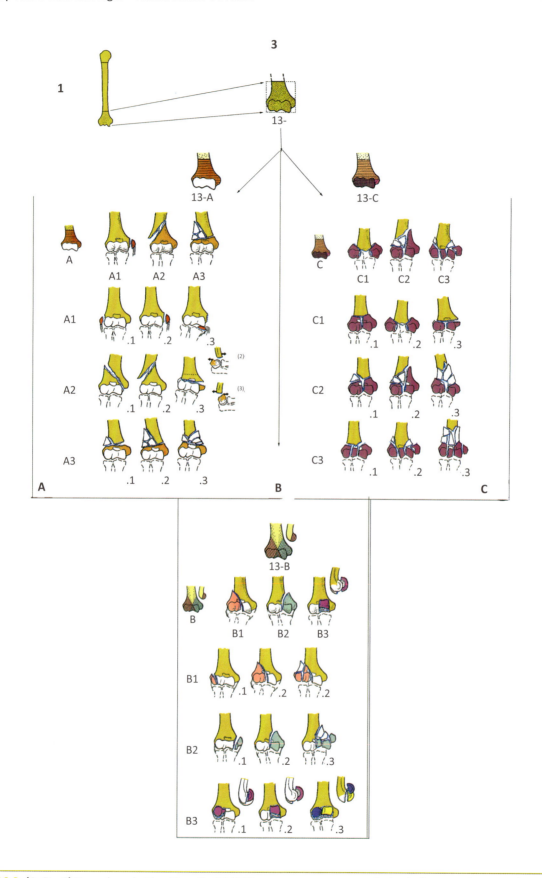

FIGURA 16.8 (A, B e C) Desenhos da Classificação AO/OTA que servem como apoio à tabela que a descreve (Tabela 16.1).

**Fraturas Distais do Úmero**

## Tabela 16.1

**Tipo A: fraturas extra-articulares**

Grupo 1: epicondiliana

Subgupo 1 – A1.1: epicôndilo lateral

A1.2: epicôndilo medial, não encarcerada

A1.3: epicôndilo medial, encarcerada

Grupo 2: metafisária simples

A2.1: oblíqua interna (traço no sentido distal e interno)

A2.2: oblíqua externa (traço no sentido distal e externo)

A2.3: transversa

Grupo 3: metafisária cominutiva

A3.1: com cunha intacta

A3.2: com cunha fragmentada

A3.3: complexa

**Tipo B: fraturas articulares parciais**

Grupo 1: sagital lateral

B1.1: capítulo

B1.2: transtroclear simples

B1.3: transtroclear multifragmentária

Grupo 2: sagital medial

B2.1: transtroclear simples, medial à crista

B2.2: transtroclear simples, através do sulco

B2.3: transtroclear multifragmentária

Grupo 3: frontal

B3.1: capítulo

B3.2: tróclea

B3.3: capítulo e tróclea

**Tipo C: fraturas articulares completas**

Grupo 1: articular simples e metafisária simples

C1.1: com mínimo deslocamento

C1.2: com grande deslocamento

C1.3: epifisária em forma de "T"

Grupo 2: articular simples e metafisária cominutiva

C2.1: com cunha intacta

C2.2: com cunha fragmentada

C2.3: complexa

Grupo 3: multifragmentária

C3.1: metafisária simples

C3.2: metafisária em cunha

C3.3: metafisária complexa

## Tabela 16.2 Classificação das fraturas do úmero distal (Jupiter e Mehne).

**I – Fraturas intra-articulares**

A – coluna única (unicolunar)

1 – medial

a) alta

b) baixa

2 – lateral

a) alta

b) baixa

3 – divergente

B – ambas as colunas (bicolunar)

1 – padrão em T

a) alta

b) baixa

2 – padrão em "Y"

3 – padrão em "H"

4 – padrão em "Lambda"

a) medial

b) lateral

5 – padrão multiplanar

C – capítulo

D – tróclea

**II – Fraturas extra-articulares (intracapsulares)**

A – transcolunar

1 – alta

a) extensão

b) flexão

c) abdução

d) adução

2 – baixa

a) extensão

b) flexão

**III – Fraturas extra-articulares (extracapsulares)**

A – epicôndilo medial

B – epicôndilo lateral

As fraturas intra-articulares podem atingir uma ou ambas as colunas. As que atingem uma única coluna (unicolunares) são raras (3% a 4% das fraturas do úmero distal, sendo a fratura da coluna lateral mais frequente que a da coluna medial), e podem ser altas ou baixas. A definição de fratura alta é baseada nas seguintes características:

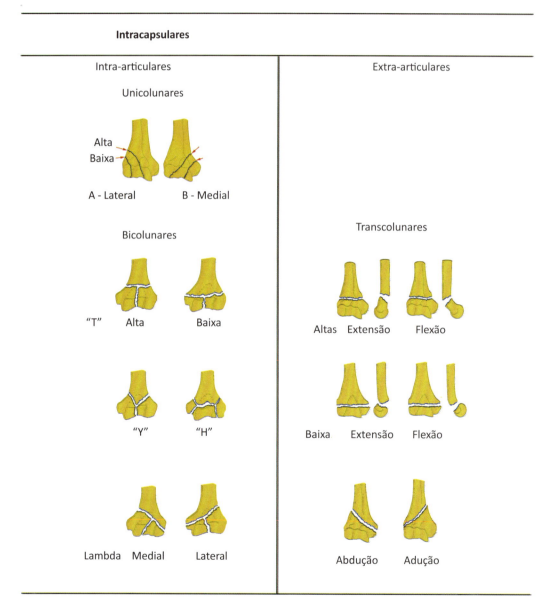

FIGURA 16.9 Desenhos da Classificação de Jupiter & Mehne que servem como apoio à tabela que a descreve (Tabela 16.2).

- a coluna fraturada contém o corpo ou a maior parte da tróclea;
- o rádio e a ulna seguem o deslocamento da coluna fraturada;
- a fixação interna é previsível, por causa do tamanho do fragmento.

Fraturas unicolunares baixas têm características opostas a cada um desses itens.

A fratura unicolunar divergente ocorre basicamente em adolescentes com variações anatômicas como a abertura septal, que diminui a resistência da região distal do úmero junto às fossas olecraniana e coronoide. Um impacto sobre o olécrano provocaria uma separação longitudinal entre as duas colunas, com o traço estendendo-se proximalmente a uma delas.

As fraturas bicolunares envolvem ambas as colunas, compreendem a grande maioria das fraturas do úmero distal e, por definição, afetam todos os três braços do triângulo umeral distal. Nesse sistema de Jupiter e Mehne, são classificadas de uma forma descritiva, a partir do formato das linhas de fratura. Os padrões principais incluem: padrão em "T", em "Y", em "H", e em "Lambda". As fraturas com padrão em "T" podem ser altas ou baixas, dependendo do traço transverso encontrar-se acima ou abaixo do limite superior da fossa olecraniana. As fraturas com padrão em "Lambda" são subdivididas em mediais (quando o traço oblíquo supracondilar vai de proximal medial a distal lateral), e em laterais (quando vai de proximal lateral a distal medial).

O valor dessa classificação está em diferenciar fraturas que ocorrem nas fossas olecraniana e coronoide e abaixo delas, pois as fraturas mais distais produzem fragmentos menores, que dificultam muito a fixação cirúrgica. As fraturas com padrão em "H" produzem um pequeno fragmento troclear que pode estar completamente desinserido das partes moles, o que além de dificultar a fixação gera o risco de necrose avascular.

A fratura bicolunar multiplanar descrita por Jupiter & Mehne[14] consiste em uma bem reconhecida fratura do úmero distal com padrão em "T", além de componente adicional de uma fratura coronal no aspecto anterior da tróclea. Então, há linhas de fratura localizadas tanto nos plano transverso e sagital quanto no plano coronal. São fraturas de difícil tratamento, que requerem abordagem posterior com osteotomia do olécrano.[14]

As fraturas isoladas do capítulo umeral são infrequentes, e tradicionalmente foram descritos dois tipos. O tipo I (Hahn-Steinthal) é a fratura do capítulo que envolve uma grande parte de sua estrutura óssea. O tipo II (Kocher-Lorenz) é a fratura que envolve basicamente a superfície condral do capítulo com mínima quantidade de osso subcondral. Recentemente, Bryan e Morrey classificaram as fraturas do capítulo em três tipos:[15]

- **Tipo I:** fraturas completas (similares às de Hahn-Steinthal);
- **Tipo II:** fraturas superficiais (similares às de Kocher-Lorenz);
- **Tipo III:** fraturas cominutivas.

Foi descrito um quarto tipo de fratura do capítulo Umeral por McKee e colaboradores,[16] e chamado de fratura por cisalhamento coronal (*coronal shear fracture*). Essa fratura envolve e capítulo e estende-se através da crista lateral da tróclea, incluindo uma significativa parte desta. Independentemente do tipo da fratura, as fraturas isoladas do capítulo são essencialmente lesões por forças de cisalhamento no plano coronal, sendo a configuração da fratura determinada pelo grau de flexão do cotovelo ao ser submetido à carga axial (Figura 16.10).

Fraturas isoladas da tróclea são extremamente raras, possivelmente pela sua posição anatômica, em que se situa protegida pelo olécrano, além de não ser local de inserções musculares ou capsuloligamentares. As fraturas podem variar desde fraturas osteocondrais até fraturas de grande parte da tróclea.

As fraturas intracapsulares (extra-articulares), ao contrário das supracondilianas, situam-se inteira ou parcialmente dentro da cápsula articular do úmero distal. Têm como característica um traço principal de fratura que atravessa o úmero distal (transcolunares) sem envolver a superfície articular, e são menos frequentes que as fraturas intra-articulares. São divididas em altas e baixas, também dependendo do traço estar acima ou abaixo do limite superior da fossa olecraniana. As fraturas altas subdividem-se em fraturas em extensão, flexão, abdução ou adução, dependendo da orientação do traço e mecanismo da fratura (as fraturas baixas subdividem-se em flexão ou extensão). Essas fraturas parecem ser mais frequentes em pacientes mais velhos com osso osteoporótico, o que leva a algumas considerações especiais sobre o manejo das mesmas: quanto mais baixo o traço de fratura, mais difícil a neutralização do fragmento distal (ainda pior no osso osteoporótico); além disso, o desenvolvimento de calo ósseo excessivo, com consequente perda de mobilidade por bloqueio das fossas olecraniana e coronoide, é um risco que se corre se essas fraturas não forem tratadas com fixação interna rígida.

As fraturas extra-articulares e extra-capsulares dos epicôndilos medial e lateral, embora necessitem manejo adequado e tenham suas complicações inerentes, não provocam alteração na estrutura triangular do úmero distal (coluna medial, coluna lateral e tróclea), e não apresentam traço articular que leve à incongruência ou ao bloqueio da mobilidade articular e à instabilidade.

Apesar de os sistemas de classificação das fraturas em geral serem amplamente utilizados, vários estudos têm demonstrado sua falta de concordância inter e intraobservadores. Wainwright e colaboradores compararam três sistemas de classificação das fraturas do úmero distal (Riseborough e Radin, AO, e Jupiter e Mehne) em relação à variação da classificação inter e intraobservadores. O estudo foi realizado a partir da observação aleatória de radiografias feita por traumatologistas e radiologistas experientes.[17] Para o siste-

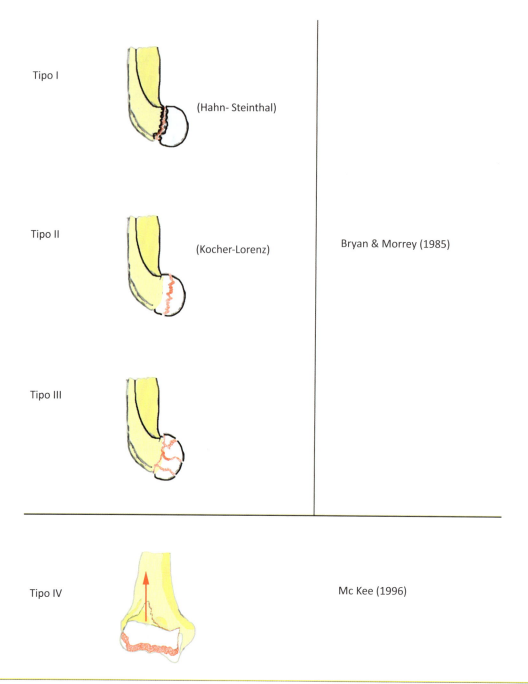

**FIGURA 16.10** Desenhos que representam a classificação de Bryan & Morrey acrescida do Tipo IV proposto por McKee. Os detalhes estão no texto.

ma de Riseborough e Radin, ocorreu uma concordância interobservador "moderada" (kappa = 0,513), mas metade das fraturas não pode ser incluída em nenhum dos grupos. Para o sistema AO completo de classificação (utilizados os 27 subgrupos), a concordância foi apenas "razoável" (kappa = 0,343). Quando somente os tipos e grupos foram considerados, a concordância foi "moderada" (kappa = 0,52); quando foram utilizados apenas os três tipos principais, melhorou para "substancial" (kappa = 0,66). Com relação ao sistema de Jupiter e Mehne, foi observada uma concordância apenas "razoável" (kappa = 0,295). Resultados similares foram observados nas medidas de variação intraobservadores.

Recentemente foi proposto um novo sistema de classificação das fraturas do úmero distal por Davies e Stanley, baseado na localização da principal linha de fratura.[18] O objetivo, e vantagem, desse sistema de classificação é que ele se relaciona diretamente ao tratamento. Além disso, o estudo demonstrou ser tanto confiável (concordância interobservador

Fraturas Distais do Úmero

– kappa = 0,664) quando reprodutível (concordância intraobservador – kappa = 0,732), com valores maiores de concordância quando comparados com as outras três classificações.

Essa classificação (Davies e Stanley) considera três padrões básicos de fratura, com diferentes estratégias de tratamento cirúrgico.[18]

**Tipo 1:** fraturas extra-articulares
São análogas às fraturas do Tipo A da classificação AO.

**Tipo 2:** fraturas predominantemente intra-articulares
São as fraturas cujo traço se inicia na metáfise distal do úmero e se propaga até a tróclea ou o capítulo (ou ambos). Compreendem tanto fraturas unicolunares como bicolunares, o que as diferencia das do Tipo B da classificação AO, no qual apenas uma das colunas está envolvida.

**Tipo 3:** fraturas predominantemente articulares
As linhas de fratura situam-se predominantemente dentro da superfície articular do úmero distal, podendo propagar-se proximalmente até a metáfise distal, mas nunca acima do nível da fossa olecraniana. De fato, representam uma soma de vários subgrupos da classificação AO (B3.1,B3.2,B3.3,C 1.2,C1.3,C3.1,C3.2)

O objetivo principal da classificação de Davies e Stanley foi, além de tentar aumentar a concordância inter e intraobservador, estabelecer um padrão de tratamento e abordagem cirúrgica para cada grupo específico (Figura 16.11).[18]

**Tipo 1 (somente extra-articular)** → redução aberta e fixação interna por abordagem posterior sem osteotomia de olécrano.

**Tipo 2 (predominantemente intra-articular)** → redução aberta e fixação interna por abordagem posterior com osteotomia de olécrano.

**Tipo 3 (predominantemente articular)** → redução aberta e fixação interna por abordagem posterior com osteotomia de olécrano ou, em casos excepcionais (idosos, grande osteoporose e/ou artrose), considerar artroplastia de cotovelo.

Conforme já dito, qualquer sistema de classificação, além de universal, confiável, reprodutível e lógico, deve ser clinicamente útil. Bernstein e colaboradores tentaram proporcionar uma "classificação das classificações das fraturas", conectando a classificação à sua necessidade específica de tratamento.[19] Os melhores sistemas de classificação foram estimados como Nível A, com uma relação direta (1 para 1) entre o tipo de fratura e a opção de tratamento, ou seja, se o tipo de fratura é tal, o tratamento será tal. As classificações de Nível B seriam menos úteis, ocorrendo algum grau de ruptura entre a classificação e o tratamento (ou seja, um determinado tipo de fratura pode corresponder a mais de uma opção de tratamento, ou vice-versa). Já no Nível C não

haveria nenhuma relação entre o tipo de fratura e a opção de tratamento.[20] Dos sistemas de classificação das fraturas do úmero distal mais utilizados, aparentemente o sistema de Davies e Stanley parece mais simples, mais confiável e reprodutível, e parece ter uma relação mais direta (Nível A para a maioria dos casos e Nível B para casos específicos em idosos com grande osteoporose ou artrose) entre o tipo classificado e sua opção específica de tratamento.

## A CONSOLIDAÇÃO E A FORMA DE TRATAMENTO

### FRATURAS DIAFISÁRIAS NO TERÇO DISTAL DO ÚMERO

As fraturas diafisárias do terço distal do úmero consolidam quase sempre com o tratamento incruento, método que não apresenta o risco de infecção presente nos métodos cirúrgicos, além de não apresentar os riscos anestésicos. A não consolidação nesse tipo de fraturas é a exceção. Essa frase serve para balizar o melhor modo de tratamento de fraturas diafisárias do úmero, deixando-se pois a cirurgia como indicação de exceção. Contudo, o tratamento incruento das fraturas diafisárias do terço distal do úmero pode apresentar consolidações viciosas com desvios angulares discretos em varo, que na maioria das vezes são clinicamente imperceptíveis.[20] Podem ser visíveis em indivíduos muito magros, mas nesse tipo de pacientes temos maior facilidade de controlar os desvios no método incruento. Também, temos que avaliar no sentido estético o que é pior, a presença de cicatrizes ou um pequeno desvio de 3º a 4º de varo no braço.

Temos um método intermediário para resolver algum dilema de indicação no tratamento; este é a fixação elástica com fios de Kirschner passados por pequenas incisões através dos epicôndilos no cotovelo e introduzidos de forma intramedular em ambos os fragmentos. Esse artifício ajuda o prosseguimento do tratamento incruento, mantendo o alinhamento com os fios de aço.

Contudo, temos algumas exceções. As fraturas do terço distal do úmero podem não consolidar: caso apresentem interposição de partes moles, quando as fraturas forem transversas e foram submetidas à tração ou a aparelhos gessados do tipo pendente; também ocorrem falhas na consolidação das fraturas causadas por acidentes de alta energia cinética. Nesse último grupo de fraturas, isso acontece porque há grande destruição de partes moles, com desperiostização de longos segmentos do úmero e a perda da rica circulação óssea desse osso. A consequência biológica será a diminuição da capacidade regenerativa. Por outro lado, essas fraturas causadas por acidentes de alta energia geralmente são expostas, que por princípio são tratadas cirurgicamente. O tratamento de fraturas expostas segue as normas gerais que o leitor encontrará em outro capítulo desta coleção.

Também, indicamos tratamento cirúrgico nas fraturas do terço distal do úmero em que haja sinais clínicos de encarceramento do nervo radial, mesmo sem paralisia, ou quando após manipulação de uma fratura se instalar uma paralisia.

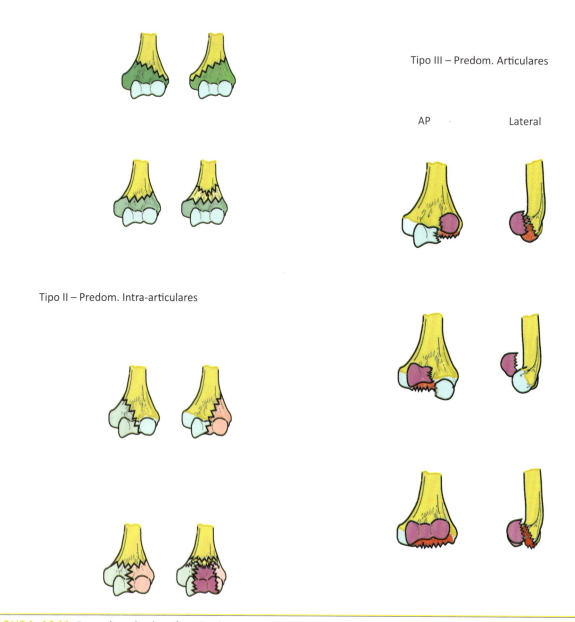

FIGURA. 16.11 Desenhos da classificação de Davies & Stanley, como apoio ao texto.

A paralisia do nervo radial por si só não é motivo de se indicar a cirurgia.[7-11]

## TRATAMENTO INCRUENTO

Preferimos a confecção de uma "pinça de confeiteiro" como método incruento para o tratamento das fraturas do terço distal do úmero. Fazemos o controle do fragmento distal tracionando-o pelos epicôndilos, enquanto outro médico confecciona a "pinça de confeiteiro". A tala gessada da "pinça" deverá passar em volta da mão do auxiliar que traciona os epicôndilos do paciente no lado lesado, de modo a deixar um espaço entre o cotovelo e o gesso da tala. É importante que fique esta folga entre o gesso e o cotovelo, para evitar que o contato desvie o fragmento distal. Outro cuidado que devemos ter na aplicação dessa imobilização é não subirmos a parte medial da pinça muito além do terço médio do braço, pois quando ela fica mais alta pode angular medialmente o fragmento distal. Esse procedimento é realizado em toda a troca semanal da imobilização. É muito importante não piorarmos a situação com uma pinça de confeiteiro mal confeccionada. Mantemos o controle inicial da fratura no plano sagital com uma tipoia do tipo colarinho-punho. A tipoia manterá o cotovelo em flexão em torno de 100°. A partir do início da segunda semana, o paciente inicia exercícios ativos de flexão e extensão, num arco entre 50° e 120° A força da gravidade é o principal fator de alinhamento da fratura, e apoiar o cotovelo, a principal causa de desvio entre os fragmentos. Isso deve ser passado com clareza para o paciente: não deve apoiar o cotovelo quando estiver sentado; é importante deixar o peso do membro superior alinhar a fratura pela ação da gravidade; deve mobilizar ativamente o cotovelo e fazer movimentos pendulares do ombro; deve usar a tipoia somente para dormir.[20]

No início da terceira semana de tratamento, já começa a formar-se um calo ósseo inicial que ajuda a estabilizar a fratura. Fraturas encontradas na transição do terço médio para o terço distal podem seguir o tratamento com uma órtese do tipo Sarmiento e, na sua falta, podemos seguir até a consolidação da fratura com o método da "pinça de confeiteiro". Esta órtese é composta por duas "conchas", uma anterior e uma mais longa posterior, que são presas por tiras de velcro. O paciente é estimulado a realizar movimentos de flexão e extensão do cotovelo e a tipoia será colocada somente para dormir ou em situações de risco. A órtese deve ficar bem ajustada pelas tiras de velcro e o paciente deverá ser ensinado a regular a pressão exercida. Caso aperte demais, ocorrerá edema distal à órtese; caso a deixe frouxa, ela perderá a eficiência. O paciente retirará a órtese de Sarmiento somente para tomar banho e sempre a usará sobre malha tubular dupla.[21] Os cuidados de higiene são fundamentais, após o banho a região que receberá a órtese deverá ser bem seca e a malha tubular deve estar limpa.

A compressão externa realizada pela órtese age sobre as partes moles, que por sua vez imobilizam os fragmentos ósseos. O movimento dos músculos sob a órtese e a gravidade alinharão os fragmentos ósseos. É muito importante orientar o paciente a somente fazer exercícios pendulares para o ombro. A abdução do ombro só será permitida quando houver sinais de ossificação do calo ósseo nas radiografias. Se o paciente não seguir essa indicação, com certeza ocorrerão desvios angulares. O fragmento distal com o braço na posição de abdução tenderá a desviar-se em varo.[20]

Na prática observamos que a avaliação da situação da formação de calo ósseo é clínica: sentimos que a movimentação do fragmento distal diminui gradativamente a cada nova troca da imobilização, após a terceira semana de fratura, observamos que a fratura geralmente se estabiliza entre a quinta e a sexta semanas. Em indivíduos magros, o calo ósseo pode ser sentido à palpação do braço. É importante destacar que o calo ósseo só será visível nas radiografias

controle em torno da oitava semana, contudo antes disto já há estabilidade clínica no foco de fratura[7].

Há outros aspectos a salientar: nem a cominuição dos fragmentos, nem o fato de a fratura ser exposta, ou causada por um ferimento por arma de fogo, são fatores para contraindicarmos essa forma de tratamento incruento. Fraturas cominutivas consolidam na maioria das vezes. Fraturas expostas poderão ter um tratamento inicial com um fixador externo e na terceira semana podem seguir com o método de Sarmiento.[20]

O resultado funcional, tanto do ombro quanto do cotovelo, em pacientes tratados dessa forma,é geralmente bom, e no caso de fraturas fechadas o método tem a grande vantagem, como já dissemos, de não haver o risco de infecção. No sentido estético não há a cicatriz cirúrgica e os desvios angulares são imperceptíveis à clínica.

Este método é de difícil aplicação em indivíduos obesos, os quais invariavelmente têm o braço com uma forma cônica e gordura na parede lateral do tórax, o que nos leva a indicar o tratamento cirúrgico em indivíduos com essa situação clínica. Também, consideramos complicado seu uso em fraturas da região supracondiliana, e para essa situação preferimos o tratamento cirúrgico.

## TRATAMENTO CIRÚRGICO

### Fixadores externos

Os fixadores externos têm indicação principal para o tratamento de fraturas expostas acima do grau II pela classificação de Gustillo e Anderson, contudo fixadores também são um bom método para tratamento de fraturas do úmero em geral, pois esse osso tende a consolidar na maioria das vezes devido ao seu grande potencial de consolidação.[11]

O tratamento cirúrgico das fraturas do terço distal do úmero pode ser conduzido com o uso de fixadores externos, que permitem o controle da redução e a estabilização necessária para manter um bom alinhamento. Usamos fixadores lineares colocados em posição lateral. A sua aplicação requer alguns cuidados: os parafusos de Schanz não devem passar muito a face medial do úmero, pois há risco de lesão arterial e de formação de pseudoaneurismas. Na transição do terço médio para o distal, devemos aplicar os parafusos de Schanz após divulsão romba que permita a visão direta da cortical lateral do úmero. A seguir usamos um protetor de partes moles para a passagem da broca e do próprio parafuso. O uso de um trocar é fundamental para proteger as partes moles e evitar lesão do nervo radial enquanto usamos a broca.

Após a cirurgia, pedimos ao paciente que movimente o cotovelo, pois isso estimula a consolidação mais rápida da fratura. Quando atingimos a sexta semana do tratamento, iniciamos a dinamização do fixador externo, afrouxando os seus parafusos de forma gradativa. Retiramos o fixador externo em torno da oitava semana e então aplicamos uma órtese do tipo Sarmiento. Essas fraturas deverão estar consolidadas em torno da décima semana, e caso isto não ocorra

Série Ortopedia e Traumatologia – Fundamentos e Prática

até a décima segunda semana indicamos o tratamento cirúrgico do retarde de consolidação.

Consideramos que o fixador externo é de boa indicação para fraturas em que não houve grande destruição da circulação óssea, todavia é um método provisório para controle de partes moles no tratamento de fraturas expostas.[11] Não devemos manter o fixador e esperar por uma consolidação com grande chance de não ocorrer. A mudança de procedimento deve fazer parte do planejamento nessas situações mais graves.

### Uso de placas e parafusos

Outra forma de tratamento de uso corrente é a osteossíntese com placas e parafusos. Ela poderá ser realizada de forma aberta com redução anatômica ou ao modo de uma placa ponte.[21-23] A vantagem da osteossíntese sobre os outros métodos é que ela permite um conforto maior ao paciente. Tão logo haja cicatrização da pele, o paciente poderá usar suas roupas normais, tomar banho e retornar com maior facilidade à vida.[11] Entretanto, é um método sujeito a complicações infecciosas e soltura do material de síntese. Este último aspecto encontramos por má técnica ou erro na escolha do paciente. A vantagem do método pode levar a problemas aos pacientes, os quais por desventura resolvam esquecer que têm uma fratura, pois a placa e os parafusos lhes dão uma falsa sensação de normalidade. O uso do membro superior em situações que demandem esforços levará à fadiga do material de síntese com quebra da placa ou soltura dos parafusos. Já recebemos pacientes diferenciados que foram operados, nos quais houve quebra da placa e ao perguntarmos percebemos que não haviam sido instruídos devidamente sobre usar o membro superior enquanto não havia a consolidação da fratura.

## VISÃO GERAL DE RESULTADOS DO TRATAMENTO DAS FRATURAS DIAFISÁRIAS DISTAIS DO ÚMERO

É importante termos uma visão geral das complicações e intercorrências no tratamento de fraturas para podermos ajudar o paciente a escolher a forma de tratamento. Existem situações em que o médico deve indicar a forma de tratamento, por ser a mais segura quanto aos resultados e de riscos controláveis. Entretanto, quando temos métodos diferentes quanto ao risco e com resultados finais muito semelhantes, é importante que o paciente participe da escolha do que deverá ser feito, tomando conhecimento das vantagens e desvantagens de cada método.

Em resumo, esses são os desfechos esperados para o tratamento das fraturas diafisárias do terço distal do úmero: o tratamento cirúrgico apresenta o risco anestésico e o risco de infecção, enquanto no tratamento incruento há a possibilidade de ocorrerem irritações na pele durante o uso da órtese e consolidações viciosas (desvios em varo).[20]

Há também o risco de rigidez articular e ossificações heterotópicas, que podem se apresentar em ambas formas de tratamento, mas são complicações que ocorrem principalmente em tratamentos cirúrgicos que evoluíram com problemas de infecção ou soltura do material de síntese e falha na consolidação.[11,21,22]

Os resultados quanto à consolidação com o método de Sarmiento são animadores e chegam a praticamente 100%, porém há a tendência a desvios em varo. Os fixadores externos apresentam o grande inconveniente da presença do aparelho no braço e infecção nos parafusos colocados através da pele. Este último aspecto é minimizado com cuidados diários de higiene. Conduzido de forma vigilante, esse método leva a bons resultados.[11]

Essas considerações são válidas somente para as fraturas diafisárias baixas. Fraturas supracondilianas e todos os tipos de fratura intra-articulares do úmero distal têm indicação quase absoluta de osteossíntese com placas na grande maioria dos casos. A seguir, discutiremos esse grupo de fraturas.

## FRATURAS METÁFISO–EPIFISÁRIAS DO TERÇO DISTAL DO ÚMERO

O tratamento das fraturas distais do úmero que acometem a metáfise e a epífise exige cuidados especiais na indicação, no planejamento e na aplicação do tratamento cirúrgico. Contudo, para todos os tipos de osteossíntese há uma regra geral – há osso a ser fixado? Esse aforismo pergunta sobre a qualidade do osso e serve principalmente para o tratamento de indivíduos mais velhos. Devemos lembrar que a população de forma geral tem vivido mais, logo teremos cada vez mais que indicar o tratamento para indivíduos em torno dos 90 anos de idade, muitas vezes com ossos "de papel", que apresentam corticais muito finas e osso esponjoso com trabéculas esparsas, que não permitem a fixação de parafusos. Essa situação não é frequente, mas ao encontrá-la temos que ter a humildade de aceitar que não há muito a se fazer, exceto tratar a fratura como um "saco de ossos" e com mobilização em fase precoce, mesmo sabendo que se formará uma nova junta em planos de pseudartrose entre os fragmentos ósseos, que ainda assim é melhor do que um cotovelo rígido.

Quando vamos operar, preferimos colocar o paciente em decúbito lateral, deixando o membro afetado totalmente livre. A posição é satisfatória para o cirurgião e também é melhor e mais segura em termos anestésicos do que a posição em decúbito ventral. O garrote pneumático será colocado bem na raiz do membro superior. A antissepsia e a colocação dos campos isolarão todo o membro superior, que será apoiado em campos estéreis, ou numa mesa de Mayo, de modo a permitir que o cotovelo flexione em 90°. Isolaremos a asa do ilíaco ipsilateral para retirar enxerto ósseo caso seja necessário. Sempre isolamos o nervo ulnar no início da cirurgia e já preparamos o leito para sua transposição anterior. Consideramos que a questão de transpor ou não o nervo ulnar tem o denominador comum delicadeza em seu manuseio, e durante a osteossíntese não se pode esquecer de sua presença. Consideramos que a osteossíntese de uma fratura do úmero distal é difícil e exige a atenção total do cirurgião, e durante a cirurgia o nervo pode ser tracionado sem que se perceba. Portanto, prendemos o nervo delicadamente com um dreno de Penrose, e o dreno é fixo com um ponto bem frouxo nas partes moles vizinhas. O motivo de todo este cuidado é para protegê-lo durante a osteossíntese, que, como veremos, usa o epicôndilo medial como suporte sólido para pelo menos dois parafusos distais colocados na placa da coluna medial. Não isolamos esse nervo, somente como exceção, nas fraturas que envolvam isoladamente a coluna lateral sem cominuição articular. Nessas, o acesso articular servirá para fazer a redução, e a placa será colocada no lado lateral do úmero distal. Discutiremos aspectos das vias de acesso na sequência deste capítulo.

As fraturas que apresentam cominuição da superfície articular são as mais graves e, geralmente, acompanham lesões das duas colunas do úmero distal. Contudo, podemos encontrar fraturas de formas isoladas do capítulo, da tróclea e mesmo do conjunto dessas duas importantes estruturas da articulação do cotovelo. Quanto mais baixas são as fraturas da epífise distal do úmero, mais grave será seu prognóstico e mais difíceis serão de tratar. Temos isquemia dos fragmentos destacados e grande dificuldade de englobá-los na osteossíntese. O desenvolvimento por Herbert e Fisher de parafusos sem cabeça e roscas com passos diferentes nas duas pontas permitiu a estabilização de fragmentos articulares pequenos, dando a chance para a sua revascularização, ao mesmo tempo que possibilita a movimentação da articulação.[24]

As fraturas das duas colunas são tratadas com a redução e estabilização provisória dos fragmentos seguidas da osteossíntese da parte articular com parafusos interfragmentares. Nesta parte do tratamento cirúrgico, é importante avaliar o grau de cominuição articular. Quando a redução é anatômica, podemos fazer a compressão interfragmentar para reconstruir a articulação. Contudo, se houver cominuição teremos que reconstruir a superfície com os fragmentos disponíveis e até mesmo colocar enxerto ósseo para preencher espaços. A seguir fixamos o conjunto provisoriamente, evitamos a compressão interfragmentar e estabilizamos o conjunto dos fragmentos na hora que colocarmos as placas fixando a metáfise. Completamos a redução da parte metafisária e a fixação provisória com fios de Kirschner. É recomendável a estabilização com as placas de distal para proximal, controlando o que acontece na epífise. A reconstrução das fraturas bicolunares passa pela estabilização transversal da epífise, seguindo-se pelas duas colunas, fechando o triângulo formado por estas estruturas. Na hora de colocarmos as placas, não podemos esquecer aspectos anatômicos importantes: a placa lateral não pode invadir o côndilo umeral abaixo de seu equador para que a cabeça do rádio não colida contra ela no movimento de extensão; a placa medial deve englobar o epicôndilo medial para aumentar a estabilidade do conjunto. Empregamos no modo mais simples e de menor custo duas placas de reconstrução moldadas sobre a mesa de instrumentos, com o auxílio de lâminas de alumínio, para que adquiram a forma exata do osso a ser fixado. No próximo item do capítulo discutiremos a posição de colocação das placas e o uso de placas pré-moldadas, que permitem a estabilização com parafusos bloqueados (roscas na cabeça que prendem na placa).

As fraturas que atingem uma das colunas devem ser vistas como fraturas com luxação do rádio e da ulna para o lado do fragmento distal. Assim, teremos que levar o fragmento desviado ao fragmento íntegro, solidarizar a superfície articular à coluna íntegra e fixar a coluna rompida com uma placa e parafusos. Aparentemente são fraturas mais simples de se resolver. Entretanto, se assim as considerarmos e planejarmos uma via de acesso restrita, teremos dificuldade em fazer a redução articular. Havendo traço articular, preferimos um acesso amplo com osteotomia do olécrano para permitir rápida redução anatômica e a fixação do fragmento desviado.[25]

As fraturas extra-articulares com traço oblíquo e as transversas altas são mais fáceis de permitir a redução. Geralmente acometem as crianças e os adolescentes. Entretanto, podem acometer pacientes idosos com osteoporose. Nas crianças a redução incruenta e a fixação com fios de Kirschner e imobilização gessada têm boa indicação e leva a excelentes resultados. Contudo, em indivíduos mais velhos essa forma de osteossíntese e a necessária imobilização gessada podem levar à rigidez articular. Logo, a osteossíntese estável com placas e parafusos será necessária para permitir a mobilização imediata da articulação de adultos. As fraturas transversas baixas são as mais difíceis de tratar por sobrar pouco osso a ser fixado no fragmento distal.[14]

## FORMAS DE OSTEOSSÍNTESE PARA O ÚMERO DISTAL

A evolução da forma de aplicação de materiais de síntese em fraturas do úmero distal passou pela colocação de pinos elásticos intramedulares nas fraturas diafisárias baixas, placas com a forma da letra ípsilon invertida para as fraturas supracondilianas, placas paralelas no plano frontal, placas ortogonais e ultimamente surgiram as placas paralelas no plano sagital, pré-moldadas à anatomia do úmero distal.[14,25-30] As fraturas mais altas, que se localizam perto da transição com o terço médio, geralmente permitem indicações de osteossíntese (Figura 16.12) similares àquelas do resto da diáfise: hastes intramedulares e placas largas com furos dos parafusos não alinhados. Para aprofundamento no assunto, sugerimos a leitura do capítulo de fraturas diafisárias do úmero. Contudo, fraturas diafisárias mais baixas têm indicações similares às fraturas epifisárias, ou seja, necessitam uma montagem sólida que permita a movimentação do cotovelo.[14] A dificuldade de se fazer a osteossíntese é maior quando nos defrontamos com fraturas intra-articulares, principalmente aquelas que apresentem traços em ¨Y¨ invertido.

Estudos laboratoriais que avaliaram a resistência das diversas montagens mostraram que a colocação de placas ortogonais é o método mais sólido. Isso se consegue quando a placa medial é colocada no plano sagital apoiando-se na coluna medial, enquanto a placa lateral é colocada no plano

Série Ortopedia e Traumatologia – Fundamentos e Prática

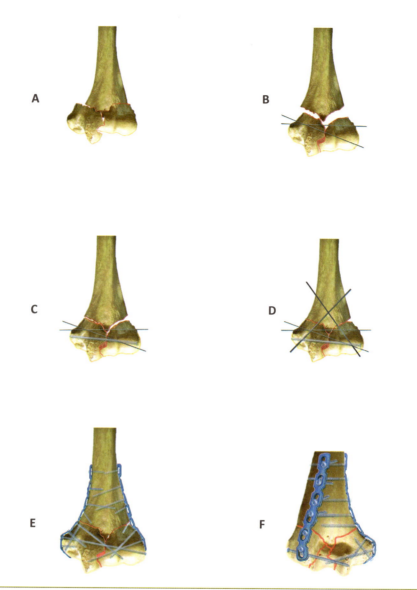

**FIGURA 16.12** Desenhos e montagem sobre fotografia de um úmero distal seco de espécime. De A até E vemos o úmero pela frente. **(A)** uma fratura de duas colunas que em **(B)** – os fragmentos epifisários foram reduzidos e fixados temporariamente e em **(C)** – foram fixados com um parafuso transverso sem tração devido à falha óssea que foi preenchida com enxerto esponjoso. Em **(D)** – observa-se a redução da epífise previamente fixada ao fragemto proximal e em **(E)** – observa-se a osteossíntese com placas paralelas em que os parafusos mais distais fixam os dois fragmentos, e o epicôndilo medial é abraçado pela placa medial para aumentar a estabilidade. Na letra **(F)** – observa-se o úmero por sua face posterior e a osteossíntese foi realizada com placas ortogonais.

frontal, recompondo a coluna lateral. As placas de reconstrução AO são um dos tipos de placas utilizadas para fixação do úmero distal, podendo ser colocadas dessa forma ortogonal. Elas permitem que as moldemos perfeitamente à forma das colunas do cotovelo onde são aplicadas. Do mesmo modo que as empregamos em fraturas do acetábulo, reduzimos a fratura, a fixamos com fios de Kirschner provisórios e moldamos os contornos com um molde de alumínio. Então, sobre a mesa de instrumentos, tranquilamente moldaremos a placa à forma do molde. Esse artifício nos permite adequar a placa de reconstrução à forma do local onde ela será implantada. A colocação de uma placa perfeitamente assentada evitará desvios de fragmentos ao colocarmos os parafusos.

A introdução do método de placas paralelas pré-moldadas com parafusos bloqueados trouxe um novo conceito mecânico, pois permite que as placas façam um sanduíche da epífise distal, solidarizando-a desta forma à diáfise.[27-30] Como os parafusos são bloqueados, não exercem tração sobre os fragmentos. Portanto, mesmo que fique um pouco afastada do osso não exercerá deformação na redução da fratura. De acordo com os modernos conceitos de Jupiter & Mehne, todos os três elementos do úmero distal (coluna lateral, coluna medial e tróclea) devem ser adequadamente reduzidos e fixados a fim de permitir estabilidade adequada e mobilidade em fase precoce.[14]

A avaliação mecânica em ossos de cadáver aponta discreta superioridade dessas placas paralelas, desde que os parafusos sejam colocados atravessando os fragmentos das duas colunas epifisárias.[28]

Há controvérsias entre os trabalhos que comparam a resistência mecânica entre a montagem com placas ortogonais e a com placas colocadas paralelamente.[28-30] A maioria concorda que ambos os métodos levam a uma estabilização satisfatória, desde que seja seguida a técnica operatória adequada. As placas ortogonais podem ser vantajosas nos casos de fraturas intra-articulares com cisalhamento anterior em que haja necessidade de fixação de posterior para anterior a fim de aumentar a estabilidade da osteossíntese. Por outro lado, placas paralelas são preferíveis nas fraturas mais distais, pois uma maior estabilidade pode ser obtida pela colocação de parafusos adicionais no fragmento distal.[29, 30] Resumindo, a colocação de placas com montagem ortogonal ou paralela depende da experiência e preferência do cirurgião, bem como do padrão da fratura.[29,30]

## VISÃO GERAL DE RESULTADOS

Nos jovens os resultados clínicos dependem do grau de destruição das partes moles, pois neles as fraturas distais do úmero ocorrem em acidentes de alta energia. Nos velhos o desfecho final depende da qualidade do osso, ou seja de uma osteossíntese estável que permita a mobilização do membro superior em fase precoce da consolidação. Todas as fraturas tendem a apresentar melhores resultados quando a redução é anatômica. Para se conseguir um bom resultado em fraturas que envolvem a articulação do cotovelo, é fundamental a recuperação da relação entre os três ossos que a compõem. O retorno à movimentação mais rápida proporciona melhor cicatrização da cartilagem, impede aderências, diminui mais rápido o edema e tende a levar a melhores resultados.

Contudo, devemos salientar que a busca de movimentos em fase precoce da consolidação, com a meta de ganho de arco de movimento com exercícios passivos, está contraindicada, pois aumenta o risco de desenvolvimento de ossificações heterotópicas.[11] O ganho de arco de movimento deve ser gradativo. Outro aspecto importante a se observar é a indicação da própria mobilização: quando a osteossíntese não estiver sólida, deverá ser protegida até que ocorra a consolidação. Isso é válido principalmente em pacientes velhos. Quando a síntese conseguida for insuficiente, por trabalharmos em um osso de má qualidade, se liberarmos para a movimentação antes de consolidar, a tendência é que o conjunto osso-material de síntese desmonte e ocorra pseudartrose. É preferível que se aguarde a consolidação mesmo que o cotovelo perca seus movimentos, e que se busque a melhora da função com fisioterapia,

e, após 6 a 8 meses, se possa realizar a liberação das aderências cirurgicamente.[27]

## VIAS DE ACESSO

A via de acesso posterior é a mais empregada no tratamento cirúrgico das fraturas do úmero distal.[2,30-34] A escolha da abordagem do músculo tríceps variará conforme o tipo de fratura e a preferência do cirurgião. Podemos nas fraturas extra-articulares e naquelas que envolvam somente uma das colunas, aprofundar o acesso por um dos lados do tendão tricipital: medial a ele para reduzir as fraturas da coluna medial e lateralmente para as situações que a parte lateral esteja envolvida. Há também a possibilidade de abordar o foco de fratura pelos dois lados do tendão tricipital, como uma forma de se evitar a osteotomia do olécrano. Contudo, pode ser difícil fazer a redução de uma fratura articular desviada, devido à interposição da ulna entre os fragmentos. Por isso, preferimos indicar a osteotomia do olécrano para retirar da frente o tendão tricipital e a ponta do olécrano. Essa osteotomia permite uma perfeita visão do foco fraturário e o controle da redução (Figura 16.13).

A osteotomia olecraniana poderá ser: a) oblíqua e extra-articular, quando a necessidade é o simples afastamento do tendão tricipital do "ambiente de trabalho", b) intra-articular com a forma de uma letra "V", quando precisarmos aumentar o espaço de visão e houver necessidade de redução com remoção de fragmentos. A osteotomia em "V" aumenta a superfície de contato ósseo na região da osteotomia e permite maior estabilidade à osteossíntese.[33,35]

Outro aspecto a ser salientado na via de acesso, é a inclusão e levantamento em conjunto do músculo ancôneo ou a secção transversa. A via clássica atinge o plano profundo por uma via entre a cabeça curta do tríceps e o músculo ancôneo, que ao ser realizada secciona a inervação para este último músculo. O nervo motor do músculo ancôneo é ramo do nervo radial. Ele corre na parte posterior do braço no meio das fibras da cabeça curta do tríceps e chega ao ancôneo em sua parte central. Logo, a via de acesso transversa inevitavelmente o lesa.

Outra proposta de via de acesso é a que levanta proximalmente o músculo ancôneo junto com o tríceps e o fragmento olecraneano que foi osteotomizado.[31-35] Essa via de acesso libera o músculo ancôneo da face lateral da ulna proximal até a tuberosidade do músculo supinador na ulna. A partir desse ponto, desenvolve-se a via de acesso entre o músculo extensor ulnar do carpo e o músculo ancôneo, que corresponde à clássica via de Kocher.[2] Aprofundamos o acesso entre os músculos ancôneo proximalmente e o supinador distalmente. Nesse ponto temos o músculo ancôneo levantado distalmente, mas preso à cabeça curta do tríceps, mantendo a sua inervação e vascularização axial (a parte distal da artéria colateral média, que é ramo da artéria umeral profun-

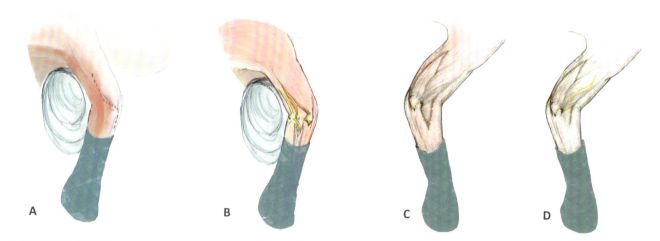

FIGURA 16.13 Desenhos das vias de acesso posteriores ao cotovelo. **(A)** mostra o posicionamento do paciente em decúbito lateral esquerdo e com o membro superior direito apoiado em um coxim, de forma a colocar o cotovelo em 90° de flexão. Observa-se neste mesmo desenho a linha pontilhada que corresponde à incisão na pele, que deverá ser retilínea ou em um "S" itálico. Preferimos a forma de "S", tendo o cuidado de cruzar de medial para lateral ao eixo do membro, um pouco acima do olécrano. Evitamos deixar cicatrizes na zona de apoio do cotovelo para evitar dor. **(B)** Vemos nesta figura o isolamento do nervo ulnar, como parte importante para proteção deste nervo e liberação do epicôndilo medial para o assentamento de placas. O nervo ulnar é anteriorizado ao septo medial do braço e preso às partes moles com pontos de sutura em drenos de Penrose. Salientamos neste desenho a situação dos ramos do nervo ulnar para o músculo flexor ulnar do carpo, junto ao epicôndilo medial. Mais detalhes o leitor encontrará no texto. **(C)** Neste desenho pontilhamos a osteotomia em "V" do olécrano (em amarelo) e a via de acesso que eleva em bloco o músculo ancôneo (em vermelho). **(D)** O pontilhado vermelho mostra a via de acesso clássica com osteotomia do olécrano e a secção muscular entre a cabeça curta do tríceps e o músculo ancôneo. Vemos em amarelo a situação anatômica do ramo do nervo radial que inerva o músculo ancôneo, que é seccionado, juntamente aos vasos posterolaterais do cotovelo (parte distal da artéria colateral média, que é ramo da artéria umeral profunda e se anastomosa com a artéria interóssea recorrente).

da e se anastomosa com a artéria interóssea recorrente) (Figura 16.14).

Esta via de acesso permite visão ampla da parte posterolateral do cotovelo, mas seu principal objetivo é preservar o músculo ancôneo, que poderá ser usado no futuro como um retalho muscular.[33,34] Encontramos indicações de seu uso como um retalho muscular vascularizado, em retiradas de ossificações heterotópicas pós-traumáticas do cotovelo seguidas de interposição desse retalho.[34]

Após a redução cuidadosa e anatômica, fixamos as fraturas e finalizamos realizando a osteossíntese da osteotomia olecraniana. Indicamos sua fixação com um sistema de banda de tensão similar ao que é indicado para fraturas do olécrano: colocamos dois fios paralelos em posição oblíqua de forma a penetrarem na cortical ventral da ulna, e seguimos então com uma cerclagem em forma de "8" com um fio de aço maleável.

### *A manipulação do nervo ulnar*

O nervo ulnar deve ser isolado em todas as abordagens posteriores do cotovelo. Não indicamos sua dissecção somente em vias de acesso posterolaterais puras. Quando o isolamos, já preparamos o futuro leito numa transposição anterior, preferencialmente subcutânea. O nervo deve ser separado de seu leito original com toda a delicadeza, com a colocação de um dreno de Penrose para tracioná-lo. Sempre mobilizamos a artéria colateral ulnar superior junto com o nervo ulnar; procedemos assim para levar junto a circulação extrínseca do nervo ulnar, pois tivemos um paciente que após uma transposição anterior simples do nervo ulnar desenvolveu uma paralisia transitória, que julgamos ter sido de origem isquêmica, pois a manipulação foi mínima. Por outro lado, é importante saber que a circulação interna dos nervos permite que os dissequemos por mais de 10 cm em seu comprimento, sem repercussões funcionais. Iniciamos a dissecação do nervo ulnar, proximal ao epicôndilo medial, seguindo proximalmente até a arcada de Struthers. Essa arcada corresponde a um espessamento da fáscia tricipital junto ao hiato no septo medial do braço, por onde o nervo ulnar passa da loja anterior para a posterior do braço, antes de se dirigir para a face posterior do cotovelo. Aberta essa arcada, ressecamos parte do septo medial do braço, pois o nervo ulnar correrá anterior ao septo ao ser transposto. Nesse ponto colocamos mais um dreno de Penrose para auxiliar na manipulação.

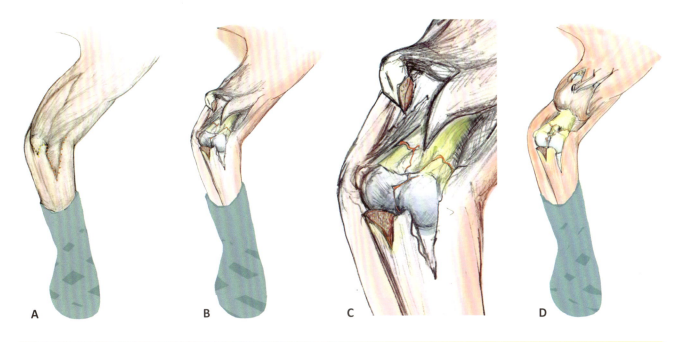

**FIGURA 16.14** Desenhos demonstrando a via de acesso posterior que inclui o músculo ancôneo, denominada por Morrey "a osteotomia olecraniana cubital da Mayo – preservação do ancôneo".[33] **(A)** visão do pontilhado da osteotomia e da dissecação do músculo ancôneo, que **(B)** é elevado proximalmente com o músculo tríceps braquial. **(C)** visão localizada da via de acesso em "B". **(D)** reparo proximal do tríceps e no ancôneo para permitir o trabalho de osteossíntese. Apesar de não estar desenhado, o nervo ulnar deve ser isolado e retirado do campo operatório como pode ser visto na figura anterior (Fig. 13 B).

Passamos então à parte mais delicada do procedimento, abrimos a arcada de Osborne, que corresponde a um espessamento da fáscia entre as origens das duas cabeças do flexor ulnar do carpo. Essa arcada cobre e estabiliza o nervo ulnar atrás do epicôndilo medial e tem a forma de uma letra "V", cujo vértice corresponde à junção das duas cabeças do flexor ulnar do carpo. Levantamos o nervo ulnar pelo dreno de Penrose mais distal e, devagar e suavemente, dissecamos distal, para expor seus ramos para o músculo flexor ulnar do carpo. Cabe salientar que esses são os únicos ramos para este músculo, e que se encontram em torno de 1,5 cm distais ao epicôndilo medial. Há também ramo(s) nervoso(s) que inerva(m) a cápsula articular medial; após identificação precisa dos ramos para as duas cabeças do músculo flexor ulnar do carpo, seccionamos o ramo articular. Isso permitirá que mobilizemos o nervo ulnar (Figura 16.15).

Levantamos a origem da cabeça anterior do flexor ulnar do carpo e levamos o nervo ulnar para o subcutâneo na face anterior do cotovelo (anteromedial), numa situação de uma linha em torno de 3 cm anteriores ao septo medial do braço. Durante a osteossíntese, deixamos o nervo nessa situação anatômica, preso por pontos nos drenos. No final, para evitar seu retorno para trás, elevamos um segmento mais distal do septo medial do braço, deixando-o preso distalmente. Essa tira de septo será suturada no subcutâneo na perpendicular à pele, de forma a ser somente um anteparo, nunca uma arcada que possa prender o nervo. A recomendação de isolar o nervo ulnar em todas as cirurgias com acesso posterior e manipulação medial do cotovelo ganha apoio em alguns estudos e traz o assunto à discussão em outros.[36] Contudo, essa é nossa recomendação pessoal.

## APRESENTAÇÃO DE CASOS CLÍNICOS

### PACIENTE 1 – MLF, FEM., 76 ANOS, PROFESSORA, APOSENTADA.

Em 17 de julho de 1990, a senhora MLF, fem., de 76 anos, professora aposentada, com altura de 1,60 m, obesa, hipertensa e diabética (tipo II), teve uma queda em casa e teve dor e impotência funcional total no membro superior D. Procurou o pronto atendimento de um hospital universitário, queixando-se de dor intensa no braço e antebraço esquerdos. Segurava o antebraço esquerdo com a mão direita e pedia que não movessem seu membro superior, pois os movimentos aumentavam muito a dor. A dor se irradiava para o dorso do antebraço e para o pescoço. Foi colocada uma tipoia na posição por ela suportada e se observou que havia movimentos anormais na diáfise do úmero. Foi aplicado um analgésico e a seguir foram solicitadas radiografias (Figura 16.16).

Considerando a dor intensa e os sinais de fratura do úmero, você faria uma anestesia focal?

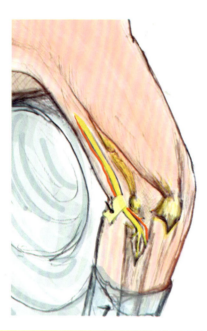

FIGURA 16.15 Desenho com visão localizada da anteriorização do nervo ulnar, para permitir a perfeita visão e abordagem na colocação de material de síntese no epicôndilo medial. Isolamos o nervo ulnar preferencialmente junto com a artéria colateral ulnar superior. Salientamos que há um ramo motor para cada cabeça do músculo flexor ulnar do carpo (FUC) e que o nervo ulnar segue em seu curso distal no antebraço entre as duas cabeças. No desenho desinserimos proximalmente a cabeça anterior do FUC, retificando o melhor possível o novo trajeto do nervo ulnar. Não podemos deixar o nervo angulado, motivo pelo qual seccionamos proximalmente a arcada de Struthers e o levamos para o lado anterior do septo medial do braço.

O que faltou descrever no exame físico da paciente?

Faltou descrever: que a paciente apresentava movimentos normais nos dedos e, ao se pedir a ela para estender o punho, tinha dor no cotovelo e braço distal, mas se palpava no antebraço a contração dos músculos extensores radiais. A perfusão distal estava normal e o pulso radial era palpável.

Quanto a usar a anestesia focal: a defesa natural do nervo radial que evidentemente estava envolvido se perderia, pois a dor da paciente era muito intensa. Os pacientes com fraturas do úmero sem envolvimento do nervo radial têm dor discreta que, geralmente, passa ou diminui muito ao colocarmos uma tipoia e deixarmos a gravidade agir. Na presença de fraturas, suspeite sempre do envolvimento de nervos quando a dor for muito intensa.

Nas radiografias, foram confirmadas uma fratura helicoidal no úmero distal, com desvio em varo e proximal, e a presença de osteoporose. Observando o traço fraturário no fragmento proximal, é possível imaginar que esteja bem no trajeto do nervo radial. Trata-se de uma fratura distal do

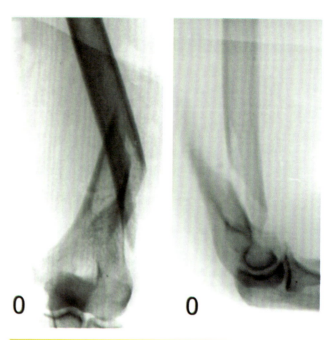

FIGURA 16.16 Fotografias das radiografias da paciente MLF, fem., 76 anos, que teve uma fratura da diáfise do úmero no terço distal. Observa-se o traço helicoidal longo no trajeto anatômico do nervo radial.

úmero do tipo descrita por Holstein e Lewis (1963).[8] Corresponde na classificação AO/OTA a de uma fratura 12-A1.

O que fazer com a paciente e com sua fratura?

Devemos colocar uma tala do tipo pinça de confeiteiro e internar para preparo clínico?

Nesse caso a paciente foi levada direto ao centro cirúrgico com assistência dos anestesiologistas e operada com a máxima urgência possível.

O planejamento foi a exploração do nervo radial, aproveitando para se fazer a osteossíntese interfragmentária. Dispúnhamos em 1990 somente de placas do tipo DCP.

Nessa paciente centramos a indicação e o planejamento na exploração do nervo radial, portanto fizemos uma via de acesso lateral no braço esquerdo. Dissecamos o nervo radial distal à fratura em área que os tecidos não estavam comprometidos pelo trauma e o localizamos no desfiladeiro entre o músculo braquial e os músculos braquiorradial e extensor radial longo do carpo. A partir dessa região com antomia normal, isolamos o nervo radial e o seguimos proximalmente. Encontramos o nervo radial dentro do foco de fratura, em situação profunda (posteriorizado). Ainda não o manipulamos nesse momento. Dissecamos proximal à fratura, seccionando o septo lateral do braço e dissecando de forma romba, e encontramos o nervo radial em sua passagem pela cabeça curta do tríceps. Desses pontos, o seguimos até sua entrada no foco de fratura. Agora, com o nervo isolado em um dreno de Penrose proximal e outro distal, o tracionamos delicadamente, limpamos o foco de fratura e as bordas dos fragmentos e providenciamos a redução. O nervo foi mantido sob controle o tempo todo.

Seguindo o planejamento prévio da osteossíntese, fixamos a fratura com um parafuso de tração e colocamos uma placa posterolateral de proteção com a compressão de um único parafuso colocado de forma excêntrica. Fizemos o descolamento mínimo das partes moles locais para proteger a circulação óssea das extremidades dos fragmentos. Como era o úmero de uma mulher pequena, tivemos que colocar uma placa DCP estreita de 7 furos.

Moldamos a placa à região, colocamos o primeiro parafuso do lado proximal, o mais perto do parafuso de tração. O parafuso de tração estava fora da placa. A seguir, colocamos um parafuso excêntrico no furo distal vizinho ao parafuso de tração. Colocamos todos os outros parafusos em posição central, seguindo a regra de no mínimo seis corticais de cada lado. A síntese ficou estável. Levantamos suavemente o nervo radial e aproximamos a massa muscular por baixo dele, como forma de afastá-lo da placa, deixando-o bem solto. Fizemos controles com intensificador de imagem (que na época não digitalizavam) e após a sutura colocamos uma tala. A paciente evoluiu sem complicações e o nervo radial continuou funcionando normalmente. Teve alta hospitalar com uma tala e uma tipoia.

No pós-operatório, ela teve nova queda em casa (na segunda semana), retornou ao hospital e nas radiografias constatou-se que havia fraturado acima da placa, com o traço de fratura junto ao parafuso mais proximal da placa.

Numa situação dessas o que devemos fazer?

Como descrevemos inicialmente, a paciente tinha osteoporose, era hipertensa, obesa e com 76 anos. Apresentava-se com pouca dor.

Vamos indicar uma nova cirurgia?

Considerando os riscos, a cirurgia prévia recente, resolvemos seguir com o tratamento incruento. Confeccionamos uma imobilização do tipo pinça de confeiteiro e na semana seguinte passamos para uma órtese de Sarmiento. Tivemos as dificuldades esperadas para a indicação desse método em pessoas obesas. Vemos na Figura 16.17 toda a evolução do tratamento, e os números expressam o tempo em semanas de pós-operatório. Na radiografia com três semanas se observa pontos pretos correspondentes às presilhas dos fechos de velcro da órtese de Sarmiento.

Analisamos a osteossíntese e observamos que não houve afastamento dos fragmentos da placa. Poderia ter havido uma fratura longitudinal entre os parafusos pela osteoporose. Sempre preferimos usar uma placa larga com furos desalinhados, mas isso é impossível de se fazer em úmeros de mulheres pequenas, como foi o caso dessa paciente. Compensamos essa falta, angulando os parafusos lateralmente em posições opostas e de forma alternada. A fratura ocorreu no primeiro parafuso proximal, provavelmente por ser a zona de transição elástica. Nas placas DCP, a energia é dissipada na interface osso-parafuso, no parafuso mais distante da fratura, porque o parafuso convencional pode oscilar durante o carregamento. A energia é concentrada nesse nível, protegendo inicialmente da carga os parafusos adicionais.[36] Pensou-se também em ponto de sobrecarga, mas esse parafuso foi o último a ser colocado e em posição central.

O que poderíamos fazer de diferente nos dias de hoje, considerando os conhecimentos adquiridos nos últimos 27 anos?

Colocaríamos naquela época uma placa mais longa, com dez furos avançando um pouco mais distal, moldada em posição mais lateral e subindo mais na diáfise, distribuindo de forma equânime, em ambos os lados da placa, as seis corticais, espalhando os parafusos.[23,36] Buscaríamos uma distribuição mais "elástica" da montagem, para distribuir melhor a tensão na placa e no osso.[22] Naquela época, buscávamos nas osteossínteses a estabilidade absoluta. Hoje se sabe que para o úmero uma montagem como placa ponte é muito eficiente.[23,24]

Usaríamos hoje, em situação ideal, uma placa longa do tipo compressão bloqueada LCP (Locking Compression Plate) com a possibilidade de colocar alguns parafusos de cabeça bloqueada para compensar a presença de osteoporose, cujo uso aponta para melhores resultados em ossos patológicos.[21,22,24,36] Mas será que essa montagem resistiria a uma nova queda?

Na Figura 16.17, podemos ver a sequência do uso do método de Sarmiento, em que já se observava a formação de calo ósseo na sétima semana de pós-operatório. A paciente usou a órtese por 12 semanas, mas o úmero já estava firme na sétima semana de uso. Os movimentos do cotovelo foram liberados a partir da terceira semana e os do ombro na sétima semana. O calo foi se tornando gradativamente mais forte, como vemos nas radiografias com 19 semanas e, finalmente, com 24 semanas. Houve uma boa evolução e não foi necessário mais nenhum procedimento. O osso no local da osteossíntese consolidou sem problemas, demonstrando boa vitalidade. Em termos funcionais tanto o ombro como o cotovelo ficaram normais.

O motivo de apresentarmos este caso clínico foi para mostrar que em indivíduos idosos há riscos adicionais de novas fraturas devido à osteoporose e principalmente para chamar a atenção para o fato de há um grande potencial de consolidação desse osso, extraordinário independentemente da idade. É com a condução de casos complicados que somos mais solicitados intelectualmente e com eles aprendemos muito.

## PACIENTE 2 – JBS, FEM., 37 ANOS, COMERCIÁRIA

A paciente JBS, fem., 37 anos, comerciária, teve acidente automobilístico em 25 de outubro de 2005 e desenvolveu impotência funcional do membro superior esquerdo imediata. Foi socorrida inicialmente em hospital público e transferida, seis horas após o acidente, com uma tala metálica para um hospital privado, onde teve seu tratamento instituído. No exame clínico apresentava dor intensa no cotovelo esquerdo (E). A perfusão distal e o pulso radial eram normais. Veio com uma radiografia feita no primeiro hospital (Figura 16.18). Com base na radiografia e quadro clínico, após

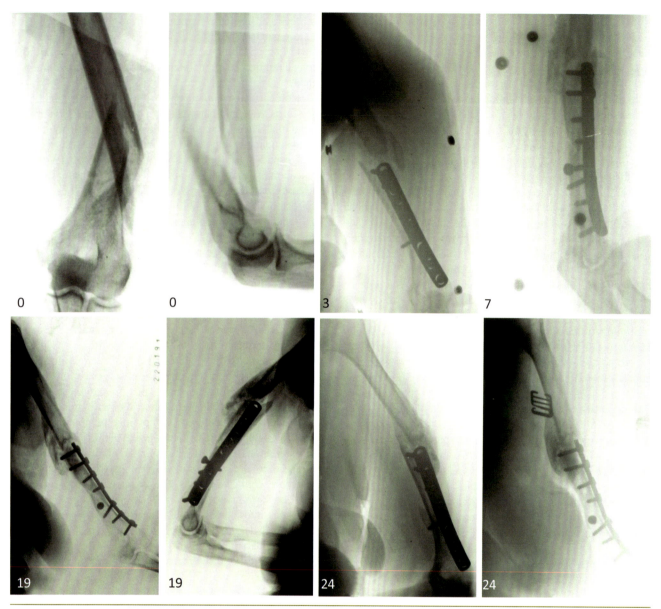

FIGURA 16.17 Fotografias da sequência radiográfica do tratamento da paciente MLF, fem., 76 anos. A descrição detalhada encontra-se no texto **Paciente 1**.

cumprir o tempo de jejum de pré-operatório, foi levada ao centro cirúrgico.

Pela radiografia, como poderemos classificar essa fratura?

Na classificação de Davies e Stanley, é uma fratura do Tipo II (predominantemente articular).

Na classificação de Jupiter e Mehne, é uma fratura intracapsular, intra-articular, bicolunar, com o traço em letra lambda com cominuição medial.

Na classificação AO/OTA, podemos considerar uma fratura 13-C2.3.

Como devemos tratar este paciente?

O tratamento cirúrgico se impõe, por se tratar de uma paciente jovem, com uma fratura intra-articular com cominuição da coluna medial do cotovelo. Há necessidade de reconstrução da anatomia o melhor possível e fixação com a máxima estabilidade. Foi realizada uma via de acesso posterior com isolamento e preparo para a anteriorização do nervo ulnar. Foi indicado esse procedimento, pois além de busca de segurança quanto a uma possível lesão iatrogênica, também conforme o planejado, seria necessário incluir o epicôndilo medial na osteossíntese. Foi realizada a osteotomia do olécrano, para ampliar o acesso e permitir uma perfeita redução e fixação dos fragmentos epifisários. A re-

# Fraturas Distais do Úmero

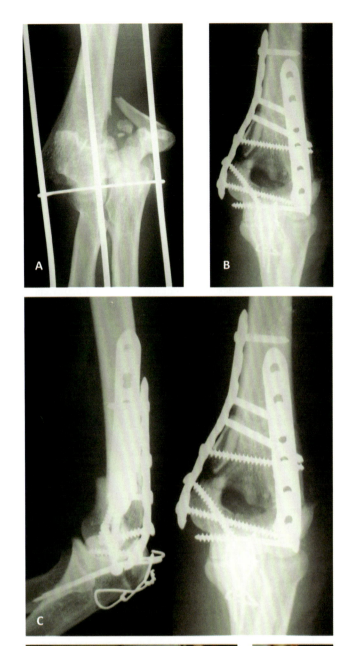

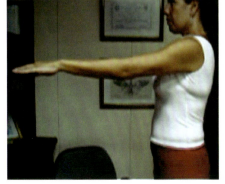
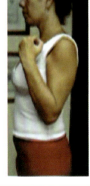

**FIGURA 16.18** Apresenta fotografias de radiografia de pré-operatório **(A)**, um desenho dos principais fragmentos **(B)** e as radiografias de pós-operatório imediato **(C)**.

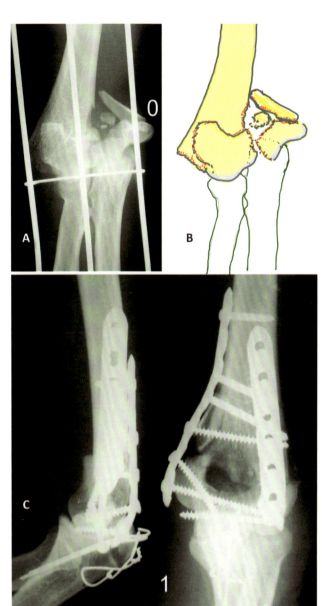

**FIGURA 16.19** Apresenta fotografias de radiografias realizadas com 17 semanas de pós-operatório e logo abaixo, fotografias da paciente realizando sucessivamente a extensão e a flexão. Cabe observar que havia déficit de 15 graus à extensão, mas com a flexão normal. O nervo ulnar estava normal, como podemos avaliar na fotografia da esquerda.

dução da epífise foi satisfatória, o que permitiu sua fixação com um parafuso de tração. Caso houvesse cominuição articular, não seria recomendável, pois isso alteraria o encaixe do olécrano na tróclea. A epífise foi fixada provisoriamente à diáfise com fios de Kirschner e a seguir foram colocadas as placas.

Após reconstruir a epífise, foram colocadas duas placas, solidarizando-a à metáfise umeral distal. As placas utilizadas foram do tipo LCP (Low Contact Plate). Atualmente,

Série Ortopedia e Traumatologia – Fundamentos e Prática

em 2011, dispomos de placas pré-formatadas à epífise distal do úmero que seriam uma ótima opção, tanto colocadas na forma ortogonal quanto na paralela. Após fixar a fratura, a osteotomia do olécrano foi estabilizada com uma síntese do tipo banda de tensão. O resultado radiográfico imediato se encontra na Figura 16.18.

No pós-operatório foi colocada uma tala com o cotovelo em 50° e após dez dias foi moldada uma órtese braquiopalmar, com a finalidade de proteção, e iniciada a fisioterapia diária. Os pontos foram retirados com duas semanas e, a partir desse momento, foi permitido o banho sem a órtese. A recomendação aos terapeutas foi de que realizassem somente exercícios ativos assistidos, contraindicando a cinesioterapia passiva, pelo risco de formação de ossificações heterotópicas.

O ganho de movimento foi gradativo e se intensificou com a fisioterapia após a oitava semana, quando as radiografias mostravam consolidação da coluna lateral, que se apresentava sem cominuição. Na Figura 16.19, podemos ver o resultado da paciente com 17 semanas.

## REFERÊNCIAS BIBLIOGRÁFICAS

1. Robinson CM, Hill R, Jacobs N, et al. Adult distal humerus metaphyseal fractures: epidemiology and results of treatment. J Orthop Trauma. 2003;17:38-47.
2. Caetano EB. Anatomia Cirúrgica do Cotovelo. In: _____: Bases Anatômicas e Funcionais das Cirurgias do Membro Superior. Rio de Janeiro: Med Book, 2010. Cap. 9. p.153-85.
3. Rozycki GS, Tremblay LN, Feliciano DV, et al. Blunt vascular trauma in the extremity: diagnosis, management, and outcome. J Trauma. 2003;55:814-24.
4. Novak VP, Baratz ME. Anteromedial Ecchymosis About the Elbow in an Adult With a Distal Humerus Fracture. J Hand Surg. 2006;31A(5):860-3
5. Noble J, Munro CA, Prasad VS, et al. Analysis of upper and lower extremity peripheral nerve injuries in a population of patients with multiple injuries. J Trauma. 1998;45:116-22.
6. Shao YC, Harwood P, Grotz MR, et al. Radial nerve palsy associated with fractures of the shaft of the humerus: asystematic review. J Bone Joint Surg. 2005;87B:1647-52.
7. Leite NM, Ishida A. Fraturas Diafisárias do Úmero. In: Albertoni WM, Leite NM, dos Reis FB. Clínica Cirúrgica Ortopédica. Volume 3. Rio de Janeiro: Guanabara Koogan, 2008. Cap.30. p.336-53.
8. Holstein A, Lewis GM. Fractures of the humerus with radial-nerve paralysis. J Bone Joint Surg Am. 1963;45:1382-8.
9. Ekholm R, Ponzer S, Törnkvist H, et al. The Holstein-Lewis Humeral Shaft Fracture: Aspects of Radial Nerve Injury, Primary treatment, and Outcome. J Orthop Trauma. 2008; 22(10):693-7.
10. Leite NM, Albertoni WM. Lesões de Nervos Periféricos – Nervo Radial. In: Albertoni WM, Leite NM, dos Reis FB. Clínica Cirúrgica Ortopédica. Rio de Janeiro: Guanabara Koogan, 2008. Cap.48, p. 562-73.
11. Barei DP, Hanel DP. Fractures of The Distal Humerus. In: Green DP, Hotchkiss RN, Pederson WC, et al. Green's Operative Hand Surgery. 5.ed. Piladelphia: Elsevier Health Sciences, 2010. Cap.20, p.809-43.

12. Riseborough EJ, Radin EL. Intercondylar T fractures of the humerus ln lhe adult. A comparison of operative and nonoperative treatment ia 29 cases. J Bone Joint Surg. 1969;51A:130-41.
13. Mehne DK, Matta J. Bicolumn fractures of the adult humerus. Paper presented at the 53rd annual meeting of the American Academy of Orthopaedic Surgeons. New Orleans, 1986.
14. Jupiter JB, Mehne DK. Fractures of the distal humerus. Orthopedics. 1992;15:825-33.
15. Bryan RS, Morrey BF. Fractures of the distal humerus. In: Morrey BF. The elbow and its disorders. Philadelphia: W.B. Saunders, 1985. p.302-39.
16. McKee MD, Jupiter JB, Bamberger HB. Coronal shear fractures of the distal end of the humerus. J Bone Joint Surg Am. 1996.78:49-54.
17. Wainwright AM, Williams JR, Carr AJ. Interobserver and Intraobserver Variation in Classification Systems for Fractures of the Distal Humerus. J Bone Joint Surg. 2000;82B:636-42.
18. Davies MB, Stanley D. A clinically applicable fracture classification for distal humeral fractures. J Should Elb Surg. 2006;15:602-8.
19. Bernstein J, Monaghan BA, Silber JS, et al. Taxonomy and Treatment – a Classification of Fractures Classifications. Topic For Debate. J Bone Joint Surg. 1997;79B(5):705-6.
20. Sarmiento A, Horowitch A, Aboulafia A, et al. Functional Bracing for Comminuted Extra-Articular Fractures of The Distal Third of the Humerus. J Bone Joint Surg. 1990;72B(2):283-7.
21. Rommens PM, McCormack R. Úmero, Diáfise. In: Rüedi TP, Buckley RE, Moran CG. Princípios ao do Tratamento de Fraturas. Vol. 2 – Fraturas Específicas. 2.ed. Porto Alegre: Artmed, 2009. p.677-90.
22. Apivatthakakul T. Úmero, Diáfise. In: Tong GOn, Bavonratanavech. Manual de Tratamento de Fraturas da AO. Osteossíntese com Placa Minimamente Invasiva (MIPO). Porto Alegre: Artmed, 2008. p.161-95.
23. Livani B, Belangero WD. Bridging Plate Osteosynthesis of Humeral Shaft Fractures. Injury. 2004;35(6):587-95.
24. Herbert TJ, Fisher WE. Management of the Fractured Scaphoid Using a New Screw. J Bone Joint Surg. 1984;66B(1):114-23.
25. Hassmann MH, Ring C. Úmero, Distal. In: Rüedi TP, Buckley RE, Moran CG. Princípios AO do Tratamento de Fraturas. Vol. 2 – Fraturas Específicas. 2.ed. Porto Alegre: Artmed, 2009. p.691-707.
26. Schuster I, Korner J, Arzdorf M, et al. Mechanical Comparision in Cadaver Specimens of Three Different 90- Degree Double-Plate Osteosyntheses for simulated C2- Type Distal Humerus Fractures with Varying Bone Densities. J Orthop Trauma. 2008;22(2):113-20.
27. Arnander MW, Reeves A, MacLeod IAR, et al. A Biomechanical Comparison of Plate Configuration in Distal Humerus Fractures. J Orthop Trauma. 2008;22(5):332-6.
28. Athwal GS, Hoxie SC, Rispoli DM, et al. Precontoured Parallel Plate Fixation of AO?OTA Type C Distal Humerus Fractures. J Orthop Trauma. 2009;23(8):575-80.
29. Abzug JM, Dantuluri PK. Use of Orthogonal or Parallel Plating Techniques to Treat Distal Humerus Fractures. Hand Clin. 2010;26:411-21.

30. Abzug JM, Dantuluri PK. Use of Orthogonal or Parallel Plating Techniques to Treat Distal Humerus Fractures. Department of Orthopaedic Surgery, Department of Orthopaedic Surgery Faculty, Papers - Thomas Jefferson University Year 2010. Thomas Jefferson University, Emory University Midtown Hospital. This paper is posted at Jefferson Digital Commons. [Internet] [Acesso em 19 mar 2016]. Disponível em: http://jdc.jefferson.edu/orthofp/26/ - http://jdc.jefferson.edu/orthofp/26/

31. Bryan RS, Morrey BF. Extensive posterior exposure of elbow. Clin Orthop. 1982;207:191-7.

32. Özer H, Solak S, Turanli S, et al. Intercondylar Fractures of the Distal Humerus Treated with the Triceps-reflecting Anconeus Pedicle Approach. Arch Orthop Trauma Surg. 2005;125:469-74

33. Morrey BF, Morrey MC. Cotovelo. In: _____. Vias de Acesso Essenciais. Rio de Janeiro, 2010. Cap.3, p.61-89.

34. Hanel DP, Dodds SD. Soft Tissue Interposition Flaps in the Management of Heterotopic Ossification and Proximal Radioulnar Synostosis. In: Moran SL, Cooney WP. Soft Tissue Surgery (Master Techniques in Orthopaedic Surgery). Baltimore: Lipincott, Williams & Wilkins, 2009. Cap.13, p.151-68.

35. Cheung EV, Hoekzema NA, Steinmann SP. Surgical Exposure of the Elbow Following Bony and Soft Tissue Trauma. In: Moran SL, Cooney WP. Soft Tissue Surgery (Master Techniques in Orthopaedic Surgery). Baltimore: Lipincott, Williams & Wilkins, 2009. Cap.9, p.115-28.

36. Lorich DG, Gardner MJ. Placas. In: Rüedi TP, Buckley RE, Moran CG. Princípios AO do Tratamento de Fraturas. 2.ed. Porto Alegre: Artmed, 2009. Cap.3.2.2, p.251-71.

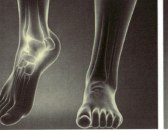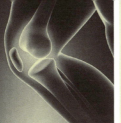

# Fraturas do Olécrano e Cabeça do Rádio

Luiz Fernando Cocco
Marcel Jun Sugawara Tamaoki

## Fratura da cabeça do rádio

### HISTÓRICO

A primeira descrição desta entidade é atribuída a Paul da região de Aegina (625 a 690 a.C.): "O rádio e a ulna algumas vezes são fraturados juntos, podendo ser na sua parte média ou nas regiões do punho ou cotovelo".[1] Em 1891, Hoffa[2] descreveu dois tipos de fraturas da cabeça radial: desviada e sem desvio. Hoffa[2] e Helferich[3] recomendaram a ressecção da cabeça do rádio para deformidades crônicas.

Três ou quatro semanas de imobilização, mobilidade passiva, remoção de fragmentos, ou mesmo ressecção completa da cabeça após fraturas complexas eram os procedimentos recomendados no início de 1900. A primeira descrição de bons resultados após a osteossíntese da cabeça do rádio foi feita por Albin Lambotte em 1909.[4]

### FUNÇÃO E BBIOMECÂNICA DA CABEÇA DO RÁDIO

Estudos em laboratório mostram uma importante transmissão de carga do corpo para o antebraço que passa pela cabeça do rádio. Isso se deve principalmente com o antebraço em pronação, o que torna a relação rádio capitular ainda mais íntima.[5]

Outras análises em laboratório atribuem até 30% da resistência ao stress em valgo do cotovelo à cabeça do rádio. Morrey[5] mostra a significante resistência à estabilidade em valgo do cotovelo quando o ligamento colateral medial está íntegro. Ao contrário, se esse ligamento se encontra roto, a cabeça radial funciona como um importante estabilizador secundário para a prevenção da luxação do cotovelo (Figura 17.1).

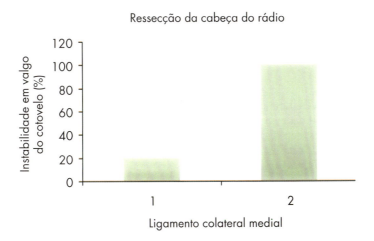

FIGURA 17.1 Contribuição da cabeça do rádio para estabilização em valgo do cotovelo. 1. Ligamento colateral medial íntegro; 2. Ligamento colateral medial rompido. Isso define a cabeça do rádio como estabilizador secundário do cotovelo durante o valgo.

## INCIDÊNCIA

Fraturas de cabeça e colo do rádio são descritas como 1,7% a 5,4% de todas as fraturas. Ocorrem em cerca de 17% a 19% dos casos de traumas sobre o cotovelo e em 33% das fraturas dessa mesma articulação. Aproximadamente uma a cada três casos está associada a outras lesões.[6]

## MECANISMO DE TRAUMA

Carga axial com o antebraço pronado pode produzir energia suficientemente concentrada sobre a cabeça radial para produzir sua fratura.

O grau de flexão do cotovelo durante o mecanismo de trauma é fator determinante para o padrão das fraturas. Amis e Miller[7] mostram em estudos mecânicos que a fratura da cabeça do rádio e coronoide pode acontecer com o cotovelo em extensão. Entretanto, a cabeça radial está em maior risco durante os impactos com flexão do cotovelo (ao redor de 80°), já o processo coronoide em extensão, ao redor de 35°). As lesões ligamentares podem ocorrer conforme a intensidade dos desvios em valgo ou varo

## LESÕES ASSOCIADAS

A incidência de lesões associadas varia de 20%, nas fraturas sem desvio, até 80% nas fraturas complexas da cabeça do rádio. A grande maioria destas lesões (90%) é de fraturas articulares no cotovelo. Aproximadamente 20% delas incluem a região distal do úmero. Fraturas ou lesões condrais do capítulo são comuns, mas nem sempre diagnosticadas.

Em 15% dos pacientes, as fraturas da cabeça do rádio são complicadas pela associação com fraturas do processo coronoide, e se este último fragmento for grande, pode ocorrer uma significante condição de instabilidade do cotovelo.

Embora raras, em cerca de 2% dos pacientes, as fraturas bilaterais da cabeça do rádio também podem ocorrer.

Fraturas da mão e punho podem estar presentes em 6% dos pacientes com fraturas da cabeça do rádio. Ao mesmo tempo, essas fraturas podem coexistir em 6% de todas as fraturas do escafoide. Lesões no ombro são incomuns (2%) e, geralmente, encontradas em fraturas sem desvios da cabeça do rádio.

Devemos estar muito atentos para uma lesão ligamentar extremamente agressiva, associada às fraturas da cabeça do rádio e que comprometem a estabilidade da articulação rádioulnar distal. Embora infrequentes, seu diagnóstico na fase aguda se dá em menos de 1% dos casos. Conhecida como lesão de Essex-Lopresti, apresenta uma migração proximal do rádio devido à lesão ligamentar no punho e da membrana interóssea do antebraço. O tratamento preconiza a redução aberta da fratura proximal do rádio e fixação dos fragmentos até que ocorra o realinhamento e reestabelecimento do comprimento do antebraço, principalmente da articulação do punho. Quando a redução e fixação estável da cabeça radial não for possível, a artroplastia de substituição passa a ter grande indicação.

As fraturas de menor gravidade raramente estão associadas às lesões neurovasculares. As mais agressivas, embora ainda muito raramente, podem comprometer o nervo radial.[6]

## CLASSIFICAÇÃO

As primeiras classificações das fraturas da cabeça do rádio foram feitas por Speed em 1924[8] e Eliason e North em 1925.[9] A mais comumente utilizada é a proposta por Mason,[10] subdividindo as fraturas da cabeça do rádio de 1 a 3.

Um tipo 4, a fratura luxação, foi acrescentada por Johnston.

Matsunaga e colaboradores,[11] compararam a concordância intra e interobservadores na classificação proposta por Mason[10] e Van Riet e Morey[12] e mostraram reprodutibilidade satisfatória desse método, quando comparada com o sistema proposto pelo grupo AO.[13]

Assim, acreditamos que a classificação de Mason seja a proposta mais difundida e reprodutível para a classificação das fraturas da cabeça do rádio.

## TRATAMENTO

Em geral, o tratamento das fraturas da cabeça do rádio está baseado no tipo da fratura e na presença, ou não, de lesões associadas. Essas associações envolvem os ligamentos e os elementos articulares, com implicações diferentes sobre o prognóstico e a condução do caso.

As manifestações clínicas do paciente com fratura da cabeça do rádio incluem dor à rotação do antebraço, especialmente se o examinador estiver palpando a cabeça radial durante o movimento. Hemartrose e equimose periarticular sobre o cotovelo também podem estar presentes. Exames radiográficos e tomografia computadorizada costumam ser artifícios complementares suficientes para o diagnóstico e programação terapêutica das fraturas.

O tratamento conservador para as fraturas minimamente desviadas ou sem desvio apresenta excelentes resultados. Ele baseia-se em um curto período de imobilização axilopalmar (ao redor de 5 dias), visando analgesia. A mobilização precoce do cotovelo é estimulada assim que o paciente se sentirse confiante e com melhora álgica.

Entre as raras complicações do tratamento conservador das fraturas sem desvio da cabeça do rádio, destaca-se a osteoartrose entre o rádio e o capítulo. Quando sintomática, o paciente pode ser submetido a um desbridamento artroscópico que, geralmente, acarreta a melhora dos sintomas.

## RESSECÇÃO DA CABEÇA DO RÁDIO

Este é um assunto ainda incerto e sem definição.[14] Em geral, a ressecção da cabeça radial (Figuras 17.2 e 17.3) é reservada para fraturas complexas (Maison III), em pacientes idosos ou de baixa demanda, nas quais não haja possibilidade de fixação entre os fragmentos, mas, principalmente, sem sinais de instabilidade do cotovelo (Figura 17.4).

Fraturas do Olécrano e Cabeça do Rádio

## Redução aberta e fixação interna

Tendo optado-se pelo tratamento cirúrgico, essas não são muitas vezes fraturas de fácil fixação. Dependendo do número e tamanho dos fragmentos, não será possível alcançar uma estabilidade suficiente para desempenhar a tão desejada mobilidade precoce do cotovelo.

O arsenal terapêutico evoluiu muito nos últimos anos, e o mercado apresenta diversos recursos entre parafusos e placas para a fixação dessas lesões.

A fratura ideal da cabeça do rádio para indicação de fixação cirúrgica seria aquela de traço simples, grande (constituindo aproximadamente 30% da cabeça) e que envolvesse a borda anterolateral da cabeça do rádio. Entretanto, algumas fraturas Maison II e muitas Maison III divergem completamente desse padrão, fazendo com que a fixação interna seja muito difícil ou, as vezes, impraticável. Mesmo assim, caso a fratura se apresente complexa, mas com fragmentos grandes, a osteossíntese pode e deve ser realizada (Figuras 17.5 a 17.9).

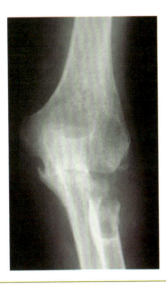

FIGURA 17.2 Radiografias do cotovelo após a ressecção da cabeça do rádio.

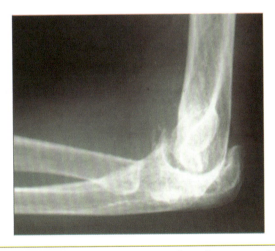

FIGURA 17.3 Radiografias do cotovelo após a ressecção da cabeça do rádio.

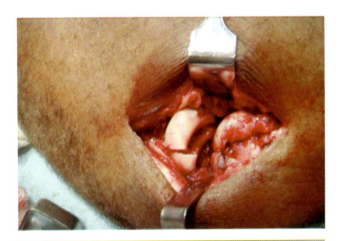

FIGURA 17.5 Fratura complexa da cabeça do rádio e capítulo. Optado por redução anatômica e fixação com parafusos de tração.

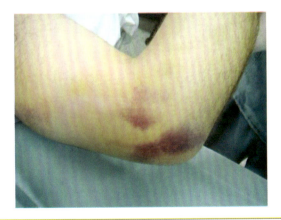

FIGURA 17.4 Equimose medial no cotovelo. Sinal de possível comprometimento ligamentar na região medial do cotovelo.

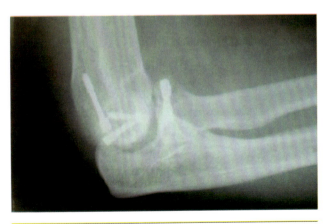

FIGURA 17.6 Radiografias com fixação da cabeça do rádio e capítulo com parafusos de tração.

A artroplastia de substituição da cabeça do rádio é um capítulo à parte no tratamento dessas fraturas. O correto entendimento da função da cabeça do rádio, ou mesmo de sua excisão, associado à evolução dos implantes de substituição dessa região, está tornando os resultados dessa opção de tratamento cada vez mais promissores.

A redução interna e fixação interna da cabeça do rádio ainda é a opção de tratamento preferível. Entretanto, quando isso não for possível, ou na presença de mais de três fragmentos, a artroplastia de substituição deve ser considerada. Outro motivo que indica essa substituição é a necessidade de manutenção da estabilização secundária da cabeça radial ao stress em valgo, ou seja, instabilidade do cotovelo. Isso ocorre, por exemplo, quando 25% a 50% do processo coronoide estiver fraturado e não houver possibilidade de fixação da cabeça do rádio. Outra boa indicação para a prótese da cabeça do rádio é a insuficiência do complexo ligamentar medial do cotovelo ou a fratura da cabeça do rádio associada à lesão ligamentar da articulação radioulnar distal (Figuras 17.10 a 17.14).

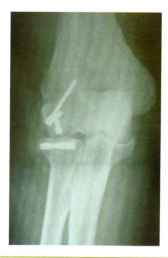

FIGURA 17.7 Radiografias com fixação da cabeça do rádio e capítulo com parafusos de tração.

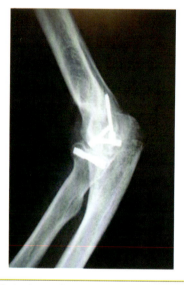

FIGURA 17.8 Radiografias com fixação da cabeça do rádio e capítulo com parafusos de tração.

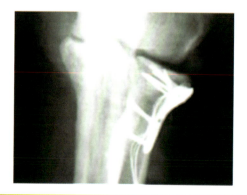

FIGURA 17.9 Radiografias com fixação da cabeça do rádio utilizando placa e parafusos bloqueados.

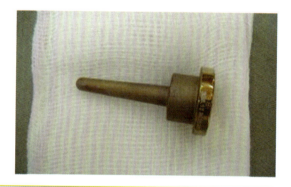

FIGURA 17.10 Exemplos de próteses de substituição da cabeça do rádio.

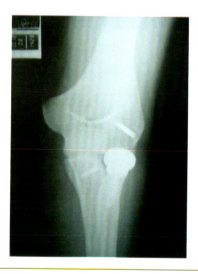

FIGURA 17.11 Exemplos de próteses de substituição da cabeça do rádio.

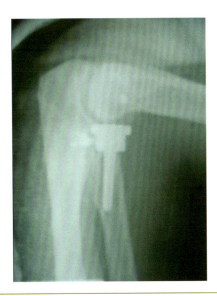

**FIGURA 17.12** Exemplos de próteses de substituição da cabeça do rádio.

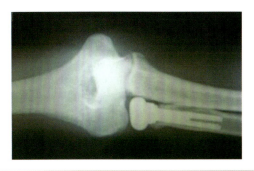

**FIGURA 17.13** Exemplos de próteses de substituição da cabeça do rádio.

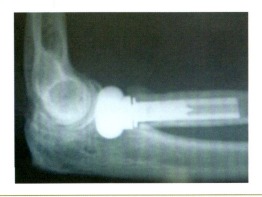

**FIGURA 17.14** Exemplos de próteses de substituição da cabeça do rádio.

## Contraindicações

O uso desses implantes está obviamente contraindicado na presença de infecção, fraturas com extensão longitudinal para o rádio que não gerem sustentação para a haste do implante e fraturas do capítulo (relativa).

# Fratura do olécrano

## INTRODUÇÃO

O centro de ossificação do olécrano geralmente aparece entre os 9 e 10 anos de idade, e se funde com a região proximal da ulna ao redor dos 14. A persistência fise na população adulta pode ocorrer, sendo geralmente bilateral e de penetrância familiar. Esse aspecto deve ser lembrado no momento de avaliarmos uma eventual fratura da região.

A disposição praticamente subcutânea do olécrano torna-o vulnerável ao trauma. Fraturas isoladas do olécrano comprometem aproximadamente 10% das fraturas do cotovelo. A maioria é resultante de trauma de baixa energia (como quedas), traumas diretos sobre essa região do cotovelo – geralmente com a articulação fletida a 90° – ou, menos frequentemente, traumas em hiperextensão. Em contra partida, traumas sobre o cotovelo mantendo flexão acima de 110° resultam em fraturas da região distal do úmero.[15]

## AVALIAÇÃO INICIAL

Devido às características inerentes do olécrano, as fraturas desta região são geralmente articulares. Exceção se dá às fraturas avulsão da ponta do olécrano ocasionadas pela tração do tríceps. Assim, derrame articular ou hemartrose é frequente nas fraturas do olécrano. Ao exame físico inicial, os pacientes geralmente apresentam dor significativa e limitação para extensão do cotovelo contra a gravidade. Dessa forma, durante o exame inicial, deveremos nos atentar a uma eventual ruptura da inserção do tríceps braquial que possa simular essa incapacidade. Graças à proximidade do nervo ulnar, que cruza o cotovelo na sua face medial, contido no recesso infracondilar, sua integridade (ou não) deve ser avaliada e documentada.

Radiografias de frente e perfil devem ser obtidas para complementação diagnóstica e caracterização da proposta terapêutica pertinente.

## CLASSIFICAÇÃO DAS FRATURAS DO OLÉCRANO

Colton[16] classificou as fraturas do olécrano de acordo com o grau de desvio entre os fragmentos. Assim, as fraturas tipo I são aquelas sem desvio ou com desvio inferior a

2 mm entre os fragmentos com o cotovelo fletido a 90° ou à extensão contra a gravidade; o paciente é capaz de realizar a extensão do cotovelo contra a gravidade. As fraturas de Colton tipo II apresentam desvio entre os fragmentos e são subclassificadas conforme o traço de fratura em: avulsão, oblíquas e transversas, cominutivas e fratura-luxação.

Morrey[17] classificou as fraturas do olécrano de acordo com sua estabilidade, grau de cominuição e desvio dos fragmentos. A Classificação da Clínica Mayo divide as fraturas do olécrano em três tipos, facilitando a classificação e propondo um algorítmo de tratamento.

Tipo I, fraturas sem desvio, como definido pelos critérios de Colton. Pode ser dividido em Tipo IA, sem cominuição, ou Tipo IB, com cominuição entre os fragmentos. Essas fraturas representam aproximadamente 5% das fraturas do olécrano. Como estas fraturas, por definição, são consideradas sem desvio, o significado prático do grau de cominuição dos fragmentos não se torna relevante, e os Tipos IA e IB podem ser tratados essencialmente como sendo a mesma lesão.

As fraturas classificadas como Mayo Tipo II são as mais frequentemente encontradas, representando cerca de 85% das fraturas do olécrano. Essas fraturas, que são estáveis, podem ser sem ou com cominuição entre os fragmentos (Tipo IIA e IIB respectivamente). Esse equilíbrio se dá, em grande parte, pela integridade dos ligamentos colaterais que mantêm o antebraço estável em relação ao úmero.

As fraturas classificadas como Mayo Tipo III são instáveis, com desvio entre os fragmentos, e representam a fratura-luxação do cotovelo. Assim como as fraturas Tipo I e Tipo II, as fraturas Tipo III podem ser subclassificadas em sem ou com cominuição entre os fragmentos (IIIA e IIIB respectivamente).

Aparentemente não há uma classificação do cotovelo que possua boa reprodutibilidade[18] e, portanto, não há consenso sobre qual a de melhor uso. Utilizamos a princípio a classificação de Morrey,[17] para guiar a conduta terapêutica.

## TRATAMENTO

A Classificação de Morrey (Clínica Mayo)[17] para as fraturas do olécrano orienta as bases para um tratamento lógico conforme o tipo ou o subtipo das fraturas.

Para as fraturas consideradas sem desvio (Mayo Tipo I), o tratamento não cirúrgico pode apresentar bons resultados. Uso de medicação sintomática e imobilização gessada por 7 a 14 dias em posição de semiflexão do cotovelo são a proposta para esse tipo de fratura.

As fraturas do olécrano Tipo II ou III são geralmente cirúrgicas, havendo necessidade de uma redução anatômica da superfície articular e estabilidade suficiente para mobilidade precoce. Entre os implantes mais popularizados, destacam-se a banda de tensão e as placas e parafusos (Figuras 17.15 e 17.16.

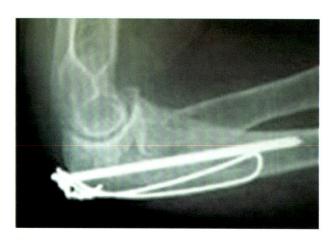

FIGURA 17.15 Fratura do olécrano tratada com banda de tensão.

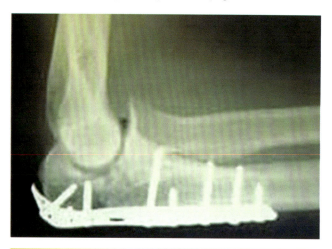

FIGURA 17.16 Placa bloqueada para fixação de Fratura articular do Olécrano.

## CASO CLÍNICO

- WMR, 48 anos, vítima de queda de moto, evoluindo com dor, deformidade e limitação funcional do cotovelo esquerdo. Não há lesões neurológicas ou vasculares associadas.

### RADIOGRAFIAS INICIAIS

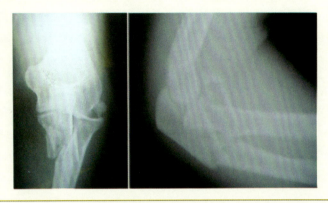

FIGURA 17.17  RX do cotovelo esquerdo frente e perfil.

- **Hipótese diagnóstica:** Fratura da cabeça do rádio e região proximal da ulna.
- **Conduta:** Osteossíntese com placa e parafusos na ulna e artroplastia da cabeça do rádio.

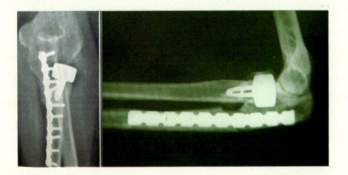

FIGURA 17.18  Resultado clínico após três meses de cirurgia.

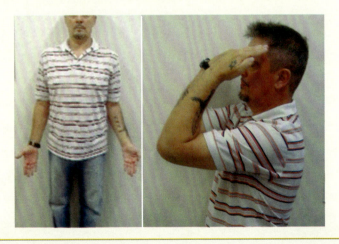

FIGURA 17.19  Flexão e extensão máxima dos cotovelos.

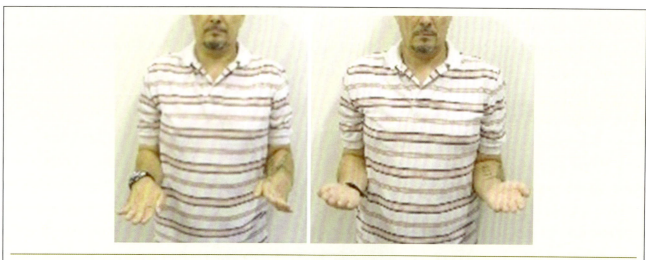

FIGURA 17.20 Pronação e supinação máxima dos membros superiores.

## REFERÊNCIAS BIBLIOGRÁFICAS

1. Aegina P. Fractures and Dislocation. [Translation by Adams, F]. London: New Sydenham Society, 1846.
2. Hoffa A. Lehrbuch der Fracturen und Luxationen für Ärtze und Studierende. Würzburg, Der Stahel'schen K. Hof- und Universitätsbuch- und Kunsthandlung, 1891. p.354.
3. Helferich H. Fractures and Dislocations. [Translated by Hutchinson]. London: J. New Sydenham Society, 1899.
4. Lambotte A. Chirurgie Opératoire des Fractures. Bruxelles: Société Franco-Belge d'éditions scientifi ques, 1924. p.494.
5. Morrey BF, An KN, Stormont TJ. Force transmission through the radial head. J Bone Joint Surg. 1988;70A:250.
6. Kaas L, Van Riet R, Vroemen JPAM, et al. The incidence of associated fractures of the upper limb in fractures of the radial head. Strategies Trauma Limb Reconstr. 2008;3:71-4.
7. Amis AA, Miller JH. The mechanisms of elbow fractures: an investigation using impact testes in vitro. Injury. 1995;26:163.
8. Speed K. Ferrule caps for the head of the radius. Surg Gynaecol Obstet. 1941;73:845.
9. Eliason EL, North JP. Fractures about the elbow. Am J Surg. 1939;44:88.
10. Mason ML. Some observations on fractures of the head of the radius with a review of hundred cases. Br J Surg. 1954;42:123.
11. Matsunaga FT, Tamaoki MJS, Cordeiro EF, et al. Are Classifications of Proximal Radius Fractures Reproducible? BMC Musculoskeletal Disorders. 2009;10:120.
12. Van Riet RP, Morrey BF. Documentation of associated injuries ocurring with radial head fractures. Clin Orthop Relat Res. 2008;466:130-4.
13. Marsh JL, Slongo TF, Agel J, et al. Fracture and dislocation compendium - 2007: Orthopaedic Trauma Association classifications, database and outcomes comittee. J Orthop Trauma. 2007;21(10 Suppl):S1-S133.
14. Wallenbock F, Potsch F. Resection of the radial head: An alternative to use of a prosthesis. J Trauma. 1997;43:959.
15. Newman SD, Mauffrey C, Krikler S. Olecranon fractures. Injury. 2009;40:575-81.
16. Browner BD, Levine AM, Jupiter JB, et al. Skeletal trauma: Basic science, management, and reconstruction. 4.ed. Philadelphia: Saunders-Elsevier, 2009. p.1525-6.
17. Current concepts in the treatment of fractures of the radial head, the olecranon, and the coronoid. J Bone Joint Surg Am. 1995;77:316-27.
18. Tamaoki MJ, Matsunaga FT, Silveira JD, et al. Reproducibility of classifications for olecranon fractures. Injury. 2014 Nov;45 Suppl 5:S18-20.

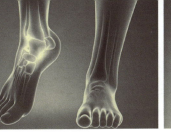
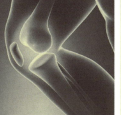

# Lesões Ligamentares Agudas e Luxações do Cotovelo

Fabio Teruo Matsunaga
Marcel Jun Sugawara Tamaoki
Marcelo Hide Matsumoto

## INTRODUÇÃO

As luxações do cotovelo apresentam uma incidência anual nos Estados Unidos de 5,21/100.000 habitantes e ocorrem com maior frequência em adolescentes do sexo masculino.[1]

Muito debilitantes, são as consequências de lesões ligamentares e luxações do cotovelos não tratadas ou tratadas de forma inadequada, uma vez que podem evoluir tanto com instabilidade crônica como com rigidez, além de degeneração articular (osteoartrose) precoce, levando o paciente a déficit funcional crônico e permanente dessa articulação.

Portanto, mediante a um grande avanço nos últimos anos no entendimento dessas doenças, torna-se muito importante a identificação e o tratamento adequado tanto das luxações agudas do cotovelo como das lesões ligamentares delas decorrentes.

## ANATOMIA

A articulação do cotovelo tem grande estabilidade gerada pela congruência articular, pelos ligamentos e músculos.

O cotovelo é uma dobradiça composta por três articulações distintas: radiocapitular, umeroulnar e radioulnar proximal. A configuração óssea provê estabilidade, principalmente, nos extremos da flexão e extensão.

A articulação entre o úmero e a ulna provê em torno de 55% da estabilidade para o varo em extensão e mais de 75% com flexão de 90°. A estabilidade em valgo é de aproximadamente 33% óssea com o cotovelo em extensão ou flexão de 90°.

Os músculos que cruzam a articulação do cotovelo agem como estabilizadores dinâmicos para essa articulação. Os músculos anteriores e posteriores apresentam vetor em direção proximal e aumentam a estabilidade dada pela conformação óssea. A musculatura flexopronadora age aumentando a estabilidade contra o valgo, e o músculo ancôneo parece prover alguma estabilidade contra o estresse em varo.[2]

O complexo ligamentar medial é composto pelos seguintes feixes umeroulnares: transverso, posterior e anterior, sendo este último o mais importante. Esses feixes contribuem com estabilidade de 55% a 70% para o valgo.

O complexo lateral é composto pelos feixes colaterais laterais radial e ulnar; ligamento anular e acessório. Destes, o primeiro (ligamento colateral lateral ulnar) tem maior importância clínica, como veremos a seguir.

## CLASSIFICAÇÃO

Podemos classificar as luxações do cotovelo de diversas maneiras:

A) Quanto a complexidade:
   a) Simples: sem fratura associada;
   b) Complexa: com fratura associada.
B) Quanto a direção:
   a) Anterior (rara);
   b) Posterior (mais comum):
      i. posterolateral;
      ii. posteromedial.
   c) Divergente: onde há separação entre os ossos do rádio e ulna proximais.
C) Quanto ao mecanismo:
   a) posterolateral rotatória;
   b) posteromedial rotacional.

## FISIOPATOLOGIA

### VALGO POSTEROLATERAL ROTATÓRIO

O mecanismo valgo posteromedial rotatório é o mais comum e mais estudado. Nesse mecanismo, descrito por O'Driscoll, o paciente sofre uma queda com a mão espalmada causando uma trauma axial em valgo sobre o cotovelo, estando o antebraço em supinação.[3] Esse mesmo autor descreveu os estágios de lesão de estruturas capsuloligamentares e eventualmente fraturas associadas. Como existe um componente rotacional e devido à anatomia peculiar da parte lateral do cotovelo, mesmo com a força sendo em valgo, a lesão de partes moles se dá no sentido lateral para medial.

- **Estágio 1:** ocorre apenas uma subluxação com redução espontânea da cabeça do rádio, em que há lesão somente do feixe ulnar do ligamento colateral lateral (Figura 18.1A).
- **Estágio 2:** há lesão de estruturas anteriores e posteriores com subluxação umeroulnar (Figura 18.1B).
- **Estágio 3A:** ocorre lesão dos ligamentos mediais com exceção da banda anterior do colateral medial, podendo haver a luxação do cotovelo mesmo com esse ligamento íntegro (Figura 18.1C)
- **Estágio 3B:** a banda anterior do ligamento colateral medial (além dos outros mediais) encontra-se lesionada, ficando o cotovelo instável em todas as direções.

### Varo posteromedial

O mecanismo de luxação póstero medial do cotovelo é queda com mão espalmada, mediante um estresse em varo do cotovelo, carga axial e força rotacional posteromedial.[4]

Esse mecanismo geralmente produz uma luxação complexa, ou seja, associado à fratura do processo coronoide em sua porção anteromedial, sendo esta a lesão primordial que leva à instabilidade do cotovelo. A identificação e o tratamento dessas lesões são essenciais para um resultado funcional satisfatório.

Além da fratura da faceta do processo coronóide, podem ocorrer concomitantemente: lesão do ligamento colateral lateral, fratura do olécrano ou fratura da base do processo coronoide, sendo este último o Grupo 3 da classificação de O'Driscoll das fraturas do processo coronoide, que veremos a seguir.

## TRATAMENTO

### Redução

Como qualquer luxação de qualquer outra articulação, essa lesão requer tratamento imediato, na urgência.

A redução incruenta é o tratamento inicialmente indicado. Algumas manobras foram descritas para redução da luxação posterior do cotovelo. Todas apresentam o mesmo princípio: direcionar o olécrano à tróclea do úmero.

Parvin descreveu a redução "puxando" o antebraço. Com o paciente na posição supina e o cotovelo em flexão de aproximadamente 90°, traciona-se o membro pelo punho, aplicando-se ao mesmo tempo uma força anterior no antebraço.[5]

Meyn e Quigley descreveram técnica de redução "empurrando": Com o paciente em decúbito ventral com o membro acometido pendente na maca, empurra-se o olécrano na direção distal enquanto se traciona o antebraço longitudinalmente.[6]

### Avaliação da estabilidade

Após a redução deve ser verificada a estabilidade da redução e a presença de fraturas associadas nas radiografias pós-redução.

Para instabilidade umeroulnar, devemos partir da flexão total para extensão. Se o cotovelo não luxar até 30° a 45°, considera-se a articulação estável.

Para instabilidade medial, deve ser feita a manobra estresse em valgo com cotovelo em 30° de flexão com antebraço pronado. O teste é positivo quando há uma abertura maior que a do lado contralateral (Figura 18.2).

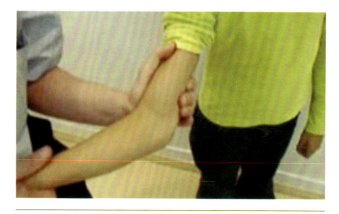

FIGURA 18.2 Teste de estresse em valgo, com 30 graus de flexão e antebraço em pronação.

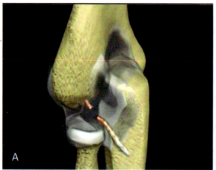
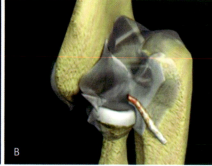
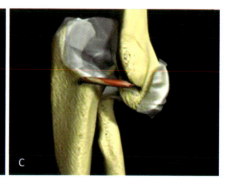

FIGURA 18.1 **(A)** Estágio 1, ligamento colateral lateral ulnar lesionado. **(B)** Estágio 2, subluxação do cotovelo. **(C)** Estágio 3A, luxação do cotovelo com integridade da banda anterior do ligamento colateral medial.

O estresse em varo também se realiza com flexão de 30° e antebraço pronado, avaliando-se a instabilidade lateral.

Para instabilidade posterolateral rotatória é realizada a manobra de *pivot shift*: Com o paciente em decúbito dorsal horizontal e o o ombro em flexão, de modo que o membro fique acima da cabeça com o antebraço em supinação, aplica-se força em valgo e compressão axial. Inicia-se o teste em extensão total e parte-se para flexão. Quando atinge aproximadamente 40° de flexão, pode-se sentir ou visualizar a redução da cabeça do rádio. O teste também pode ser iniciado com o cotovelo em flexão e, a seguir, realiza-se a extensão. É importante ressaltar que o teste é mais fidedigno quando realizado sob anestesia (Figura 18.3A e B).

## TRATAMENTO PÓS-REDUÇÃO

Uma revisão sistemática Cochrane realizada por Fraser[7] avaliou as intervenções para tratamento das luxações do cotovelo.

Quando avaliaram trabalhos que compararam os desfechos entre mobilização precoce *versus* imobilização por três semanas após redução incruenta da luxação, apenas um ensaio clínico randomizado foi incluído.[8] Numa amostra de 50 participantes, não se conseguiu provar superioridade de uma intervenção sobre a outra após um ano, considerando-se arco de movimento final e dor residual. Em nenhum dos grupos houve caso de instabilidade residual nem recorrência.

Nesta mesma revisão, quando se analisou o tratamento conservador contra o cirúrgico para luxações agudas, novamente apenas um ensaio clínico foi incluído[9] num total de 30 participantes. No grupo conservador, foi realizada imobilização por duas semanas após redução incruenta. No grupo cirúrgico, após redução incruenta, foram explorados os ligamentos e estruturas musculotendinosas mediais e laterais. Quando lesados, foram reparados por sutura ou túneis pelos epicôndilos. Também não puderam demonstrar diferença entre os dois tratamentos nos desfechos arco de movimento, fraqueza, dor e instabilidade.

Uma vez que não existe evidência na literatura a respeito de qual o melhor tratamento pós-redução para luxações simples (sem fratura associada) do cotovelo, optamos pelo seguinte protocolo.

Inicialmente deixamos uma imobilização gessada analgésica por uma a duas semanas, e assim que diminuir o edema iniciamos a reabilitação precoce em que priorizamos a mobilização: flexoextensão com antebraço pronado e pronosupinação com o cotovelo fletido. Dessa forma, evitamos uma complicação frequente, que é a rigidez do cotovelo.

## REPARO OU RECONSTRUÇÃO LIGAMENTAR

Nas luxações agudas o reparo ligamentar é indicado quando, mesmo após a redução, o cotovelo permanece instável. Essa indicação ocorre mais comumente quando há fratura associada (luxações complexas).

O reparo dos ligamentos avulsionados deverá ser realizado diretamente no osso com fios de boa qualidade, podendo ser utilizadas âncoras para o retensionamento destes. Na impossibilidade de reparar os ligamentos e mediante a instabilidade do cotovelo, está indicada a reconstrução. Em geral, utiliza-se o palmar longo, no entanto também podem ser utilizados: fáscia do tríceps, semitendíneo, grácil, tendão de Aquiles.

Nesses casos, a fixação pode ser realizada por túneis transósseos, âncoras ou parafusos de interferência.

Deve-se salientar que a fixação da reconstrução ligamentar, no úmero deve ser realizada no ponto isométrico (Figura 18.4 A e B).

Se permanecer a instabilidade ou for opção do cirurgião mobilização estável precoce e proteger a reconstrução ligamentar realizada, pode-se associar um fixador externo dinâmico. No entanto, essa medida é mais utilizada em casos de luxação inveterada do cotovelo.

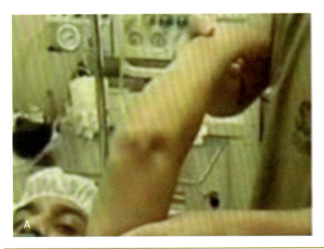 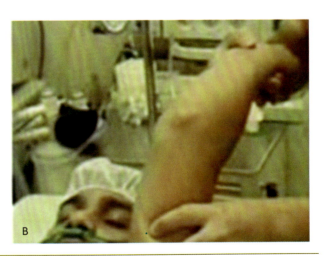

FIGURA 18.3 (A) *Pivot shift* positivo, a cabeça do rádio proeminente à região lateral e posterior do cotovelo. (B) *Pivot shift* positivo, em aproximadamente 30° de flexão há redução da cabeça.

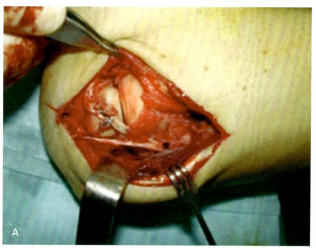 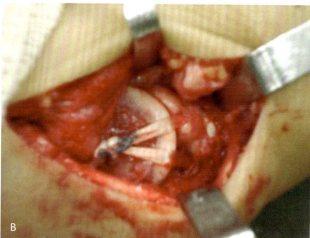

FIGURA 18.4 **(A)** Reconstrução lateral **(B)** Reconstrução medial.

## TRATAMENTO DAS FRATURAS ASSOCIADAS

### Fratura da cabeça do rádio

As fraturas da cabeça do rádio representam aproximadamente um terço de todas as fraturas do cotovelo, contando com cerca de 1,7% a 5,4% de todas as fraturas em adultos. A maioria delas (85%) ocorre em adultos entre 20 e 60 anos de idade (média de 30 a 40 anos). Um terço apresenta lesões associadas do membro superior.[10,11]

A classificação mais utilizada e mais reprodutível é a de Mason.[12,13] Esse autor baseou o primeiro sistema de classificação no desvio, angulação e grau de cominuição das fraturas da cabeça do rádio, dividindo-as em três tipos: tipo I, sem desvio; tipo II, desviadas com impactação, angulação ou depressão; tipo III, cominutivas. Anos mais tarde, Johnston ampliou essa classificação acrescentando o tipo IV, que caracterizou a associação dessas fraturas com luxação do cotovelo.[14]

No mecanismo descrito por O'Driscoll (instabilidade posterolateral rotatória) com antebraço em supinação, pode haver a subluxação da cabeça do rádio, e sua região marginal pode colidir com a parte posterior do capítulo, havendo dessa forma uma fratura marginal da cabeça do rádio.

A cabeça do rádio é um elemento muito importante na manutenção da estabilidade de um cotovelo que luxou, sobretudo quando há lesão ligamentar medial associada.

### Fraturas tipo I

As fraturas estáveis podem ser tratadas por meio de tipoia, que visa promover a mobilidade, a partir da redução da dor, ou imobilização do braço por cinco a sete dias.

A maior parte dos pacientes com fratura do tipo I obtém boa ou excelente recuperação da função após um a dois meses de exercícios com movimentos ativos. Ainda assim, uma pequena parcela pode apresentar comprometimento da extensão (de 10° a 15°); para estes casos, a indicação de imobilização noturna em extensão por meio de tala pode recuperar o movimento.

### Fraturas tipo II

O tratamento desse tipo de fratura costuma ser mais complexo. Quando não há associação à luxação do cotovelo nem à DRULA (dissociação radioulnar longitudinal aguda – lesão de Essex-Lopresti), a escolha inicial de tratamento deve se pautar considerando o deslocamento e as dimensões do fragmento fraturado e da existência de bloqueio articular do cotovelo. Algumas fraturas podem apresentar deslocamento do fragmento, requerendo redução cirúrgica e fixação interna; em outros casos, dependendo das condições do paciente, a realização da excisão pode ser mais recomendada.

Fraturas com fragmentos menores que 25% da dimensão total da cabeça do rádio e pouco deslocados são adequadamente tratadas com imobilização por uma a duas semanas, seguida da adesão precoce a um programa de reabilitação. Fragmentos superiores a 25%, afundados ou com mais de 2 mm de separação entre si, podem ocasionar degeneração tardia ou instabilidade. A redução aberta e a fixação interna são, possivelmente, as intervenções mais recomendadas pelos cirurgiões na atualidade.

#### Sem bloqueio mecânico

Quando não há bloqueio mecânico, crepitação ou incongruência superior a 2 mm, as fraturas tipo II podem ser tratadas de forma análoga às do tipo I.

#### Com bloqueio mecânico

O cirurgião deve considerar a realização da excisão da cabeça do rádio ou a fixação do fragmento. Para fazer esta

Lesões Ligamentares Agudas e Luxações do Cotovelo

escolha, as necessidades do paciente devem ser avaliadas. Recomenda-se que para tratar pacientes com alta exigência do cotovelo seja considerada a redução cirúrgica e a fixação do fragmento; já a excisão completa é mais aconselhável para pacientes com baixa exigência do cotovelo.

### Lesões associadas

As mais frequentes lesões associadas são a ruptura do ligamento interósseo e a luxação do cotovelo, com ou sem fratura do processo coronoide. Para o primeiro caso, a redução cirúrgica e a fixação interna devem ser consideradas; quando não for uma intervenção viável, recomenda-se a realização de uma artroplastia de cabeça do rádio, para preservar a função radiocapitular.

Em grande parte dos casos em que se constata luxação do cotovelo como lesão associada, não se observam grave instabilidade e luxação recorrente. Quando há necessidade de redução cirúrgica da fratura, recomenda-se preservar a cabeça do rádio. Mas, quando isso não for possível, a possibilidade de luxações recorrentes é aumentada. Por essa razão, o procedimento deve ser feito apenas em última instância. Quando a fratura afeta o processo coronoide em sua base, a fixação interna do fragmento deve ser considerada como forma de estabilizar a articulação.

## FRATURAS TIPO III

Quando não há associação de lesões complicadas, como luxação do cotovelo ou DRULA, a opção de tratamento mais adequada é a excisão da cabeça do rádio, podendo ou não haver necessidade de colocação de uma prótese. A excisão precoce traz menos prejuízos funcionais do que a tardia, mas mesmo assim pode acarretar um colapso proximal do rádio, repercutindo na articulação radioulnar, gerando dor e limitação dos movimentos do paciente.

### Lesões associadas

Havendo a ruptura ligamentar, a cabeça do rádio fraturada deverá ser ressecada e uma prótese metálica deverá ser implantada com retensionamento ligamentar, para estabilizar o cotovelo.

## FRATURAS TIPO IV

Consistem nas fraturas complicadas pela coexistência de luxação do cotovelo, DRULA e lesões associadas que necessitem intervenção. As luxações devem ser reduzidas e as fraturas devem ser tratadas como o recomendado para casos não complicados.

Havendo associação com DRULA, recomenda-se preservar a cabeça do rádio sempre que possível; ou a sua substituição premente por uma prótese. Sempre que se observar instabilidade, deve-se solidar os ossos do braço em máxima posição supina, por três a quatro semanas, com fio de Kirschner de 2 mm de diâmetro colocado no sentido do rádio para a ulna, na altura do punho. No momento em que

se constatar que a estabilização está adequada, o cotovelo deve ser imobilizado pelo período de duas a três semanas.

## ARTROPLASTIA DA CABEÇA DO RÁDIO

Substituição da cabeça do rádio por prótese, atualmente fabricada em material metálico.

É indicada para fraturas com quatro ou mais fragmentos da cabeça do rádio ou não passíveis de reconstrução em que a função secundária de estabilização da cabeça do rádio seja necessária (por exemplo com fratura da faceta anteromedial do coronoide, ruptura do ligamento colateral medial ou lesão da radioulnar distal causando instabilidade).

Além disso, as lesões de Essex-Lopresti também são indicações de substituição quando não for viável a redução e a fixação.

São contraindicações para a artroplastia da cabeça do rádio: infecção local ou sistêmica; condições de cobertura de partes moles insuficientes; grande reabsorção ou perda óssea da região proximal do rádio; incongruência radiocapitular insolúvel.

### Fratura do processo coronoide da ulna

São raras as fraturas do processo coronoide sem associação com luxação do cotovelo.

O'Driscoll propôs uma nova classificação, descrita a seguir, dessas fraturas, relacionando-as com o mecanismo de trauma.[15]

- **Grupo 1:** Ápice
  - **Subtipo 1:** fragmento menor do que 2mm
  - **Subtipo 2:** fragmento maior do que 2mm
- **Grupo 2:** Facetaanteromedial
  - **Subtipo 1:** medial ao ápice até a metade anterior do tubérculo sublime
  - **Subtipo 2:** subtipo 1 mais traço de fratura para o ápice
  - **Subtipo 3:** envolvimento de todo o tubérculo sublime com ou sem ápice
- **Grupo 3:** Base (envolvimento de pelo menos 50%)
  - **Subtipo 1:** isolado
  - **Subtipo 2:** associado a fratura do olécrano

Geralmente, quando o mecanismo de trauma é em valgo posterolateral e ocorre a fratura do coronoide, esta é do ápice (Grupo 1 de O'Driscoll), podendo juntamente com luxação do cotovelo e fratura da cabeça do rádio formar a tríade terrível do cotovelo.

Nessa situação, se após tratamento da cabeça do rádio (osteossíntese ou artroplastia) persistir a instabilidade do cotovelo, há necessidade de osteossíntese da fratura do processo coronoide ou reparo da cápsula anterior, quando o fragmento da fratura for muito pequeno.

Quando o mecanismo de trauma é varo posteromedial, a fratura do processo coronoide é geralmente da faceta anteromedial (Grupo 2 de O'Driscoll). Essas fraturas são melhor tratadas com osteossíntese com placa e parafusos de forma

# COMPLICAÇÕES

## RIGIDEZ DO COTOVELO

Promover uma síntese estável das fraturas luxação e reparo ligamentar quando necessário permite uma reabilitação precoce e evita imobilização prolongada e, concomitantemente, a rigidez do cotovelo.

Uma vez instalada, reabilitação intensiva deve ser recomendada para ganho progressivo do movimento. Pode-se também prescrever órtese de uso noturno, assim como manejo da dor com medicação.

Em casos de rigidez intrínseca (acometendo componente articular, mais especificamente a cartilagem articular), não responsiva à reabilitação, com ossificação heterotópica associada, pode-se indicar o tratamento cirúrgico. Não se recomenda a manipulação incruenta sob anestesia para o tratamento dessa complicação.

## INSTABILIDADE CRÔNICA

Instabilidade pode ter várias causas. Dentre elas, podemos citar: perda óssea, pseudoartrose, falha do tratamento inicial ou mesmo erro diagnóstico ou no manejo.

O paciente pode até evoluir com rigidez do cotovelo devido à instabilidade, uma vez que ao tentar o movimento e isso gerar apreensão não é infrequente observarmos a rigidez.

De qualquer forma, o mais importante é identificar a causa e tratar, ainda que muitas vezes seja difícil o manejo dessas situações.

## REFERÊNCIAS BIBLIOGRÁFICAS

1. Stoneback JW, Owens BD, Sykes J, et al. Incidence of elbow dislocations in the United States population. J Bone Joint Surg Am. 2012 Feb 1;94(3):240-5.
2. Glousman RE, Barron J, Jobe FW, et al. An electromyographic analysis of the elbow in normal and injured pitchers with medial collateral ligament insufficiency. Am J Sports Med. 1992;20:311-7.
3. O'Driscoll SW, Bell DF, Morrey BF. Posterolateral rotatory instability of the elbow. J Bone Joint Surg [Am]. 1991;73:440-6.
4. Ring D. Rockwood and Green's Fractures in Adults. 7.ed. Philadelphia: Lippincott Willians & Wilkins, 2009. Cap.32. p.906.
5. Parvin RW. Closed reduction of common shoulder and elbow dislocations without anesthesia. Arch Surg. 1957;75:972-5.
6. Meyn MA, Quigley TB. Reduction of posterior dislocation of the elbow by traction on the dangling arm. Clin Orthop. 1974;103:106-7.
7. Fraser T, Martyn S, Jean-Claude T, et al. Interventions for treating acute elbow dislocations in adults. Cochrane Database Syst Rev. 2015;8:CD007908.
8. Rafai M, Largab A, Cohen D, et al. Pure posterior dislocation of the elbow in adults: Plaster immobilization or early mobilization. Randomized prospective study of 50 cases. Annales de Chirurgie de la Main et du Membre Superieur. 1999;18(4):272-8.
9. Josefsson PO, Gentz CF, Wenderberg B. Surgical versus non-surgical treatment of ligamentous injuries following dislocation of the elbow joint. A prospective randomized study. J Bone Joint Surg– Am. 1987;69(4):605-8.
10. Van Riet R, Morrey BF, O'Driscoll SW, et al. Associated injuries complicating radial head fractures: a demographic study. Clin Orthop Relat Res. 2005;441:351-5.
11. Kaas L, Van Riet R, Vroemen JPAM, et al. The incidence of associated fractures of the upper limb in fractures of the radial head. Strategies Trauma Limb Reconstr. 2008;3:71-4.
12. Mason ML. Some observations on fractures of the head of the radius with a review of one hundred cases. Br J Surg. 1954;42:123-32.
13. Matsunaga FT, Tamaoki MJ, Cordeiro EF, et al. Are classifications of proximal radius fractures reproducible? BMC Musculoskelet Disord. 2009 Oct 1;10:120.
14. Johnston GW. A follow-up of 100 cases of fracture of the head of the radius with review of the literature. Ulster Med J. 1962;31:51-6.
15. O'Driscoll SW, Jupiter JB, Cohen M, et al. Difficult elbow fractures: pearls and pitfalls. Instr Course Lect. 2003; 52:113-34.

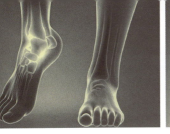
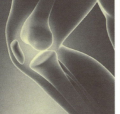

# Fratura dos Ossos do Antebraço

Jean Klay Santos Machado

## INTRODUÇÃO

O antebraço é uma estrutura única que possui dois ossos com dupla articulação que proveem ao membro superior movimentos rotacionais de pronação e supinação, aumentando a variedade de maneiras como os objetos podem ser manipulados pelas mãos.

O conceito de eixo do antebraço coloca cotovelo, antebraço e punho em um segmento anatomofuncional integrado, cujos movimentos interdependentes são fundamentais, devido à função de colocar a mão no espaço de maneira que possa fazer a preensão. Tal unidade exige total harmonia nas articulações proximais e distais, bem como na relação entre o rádio e a ulna, a fim de permitir a preservação plena dos movimentos de flexão e extensão de cotovelo e punho, bem como de pronação e supinação.

As fraturas dos ossos do antebraço comportam-se como fraturas articulares, onde a consolidação viciosa restringirá esses movimentos rotacionais, por alterarem a função das articulações radioulnar proximal e distal. É importante ressaltar que a associação com lesões de partes moles e fraturas ipsilaterais também podem comprometer tais movimentos.

Os ligamentos localizados nas articulações radioulnar proximal e distal, assim como a membrana interóssea, são estruturas importantes na estabilidade desta unidade anatomofuncional. A concomitância de lesões destes estabilizadores com as fraturas dos ossos do antebraço gera patologias como a lesão de Monteggia, a fratura de Galeazzi e a fratura-luxação de Essex-lopresti.

## MECANISMO DE LESÃO

O mecanismo mais comum é o trauma direto, geralmente causado por alta energia, como os acidentes automobilísticos, atropelamentos, acidentes de moto, além de golpes em luta que podem levar às fraturas isoladas, sobretudo da ulna ("fratura de cassetete"). O trauma indireto, como a queda com mão espalmada, associado às forças rotacionais, pode levar às fraturas-luxações.

## CLASSIFICAÇÃO

Dentre as existentes, a classificação da AO/ASIF é a mais usada, por possibilitar uma documentação mais precisa. Sendo assim, determina-se como 2, por tratar-se de antebraço, seguido de 2, por ser diáfise. Em seguida, divide-se em:

A) Fratura simples;
B) Fratura em cunha;
C) Fratura complexa.

E subdivide-se em:

A1 – Fratura simples da ulna com rádio intacto;
A2 – Fratura simples do rádio com ulna intacta;
A3 – Fratura simples do rádio e ulna;
B1 – Fratura em cunha da ulna com rádio intacto;
B2 – Fratura em cunha do rádio com ulna intacta;
B3 – Fratura do rádio e da ulna, com pelo menos dos ossos em cunha;
C1 – Fratura complexa da ulna;
C2 – Fratura complexa do rádio;
C3 – Fratura complexa do rádio e ulna.

Para classificar a lesão, deve-se considerar se houve ou não comprometimento do eixo do antebraço, ou seja, é fundamental avaliar lesões associadas das articulações radioulnar distal e proximal, além da membrana interóssea. De tal sorte, que nestas situações teremos lesões especiais, como as que veremos a seguir (Figura 19.1).

### FRATURA DE GALEAZZI

Caracteriza-se por uma fratura diafisária do rádio, em geral, do terço médio para distal, com lesão da articulação radioulnar distal (luxação ou subluxação). Sua incidência varia de 3% a 6% de todas as fraturas do antebraço. Acredita-se que o mecanismo seja a carga axial com o antebraço hiperpronado (Figura 19.2).

Essa fratura exige uma redução anatômica do rádio, que geralmente é seguida pela redução espontânea da ulna. Caso isto não ocorra, deve-se suspeitar de interposição articular de partes moles, em especial do tendão extensor ulnar do carpo.

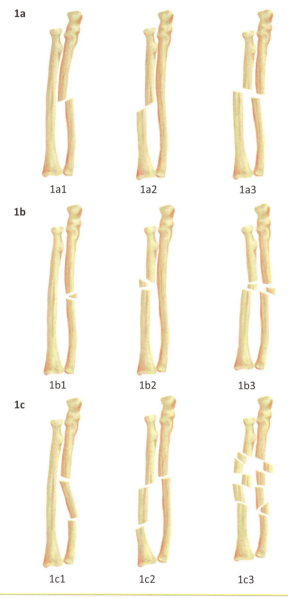

FIGURA 19.1 Classificação AO para fraturas do antebraço.

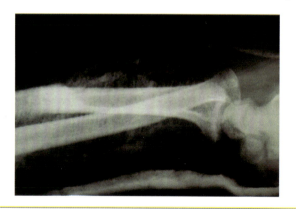

FIGURA 19.2 Radiografia em lateral, mostrando a fratura diafisária do rádio com luxação da articulação radioulnar distal.

## Lesão de Monteggia

Consiste na fratura diafisária, geralmente proximal, da ulna, associada à luxação da cabeça do rádio e mais raramente à fratura e luxação do rádio proximal. A incidência varia de 1% a 2% de todas as fraturas do antebraço (Figura 19.3). A classificação mais usada é a proposta por Bado (1967):

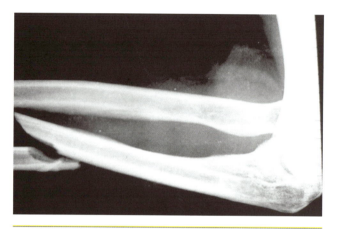

FIGURA 19.3 Radiografia em lateral (direita), mostrando a fratura da ulna com luxação da cabeça do rádio (lesão de Monteggia).

- **Lesão de Monteggia Tipo I:** é caracterizada por uma fratura diafisária da ulna, associada à luxação anterior da cabeça do rádio. Pode ser causada por um trauma direto de dorsal para volar ou por uma força de hiperpronação sobre o antebraço, onde a cabeça do rádio é luxada com o traumatismo pelo fragmento fraturado da ulna.
- **Lesão de Monteggia Tipo II:** ocorre fratura da diáfise da ulna, associada à luxação posterior ou posterolateral da cabeça radial. O mecanismo é semelhante ao da luxação posterior do cotovelo, ou seja, queda sobre a mão ou punho, com extensão do cotovelo e estresse em valgo (Figura 19.4).
- **Lesão de Monteggia Tipo III:** está associada à luxação lateral ou anterolateral da cabeça radial. É causada por um trauma direto na face medial do antebraço ou por estresse em varo, com antebraço hiperpronado.
- **Lesão de Monteggia Tipo IV:** Trata-se de uma fratura do terço proximal do rádio e da ulna, associada à luxação anterior da cabeça do rádio. O mecanismo de trauma é semelhante ao do Tipo I, associado a um segundo trauma na face lateral do antebraço (Figura 19.5).

É fundamental a redução anatômica da ulna. A partir desta, ocorrerá a redução da cabeça do rádio. Caso isto não ocorra, torna-se imperativa a abordagem da articulação do cotovelo, a fim de se retirar interposições de partes moles e/ou fragmentos osteocondrais, além de promover reconstruções ligamentares.

Fratura dos Ossos do Antebraço

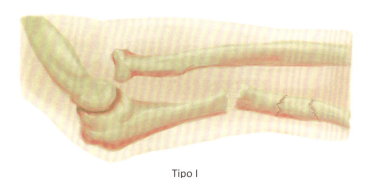
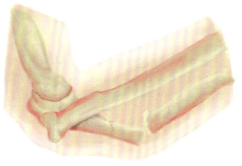

Tipo I    Tipo II

FIGURA 19.4 Desenho esquemático da Lesão de Monteggia.

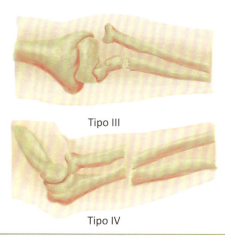

Tipo III

Tipo IV

FIGURA 19.5 Desenho esquemático Lesão de Monteggia Tipo III (esquerda) e tipo IV (direita).

### Fratura-luxação de Essex-Lopresti

Ocorre na presença da chamada dissociação radioulnar longitudinal aguda (DRULA), que consiste em uma lesão muito grave, por comprometer praticamente todos os estabilizadores do antebraço, ou seja, articulação radioulnar proximal, distal e membrana interóssea, podendo associar-se à fratura da cabeça do rádio, de tal modo que sua ressecção sem substituição é contraindicado pelo risco de migração proximal do rádio (Figura 19.6).

## SINAIS E SINTOMAS

Os pacientes apresentam dor, edema, limitação funcional, deformidade (fraturas desviadas), posição antálgica (membro próximo ao corpo, apoiado por algum suporte e/ou pelo membro superior contralateral) (Figura 19.7).

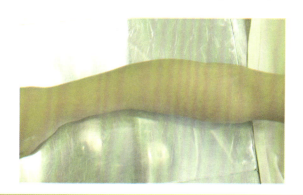

FIGURA 19.7 Aspecto clínico de fratura diafisária do rádio e ulna com angulação dorsal.

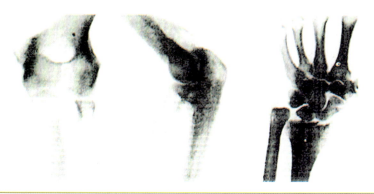

FIGURA 19.6 Radiografias em anteroposterior (esquerda) e lateral (centro) em anteroposterior do punho mostrando migração proximal do rádio, apos ressecção da cabeça do rádio em fratura-luxação de Essex-Lopresti.

## AVALIAÇÃO RADIOGRÁFICA

O exame radiográfico deve ser realizado em pelo menos duas incidências perpendiculares (anteroposterior - AP e lateral absoluto - L), com abrangência das articulações satélites. Se necessário, associar suas radiografias isoladas, objetivando melhor análise e, desta forma, diagnosticar lesões a este nível, porque incidências oblíquas podem induzir ao erro. Tal cuidado deve ser tomado no pré e no pós-operatório (Figura 19.8).

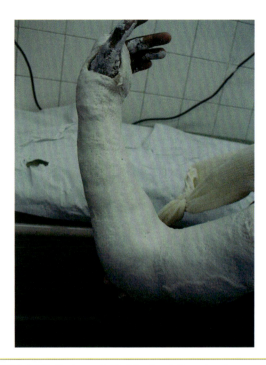

**FIGURA 19.9** Fratura diafisária do rádio e da ulna sem desvio, tratadas com imobilização gessada axilopalmar.

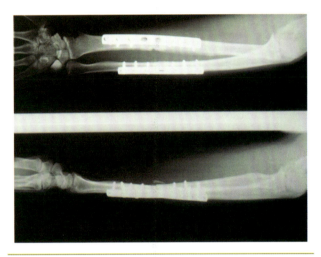

**FIGURA 19.8** Radiografia em AP e L do antebraço, abrangendo articulações proximal e distal.

## TRATAMENTO

### FRATURAS SEM DESVIO

As fraturas do antebraço sem desvio em adultos são raras e podem ser tratadas não cirurgicamente com imobilização axilopalmar, estando o cotovelo em ângulo reto e o antebraço em rotação neutra por três a quatro semanas, seguido de imobilização antebraquiopalmar por duas a seis semanas, de acordo com parâmetros radiográficos. Inicialmente, é necessário o controle semanal e, depois, quinzenal, até a retirada da imobilização (Figura 19.9).

### FRATURAS ISOLADAS SEM COMPROMETIMENTO DO EIXO DO ANTEBRAÇO

Caso a angulação seja menor que 10° e o desvio inferior a 50%, o tratamento não cirúrgico pode ser usado. Ele consiste em imobilização axilopalmar por sete a dez dias, seguido de imobilização antebraquiopalmar ou órtese funcional, como proposta por Sarmiento, até a consolidação.

### FRATURAS DESVIADAS

As fraturas desviadas do antebraço devem ser tratadas preferencialmente com cirurgia. A grande maioria das séries existentes na literatura, cuja opção foi pelo tratamento não cirúrgico associado ou não à redução incruenta, mostrou alto índice de resultados insatisfatórios.

Como são consideradas fraturas "articulares", torna-se necessária a redução anatômica, a estabilidade absoluta e a mobilização precoce, lembrando que é fundamental a preservação da relação entre o rádio e a ulna, bem como do espaço interósseo, pois as alterações nestes parâmetros podem levar à diminuição do movimento, sobretudo na pronação e na supinação (Figura 19.10).

### FRATURAS ISOLADAS COM COMPROMETIMENTO DO EIXO DO ANTEBRAÇO

As fraturas com comprometimento do eixo do antebraço são sempre de tratamento cirúrgico, com redução anatômica da fratura, que, na maioria dos casos, leva à redução da articulação lesada. Caso isto não ocorra, deve-se, inicialmente, averiguar a qualidade da redução da fratura e, se estiver satisfatória, abordar diretamente a articulação luxada ou subluxada, a fim de se avaliar a interposição de partes moles.

Uma vez que a fratura e a articulação estejam reduzidas, procede-se à avaliação da estabilidade articular: se estável, não há necessidade de estabilização adicional, caso contrário, esta se faz necessária, na posição de maior estabilidade, que é, geralmente, a supinação, com fixação da articulação com um ou dois fios de Kirschner ou com imobilização axilopalmar por quatro a seis semanas (Figura 19.11),

Fratura dos Ossos do Antebraço

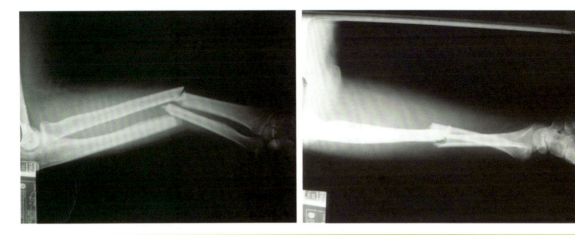

FIGURA 19.10 Radiografias do antebraço em AP (esquerda) e L (direita), mostrando fraturas desviadas do rádio e da ulna.

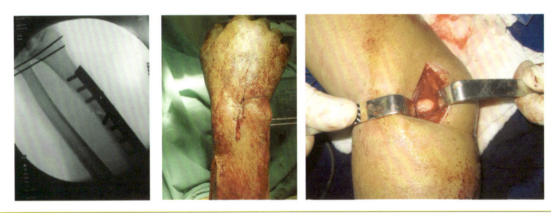

FIGURA 19.11 Radiografia da fratura Galeazzi tratada com osteossíntese do rádio associada à fixação da radioulnar distal (esquerda). Aspecto clínico do acesso e da fixação da articulação radioulnar distal (centro) e da abordagem para redução da cabeça do rádio em lesão de Monteggia.

## Fraturas expostas

Assim como qualquer fratura exposta, deve ser realizada a limpeza cirúrgica ampla, com remoção de tecidos desvitalizados e estabilização precoce. A limpeza deve ser preferencialmente interna, visto que as fraturas dos ossos do antebraço são tratadas como articulares. A fixação externa fica restrita aos casos com grande perda de partes moles e/ou sem condições de pele, usando preferencialmente um fixador para cada osso (Figura 19.12).

## Placas bloqueadas ou não bloqueadas

Tanto estudos biomecânicos como clínicos mostram melhores resultados com as placas não bloqueadas, de tal sorte que as placas bloqueadas ficam reservadas para as fraturas em ossos com grande osteoporose, assim como nos casos de extensão metafisária e/ou epifisária, cuja proximidade com a extremidade não permite a colocação de seis corticais neste segmento. Para tanto, as placas especiais são preferíveis (Figura 19.13).

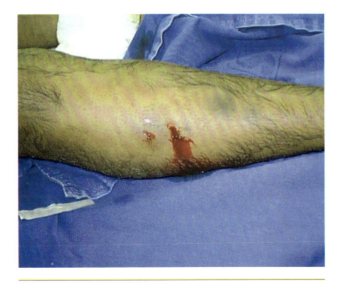

FIGURA 19.12 Fotografia do antebraço com fratura exposta dos ossos do antebraço, causada por projétil de arma de fogo.

CAPÍTULO 19

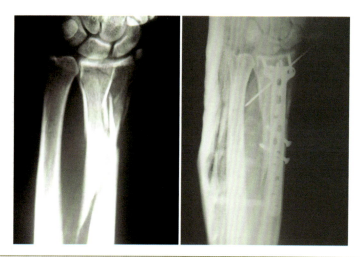

**FIGURA 19.13** Radiografia da região mediodistal do antebraço mostrando fratura cominutiva com extensão epifisária (esquerda), tratada com placa bloqueada em T.

## Placa em ponte

Pelo fato destas fraturas serem tratadas com *status* de fraturas articulares, as técnicas com redução aberta e fixação interna são a primeira escolha de tratamento. Todavia, nos casos de fraturas cominutivas isoladas de um dos ossos, sobretudo da ulna, a técnica da placa em ponte constitui uma boa indicação (Figura 19.14).

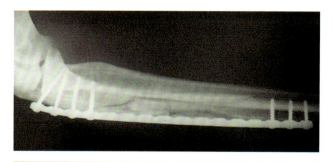

**FIGURA 19.14** Radiografia dos ossos do antebraço, mostrando fratura cominutiva da ulna, tratada com a técnica da placa em ponte.

## VIAS DE ACESSO

A via de acesso à ulna é feita ao longo de sua borda subcutânea, entre os músculos extensor e flexor ulnar do carpo. É considerada uma das vias mais fáceis do antebraço. O principal risco é com o nervo ulnar, que deve ser protegido com a desinserção subperióstica do flexor ulnar do carpo.

O acesso ao rádio pode ser feito pela via dorsolateral de Thompson, sobretudo nos terços proximal e médio, cujos pontos de reparo são a face anterior do epicôndilo lateral e o tubérculo de Lister, o extensor radial curto do carpo e o extensor dos dedos e distal, o extensor radial curto do carpo e o extensor longo do polegar (Figura 19.15).

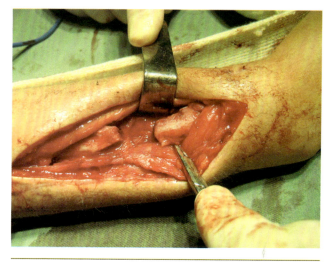

**FIGURA 19.15** Acesso dorsolateral de Thompson para o rádio.

A via volar de Henry também pode ser usada para as fraturas do rádio, sobretudo do terço distal. Seus parâmetros são: o tendão do bíceps braquial (proximal) e o processo estiloide do rádio (distal). A dissecção é feita entre o músculo braquiorradial, o redondo menor (proximal) e o tendão do músculo flexor radial do carpo (distal) (Figura 19.16).

## OSTEOSSÍNTESE

A placa e o parafuso é padrão ouro na fixação da fratura do antebraço. A literatura tem demonstrado os melhores resultados com o uso de placas e parafusos do tipo DCP de 3,5 mm de largura, ficando a utilização das placas de ângulo fixo reservada para os pacientes com osteoporose. Este tipo de fixação necessita da abrangência de pelo menos seis corticais de cada lado da fratura (Figura 19.17).

Fratura dos Ossos do Antebraço

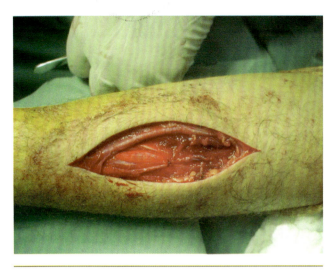

FIGURA 19.16 Acesso volar de Henry para tratamento de fratura do terço mediodistal do rádio.

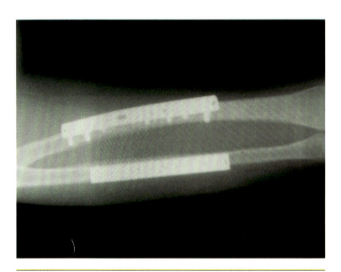

FIGURA 19.17 Aspecto radiográfico de fratura diafisária do rádio e da ulna tratadas com placa DCP 3,5 mm, abrangendo seis corticais de cada lado.

A técnica a ser usada depende do tipo de fratura. Nas de traço simples, procura-se estabilidade absoluta, com utilização de parafusos de tração associados à placa, que podem exercer um papel de compressão axial, quando tais parafusos são passados através dela, e de neutralização, caso sejam colocados em outro plano. Nas fraturas cominutivas, desde que respeitados os princípios de alinhamento anatômico (comprimento, rotação e eixo), podemos usar fixações em ponte, também com pelo menos seis corticais de cada lado.

## PÓS-OPERATÓRIO

No pós-operatório imediato, o membro pode ser imobilizado apenas para fins analgésicos, por um período que não deve ultrapassar sete dias. A mobilização precoce é importante para a obtenção de um bom resultado, diminuindo o risco de complicações.

## COMPLICAÇÕES

### PRECOCES

*Síndrome compartimental*

Trata-se de uma complicação grave que deve ser suspeitada sempre na presença de dor desproporcional. O compartimento anterior é o mais comumente envolvido. É mais comum em fraturas fechadas, sobretudo nas primeiras horas após o trauma e no pós-operatório imediato. A ocorrência em fraturas expostas é rara, com exceção daquelas tratadas cirurgicamente, com fechamento completo da ferida.

O diagnóstico é basicamente clínico, com a presença de sinais como: palidez, parestesia, diminuição de pulso, perfusão e, principalmente, dor intensa, agravada com a distensão da musculatura existente no compartimento envolvido. Todavia, em pacientes inconscientes, como é o caso daqueles que foram vítimas de traumatismo cranioencefálico, o parâmetro clínico encontra-se comprometido, de tal forma que devemos realizar a mensuração da pressão intracompartimental e partir desta o cálculo do coeficiente delta-P (produto do valor da pressão arterial média menos a pressão intracompartimental), cujos valores inferiores a 40 indicam a presença da síndrome compartimental (Figura 19.18).

O tratamento é de emergência, uma vez que instalada a síndrome, oito horas já são suficientes para causar lesões irreversíveis. É sempre cirúrgico, consistindo em fasciotomias amplas, podendo a incisão de pele ser segmentar, associando-se sempre que possível à estabilização óssea.

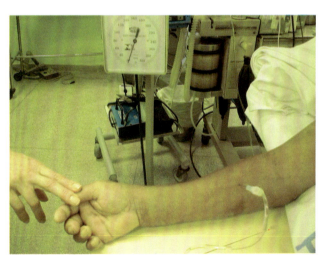

FIGURA 19.18 Paciente portador de fratura do rádio e da ulna, com dor e edema pronunciados, sendo submetido à mensuração da pressão intracompartimental pelo método de Whitesides.

## Lesões vasculares

As lesões vasculares são raras nas fraturas fechadas e devem sempre ser suspeitadas nas expostas, sobretudo naquelas causadas por instrumentos cortantes e corto-contundentes com lesão musculotendínea associada, além das lesões por projétil de arma de fogo localizadas no trajeto dos troncos arteriais.

## Lesões neurológicas

As lesões neurológicas também são raras nas fraturas fechadas, devendo sempre ser avaliadas não só por questões legais, mas também para acompanhamento pós-operatório.

Quando ocorre após o trauma, a conduta normalmente é expectante, e se não houver sinais de regressão nos dois ou três meses após o trauma, é indicada a exploração cirúrgica. Nas situações em que o quadro instala-se após a cirurgia para o tratamento da fratura, a intervenção deve ser precoce, pois existe grande possibilidade de ocorrência de alguma iatrogenia, como o encarceramento do nervo pela placa.

## Infecção

A infecção é mais frequente nas fraturas expostas. O tratamento é baseado no tempo de evolução, na extensão da lesão, nas condições clínicas do paciente, no tipo de contaminação, entre outros fatores (Figura 19.19).

Na suspeita de infecção e sempre que haja secreção, devemos colher o material para o exame de cultura e antibiograma. Quando acontece no pós-operatório, o tratamento inicia-se com a administração de antibióticos. Na falta de uma resposta satisfatória nos primeiros três dias, recomenda-se internação, troca do antibiótico para um de maior espectro e limpeza cirúrgica com coleta de material para cultura e antibiograma (três amostras). Uma vez que se obtenha o resultado destes exames, promove-se a escolha do antibiótico, direcionado pelo resultado do exame. Geralmente, não é necessária a retirada do material de síntese.

## Tardias

### Sinostose radiulnar pós-traumática

A sinostose radiulnar é uma complicação rara, intimamente relacionada à gravidade do trauma, pois é mais comum nos pacientes vítimas de esmagamento. Outras situações que aumentam o risco de tal complicação são: a utilização de via de acesso única para os dois ossos, a colocação de parafusos ultrapassando muito a cortical em direção à membrana interóssea, bem como a ocorrência de fraturas proximais (Figura 19.20).

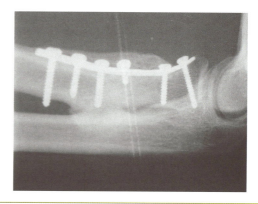

**FIGURA 19.20** Radiografia do terço proximal do antebraço, mostrando sinostose radiulnar pós-osteossíntese de fratura proximal do rádio.

### Consolidação viciosa

A consolidação viciosa ocorre principalmente por má e/ou perda de redução da fratura, sendo que a segunda é normalmente causada por estabilização insuficiente ou má qualidade óssea. A indicação cirúrgica torna-se imperativa nos pacientes que cursam com diminuição importante da pronossupinação. Quanto mais precoce for a correção, melhor será o resultado.

### Pseudartrose e retardo de consolidação

A incidência da pseudartrose é inferior a 10% e pode desenvolver-se por problemas mecânicos e/ou biológicos, cujo exato diagnóstico é fundamental para a obtenção de êxito do tratamento cirúrgico.

Se a causa for biológica, a indicação é de enxertia óssea. Se mecânica, deve ser realizada a troca da síntese óssea.

### Refratura

A refratura é mais comum nos primeiros quatro meses após a retirada do material de síntese. Deve ser tratada, basicamente, como uma fratura aguda, porém, sendo uma reoperação, e, portanto, apresentando maior índice complicações,

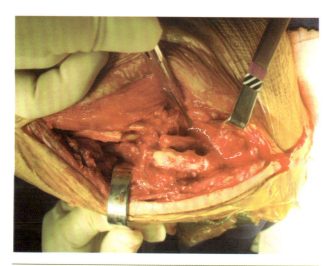

**FIGURA 19.19** Aspecto intraoperatório de pseudartrose infectada da ulna pós-osteossíntese, com placa e parafusos.

pois existem alterações teciduais perifratura, muitas vezes com presença de tecido fibroso abundante que dificulta a identificação das estruturas anatômicas, além das potenciais alterações circulatórias do periósteo.

## RETIRADA DOS IMPLANTES

A retirada dos implantes ortopédicos é um procedimento bastante comum, porém, muitas vezes com critérios e indicações não tão bem definidos na literatura, pois envolve questões econômicas, sociais, legais e trabalhistas.

Especificamente no antebraço, se o implante for o fio de Kirschner e/ou fixadores externos, a indicação para retirada é absoluta. No entanto, no caso das placas, em virtude dos altos riscos de complicações, reserva-se para situações como: soltura séptica, infecção resistente a antibioticoterapia e/ou limpeza cirúrgica, reação alérgica e dor causada pelo implante.

## REFERÊNCIAS CONSULTADAS

1. Bado JE. The Monteggia lesion. Gun Orthop. 1967;50:71-86.
2. Barbieri CH, Mazzer N, Aranda CA, et al. Use of a bone block graft from the iliac crest with rigid fixation to correct diaphyseal defects of the radius and ulna. J Hand Surg. 1997;22B(3):395-401.
3. Capo JT, Liporace F, Ng D, et al. Bilateral comminuted radial shaft fractures from a single gunshot: fixation with alternative techniques. Am J Orthop. 2009;38(4):194-8.
4. Chapman MW, Gordon JE, Zissimos AG. Compression-plate fixation of acute fractures of the diaphyses of the radius and ulna. J Bone Joint Surg Am. 1989;2:159-69.
5. Deluca PA, Newington RWL, Ruwe PA. Refracture of bones of the forearm after removal of compression plates. J Bone Joint Surg. 1988;70A(9):1372-6.
6. Dietz SO, Muller LP, Gercek E, et al. Volar and dorsal mid--shaft forearm plating using DCP and LC-DCP: interference with the interosseous membrane and forearm-kinematics. Acta Chir Belg. 2010;110(1):60-5.
7. Evans EM. Pronation injuries of the forearm with special reference to the anterior Monteggia fracture. J Bone Joint Surg. 1949;31B:578-88.

8. Ferreira HI, Mendes MCF, Donatangelo NE, et al. Tratamento cirúrgico das fraturas diafisárias do antebraço. Rev Bras Ortop. 1993;28:69-73.
9. Ginn TA, Ruch DS, Yang CC, et al. Use of a Distraction Plate for distal radial fractures with metaphyseal and diaphyseal comminution. J Bone Joint Surg Am. 2006;10.88A(suppl 1):29-36.
10. Greenspam A. Radiologia Ortopédica. 2.ed. Rio de Janeiro: Guanabara Koogan, 1996.
11. Hak DJ, Goulet JA. Severity of injuries associated with traumatic hip dislocation as a result of motor vehicle collisions. J Trauma. 1999;47(1):60-3.
12. Hakim GR. Regeneration and Overgrowth after Massive Diaphysial bone loss. J Trauma. 2000;49(3):559-62.
13. Heim D. Fraturas da diáfise do antebraço. In: Rüedi TP, Murphy WM. Princípios AO do Tratamento de Fraturas. São Paulo: Artmed, 2002.
14. Hong G, Cong-Feng L, Chang-Qing Z, et al. Internal Fixation of diaphyseal fractures or the forearm by interlocking intramedullary nail. J Orthop Trauma. 2005;19(6):384-91.
15. Hoppenfeld S, DeBoer P. Vias de acesso cirúrgico em Ortopedia. São Paulo: Manole, 1990.
16. Idrissi KK, Galiua F. Non-vascularized fibular graft as salvage technique for forearm reconstruction. Chir Main. 2010;29(2):118-20.
17. Müller ME, Nazarian S, Koch P, et al. The comprehensive Classification of fractures of long bones. Berlin: Springer--Verlag, 1990.
18. Pardini AG, Oliveira MPG. Tratamento das complicações de fraturas diafisárias dos ossos do antebraço. Rev Bras Ortop. 1994;29(8):585-7.
19. Reis FB. Fraturas do Antebraço. In: Reis FB. Fraturas. 2.ed. São Paulo: Atheneu, 2005.
20. Richards RR. Fraturas das diáfises do rádio e da ulna. In: Bucholz RW, Heckman JD. Rockwood e Green Fraturas em adultos. 5.ed. Barueri: Manole, 2006.
21. Sarmiento A, Latta LL. Tratamento funcional das fraturas. Rio de Janeiro: Revinter, 2001.
22. Schmittenbecher PP. State-of-art treatment of forearm shaft fractures. Injury. 2005;36 suppl 1:A25-34.
23. Stevens CT, ten Duis HJ. Plate osteosynthesis of simple forearm fractures: LCP versus DC plates. Acta Orthop Belg. 2008;74(2):180-3.

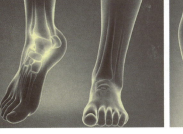
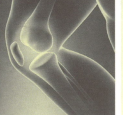

# Fraturas da Extremidade Distal do Rádio

João Carlos Belloti
Vinícius Ynoe de Moraes
Flávio Faloppa

## CONSIDERAÇÕES GERAIS

A fratura da extremidade distal do rádio é um assunto muito estudado e debatido na Traumatologia Ortopédica. Talvez nenhuma fratura do sistema musculoesquelético tenha sofrido uma mudança tão radical do paradigma de manejo, motivada pelo aumento da sobrevida da população e da evolução dos métodos de fixação interna de fraturas.

Há um esforço visando à padronização do diagnóstico e tratamento dessas fraturas, evento explícito pela presença de um grande número de sistemas de classificações e tratamentos. É sabido que um sistema de classificação adequado é de extrema valia como auxiliar ao diagnóstico e prognóstico, assim como uma guia para a instituição terapêutica.

O tratamento, por sua vez, evoluiu nas últimas duas décadas, nas quais os métodos de fixação interna das fraturas foram postos à prova, inclusive nas fraturas da extremidade distal do rádio. Entretanto, existe pouco suporte baseado em evidências sólidas para a utilização desses implantes. Os aspectos referentes a estes paradigmas serão discutidos ao longo deste capítulo.

## EPIDEMIOLOGIA

A fratura da extremidade distal do rádio é frequente nos pacientes adultos, após a quarta década da vida, perfazendo cerca de 10% a 20% de todas as fraturas atendidas na emergência e 3% de todos os traumas dos membros superiores em serviços de emergência norte-americanos. No Reino Unido, há uma incidência anual de 9/10.000 nos homens e de 37/10.000 nas mulheres. Nos EUA, estima-se uma frequência de 640.000 fraturas/ano.

A frequência destas fraturas é bimodal e envolve pacientes jovens, que se apresentam com lesões decorrentes de traumas de alta energia (acidentes de trânsito, acidentes de trabalho) e/ou resultado de atividades desportivas ou recreacionais. No outro polo, caracterizam-se as fraturas decorrentes da fragilidade óssea. Essas fraturas têm como fator contribuinte a osteoporose e caracteristicamente são produto de trauma de baixa energia, mais frequentes em idosos do sexo feminino.

## ANATOMIA APLICADA

### OSTEOLOGIA

A ossificação da extremidade distal do rádio se inicia no final do primeiro ano de vida e sua fusão ocorre por volta dos 19 anos de idade. Na idade adulta, quando observamos a secção coronal do rádio, notamos que na transição entre as regiões diafisária e metafisária distal há uma nítida diminuição da espessura do osso cortical. Esta transição passa a ser uma delgada camada que envolve o osso esponjoso metafisário, tornando esta região mais suscetível a fraturas (Figura 20.1).

A extremidade distal do rádio tem o formato achatado, apresenta distalmente uma superfície articular côncava, com inclinação volar de cerca de 11 graus no plano sagital (perfil) e de cerca de 22° graus no plano coronal (posteroan-

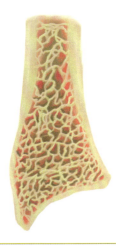

**FIGURA 20.1** Corte coronal da extremidade distal do rádio. Demonstra a diminuição progressiva da espessura do osso cortical do rádio, desde sua diáfise até a região metafisária, onde há somente uma delgada camada de osso cortical envolvendo o osso esponjoso.

terior), dividida por uma crista suave em duas superfícies articulares: uma maior e triangular lateralmente para o escafoide e uma menor quadrangular medialmente para o semilunar (Figura 20.2).

Medialmente, a extremidade distal do rádio apresenta também uma superfície articular côncava – a incisura ulnar do rádio – para articulação com a cabeça da ulna. Lateralmente, o rádio termina com uma proeminência chamada de processo estiloide. Dorsalmente, o rádio tem formato convexo, apresentando o tubérculo de Lister. É marcado por sulcos que servem de leito para a passagem dos tendões extensores, que, conjuntamente com o retináculo extensor, formam quatro dos seis compartimentos extensores. Sua face volar tem formato aplanado, apresenta íntima relação com o músculo pronador quadrado e proximidade com a artéria radial, o nervo mediano e os tendões flexores – especialmente os tendões flexores profundos dos dedos e o tendão flexor longo do polegar.

A extremidade distal da ulna tem o formato esférico e é chamada cabeça da ulna. Esta apresenta, em continuidade com seu bordo posterior, uma proeminência chamada de processo estiloide da ulna, dorsalmente associada ao retináculo extensor. Juntos, formam os dois últimos compartimentos extensores. Na sua face distal, recebe a fibrocartilagem triangular, e sua circunferência articula-se com a incisura ulnar do rádio.

## Articulações

O rádio distal participa na formação de duas articulações: a articulação radiocarpal e a radiulnar distal. A articulação radiocarpal apresenta uma superfície côncava formada pela superfície articular distal do rádio. Esta é divida para formar duas estruturas anatômicas: a fossa do escafoide e do semilunar, que articulam com os respectivos ossos carpais. No aspecto ulnar do rádio, encontra-se a incisura sigmoide, que se articula com a cabeça da ulna. A fibrocartilagem triangular encontra-se distal à superfície articular da ulna, estando em íntimo contato com os ossos do carpo.

Distalmente à superfície articular do rádio, encontra-se uma estrutura com forma convexa – condilar ou elipsoidal – formada pelos ossos escafoide, semilunar e piramidal, que se articulam com a superfície da extremidade distal do rádio. Esta articulação é envolvida por uma cápsula articular, que apresenta os seguintes espessamentos, denominados ligamentos radiocarpal dorsal e volar. Estes partem do bordo correspondente do rádio em direção distal e ulnar para o escafoide, semilunar e piramidal, e os ligamentos colateral radial e ulnar que se originam principalmente do processo estiloide do rádio, inserindo-se na margem carpal de cada lado.

A articulação radiocarpal realiza todos os tipos de movimento, com exceção do movimento de rotação. Juntamente com o complexo da fibrocartilagem triangular, a articulação radiocarpal funciona como um platô articular, no qual o carpo de acomoda, estabilizado por ligamentos predominantemente anteriores e de origem radial. A nutrição arterial desta articulação é feita por ramos dorsais e palmares do arco carpal arterial e é inervada pelos nervos interósseos anterior e posterior e pelos ramos profundos e dorsais do nervo ulnar.

A articulação radiulnar distal é formada pela incisura ulnar do rádio e pela superfície articular da cabeça da ulna, tendo como teto a fibrocartilagem triangular que se insere lateralmente no rádio e medialmente no processo estiloide da ulna. A integridade da fibrocartilagem triangular é responsável pela relação entre o carpo e a ulna distal. Realiza movimentos de pronação e supinação do antebraço, sendo que o eixo longitudinal deste movimento passa proximalmente pelo centro da cabeça do rádio, distalmente pelo cen-

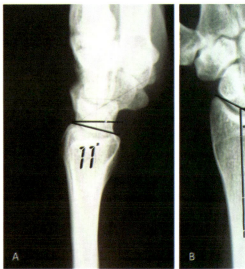
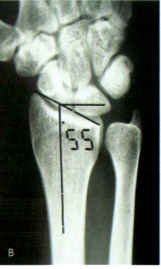

FIGURA 20.2 Radiografias demonstrando a inclinação volar do rádio (A) na posição perfil (plano sagital). Na posição posteroanterior (plano coronal), o rádio tem inclinação de aproximadamente 22 graus (B).

tro da fibrocartilagem triangular e pelo eixo do quarto dedo da mão. Durante o movimento de pronação e supinação, a ulna permanece relativamente estática, devido a sua fixação com o úmero proximalmente, o que leva o rádio a mover-se ao redor de sua cabeça, que permanece relativamente fixa. Esta articulação tem suprimento arterial das artérias interóssea posterior e anterior, além de ramos dorsais e volares do arco carpal arterial. Sua inervação é feita pelo nervo interósseo posterior e pelo nervo interósseo anterior.

## AVALIAÇÃO RADIOGRÁFICA

Radiografias em posteroanterior, perfil e oblíqua são suficientes para a avaliação inicial. A Tabela 20.1 resume os principais parâmetros para a avaliação inicial destas fraturas.

## CLASSIFICAÇÃO

Embora vários sistemas de classificação contemporâneos estejam descritos para as fraturas da extremidade distal do rádio, ainda hoje alguns tipos de fratura são conhecidos universalmente segundo seu epônimo, que descreveremos a seguir:

- **Fratura de Colles (Abraham Colles, 1814):** é a fratura da extremidade distal do rádio que apresenta a deformidade clínica típica de desvio, angulação dorsal, cominução dorsal e encurtamento radial.
- **Fratura de "Barton:** é a fratura da extremidade distal do rádio; apresenta traço intra-articular com subluxação do carpo, acompanhando o desvio do fragmento articular, que pode ser volar ou dorsal.
- **Fratura de "Smith" (Robert W. Smith, 1847):** é a fratura da extremidade distal do rádio com desvio volar do fragmento distal da fratura; é a fratura de "Colles" reversa.

Em 1957, Thomas propôs uma classificação para as fraturas de "Smith" em três tipos, como descrito na Figura 20.3.

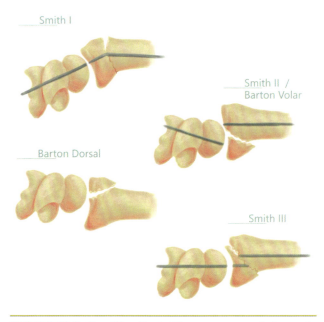

**FIGURA 20.3** Classificação de Thomas para as fraturas de Smith. Inclui a descrição com a fratura de Barton volar e a comparação com a fratura de Barton dorsal.

| Tabela 20.1 Mensurações radiográficas do rádio distal. | | | |
|---|---|---|---|
| Parâmetro | Definição | Valores normais | Valores aceitáveis pós-redução |
| Altura radial | **Radiografia em PA:** distância entre linhas paralelas, perpendiculares ao eixo longo do rádio: ponto mais distal da estiloide radial e aspecto mais distal da superfície ulnar. | 11-12 mm | 2-3 mm de perda |
| Tilt palmar | **Radiografia em perfil:** angulação entre a linha formada entre os pontos mais distais da borda dorsal e volar da superfície articular do rádio e a linha perpendicular ao longo eixo do rádio. | 11° de Tilt palmar | Até neutro (0°) |
| Desvio ou gap articular | **Radiografia em PA:** distância entre dois fragmentos articulares da fratura. | Ausência de Gap/Degrau | < 2 mm |
| Inclinação ulnar do rádio | **Radiografia em PA:** ângulo entre linha perpendicular ao eixo longo do rádio e linha formada entre o ponto mais distal do processo estiloide do rádio e o ponto mais ulnar da superfície articular do rádio. | 22° de inclinação ulnar | Perda menor de 5°. |
| Alinhamento carpal | **Radiografia em perfil:** as linhas paralelas ao longo do eixo do rádio e a formada entre o centro do capitato e longo eixo do 3o metacarpal devem ser colineares. | Linhas colineares | Ausência de mal alinhamento |
| Variância ulnar | **Radiografia em PA:** distância entre duas linhas paralelas: ponto mais distal da superfície articular da ulna do aspecto ulnar do rádio (faceta do semilunar) – perpendiculares ao longo eixo do rádio. | +1 a –1 mm | – |

- **Fratura "Die-Punch" (Scheck, 1962):** é a fratura intra-articular impactada, com depressão dorsal da fossa semilunar do rádio (Figura 20.4 A).
- **Fratura do "Chauffeur" (Harold C. Edwards, 1910):** é a fratura da extremidade distal do rádio com traço oblíquo intra-articular, formando um fragmento triangular com o processo estiloide destacado do rádio (Figura 20.4 B).

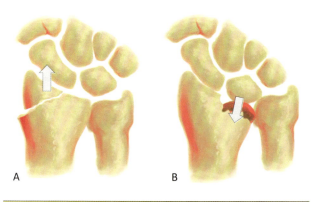

FIGURA 20.4 **(A)** Fratura de Chauffeur. **(B)** Fratura Die-Punch.

## CLASSIFICAÇÕES CONTEMPORÂNEAS

Embora encontremos na literatura vários sistemas de classificação para as fraturas da extremidade distal do rádio, elegemos os sistemas que consideramos mais adequados e/ou difundidos na literatura: a classificação AO/ASIF, a de Fernandez, a Universal, a classificação baseada nas colunas de Rikli e Regazzoni e a IDEAL:

- **Classificação Universal (Rayhack, 1990/Cooney, 1993):** este sistema classifica as fraturas do rádio distal em quatro grupos principais, considerando a presença ou não de traço articular e de desvio da fratura. As fraturas extra ou intra-articulares com desvio (tipos II e IV) são subdivididas em outros três subtipos, segundo os critérios de redutibilidade e estabilidade das fraturas (Figura 20.5).
- **Classificação de AO/ASIF (Muller, 1995):** este sistema de classificação utiliza-se de três grupos principais de classificação segundo o acometimento articular:
- **Extra-articulares:** tipo A, articular parcial; tipo B e ambas as superfícies articulares acometidas; tipo C.

Estes grupos principais são divididos em outros grupos e subgrupos, tendo-se como parâmetro de gravidade e de

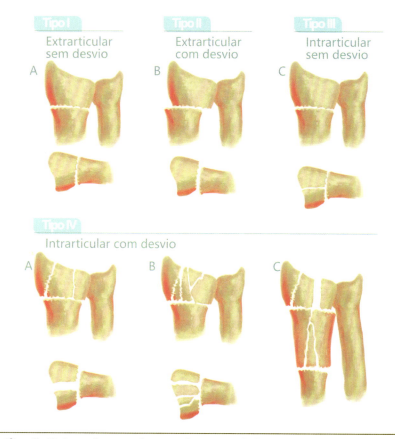

FIGURA 20.5 Classificação Universal para as fraturas da extremidade distal do rádio. As fraturas com desvio extra ou intra-articulares (tipos II e IV) são subdivididas em três subtipos: **(A)** redutíveis estáveis; **(B)** redutíveis instáveis; **(C)** irredutíveis.

prognóstico o grau de acometimento articular e metafisário da fratura (Figura 20.6).

- **Classificação de Fernandez (1993)**: este sistema de classificação é baseado no mecanismo de trauma da fratura. Classifica as fraturas da extremidade distal do rádio em cinco tipos: I – angulação, II – cisalhamento, III – compressão, IV – avulsão e V – fraturas combinadas. Estes cinco tipos de fratura são relacionados as suas características de estabilidade, padrão de desvio, número de fragmentos, lesões associadas, fraturas equivalentes (Figura 20.7)

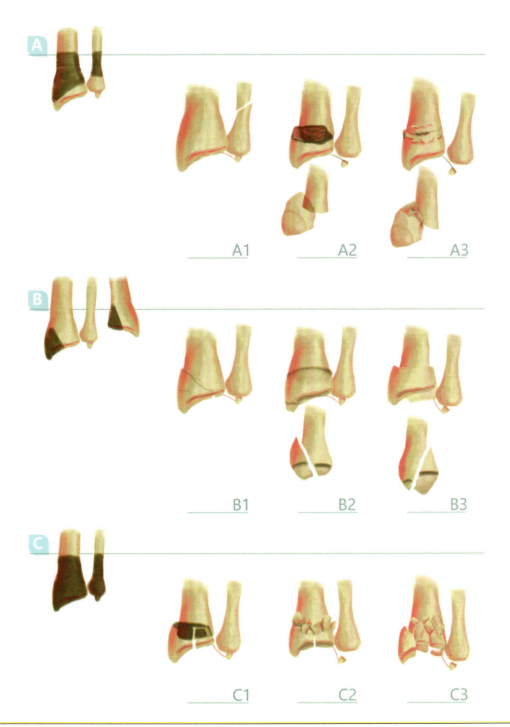

FIGURA 20.6 Classificação AO/ASIF para as fraturas da extremidade distal do rádio. **(A)** Fraturas extra-articulares; **(B)** fraturas intra-articulares parciais; **(C)** fraturas com comprometimento de ambas as superfícies articulares.

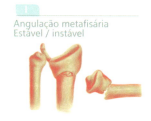
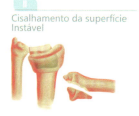
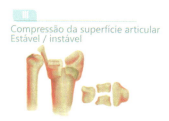
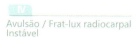
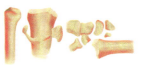
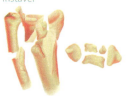

| Tipo | Estabilidade |
|---|---|
| I   Angulação metafisária | Estável/instável |
| II  Cisalhamento da superfície | Instável |
| III Compressão da superfície articular | Estável/Instável |
| IV  Avulsão/Frat-lux radiocarpal | Instável |
| V   Mecanismos combinados | Instável |

FIGURA 20.7 Classificação de Fernandez para as fraturas da extremidade distal do rádio.

- **Classificação baseada nas colunas (Rikli e Regazzoni, 1996)**: trata-se de uma classificação conceitual que se caracteriza pelo entendimento das fraturas do rádio distal como componentes de três colunas:
   a) **coluna radial**: composta pelo processo estiloide do rádio e a fossa do escafoide;
   b) **coluna intermédia**: composta pela fossa do semilunar e da incisura sigmoide;
   c) **coluna ulnar**: composta pela ulna distal, o complexo da fibrocartilagem triangular e os ligamentos radiulnares.

Esta classificação aplica-se ao tratamento das fraturas do rádio distal por meio de placas ortogonais.

- **Classificação IDEAL**: Trata-se de novo sistema de classificação das fraturas da extremidade distal do rádio. Fundamenta-se nas principais evidências da literatura sobre os fatores clínicos e radiográficos que podem influenciar o tratamento e prognóstico destas fraturas.

Neste método, classificamos a fratura no momento do atendimento inicial do paciente, mediante a verificação de dois dados epidemiológicos (idade do paciente e energia do trauma que a causou) e três dados radiográficos avaliados na radiografia inicial (incidências PA e Perfil) da fratura (desvio dos fragmentos, incongruência articular e lesões associadas), que correspondem aos elementos fundamentais considerados para graduar os tipos de fratura.

Para cada um dos cinco elementos fundamentais, é conferida a pontuação zero ou um, segundo a ausência ou presença destes fatores. Assim, as fraturas podem ter graduação de zero a cinco pontos e são agrupadas em três tipos possíveis de fratura, com gravidade e complexidade crescentes: **Tipo I** – zero a 1 ponto; **Tipo II** – 2 a 3 pontos; **Tipo III** – 4 a 5 pontos.

Os critérios adotados para verificarmos a presença (um ponto) ou ausência (zero) dos fatores elementares da classificação são definidos como mostra a Tabela 20.2.

Para todos os pacientes com idade acima de 60 anos, será creditado um ponto. Será creditado zero para aqueles com idade até 60 anos. Às fraturas com desvio, definidas como as que necessitam de redução (encurtamento do rádio maior que 3 mm e/ou perda da inclinação volar maior que 10 graus e/ou perda da inclinação radial maior que 5 graus), será creditado um ponto, e nenhum ponto será creditado às fraturas sem desvio. Serão consideradas fraturas de alta energia e receberão um ponto as ocasionadas por queda de altura, acidentes de trânsito, esmagamentos ou projéteis de arma de fogo. Todas as fraturas decorrentes de queda da própria altura serão consideradas de baixa energia e não são pontuadas.

Quando houver acometimento articular com incongruência maior ou igual a 2 mm, será creditado um ponto. As fraturas sem acometimento articular ou incongruência

# Fraturas da Extremidade Distal do Rádio

**Tabela 20.2 Classificação IDEAL – método de classificação e estratificação em três tipos principais (guia de tratamento e prognóstico).**

| | Parâmetro | 1 Ponto | 0 Pontos |
|---|---|---|---|
| I | Idade | > 60 anos | < 60 anos |
| D | Desvio | Redução é necessária | Sem desvio |
| E | Energia | Alta | Baixa |
| A | Articular | Degrau ou Gap > 2 mm | Sem desvio |
| L | Lesões associadas | Presente | Ausente |
| | **Escore** | **Descrição** | **Tratamento /Prognóstico** |
| Tipo I | 0-1 ponto | Estável | Imobilização/Não cirúrgico |
| Tipo II | 2-3 pontos | Potencialmente instável | Pinagem percutânea/Fixador externo/Placas |
| Tipo III | 4-5 pontos | Complexa | Associação de métodos/Enxertia óssea |

menor que 2 mm não serão pontuadas. Receberão um ponto as fraturas com as seguintes lesões associadas: luxação ou subluxação radiocarpal, as fraturas dos ossos do carpo, as instabilidades carpais, as fraturas da ulna, as lesões neurovasculares e as fraturas expostas.

## Tipo I – *escore de 0 a 1 ponto*

São as fraturas estáveis. Correspondem às fraturas de idosos sem desvio ou fraturas desviadas em pacientes jovens, ocasionadas por traumas de baixa energia, sem incongruência articular ou lesões associadas. Normalmente, são tratadas conservadoramente com aparelho gessado, tendo bom prognóstico.

## Tipo II – *escore 2 a 3 pontos*

Correspondem às fraturas com desvio e potencialmente instáveis. São fraturas com grande potencial de perda de redução e consolidação viciosa, ocasionadas pela má qualidade óssea (idoso), trauma de alta energia (jovens), incongruência articular ou por lesões associadas (jovens e idosos). Geralmente, necessitam de estabilização cirúrgica com métodos de pinagem percutânea, fixação externa ou osteossíntese interna com placas. São fraturas que apresentam maior potencial de complicações inerentes ao ato cirúrgico, tendo prognóstico dependente do sucesso da técnica cirúrgica adotada.

## Tipo III – *escore 4 a 5 pontos*

Correspondem às fraturas desviadas e complexas. Geralmente, são ocasionadas por traumas de alta energia, apresentam incongruência articular e lesões associadas. Em virtude de sua patente instabilidade e potencial irredutibilidade, necessitam de redução aberta, métodos associados de fixação e enxerto ósseo. Apresentam grande potencial de complicações e prognóstico reservado, qualquer que seja o método de tratamento adotado.

- **Lesões associadas:** fratura da ulna distal, lesões ligamentares do carpo, fratura dos ossos do carpo ou lesões neurovasculares.

Fernandez e Júpiter classificaram as fraturas associadas da ulna em **estáveis** (fratura do ápice do estiloide ulnar e fratura do colo da ulna), **instáveis** (lesão da fibrocartilagem triangular e ligamentos capsulares dorsais e palmares e fratura por avulsão da base do estiloide ulnar) e **potencialmente instáveis** (fratura da fossa sigmoide e fratura intra-articular da cabeça da ulna).

## TRATAMENTO

Muitas destas fraturas são estáveis e assim podem ser tratadas conservadoramente, com redução incruenta e imobilização gessada. Entretanto, devemos nos atentar para fatores como: idade avançada e fragilidade óssea, traumas de alta energia, incongruência articular, lesões associadas e grandes desvios, pois são fatores que nos servem de alerta quanto à possibilidade de instabilidade e impossibilidade de manutenção da redução da fratura.

O manejo conservador de fraturas que apresentam personalidade instável e que frequentemente necessitam de manobras de redução agressivas e da manutenção de imobilização em posição de Cotton-Loder (flexão acentuada e desvio ulnar do punho) é contraindicado, pois pode resultar em rigidez, distrofia simpático-reflexa, síndrome compartimental e potencial risco de compressão do nervo mediano, eventos totalmente injustificados atualmente.

Nos últimos anos, temos assistido a um grande avanço nos estudos de novas técnicas de fixação externa e interna. Os novos conceitos de fixação percutânea, o refinamento da aplicação dos fixadores externos e de placas para fixação interna, além da possibilidade de redução auxiliada pela artroscopia e pelos novos materiais de substituição de perdas ósseas têm proporcionado uma melhora considerável em nosso arsenal terapêutico, particularmente para as fraturas instáveis do rádio distal.

Aliado ao avanço tecnológico, devemos considerar a idade biológica, o nível de atividade do paciente e os critérios de instabilidade da fratura e seguirmos um método

**CAPÍTULO 20**

Série Ortopedia e Traumatologia – Fundamentos e Prática

de classificação que nos permita traçar o plano terapêutico mais adequado a cada tipo de fratura.

## TRATAMENTO CONSERVADOR

Na revisão sistemática sobre os tipos de tratamento conservador para as fraturas do rádio distal, Handoll (2005) analisou 36 trabalhos randomizados e 4.114 pacientes e não encontrou evidências definitivas sobre o melhor método e a posição ideal de imobilização dessas fraturas.

Um recente estudo clínico randomizado comparou três métodos de imobilização para o tratamento de fraturas do rádio distal: gesso circunferencial, tala gessada com apoios dorsal e volar e pinça de confeiteiro. Os resultados apontam, na avaliação final, após seis meses, que não existe diferença para os escores do questionário DASH, para os três métodos. Entretanto, existe uma maior taxa de perda radiográfica da redução com o uso da pinça de confeiteiro.

Em nossa experiência, as fraturas sem desvio ou aquelas com desvio, redutíveis e estáveis (IDEAL I), podem ser tratadas com imobilização gessada sem necessidade de estabilização cirúrgica. Descrevemos, a seguir, os principais parâmetros para o tratamento conservador:

## CRITÉRIOS DE INSTABILIDADE

Consideram-se instáveis as fraturas desviadas que, mesmo após sofrerem redução incruenta e imobilização gessada, não conservam a redução obtida, necessitando de estabilização cirúrgica. As fraturas desviadas, provocadas por mecanismo de cisalhamento ("fraturas de Barton"), de avulsão, ou as extremamente cominutas, resultantes de traumas de grande energia cinética, são consensualmente instáveis e necessitam de estabilização cirúrgica.

As fraturas produzidas por mecanismo de impacção e/ou angulação ("fratura de Coles", "fratura de Smith") geralmente são causadas por traumas de baixa energia cinética (queda acidental), podendo ser estáveis ou instáveis. Alguns fatores, como a idade avançada do paciente e a consequente possibilidade de perda de massa óssea, o grau de acometimento articular, do desvio angular da fratura e a magnitude do encurtamento radial são de fundamental importância para predizermos a instabilidade destes tipos de fratura.

Os estudos de Lafontaine (1989), Villar (1987) e Altissimi (1994) definiram os critérios de instabilidade e os definidos pelo primeiro são considerados como clássicos (Quadro 20.1).

A avaliação e previsão da instabilidade foi extensamente estudada em uma expressiva coorte (4 mil pacientes), acompanhada prospectivamente, conduzida por MacKenney e colaboradores (2006), na qual demonstrou que a idade, a cominuição dorsal e a perda da altura radial/variância ulnar são os mais consistentes fatores de instabilidade e o pior prognóstico radiográfico para fraturas consideradas como "estáveis" na avaliação inicial e que perderam a redução no acompanhamento.

## NECESSIDADE DE REDUÇÃO

Como vimos anteriormente, o rádio distal participa das articulações radiocarpal e radiulnar distal. Assim, é de fundamental importância para a função da articulação do punho a manutenção de sua arquitetura anatômica. Vários autores, em estudos clínicos e biomecânicos, têm demonstrado que a consolidação viciosa do rádio está associada à diminuição de mobilidade e dor no punho, subluxação da articulação radiulnar distal, instabilidade mediocárpica e artrite pós-traumática.

Alguns autores demonstraram que a deformidade articular com degrau maior que 2 mm resulta em artrite pós-traumática em mais de 90% dos pacientes. Assim, consideramos que o ponto fundamental para o sucesso do tratamento está baseado na redução anatômica da fratura.

Consideramos fraturas sem desvio, que não necessitam de redução, aquelas que apresentem encurtamento radial de até 3 mm, degrau articular de até 2 mm e a perda da inclinação volar além de 11 graus. As fraturas com alteração radiográfica além das descritas necessitam de redução. Após a redução e imobilização gessada, é imperiosa a realização de controle radiográfico e avaliação da qualidade da redução (Quadro 20.2).

> **Quadro 20.2 Parâmetros radiográficos considerados limítrofes para a redução adequada da fratura.**

- encurtamento radial < que 3 mm
- degrau articular < que 2 mm
- perda da inclinação volar < 11 graus

## MÉTODOS DE REDUÇÃO

Classicamente, temos duas técnicas de redução das fraturas do rádio distal: a redução por manipulação da fratura

> **Quadro 20.1 Parâmetros de instabilidade da fratura do rádio distal.**

| | | |
|---|---|---|
| 1. Desvio dorsal maior que 20 graus | 1. Presença grande encurtamento radial. | 1. Idade |
| 2. Cominução dorsal | | 2. Cominuição dorsal |
| 3. Acometimento da articulação radiocarpal | (Villar,1987; | 3. Perda da altura radial/variância ulnar |
| 4. Fratura associada da ulna | Altissimi,1994.) | |
| 5. Idade acima de 60 anos | | (Mackenney, 2006.) |
| (Lafontaine, 1989.) | | |

com tração e contra-tração e a redução por tração com "malha chinesa".

Handoll, em 2007, publicou uma revisão sistemática sobre os métodos de redução incruenta para o tratamento das fraturas do rádio distal, concluindo não haver evidência científica suficiente para decidirmos sobre a melhor forma de redução dessas fraturas, sendo ambas efetivas.

## TIPO DE ANESTESIA

Handoll, em 2004, publicou uma revisão sistemática na qual demonstrou que o tipo de anestesia utilizado pode influenciar no resultado da redução incruenta. Analisando 18 estudos randomizados, envolvendo cerca de 1.200 pacientes, onde foram comparados a anestesia local (bloqueio do hematoma), a anestesia geral, o bloqueio do plexo braquial e a anestesia venosa regional ("bier"), não houve evidência definitiva sobre o tipo de anestesia mais eficaz e segura para o tratamento das fraturas, entretanto, houve indicação de que a anestesia local (bloqueio do hematoma) produz pior analgesia que o bloqueio venoso regional ("bier"), podendo comprometer a redução da fratura.

Em nossa experiência, notamos que a anestesia local (bloqueio do hematoma) pode ser utilizada nas fraturas agudas que não apresentam grandes desvios ou edema local, entretanto, nas fraturas com mais de 12 horas de evolução ou com edema e desvio importante, optamos por realizar a redução incruenta com anestesia por bloqueio do plexo braquial, pois proporciona melhor analgesia e relaxamento muscular, o que facilita a redução da fratura.

## IMOBILIZAÇÃO

### Posição de imobilização

Nas fraturas de Colles, utilizamos a posição de leve flexão palmar, desvio ulnar e pronossupinação neutra. Nas fraturas de Smith, em que há um componente de pronação do fragmento distal, utilizamos a posição de extensão do punho e supinação, neutralizando o desvio inicial da fratura.

### Tipo e tempo de imobilização

Para as fraturas sem desvio, utilizamos a tala radial axilopalmar durante três semanas e tala radial antebraqueopalmar por mais três semanas.

Nas fraturas com desvio, redutíveis e estáveis, utilizamos a tala radial axilopalmar por quatro semanas e tala radial antebraqueopalmar por mais duas semanas.

Quando consideramos o tempo de imobilização da fratura, devemos observar que a idade biológica e as condições psicossociais dos pacientes devem ser consideradas, tendo-se sempre os períodos médios de imobilização.

### Tratamento cirúrgico

"Um consolo nos resta: que o membro irá novamente, em algum período remoto, desfrutar de perfeita liberdade em toda sua amplitude de movimento, e estará completamente livre da dor" (Abraham Colles, 1814).

A geração de evidências científicas não nos proporcionou com clareza, a despeito da melhora técnica dos métodos cirúrgicos e da qualidade dos métodos de fixação, uma afirmativa clara sobre o melhor método para a fixação das fraturas, baseadas na avaliação da função e outras variáveis prognósticas. Um número considerável de estudos clínicos randomizados foram publicados nas últimas duas décadas, entretanto, os estudos individuais e as revisões sistemáticas de todo o escopo falharam na identificação de qual o melhor método. O aforisma dito por Colles é o contraponto aos avanços dos métodos de tratamento que se propõem a possibilitar o retorno precoce da função e evitar a osteoartrite pós-traumática, frequentemente reportada em estudos prospectivos.

Um estudo de Kirk, Jupiter e Scheck indica a importância da presença do componente articular e reportam a presença de uma taxa de 100% de osteoartrose radiográfica em todos os casos nos quais existe a presença de *gap* ou degrau articular maior que 2 mm. Desta forma, existe um consenso em considerar baixa a tolerância para aceitar desvios, em especial para a inclinação ulnar do rádio, ângulo de inclinação volar radial e atenção à variância ulnar, em especial para pacientes adultos, jovens e ativos.

No que diz respeito aos métodos de fixação externa, houve melhora nos resultados clínicos, principalmente com o conceito da utilização deste com o princípio de neutralização. As complicações de rigidez digital e de tração excessiva diminuíram com o refinamento da técnica.

Um estudo clássico de Gartland e Werley demonstrou que cerca de 60% das fraturas inicialmente tratadas com redução fechada e imobilização irão assumir um estágio próximo ao da pré-redução. A utilização de métodos de pinagem percutânea é indicada e pode ser utilizada, em especial para fraturas extra-articulares redutíveis e fraturas intra-articulares sem cominução articular. Em situações em que há cominução metafisária, em especial para pacientes com má qualidade óssea, o uso de técnicas de fixação percutânea é desencorajado.

Um estudo randomizado conduzido por Belloti e colaboradores, comparando a técnica de fixação percutânea com a técnica de De Palma e a fixação externa transarticular para fraturas redutíveis instáveis (Universal IIB e IV B), demonstrou, após acompanhamento por dois anos para desfechos clínico-funcionais e radiográficos, que não existe diferença entre estes métodos.

Um estudo prospectivo e randomizado demonstrou a presença de artrose radiocarpal após redução aberta e fixação interna. A artrose foi diagnosticada por meio de TC. Isto mostra que, talvez, a evolução para artrose seja inevitável, a despeito da redução anatômica. No entanto, muitas vezes, a artrose é assintomática. O estudo prospectivo de McQueen, que comparava quatro métodos de tratamento, demonstrou que a função está diretamente relacionada ao alinhamento carpal no plano sagital (restauração do *tilt* volar do rádio) e nenhuma técnica é superior neste aspecto.

Os princípios das evidências geradas pelos estudos citados levou Wolfe a considerar quatro princípios do tratamento (ARMS) que devem ser seguidos quando se propõe o tratamento cirúrgico das fraturas do rádio distal:

1. Congruência **A**rticular
2. Alinhamento e altura **R**adial
3. **M**ovimento
4. e**S**tabilidade

A utilização de métodos de fixação interna, em especial das placas bloqueadas, tem se tornado uma grande fonte de pesquisa. Entretanto, os dados de estudos clínicos randomizados não demonstram superioridade deste método, quando comparados aos métodos consagrados, como a fixação externa e a pinagem percutânea.

Estudos recentes demonstram a superioridade das placas bloqueadas em avaliações a curto prazo, mas que não se sustentam nas avaliações após um ano de tratamento, tanto para comparações randomizadas para com o fixador externo quanto para métodos de pinagem percutânea. Além disso, esses estudos não estão isentos de vieses metodológicos, em especial os relacionados ao baixo poder da amostra.

## Tratamento cirúrgico: pinagem percutânea (indicação: Ideal tipo II)

O tratamento cirúrgico por meio de fixação percutânea apresenta boa indicação para fraturas extra-articulares instáveis e fraturas articulares não cominutas (IDEAL II). Há um grande número de técnicas, tais como fios cruzados, fixação intrafocal (técnica de Kapandji, Figura 20.8) e fixação, utilizando-se a ulna como anteparo (técnica de De Palma), entre outras. A associação de princípios técnicos pode ser necessária para que se obtenha uma boa redução. A maioria das fraturas apresenta boa fixação por meio de uma fixação inicial da estiloide radial, com apoio na cortical medial do rádio. Para fraturas extra-articulares, a fixação com fio subsequente cruzado a este já é o suficiente. Para fraturas em que existe dificuldade de ganho do *tilt* volar do rádio, a fixação com fios-k intrafocais é uma boa alternativa, desde que a cortical volar do rádio não esteja cominuta. A aplicação de fios transulnares (De Palma) pode ser interessante para as fraturas extra-articulares, em que o há extrema cominuição metafisária e há dificuldade de ganho da altura radial (Figura 20.9). Frequentemente, faz-se necessária a fixação específica de fragmento da coluna intermédia do rádio, entretanto, acreditamos que esta situação pode ser melhor solucionada por métodos de fixação interna (placas bloqueadas volares ou placas dorsais fragmento específco).

A abordagem volar do rádio distal é feita pela via de Henry, que deve ser realizada no nível do um terço distal do rádio, entre o tendão do músculo braquiorradial e o flexor radial do carpo. Deve-se proteger ramos sensitivos do sensitivo radial e a artéria radial. Afasta-se o flexor radial do carpo, após liberação de sua bainha para medial, alcançando-se o plano mais profundo, que contém os flexores dos dedos (superficiais e profundos) e o músculo pronador quadrado. Realiza-se o afastamento dos flexores e subsequente liberação do pronador quadrado. Nossa técnica de escolha consiste na liberação radial do pronador para fechamento pós-osteossíntese, com a sutura em uma fita longitudinal no braquirradial. Já com acesso à fratura, realizamos a redução dos fragmentos por meio de visibilização direta e checagem fluoroscópica. Para as fraturas com desvio dorsal, frequentemente é necessário realizar uma hiperdeformação para desimpacção dos fragmentos e consequente redução. Em fraturas do tipo cisalhamento (IDEAL tipo I ou II) – Barton volar, a colocação de placa de apoio já é suficiente para alcançar a redução. Na maioria dos casos, é preferível realizar a redução temporária com fios-k para posteriormente realizar a fixação com a placa volar. Placas não bloqueadas podem ser indicadas para pacientes jovens com fraturas não cominutivas. Fraturas complexas com acometimentos de ambas as colunas radiais e cominuição metafisária devem ser tratadas com fixação com placa de duas fileiras, com fixação do estiloide radial, quando necessário (Figura 20.10).

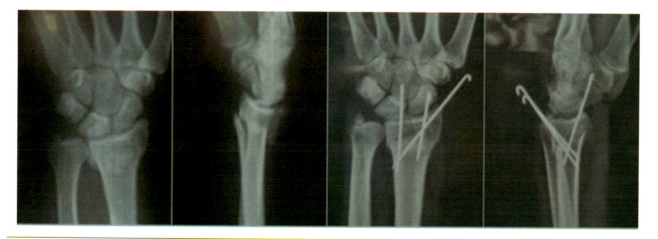

FIGURA 20.8. Tratamento cirúrgico: Pinagem percutânea intrafocal de Kapandji (IDEAL Tipo II).

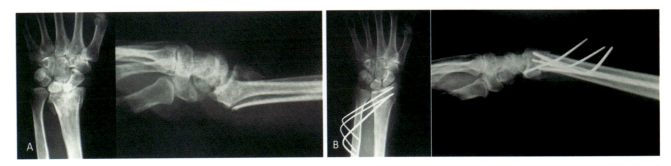

**FIGURA 20.9** **(A)** Radiografia inicial PA e perfil, de fratura do rádio distal (IDEAL II – 2 pontos). Paciente com idade de 65 anos (1 ponto), desviada (1 ponto), baixa energia (0 ponto), sem incongruência articular (0 ponto) e ausência de lesão associada (0 ponto). **(B)** Método pinagem de De Palma, transulnar, radiografias pós-operatório. Observe no perfil que a direção divergente dos fios proporciona boa estabilidade para a fratura.

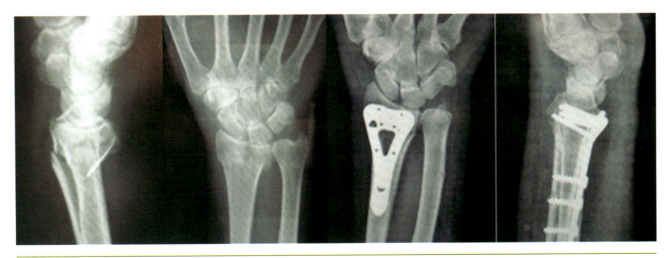

**FIGURA 20.10** Fratura do rádio distal. IDEAL II (3 pontos): Idade: 35 anos – 0 ponto; Desvio: presente – 1 ponto; Energia: Queda de motocicleta – 1 ponto; Incongruência articular: 1 ponto; Lesões associadas: 0 ponto. Tratamento cirúrgico com placa bloqueada.

Em situações em que há a previsão de incapacidade de redução anatômica dos fragmentos (fraturas IDEAL tipo III ou AO C3), optamos por fixação com fios-k e fixador externo transarticular, com princípio de neutralização ou associação dos fios-K com placas. Neste cenário, frequentemente é necessário realizar enxertia óssea via dorsal. Para fraturas em que há extrema cominução metafisária e osso de má qualidade, pode-se utilizar enxertos ósseos (nossa preferência é por enxerto autológico de osso ilíaco – Figura 20.11) com o objetivo de agregaram suporte mecânico até a consolidação e os métodos associados de osteossíntese.

## COMPLICAÇÕES

As principais complicações relacionadas ao tratamento cirúrgico das fraturas da extremidade distal do rádio incluem a neuropatias compressivas, consolidação viciosa, ruturas tendíneas e artrose radiocarpal e radioulnar, síndrome da dor complexa regional, rigidez digital e tenossinovites secundárias a irritação do implante, em especial o flexor radial do carpo e flexor longo do polegar.

Roturas tendíneas do extensor longo do polegar estão relacionadas a parafusos proeminentes no dorso, com o uso de placas volares (Figura 20.12).

O atrito dos tendões flexores, em especial do tendão do músculo flexor longo do polegar, junto à extremidade distal da placa que não foi posicionada adequadamente, pode levar à rotura do tendão. Para prevenirmos esta complicação, é recomendado que a placa respeite o limite distal (margem de segurança ou *watershed line*), evitando-se a proeminência da placa e seu consequente atrito com os tendões flexores (Figura 20.13).

Série Ortopedia e Traumatologia – Fundamentos e Prática

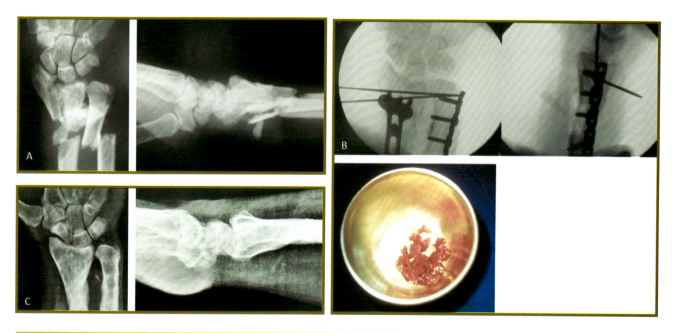

FIGURA 20.11 (A) Fratura IDEAL III (4 pontos): idade 45 anos (zero); alta energia acidente motocicleta (1 ponto); desviada (1 ponto); incongruência articular (1 ponto); fratura associada da ulna (1 ponto). (B) Pós-operatorio imediato – utilizado enxerto ósseo de ilíaco e métodos combinados de osteossíntese. (C) Cinco anos de pós-operatório.

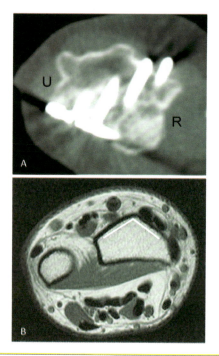

FIGURA 20.12 (A) Tomografia computadorizada de um paciente com 62 anos de idade e rotura do extensor longo do polegar, demonstrando proeminência dorsal dos parafusos penetrando nos túneis extensores (esquerda). (B) imagem de corte transversal de RM do rádio distal demonstrando sua configuração anatômica triangular, o que dificulta a avaliação do comprimento dos parafusos na projeção radiográfica de perfil. São recomendadas as posições oblíquas e axiais para esta finalidade.

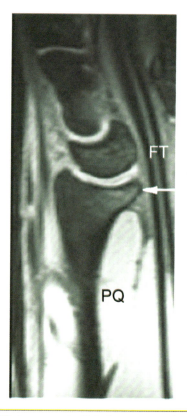

FIGURA 20.13 Imagem de RM, demonstrando o limite distal para posicionamento do implante (margem de segurança ou *watershed line*), a relação anatômica volar dos tendões flexores (FT) e o músculo pronador quadrado (PQ) com o rádio distal.

## REFERÊNCIAS CONSULTADAS

1. Altissimi M, Mancini GB, Azzara A, et al. Early and late displacement of fractures of distal radius. The prediction of instability. Int Orthop. 1994;18(2):61-5.
2. Belloti JC, Moraes VY, Albers MB, et al. Does an ulnar styloid fracture interfere with the results of a distal radius fracture? J Orthop Sci. 2010;15(2):216-22.
3. Belloti JC, Tamaoki MJ, Santos JB, et al. Treatment of reducible unstable fractures of the distal extremity of the radius: bridging external fixation versus De Palma percutaneous. BMC Musculoskeletal Disorders (Online), 2010.
4. Chung KC, Spilson SV. The frequency and epidemiology of hand and forearm fractures in the United States. J Hand Surg [Am]. 2001;26:908-15.
5. Cooney WP, Dobyns JH, Linscheid RL. Complications of Colles`fractures. J Bone Joint Surg. 1980;62(4):613-9.
6. Diaz-Garcia RJ, Oda T, Shauver MJ, et al. A systematic review of outcomes and complications of treating unstable distal radius fractures in the elderly. J Hand Surg Am. 2011;36(5):824-35.e2
7. Earnshaw SA, Aladin A, Surendran S, et al. Closed redction of Colles fractures: comparison of manual manipulation and finger-trap traction: a prospective, randomized study. J Bone Joint Surg. 2002;84-A(3):354-8.
8. Fennel CW, Husband JB, Cassidy C, et al. Norian SRS versus conventional therapy of the distal radius fracture treatment. J Bone Joint Surg. 2000;82(2):101-4.
9. Fernandez D, Jupiter J. Fractures of the distal radius. New York: Spring-Verlag, 1996. p.26-52.
10. Goldfarb CA, Rudzki JR, Catalano LW, et al. Fifteen-year outcome of displaced intra-articular fractures of the distal radius. J Hand Surg [Am]. 2006;31:633-9.
11. Grafstein E, Stenstrom R, Christenson J, et al. A prospective randomized controlled trial comparing circumferential casting and splinting in displaced Colles fractures. CJEM. 2010 May;12:192-200.
12. Hahnloser D, Platz A, Amgwerd M, et al. Internal fixation of distal radius fractures with dorsal dislocation: Pi-Plate or two 1/4 tubes plates? A prospective randomized study. J Trauma. 1999;47(4):760-5.
13. Handoll HH, Madhok R. Conservative interventions for treating distal radial fractures in adults. (Cochrane Review). In: The Cochrane Library, Issue 4. Oxford: Update software, 2005.
14. Handoll HHG, Madhok R. Anaesthesia for treating distal radial fractures in adults. (Cochrane Review). In: The Cochrane Library, Issue 4. Oxford: Update software, 2003.
15. Handoll HHG, Madhok R. Rehabilitation for distal radial fractures in adults. (Cochrane Review). In: The Cochrane Library, Issue 4. Oxford: Update software, 2002.
16. Handoll HHG, Madhok R. Surgical interventions for treating distal radial fractures in adults. (Cochrane Review). In: The Cochrane Library, Isse 4. Oxford: Update software, 2002.
17. Knirk JL, Jupiter JB. Intra-articular fractures of the distal end of the radius in young adults. J Bone Joint Surg Am. 1986;68:647.
18. Kreder HJ, Hanel DP, McKee M, et al. Consistency of AO fracture classification for the distal radius. J Bone Joint Surg. 1996;78B:726-31.
19. Mackenney PJ, Mcqueen MM, Elton R. Prediction of instability in distal radius fractures. JBJS (Am). 2006;88:1944-51.
20. McFadyen J, Field P, McCann J, et al. Curwen Should unstable extra-articular distal radial fractures be treated with fixed-angle volar-locked plates or percutaneous Kirschner wires? A prospective randomised controlled trial. Injury. 2011;42(2):162-6.
21. McQueen MM, Hajducka C, Court-Brown CM. Redisplaced unstable fractures of the distal radius: a prospective randomised comparison of four methods of treatment. J Bone Joint Surg Br. 1996;78:404-9.
22. Muller ME. Comprehensive classification of fractures. Bern, Switzerland: AO/Muller Fundation, 1995. p.1-21.
23. Nissen-Lien HS. Fracture radii "typica". Nord Med. 1939;1:293-303.
24. O'Neill TW, Cooper C, Finn JD, et al. Incidence of distal forearm fracture in British men and women. Osteoporos Int. 2001;12(7):555-8.
25. Rayhack J. Symposium: management of intrarticular fractures of distal radius. Contemp Orthop. 1990;21:71-104.
26. Rikli DA, Regazzoni P. Fractures of the distal end of the radius treated by internal fixation and early function. A preliminary report of 20 cases. J Bone Joint Surg Br. 1996;78:588-92.
27. Rozental TD, Makhni EC, Day CS, et al. Improving evaluation and treatment for osteoporosis following distal radial fractures. A prospective randomized intervention. J Bone Joint Surg Am. 2008;90:953-61.
28. Wolfe SW. Distal Radius Fracture. In: Wolfe SW, Hotchkiss RN, Pederson WC, et al. Green's Operative Hand Surgery. 6.ed. Philadephia: Elsevier, 2010.

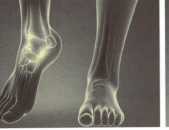
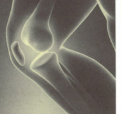

# Fraturas e Luxações do Carpo

Vinícius Ynoe de Moraes
Aldo Okamura

## INTRODUÇÃO

O punho é responsável pela ligação entre o antebraço e a mão. Para sua função, é necessário o sincronismo fisiológico entre um grande número de articulações, o complexo ligamentar e muscular. Desta forma, o punho pode ser fonte de um número considerável de afecções que alteram os mecanismos fisiológicos, que resultam em dor e disfunção.

As afecções do punho frequentemente são causadas por trauma ou doenças inflamatórias crônicas. Neste capítulo, exploraremos de forma particular as condições de etiologia traumática, como as fraturas dos ossos do carpo, as fraturas-luxação e as luxações puras, aqui denominadas afecções traumáticas do carpo. Como critério, exploraremos as condições mais frequentes. As fraturas da extremidade distal do rádio serão tratadas em um capítulo específico.

As afecções traumáticas do carpo são frequentes em pacientes jovens, resultado – em sua maioria – de trauma de alta energia com resultante impacto direto sobre o punho em extensão. Apesar de ser lugar-comum na prática traumatológica diária, não existe estudo representativo que forneça a real frequência destas lesões em nossa população.

Por serem lesões graves e potencialmente sequelantes, é grande o desafio do cirurgião ortopédico no manejo adequado e preciso destas condições, que passa pelo entendimento da anatomia, identificação das estruturas acometidas e tratamento guiado pelo princípio de restaurar a anatomia normal por meios de técnicas que permitam o melhor resultado funcional, alicerçando-se nas melhores evidências disponíveis na literatura.

Para tal, é imprescindível a presença de uma equipe capacitada para o tratamento deste grupo complexo de lesões, para que se minimizem as taxas de complicações, como dor crônica do punho e rigidez articular. Esta condição tem implicação direta sobre a qualidade de vida do paciente, além de gerar ônus social, por se tratar, majoritariamente, de indivíduos economicamente ativos e com grande perspectiva de sobrevida.

## ANATOMIA

O punho é composto de oito ossos do carpo e é alicerçado proximalmente pelo rádio e pela ulna e distalmente pela base dos metacarpos. Anatomicamente, esses oito ossos se dividem em duas fileiras: a proximal (escafoide, semilunar, piramidal e pisiforme) e a distal (trapézio, trapezoide, capitato e hamato). Entre a fileira proximal e a superfície articular do rádio está a articulação radiocarpal. Há uma ligação entre o semilunar, o piramidal e ulna, que ocorre por meio do complexo da fibrocartilagem triangular. Este complexo consiste em um conjunto de ligamentos ulnocarpais, radiocarpais, além do menisco ulnocarpal.

Entre as fileiras proximal e distal do carpo denomina-se articulação mediocarpal. A fileira proximal do carpo é mais móvel. Atua como uma ligação entre a articulação radiocarpal e a fileira distal, que é menos móvel e encontra-se fixa aos ligamentos carpometacarpais. A fileira proximal, por apresentar esta função de "elo", é frequentemente denominada de segmento intercalar, pois coordena e transmite as forças provenientes do antebraço para o órgão efetor, a mão.

Em sua função, a fileira proximal está sujeita à carga axial (compressão) e de cisalhamento. Desta forma, sua função depende da integridade de seus ligamentos, devido à ausência de inserções musculares na fileira proximal. Durante a carga axial, 60% da força é transmitida principalmente à articulação radioescafoide e, secundariamente, 40% à radiossemilunar. Na fileira proximal, o pisiforme não tem função direta, pois se trata de sesamoide do flexor ulnar do carpo, mas articula-se com o piramidal, na articulação pisopiramidal.

A estabilidade do carpo depende da integridade de seus ligamentos intrínsecos e extrínsecos. Os ligamentos intrínsecos possuem origem e inserção nos ossos do carpo, já os extrínsecos possuem origem no punho e inserção nos ossos do carpo. Os ligamentos intrínsecos mais importantes são o escafolunar e o lunopiramidal. O ligamento escafolunar apresenta três porções: dorsal (fibras transversas e curtas, mais fortes), volar (fibras oblíquas) e membranosa (mais fraca). Para o ligamento lunopiramidal, que também apresenta três porções, a sua porção volar é a mais forte. Os ligamentos extrínsecos mais importantes são predominantemente volares, a saber: radioescafoide, radioescafocapitato, radilunar longo e curto. Os únicos ligamentos extrínsecos dorsais são o radiocarpal dorsal (radiopiramidal) e os intermetacarpais. O espaço de Poirier é uma zona de fraqueza localizada entre os ligamentos radioescafocapitato e radilunar longo.

## CINEMÁTICA DO PUNHO

A movimentação do punho ocorre no plano da flexoextensão (80°/70°), desvio radial (15°) e ulnar (45°) e pronossupinação (90°/90°).

As articulações radiocarpal e mediocarpal contribuem nos movimentos de flexão e extensão do punho da seguinte maneira:

- **Extensão**: predomínio da articulação radiocarpal, contribuindo com 66,5% do arco de movimento.
- **Flexão**: predomínio da mediocarpal, contribuindo com 60% do arco do movimento.

Durante o movimento de extensão do punho, há um movimento combinado de desvio radial, que ocorre com a flexão do escafoide e o alongamento da coluna ulnar do carpo. Na flexão do punho, ocorre o desvio ulnar, a extensão e o encurtamento da coluna ulnar do carpo. Desta forma, a versatilidade do punho justamente reside no complexo mecanismo que o escafoide, semilunar e piramidal realizam por meio da transmissão de força que ocorre durante a flexoextensão e o desvio radial e ulnar. Em condições fisiológicas, a flexão do escafoide – que ocorre quando há desvio radial – é acompanhada pela flexão e pronação do semilunar e do piramidal. Já com o desvio ulnar, há uma progressiva extensão da primeira fileira, com supinação desta em relação ao rádio.

Na tentativa de tentar explicar a cinemática do punho, uma série de modelos conceituais foram propostos:

- **Navarro** postula que o carpo é composto de três colunas, com funções cinemáticas distintas: central (flexoextensão), lateral (móvel) e medial (rotacional).[1]
- **Talesnik** utiliza os conceitos instituídos por Navarro, adicionando o trapézio e trapezoide à coluna central e excluindo o pisiforme da coluna medial.[1]
- **Lichtman** postula que as fileiras proximal e distal funcionam como um anel oval, com duas porções: a móvel radial e a rotacional.[2] A primeira apresenta um *link* na articulação entre o escafoide e o trapézio e a segunda, na piramidal-hamato. Nestas articulações, há a presença suficiente de movimentação para permitir o movimento entre as fileiras carpais (desvio radial-ulnar e flexoextensão).

## EXAME FÍSICO DO PUNHO

A inspeção deve ser feita com o paciente sentado de frente para o examinador, com o membro superior descoberto e os cotovelos apoiados sobre a mesa. Comparativamente com o lado oposto, a presença de assimetrias e as condições da pele devem ser anotadas. A palpação deve ser feita correlacionando os pontos dolorosos aos pontos de referência do punho, tal como a tabaqueira anatômica, formada no espaço entre o extensor longo do polegar e os tendões do primeiro compartimento dorsal, onde, em seu assoalho, está o corpo do escafoide. Localizado no dorso da extremidade distal do rádio está localizado o tubérculo de Lister. O polo proximal do escafoide e a articulação escafolunar podem ser palpadas 2 cm distalmente ao *Lister*. Os ligamentos devem ser examinados por meio de manobras específicas. Por exemplo, a lesão do ligamento escafolunar pode ser pesquisada pela manobra de Watson e também pelo Teste da Extensão Resistida dos Dedos. O Teste de Cisalhamento (Reagan ou Kleinman) é útil para a pesquisa de lesão no ligamento lunopiramidal.

## EXAME RADIOGRÁFICO DO PUNHO

Nas radiografias, as principais incidências são o PA (posteroanterior) e Perfil absolutos, que devem ser realizadas com os ombros em abdução e cotovelos em flexão, ambos em 90°. Quando há suspeita de fratura do escafoide, podemos associar a incidência de frente com o desvio ulnar e com 45° de pronação (do Perfil). Pode-se associar uma radiografia com carga (punho cerrado), quando há suspeita de lesão ligamentar (instabilidade dinâmica).

Os arcos de Gilula, que consistem em três linhas radiográficas suaves identificadas na radiografia em PA, devem ser avaliados, pois são importantes para descartar instabilidade ligamentar. A quebra destas linhas nos faz suspeitar de lesão ligamentar, tal como ocorre nas lesões do ligamento escafolunar ou, menos frequentemente, do lunopiramidal (Figura 21.1).

Durante a avaliação radiográfica, deve-se avaliar o alinhamento normal entre o 3º metacarpo, o capitato, o semilunar e o rádio, que devem ser colineares na vista de perfil. Pode-se identificar o eixo longitudinal do escafoide por meio da identificação do centro dos polos proximal e distal na vista lateral. O eixo do semilunar pode ser obtido por uma linha que passa perpendicularmente à linha que une os ápices dorsal e volar. Com isso, pode-se medir o ângulo escafolunar, que deve estar entre 30° e 60°. Há suspeita de lesão ligamentar quando este ângulo é maior que 70° (Figura 21.2).

As lesões ligamentares escafolunares e/ou lunopiramidais podem ser avaliadas nas radiografias de frente, e deve haver um espaço simétrico entre os ossos do carpo. Quando há dúvida, é recomendável a realização de radiografias do lado não acometido, para comparação.

O sinal do "anel" (Figura 21.3) consiste na sobreposição da tuberosidade do escafoide, que, por apresentar-se fletido,

Fraturas e Luxações do Carpo

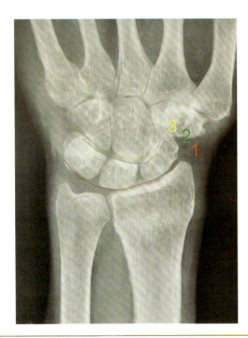

**FIGURA 21.1** Arcos de Gilula. O primeiro arco, representado em vermelho, é proximal a fileira proximal. O segundo representado em verde é distal a fileira proximal. Por último, o terceiro arco é proximal a fileira distal. A quebra desses arcos sugere que tenha ocorrido lesões ligamentares.

pode indicar lesão ligamentar escafolunar ou fratura do escafoide. O sinal de Terry Thomas (Figura 21.3) consiste na abertura anormal do espaço entre o escafoide e o semilunar. Considera-se diagnóstico de lesão do ligamento escafolunar se houver abertura superior a 5 mm. Devemos solicitar radiografias do lado não acometido para nos certificarmos de que não se trata de uma condição fisiológica.

Na vista lateral de um punho normal, uma ampla linha em forma de "C" pode ser desenhada, unindo as margens palmar do escafoide e do rádio. Quando o escafoide é anormalmente fletido forma-se uma linha em forma de "V"conhecido como sinal de Taleisnik (Figura 21.4).[1]

Na vista lateral, quando diante de uma lesão ligamentar escafolunar ou de uma fratura do escafoide, observa-se a posição dorsal do semilunar em relação ao rádio, conhecida como DISI (*Dorsal Intercalated Segment Instability*). Nas lesões lunopiramidais, o semilunar mais comumente se encontra fletido em relação ao rádio, condição denominada VISI (*Volar Intercalated Segment Instability*).

O formato do semilunar nas radiografias posteroanterior auxilia no diagnóstico das diferentes lesões. O formato ovoide com eixo obliquamente orientado traduz uma posição do semilunar com desvio dorsal em relação ao rádio (DISI). Um formato em meia lua ou em "C" traduz uma posição do semilunar com desvio volar em relação rádio (VISI). A aparência de triângulo isósceles do semilunar traduz uma luxação perilunar.

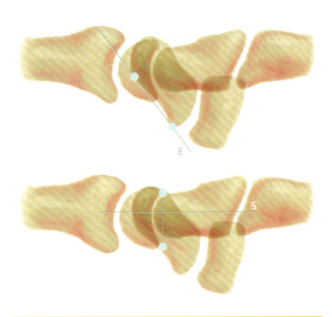

**FIGURA 21.2** Ângulos carpais. O eixo do escafóide (E) é representado pela linha tangencial que conecta as suas convexidades palmares. O eixo do semilunar (S) é representado pela linha tangencial que conecta seus ápices volar e dorsal.

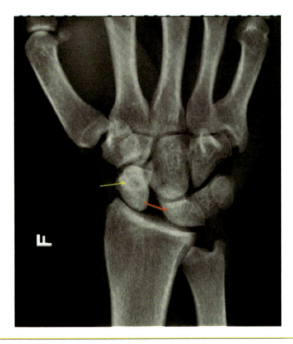

**FIGURA 21.3** O sinal do "anel de sinete" (seta amarela) representa a sobreposição da tuberosidade do escafóide devido a sua flexão anormal. O Sinal de Terry Thomas é o alargamento do espaço entre o escafóide e o semilunar (representado pela linha vermelha).

CAPÍTULO 21

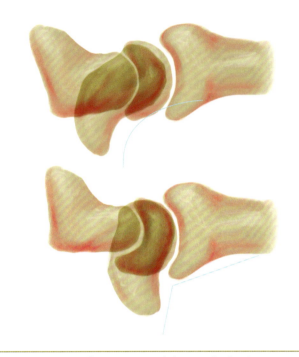

FIGURA 21.4 A flexão anormal do escafoide altera a ampla linha em "C" para uma linha em "V".

Nas lesões lunopiramidais, o aumento do espaço entre o semilunar e o piramidal pode não acontecer ou não ser evidente. No entanto, frequentemente, há a quebra dos arcos de Gilula.

Exames como a tomografia computadorizada (TC) e a ressonância nuclear magnética (RNM) podem ser úteis. A tomografia auxilia a identificar fraturas de outros ossos do carpo e a ressonância, as fraturas ocultas do escafoide e a osteonecrose. Lesões ligamentares, apesar de serem factíveis de reconhecimento na RNM, frequentemente não são reconhecidas e seu diagnóstico é baseado no exame clínico e nos achados radiográficos indiretos.

## INSTABILIDADE CÁRPICA

Ocorre quando há uma lesão dos ligamentos intrínsecos ou extrínsecos do carpo e/ou fraturas dos ossos do carpo. Como consequência, há perda do alinhamento entre os ossos do carpo e alteração da cinemática normal. A definição acima é considerada como a mais abrangente e é ratificada pela Federação Internacional de Cirurgia da Mão.

As instabilidades podem ser divididas em:

- **Instabilidades Carpais Dissociativas** (CID – *Carpal Instability, Dissociative*): são definidas como instabilidades ocasionadas por disfunção entre ossos de uma mesma fileira(proximal ou distal), tal como ocorre na lesão do ligamento escafolunar ou lunopiramidal.
- **Instabilidades Carpais Não Dissociativas** (CIND – *Carpal Instability, Non Dissociative*): são definidas como instabilidades resultantes de fratura ou lesão ligamentar entre o radio e a fileira proximal, tal como ocorre nas translocações ulnar e radial; ou entre a fileira proximal e a distal, tal como ocorre nas instabilidades mediocárpicas.
- **Instabilidade Carpal Complexa** (CIC – *Carpal Instability, Complex*): ocorre quando há a combinação de elementos da CID e CIND, tais como ocorre na luxação perilunar dorsal do carpo.
- **Instabilidade Carpal Adaptativa** (CIA – *Carpal Instability, Adaptative*): é definida como uma instabilidade secundária a um fator extrínseco, como ocorre na consolidação viciosa da extremidade distal do rádio.

A classificação mais recente e abrangente divide as instabilidades dos carpo (Larsen, 1995):[3]

- **Categoria 1 – quanto ao tempo:** agudo (< 1 semana); subagudo (1 a 6 semanas); crônico (> 6 semanas).
- **Categoria 2 – quanto à apresentação:** predinâmica; dinâmica; estática, redutível; estática, irredutível.
- **Categoria 3 – etiologia:** congênita; traumática; inflamatória; tumoral; iatrogênica; diversas.
- **Categoria 4 – quanto à localização:** radiocarpal; intercarpal proximal; mediocarpal; intercarpal distal; carpometarcarpal; osso-específico.
- **Categoria 5 – quanto à direção:** desvio em VISI; desvio em DISI; translação ulnar; translação dorsal; outros.
- **Categoria 6 – padrão:** instabilidade carpal dissociativa primária; instabilidade carpal não dissociativa; instabilidade carpal complexa; instabilidade carpal adaptativa.

Não iremos abordar as diferentes condições clínicas que podem causar instabilidade, mas somente aquelas causadas por traumatismos, em particular aquelas que dão origem à rotura da cadeia escafossemilunar.

## FRATURAS-LUXAÇÕES E LUXAÇÕES PERILUNARES DO CARPO

As lesões traumáticas do carpo podem se apresentar de diversas maneiras. Cada lesão não é uma entidade separada, mas parte de um contínuo que segue um padrão geral. As fraturas dos ossos carpais associadas a luxações são denominadas lesões do arco maior de Mayfield, enquanto as luxações perilunares sem fraturas são designadas lesões do arco menor de Mayfield (Figura 21.5).[4,5]

As luxações perilunares sem fraturas (arco menor de Mayfield) ocorrem devido às lesões ligamentares específicas, que se iniciam no lado radial do punho e progridem de forma sequencial por meio das articulações ao redor do semilunar. Mayfield, em seu estudo biomecânico, observou quatro estágios ao imprimir carga no lado radial do punho.[6]

- **Estágio I:** lesão dos ligamentos escafolunar e radioescafoide.
- **Estágio II:** lesão do ligamento radiocapitato e da cápsula, entre o semilunar e o capitato; permite a lu-

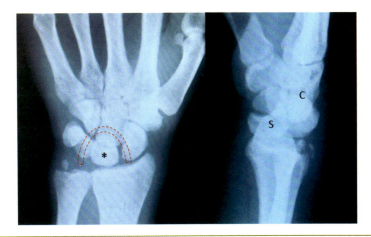

**FIGURA 21.5** Lesão do arco menor de Mayfield (em vermelho). Notar que o semilunar assume forma de triângulo isósceles(*). Ausência de conguência entre o semilunar (S) e o capitato (C).

xação dorsal do capitato, em relação ao semilunar, por meio do espaço de Poirier.

- **Estágio III:** lesão do ligamento lunopiramidal e do ligamento radiopiramidal (radiocarpal dorsal).
- **Estágio IV:** decorre da ruptura de quase todos os ligamentos perilunares, permitindo ao semilunar "rodar" livremente para volar, preso a uma "dobradiça" de cápsula e ligamentos volares íntegros (ligamentos radiossemilunar e ligamento ulnossemilunar).

A lesão estágio I de Mayfield (dissociação escafolunar) não será abordada neste capítulo, pois não acarreta luxação do semilunar, apenas instabilidade escafolunar.

Os estágios II, III e IV de Mayfield são lesões gravíssimas e representam uma urgência ortopédica, necessitando de uma redução da luxação, sob anestesia, o mais breve possível. A manobra de redução, conhecida como manobra de Tavernier (Figura 21.6), consiste na tração longitudinal seguida de flexão do punho, com o apoio no semilunar. Após a redução incruenta, deve-se programar o procedimento cirúrgico, pois o tratamento conservador tem resultados variáveis, imprevisíveis e, de modo geral, insatisfatórios. A cirurgia consiste em redução aberta e reparo ligamentar com estabilização do carpo com fios de Kirschner por 8 a 12 semanas.

As luxações perilunares podem se apresentar desde uma luxação pura (arco menor de Mayfield), conforme visto anteriormente, até formas mais complexas com adição de fraturas (arco maior de Mayfield). As lesões do grande arco vão desde a epífise do rádio (transestilo), passando pelo escafoide (transescafo), podendo acompanhar o trajeto perilunar (perilunar) (Figura 21.7). Pode também seguir por outro trajeto que passa pelo capitato, hamato e piramidal.

Essas lesões também devem ser prontamente reduzidas (manobra de Tavernier) e preferencialmente tratadas por via aberta com um acesso dorsal amplo e, em alguns casos, com via volar associada, para osteossíntese e reparo ligamentar (Figura 21.8).

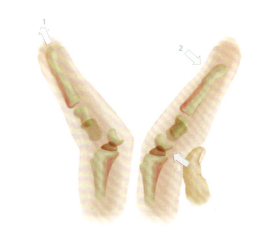

**FIGURA 21.6** Manobra de Tavernier. Consiste na tração longitudinal seguida de flexão do punho com o apoio no semilunar.

A falha no reconhecimento e/ou do tratamento dessas lesões ligamentares leva a um desarranjo espacial dos ossos do carpo e, consequentemente, a uma degeneração artrósica do punho, conhecida como SLAC (*Scapholunate Advanced Collapse*).

## FRATURAS DO ESCAFOIDE

Dentre as fraturas do carpo, a fratura do escafoide é a mais comum. Acomete mais frequentemente adultos jovens e incorre do trauma com o punho em extensão. Neste, há o impacto direto do escafoide com a borda dorsal do rádio, o que resulta em fratura da cintura do escafoide, que é a mais frequente.

O escafoide apresenta anatomia peculiar, na qual 80% de sua superfície é coberta por cartilagem. Este fato limita sua capacidade de consolidação (pouco periósteo). Seu

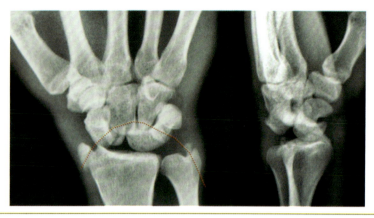

FIGURA 21.7 Lesão de arco maior de Mayfield. Notar que houve uma fratura-luxação Transestilo-transescafo-perilunar. Linha em vermelho representando a lesão de arco maior de Mayfield.

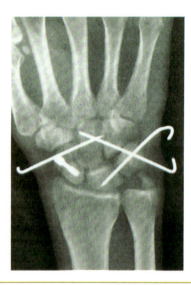

FIGURA 21.8 Fratura-luxação transescafo-perilunar tratada por via aberta com osteossíntese do escafoide e reparo ligamentar seguido de fixação do carpo.

suprimento sanguíneo é intraósseo – baseado em dois pedículos arteriais: o primeiro irriga o terço distal do escafoide, entrando pela tuberosidade (volar), e é responsável por fornecer nutrição para 20% a 30% do escafoide. O segundo é responsável pela irrigação de grande parte do um terço médio e todo o terço proximal, nutrindo 70% a 80% de todo o escafoide. Ele adentra o escafoide dorsalmente e de maneira retrógrada (de distal para proximal).[7] Esta particularidade resulta em elevadas taxas de necrose do polo proximal e não união, sendo um cenário comum para o ortopedista.

Espacialmente o escafoide se encontra a 45° de angulação na vista lateral, em relação ao rádio, e apresenta fortes inserções ligamentares com o semilunar, o trapézio e o trapezoide, além de apresentar-se firmemente articulado com a cabeça do capitato, servindo como elo entre as fileiras dos metacarpos.

Frequentemente, estas fraturas não são identificadas, havendo necessidade de alta taxa de suspeição para o diagnóstico. O exame clínico consiste em dor e edema do punho. Pode haver dor mais proeminente no seu aspecto dorsorradial (tabaqueira anatômica) e dor à compressão axial do punho.

Radiografias do punho nas incidências posteroanterior, lateral, póstero anterior com desvio ulnar e semipronado são úteis para o diagnóstico, entretanto, o método pode não visualizar uma parte das fraturas (25%), denominadas fraturas ocultas. Nestas, preconiza-se a instituição da imobilização por uma a duas semanas e reavaliação clínica e radiográfica. Nesta situação, podem ser úteis exames adicionais, como a ressonância nuclear magnética e tomografia computadorizada, para a exclusão do diagnóstico de fratura, pois apresentam alta especificidade e relativa baixa sensibilidade.

As fraturas do escafoide são classificadas conforme Hebert e Fisher,[8] a saber:

**Tipo A** – Agudas e estáveis
- Tipo A1 – Fraturas da tuberosidade do escafoide
- Tipo A2 – Fratura incompleta da cintura

**Tipo B** – Agudas e instáveis
- Tipo B1 – Fratura distal oblíqua
- Tipo B2 – Fratura completa da cintura
- Tipo B3 – Fratura do pólo proximal
- Tipo B4 – Fratura-luxação transescafoperilunar do carpo
- Tipo B5 – Cominutas

**Tipo C** – Retardo de consolidação

**Tipo D**: Pseudartrose
- Tipo D1 – União fibrosa
- Tipo D2 – Pseudoartrose estabelecida

Já Trojan/Russe[9] classificaram as fraturas de acordo com a orientação do traço de fratura em relação ao longo eixo do escafoide, pois as características implicam em maior ou menor estabilidade intrínseca (Figura 21.9):

- Fraturas oblíquas horizontais (estáveis)

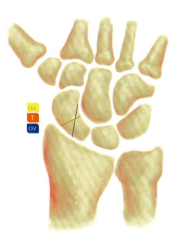

FIGURA 21.9 Classificação de Trojan/Russe. Os traços de fratura mais estáveis em ordem crescente são: oblíquo horizontal (OH), transverso (T) e oblíquo vertical (OV).

- Fraturas oblíquas verticais (instáveis)
- Fraturas transversas (estáveis)

Além de 80% da superfície do escafoide ser coberta por cartilagem, a consolidação ocorre de forma primária, ou seja, sem a formação de calo ósseo. Isto representa um problema, visto que, inicialmente, não há estabilidade. Logo, as forças deformantes não podem ser neutralizadas, exigindo assim um longo período de imobilização. Caso contrário, há grande risco de pseudoartrose e deformidade em corcova de camelo (*humpback*). Uma exceção são as fraturas do polo distal, que possuem elevado potencial de consolidação devido à boa vascularização (pedículo volar distal). Para estas fraturas, são necessárias seis a oito semanas de imobilização antebraquiopalmar, incluindo ou não o polegar. Já as fraturas completas da cintura do escafoide se consolidam em até 12 semanas. A imobilização abaixo do cotovelo não restringe a rotação do antebraço, o que pode prejudicar o processo de consolidação. A melhor evidência na literatura aponta a imobilização axilopalmar incluindo o polegar como predileta nas primeiras seis semanas, sendo substituída pela imobilização antebraquiopalmar, incluindo o polegar por mais seis semanas ou até a consolidação radiográfica.[10]

A taxa de consolidação com o tratamento conservador varia de 90% a 95%. A demora no início do tratamento aumenta a taxa de retardo de consolidação e pseudoartrose, mesmo nas fraturas estáveis.

Cooney propõe tratamento cirúrgico para todas as fraturas que considera instáveis: desvio maior que 1 mm, ângulo intraescafoide superior a 35°, perda óssea ou cominuição, fratura-luxação perilunar, DISI e fratura do polo proximal.[11] Alguns autores recomendam a fixação para atletas e pessoas que necessitam de retorno funcional rápido.[12] A ausência de calo ósseo nas fraturas do escafoide faz com que a estabilidade inicial dependa da estabilidade fornecida pelo implante. Os cinco fatores de maior importância para a estabilidade são: qualidade óssea, geometria do traço, escolha do implante e colocação do implante em posição ideal.[13] A técnica percutânea retrógrada (volar) é indicada para as fraturas da cintura. A anterógrada (dorsal) é mais indicada para fraturas do polo proximal. As fraturas-luxação são preferencialmente tratadas por via dorsal aberta.

A falha no diagnóstico, bem como do tratamento conservador e/ou cirúrgico, gera uma pseudoartrose do escafoide, que cursa com a instabilidade carpal, levando a um quadro de osteoartrite pós-traumática do punho conhecida como SNAC (*Scaphoid Nonunion Advanced Collapse*).

## FRATURAS DE OUTROS OSSOS DO CARPO

### FRATURAS DO SEMILUNAR

As fraturas do semilunar são raras e representam menos de 1% de todas as fraturas do carpo. Há grande dificuldade para sua determinação quando as fraturas são agudas, decorrentes de trauma, ou patológicas, ocasionadas pela doença de Kienböck, já que em sua história natural há presença de fragmentação. Também existe a possibilidade de uma fratura aguda não consolidar e evoluir para a doença de Kienböck. A dificuldade de se fazer a correlação direta da doença de Kienböck com o trauma se deve à inexistência de radiografias iniciais desses pacientes. O uso cada vez mais corriqueiro da ressonância magnética auxiliará na diferenciação e na pesquisa de alguma correlação causal.

Teisen e Hjarbaek classificaram as fraturas do semilunar em cinco tipos:[14]

- **Tipo I:** Fraturas do polo volar
- **Tipo II:** Fraturas osteocondrais marginais volares
- **Tipo III:** Fratura do polo dorsal
- **Tipo IV:** Fraturas sagitais do corpo do semilunar
- **Tipo V:** Fraturas transversas do corpo do semilunar

Fraturas sem desvio são tratadas com imobilização, preferencialmente incorporando a articulação metacarpofalângica, que deve ficar em flexão, para diminuir o potencial risco de forças compressivas no semilunar.

Fraturas com desvio necessitam de tratamento cirúrgico com redução aberta e fixação interna. São as mais comuns as fraturas do polo volar (tipo I) e as que apresentam maior risco de osteonecrose devido à circulação ser predominantemente pela artéria palmar.

### FRATURAS DO PIRAMIDAL

É a segunda fratura mais frequente, logo após as do escafoide. Ocorrem com o punho em hiperextensão e desvio ulnar. Podem resultar de avulsão ligamentar ou de impacto direto no estiloide ulnar.

São descritos três os tipos primários de fratura: fratura da cortical dorsal, fratura do corpo e avulsão volar.

A fratura da cortical dorsal é a mais comum, representando cerca de 93% de todas as fraturas do piramidal.[15] O mecanismo é a queda com punho em extensão e desvio ulnar,

Série Ortopedia e Traumatologia – Fundamentos e Prática

em que o polo proximal do hamato choca-se contra a porção distal do piramidal. O tratamento, na maioria das vezes, é conservador, com imobilização por quatro a seis semanas.

As fraturas do corpo do piramidal geralmente se associam com as luxações perilunares nas lesões do arco maior de Mayfield, devendo ser tratado o conjunto de lesões ligamentares como uma luxação perilunar. As avulsões volares ocorrem pela ação do ligamento semilunopiramidal (intrínseco) ou ulnopiramidal (extrínseco).

## FRATURAS DO CAPITATO

As fraturas do capitato são raras e representam 1% a 2% de todas as fraturas do carpo. Geralmente, ocorrem como parte de uma fratura-luxação trasescafotranscapitato (lesão do arco maior de Mayfield). Foram descritas por Fenton como síndrome escafocapitato.[16] São resultantes de traumas de alta energia, com punho em hiperextensão, podendo ocorrer rotação de 180º do polo proximal. Necessitam de redução aberta e fixação interna. Há grande risco de necrose do polo proximal, pois a circulação é semelhante à do escafoide, ou seja, predominantemente retrógrada.

## FRATURAS DO HAMATO

As fraturas do hamato são raras e representam aproximadamente 2% de todas as fraturas do carpo.[17] Podem ocorrer no seu corpo ou, mais frequentemente, no hâmulo. As fraturas do hâmulo ocorrem por trauma direto ou compressão local. São mais frequentes em atletas que utilizam tacos e raquetes. A contração da musculatura hipotenar pode contribuir para o desvio da fratura. As fraturas do hâmulo do hamato são de difícil reconhecimento nas radiografias convencionais de frente e perfil, sendo necessárias radiografias do túnel do carpo e na incidência oblíqua em supinação de 45 graus. Por isso, são pouco e geralmente tardiamente diagnosticadas.

O paciente com essa fratura apresenta dor crônica na eminência hipotênar. Alguns apresentam parestesia no território do nervo ulnar. Pode haver rotura parcial ou total dos flexores do 4º e 5º dedos. As fraturas sem desvio podem ser tratadas com imobilização por 6 a 8 semanas. Nas fraturas desviadas ou com pseudoartrose sintomática há indicação de excisão do fragmento fraturado.[1]

## FRATURAS DO TRAPÉZIO

Constituem aproximadamente 1% a 5% de todas as fraturas dos ossos do carpo, sendo a terceira mais comum, logo após o escafoide e o piramidal. Geralmente, estão associadas à fratura de outros ossos, como o rádio distal e o primeiro metacarpo. Podem ser avulsão ou fratura do corpo, sendo o padrão vertical o mais comum. Quando se apresentam de forma isolada e sem desvio, o tratamento é a imobilização por seis semanas. O tratamento das fraturas articulares é cirúrgico com redução anatômica e osteossíntese. As fraturas

por avulsão devem ser vistas como parte de um complexo maior de lesões ligamentares.[18]

## FRATURAS DO TRAPEZOIDE

São fraturas extremamente raras. O mecanismo de trauma geralmente é carga axial ou flexão proximal da base do 2º metacarpo. As fraturas isoladas sem desvio são tratadas com imobilização. As fraturas com desvio são tratadas preferencialmente com redução aberta e fixação interna. A excisão é contraindicada, devido ao risco de migração proximal do 2º metacarpo.[19]

## FRATURAS DO PISIFORME

São raras e representam cerca de 1% de todas as fraturas do carpo. São causadas por força aplicada diretamente no lado ulnar da palma da mão ou associada ao mecanismo de avulsão.

O pisiforme é um osso sesamoide que contém a inserção do flexor ulnar do carpo, origem do ligamento piso-hamato e piso-pisiforme, ligamento carpal transverso e abdutor do dedo mínimo. Na radiografia, é melhor visualizado obliquamente, com o punho em supinação de 45 graus e em leve extensão. Pode haver sinais clínicos de compressão do nervo ulnar no canal de Guyon. As fraturas agudas sem desvio devem ser tratadas com imobilização do punho em leve flexão, por três a seis semanas. Fraturas transversas muito desviadas, cominutas e pseudoartrose sintomáticas são tratadas com excisão do pisiforme.[20]

## REFERÊNCIAS BIBLIOGRÁFICAS

1. Taleisnik J. The Wrist. New York: Churchill Livingstone, 1985.
2. Lichtman DM. Introduction to the carpal instabilities. In: Lichtman DP. The wrist and its Disorders. 2.ed. Philadelphia: W.B. Saunders Company, 1997. p.181-8.
3. Larsen CF, Amadio PC, Gilula LA, et al. Analysis of carpal instability, I: description of the scheme. J Hand Surg [Am]. 1995;20:757-64.
4. Mayfield JK. Patterns of injury to carpal ligaments. A spectrum. Clin Orthop. 1984;187:36-42.
5. Johnson RP. The acutely injured wrist and its residuals. Clin Orthop. 1980;149:33-44.
6. Mayfield JK, Johnson RP, Kilcoyne RK. carpal dislocations: pathomechanics and progressive perilunar instability. J Hand Surg [Am]. 1980;5:226-41.
7. Gelberman RH, Menon J. The vascularity of the scaphoid bone. J Hand Surg [Am]. 1980;5:508-13.
8. Herbert TJ, Fisher WE. Management of the fractured scaphoid using a new bone screw. J Bone Joint Surg Br. 1984;66:114-23.
9. Russe O. Fractures of the carpal navicular. J Bone Joint Surg Am. 1960;42:759-68.
10. Gellman H, Caputo RJ, Carter V, et al. Comparison of short and long thumb-spica casts for nondisplaced fractures of the carpal scaphoid. J Bone Joint Surg Am. 1989;71:354-7.

Fraturas e Luxações do Carpo

11. Cooney WP, Dobyns JH, Linscheid RL. Fractures of the scaphoid: a rational approach to management. Clin Orthop. 1980;149:90-7.

12. McQueen MM, Gelbke MK, Wakefield A, et al. Percutaneus screw fixation versus conservative treatment for fractures of the waist of the scaphoid: a prospective randomised study. J Bone Joint Surg Br. 2008; 90(1):66-71

13. Trumble TE, Clarke T, Kreder HJ. Non-union of the scaphoid. Treatment with cannulated screws compared with treatment with Herbert screws. J Bone Joint Surg Am. 1996;78:1829-37.

14. Teisen H, Hjarbaek J. Classification of fresh fractures of the lunate. J Hand Surg [Br]. 1988;13:458-62.

15. Levy M, Fischel RE, Stern GM, et al. Chip fractures of the os triquetrum. The mechanism of injury. J Bone Joint Surg Br. 1979;61:355-7.

16. Fenton RL. The naviculo-capitate fracture syndrome. J Bone Joint Surg Am. 1956;38:681-4.

17. Milch H. Fracture of the hamate bone. J Bone Joint Surg Am. 1934;16:459-62.

18. Pointu J, Schwenck JP, Destree G, et al. Fractures of the trapezium. Mechanism, pathology and indications for treatment. J Orthop Surg. 1988;2:380-91.

19. Garcia-Elias M. Carpal bone fractures (excluding scaphoid fractures). In: Watson HK, Weinberg J. TheWrist. Philadelphia: Lippincott Williams & Wilkins, 2001. p.174-81.

20. Carroll RE, Coyle MP. Dysfunction of the pisotriquetral joint: treatment by excision of the pisiform. J Hand Surg [Am]. 1985;10:703-7.

CAPÍTULO 21

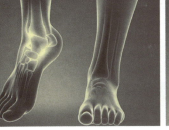
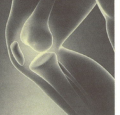

# Fraturas dos Metacarpos e Falanges

Osvandré Lech
Antônio Severo
Marcelo Lemos

## INTRODUÇÃO

As fraturas dos metacarpos e das falanges são as mais comuns da extremidade superior, chegando a 10% do total de fraturas do corpo, em algumas séries.[1] Os raios externos, polegar e dedo mínimo, são os locais mais frequentemente fraturados, por estarem mais expostos a traumatismos nos metacarpos. No geral, estas lesões são negligenciadas. Swanson citou em sua obra que "As fraturas da mão podem ser complicadas por deformidade se não tratadas, [causar] rigidez por tratamento em excesso e por ambos devido a tratamento inadequado".[2]

A incidência é maior em homens com pico de incidência entre 10 e 40 anos, devido a traumatismo no esporte ou no ambiente de trabalho.[3,4]

O tratamento cirúrgico das fraturas da mão iniciou há aproximadamente 80 anos com o Dr. Albine Lambotte.[5] Atualmente, a maioria das fraturas da mão podem ser tratadas de maneira conservadora, desde que seus princípios de tratamento sejam respeitados, como veremos a seguir. Existem fraturas que necessitam de tratamento cirúrgico, conforme o Quadro 22.1.

**Quadro 22.1 Indicações de fixação em fraturas de metacarpos e falanges.**

- Fraturas irredutíveis
- Deformidade rotacional (fraturas espirais e oblíquas curtas)
- Fraturas intra-articulares
- Fraturas subcapitais das falanges
- Fraturas expostas
- Perda óssea segmentar
- Politraumatizado com fraturas na mão
- Fraturas múltiplas da mão ou punho
- Fraturas associadas a lesões de tecidos moles (pele, tendões, nervos, vasos)
- Procedimentos reconstrutivos

Cabe ao médico assistente optar pelo tratamento mais adequado para cada caso, observando vários fatores como:

- Condição clínica do paciente.
- Local da fratura.
- Exposição da fratura (exposta × fechada).
- Traumatismo associado de partes moles.
- Logística local.
- Profissão do cliente.
- Expectativa do cliente frente ao tratamento.

Nos últimos 30 anos, a fixação das fraturas está cada vez mais popular, por diversos fatores:

1. Melhora dos implantes.[6]
2. Melhor compreensão da biomecânica da fixação óssea.
3. Melhora dos métodos de imagem, raios X, tomografia.
4. Aumento de especialistas em cirurgia da mão.
5. Maior disponibilidade de terapeutas de mão.[7,8]

Fraturas dos metacarpos, excluindo o polegar.

## FRATURA DA CABEÇA DOS METACARPOS

Esse padrão de fratura é raro e comumente intra-articular. Hastings e Carrol descreveram somente cinco fraturas da cabeça dos metacarpos em sua série de 134 fraturas, incluindo fraturas articulares das articulações metacarpofalangeanas e interfalangeanas proximais.[9] Essas fraturas são causadas por traumatismo com carga axial com o punho cerrado. McElfresh e Dobyns descreveram 103 fraturas intra-articulares da cabeça dos metacarpos em sua série.[10] O metacarpo mais acometido por esse padrão de fratura é o segundo, provavelmente por ser o mais exposto na borda radial da mão e ter sua articulação carpometacarpiana praticamente fixa. São diversos os tipos de fraturas das cabeças dos metacarpos, como mostra o Quadro 22.2.

> **Quadro 22.2 Tipos de fratura da cabeça metacarpal.**
>
> - Epifisiólise (todas Salter-Harris tipo III não deslocadas)
> - Avulsões ligamentares
> - Fragmentos osteocondrais
> - Fraturas com mais de um fragmento em planos diferentes (sagital, coronal, transverso)
> - Fraturas fragmentadas
> - Fraturas do Boxer com extensão articular
> - Fraturas com perda de substância óssea
> - Fraturas ocultas em compressão com desenvolvimento de necrose avascular

As fraturas com fragmentação são as que mais ocorrem. É comum a perda de mobilidade, principalmente de flexão das metacarpofalangeanas em mais de 45 graus. As irregularidades articulares podem remodelar com o tempo e o cliente apresentar mobilidade indolor, porque essas articulações não são de carga.

## AVALIAÇÃO RADIOLÓGICA

A avaliação radiológica das fraturas da cabeça dos metacarpos inclui três incidências básicas: posteroanterior (PA), lateral e oblíqua (Figura 22.1). A incidência de Brewerton é usada para melhor avaliação desse tipo de fratura (Figura 22.2). A incidência é realizada com as metacarpofalangeanas fletidas a 65 graus, com o dorso na mão apoiado no chassi e o tubo de raios X inclinado 15 graus de ulnar para radial, centralizado no dedo médio. Se essas incidências não forem satisfatórias para o correto diagnóstico da lesão, a tomografia computadorizada poderá ser solicitada.[11]

O tratamento dessas fraturas deve ser individualizado. Nos casos de fraturas graves com destruição articular intensa, a artroplastia primária pode ser considerada.[12,13,14] Sua principal complicação é a rigidez, que se deve à aderência do tendão extensor, do degrau articular ou da contratura capsular dorsal.

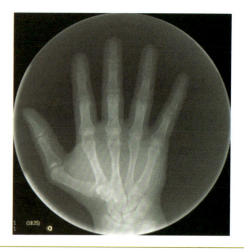

FIGURA 22.2 Incidência de Brewerton.

## TRATAMENTO

Para as fraturas com dois fragmentos articulares, fechadas, deve-se considerar a redução aberta e a fixação rígida para início precoce da mobilidade. A fixação percutânea com fios de Kirschner não proporciona estabilidade suficiente para mobilidade precoce. A via de abordagem é dorsal, com afastamento ou incisão longitudinal dividindo o tendão extensor, expondo a articulação. Deve-se evitar desinserções de ligamentos para evitar a necrose óssea avascular.

A respeito das fraturas multifragmentadas, há uma discussão sobre a fixação externa promovendo ligamentotaxia ou a imobilização em flexão, com fisioterapia agressiva após duas a três semanas. Esses casos costumam evoluir com rigidez, independentemente do tratamento realizado. A artroplastia como tratamento da fratura pode ser empregada, mas deve-se levar em conta a cobertura de partes moles e a perda óssea associada, para serem evitados desvios rotacionais com a protetização.

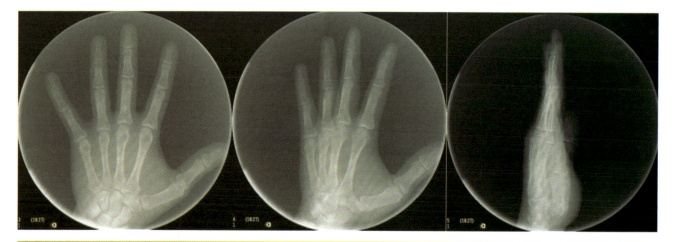

FIGURA 22.1 Incidências em PA, lateral e oblíqua, utilizadas para a avaliação radiológica inicial.

## FRATURAS DO COLO DOS METACARPOS

As fraturas do colo dos metacarpos é mais comum nos dedos anular e mínimo. Embora o termo fratura do Boxer (Figura 22.3) esteja sedimentado na literatura, esse padrão de fratura raramente é visto em boxeadores profissionais, mas, sim, nas pessoas que socam estruturas sólidas como paredes ou portas.

Essas fraturas são o resultado de trauma direto com força axial. O desvio característico dessas fraturas é volar, devido ao trauma ocorrer na parte dorsal da cabeça do metacarpo, com a energia sendo transmitida de forma axial, e porque os músculos intrínsecos que cruzam essa região fazem a flexão da articulação metacarpofalangeana, mantendo a fratura em flexão.[15] Ocorre, portanto, a fragmentação da cortical volar.

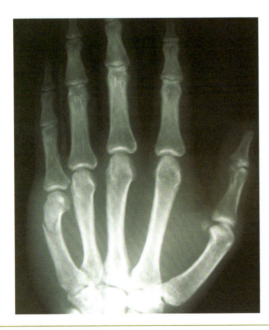

**FIGURA 22.3** Fratura do Boxer.

O diagnóstico é realizado por raio X simples em PA e oblíqua. O raio X em vista lateral torna difícil a vizualização do quinto metacarpo. Existe uma controvérsia no grau de angulação permitido para o tratamento conservador dessas fraturas. Vale lembrar que os quarto e quinto metacarpos têm uma mobilidade de 20° a 30° de flexo-extensão na articulação carpometacarpiana, o que permite algum desvio. As queixas comumente observadas nos pacientes com tratamento conservador são: perda da saliência da cabeça do metacarpo fraturado, perda de mobilidade, principalmente extensão e saliência da cabeça metacarpal na palma, que pode gerar dor em momentos de força de preensão exagerados. Essas fraturas não costumam apresentar um desvio rotacional, mas isso deve ser observado para se indicar o tratamento definitivo.

O grupo de cirurgia da mão da Clínica Mayo[16] recomenda redução aberta ou fixação percutânea nas fraturas com angulação superior a 20°. Flatt[17] e Workman[18] somente indicam a redução e fixação dessas fraturas se uma pseudogarra for visulizada durante a extensão.

Nas fraturas do colo dos 2° e 3° metacarpos, existe quase um consenso de que as fraturas com angulação maior que 10° a 15° devem ser reduzidas e fixadas, devido à quase imobilidade das suas articulações carpometacarpianas.[16,19-24]

O tempo de fratura também é um fator a ser observado no tratamento dessas fraturas. Roberts[25] não recomenda a manipulação dessas fraturas após uma a duas semanas do trauma, pois a posição conseguida com a redução pode ser perdida no gesso, por causa da instabilidade criada pela manipulação.

## TRATAMENTO

### Redução fechada das fraturas do colo do metacarpo

Jahss[26] (Figura 22.4) descreveu que, fletindo a articulação metacarpofalangeana a 90°, há um relaxamento da musculatura intrínseca e um tensionamento dos ligamentos colaterais, o que faz com que uma pressão seja exercida na borda dorsal da cabeça do metacarpo, permitindo que uma força axial transmitida pela falange proximal reduza a fratura. Jahss confeccionava o aparelho gessado em duas partes: a primeira imobilizando o fragmento proximal do metacarpo e a segunda estabilizando a articulação metacarpofalangeana após a manobra de redução já descrita. Seu método perdeu popularidade porque foi descrito um alto índice de rigidez das articulações interfalangeanas proximais, além de problemas com a pele dorsal da metacarpofalangeana com necrose. Embora seu método de imobilização esteja praticamente abandonado, a manobra de redução de Jahss damplamente usada para reduzir esse tipo de fratura.

Foucher descreveu a fixação intramedular anterógrada para a fratura do colo do quinto metacarpo. Após a redução fechada, são feitos orifícios na metáfise proximal do quinto metacarpo e são inseridos e ancorados dois a três fios de

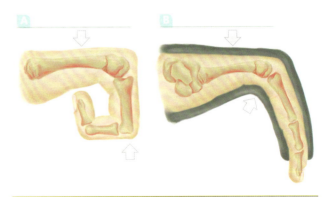

**FIGURA 22.4** Manobra de redução de Jahss (Stern PJ. Fractures of the metacarpals and phalanges. In: Green DP. Operative Hand Surgery. Vol 1. Churchil Livingstone. 3rd ed. 1993. Pg. 701).

Kirschner pré-tensionados na porção subcondral da cabeça metacarpal. Braga Silva[27] realizou um trabalho comprovando os ótimos resultados alcançados com esta técnica, mostrando em seu trabalho uma consolidação em boa posição, um início precoce de reabilitação, resultados funcionais satisfatórios e ausência de complicações pós-operatórias.

## REDUÇÃO ABERTA DAS FRATURAS DO COLO DO METACARPO

Esse tipo de técnica está indicada quando há impossibilidade de se conseguir a redução de maneira fechada, visando corrigir deformidades de alinhamento ou angulação. A escolha pela técnica de fixação fica a critério do cirurgião. Dentre as possibilidades de fixação, podemos escolher a fixação intramedular como, descrito por Foucher, a fixação com fios de Kirschner no metacarpo vizinho que esteja íntegro, uso de parafusos de tração em fraturas oblíquas (Figura 22.5) ou até mesmo um banda de tensão com fios de cerclagem.

## FRATURAS DIAFISÁRIAS DOS METACARPOS

A classificação das fraturas diafisárias dos metacarpos de caráter descritivo é a mais amplamente usada: pode ser classificada como transversa, oblíqua, em espiral e fragmentada.[16,20,28] Cada tipo de fratura apresenta uma deformidade característica.

As fraturas transversas (Figura 22.6) geralmente são produzidas por carga axial, por meio da cabeça do metacarpo ou por golpe direto. A sua angulação é de ápice dorsal, devido às forças deformantes exercidas pelos músculos interósseos que fazem flexão das articulações metacarpofalangeanas. Em geral, aceita-se até 10° para o segundo e terceiro metacarpos, 20° para o quarto e 30° para o quinto. Angulações acima dessas devem ser corrigidas devido à mobilidade das articulações carpometacarpianas. Pode ocorrer aumento de pressão na palma, causando dor, devido à saliência das cabeças metacarpais durante o movimento de preensão de objetos.

As fraturas oblíquas e espirais (Figura 22.7) são causadas por forças de torção e comumente levam a deformidades rotacionais. Cinco graus de rotação em uma fratura

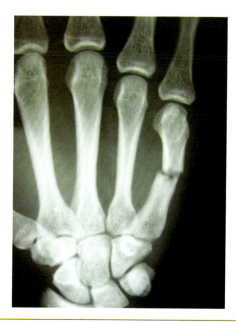

**FIGURA 22.6** Fratura transversa do quinto metacarpo.

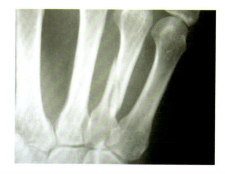

**FIGURA 22.7** Fratura oblíqua longa do quarto metacarpo.

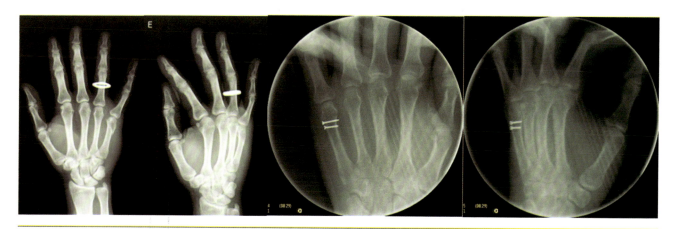

**FIGURA 22.5** Fixação com parafusos de tração de fratura obliqua do colo do quinto metacarpo.

metacarpal podem causar 1,5 cm de sobreposição dos dedos durante a flexão.[28] Esse tipo de deformidade é muito difícil de ser mensurado em radiografias comuns. O melhor método para o diagnóstico correto é o exame clínico visualizando a angulação das unhas em relação ao dedo médio, na flexão dos dedos, e se há sobreposição dos dedos na flexão máxima.

As fraturas fragmentadas são causadas por traumas de maior energia, geralmente traumas diretos, e frequentemente estão associadas à maior lesão de tecidos moles, sendo muitas vezes expostas (Figura 22.8). O principal fator a ser analisado é o encurtamento dessas fraturas. Não existe um consenso sobre o grau de encurtamento que pode ser aceito, mas acredita-se que 2 cm seria o máximo tolerável.

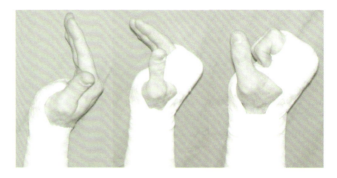

FIGURA 22.9 Imobilização de Burkhalter.

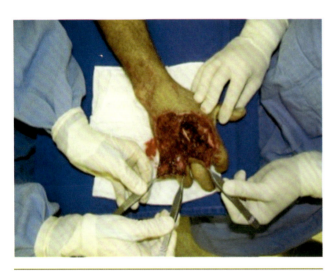

FIGURA 22.8 Fratura exposta de metacarpo.

### REDUÇÃO FECHADA E IMOBILIZAÇÃO

A imensa maioria das fraturas diafisárias dos metacarpos pode ser tratada com redução fechada e imobilização gessada. Deve-se realizar a avaliação clínica para verificar o desvio rotacional, que é a complicação mais comum nas fraturas oblíquas e espirais. A imobilização por períodos prolongados deve ser evitada a fim de evitar a rigidez articular. Se a fratura for estável (sem desvio e sem fragmentação), o tratamento pode ser realizado com imobilização mínima.[29,30] Alguns autores[31,32] relataram que a imobilização é a principal causa de rigidez dos dedos no tratamento dessas fraturas, principalmente se o período de imobilização for maior que três semanas. Burkhalter e Heyes[33] (Figura 22.9) descreveram seu método de tratamento para fraturas de metacarpos sem desvio rotacionais, utilizando uma dupla imobilização, que consiste em uma tala volar, antebraquiopalmar, para manter o punho em extensão de 30 a 40 graus e outra tala dorsal de bloqueio, para manter as articulações metacarpofalangeanas em flexão de 80 a 90 graus e as interfalangeanas em extensão permitindo, de forma portegida, a mobilidade precoce dos dedos. A imobilização também pode ser feita com gesso circular por quatro semanas. Essa posição de imobilização (*intrinsic plus position*), evita a contratura da musculatura intrínseca, assim como as contraturas articulares, por manter os ligamentos colaterais metacarpofalangeanos tensionados.

### REDUÇÃO FECHADA E FIXAÇÃO PERCUTÂNEA

O mesmo princípio de fixação utilizado na fixação intramedular das fraturas do colo dos metacarpos pode ser usado efetivamente nas fraturas diafisárias (Figura 22.10). A técnica é a mesma. Deve ser lembrado que, na fixação intramedular, o controle rotacional é difícil, e deve ser realizada a flexão dos dedos para verificar se há sobreposição da extremidade dos dedos. Um método eficaz para a estabilização rotacional dessas fraturas é a fixação com fios de Kirschner percutaneamente, no metacarpo vizinho intacto.

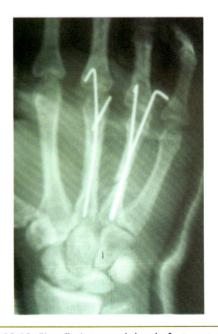

FIGURA 22.10 Fixação intramedular de fratura transversa dos terceiro e quarto metacarpos.

## Redução aberta

As indições de redução aberta das fraturas diafisárias variam muito na literatura. Melone descreveu que aproximadamente 10% das fraturas dos metacarpos e das falanges são irredutíveis por métodos fechados ou fixação percutânea e necessitam abordagem cruenta. Algumas indicações para redução aberta incluem: fraturas expostas, fratura de múltiplos metacarpos, nas quais se perde a estabilização do metacarpo vizinho, fraturas instáveis e fraturas com desvio rotacional, nas quais não se consegue estabilização rotacional adequada. Freitas[34] e colaboradores descreveram seu uso de forma satisfatória e com ótimos resultados na fratura diafisária de múltiplos metacarpos.

São várias as técnicas descritas para fixação cruenta dessas fraturas, incluindo:

1. **Fios de Kirschner:** técnica de fácil execução e rápida curva de aprendizado. Os fios de Kirschner são um material barato e amplamente disponível. Promovem boa estabilização das fraturas e têm a vantagem de poderem ser retirados sem grande morbidade. Podem ser utilizados em quase todos os tipos de fraturas. São mais indicados nas fraturas transversas e oblíquas curtas. Sua inserção intramedular pode ser anterógrada (pela base do metacarpo) ou retrógrada (pela cabeça do metacarpo), tendo-se o cuidado para não atingir o tendão extensor e a articulação metacarpofalangeana. As complicações mais descritas são a infecção no trajeto dos fios, tratadas com antibioticoterapia ou remoção, nos casos graves, e a migração dos fios.[35]

2. **Parafusos de tração:** técnica preferencialmente usada em fraturas de traço simples, de configuração em espiral ou oblíquas longas (Figura 22.11). Promove uma estabilização absoluta, permitindo mobilidade ativa precoce e, em casos selecionados, ausência de imobilização pós-opratória. A técnica de colocação dos parafusos segue as orientações do grupo AO. São usados, geralmente, dois ou três parafusos de 2,0 mm, dependendo da extensão do traço de fratura. Essa técnica tem como requisito a redução antômica da fratura que, quando não ocorre ou não é devidamente checada, pode levar a deformidades angulares sérias. Tem como desvantagem a necessidade de maior dissecção de tecidos moles e a cicatriz cirúrgica. É usada a via de abordagem dorsal lateralmente ao tendão extensor, evitando a lesão dos ramos sensitivos dos nervos ulnar e radial.

3. **Placas e parafusos:** esta técnica pode ser utilizada em fraturas transversas (Figura 22.12), fraturas fragmentadas e fraturas com perda óssea, onde é outilizado enxerto ou em osteotomias corretivas. Promove grande estabilidade de montagem, mas demanda maior experiência do cirurgião. Por ter íntima relação com os tendões extensores, pode causar irritação e até mesmo rupturas tardias. As aderências tendinosas também foram relatadas na literatura.[36,37] O grupo AO recomenda seu uso principalmente nas fraturas do segundo e quinto metacarpos, devido à posição dos tendões extensores ser mais central, evitando seu contato com o implante. Ohara[38] e colaboradores propuseram e redução aberta e a fixação com placa e parafusos de minifragmentos AO e mostraram bons resultados, avaliando

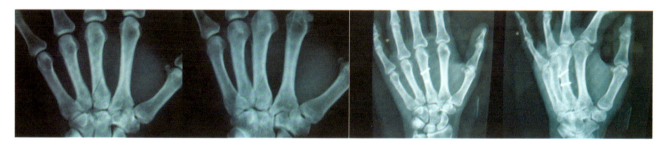

FIGURA 22.11 Fixação com parafusos de tração de fratura em espiral do terceiro metacarpo.

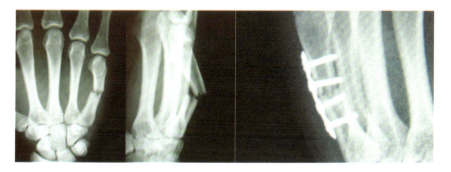

FIGURA 22.12 Fixação com placa e parafusos de fratura transversa do quinto metacarpo.

regressão de edema e avaliação funcional nessas fraturas, com mobilização passiva precoce.
4. Podem ser usados outros métodos, como cerclagem e bandas de tensão, mas possuem indicações semelhantes e atualmente não são utilizados em larga escala.

## FRATURAS-LUXAÇÕES DA BASE DOS METACARPOS

### Fratura-avulsão da base do segundo e terceiro metacarpos

As fraturas intra-articulares das bases do segundo e terceiro metacarpos são raras, devido à pequena mobilidade das suas articulações com o carpo. Geralmente ocorrem por queda sobre o punho em flexão. Não há um consenso sobre o tratamento das fraturas por avulsão. Apresenta resultados satisfatórios com tratamento cirúrgico[39,40,41] ou não cirúrgico.[42,43] O resultado esperado no final do tratamento é uma articulação indolor, visto que sua mobilidade é muito limitada. A dor pode ocorrer principalmente durante a preensão de objetos, por transmitir carga para o punho durante esse movimento. A principal justificativa para o seu tratamento cirúrgico é restaurar a anatomia da inserção dos tendões dos extensores radiais curto e longo do carpo, permitindo sua função adequadamente e a redução dos fragmentos articulares. Dependendo do tamanho dos fragmentos, a fixação pode ser realizada com fios de Kirschner ou pequenos parafusos (Figura 22.13).

### Fratura-luxação da base do quinto metacarpo

A fratura articular da base do quinto metacarpo é comum e o desvio característico é a subluxação proximal e dorsal, pela ação do extensor ulnar do carpo. Kerr[44] descreveu sua similaridade com a fratura de Bennett, o que a popularizou como a fratura de Bennett reversa. O mecanismo do trauma é a transmissão de carga axial pela diáfise do metacarpo. Muitas vezes, essa lesão não é reconhecida em radiografias convencionais e incidências especiais, como o posicionamento em 60° graus de supinação, conforme descrito por Niechajev,[45] para evitar a sobreposição das bases dos quarto e quinto metacarpos. Nos casos em que permanecer alguma dúvida, a tomografia computadorizada poderá ser solicitada.[46] O principal objetivo do tratamento é a redução articular anatômica e estável, conforme descrito por vários autores, podendo utilizar fixação percutânea no quarto metacarpo.[47-54] Nos casos onde ocorre artrose pós-traumática, o tratamento pode ser a artrodese[55] ou a artroplastia de ressecção.[47,56]

## COMPLICAÇÕES

### Consolidação viciosa

Pode ser angular, decorrente de fraturas transversas, rotacional, decorrente de fraturas espirais/oblíquas ou encurtamento e relacionada a fraturas fragmentadas.

O tratamento deve ser individualizado e a função da mão muito bem analisada, para se indicar o procedimento correto. Nas fraturas consolidadas com angulação excessiva, o tratamento é uma osteotomia de subtração dorsal[20] (se não há encurtamento) e fixação estável, que pode ser com placa e parafusos, ou osteomia de adição volar, se há encurtamento, tendo como ressalva a necessidade de enxerto ósseo (Figura 22.14). Na consolidação em que há desvio rotacional com sobreposição dos dedos, existe a necessidade de osteotomia derrotatória e fixação estável.

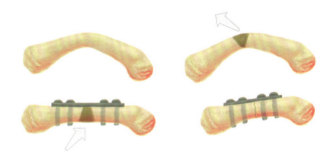

FIGURA 22.14 Osteotmias de adição volar e subtração dorsal para tratamento de consolidação viciosa em flexão do metacarpo (Stern PJ. Fractures of the metacarpals and phalanges. In: Green DP. Operative Hand Surgery. Vol 1. Churchill Livingstone. 3rd ed. 1993. Pg. 715-716).

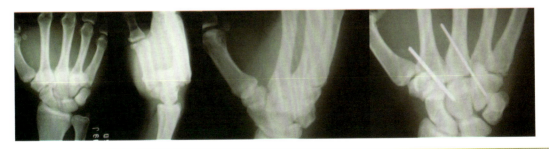

FIGURA 22.13 Fratura-luxação da base dos metacarpos. Foi realizada redução aberta e fixação com fios de Kirschner.

Nos casos de consolidação viciosa envolvendo a articulação, raramente se consegue um resultado satisfatório, ao menos que o estoque ósseo seja adequado ou a linha de fratura seja bem visível.[57,58]

A osteomielite dos ossos tubulares da mão com atraso diagnóstico de seis meses ou mais leva a uma alta taxa de amputação do raio acometido.[59] O tratamento deve ser individualizado e consiste em remoção dos implantes, debridamento seriado e, após o controle da infecção, a reconstrução óssea com uso de enxerto ósseo corticoesponjoso e fixação estável, para permitir a consolidação.

A pseudoartrose dos metacarpos em tratamentos fechados é incomum. Geralmente, são pseudoartroses atróficas. Seu tratamento consiste em ressecção do seu foco, enxertia óssea e fixação interna estável.

## FRATURA DAS FALANGES

### Fraturas da falange distal

As fraturas da falange distal são as mais frequentemente encontradas na mão, devido a sua posição mais distal.[60] O polegar e o dedo médio são os mais afetados, porque se encontram mais distalmente durante as atividades de trabalho.[61] Complicações como parestesia, sensibilidade ao frio, hiperestesia, perda de mobilidade da articulação interfalangeana distal e anormalidades de crescimento da unha são frequentemente vistas após essas fraturas, mesmo com tratamento adequado. Podem ser classificadas em fraturas do tofo da falange, diafisárias e intra-articulares.

### Fraturas do tofo da falange distal

Ocorem devido a um trauma por esmagamento, porta, ferramentas, e estão muitas vezes associadas com lesão da matriz ou do leito ungueal e lesão da polpa digital (Figura 22.15). Quando isso ocorre, devemos considerá-las como fraturas expostas. Nas fraturas fechadas, frequentemente ocorre a formação de hematoma subungueal, muito doloroso. Quando o hematoma é maior que 50% da área subungueal, devemos considerar o reparo do leito ungueal para evitar o descolamento da unha durante seu crescimento. O hematoma pode ser drenado, visando ao alívio dos sintomas dolorosos, e pode ser realizado utilizando-se um clipe de papel quente ou agulha, para perfurar, ou até uma pequena broca, com imobilização por meio de uma tala de alumínio para conforto. A imobilização média é de duas semanas e não há necessidade de imobilização da articulação interfalangeana proximal.[20] O controle radiológico, na maioria das vezes, mostra pseudoartrose, mas a união fibrosa que ocorre é suficiente para estabilizar a ponta do dedo.[60,62] Para o tratamento adequado da lesão do leito ungueal, deve-se retirar a unha, realizar o reparo e devolver a unha ao local, pois ela serve como estabilizador da ponta do dedo, visando a diminuição do edema e o alívio da dor pós-operatória.

### Fraturas da diáfise da falange distal

Existem basicamente dois tipos de fraturas: transversa e longitudinal. As não deslocadas são tratadas de forma conservadora, com a imobilização já descrita. As deslocadas, principalmente as associadas com lesão da matriz ungueal, devem ser fixadas, mais comumente com fios de kirschner, que podem fixar também a articulação interfalangeana distal.[63]

### Fraturas da base da falange distal

O mecanismo de trauma dessas fraturas é a hiperflexão. Se não diagnosticadas, podem levar à rigidez da articulação interfalangeana distal. O aspecto anatômico importante a ser lembrado é a inserção do tendão extensor terminal, mais proximal, e do flexor profundo, mais distal. Essas forças deformantes dificultam a redução estável dos fragmentos. Deve-se proceder à fixação cirúrgica como descrito nas fraturas diafisárias e, se necessário, reparar a lesão da matriz ungueal. Essa fratura associada à lesão da matriz ungueal é conhecida como fratura de Seymour.[64] A imobilização pós-operatória é realizada com tala de alumínio somente estabilizando a articulação interfalangeana distal. Deve ser mantida, em média, por três semanas. As pseudoartroses sintomáticas são raras.

## FRATURAS DA FALANGE MÉDIA E PROXIMAL

As fraturas que não têm deslocamento ou são estáveis têm bom resultado com tratamento conservador. A individualização do tratamento dessas fraturas deve ser feito para se obter um resultado mais próximo do ideal. Existem fatores como idade, localização e lesões associadas que são importantes no momento da indicação de um tratamento definitivo.

Strickland[65,66] descreveu alguns fatores relacionados com o resultado funcional do tratamento dessas fraturas. Analisando somente a idade do paciente, ele observou que, se ocorre fratura nas duas primeiras décadas, 88% da mobilidade articular é restaurada, ao passo que, se a mesma fratura ocorre na sexta ou sétima décadas, menos de 60% da mobilidade é atingida ao final do tratamento.

Analisando o envolvimento articular das fraturas, Stark[67] relatou que fraturas articulares têm um prognóstico pior. Mas Shibata[68] afirma que a estabilidade e o alinhamento seriam

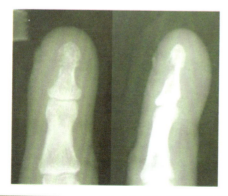

FIGURA 22.15 Fratura do tofo da falange distal.

mais importantes que a própria incongruência articular, para o resultado final.

Outro fator crucial no resultado final é a extensão da lesão aos tecidos moles.[69-71] Fraturas por esmagamento, com lesão dos tendões flexores (principalmente na zona II), onde a excursão tendínea eacomprometida, têm um pior prognóstico. Aliado a isso o tempo de imobilização é um fator decisivo na mobilidade no final do tratamento. Strickland e colaboradores relataram que fraturas imobilizadas até quatro semanas apresentam 80% de mobilidade total, ao passo que se imobilizadas por mais de quatro semanas, a mobilidade seria de apenas 66% do total esperado.[65,66]

Devemos dividir as fraturas em intra e extra-articulares, pois seus tratamentos diferem bastante, assim como seus resultados. As fraturas articulares podem ser divididas em: condilares, fragmentadas, da base (volares, dorsais ou laterais), fraturas-luxações ou diafisárias com extensão articular. As extra-articulares são divididas em: do colo, diafisárias ou da base.

## FRATURAS ARTICULARES DAS FALANGES

### Fraturas condilares

London[72] (Figura 22.16) classificou as fraturas condilares em três tipos:

- **Tipo I:** fraturas estáveis ou sem deslocamento.
- **Tipo II:** fraturas unicondilares, instáveis.
- **Tipo III:** fraturas bicondilares, instáveis ou fragmentadas.

A avaliação radiológica deve constar de PA, lateral e oblíquas, para mensurar corretamente o envolvimento articular, a geometria da fratura e o seu deslocamento. Muitas vezes, ocorrem fraturas inicialmente não deslocadas, que são tratadas como entorses ligamentares, que posteriormente se deslocam, causando incongruência e rigidez articular.[19]

Weiss e Hastings (Figura 22.17) desenvolveram uma classificação para as fraturas unicondilares da falange proximal, dividindo-as em quatro tipos:

- **Tipo I:** fratura oblíqua volar.
- **Tipo II:** fratura oblíqua longa sagital.
- **Tipo III:** fratura coronal dorsal.
- **Tipo IV:** fratura coronal volar.

Dentre as observações no seu trabalho, os autores relataram que mesmo as fraturas inicialmente não deslocadas são inerentemente instáveis. Caso a opção seja por tratamento conservador, a avaliação radiológica deve ser rigorosa para prevenir uma consolidação viciosa dessas fraturas. Outro ponto técnico énque a fixação dessas fraturas não deve ser realizada com um único fio de Kirschner, mas, sim, com múltiplos fios, parafusos ou uma combinação de métodos. A fixação com múltiplos fios de Kirschner estárelacionada com o maior grau de mobilidade articular no final do tratamento. Eles concluíram que a mobilidade articular completa da articulação interfalangeana proximal é dificilmente atingida e é secundária àicontratura em flexão ou perda parcial de função do tendão extensor.

As fraturas bicondilares e as com fragmentação articular são muito difíceis de serem fixadas em uma posição ótima. Schenck[73] e Stansen utilizam a tração dinâmica para o tratamento dessas fraturas. Pinto Neto[74] publicou seus resultados com a utilização de um fixador dinâmico associado com mobilização passiva precoce, relatando bons resultados, com arco de movimento final maior que nos casos publicados com o tratamento com osteossíntese.

As fraturas por avulsão ligamentar da cabeça da falange proximal têm um mau resultado, se ao final do tratamento apresentarem pseudoartrose ou união fibrosa. Nesses casos, pode ser evidenciada umainstabilidade lateral da articulação interfalangeana proximal. Sob essa visão, o tratamento deve incluir o reparo ligamentar com reinserção óssea. A deformidade em "pseudobotoeira" pode ocorrer se houver aderência entre a banda lateral, os ligamentos retinaculares oblíquos e a placa volar resultante da cicatrização ligamentar ou consolidação óssea.

Para as fraturas com grave acometimento articular da cabeça da falange proximal, devido à extensa lesão dos tecidos moles, o tratamento preferencial é o conservador, com manipulação articular visando ao melhor alinhamento possível

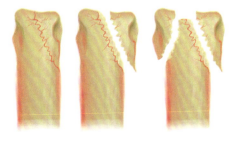

FIGURA 22.16 Classificação de London (Stern PJ. Fractures of the metacarpals and phalanges. In: Green DP. Operative Hand Surgery. Vol 1. Churchil Livingstone. 3rd ed. 1993. Pg. 719).

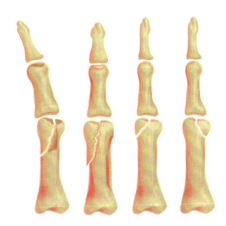

FIGURA 22.17 Classificação de Weiss e Hastings (Day CS, Stern PJ. Fractures of the metacarpals and phalanges. In: Green DP. Operative Hand Surgery. Vol 1. Churchill Livingstone. 6th ed. 2011. Pg. 261).

e imobilização ou tração dinâmica por duas semanas. Após esse período, inicia-se fisioterapia intensiva com mobilidade protegida para o maior ganho de mobilidade possível.

## FRATURAS DA BASE DAS FALANGES PROXIMAL E MÉDIA

As fraturas por avulsão da base dorsal da falange média representam a desinserção da banda central e geralmente resultam em uma luxação anterior da articulação interfalangeana proximal.[75] Se o fragmento tiver um deslocamento maior que 2 mm, é preconizada sua redução e fixação estável, para prevenir perda da extensão e, secundariamente, uma deformidade em botoeira.

As fraturas do aspecto volar e lateral da base das falanges proximal e média são causadas pela avulsão dos ligamentos colaterais. As fraturas com mínimo deslocamento podem ser tratadas conservadoramente, com imobilização, por dez a quatorze dias, sem comprometer a estabilidade articular. Já as fraturas deslocadas devem ser submetidas à fixação com fios de Kirschner ou amarria com fios, pois sua negligência pode levar à instabilidade articular. Kuhn recomenda a abordagem volar e a fixação interna dessas lesões por avulsão. Ele relatou mobilidade completa da articulação metacarpofalangeana, sem instabilidade e com força de preensão 90% em comparação ao lado contralateral sadio.[76]

Hastings e Carroll chamaram atenção para as fraturas envolvendo o aspecto lateral da base da falange média, nas quais o mecanismo do trauma seria por compressão, acarretando depressão articular.[9] Wolfe e Kutz relataram que essas lesões são subdiagnosticadas e tratadas como simples entorses. Utilizando tomografia computadorizada, encontraram na sua série depressões articulares de até 4 mm. O tratamento instituído foi redução aberta, redução com utilização de enxerto e fixação com fios de Kirschner ou amarria, com bons resultados.[77]

As fraturas com intensa fragmentação articular, principalmente as da base da falange média, têm prognóstico pobre, independentemente do tratamento empregado (Figura 22.18). As possibilidades de tratamento incluem somente imobilização, tração dinâmica ou redução aberta limitada com enxertia óssea, para tentar diminuir as depressões articulares. Os resultados finais são semelhantes, o que dificulta a criação de um protocolo de tratamento. Stern analisou o tratamento dessas fraturas com os métodos descritos, não encontrando diferença nos resultados funcionais. Relatou que ocorre remodelação da articulação com a mobilidade precoce, o que melhoraria o resultado final.[78]

## FRATURAS DIAFISÁRIAS COM EXTENSÃO ARTICULAR

São geralmente fraturas oblíquas longas ou espirais longas. O tratamento mais adequado é a redução aberta, por meio de fixação estável entre os fragmentos com parafusos de tração. Ocorrendo a redução anatômica, a articulação é restaurada, e com mobilidade precoce, há uma melhora do resultado funcional. Nas fraturas nas quais o tratamento é fechado e permanece uma espícula óssea na articulação interfalangeana proximal, geralmente a flexão torna-se limitada. O tratamento mais adequado seria a remoção da espícula óssea e não a osteotomia.[79,80]

## FRATURAS EXTRA-ARTICULARES DAS FALANGES

### Fraturas subcapitais

As fraturas do colo ou subcapitais das falanges proximal e média não são comuns em adultos. A avaliação radiológica deve conter a incidência em PA e lateral absoluto do dedo, para visualização correta do desvio (Figura 22.19). Geralmente são resultado de trauma axial e apresentam desvio dorsal onde a face fraturária está voltada para volar e a superfície cartilaginosa para dorsal. O tratamento pode ser feito com redução fechada e imobilização, ou fixação percutânea com fios de Kirschner. Nas fraturas subcapitais da falange média, o fio pode ser introduzido pela falange distal, cruzar a articulação interfalangeana distal e permanecer no canal medular da falange média. O fio é retirado após quatro a cinco semanas, dependendo do controle radiográfico. A consolidação viciosa dessas fraturas altera a mobilidade articular, no sentido contrário da posição em que consolidou.

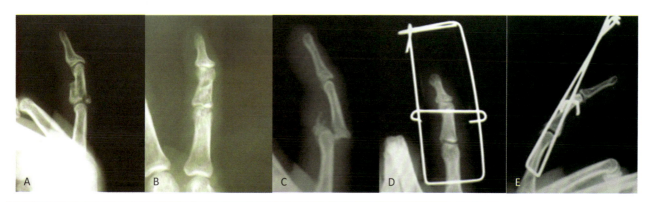

FIGURA 22.18 Fraturas da base da falange média. (A e B) Com avulsão da banda central do aparelho extensor. (C, D, e E) mostrando outra fratura com fragmentação articular intensa, tratada por distração dinâmica.

Haverá perda de extensão se ocorrer consolidação em flexão da cabeça da falange e vice-versa.[81]

### Fraturas diafisárias

Nas fraturas diafisárias, o traço de fratura pode ser espiral, oblíquo, transverso ou apresentar fragmentação. As fraturas com traço espiral e oblíquo são mais comuns na falange proximal e o traço de fratura transverso é mais comum na falange média.

McNealy e Lichtenstein descreveram, em 1935, os padrões de desvio dessas fraturas.[15] Na falange proximal ocorre angulação volar devido à tração exercida pelos fortes músculos interósseos. Já na falange média, eles teorizaram que o desvio depende da localização do traço fraturário em relação à inserção do flexor superficial. A descrição original relata que em fraturas que ocorrem distalmente à inserção do flexor superficial, ocorre a flexão do fragmento proximal por tração do flexor superficial, levando à angulação volar da fratura. O inverso ocorre se o traço de fratura for proximal à inserção do flexor superficial, onde existe angulação dorsal da fratura por atuação da banda central do tendão extensor, inserido na base dorsal da falange média, e flexão do fragmento distal por ação do flexor superficial.

Outras teorias confrontaram a descrição de McNealy e Lichtenstein. Flatt relatou que a inserção do flexor superficial ocupa quase todo o aspecto volar da falange média.[82] Ele dividiu a falange média em quatro quartos. Se a fratura ocorre no um quarto proximal, há angulação dorsal pelo mecanismo já descrito. Se ocorre nos dois quartos médios, pode ter angulação em qualquer sentido, dependendo do trauma. Mas se ocorrer no um quarto distal, a angulação será sempre volar, por ação do flexor superficial. A teoria de Butt afirma que o desvio se deve exclusivamente ao sentido do trauma, não importando a ação do flexor superficial.[61]

Existe muita controvérsia quanto ao tempo de consolidação das fraturas das falanges. Realmente existe uma discrepância clínico-radiológica na consolidação dessas fraturas. Hoje se aceita que a consolidação clínica dessas fraturas é em torno de cinco semanas.[82,83]

A posição de imobilização da mão conhecida como *intrinsic plus* foi descrita por James.[84,85] Segundo ele, a posição das articulações metacarpofalangeanas deve ser em torno de 70°, para evitar a retração dos ligamentos colaterais que se encontram tensionados nessa posição, devido à anatomia da cabeça metacarpal. As articulações interfalangeanas devem ser mantidas em extensão quase total, para evitar a retração dos ligamentos colaterais e da placa volar (Figura 22.20).

Em seu método de imobilização para as fraturas da falange proximal, Burkhalter descreve que é confeccionada uma tala volar antebraquiopalmar para manter o punho em extensão de 30°, e outra tala dorsal atuando como bloqueio de extensão, mantendo as articulações metacarpofalangeanas em flexão máxima.[33,86] Desse modo, é permitida a mobilidade protegida dos dedos, ocorrendo um efeito de banda de tensão exercido pelo tendão extensor. A solidarização ao dedo vizinho sadio é feita para assegurar controle rotacional da fratura e facilitar a flexão (Figura 22.21).

O tratamento com tração descrito não é atualmente utilizado devido ao alto índice de rigidez articular e às técnicas funcionais de tratamento dessas fraturas.

O uso de fixador externo está indicado nos casos de fraturas expostas associadas à perda óssea, extensa lesão de partes moles ou intensa fragmentação. Sua maior utilidade está em permitir o tratamento adequado das partes moles e manter o comprimento da falange para posterior tratamento mais apropriado.

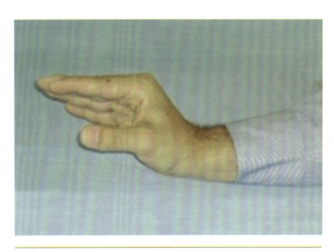

FIGURA 22.20 Posição *intrinsic plus* da mão.

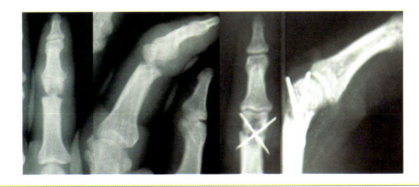

FIGURA 22.19 Fratura subcapital da falange proximal.

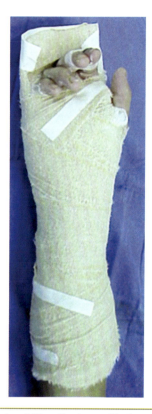

FIGURA 22.21 Imobilização de Burkhalter com solidarização ao dedo vizinho, para controle rotacional.

A fixação percutânea com fios de Kirschner é o método de fixação mais comumente empregado para a fixação das fraturas das falanges. É de fácil execução e tem a vantagem de minimizar o dano às partes moles, por não exigir dissecção. É mais bem empregada nas fraturas transversas das falanges, onde pode ter configuração cruzada um intramedular. Permite a mobilidade precoce, facilitando a reabilitação. Freeland descreveu a técnica de fixação percutânea com parafusos de tração nas fraturas oblíquas longas ou espirais, com bons resultados funcionais.[87,88] A redução é realizada com clampes adequados e a introdução dos parafusos é feita por pequenas incisões, guiada por um intensificador de imagens. A técnica respeita a vitalidade dos tecidos moles, mas requer maior treinamento do cirurgião.

A redução aberta das fraturas das falanges está indicada nos casos da impossibilidade de se conseguir a redução fechada ou em casos nos quais o cirurgião decida utilizar outro método de fixação que não o percutâneo. Mesmo com redução aberta, o uso de fios de Kirschner é o método fixação mais comumente empregado. Os fios servem para quase todas as configurações de fraturas, mas têm sua melhor indicação nas fraturas transversas. Nas fraturas oblíquas longas e espirais, o uso de parafusos de tração utilizando a técnica descrita pelo grupo AO fornece uma montagem rígida, possibilitando a reabilitação precoce (Figura 22.22). O uso de placas e parafusos é mais indicado nos casos de fragmentação articular, onde se necessita de uma construção mais rígida, muitas vezes, um enxerto ósseo. A posição da placa com maior resistência é lateral. O uso de placas deve ser bem pensado, pois mesmo as placas de perfil baixo ocupam o espaço de estruturas delicadas, e sua retirada, muitas vezes, é necessária.

## COMPLICAÇÕES

As complicações ósseas das fraturas das falanges podem ser divididas em consolidação com desvio rotacional (Figura 22.23), angulação volar, desvio angular ou lateral e encurtamento.[79] O tratamento é individualizado de acordo com a lesão.

Nas consolidações com desvio rotacional, o mais difícil é mensurar o grau de desvio. Muitas vezes, não é possível aferir o desvio com os dedos em extensão. Deve-se pedir ao paciente para fletir os dedos e verificar se há sobreposição (Figura 22.24). A cirurgia corretiva é realizada no plano do desvio, podendo ser uni ou multiplanar. A fixação preferencialmente deve ser com placas para permitir uma reabilitação mais agressiva, tentando-se evitar as aderências.[89]

Quando ocorre consolidação em angulação volar da falange proximal maior que 25° a 30°, pode ocorrer a pseudogarra. Além de ser esteticamente inaceitável, pode ocorrer a contratura em flexão da articulação interfalangeana proximal por encurtamento da placa volar e ligamentos.[79] O tratamento pode ser realizado com uma osteotomia de subtração volar e fixação com placa lateral, que é mais estável, visando a uma reabilitação agressiva e precoce, para não haver rigidez.

Na complicação com angulação lateral o tratamento é parecido com o descrito no parágrafo anterior. Froimson

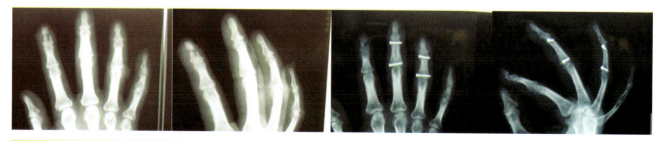

FIGURA 22.22 Fixação com parafusos de tração de fratura longitudinal das falanges médias do terceiro e quarto dedos.

Fraturas dos Metacarpos e Falanges

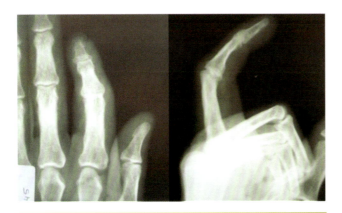

FIGURA 22.23 Consolidação viciosa de fratura da falange proximal do indicador.

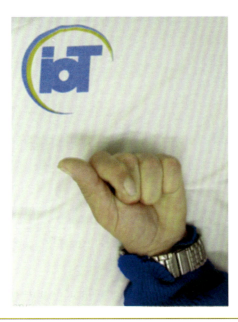

FIGURA 22.24 Sobreposição dos dedos por consolidação viciosa de fratura da falange proximal. Exame clínico do caso.

descreveu uma osteotomia em subtração com o uso de *burs*. Alternativamente, pode ser realizada a osteotomia de abertura com o uso de enxerto ósseo corticoesponjoso. Deixando a cortical oposta intacta, conseguimos uma fixação mais estável, mesmo com o uso de fios de Kirschner, embora a montagem mais rígida seja com placa e parafusos.[90]

O encurtamento como complicação raramente afeta a função do dedo. É mais comum em fraturas fragmentadas. Nos casos de fraturas oblíquas longas ou espirais, onde a articulação interfalangeana proximal tem sua flexão bloqueada, a ressecção da espícula óssea está indicada com descrito anteriormente.

Nos casos de consolidação viciosa com envolvimento articular, as osteotomias corretivas raramente estão indicadas. A sua realização muitas vezes não melhoram os resultados funcionais.[91] A artrodese e a artroplastia são os procedimentos definitivos, em geral, nos casos de artrose pós-traumática.

A pseudoartrose nas falanges não é vista com frequência, mas, quando ocorre, está relacionada com infecção, perda óssea e lesão neurovascular.[92] Seu tratamento é realizado com curetagem do foco da pseudoartrose, enxertia óssea e fixação estável (Figura 22.25). O primordial para um bom resultado é ter o menor tempo de imobilização, iniciando a reabilitação o mais precocemente possível.[93,94]

A rigidez pode ocorrer por vários mecanismos. O principal é a aderência dos tendões flexores e extensores e contraturas capsulares que são mais frequentes em períodos de imobilização supreriores a seis semanas.[66] Chow demonstrou que as lesões associadas de partes moles pioram o prognóstico da mobilidade articular.[95] O grau de mobilidade articular diminui de acordo com a lesão associada. Lesão nervosa, lesão do tendão extensor ou perda extensa de pele, lesão do tendão flexor apresentam, nessa ordem, o pior prognóstico.

A infecção após a fratura das falanges não é comum. Swanson classificou as fraturas expostas da mão em dois tipos:[96]

- **Tipo I:** A. feridas limpas sem contaminação ou atraso no tratamento e; B. sem doença sistêmica significativa.
- **Tipo II:** A. ferida com contaminação extensa; B. atraso no tratamento maior que 24 horas; C. doença sistêmica significativa.

Para Chow, a taxa de infecção para as fraturas do tipo I foi de 4% e, do tipo II, de 14%. A recomendação no tratamento foi o fechamento primário nas lesões do tipo I e tardio ou retardado nas do tipo II.

O tratamento mais efetivo para se evitar infecção segue os mesmos princípios que para qualquer fratura exposta, sem a irrigação e o debridamento mais efetivo que o uso de

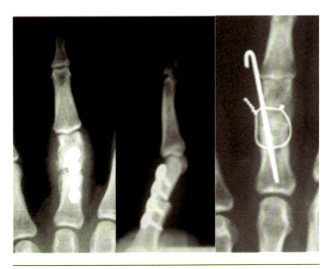

FIGURA 22.25 Pseudoartrose de falange proximal após tratamento com placa e parafusos. Realizada cirurgia com enxertia óssea e fixação estável com pinagem e amarria.

antibioticoterapia isolada.[97] Nas lesões tipo I de Swanson pode-se usar antibioticoterapia por 24 horas, mas sem comprovação científica de sua real utilidade. Nas lesões tipo II, o uso de antibioticoterapia o terapêutico. Quando ocorre osteomielite recorrente da falange na qual existe dor e déficit funcional importante, deve ser considerada a amputação do raio digital.

A complicação como ruptura do tendão flexor está descrita na literatura e é rara. Sua ocorrência é, geralmente, iatrogênica. Pode ser relacionada à fixação percutânea com fios[98] ou placas e parafusos.[99]

## FRATURAS DO PRIMEIRO METACARPO

### Fratura de Bennett

Em 1882, em Dublin, Edward Hallaran Bennett descreveu, mesmo antes do raio X ter sido descoberto, a fratura em duas partes da base do primeiro metacarpo, analisando cinco espécies cadavéricas com consolidação viciosa. Bennett ainda descreveu o padrão de fratura como sendo um traço oblíquo que cruza a articulação, separando-a em dois fragmentos: um maior, contendo o metacarpo, e outro menor, preso ao ligamento intermetacarpal, havendo também a subluxação dorsal do metacarpo (Figura 22.26).

Há grande controvérsia sobre as forças deformantes. A técnica de redução surgiu após a publicação de J. Ollie Edmunds, em 2006. Em seu artigo, ele descreveu como errada a teoria de que o abdutor longo do polegar seria a força deformante e a manobra de redução seria tração, abdução e pronação. Segundo sua descrição, a manobra correta de redução, desde que não exista lesão ligamentar do complexo dorsorradial, seria apenas trazer o polegar para a descrita posição *screw-home-torque*.[100]

O tratamento da fratura de Bennett requer intervenção cirúrgica, mesmo para os casos com pouco deslocamento, devido a sua instabilidade e difícil manutenção da redução em aparelho gessado. A cirurgia, na maioria das vezes, é realizada com redução fechada e fixação percutânea com fios de Kirschner, fixando a articulação e fixando o primeiro metacarpo no segundo. Pode-se optar pela redução aberta e a fixação interna com parafuso autocompressivo sem cabeça, permitindo o início precoce da mobilidade, mas é tecnicamente mais difícil e demanda maior experiência por parte do cirurgião (Figura 22.27).

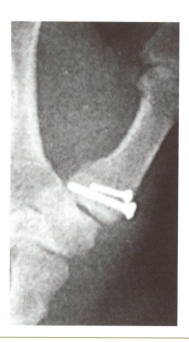

**FIGURA 22.27** Fixação com parafusos de tração, com cabeça, da fratura de Bennett.

Se a opção foi a fixação percutânea, os fios serão mantidos em média por seis semanas, e então inicia-se a fisioterapia para ganho de mobilidade. Em geral, se a redução articular foi anatômica, não há restrição de movimentos. A dúvida permanece qual o grau de irregularidade articular é aceitável no tratamento dessas fraturas. Via de regra, não se permite um degrau aticular, pois a evolução para a artrose secundária apresenta uma taxa maior que as fraturas consolidadas anatomicamente.

### Fratura de Rolando

Esse padrão de fratura foi descrito por Silvio Rolando em 1910 e se caracteriza por apresentar o traço articular em "T" ou "Y" (Figura 22.28). O princípio de tratamento é semelhante à fratura de Bennett, mas apresenta pior prognóstico, pois é relacionada ao trauma de maior energia e fragmentação articular. Pode-se optar por redução fechada e fixação percutânea, tentando-se transformar a fratura de Rolando em fratura de Bennett, e depois realizar-se a técnica operatória já descrita. A redução aberta é muito difícil, pois existe grande fragmentação e, muitas vezes, a redução somente é alcançada por ligamentotaxia.

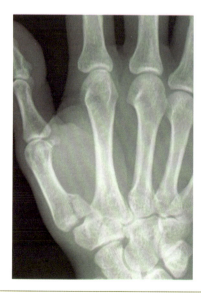

**FIGURA 22.26** Fratura de Bennett.

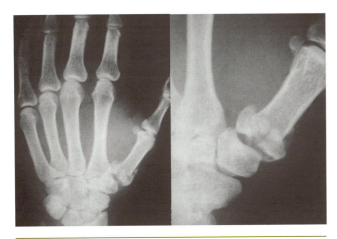

FIGURA 22.28 Fratura de Rolando.

## REFERÊNCIAS BIBLIOGRÁFICAS

1. Emmett JE, Breck LW. A review of analysis of 11,000 fractures seen in a private practice of orthopaedic surgery 1937-1956. J Bone Joint Surg Am. 1958;40:1169-75.
2. Swanson AB. Fractures involving the digits of the hand. Orthop Clin North Am. 1970;1:261-74.
3. De Jonge JJ, Kingma J, van der Lei B, et al. Fractures of the metacarpals: A retrospective analysis of incidence and aetiology and a review of the English-language literature. Injury. 1994;25:365-9.
4. Packer GJ, Shaheen MA. Patterns of hand fractures and dislocation in a district general hospital. J Hand Surg [Br]. 1993;18:511-4.
5. Lambotte A. Contribution à la chirurgie conservatrice de la main dans les traumatismes. Arch Fr Belges Chir. 1928;31:759-61.
6. Leibovic SJ. Internal fixation sets for use in the hand. Hand Clin. 1997;13:531-40.
7. Bissell JH. Therapeutic modalities in hand surgery. J Hand Surg. 1999;24:435-48.
8. Bryan BK, Kohnke EN. Therapy after skeletal fixation in the hand and wrist. Hand Clin. 1997;13:761-76.
9. Hastings H II, Carroll C IV. Treatment of closed articular fractures of the metacarpophalangeal and proximal interphalangeal joints. Hand Clin. 1988;4:503-27.
10. McElfresh EC, Dobyns JH. Intra-articular metacarpal head fractures. J Hand Surg [Am]. 1983;8:383-93.
11. Hindman BW, Kulik WJ, Lee G, et al. Occult fractures of the carpals and metacarpals: Demonstration by CT. AJR Am J Roentgenol. 1989;153:529-32.
12. Lister G. The Hand: Diagnosis and Indications. 3.ed. Edinburgh: Churchill Livingstone, 1993. p.96.
13. Nagle DJ, Af Ekenstam FW, Lister GD. Immediate Silastic arthroplasty for non-salvageable intraarticular phalangeal fractures. Scand J Plast Reconstr Surg Hand Surg. 1989;23:47-50.
14. Stern PJ, Amin AK, Neale HW. Early joint and tendon reconstruction for a degloving injury to the dorsum of the hand. Plast Reconstr Surg. 1983;72:391-4.
15. McNealy RW, Lichtenstein ME. Fractures of the metacarpals and phalanges. West J Surg Obstet Gynecol. 1935;43:156-61.
16. Amadio PC, Beckenbaugh RD, Bishop AT, et al. Fractures of the hand and wrist. In: Jupiter JB. Flynn's Hand Surgery. Baltimore: Williams & Wilkins, 1991. p.122-85.
17. Flatt AE. Closed and open fractures of the hand: Fundamentals of management. Postgrad Med. 1966;39:17-26.
18. Workman CE. Metacarpal fracture. Mo Med. 1964;61:687-90.
19. Bloem JJ. The treatment and prognosis of uncomplicated dislocated fractures of the metacarpals and phalanges. Arch Chir Neerl. 1971;23:55-65.
20. Green DP, Rowland SA. Fractures and Dislocations in the Hand. 3.ed. Philadelphia: JB Lippincott, 1991. p.441-562.
21. Jupiter JB, Belsky MR. Fracture and dislocations of the hand. In: Browner BD, Jupiter JB, Levine AM, et al. Skeletal Trauma. Philadelphia: WB Saunders, 1992. p.925-1024.
22. Jupiter JB, Silver MA. Fractures of the metacarpals and phalangeals. In: Chapman MW. Operative Orthopaedics. Philadelphia: JB Lippincott, 1988. p.1235-50.
23. Posner MA. Injuries to the hand and wrist in athletes. Orthop Clin North Am. 1977;8:593-618.
24. Smith RJ, Peimer CA. Injuries to the metacarpal bones and joints. Adv Surg. 1977;2:341-74.
25. Roberts N. Fractures of the phalanges of the hand and metacarpals. Proc R Soc Med. 1938;31:793-8.
26. Jahss SA. Fractures of the metacarpals: A new method of reduction and immobilization. J Bone Joint Surg. 1938;20:178-86.
27. Braga Silva J, Calcagnotto GN, Fridman M. Fixação intramedular nas fraturas do colo dos metacarpianos. RBO, 2000.
28. Freeland AE, Jabaley ME, Hughes JL. Stable Fixation of the Hand and Wrist. New York: Springer-Verlag, 1986.
29. Rettig AC, Ryan R, Shelbourne KD, et al. Metacarpal fractures in the athlete. Am J Sports Med. 1989;17:567-72.
30. McMahon PJ, Woods DA, Burge PD. Initial treatment of closed metacarpal fractures. J Hand Surg [Br]. 1994;19:597-600.
31. Borgeskov S. Conservative therapy for fractures of the phalanges and metacarpals. Acta Chir Scand. 1967;133:123-30.
32. Wright TA. Early mobilization in fractures of the metacarpals and phalanges. Can J Surg. 1968;11:491-8.
33. Burkhalter WE. Closed treatment of hand fractures. J Hand Surg [Am]. 1989;14:390-3.
34. De Freitas AD, Pardini Jr AG, Monteiro PCVF. Fixação intramedular com fios múltiplos no tratamento das fraturas dos metacárpicos. RBO, 1995.
35. Stahl S, Schwartz O. Complications of K-wire fixation of fractures and dislocations in the hand and wrist. Arch Phys Med Rehabil. 2001;121:527-30.
36. Page SM, Stern PJ. Complications and range of motion following plate fixation of metacarpal and phalangeal fractures. J Hand Surg [Am]. 1998;23:827-32.
37. Stern PJ, Wieser MJ, Reilly DG. Complications of plate fixation in the hand skeleton. Clin Orthop. 1987;214:59-65.
38. Ohara G, Albertoni W, Faloppa F, et al. Movimentação passiva precoce na reabilitação das osteossínteses dos ossos da mão. RBO, 1996.
39. DeLee JC. Avulsion fracture of the base of the second metacarpal by the extensor carpi radialis longus. J Bone Joint Surg Am. 1979;61:445-6.

40. Rose EH. Reconstruction of central metacarpal ray defects of the hand with a free vascularized double metatarsal and metatarsophalangeal joint transfer. J Hand Surg [Am]. 1984;9:28-31.

41. Treble N, Arif S. Avulsion fracture of the index metacarpal. J Hand Surg [Br]. 1987;12:38-9.

42. Crichlow TPKR, Hoskins J. Avulsion fracture of the index metacarpal base: 3 case reports. J Hand Surg [Br]. 1988;13:212-4.

43. Wolfe SW, Elliott AJ. Metacarpal and carpometacarpal trauma. In: Peimer CA. Surgery of the Hand and Upper Extremity. New York: McGraw-Hill, 1996. p.883-920.

44. Kerr HR. Dislocation of the fifth carpometacarpal joint. J Bone Joint Surg Br. 1955;37:254-6.

45. Niechajev I. Dislocated intra-articular fracture of the base of the fifth metacarpal: A clinical study of 23 patients. Plast Reconstr Surg. 1985;75:406-10.

46. Marck KW, Klasen HJ. Fracture-dislocation of the hamatometacarpal joint: A case report. J Hand Surg [Am]. 1986;11:128-30.

47. Black DM, Watson HK, Vender MI. Arthoplasty of the ulnar carpometacarpal joints. J Hand Surg [Am]. 1987;12:1071-4.

48. Clement BL. Fracture-dislocation of the base of the fifth metacarpal: A case report. J Bone Joint Surg. 1945;27:498-9.

49. Dommisse IG, Lloyd GJ. Injuries of the fifth carpometacarpal region. Can J Surg. 1979;22:240-5.

50. Hazlett JW. Carpometacarpal dislocations other than the thumb: A report of 11 cases. Can J Surg. 1968;11:315-22.

51. Lundeen JM, Shin AY. Clinical results of intraarticular fractures of the base of the fifth metacarpal treated by closed reduction and cast immobilization. J Hand Surg [Br]. 2000;25:258-61.

52. Rawles JG Jr. Dislocations and fracture-dislocations at the carpometacarpal joints of the fingers. Hand Clin. 1988;4:103-12.

53. Sandzen SC. Fracture of the fifth metacarpal resembling Bennett's fracture. Hand. 1973;5:49-51.

54. Sandzen SC Jr. Atlas of Wrist and Hand Fractures. 2.ed. Littleton: PSG, 1986.

55. Clendenin MB, Smith RJ. Fifth metacarpal/hamate arthrodesis for posttraumatic osteoarthritis. J Hand Surg [Am]. 1984;9:374-8.

56. Gainor BJ, Stark HH, Ashworth CR, et al. Tendon arthroplasty of the fifth carpometacarpal joint for treatment of post-traumatic arthritis. J Hand Surg [Am]. 1991;16:520-4.

57. Light TR. Salvage of intraarticular malunions of the hand and wrist. Clin Orthop. 1987;214:130-5.

58. Light TR, Bednar MS. Management of intra-articular fractures of the metacarpophalangeal joint. In: Schenck RR. Hand Clinics. 10.ed. Philadelphia: WB Saunders, 1994. p.303-14.

59. Reilly KE, Linz JC, Stern PJ, et al. Osteomyelitis of the tubular bones of the hand. J Hand Surg Am. 1997;22:644-9.

60. Schneider LH. Fractures of the distal phalanx. Hand Clin. 1988;4:537-47.

61. Butt WD. Fractures of the hand: I. Description. Can Med Assoc J. 1962;86:731-5.

62. Weeks PM. Acute Bone and Joint Injuries of the Hand and Wrist. St. Louis: CV Mosby, 1981.

63. Richards RR, Khoury G, Young MC. Internal fixation of an unstable open fracture of the distal phalanx with a Herbert screw. J Hand Surg [Am]. 1988;13:428-32.

64. Seymour N. Juxta-epiphyseal fracture of the terminal phalanx of the finger. J Bone Joint Surg Br. 1966;48:347-9.

65. Strickland JW, Steichen JB, Kleinman WB, et al. Factors influencing digital performance after phalangeal fracture. In: Strickland JW, Steichen JB. Difficult Problems in Hand Surgery. St. Louis: CV Mosby, 1982. p.126-39.

66. Strickland JW, Steichen JB, Kleinman WB, et al. Phalangeal fractures: Factors influencing digital performance. Orthop Rev. 1982;11:39-50.

67. Stark HH. Troublesome Fractures and Dislocations of the Hand. St. Louis: AAOS Instructional Course Lectures. St. Louis: CV Mosby, 1970. Vol 19, p.130-49.

68. Shibata T, O'Flanagan SJ, Ip FK, et al. Articular fractures of the digits: A prospective study. J Hand Surg [Br]. 1993;18:225-9.

69. Duncan RW, Freeland AE, Jabaley ME, et al. Open hand fractures: An analysis of the recovery of active motion and of complications. J Hand Surg [Am]. 1993;18:387-94.

70. Woods GL. Troublesome shaft fractures of the proximal phalanx. Hand Clin. 1988;4:75-85.

71. Huffaker WH, Wray RC Jr, Weeks PM. Factors influencing final range of motion in the fingers after fractures of the hand. Plast Reconstr Surg. 1979;63:82- 7.

72. London PS. Sprains and fractures involving the interphalangeal joints. Hand. 1971;3:155-8.

73. Schenck RR. Dynamic traction and early passive movement for fractures for the proximal interphalangeal joint. J Hand Surg [Am]. 1986;11:850-8.

74. Pinto Neto HB, De Azevedo GRLR, Bulcão H. Tração dinâmica e movimentação passiva para as fraturas de falanges e suas sequelas. RBO, 1995.

75. Spinner M, Choi BY. Anterior dislocation of the proximal interphalangeal joint. J Bone Joint Surg Am. 1970;52: 1329-36.

76. Kuhn KM, Dao KD, Shin AY. Volar A1 pulley approach for fixation of avulsion fractures of the base of the proximal phalanx. J Hand Surg [Am]. 2001;26:762-71.

77. Wolfe SW, Katz LD. Intra-articular impaction fractures of the phalanges. J Hand Surg [Am]. 1995;20:327-33.

78. Stern PJ, Roman RJ, Kiefhaber TR, et al. Pilon fractures of the proximal interphalangeal joint. J Hand Surg [Am]. 1991;16:844-50.

79. Green DP. Complications of phalangeal and metacarpal fractures. Hand Clin. 1986;2:307-28.

80. Leonard MH. Blocking spur on proximal phalanx (Letter to the editor). Hand. 1981;13:321.

81. Al-Qattan MM. The cartilaginous cap fracture. Hand Clin. 2000;16:535-9.

82. Flatt AE. Fractures: The Care of Minor Hand Injuries. 3.ed. St. Louis: CV Mosby, 1972.

83. Moberg E. The use of traction treatment for fractures of phalanges and metacarpals. Acta Chir Scand. 1949;99: 341-52.

84. James JIP. Fractures of the proximal and middle phalanges of the fingers. Acta Orthop Scand. 1962;32:401-12.

85. James JIP. Common, simple errors in the management of hand injuries. Proc R Soc Med. 1970;63:69-71.

86. Burkhalter WE, Reyes FA. Closed treatment of fractures of the hand. Bull Hosp Joint Dis. 1984;44:145-62.

87. Freeland AE, Benoist LA, Melancon KP. Parallel miniature screw fixation of spiral and long oblique hand phalangeal fractures. Orthopedics. 1994;17:199-200.

88. Freeland AE, Roberts TS. Percutaneous screw treatment of spiral oblique finger proximal phalangeal fractures. Orthopedics. 1991;14:386-8.

89. Lucas GL, Pfeiffer CM. Osteotomies correctrices de metacarpiens et des phalanges stabilisees avec plaques et vis (AO). Ann Chir Main. 1989;8:30-8.

90. Froimson AI. Osteotomy for digital deformity. J Hand Surg [Am]. 1981;6:585-9.

91. Gollamudi S, Jones WA. Corrective osteotomy of malunited fractures of phalanges and metacarpals. J Hand Surg [Br]. 2000;25:439-41.

92. Van Oosterom FJT, Brete GJV, Ozdemir C, et al. Treatment of phalangeal fractures in severely injured hands. J Hand Surg [Br]. 2001;26:108-11.

93. Jupiter JB, Koniuch MP, Smith RJ. The management of delayed union and nonunion of the metacarpals and phalanges. J Hand Surg [Am]. 1985;10:457-66.

94. Wray RC Jr, Glunk R. Treatment of delayed union, nonunion, and malunion of phalanges of the hand. Ann Plast Surg. 1989;22:14-8.

95. Chow SP, Pun WK, So YC, et al. A prospective study of 245 open digital fractures of the hand. J Hand Surg [Br]. 1991;16:137-40.

96. Swanson TV, Szabo RM, Anderson DD. Open hand fractures: Prognosis and classification. J Hand Surg [Am]. 1991;16:101-7.

97. Suprock MD, Hood JM, Lubahn JD. Role of antibiotics in open fractures of the finger. J Hand Surg [Am]. 1990;15: 761-4.

98. Joshi BB. Percutaneous internal fixation of fractures of the proximal phalanges. Hand. 1976;8:86-92.

99. Fambrough RA, Green DP. Tendon rupture as a complication of screw fixation in fractures of the hand: A case report. J Bone Joint Surg Am. 1979;61:781-2.

100. Edmunds JO. Traumatic Dislocations and Instability of the Trapeziometacarpal Joint of the Thumb. Hand Clin. 2006;22(3):365-92.

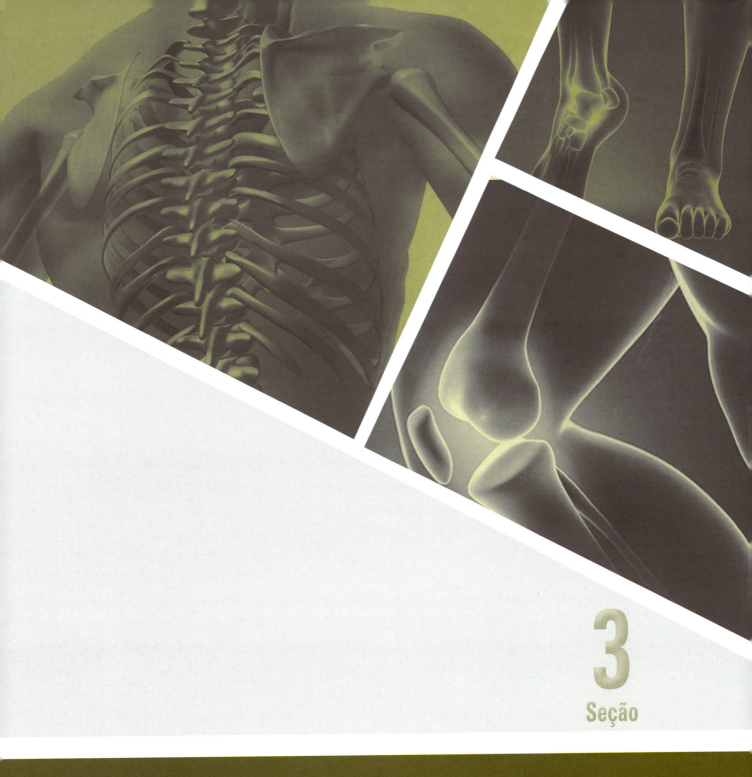

# Membro Inferior

Seção 3

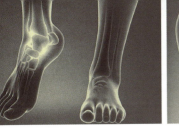
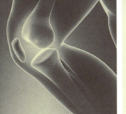

# Fraturas da Coluna Cervical

Alexandre Fogaça Cristante
Marcelo Loquette Damasceno

## INTRODUÇÃO

Após um trauma, lesões na coluna cervical devem ser suspeitadas em qualquer paciente com queixa de dor cervical, fazendo-se mister uma abordagem multidisciplinar. O manejo inicial de um paciente politraumatizado é ditado pelo estabelecido protocolo do suporte avançado de vida no trauma (ATLS), com prioridade direcionada à permeabilização de vias aéreas, ventilação e comprometimento circulatório.

Na população adulta, a maioria dos pacientes são do sexo masculino (mais de 30% encontra-se ao redor dos 30 anos de idade), sendo as causas mais comuns de lesão da coluna cervical os acidentes automobilísticos, mergulho em água rasa, ferimentos por armas de fogo e atividades esportivas, nesta ordem de frequência.[1] Há uma distribuição etária bimodal nos pacientes portadores de lesões medulares: o primeiro pico ocorre entre os 15 e 24 anos, e o segundo, em pacientes acima de 55 anos de idade.[2]

Devido as importantes diferenças anatômicas existentes no chamado complexo occipitocervical, que engloba o occipício, o atlas e o áxis ($C_1 - C_2$), consideramos que o estudo das lesões deste segmento deve ser feito de forma separada das lesões na coluna cervical baixa, que ocorrem da terceira à sétima vértebras ($C_3 - C_7$).

De fundamental importância a realização de um exame físico geral com o paciente em decúbito dorsal. A cabeça deve ser examinada em busca de ferimentos e contusões, com palpação na suspeita de fraturas faciais; canais auditivos inspecionados para que seja descartada possibilidade de fístula liquórica ou otorragia por trás da membrana timpânica, indicando fratura craniana. Processos espinhosos devem ser palpados desde a região cervical superior até a região lombossacral: defeitos palpáveis nos ligamentos interespinhais podem indicar ruptura do complexo ligamentar de sustentação. Cotovelos podem estar fletidos (lesão na medula causando perda da função do bíceps) ou estendidos (se a paralisia for mais elevada). Ereção peniana e incontinência fecal ou urinária sugerem existência de lesão significativa da coluna vertebral; a pressão arterial pode estar diminuída, sem aumento compensatório do pulso, indicando choque medular. Tórax, abdome e membros devem ser examinados em busca de lesões ocultas. O paciente deve ser removido da prancha rígida o mais rápido Possível, a fim de evitar úlceras de decúbito.

A avaliação neurológica deve ser realizada de forma detalhada e precisa; nível de consciência deve ser avaliado, com diâmetro e reação pupilar observada. A Escala de Glasgow ajuda a determinar o nível de consciência. Funções sensitivas, motoras e reflexos devem ser anotados na chegada do paciente e no decorrer da internação.

À seguir procedemos aos exames radiográficos, que devem incluir incidências em perfil, anteroposterior, oblíquas e trans-oral da coluna cervical. A Tomografia Computadorizada pode ser usada para esclarecer achados questionáveis nas radiografias simples, revelar uma lesão oculta e fazer uma avaliação mais profunda de uma fratura ou fratura-luxação identificada.

Existem inúmeras classificações descritas para análise das lesões deste segmento vertebral, e em cada um dos tópicos apresentaremos as mais adequadas à prática clínica.

## COLUNA CERVICAL ALTA

Neste segmento da coluna cervical, algumas lesões características ocorrem, apresentando evolução e tratamento diferentes e serão analisadas individualmente: fraturas do côndilo occipital, fratura do atlas, luxações $C_1 - C_2$, fraturas do dente do áxis (processo odontóide) e fraturas do "enforcado".

### FRATURAS DO CÔNDILO OCCIPITAL

A primeira descrição de fratura do côndilo occipital citado na literatura é a de Bell,[3] em 1817, que observou um caso em um paciente jovem, vítima de trauma cranioencefálico. Somente em 1900 encontra-se a segunda publicação médica, de autoria de Kissinger, referente a este tipo de fratura, também na forma de apresentação de caso clínico. O estudo da afecção se seguiu com as publicações de Ahlgren e cols., em 1962 e 1964, e de Schliak e Schaefer,[4] em 1965. Em 1974, Wackenhein[5] apresentou à comunidade médica mais seis casos de fratura de côndilo occipital, e Bolander,[6] em 1978, mais dois casos. Desde então pôde-se encontrar mais alguns casos descritos na literatura, caracterizando-se este tipo de fratura como bastante raro.

Em 1986, Dvorak e Panjabi[7] publicaram seu estudo da anatomia funcional dos ligamentos alares, e, em 1988, Anderson e Montesano[8] propuseram uma classificação para as fraturas do côndilo occipital.

As fraturas do côndilo occipital são de tratamento conservador, evoluindo de forma bastante favorável se não forem associadas a outras lesões como as devidas ao trauma cranioencefálico e às fraturas de vértebras cervicais. A despeito desse fato, são de difícil diagnóstico se não houver a suspeita de existência das mesmas e utilização de método de diagnóstico adequado para sua identificação.

O conjunto formado pelas duas primeiras vértebras cervicais associadas ao occipital tem sido conceituado como unidade cervicocranial, havendo uma série de lesões, bastante características, que ocorrem exclusivamente nesta região da coluna, justificando-se uma revisão da anatomia e biomecânica desde segmento para uma melhor compreensão das afecções traumáticas que aí podem ocorrer.

Os côndilos occipitais são as partes laterais do osso occipital, este último é constituído de quatro partes, a saber: a basilar, anteriormente, as já citadas laterais ou condilares e uma escamosa, posteriormente. A parte basilar, bastante fina na região foraminal, estende-se anteriormente em formato quadrangular até se unir ao osso esfenoidal, por articulação cartilaginosa que se ossifica por volta dos 25 anos de idade. Os côndilos aproximam-se entre si anteriormente ao forame magno; ínfero-lateralmente estão as superfícies articulares para as facetas do atlas. Na borda medial do côndilo há uma incisura ou tubérculo para a inserção do ligamento alar e, em sua base, encontra-se o canal para o nervo hipoglosso. Póstero-lateralmente aos côndilos há um processo jugular e sua incisura, por onde passam a veia jugular interna e o IX, o X e o XI pares de nervos cranianos.

Articulando-se com os côndilos occipitais está a primeira vértebra cervical, o atlas, que não apresenta corpo vertebral, sendo formado por arcos anterior e posterior e duas massas laterais, sendo estas as porções a articularem com o occipício, através da faceta articular superior. Articula-se com o áxis a segunda vértebra cervical, através de sua faceta articular inferior. O áxis apresenta lâmina, pedículo, processo espinhoso, processos transversos e forames tal qual as demais vértebras cervicais, com algumas diferenças quanto às proporções destas mesmas estruturas. Observa-se, no entanto, sobre seu corpo, o processo odontóide ou dente do áxis, literalmente o pivô da articulação atlantoaxial. Nesta articulação se dá aproximadamente 50% do movimento de rotação da cabeça.

Os movimentos possíveis no segmento occípto-atlantoaxial são estabilizados por um conjunto de ligamentos e pela membrana tectorial. A membrana tectorial, o ligamento nucal, o ligamento longitudinal posterior e o ligamento cruciforme conferem estabilidade regional ao movimento de flexão da porção superior da coluna cervical. A estabilidade aos movimentos de rotação e inclinação lateral é conferida pelos ligamentos alares. A rotação da cabeça para a direita é limitada pelo ligamento alar esquerdo e vice-versa, conforma esclarecem Dvorak e Panjabi, e, durante a inclinação da cabeça para um lado, a porção occipital do ligamento alar do mesmo lado está relaxada e a porção mais próxima ao atlas está estirada. O atlas move-se na mesma direção da inclinação, porém não se observa sua rotação. O movimento de extensão de parte superior da coluna cervical é limitado principalmente pela porção transversa dos ligamentos alares. Quando se adiciona ao movimento de rotação da cabeça o movimento de flexão, há estiramento máximo dos ligamentos alares, com maior vulnerabilidade de lesão, conforme Dvorak e Panjabi.

Em geral, este tipo de fratura é causado por acidentes envolvendo traumas de grande energia, tais como acidentes automobilísticos, nas grande maioria dos casos e acidentes ocorridos na prática esportiva. Em função dos próprios tipos de fatores causais, mormente são acometidos os indivíduos jovens, na segunda e terceira décadas de vida, principalmente os do sexo masculino. Há, na literatura, casos descritos acometendo indivíduos mais idosos, crianças e mulheres; no entanto, estas fraturas resultaram também de acidentes automobilísticos.

As fraturas do côndilo occipital classificam-se, conforme proposta de Anderson e Montesano[8] em publicação do ano de 1988, segundo a anatomia regional, a biomecânica das estruturas envolvidas e sua morfologia (Figura 23.1).

Apresentam-se três grupos de fraturas de côndilo occipital. Em um primeiro grupo (tipo I), observa-se fratura impactada do côndilo occipital, tendo como mecanismos de trauma a carga axial do crânio sobre o atlas. Nesta há comunicação do côndilo occipital sem ou com mínimo desvio dos fragmentos em direção do forame magno. A membrana tectorial encontra-se intacta, bem como o ligamento alar contralateral à fratura, garantindo sua estabilidade. Em um segundo grupo (tipo II), tem-se a fratura do côndilo occipital como parte de uma fratura da base do crânio que se apresenta com traço em direção ao forame magno. É fratura causada por trauma direto regional e é estável em função da integridade dos ligamentos alares e da membrana tectorial. O terceiro grupo (tipo III) traz a fratura-avulsão do côndilo occipital pelo ligamento alar, causada por rotação ou inclinação lateral da cabeça ou pela associação dos dois movimentos. Neste caso, devido à lesão do ligamento alar contralateral e da membrana tectorial, observa-se uma lesão potencialmente instável.

O quadro clínico das fraturas do côndilo occipital é bastante inespecífico, queixando-se o paciente, em geral, apenas de dor na face posterior do pescoço e de espasmos da musculatura paravertebral cervical, dificultando, assim, o diagnóstico destas. Raramente se pode observar paralisia dos IX, X e XI pares cranianos. Esta sintomatologia é

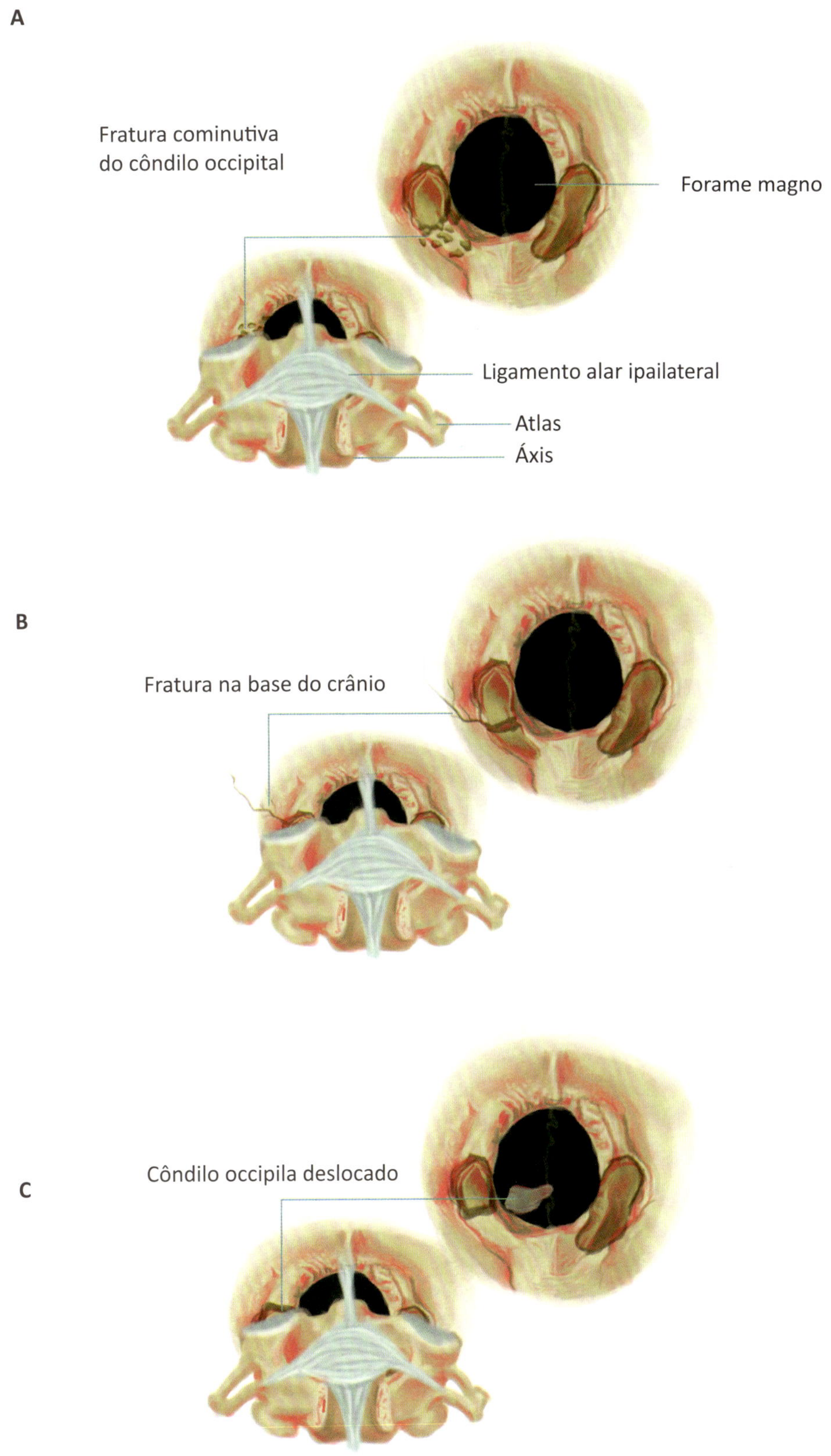

Fraturas da Coluna Cervical

**A**

Fratura cominutiva do côndilo occipital

Forame magno

Ligamento alar ipailateral

Atlas

Áxis

**B**

Fratura na base do crânio

**C**

Côndilo occipila deslocado

**FIGURA 23.1** Esquema de classificação de Anderson e Montesano: **(A)** Tipo I; **(B)** Tipo II, **(C)** Tipo III.

atribuída ao grande potencial apresentado por este tipo de fratura para o comprometimento do canal hipoglosso que se encontra na base do côndilo occipital. Ainda, as laterais dos côndilos formam o processo jugular, que contém o sulco jugular, este associado à porção correspondente do osso temporal, forma o forame jugular, que transmite a veia jugular interna e os pares cranianos já citados.

O trauma cranioencefálico acompanha a grande maioria destas fraturas, colaborando também, para a constituição do quadro clínico destes pacientes, dificultando o diagnóstico (devido à possível alteração do nível de consciência, por exemplo) e sendo, muitas vezes, o responsável pelo óbito dos mesmos.

Cabe ressaltar a possível associação destas lesões às fraturas de vértebras cervicais, fazendo-se, muitas vezes, o diagnósticos destas últimas em detrimento do diagnóstico das fraturas do côndilo occipital.

As fraturas de côndilo occipital são de difícil diagnóstico, dada a inespecificidade de seu quadro clínico. É extremamente difícil a sua visualização com as técnicas radiográficas convencionais, sendo necessária a utilização de métodos de diagnóstico por imagem mais sofisticados para seu reconhecimento. Entre estes métodos destaca-se a planigrafia convencional e a TC, sendo esta última o exame de escolha devido à facilidade de realização e interpretação, permitindo a reconstrução das imagens nos planos sagital e coronal, bem como a reconstrução tridimensional.

Devido à necessidade de exames específicos para o diagnóstico destas fraturas, muitas vezes elas passam desapercebidas, apresentando, o paciente, quadro de dor persistente na região cervical posterior, acompanhado de espasmo muscular por longo período sem que se suspeite da existência da lesão. Outra situação bastante comum é o diagnóstico destas fraturas como achado de exames para verificação de quaisquer outras lesões do segmento craniocervical, como fratura do processo odontóide, fratura da base do crânio e outros.

A transição occipitocervical deve ser avaliada com extrema atenção, especialmente nos pacientes que apresentam traumatismos de face e crânio associados (Figura 23.2).

O tratamento conservador das fraturas do côndilo occipital evolui com bons resultados, ficando o paciente livre de dor cervical, mantendo o arco total de movimento do segmento envolvido, em média após três meses de tratamento. Preconiza-se o uso do colar tipo Philadelphia para os casos classificados como tipo I ou II de Anderson e Montesano e uma imobilização mais rígida, como halogesso ou gesso tipo Minerva para as fraturas classificadas como tipo III, por 12 semanas.

Se as radiografias indicarem instabilidade após um período adequado de imobilização em um colete com halo, poderá ser necessária uma artrodese occipício-C2.

As lesões dos pares cranianos devem ser tratadas com corticoterapia inicial e, com esta, associada à imobilização, observa-se recuperação espontânea da função destes nervos em alguns dias.

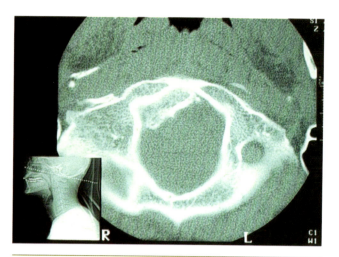

FIGURA 23.2 Corte tomográfico evidenciando fratura do tipo III.
Fonte: acervo do autor.

## Fraturas e luxações de $C_1$ e $C_2$

As fraturas osteoarticulares traumáticas das duas primeiras vértebras cervicais diferem das demais devido às suas particularidades anatômicas.

O atlas não tem corpo vertebral, sendo constituído por dois arcos ósseos, um anterior e um posterior e, entre eles, as massas laterais. Não há processo espinhoso desenvolvido na união das hemilâminas posteriores, mas um pequeno tubérculo dorsal.

Nas massas laterais existem as superfícies articulares superiores em articulação com o osso occipital e as inferiores para com o áxis.

Na face medial de cada massa lateral se insere o ligamento transverso que divide o forame delimitado pelos arcos e massas laterais em dois segmentos: o anterior, no qual se localiza o dente do áxis, e o posterior, no qual passa a medula.

O áxis tem particularidade de ter na superfície cranial do corpo vertebral o dente do áxis, que se localizará no segmento anterior do forame do atlas entre o seu arco anterior e o ligamento transverso.

## Fratura do atlas

Correspondendo a 2% das fraturas da coluna vertebral, ocorre quando uma compressão axial (vertical) do crânio sobre o atlas força-o sobre o áxis, determinando a sua ruptura nos pontos mais fracos, que são os arcos anterior e posterior, com consequente afastamento das massas laterais, o que constitui a denominada fratura de Jefferson.

Podem aparecer também fraturas isoladas do arco posterior, que são consideradas resultantes da compressão vertical sobre a cabeça em extensão.

A pressão exercida sobre o atlas pode não só determinar a fratura dos arcos como também a ruptura do ligamento transverso, que é a principal estrutura a assegurar a estabilidade anterior dessa vértebra, impedindo o seu escorregamento sobre o áxis.

Nas fraturas de Jefferson é fundamental para o prognóstico saber se houve ou não a ruptura do ligamento transverso.

Nas radiografias de frente o diagnóstico feito pela observação da articulação $C_1 - C_2$. Normalmente deve haver continuidade da linha vertical traçada sobre as margens laterais das massas laterais do atlas, e dos maciços articulares do áxis; quando há fratura dos arcos anterior e posterior do atlas, essa continuidade desaparece devido ao afastamento das massas laterais.

Resta saber até quando o afastamento é compatível com a integridade do ligamento transverso. Estudos experimentais em cadáveres, como o de Spencer,[9] demonstram que, se o afastamento for maior do que 7mm, houve ruptura do ligamento (Figura 23.3).

Se ocorrer ruptura haverá instabilidade $C_1 - C_2$ que permanecerá mesmo após a consolidação das fraturas dos arcos, o que facilitará a ocorrência de luxação $C_1 - C_2$, mesmo com pequenos traumatismos (Figura 23.4).

O tratamento indicado na fratura de Jefferson é a redução por tração craniana e a imobilização por 3 a 4 meses.

Nos casos em que houver ruptura do ligamento transverso será necessária a artrodese occipitocervical imediata, o que abrevia o tratamento, mas condiciona limitação também da flexão.

Por vezes, o estudo radiográfico rotineiro da fratura de Jefferson apenas revela a fratura do arco posterior, só aparecendo a do arco anterior na TC.

## Luxação atlas-áxis

As luxações entre o occipital e o atlas com sobrevida dos pacientes são excepcionais. Não temos experiência pessoal na observação desses casos e são raríssimos os relatos na literatura.

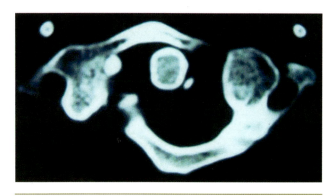

**FIGURA 23.4** Corte axial tomográfico evidenciando fratura de atlas com grande desvio das massas laterais indicando instabilidade.
Fonte: acervo do autor.

As luxações $C_1 - C_2$ puras, isto é, sem fratura do dente do áxis, também são raras porque só são possíveis por um violento mecanismo de flexão com ruptura do ligamento transverso, havendo projeção do dente do áxis para o canal neural, com traumatismo medular geralmente incompatível com a vida.

Mais frequentemente são as subluxações determinadas por instabilidade já existente como nas displasias do dente do áxis, artrite reumatóide, etc.

O diagnóstico radiográfico da luxação $C_1 - C_2$ é feita especialmente na projeção de perfil, quando a distância entre a margem posterior do arco anterior do atlas e a margem anterior do dente do áxis for maior do que 3mm no adulto e 5mm na criança; havendo dúvida é interessante fazer radiografias na incidência de perfil em flexão e extensão, quando normalmente não deverá haver diferença significativa da distância referida; neste estudo dinâmico, especialmente quando há suspeita de luxação, não esquecer os cuidados já anteriormente referidos. Nas projeções anteroposteriores

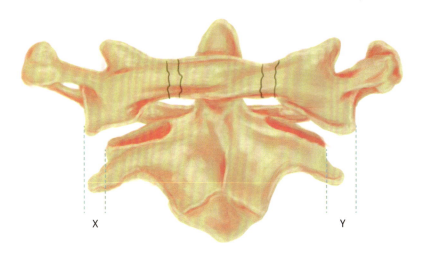

**FIGURA 23.3** Método de Spencer: se X + Y for maior que 7 mm no raio-X, infere-se que houve lesão do ligamento transverso.

não aparecerão normalmente as fendas articulares entre as massas laterais do atlas e as superiores articulares superiores do áxis, mas a superposição das mesmas.

Na luxação $C_1 - C_2$ não levamos em consideração o tratamento incruento; o tratamento será sempre cirúrgico, o que representa a artrodese C1-C2, que pode ser feita através de inúmeros métodos, tais quais: amarrilho entre os arcos posteriores de C1-C2 com fios de aço (Figura 23.5), parafuso transarticular C1-C2 – técnica de Magerl, parafuso na massa lateral de C1 e no pedículo de C2 – técnica de Harms (Figura 23.6), ou ainda parafuso na massa lateral de C1 e intralamnar em C2 –técnica de Wright (Figura 23.7).

## FRATURAS DO DENTE DO ÁXIS

Correspondendo de 5% a 15% das fraturas da coluna cervical, seu mecanismo é pouco claro. Estudos biomecânicos sugerem que ocorram por forças de cisalhamento.

Se houver componente de hiperflexão pode ocorrer desvio anterior, quando existirá também deslocamento anterior do atlas, lesão denominada fratura-luxação $C_1 - C_2$, e no caso haverá maior possibilidade de integridade medular do que na luxação pura, em virtude de que a probabilidade de sobrevida é muito maior.

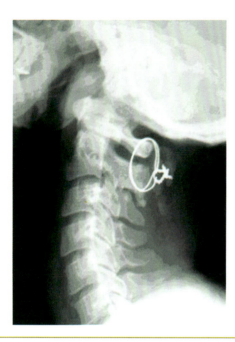

**FIGURA 23.5** Amarrilho de C1-C2 com fios de aço.
Fonte: acervo do autor.

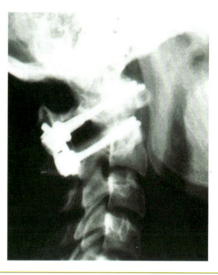

**FIGURA 23.6** Técnica de Harms para artrodese C1-C2.
Fonte: acervo do autor.

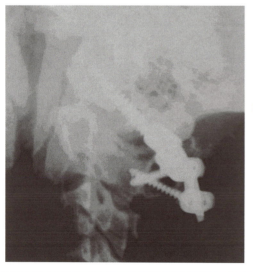

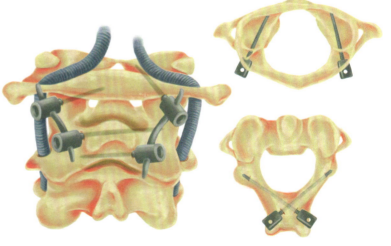

**FIGURA 23.7** Técnica de Wright para artrodese C1-C2.
Fonte: acervo do autor.

Se o mecanismo for a hiperextensão poderá haver desvio posterior.

No estudo radiográfico, nas fraturas sem desvio, seja na projeção anteroposterior, seja na de perfil, apenas se verá o traço de fratura do dente do áxis, e nas fraturas com desvio será vista a fratura com desvio do fragmento distal e o escorregamento do atlas. Nas fraturas sem desvio por vezes é muito difícil que se veja o traço de fratura, só sendo possível o diagnóstico pela planigrafia.

Ainda quanto ao diagnóstico radiológico das fraturas sem desvio deve-se acrescentar que carece haver cuidado especial com as crianças, quando ainda não ocorreu ossificação completa da vértebra. A ossificação do corpo do áxis começa no quinto mês de vida intra-uterina, geralmente por um centro e o dente do áxis na mesma época por dois centros que se fundem ao nascimento, quando encontraremos apenas dois centros, um para o corpo vertebral e um para o dente do áxis. Portanto, radiologicamente, na criança, o dente e o corpo do áxis estão separados por uma faixa de tecido transparente ao raio X, que progressivamente vai estreitando, até desaparecer aos 10-11 anos, quando o dente e o corpo do áxis se fundem, o que raramente não se completa em idades maiores. A não fusão do dente do áxis pode simular uma fratura sem desvio. Os pacientes com fratura do dente do áxis frequentemente têm queixas pobres, apenas de cervicalgia pouco intensa e certa dificuldade para a movimentação do pescoço, não raramente procurando tratamento vários dias depois do acidente. Algumas vezes procuram tratamento referindo dor violenta, grande dificuldade à movimentação e suportando a cabeça com as mãos. Sinais neurológicos só aparecem numa pequena minoria.

Anderson e D'Alonso[10] elaboraram uma classificação relacionando a altura do traço com o prognóstico.

- **Tipo I:** fratura do ápice do dente do áxis
- **Tipo II:** fratura da base do dente do áxis
- **Tipo III:** fratura atingindo o corpo do áxis

O tratamento é orientado pelo tipo de fratura do odontóide. Fraturas do tipo I que não envolvem lesão das estruturas ligamentares que sustentam a articulação atlanto-occipital podem ser tratadas com órtese cervical durante 3 meses. Há discussão quanto ao tratamento ideal das fraturas do tipo II, devido ao já documentado pobre potencial de consolidação da fratura nos idosos e à conhecida morbidade associada ao tratamento prolongado com halo.

Indicações relativas para cirurgia incluem:[11,12]

- deslocamento da fratura acima de 5 mm;
- angulação acima de 10 graus;
- idade maior que 50 anos;
- falhas nas tentativas de redução fechada;

Nas fraturas que requerem tratamento cirúrgico, uma alternativa é a osteossíntese por meio de parafuso canulado. (Figura 23.8, 23.9 e 23.10)

Nessa técnica, realiza-se uma incisão anterior ao nível C4-C5, com dissecção e colocação de fio-guia na cortical inferior de C2, com o auxílio de radioscopia. Procede-se a

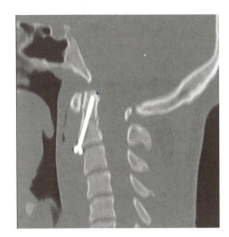

**FIGURA 23.8** TC sagital evidenciando o posicionamento do parafuso na osteossíntese de odontoide.
Fonte: acervo do autor.

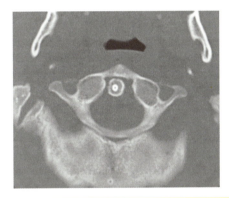

**FIGURA 23.9** TC axial evidenciando o posicionamento do parafuso na osteossíntese de odontoide.
Fonte: acervo do autor.

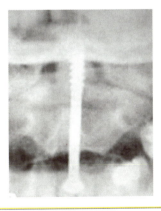

**FIGURA 23.10** Radiografia trans-oral evidenciando o posicionamento do parafuso na osteossíntese de odontoide.
Fonte: acervo do autor.

seguir a passagem de parafuso canulado, com controle de imagens no anteroposterior e perfil, simultaneamente, à entrada do parafuso. Contra-indicações para esta técnica: osteoporose, fraturas cominutivas, angulação do traço de fratura desfavorável (traço oblíquo anterior), diastase dos fragmentos e pseudoartrose.

## Fratura de Hangman

Também chamada de enforcado, a espondilolistese traumática do áxis é a fratura típica por hiperextensão-distração, na qual há fratura dos pedículos de $C_2$ com deslizamento do corpo dessa vértebra sobre $C_3$.[13]

Essa fratura, apesar do grande escorregamento de $C_2$ sobre $C_3$ que frequentemente aparece, muito raramente condiciona lesão medular, porque ela, ao contrário de produzir um estreitamento do canal espinhal, leva a um alargamento do mesmo.

A classificação de Levine e Edwards[14] divide a espondilolistese traumática do áxis em quatro tipos:

- **Tipo I:** fratura sem desvio angular e desvio translacional menor que 3,5 mm; ocorre por hiperextensão e compressão axial.
- **Tipo II:** fratura com desvio translacional ou angular importante; ocorre por hiperextensão e compressão axial, combinados a um mecanismo de flexão-compressão.
- **Tipo IIa:** fratura com pequeno desvio translacional e grande angulação, que apresenta aumento do espaço discal posterior entre C2-C3 com aplicação da tração; ocorre devido a uma flexão-distração.
- **Tipo III:** fratura com grande desvio translacional e angular, associada à luxação uni ou bilateral das facetas articulares C2-C3; ocorre devido a uma flexão-compressão (Figura 23.11).

As fraturas do tipo I são lesões estáveis, podendo ser tratadas por meio de órteses cervicais, halo-gesso, halo-vest ou gesso minerva (Figura 23.12) por um Período de 12 semanas.

As fraturas do tipo II são lesões instáveis, e o mecanismo de produção da fratura requer uma redução através de distração e leve hiperextensão, com posterior imobilização e aplicação de halo-gesso por 12 semanas. (Figura 23.13)

Nas fraturas do tipo II-a está indicada a realização de tração craniana, pois a flexo-distração é o mecanismo provável da lesão destas fraturas, de modo que a redução é conseguida por meio de pequena compressão e extensão. Estas fraturas devem ser tratadas por meio de halo-gesso por 12 semanas, ou cirurgicamente estabilizadas por meio de artrodese anterior C2-C3 ou fixação trans-pedicular de C2.

O tratamento cirúrgico está indicado nas fraturas do tipo III, visando redução das facetas articulares e estabilização por meio de artrodese.

## COLUNA CERVICAL BAIXA

Basicamente, as lesões podem ser divididas em seis tipos de acordo com Allen-Ferguson:[15] compressão-flexão, compressão vertical, distração-flexão, compressão-extensão, distração-extensão e flexão lateral (Figura 23.14).

### Fraturas por compressão flexão

Neste tipo de mecanismo podemos encontrar várias situações.

1. Afilamento da margem vertebral anterosuperior, com aspecto arredondado no seu contorno. Não há falência do complexo ligamentar posterior.
2. Obliquidade da porção anterior do corpo vertebral:
   - perda da altura do corpo vertebral na porção anterior ou central;
   - porção anteroinferior do corpo vertebral com a aparência de um "bico" (afilado);
   - pode existir aumento da concavidade do platô vertebral inferior da vértebra e fratura vertical do centro da vértebra.
3. A terceira linha de fratura passa obliquamente da superfície anterior pelo centro da vértebra até a placa subcondral inferior. É o tipo de fratura em forma triangular que ocorre onde houve o afilamento da vértebra (bico).

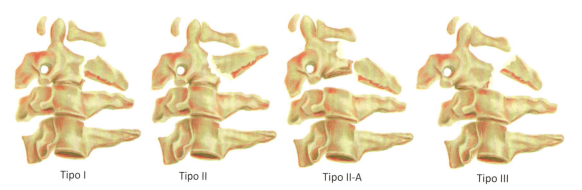

FIGURA 23.11 Classificação das fraturas do enforcado, segundo Levine e Edwards.

Fraturas da Coluna Cervical

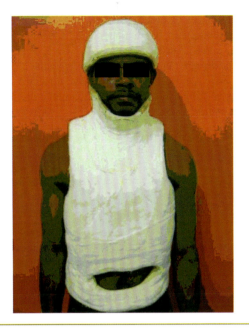

FIGURA 23.12 Gesso Minerva.
Fonte: acervo do autor.

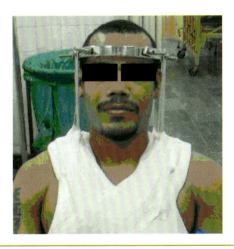

FIGURA 23.13 Halo-gesso.
Fonte: acervo do autor.

4. Em adição à deformidade do centro a vértebra e à fratura da porção afilada da vértebra, ocorre uma subluxação (leve – menor do que 3 mm) na margem ínfero-posterior da vértebra para dentro do canal neural, no segmento em estudo.
5. O mesmo que ocorre no item 3, a luxação da porção posterior da vértebra para o interior do canal neural. O arco vertebral permanece intacto. As facetas apresentam-se separadas. Há um aumento da distância entre os processos espinhosos. Tal luxação indica falência posterior do complexo ligamentar anterior e de todo o complexo ligamentar posterior. O afilamento anterior da vértebra permanece. A margem posteroinferior da vértebra superior pode se aproximar da vértebra subjacente.

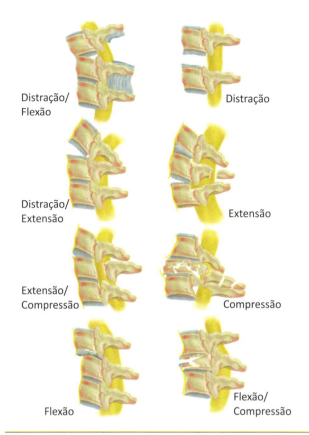

FIGURA 23.14 Esquema de classificação das fraturas da coluna cervical baixa.

## Fraturas por compressão vertical

Neste tipo de mecanismo podemos encontrar várias situações.

1. Fratura ou da superfície superior ou inferior com deformidade em cúpula. A fratura é inicialmente mais central que anterior. Não há falência do complexo ligamentar anterior ou posterior.
2. Fratura tanto da superfície superior como da inferior com deformidade do tipo côncava. Pode haver linhas de fraturas ao nível da porção central da vértebra, mas o desvio é mínimo.
3. Progressão da lesão vista no item 2. Ocorre então uma diminuição da porção central da vértebra, com os fragmentos desviados perifericamente em múltiplas direções, inclusive para o canal neural.

Os fragmentos podem ser poucos e grandes, dando a aparência da fratura vertical vista no tipo de compressão-flexão ou mais frequentemente apresentam grandes comunicações, com falência do centro da vértebra. A porção posterior do corpo vertebral, fraturado, pode estar luxada para o interior do canal neural. O arco vertebral pode estar intacto, sem evidências de falência ligamentar ou pode estar cominuído, com evidência de falência do complexo ligamentar posterior entre a vértebra fraturada e a subjacente por aumento do ângulo de cifose.

CAPÍTULO 23

## Fraturas por flexão-distração

Nesses tipos de fraturas, podemos encontrar vários situações dependendo da força de ação do mecanismo.

1. Falência do complexo ligamentar posterior, com subluxação, aumento da divergência dos processos espinhosos ao nível da lesão. Arrancamento da margem anterossuperior da vértebra ou arredondamento da vértebra, como se vê no tipo compressão-flexão. (Figura 23.15)
2. Luxação unifacetária. O grau de falência dos ligamentos posteriores pode variar, de parcial até (mais raro) de ambos os complexos ligamentares anterior e posterior. A subluxação da faceta oposta à faceta luxada sugere lesão ligamentar grave. Nesses casos, precisam ser realizados raios X dinâmicos para avaliar a extensão da lesão, sempre com a presença do médico. Pode haver uma pequena espícula óssea posteriormente ao processo articular luxado para a frente, uma listese rotatória pode ser vista por um estudo radiográfico em incidência anteroposterior, por um aumento do espaço da articulação uncovertebral no lado da luxação e desvio do processo espinhoso para o lado a luxação.
3. Luxação bifacetária com desvio anterior de aproximadamente 50% dos corpos vertebrais. As superfícies posteriores dos processos articulares da vértebra superior ficam contra as superfícies anteriores dos processos articulares da vértebra inferior ou numa posição a cavaleiro. Pode haver ou não arrancamento da margem anterossuperior da vértebra inferior, ficando como contornos arredondados.
4. Vértebra flutuante (grande instabilidade do segmento motor) ou luxação do corno vertebral totalmente anteriorizado.

## Fraturas e/ou luxações por compressão-extensão

Nesse tipo de mecanismo, podem ocorrer vários graus de alterações com relação ao segmento atingido.

1. Fratura do arco vertebral unilateral com ou sem desvio rotatório anterior do corpo vertebral. Na falência do arco posterior podem ocorrer traço de fratura através do processo articular, compressão do processo articular, fratura da lâmina ou do pedículo ipsolateral ou a combinação de fraturas ipsolaterais do pedículo e processo articular.
2. Fraturas bilaminares sem evidência de outras lesões. Podem ocorrer em vários níveis contíguos.
3. Estágio hipotético (entre os tipos leves e graves) com fraturas dos processos articulares; pedículos; lâminas ou outra combinação de fratura bilateral do arco vertebral, sem desvio.
4. Estágio hipotético – o mesmo que no item 3 com desvio anterior parcial do corpo vertebral.
5. Fratura bilateral do arco com todo o corpo vertebral desviado anteriormente. A porção posterior não se desvia, o que desvia é a porção anterior do arco junto com a porção posterior do corpo vertebral. Ocorre uma falência do complexo ligamentar em dois níveis: posteriormente entre a vértebra subjacente e a vértebra fraturada e anteriormente entre a vértebra subjacente e a vértebra fraturada. A porção anterossuperior do entro do corpo vertebral subjacente é caracteristicamente partida.

## Fraturas e/ou luxações por distração-extensão

Nesse tipo de mecanismo, podem ocorrer os mais variados tipos de alterações.

1. Falência do complexo ligamentar anterior ou fratura transversa não deformante do centro do corpo vertebral. Quando há falência ligamentar (mais frequente) há muitas vezes associação com fratura-avulsão da margem anterior do corpo vertebral adjacente. Outros achados também podem ocorrer: aumento do espaço discal e não ocorrer desvio posterior.
2. Em adição ao que é visto no item 1, há falência do complexo ligamentar posterior com desvio da vértebra superior posteriormente, por dentro do canal neural. Pelo tipo de desvio, a luxação tende a reduzir-se quando se coloca a cabeça e o pescoço em posição neutra ou em flexão. A luxação raramente tem desvio maior que 3 mm.

## Fraturas e/ou luxações por flexão lateral

Nesse tipo de mecanismo, podem ocorrer várias alterações.

1. **Fratura:** compressão assimétrica da porção central da vértebra com fratura do arco do lado ipsolateral, sem

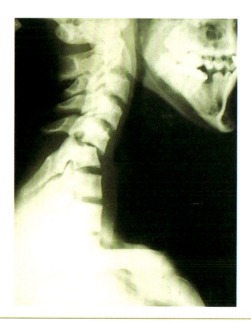

FIGURA 23.15 Fratura-luxação C5-C6. Notar a abertura do espaço interespinhoso.
Fonte: acervo do autor.

desvio do arco, no estudo radiográfico na incidência anteroposterior. Incidências especiais de raios X ou tomografia podem mostrar compressão do processo articular ou cominuição do ângulo do arco vertebral. A compressão assimétrica do corpo vertebral pode aparecer como uma fratura uncovertebral com colapso, ou por uma fratura vertical do centro da vértebra.

2. Ocorrem ambas:
   - Compressão assimétrica lateral do corpo vertebral e fratura o arco vertebral com desvio no estudo radiográfico na incidência anteroposterior.
   - Compressão assimétrica lateral do entro do corpo vertebral com falência ligamentar no lado contralateral com separação do processo articular. Em alguns casos ambas (fratura do arco e falência ligamentar) podem estar presentes concomitantemente.

Tanto no mecanismo de flexão, compressão axial ou distração devemos destacar que é indispensável a visualização de toda a coluna cervical. É frequente principalmente em pacientes muito musculosos ou obesos e com pescoço curto, não se visualizarem as últimas vértebras cervicais na projeção de perfil devido à superposição dos ombros. Nestes casos, é indispensável que se façam as radiografias, tracionando caudalmente os membros superiores. Por vezes isso é insuficiente, tornando-se necessárias planigrafias convencionais, TC ou RM.

Ainda quanto à técnica radiográfica, na ausência de visualização de lesões osteoarticulares, é indispensável que se façam radiografias dinâmicas, quando, não raramente se evidenciam pinçamento, discretos escorregamentos e subluxações. Devemos destacar que o estudo dinâmico deverá ser feito com a presença do médico, que orientará os movimentos de flexão e extensão de modo que os mesmos não sejam danosos.

### Classificação AO

A classificação para fratura cervical baixa preconizada pelo grupo AO consta de três tipos (A,B e C) que se extendem em grupos e subgrupos. Os tipos caracterizam o mecanismo do trauma (A: compressão; B: distração; C: rotação), enquanto os grupos e subgrupos definem parâmetros morfológicos. Tal classificação representa um ranqueamento que obedece a uma hierarquia prognóstica, ou seja, à medida que seguimos na classificação, a gravidade é teoricamente maior, com pior prognóstico.

Classificação AO das fraturas da coluna cervical baixa (C3-C7):[16]

- A – compressão (Figura 23.16):
  - A.1 – impacção
  - A.2 – separação ("split")
  - A.3 – explosão
- B – distração (Figura 23.17):
  - B.1 – lesão posterior com corpo vertebral íntegro
  - B.2 – lesão posterior + fratura do corpo
  - B.3 – distração anterior – hiperextensão
- C – rotação (Figura 23.18):
  - C.1 – fratura-luxação facetária unilateral
  - C.2 – luxação facetária unilateral
  - C.3 – fratura separação do maciço articular

## Tratamento

Ao se socorrer vítima de acidente com suspeita de lesão cervical, deve haver o cuidado especial de que não sejam feitos movimentos em flexão, extensão, rotação ou lateralidade do pescoço. A maneira mais correta de transportar o paciente é em decúbito dorsal sobre uma superfície rígida, com uma pessoa ou coxins laterais, mantendo a cabeça para evitar movimentos de rotação da mesma. O ideal seria a colocação imediata de um colar, o qual deveria fazer parte do equipamento das equipes de socorro.

As lesões traumáticas da coluna cervical exigem tratamento de urgência porque podem inicialmente já ser determinantes de lesão medular ou causá-las posteriormente, o que pode resultar em gravíssimas e definitivas incapacidades para os pacientes.

Uma vez feito o diagnóstico, se houver sinais de comprometimento medular, devem imediatamente ser tomadas medidas visando o seu tratamento.

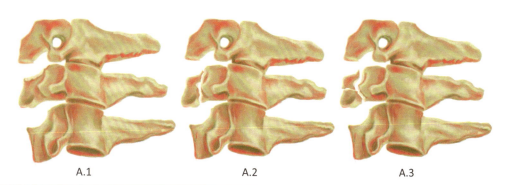

FIGURA 23.16 Classificação AO.

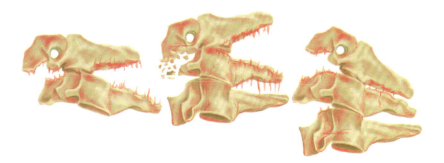

FIGURA 23.17 Classificação AO.

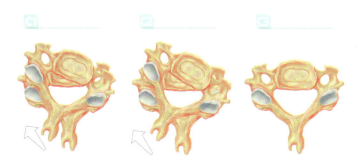

FIGURA 23.18 Classificação AO.

No quadro anatomopatológico, quando há comprometimento medular, há sempre um importante componente de edema, sendo de grande utilidade a administração de drogas que o reduzem. Com essa finalidade, administramos metilprednisolona em forma de pulsoterapia:

**Metilprednisolona:** nos casos com menos de 3 horas decorrentes do traumatismo, sendo as dosagem utilizadas: 30 mg/Kg de peso na primeira hora e após 5,4 mg/Kg/hora nas 23 horas seguintes. Se o atendimento ocorrer entre 3 e 8 horas após o trauma, a dosagem será: 30 mg/kg de peso na primeira hora e após 5,4mg/kg/hora nas 47hs seguintes.

Para evitar complicações gástricas, administramos cimetidina, em esquema preventivo.

Concomitantemente deverá se instituído o tratamento ortopédico visando a reduzir a fratura ou luxação, pois sua realização irá reconduzir o canal vertebral às suas formas e dimensões normais, fazendo-se assim uma descompressão medular.

As luxações frequentemente determinam lesões medulares, quando imediatamente dever ser instituído o tratamento medicamentoso e feita a redução, através da tração com halo craniano, que é um método eficiente e bem tolerado pelo paciente.

Após instalado o halo, inicia-se a tração, em posição de repouso. O peso inicial deverá ser de 4 a 8 kg, dependendo do peso do paciente, devendo a cama ser colocada em proclive, funcionando como contração.

A cada 15-30 minutos, é feito controle radiológico, naturalmente em perfil, aumentando-se a tração até ser conseguido o redução dos processos articulares. Neste momento faz-se discreta flexão, a fim de que os ápices dos processos articulares inferiores de vértebra suprajacente passem para trás das superiores da vértebra infrajacente. Uma vez obtido, faz-se a extensão da coluna cervical através da colocação de um coxim sob os ombros do paciente. Após a redução, reduzimos a tração para 4 ou 5 kg, com finalidade de manutenção da mesma.

Nos casos de luxações unilaterais, a redução é mais difícil e geralmente, para ser obtida, há necessidade de se colocar a tração excentricamente, deslocada para o lado da inversão.

É contraindicada a redução por manipulação sob anestesia geral, por ser um método extremamente perigoso; mesmo usando a tração progressiva há que ter cuidados, iniciando-se com pequenos pesos, levando em conta o desenvolvimento muscular do paciente e o quadro radiológico, pois nos casos de pacientes com pouca musculatura e luxação bilateral é possível haver distração e estiramento medular.

Nos casos em que se optar pelo tratamento conservador o paciente deverá permanecer em tração por 3 a 4 semanas e após a colocação do aparelho gessado do tipo Minerva ou halogesso por 3 meses. Após os 3 meses, o aparelho gessado é retirado e o estudo é feito com radiografias dinâmicas em flexão e extensão.

Devido à frequência da instabilidade resultante das luxações e para evitar a incômoda imobilização, está indicada estabilização cirúrgica através de amarrilhos sublaminares ou interespinhosa.(Figura 23.19) ou parafusos de massa lateral fixados por via posterior, os quais representam, atualmente, nossa primeira opção (Figura 23.20, 23.21 e 23.22).

A fixação posterior da coluna cervical por meio de implantes ancorados nas massas laterais vertebrais tem sido extensamente utilizada devido à vantagem mecânica em relação às fixações que utilizam a técnica de cerclagem interespinhosa, e, inclusive, devido a outras vantagens técnicas como a possibilidade de sua aplicação nas situações em que os elementos posteriores estão ausentes ou fraturados

Nos casos onde é conseguida a redução incruenta com halo craniano, temos a possibilidade de realizar uma artrodese por via anterior com maior facilidade, procedendo-se à discectomia do nível acometido associada à colocação de enxerto tricortical de crista ilíaca no espaço entre os corpos vertebrais, sustentado ou não por placa e parafusos anteriores (Figura 23.23). As vantagens do acesso anterior são muitas, em que destacamos: operação em decúbito dorsal, abordagem direta do disco, pouco sangramento, possibilidade de uma síntese firme e pós-operatório simples.[17]

Alguns autores preconizam a técnica descrita por Cloward. Porém ocorrem com certa frequência casos de extrusão do enxerto, deformidade em flexão e recidiva da luxação, o que também é citado na literatura.

O uso do enxerto pela técnica de Smith-Robinson e a fixação com placa metálica irão condicionar solidez ao conjunto, impedindo a flexão e a extensão.

Nos casos em que há lesão medular associada, a conduta é diferente, há necessidade constante de mudança de decúbito, evitando-se com isso a formação de úlceras de compressão. O paciente deve ser mobilizado para evitar a estase brônquica que condiciona piora da insuficiência respiratória

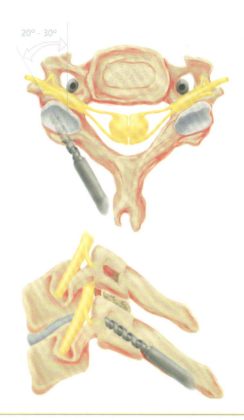

**FIGURA 23.20** Parafusos de massa lateral cervical: método de inserção.

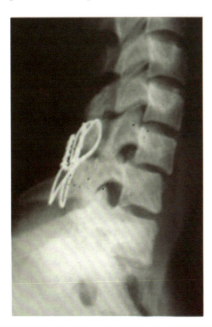

**FIGURA 23.19** Amarrilho sublaminar.
Fonte: acervo do autor.

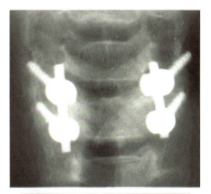

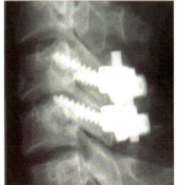

**FIGURA 23.21** Parafusos de massa lateral cervical.
Fonte: acervo do autor.

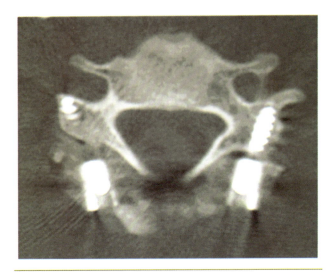

**FIGURA 23.22** Parafusos de massa lateral cervical: corte tomográfico.

Fonte: acervo do autor.

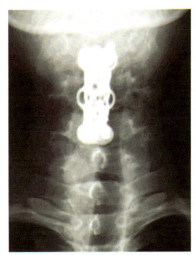
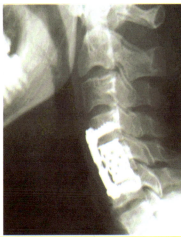

**FIGURA 23.23** Placa cervical anterior e gaiola com enxerto ósseo em artrodese cervical.

Fonte: acervo do autor.

já existente e há necessidade de fisioterapia precoce para apressar a reabilitação. Com o paciente em tração, é difícil a realização desses processos terapêuticos, sendo com isso o procedimento cirúrgico indicado de imediato, pois, com a retirada precoce da tração sem um suporte externo como aparelho gessado do tipo Minerva ou halogesso, pode-se perder a redução.

Alguns autores não indicam qualquer ação local nos casos de lesão medular, senão a redução da lesão osteoarticular, argumentando que as lesões anatômicas medulares são irreparáveis, mas não temos como saber se as lesões são realmente anatômicas ou irreversíveis, a não ser com a evolução do processo patológico e, durante esse tempo, lesões que seriam total ou parcialmente reversíveis podem tornar irreversíveis.

Ainda, mesmo considerando a irreversibilidade do comprometimento medular, há que considerar que sempre existem compressões e estiramentos radiculares suscetíveis e cura ou melhora com a retirada do agente mecânico, e isso pode conduzir ao paciente retorno ou à melhora da função mesmo de um só músculo, ou da sensibilidade de uma região, o eu é de grande valia para um tetraplégico.

Estes autores foram levados a esta atitude pelo descrédito da laminectomia usada indiscriminadamente com finalidade descompressiva, o que é lógico, pois a compressão da medula não é exercida apenas pela lâmina, mas também por fragmentos ósseos, que obrigatoriamente devem ser reduzidos ou mesmo por hérnias discais que devem ser removidas, não sendo possível a resolução dessas últimas duas condições. Ainda, a laminectomia frequentemente causa instabilidade, o que irá condicionar piora das condições neurológicas e deformidades.

Nas luxações com comprometimento medular, há que considerar os seguintes fatores:

- Compressão da medula e/ou raízes pelas vértebras deslocadas.
- Pode haver retropulsão do disco como fator compressivo.
- Necessidade de estabilizar a coluna para evitar subsequentes danos medulares, sem o uso de suportes externos, mobilizando-se para o paciente o mais rapidamente possível.

Assim, a compressão pelas vértebras deslocadas é feita pela redução da luxação e a compressão pelo disco só pode ser removida pela sua ressecção.

A ressecção do disco deve ser total com exposição da dura-máter, substituindo-o por enxerto retirado do ilíaco, segundo a técnica de Smith-Robinson. O uso da placa com o parafuso é optativo, estando indicado quando o enxerto colocado não der uma boa fixação ou nos casos onde for realizada a corpectomia por fraturas explosivas. Evidentemente este procedimento só é possível pela via anterior de acesso à coluna cervical.

## REFERÊNCIAS BIBLIOGRÁFICAS

1. Blackmore CC, Emerson EE, Mann FA, Koepsell TD. Cervical spine imaging in patients with trauma: Determination of fracture risk to optimize use. Radiology 211:759-765, 199;

2. Kraus JF et al. Incidence of traumatic spinal cord lesions. J Chronic Dis 28:471-492, 1975;

3. Bell C. Surgical Observations. Middl. Hosp. J., v. 4, p. 469, 1817;

4. Schliak H, Schaefer P. Hypoglossal and accessory nerve paralysis in a fracture of the occipital condyle. Nervenarzi, v. 36, pp. 362-364, 1965.

5. Wackenhein A. Roentgen diagnosis of the cranioverteral region. Berlin: Springer-Verlag, 1974.

6. Bolander H, Cromwell L.D, Wedling L. Fracture of the occipital condyle. ARJ., v. 131, pp. 729-731, 1978;

7. Dvorak J, Panjabi MM. Functional anatomy of the allyl ligaments. Spine, v. 12, pp. 182-189, 1987.

8. Anderson PA, Montesano PX. Morphology and treatment of occipital condyle fractures. Spine, v. 13, pp. 731-736, 1988.

9. Spencer JA et al. Fracture of occipital condyle. Neurosurgery, v. 15, pp. 101-103, 1984.

10. Anderson ID, D'Alonzo RT. Fractures of the odontoid process of the axis. J. Bone Jt. Surg., v. 56-A, pp. 1663-1674, 1974.

11. Dunn ME, Seljeskog EL. Experience in the management of odontoid process injuries: an analysis of 131 cases. J Boné Joint Surg BR 63:319-327, 1981;

12. Clark CR, White AA. Fractures of the dens: a multicenter study. J Bone Joint Surg AM 67:1340-1348, 1985;

13. Barros Filho, TEP. Fratura do Arco do Áxis: estudo baseado em 23 casos. Dissertação (Mestrado), Faculdade de Medicina da Universidade de São Paulo, 1984.

14. Levine AM, Edwards CC. Traumatic lesions of the occipitoatlantoaxial complex. Clin Orthop Relat Res, 239:53-68, 1989;

15. Allen BL, Fergusson RL, Lehmann TR, O'brien RP. A mechaniistic classification of closed, indirect fractures and dislocations of the lower cervical spine. Spine, v. 7, pp. 1-127, 1982.

16. Defino HLA. Lesões Traumáticas da Coluna Cervical. Bevilacqua Editora,2005;

17. Barros Filho TEP. Descompressão Anterior no Tratamento das Lesões Traumáticas da Coluna Cervical. Indicações, Técnicas e Resultados. Teste (Livre Docência), Faculdade de Medicina da Universidade de São Paulo, 1990.

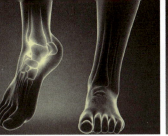
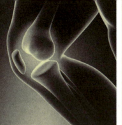

# Fraturas da Coluna Toracolombar

Fábio Antônio Vieira
Felipe Augusto Garcez de Campos
David Del Curto

Renato Hiroshi Salvioni Ueta
Eduardo Barros Puertas

## INTRODUÇÃO

Aproximadamente 5% a 10% dos pacientes com politrauma sofrem de fratura ou luxação na coluna,[1,2] com 65% a 80% ocorrendo na região torácica ou lombar.[3] A vasta maioria dessas lesões incide entre os seguimentos T11-L2, que compõem a junção toracolombar.[4] Este fato é explicado pela redução da estabilidade entre o segmento torácico, que é mais rígido e estável devido à estrutura óssea e ligamentar, do qual participam as costelas, o esterno e o segmento lombar, mais móvel.

A distribuição epidemiológica dessas lesões é bimodal. Apresenta o primeiro e mais alto pico em adultos jovens do sexo masculino antes dos 30 anos, sendo resultante de traumas de alta energia, como acidentes automobilísticos, quedas de altura e lesões esportivas.[5] O segundo pico ocorre em idosos do sexo feminino, nos quais a fratura ocorre por trauma de baixa energia, sendo a queda em ortostatismo a principal causa, devido à fragilidade óssea pela baixa densidade mineral.[5]

Dentre os pacientes com fratura toracolombar, aproximadamente 20% irão desenvolver algum déficit neurológico e 4% evoluirão com lesão neurológica completa.[6] A coluna torácica, apesar do efeito estabilizador do gradil costal, está associada a déficits neurológicos catastróficos por dois motivos principais: o canal medular é muito estreito e sua vascularização ocorre de forma retrógrada pela artéria de Adamkiewicz, entrando por um único forame entre os níveis de T9-L2, geralmente à esquerda.

Devido à proximidade da coluna vertebral e das vísceras abdominais e torácica, mais de 50% dos indivíduos portadores de lesões toracolombares podem apresentar uma lesão extraespinal associada,[7] podendo desviar a atenção do examinador para o diagnóstico da lesão vertebral. Uma associação comum é a lesão do cinto de segurança (flexo-distração) com uma lesão intra-abdominal. Entre 5% e 20%[8-10] dos pacientes com fratura toracolombar apresentam outra lesão espinal não contígua, sendo a cervical a mais comum.

## AVALIAÇÃO INICIAL

Todo paciente politraumatizado deve ser suspeito de apresentar uma fratura toracolombar, até que se prove o contrário; em uma série de casos, aproximadamente 24% de todas as fraturas toracolombares foram perdidas na avaliação inicial de um politrauma.[11] Os pacientes com suspeita de lesão da coluna vertebral devem ser atendidos de forma sistemática, com cuidados para vias aéreas, ventilação e circulação. Os cuidados com a coluna aplicados no local do acidente, como prancha rígida e colar cervical, devem ser mantidos durante todo o transporte e manejo dentro do hospital.

Nos casos em que se notam déficits neurológicos, os esforços devem ser direcionados para minimizar a lesão secundária por isquemia medular. A administração de volume e a reposição de sangue são hiperativas frente à hipotensão, contudo, é importante a diferenciação de um paciente com choque hipovolêmico que está taquicárdico e hipotenso dos pacientes com choque neurogênico que apresentam diminuição da pressão sanguínea e bradicardia paradoxal.[12]

Pacientes com lesão medular documentada podem ser candidatos ao uso de corticoterapia. O trauma inicial ao tecido neural precipita uma complexa cascata bioquímica, levando ao edema tecidual, às alterações microvasculares com isquemia local e à produção de fatores inflamatórios.[13] Os grandes ensaios do National Acute Spinal Cord Injury Study (NASCIS II e III) mostram que há benefício no uso de altas doses de metilprednisolona,[14,15] mas estudos recentes apontam para o risco de sangramento gastrointestinal, pneumonias, infecção do sítio cirúrgico e sepse como efeitos adversos, o que vem levando ao abandono dessa prática em muitos centros.[16]

## EXAME FÍSICO

O exame físico inicia-se com a inspeção da coluna vertebral, procurando áreas com escoriações e hematomas. A palpação deve ser cuidadosa sobre os processos espinhosos, pesquisando pontos dolorosos, que podem indicar lesão dos ligamentos posteriores. O exame neurológico completo deve ser feito para avaliação prognóstica e indicação tera-

Série Ortopedia e Traumatologia – Fundamentos e Prática

pêutica. A presença de lesão neurológica é identificada por meio dos testes motores, sensitivos e reflexos.

Nas primeiras 24 a 48 horas, o paciente pode estar em choque medular, um estado de ausência da função nervosa distal ao nível da lesão, que pode falsear o exame neurológico. O reflexo bulbocavernoso, realizado pela estimulação da glande peniana ou do clitóris, levando a uma contração anal involuntária, é o mais distal e o primeiro a retornar. Por essa razão, é usado para definir o fim do choque medular, quando é possível definir o *status* neurológico.

Inicialmente, devemos distinguir uma síndrome medular incompleta de uma completa, que consiste na total falta de função sensitiva e motora abaixo do nível da lesão, uma vez que o choque medular foi resolvido. A manutenção da sensibilidade sacral, o tônus retal e a flexão do hálux caracterizam o que chamamos de poupança sacral e indica uma síndrome medular incompleta, com melhor prognóstico.

As síndromes medulares incompletas podem ser divididas em anterior, central, posterior e de Brown-Séquard.[17] A partir da transição toracolombar, podemos ter duas síndromes que podem apresentar os mesmos achados de paralisia flácida, hipoestesia e disfunção esfincteriana: a síndrome do cone medular e a síndrome da cauda equina, sendo que a última tende a ser mais assimétrica.[18,19]

Frankel (1969) desenvolveu um método de classificação para as lesões neurológicas que continua sendo utilizado até os dias de hoje, com alguma modificação pela ASIA. As lesões classificadas como Frankel A são irreversíveis, as demais lesões podem ter algum tipo de melhora, mas somente os pacientes Frankel C ou D podem tornar-se Frankel E.

Em 1992, a Associação Americana de Lesões da Coluna Vertebral (ASIA) publicou uma classificação neurológica e funcional que avalia os níveis de sensibilidade de C2 até S4-S5 e a função dos grupos musculares e reflexos, relacionados com as raízes nervosas de C5 a T1 (plexo braquial) e L2 a S1 (plexo lombar). Esta classificação procura definir com exatidão o nível da lesão neurológica e o grau do comprometimento funcional, e tem como objetivo a avaliação do prognóstico (Figura 24.1).[20,21]

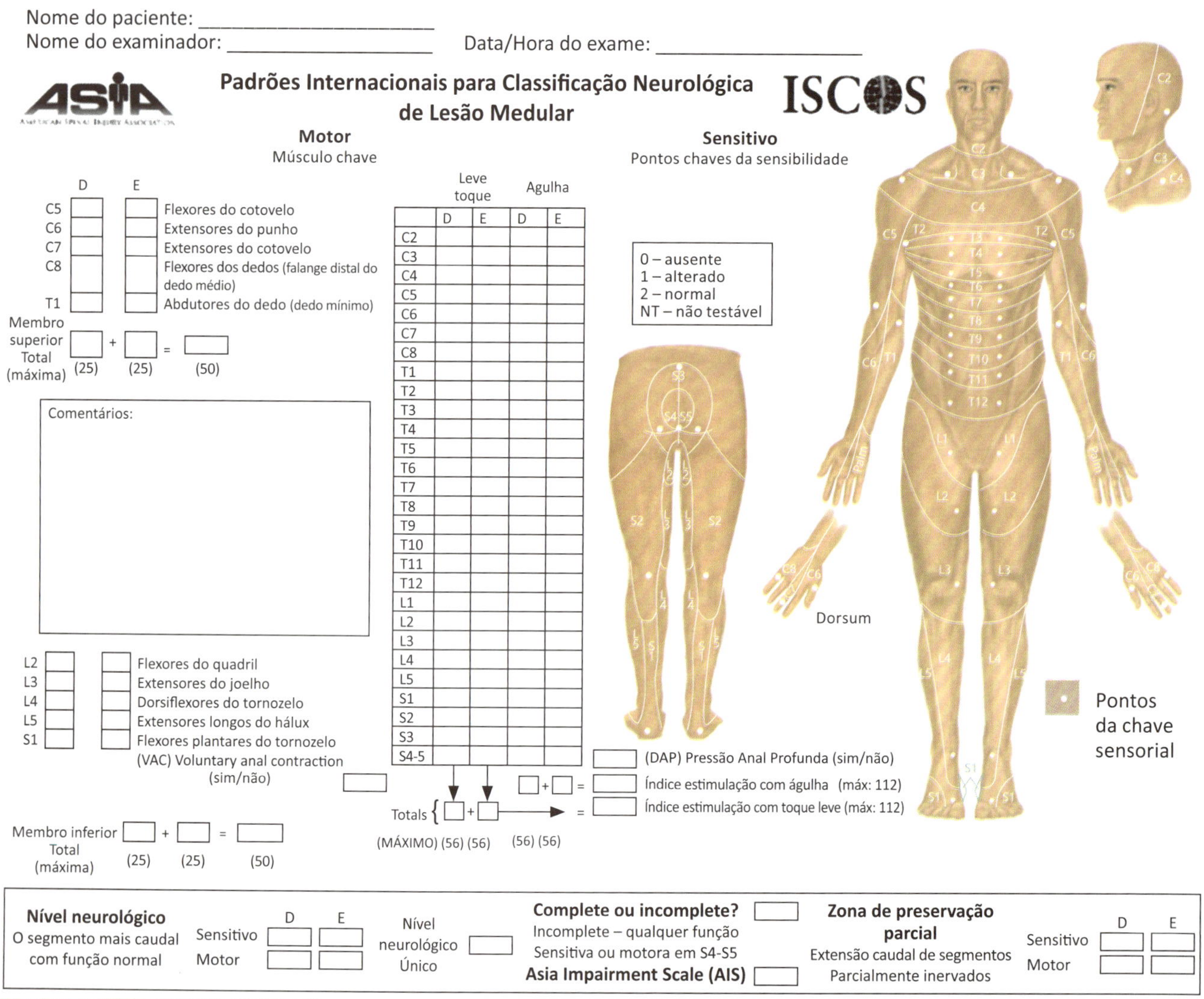

FIGURA 24.1 Classificação ASIA para lesão neurológica do paciente com trauma raquimedular.

## EXAMES DE IMAGEM

A radiografia simples é o exame mais barato e disponível para a maioria dos centros. Fornece informações importantes quanto à integridade dos componentes ósseos e seu alinhamento (Figura 24.2). Na incidência anteroposterior (AP), pode-se identificar um aumento na distância interpedicular, característico de uma fratura-explosão, ou um aumento na distância interespinhosa, devido à lesão do complexo ligamentar posterior (CLP).[22,23] Na incidência lateral, pode ser quantificado o grau da deformidade cifótica pelo ângulo de Cobb, a altura dos corpos vertebrais e discos ou uma translação sagital com uma quebra da linha vertebral posterior.[24]

Muitos autores propõem que uma cifose segmentar maior que 30°,[25,26] uma translação maior que 2,5 mm em qualquer plano ou uma perda da altura do corpo maior que 50% representam um parâmetro indireto de lesão do CLP.[27] Apesar de as radiografias serem adequadas para avaliar a maioria dos casos de trauma, estas podem levar a um erro diagnóstico em 25% das fraturas-explosões e subestimar o comprometimento do canal em até 20%.[28,29]

A tomografia computadorizada (TC) multiplanar de alta resolução com cortes menores que 2 mm se faz necessária para elucidação diagnóstica e melhor programação cirúrgica. Ela é mais sensível para avaliação dos elementos ósseos,[30] sendo capaz de identificar a cominuição do corpo, assim como o local e o tamanho de qualquer fragmento retropulsado no canal (Figura 24.3).[31] Em muitos centros no mundo o uso da TC vem substituindo o uso das radiografias em qualquer vítima de trauma toracolombar.[32,33]

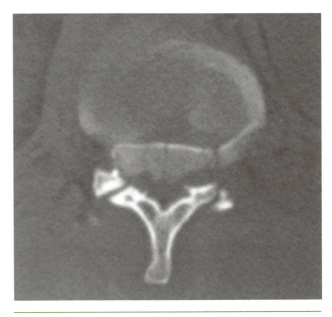

FIGURA 24.3 Corte axial de TC de uma vértebra torácica (T12), com presença de um fragmento ósseo no canal e o sinal da cortical invertida, relacionada com a lesão do ligamento longitudinal posterior.

Nos casos em que o déficit neurológico não é condizente com a lesão encontrada, ou havendo dúvida sobre a integridade do CLP, deve-se indicar uma ressonância magnética (RM) (Figura 24.4).[34,35,36] Este exame é o padrão ouro para a

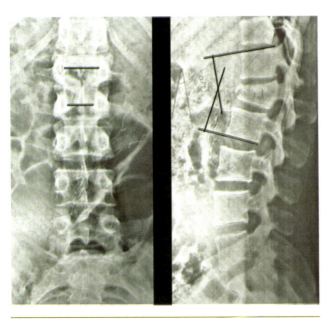

FIGURA 24.2 Radiografias AP e P de uma fratura L1. À esquerda, observamos o aumento da distância interpedicular e, à direita, a cifose regional calculada pelo método de Cobb.

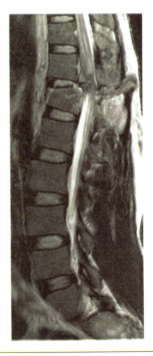

FIGURA 24.4 Corte sagital de uma RM ponderada em T2, com presença de hipersinal na região do CLP.

visualização de lesões em tecidos moles que incluem herniação do disco, hematoma epidural, lesões ligamentares e lesões aos elementos neurais. Os achados da RM podem contribuir para o entendimento da gravidade da lesão, incluindo o potencial para instabilidade da coluna e a necessidade de tratamento cirúrgico, bem como para tentar prever a recuperação neurológica.[37]

## CLASSIFICAÇÃO

Dois termos são importantes para podermos iniciar o estudo das classificações das fraturas toracolombares. O primeiro é a estabilidade mecânica da coluna, que se refere à integridade estrutural da coluna e sua habilidade de resistir a cargas fisiológicas sem progressiva deformidade angular ou dano aos elementos neurológicos. O segundo é a estabilidade neurológica, que se refere à presença ou ausência de déficit neurológico.

O modelo ideal para classificação de uma fratura da coluna deve ser compreensivo e de fácil aplicação, sendo confiável e reprodutivo, objetivando a estratificação conforme o grau da lesão para direcionar o tratamento e predizer os resultados do paciente. Nas últimas décadas, houve grande evolução nos sistemas de classificação, principalmente pelas modernas técnicas de imagem, do melhor entendimento da história natural das fraturas toracolombares e seu conceito de estabilidade.[38]

Um dos primeiros modelos de classificação foi descrito por Denis,[39] que elucidou o conceito de estabilidade, dividindo as estruturas ósseas e ligamentares em três colunas: a coluna anterior é formada pela metade anterior do corpo vertebral e do disco intervertebral, além do ligamento longitudinal anterior. A coluna média inclui a metade posterior do corpo vertebral e do disco intervertebral, além do ligamento longitudinal posterior. A coluna posterior é formada pelas facetas articulares, pelos processos espinhosos e tranversos, pelo arco neural, pelos ligamentos intertransversos, interespinhosos, supraespinhosos e pelo ligamento amarelo (Figura 24.5). Segundo a classificação de Denis, a lesão de duas ou mais colunas indica instabilidade. Em termos biomecânicos, sabe-se atualmente que a coluna média não tem tanta importância quanto as colunas anterior e posterior, porém, a retropulsão da coluna média pode causar lesões neurológicas e definir o tipo de tratamento necessário.

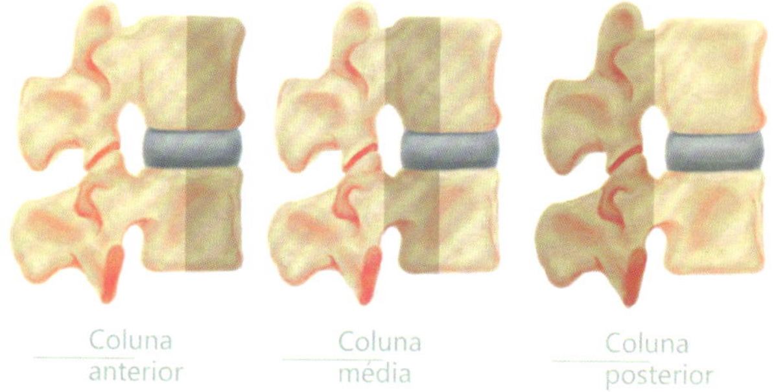

Assim, são considerados critérios para instabilidade das fraturas as que apresentem cifose local maior do que 30 graus na região torácica e maior do que 20 graus nas região tóraco-lombar e lombar, ou desvios coronais maiores do que 10 graus (escoliose), perda da altura do corpo vertebral com diminuição maior do que 50%, ruptura de 2 ou mias colunas de Denis ou da coluna média, associada a lesões de elementos posteriores.

Um dos métodos de classificação mais sistemático e detalhado foi proposto por Magerl e colaboradores.[40] A classificação de Magerl inclui uma descrição anatômica da fratura e segue um sistema hierárquico em que níveis sucessivos representam aumento na severidade, instabilidade e, consequentemente, risco neurológico. O grupo AOSpine sistematicamente revisou a classificação de Magerl, desenvolvendo uma nova classificação, simples e reprodutível. A classificação AO é baseada na avaliação de três parâmetros: morfologia da fratura, *status* neurológico e modificadores clínicos.[41]

A classificação AO morfológica é similar à de Magerl, apresentando três tipos básicos de mecanismos. O tipo A representa as fraturas em compressão, envolvendo os elementos anteriores e lesões de elementos clinicamente irrelevantes. As fraturas tipo A podem ser divididas em cinco subtipos:

- **A0**: fraturas clinicamente insignificantes, como do processo transverso ou espinhoso (Figura 24.6);
- **A1**: fratura de uma única placa terminal sem o envolvimento do muro posterior;
- **A2**: fratura de ambas as placas terminais sem o envolvimento do muro posterior;
- **A3**: envolvimento do muro posterior com fratura de uma única placa terminal;
- **A4**: envolvimento do muro posterior e de ambas as placas terminais (Figura 24.7).

O tipo B representa uma falha na banda de tensão anterior ou posterior e é dividido em três subgrupos:

- **B1**: falha monossegmentar puramente óssea da banda de tensão posterior que se estende para o corpo, conhecida como fratura da Chance (Figura 22.8);
- **B2**: envolvimento do CLP com ou sem lesão óssea;

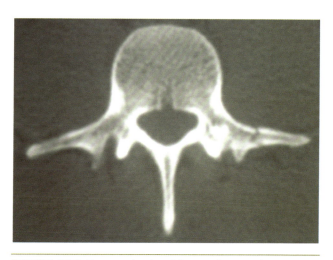

FIGURA 24.5 Divisão de Denis em três colunas.

FIGURA 24.6 Fratura do tipo A0, com fratura do processo transverso.

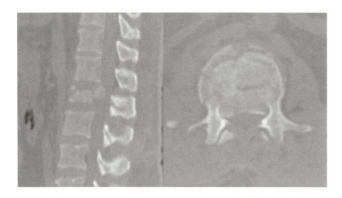

FIGURA 24.7 Fratura do Tipo A4, explosão completa.

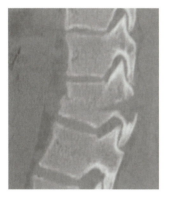

FIGURA 24.8 Fratura do tipo B1, chance ósseo.

- **B3**: lesão do ligamento longitudinal anterior, devido à hiperextensão da coluna; a lesão pode passar por meio do disco ou do corpo, mas mantém os elementos posteriores intactos.

O tipo C representa a falha de todos os elementos, levando a uma translação em qualquer plano; não apresenta subgrupos (Figura 24.9). As fraturas do tipo B e C podem ainda

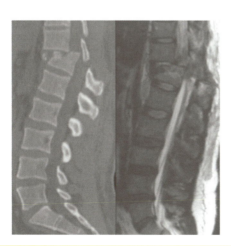

FIGURA 24.9 Fratura do Tipo C, apresentando translação entre os corpos vertebrais.

ser classificadas quanto ao envolvimento do corpo vertebral acrescentando o tipo de fratura A.

O *status* neurológico no momento da admissão deve seguir a seguinte divisão:

- **N0**: neurológico intacto;
- **N1**: déficit neurológico transiente, que não está mais presente;
- **N2**: sintomas radiculares;
- **N3**: lesão medular incompleta;
- **N4**: lesão medular completa;
- **Nx**: *status* neurológico desconhecido, devido à sedação ou TCE.

Existem dois modificadores clínicos que podem ser importantes para a classificação:

- **M1**: casos em que a lesão da banda de tensão é indeterminada, baseados em imagens de RM e exame físico;
- **M2**: usada para designar comorbidades específicas que possam alterar a conduta, como espondilite anquilosante, doenças inflamatórias, osteoporose ou uma queimadura afetando a pele no local da fratura.

Já no século XXI, Vaccaro e colaboradores formularam o TLICS (Thoracolumbar Injury Severity Score), que foca em três parâmetros, refletindo a estabilidade global da coluna: mecanismo da lesão interpretado pelos estudos de imagem, lesão do CLP e *status* neurológico. Os pontos são associados a cada categoria e combinados para calcular um valor total que pode guiar o tratamento (Tabela 24.1).[42]

**Tabela 24.1** TLICS (*Thoracolumbar Injury Severity Score*).

| Morfologia | |
|---|---|
| Compressão | 1 |
| Explosão | 2 |
| Translação | 3 |
| Distração | 4 |
| *Status* neurológico | |
| Intacto | 0 |
| Lesão de raiz | 2 |
| Lesão medular completa | 2 |
| Lesão medular incompleta | 3 |
| Sind. cauda equina | 3 |
| Complexo ligamentar posterior | |
| Intacto | 0 |
| Indeterminado | 2 |
| Lesionado | 3 |
| Tratamento recomendado | |
| ≤ 3 | Conservador |
| 4 | Indeterminado |
| ≥ 5 | Cirúrgico |

McCormack e colaboradores desenvolveram a classificação de *load-sharing*, que usa um sistema de graduação que avalia a cominuição do corpo vertebral, o desvio entre os fragmentos ósseos e a correção da cifose, obtida pela abordagem posterior. Os autores sugerem que pontuações maiores que 6 requerem uma artrodese anterior concomitante (Tabela 24.2).[43]

**Tabela 24.2** Classificação de McCormack (*Load Sharing*).

| Pontuação | 1 ponto | 2 pontos | 3 pontos |
|---|---|---|---|
| Colapso sagital | < 30% | > 30% | > 60% |
| Deslocamento | 1 mm | 2 mm | > 2 mm |
| Correção | 3 graus | 9 graus | > 10 graus |

## TRATAMENTO

A decisão para tratamento de uma fratura, cirurgicamente, com fixação interna com ou sem descompressão dos elementos neurais, ou conservadoramente com colete, depende de diversos fatores. Em ambos os casos, o objetivo do tratamento consiste em manter ou restabelecer a estabilidade da coluna, corrigir as deformidades em todos os planos, maximizar a recuperação neurológica, melhorar a dor e possibilitar uma reabilitação rápida. A indicação cirúrgica em alguns casos é clara, mas, em outros, pode ser controversa. Algumas indicações cirúrgicas são: instabilidade mecânica, déficit neurológico, deformidade significativa e múltiplas lesões que inviabilizem o uso de colete.

## TRATAMENTO CONSERVADOR

Fraturas por compressão com altura do corpo preservada maior que 50%, menos de 25° de cifose e sem lesão do CLP normalmente podem ser tratadas por método conservador com ortetização por 12 semanas.[44] O colete de Jewett em hiperextensão foi projetado para resistir às forças em flexão, porém, é menos resistente no controle da rotação e da flexão lateral. A órtese toracolombosacral (OTLS) reduz a movimentação em múltiplos planos, sendo mais bem indicada para as fraturas mais instáveis.[45] Ambos estão indicados para fraturas entre T7-L4; acima desse nível, uma órtese cervicotorácica deve ser empregada, e, abaixo, pode ser necessária uma órtese com extensão para coxa.[46] Sempre que indicado uso de colete, devem ser solicitadas radiografias em ortostase para avaliar a estabilidade da lesão e assegurar que não haja colapso em cifose regional.

As fraturas em flexodistração e as fraturas-luxações, por apresentarem alta grau de instabilidade, não devem ser tratadas de forma conservadora, com exceção da fratura de Chance puramente óssea.[47,48] Essa fratura normalmente pode ser tratada com colete em hiperextensão por 12 semanas até que o osso tenha consolidado.[49]

## TRATAMENTO CIRÚRGICO

As lesões que não estão aptas para o uso de colete devem ser tratadas cirurgicamente. Os objetivos da cirurgia são manter a redução anatômica e minimizar os níveis envolvidos, enquanto prove ter estabilidade suficiente para permitir mobilização precoce, alcançando uma descompressão neural quando indicada, no tempo correto, sem complicações.

Para manter a redução anatômica, as forças deformantes devem ser suportadas pelas diversas formas de instrumentação, até que a fratura se consolide. A via anterior foi primariamente descrita para descompressão neural e para restabelecer a coluna anterior por meio de corpectomia, seguida de enxerto estrutural ou *cages* de titânio em vértebras com grande cominuição.[50] A instrumentação via posterior com parafusos pediculares proveem maior rigidez que as construções anteriores, e vem se tornando a principal instrumentação nas fraturas toracolombares.[51]

Minimizar o comprimento da instrumentação é um assunto muito debatido recentemente e tem maior vantagem na coluna lombar móvel do que na torácica.[52,53] Classicamente, as instrumentações constituíam de dois a três níveis acima e abaixo do nível fraturado.[54,55] A fixação de segmento-curto é um termo utilizado para descrever uma construção limitada um nível acima e abaixo da fratura.[56,57,58] Como exemplo dessa técnica, temos o fixador interno com pinos de Schanz da AO (Figura 24.10). Essa última técnica apresenta uma taxa de sucesso semelhante às técnicas clássicas em fraturas mais estáveis, preservando mais a movimentação fisiológica da coluna.[59]

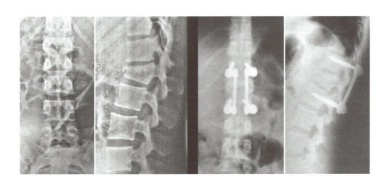

FIGURA 24.10 Fratura em explosão de L1 tratada com fixador interno AO.

A descompressão dos elementos neurais normalmente é reservada para pacientes com déficit neurológico. Pacientes neurologicamente intactos, mesmo quando apresentam um comprometimento do canal maior que 50%, não se beneficiam da descompressão. A reabsorção do fragmento ocorre naturalmente e esses pacientes normalmente não evoluem para estenose do canal.[60,61] Pacientes com déficit neurológico podem ser descomprimidos de forma direta ou indireta (ligamentotaxia), e os melhores resultados são obtidos com até 48 horas após o trauma (Figura 24.11).[62,63,64]

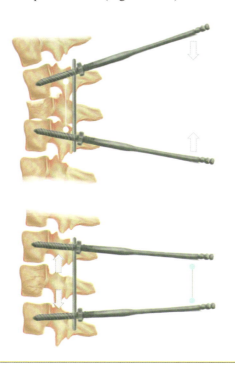

**FIGURA 24.11** Redução indireta do fragmento no canal vertebral por ligamentotaxia.

## VIA POSTERIOR

A via posterior é usada na maioria das fraturas toracolombares, possibilitando a redução da fratura, o realinhamento, a descompressão neural e a formação de uma artrodese sólida. Uma das principais vantagens em relação à via anterior é evitar a morbidade associada à exposição toracolombar anterior.

As técnicas antigas de instrumentação posterior com uso de ganchos proposta por Harrington[65] ou com uso de fio sublaminar, proposta por Luque,[66] hoje em dia foram praticamente abandonadas depois do surgimento dos parafusos pediculares que conferem uma maior rigidez à artrodese. Devido ao aumento na força de arrancamento desses implantes, é possível a montagem de instrumentações curtas. A fixação de segmento-curto pode ser inadequada em pacientes com osteoporose, fraturas cominutas do corpo vertebral e em lesões do CLP,[67] onde é mais prudente a utilização da técnica clássica dois níveis acima e abaixo da vértebra fraturada (Figura 24.12).

Pacientes com lesão neurológica podem ser submetidos à descompressão por via posterior, por meio de uma laminectomia do nível acometido, onde é possível remover hematomas epidurais, reparar as lesões durais e comprimir os fragmentos retropulsados por um delicado afastamento do saco dural (Figura 24.13).[68] Devido à maior desestabilização causada por essa abordagem, ela deve ser seguida de instrumentação e artrodese, para evitar deformidades iatrogênicas e lesão neurológica. Outra forma de descompressão é a indireta, pelo uso de ligamentotaxia pela distração do segmento fraturado. Esse método de redução só é possível se o ligamento longitudinal posterior (LLP) estiver íntegro. Segundo um estudo realizado por Gertzbein e colaboradores,[69] esse método só é útil quando o acometimento do canal é menor que 67%. Valores acima desse raramente apresentam o fragmento retropulsado em contato com o LLP.

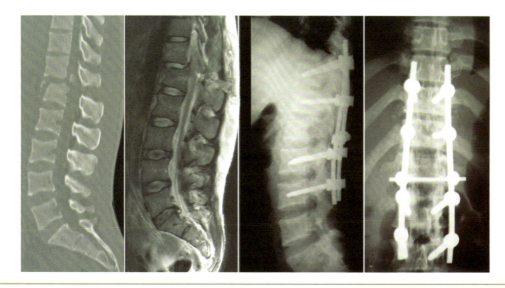

**FIGURA 24.12** Paciente com fratura de L1, déficit neurológico e lesão do CLP submetido à fixação pedicular clássica.

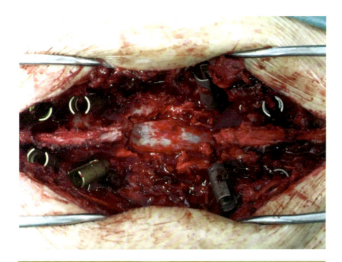

FIGURA 24.13 Descompressão posterior com laminectomia do nível acometido.

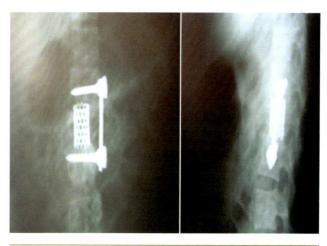

FIGURA 24.14 Artrodese por via anterior com *cage* de titânio após uma fratura toracolombar.

O sucesso da via posterior para o manejo das fraturas toracolombares já está consagrado na literatura. Muitos estudos mostram excelentes resultados clínicos e radiográficos em fraturas-explosão[70,71] e flexodistração,[72,73] possibilitando redução e fixação seguras e reconstruindo a banda de tensão posterior incompetente.

## VIA ANTERIOR

A via anterior, por apresentar uma visão direta do fragmento retropulsado e uma visualização da dura-máter, permite uma descompressão mais meticulosa dos elementos neurais.[74] Por essa razão, a descompressão anterior pode ser mais vantajosa em pacientes que apresentam lesão medular incompleta e estudos de imagem com severa estenose no plano axial.

Pode ser aconselhável o restabelecimento do suporte da coluna anterior em fraturas toracolombares, com grande cominuição por meio de enxertos estruturais ou *cages* de titânio, para prevenir o colapso e a deformidade. Essas construções rotineiramente são acompanhadas por instrumentação, em uma combinação de parafusos, placas e hastes (Figura 24.14). A classificação de *load-sharing* ajuda a selecionar fraturas que podem se beneficiar dessa técnica.

A principal desvantagem da descompressão por via anterior é a complexidade do procedimento. Este procedimento pode causar deterioração da função pulmonar, principalmente em pacientes politraumatizados, com traumatismo torácico e contusão pulmonar, além de uma perda sanguínea que pode variar entre 250 a 1.500 mL durante este procedimento.

## COMPLICAÇÕES

Devido à gravidade das lesões toracolombares e pelo fato de geralmente estarem envolvidas com traumas de grande energia, existe um grande número de complicações.

O tratamento conservador pode evoluir com progressiva deformidade cifótica e levar a um dano neurológico tardio. Pacientes com síndrome medular completa estão associados com maior incidência de anormalidades gastrintestinais, como refluxo esofágico e constipação, além de um maior risco tromboembólico.

As maiores complicações associadas à cirurgia incluem lesão dural, lesão neural iatrogênica, pseudartrose e falha na fixação. O cirurgião deve tomar os passos necessários para minimizar os riscos dessas complicações durante o ato operatório. O posicionamento errôneo de um parafuso pedicular pode levar à lesão neurológica em até 1% dos casos e,[75] em alguns casos, a lesões em vísceras e estruturas vasculares que podem comprometer a vida do paciente.

## REFERÊNCIAS BIBLIOGRÁFICAS

1. Hasler RM, Exadaktylos AK, Bouamra O, et al. Epidemiology and predictors of spinal injury in adult major trauma patients: European cohort study. Eur Spine J. 2011;20:2174-80
2. Oliver M, Inaba K, Tang A, et al. The changing epidemiology of spinal trauma: A 13-year review from a level I trauma centre. Injury. 2012;43:1296-300.
3. Wang H, Zhang Y, Xiang Q, et al. Epidemiology of traumatic spinal fractures: Experience from medical university-affiliated hospitals in chongqing, china, 2001–2010. J Neurosurg Spine. 2012;17:459-68.
4. Gertzbein SD. Scoliosis research society. Multicenter spine fracture study. Spine. 1992;17:528-40.
5. Robertson A, Branfoot T, Barlow IF, et al. Spinal injury patterns resulting from car and motorcycle accidents. Spine. 2002;27:2825-30.
6. Middleton JW, Dayton A, Walsh J, et al. Life expectancy after spinal cord injury: A 50-year study. Spinal Cord. 2012;50:803-11.
7. Savitsky E, Votey S. Emergency department approach to acute thoracolumbar spine injury. J Emerg Med. 1997;15:49-60.

8. Albert TJ, Levine MJ, An HS, et al. Concomitant noncontiguous thoracolumbar and sacral fractures. Spine. 1993;18:1285-91.

9. Tearse DS, Keene JS, Drummond DS. Management of noncontiguous vertebral fractures. Paraplegia. 1987;25:100-5.

10. Riggina RS, Kraus JF. The risk of neurologic damage with fractures of the vertebrae. J Trauma. 1977;17(2):126-33.

11. Anderson S, Biros MH, Reardon RF. Delayed diagnosis of thoracolumbar fractures inmultiple-trauma patients. Acad Emerg Med. 1996;3:832-9.

12. Vale FL, Burns J, Jackson AB, et al. Combined medical and surgical treatment after acute spinal cord injury: Results of a prospective pilot study to assess the merits of aggressive medical resuscitation and blood pressure management. J Neurosurg. 1997;87:239-46.

13. Delamarter RB, Sherman J, Carr JB. Pathophysiology of spinal cord injury. recovery after immediate and delayed decompression. J Bone Joint Surg Am. 1995;77:1042-9.

14. Bracken MB, Shepard MJ, Collins WF, et al. A randomized, controlled trial of methylprednisolone or naloxone in the treatment of acute spinal-cord injury. Results of the second national acute spinal cord injury study. N Engl J Med. 1990;322:1405-11.

15. Bracken MB, Shepard MJ, Holford TR, et al. Administration of methylprednisolone for 24 or 48 hours or tirilazad mesylate for 48 hours in the treatment of acute spinal cord injury. Results of the third national acute spinal cord injury randomized controlled trial. National acute spinal cord injury study. JAMA. 1997;277:1597-604.

16. Bracken MB, Shepard MJ, Holford TR, et al. Methylprednisolone or tirilazard administration after acute spinal cord injury: 1-year follow up. Results of the third National Acute Spinal Cord Injury randomized controlled trial. J Neurosurg. 1998;89:699-706.

17. Bohlman HH, Freehafer A, Dejak J. Results of treatment of acute injuries of the upper thoracic spine with paralysis. J Bone Joint Surg Am. 1985;67:360-9.

18. Kingwell SP, Curt A, Dvorak MF. Factors a"ecting neurological outcome in traumatic conus medullaris and cauda equina injuries. Neurosurg Focus. 2008;25:E7.

19. Harrop JS, Hunt GE Jr, Vaccaro AR. Conus medullaris and cauda equina syndrome as a result of traumatic injuries: management principles. Neurosurg Focus. 2004;16:E4.

20. Folman Y, Gepstein R. Late outcome of nonoperative management of thoracolumbar vertebral wedge fractures. J Orthop Trauma. 2003;17:190-2.

21. Maynard FM Jr, Bracken MB, Creasey G, et al. International standards for neurological and functional classification of spinal cord injury. American spinal injury association. Spinal Cord. 1997;35:266-74.

22. Gehweiler JA Jr, Daffner RH, Osborne RL Jr. Relevant signs of stable and unstable thoracolumbar vertebral column trauma. Skeletal Radiol. 1981;7:179-83.

23. Holdsworth F. Fractures, dislocations, and fracture-dislocations of the spine. J Bone Joint Surg Am. 1970;52:1534-51.

24. McGrory BJ, VanderWilde RS, Currier BL, et al. Diagnosis of subtle thoracolumbar burst fractures. A new radiographic sign. Spine. 1993;18:2282-5.

25. Jacobs RR, Asher MA, Snider RK. Thoracolumbar spinal injuries. A comparative study of recumbent and operative treatment in 100 patients. Spine. 1980;5:463-77.

26. Weitzman G. Treatment of stable thoracolumbar spine compression fractures by early ambulation. Clin Orthop Relat Res. 1971;76:116-22.

27. Panjabi MM, Hausfeld JN, White AA 3rd. A biomechanical study of the ligamentous stability of the thoracic spine in man. Acta Orthop Scand. 1981;52:315-26.

28. Ballock RT, Mackersie R, Abitbol JJ, et al. Can burst fractures be predicted from plain radiographs? J Bone Joint Surg Br. 1992;74:147-50.

29. Keene JS, Fischer SP, Vanderby R Jr, et al. Significance of acute posttraumatic bony encroachment of the neural canal. Spine. 1989;14:799-802.

30. Hauser CJ, Visvikis G, Hinrichs C, et al. Prospective validation of computed tomography screening of the thoracolumbar spine in trauma. J Trauma. 2003;55:228-34.

31. McAfee PC, Yuan HA, Fredrickson BE, et al. The value of computed tomography in thoracolumbar fractures. An analysis of one hundred consecutive cases and a new classification. J Bone Joint Surg Am. 1983;65:461-73.

32. Sheridan R, Peralta R, Rhea J, et al. Refomatted visceral protocol helical computed tomographic scanning allows conventional radiographs of the thoracolumbar spine to be eliminated in the evaluation of blunt trauma patients. J Trauma. 2003;55:665-9.

33. Inaba K, Munera F, McKenney M, et al. Visceral torso computed tomographyc for clearance of the thoracolumbar spine in trauma: a revew of the literature. J Trauma. 2006;60(4):915-20.

34. Oner FC, van Gils AP, Dhert WJ, et al. MRI findings of thoracolumbar spine fractures: a categorisation based on MRI examinations of 100 fractures. Skeletal Radiol. 1999;28:433-43.

35. Lee HM, Kim HS, Kim DJ, et al. Reliability of magnetic resonance imaging in detecting posterior ligament complex injury in thoracolumbar spinal fractures. Spine. 2000;25:2079-84.

36. Lee JY, Vaccaro AR, Schweitzer KM Jr, et al. Assessment of injury to the thoracolumbar posterior ligamentous complex in the setting of normal-appearing plain radiography. Spine J. 2007;7:422-7.

37. Lammertse D, Dungan D, Dreisbach J, et al. Neuroimaging in traumatic spinal cord injury: an evidence-based review for clinical practice and research. J Spinal Cord Med. 2007;30:205-14.

38. Kelly RP, Whitesides TE Jr. Treatment of lumbodorsal fracture-dislocations. Ann Surg. 1968;167:705-17.

39. Denis F. The three column spine and its significance in the classification of acute thoracolumbar spinal injuries. Spine. 1983;8:817-31.

40. Magerl F, Aebi M, Gertzbein SD, et al. A comprehensive classification of thoracic and lumbar injuries. Eur Spine J. 1994;3:184-201.

41. Vaccaro AR, Oner C, Kepler CK, et al. AOSpine thoracolumbar spine injury classification system: fracture description, neurological status, and key modifiers. Spine. 2013;38:2028-37.

42. Vaccaro AR, Zeiller SC, Hulbert RJ, et al. The thoracolumbar injury severity score: A proposed treatment algorithm. J Spinal Disord Tech. 2005;18:209-15.

43. McCormack T, Karaikovic E, Gaines RW. The load sharing classification of spine fractures. Spine. 1994;19:1741-4.

Série Ortopedia e Traumatologia – Fundamentos e Prática

44. Vaccaro AR, Kim DH, Brodke DS, et al. Diagnosis and management of thoracolumbar spine fractures. Instr Course Lect. 2004;53:359-73.

45. Le TV, Baaj AA, Dakwar E, et al. Subsidence of polyetheretherketone intervertebral cages in minimally invasive lateral retroperitoneal transpsoas lumbar interbody fusion. Spine. 2012;37:1268-73.

46. Vander Kooi D, Abad G, Basford JR, et al. Lumbar spine stabilization with a thoracolumbosacral orthosis: Evaluation with video fluoroscopy. Spine. 2004;29:100-4.

47. Glassman SD, Johnson JR, Holt RT. Seatbelt injuries in children. J Trauma. 1992;33:882-6.

48. Petrie DP, Alexander DI. Flexion-distraction injuries of the lumbar spine and associated abdominal trauma. J Trauma. 1990;30:436-44.

49. Anderson PA, Henley MB, Rivara FP, et al. Flexion distraction and chance injuries to the thoracolumbar spine. J Orthop Trauma. 1991;5:153-60.

50. Kaneda K, Abumi K, Fujiya M. Burst fractures with neurologic deficits of the thoracolumbar-lumbar spine. Results of anterior decompression and stabilization with anterior instrumentation. Spine. 1984;9:788-95.

51. Kallemeier PM, Beaubien BP, Buttermann GR, et al. In vitro analysis of anterior and posterior %xation in an experimental unstable burst fracture model. J Spinal Disord Tech. 2008;21:216-24.

52. Parker JW, Lane JR, Karaikovic EE, et al. Successful short-segment instrumentation and fusion for thoracolumbar spine fractures: a consecutive 4 1/2-year series. Spine. 2000;25:1157-70.

53. Dai LY, Jiang LS, Jiang SD. Posterior short-segment fixation with or without fusion for thoracolumbar burst fractures. alive to seven-year prospective randomized study. J Bone Joint Surg Am. 2009;91:1033-41.

54. Sasso RC, Cotler HB. Posterior instrumentation and fusion for unstable fractures and fracture-dislocations of the thoracic and lumbar spine. A comparative study of three fixation devices in 70 patients. Spine. 1993;18:450-60.

55. Tasdemiroglu E, Tibbs PA. Long-term follow-up results of thoracolumbar fractures after posterior instrumentation. Spine. 1995;20:1704-8.

56. Kramer DL, Rodgers WB, Mansfield FL. Transpedicular instrumentation and short-segment fusion of thoracolumbar fractures: a prospective study using a single instrumentation system. J Orthop Trauma. 1995;9:499-506.

57. Tezeren G, Kuru I. Posterior fixation of thoracolumbar burst fracture: short-segment pedicle fixation versus long-segment instrumentation. J Spinal Disord Tech. 2005;18:485-8.

58. Scholl BM, Leiss SM, Kirkpatrick JS. Short segment fixation of thoracolumbar burst fractures. Orthopedics. 2006;29:703-8.

59. McLain RF. The biomechanics of long versus short fixation for thoracolumbar spine fractures. Spine. 2006;31(11 Suppl):S70-S79.

60. Chakera TM, Bedbrook G, Bradley CM. Spontaneous resolution of spinal canal deformity after burst-dispersion fracture. AJNR Am J Neuroradiol. 1988;9:779-85.

61. Dai LY. Remodeling of the spinal canal ather thoracolumbar burst fractures. Clin Orthop Relat Res. 2001;382:119-23.

62. Crutcher JP Jr, Anderson PA, King HA, et al. Indirect spinal canal decompression in patients with thoracolumbar burst fractures treated by posterior distraction rods. J Spinal Disord. 1991;4:39-48.

63. Doerr TE, Montesano PX, Burkus JK, et al. Spinal canal decompression in traumatic thoracolumbar burst fractures: posterior distraction rods versus transpedicular screw fixation. J Orthop Trauma. 1991;5:403-11.

64. Edwards CC, Levine AM. Early rod-sleeve stabilization of the injured thoracic and lumbar spine. Orthop Clin North Am. 1986;17:121-45.

65. Harrington RM, Budorick T, Hoyt J, et al. Biomechanics of indirect reduction of bone retropulsed into the spinal canal in vertebral fracture. Spine. 1993;18:692-9.

66. Luque ER, Cassis N, Ramirez-Wiella G. Segmental spinal instrumentation in the treatment of fractures onf the thoracolumbar spine. Spine. 1982;7(3):312-7.

67. Altay M, Ozkurt B, Aktekin CN, et al. Treatment of unstable thoracolumbar junction burst fractures with short- or long-segment posterior fixation in magerl type a fractures. Eur Spine J. 2007;16:1145-55.

68. Cammisa FP Jr, Eismont FJ, Green BA. Dural laceration occurring with burst fractures and associated laminar fractures. J Bone Joint Surg Am. 1989;71:1044-52.

69. Gertzbein SD, Crowe PJ, Fazl M, et al. Canal clearance in burst fractures using the AO internal fixator. Spine. 1992;17:558-60.

70. Been HD, Bouma GJ. Comparison of two types of surgery for thoraco-lumbar burst fractures: Combined anterior and posterior stabilisation vs. posterior instrumentation only. Acta Neurochir (Wien). 1999;141:349-57.

71. Danisa OA, Shaffrey CI, Jane JA, et al. Surgical approaches for the correction of unstable thoracolumbar burst fractures: A retrospective analysis of treatment outcomes. J Neurosurg. 1995;83:977-83.

72. Liu YJ, Chang MC, Wang ST, et al. Flexion-distraction injury of the thoracolumbar spine. Injury. 2003;34:920-3.

73. Triantafyllou SJ, Gertzbein SD. Flexion distraction injuries of the thoracolumbar spine: A review. Orthopedics. 1992;15:357-64.

74. Esses SI, Botsford DJ, Kostuik JP. Evaluation of surgical treatment for burst fractures. Spine. 1990;15:667-73.

75. Katonis P, Christoforakis J, Kontakis G, et al. Complications and problems related to pedicle screw fixation of the spine. Clin Orthop Relat Res. 2003;(411):86-94.

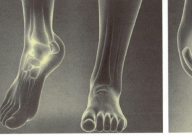
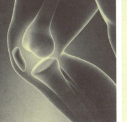

# Fraturas do Anel Pélvico

Titto Costa

## INTRODUÇÃO

As fraturas do anel pélvico podem ser decorrentes de traumas de baixa energia, como, por exemplo, fraturas de ramo, estáveis e sem desvio, ocasionadas por quedas da própria altura em pacientes idosos; ou ocasionadas por traumas de alta energia, como acidentes automobilísticos ou quedas de grandes alturas.

Traumas de alta energia vêm se tornando cada vez mais frequentes na sociedade moderna, resultando em fraturas pélvicas de maior gravidade, com elevadas taxas de morbidade e uma mortalidade que pode variar de 5% a 55%, dependendo do tipo de fratura e da gravidade das lesões associadas.[1]

As principais causas de morte nesses pacientes são a volumosa perda sanguínea proveniente da fratura e dos vasos pélvicos, nos primeiros momentos após o trauma, e, mais tardiamente, lesões múltiplas de órgãos oriundas do próprio trauma ou por choque prolongado.

Apesar das fraturas do anel pélvico serem pouco frequentes, sua gravidade e potencial para levar o paciente a óbito nos primeiros momentos fazem com que sua suspeição seja mandatória em qualquer paciente politraumatizado.

## ANATOMIA E BIOMECÂNICA DA PELVE

A pelve funciona como um anel formado pelos dois ossos inominados e o sacro, que se unem posteriormente por meio das articulações sacroilíacas e anteriormente por meio da sínfise púbica (Figura 25.1).

As articulações sacroilíacas são estabilizadas pelos ligamentos sacroilíacos anterior e posterior, e pelo ligamento interósseo, considerado a mais forte estrutura ligamentar do corpo. A sínfise púbica é reforçada por fibrocartilagem e diversos ligamentos anteriores de pequena espessura. Além destes, também podemos citar os ligamentos sacroespinais e sacrotuberais, que dão suporte ao assoalho pélvico. Em razão de sua configuração em anel, para que ocorra instabilidade biomecânica, é necessário que ocorra uma ruptura dessa estrutura em pelo menos dois pontos distintos.[2]

A estabilidade da pelve é obtida pelo grande número de estruturas ligamentares presentes, mas depende principalmente da integridade do complexo ligamentar sacroilíaco posteriror, que funcionará como limitador de movimentos anômalos da pelve em seus diversos planos. A sínfise púbica, os ligamentos sacroilíacos anteriores e os ligamentos sacroespinais têm um importante papel como limitadores da

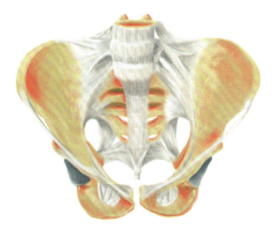
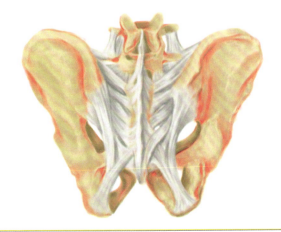

FIGURA 25.1 Os ossos da pelve e suas estruturas ligamentares.

rotação lateral da hemipelve. Os ligamentos sacrotuberais atuam como limitadores da rotação no plano sagital. O cisalhamento vertical é limitado principalmente pelos ligamentos sacroilíacos posteriores e interósseos, além do ligamento iliolombar.

A integridade do anel pélvico, proporcionada por suas estruturas ósseas e ligamentares, possui grande importância, visto que sua ruptura pode causar instabilidade hemodinâmica, em razão do grande número de vasos adjacentes aos ossos pélvicos e ao sacro; e mobilidade pélvica, que resultará em incapacidade funcional em longo prazo.

A pelve também possui relação com importantes estruturas do sistema urinário, como a bexiga, a próstata e a uretra; estruturas nervosas como as raízes da L5 e da S1, os nervos ciático, pudendo e obturador; vasos arteriais como as artérias ilíacas internas e seus ramos, além do reto e da vagina. Em razão da proximidade dessas estruturas com o arcabouço ósseo pélvico, todas elas estão suscetíveis a lesões no caso de rupturas do anel pélvico.

## MECANISMO DE TRAUMA E CLASSIFICAÇÃO DAS LESÕES DO ANEL PÉLVICO

As fraturas do anel pélvico podem ser causadas por basicamente três vetores de força que podem agir isoladamente ou em conjunto. As lesões por compressão anteroposterior (CAP) causam a rotação lateral da hemipelve atingida e frequentemente são causadas por traumas de alta energia, como quedas de cavalo e acidentes motociclísticos. Lesões por mecanismo de compressão lateral (CL) são as mais comumente observadas e resultam em rotação medial da hemipelve. Frequentemente são resultado de traumas laterais provenientes de acidentes automobilísticos ou atropelamentos. As lesões por cisalhamento vertical (CV), com ascensão da hemipelve, são provenientes de quedas de altura ou por mecanismos combinados.

Diversas classificações já foram descritas para lesões do anel pélvico com base no mecanismo de trauma, padrão das fraturas e associação com lesões viscerais, entre outras, com o objetivo de facilitar a identificação da lesão, guiar seu tratamento e prever seu prognóstico. Duas delas, porém, são consideradas mais completas e, dessa forma, mais amplamente utilizadas pelos traumatologistas.

A classificação de Young e Burgess baseia-se no mecanismo de trauma e subdivide cada padrão de lesão de acordo com o grau de energia[3] (Figura 25.2).

As lesões por CL do tipo I caracterizam-se por uma compressão do sacro no lado do impacto, com uma grande variedade de apresentações. Estas podem ocasionar, inclusive, fratura completa do sacro, com importantes lesões associadas, tornando mandatória a abordagem cirúrgica[4].

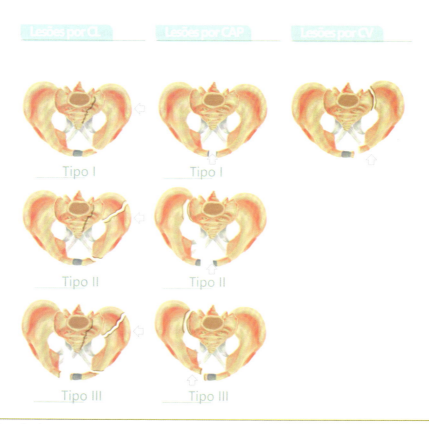

FIGURA 25.2 Classificação de Young e Burgess.

Lesões por CL do tipo II caracterizam-se pelo movimento de rotação medial da hemipelve, tendo como eixo a articulação sacroilíaca anterior e consequentemente ruptura do ligamento sacroilíaco posterior. Esse mecanismo com frequência resulta em uma fratura da asa do ilíaco do tipo em crescente. As lesões por CL do tipo III caracterizam-se por uma lesão do tipo CL I ou II no mesmo lado do impacto e uma lesão contralateral por mecanismo de CAP.

As lesões por CAP do tipo I são caracterizadas por diástase da sínfise púbica, porém esta é menor de 2,5 cm, caracterizando a ausência de lesão posterior significativa. Lesões por CAP do tipo II também são caracterizadas por diastase da sínfise púbica, porém estas são maiores do que 2,5 cm, caracterizando lesões dos ligamentos sacroilíaco anterior, sacrotuberal e sacroespinal no lado atingido, com integridade do sacroilíaco posterior. Lesões por CAP do tipo III são caracterizadas por ruptura completa da articulação sacroilíaca, com lesão completa dos ligamentos anteriores e posteriores. Nessa situação, apesar de não haver ascensão vertical, a hemipelve é verticalmente instável.

As lesões por CV são caracterizadas por ruptura de todas as principais estruturas ligamentares estabilizadoras da hemipelve, resultando em ascensão vertical desta.

Outro sistema amplamente utilizado, a classificação de Tile é também baseada no mecanismo de lesão, além da sua estabilidade[5] (Figura 25.3).

As fraturas do tipo A são consideradas fraturas estáveis, nas quais o arco posterior encontra-se intacto e que não comprometem a integridade do anel pélvico. Elas podem ser fraturas por avulsão (A1); fratura da asa do ilíaco ou do arco anterior, geralmente por trauma direto (A2); ou fraturas transversas do sacro (A3).

As lesões do tipo B envolvem o anel pélvico em dois ou mais pontos. Caracterizam-se por serem parcialmente estáveis, pois apresentam integridade parcial do arco posterior. Elas são instáveis rotacionalmente, porém possuem estabilidade vertical. Podem se apresentar como lesões em "livro aberto", caracterizadas por rotação lateral (B1); lesões por compressão lateral, com rotação medial da hemipelve afetada (B2); ou lesões que acometem as duas hemipelves (B3).

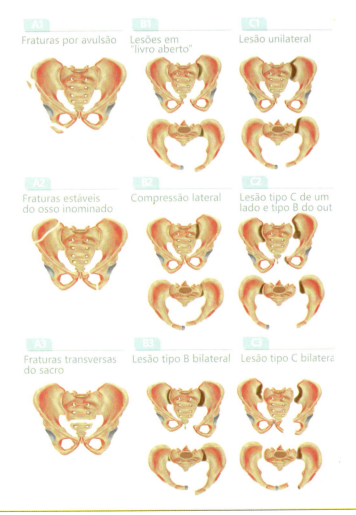

FIGURA 25.3 Classificação de Tile.

As lesões do tipo C são instáveis rotacionalmente e verticalmente, com ruptura completa do arco posterior e ligamentos do assoalho pélvico. Dessa forma, a hemipelve é completamente instável. Elas podem ser unilaterais (C1); bilaterais, sendo que um dos lados apresenta uma lesão do tipo B (C2); ou completamente instáveis em ambas as hemipelves (C3).

Na discussão sobre lesões do anel pélvico, deve-se mencionar também as fraturas do sacro, lesão frequentemente associada em traumas de alta energia. Denis classificou essas fraturas de acordo com sua localização, dividindo-as em três subtipos[6] (Figura 25.4). Fraturas na zona I envolvem a asa do sacro, com um traço de fratura lateral aos forames sacrais. Nas fraturas da zona II o forame sacral está envolvido no traço de fratura. Quando o traço de fratura envolve o canal vertebral, medial aos forames sacrais, ela é classificada como fratura da zona III. Em todas essas situações pode-se observar fraturas transversas associadas.

## TRATAMENTO: ABORDAGEM INICIAL AO PACIENTE COM LESÃO PÉLVICA

A maioria das lesões do anel pélvico é provocada por trauma de baixa energia, sem a necessidade de tratamento cirúrgico. Entretanto, a mortalidade de pacientes instáveis hemodinamicamente, com lesões de anel pélvico provocadas por traumas de alta energia, permanecem muito elevadas, e, portanto, devem ser abordadas prontamente a fim de tentar reduzir este índice. É importante salientar que estes pacientes devem ser avaliados, no momento da admissão na emergência, por uma equipe multidisciplinar, incluindo o ortopedista e o cirurgião geral. A abordagem inicial deve sempre seguir o protocolo de ATLS (*Advanced Trauma Life Support*). Como a principal causa precoce de morte nesses pacientes é a perda sanguínea maciça nas primeiras horas após o trauma, é de extrema importância tentar identificar locais de hemorragia ativa ao mesmo tempo em que são realizadas as medidas iniciais de suporte. Embora na maioria dos casos seja difícil coletar dados fiéis em relação ao trauma, é importante tentar buscar informações a respeito do seu mecanismo, pois através disto podemos quantificar sua energia e prever o padrão da lesão.

## EXAME FÍSICO E RADIOLÓGICO

O exame físico possui grande importância na determinação da presença de lesões pélvicas nesses pacientes, principalmente nos que se encontram lúcidos no momento da avaliação. Deformidades rotacionais nos membros inferiores, na pelve e discrepância de comprimento dos membros inferiores podem indicar uma lesão pélvica, apesar de também poderem ser provocadas por outros tipos de fraturas nos membros inferiores. Compressão manual da pelve, por meio da asa do ilíaco, e tração manual devem ser evitadas, pois possuem baixa sensibilidade e especificidade na determinação de lesões do anel pélvico e podem causar, além de desconforto ao paciente vigil, aumento da hemorragia. Outros sinais clínicos, detectáveis à ectoscopia, também podem ser úteis no diagnóstico de lesões pélvicas. Um hematoma superficial na topografia do ligamento inguinal, coxa ou bolsa escrotal e vagina (sinal de Destot) sugere a presença de uma fratura na pelve. O exame neurológico do paciente também deve ser sempre realizado, visto que existe uma taxa considerável de lesão neurológica associada a lesões do anel pélvico, muitas vezes negligenciada no atendimento inicial. As estruturas nervosas mais comumente acometidas são as raízes de L5, S1 e S2, principalmente quando ocorre a fratura do sacro, em especial nas zonas II e III de Denis.

Todo paciente com lesão do anel pélvico deve ser submetido, na sala de emergência, a exame retal, por meio do toque, e da vagina. Fraturas pélvicas podem se comunicar com o meio externo por meio de lacerações no reto ou na vagina e estas devem ser prontamente identificadas. Além disso, uma ruptura uretral pode ser identificada por meio da percepção da próstata elevada ao toque retal, bem como pela percepção de sangue proveniente do meato uretral.

Devemos estar atentos durante a ectoscopia a lesões por desenluvamento fechadas (Morel-Lavallée). Essas lesões,

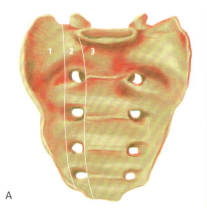
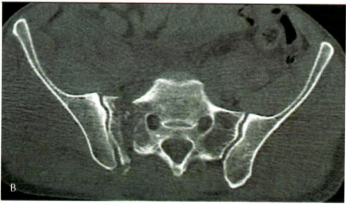

FIGURA 25.4 (A) Zonas de Denis. (B) Imagem tomográfica mostrando uma fratura de sacro na zona I de Denis.

frequentemente negligenciadas, apresentam um elevado risco de desenvolvimento de infecção profunda das partes moles adjacentes, devendo, portanto, ser tratadas agressivamente por meio de desbridamento, seja por via aberta ou por técnicas percutâneas.

De acordo com as orientações do protocolo de ATLS, uma radiografia em AP da pelve deve ser realizada na emergência. Esse exame tem como objetivo apenas determinar se a lesão pélvica pode ser o foco de sangramento nos pacientes que se apresentam com instabilidade hemodinâmica. A tomografia computadorizada (TC) não deve ser realizada nesse momento, bem como outras incidências radiográficas, pois esses exames não influenciarão nas decisões a serem tomadas nesse momento do atendimento.

Se o paciente estiver estável hemodinamicamente, outros exames de imagem podem ser realizados a fim de se estudar melhor o padrão da lesão pélvica e do tipo de fratura e, a partir daí, avaliar a necessidade de tratamento cirúrgico posterior para estabilização definitiva da lesão. As incidências radiográficas em *inlet* e *outlet* adicionam importantes informações que guiarão o traumatologista na definição do tratamento (Fiura 25.5). A incidência *inlet* é uma radiografia da bacia com 40° de inclinação cefalocaudal que mostra o anel pélvico propriamente dito, visto de cima, e nos permite identificar desvios anteroposteriores, bem como fraturas em crescente da asa do ilíaco na região posterior da pelve. A incidência *outlet* é uma radiografia da bacia com 40° de inclinação cefálica, que mostra as articulações sacroilíacas e o sacro de maneira mais ampla e frontal, facilitando a identificação e uma melhor avaliação de fraturas sacrais, lesões sacroilíacas e cisalhamento vertical da hemipelve afetada. A TC possui importante papel no estudo das lesões do anel pélvico, principalmente na avaliação das articulações sacroilíacas, muitas vezes difíceis de serem bem observadas nos exames radiológicos comuns, em especial em casos com pequenos desvios. Esse exame também tem papel fundamental na identificação de lesões muitas vezes ocultas à radiografia, como fraturas incompletas ou impactadas do sacro.

## Manejo inicial, ressuscitação e controle do sangramento

O traumatologista e a equipe multidisciplinar, no atendimento inicial, devem estar aptos a formular uma estratégia de tratamento e ressussitação baseados apenas no estado clínico e radiografia pélvica em AP do paciente. Uma grande energia é necessária para romper o anel pélvico e esta força é absorvida também por outras estruturas, além da lesão direta provocada por espículas de ossos fraturados, levando a lesões que provocam sangramento ativo, um dos responsáveis pela alta incidência de morte precoce nos pacientes com esse tipo de lesão.

A glútea superior, principal ramo da artéria ilíaca interna, é a artéria mais comumente lesada nos traumas pélvicos, em razão de sua estreita relação com as articulações sacroilíacas. As lesões arteriais, entretanto, são incomuns, geralmente observadas em casos de fraturas pélvicas expostas. A maior parte do sangramento após lesões do anel pélvico (cerca de 85%) é proveniente de lesões venosas, principalmente do plexo venoso da ilíaca interna, cujo rompimento pode ser responsável por hemorragias maciças.

Não existe uma maneira eficiente de estimar o volume da hemorragia no espaço retroperitoneal, região que pode acumular até quatro litros de sangue antes de ocorrer o tamponamento venoso. Dessa forma, definir se o principal foco de sangramento é a fratura pélvica muitas vezes é um diagnóstico de exclusão.[7] Independentemente do padrão da lesão pélvica, quando ela está presente, deve ser considerada um foco de sangramento. Diástases da sínfise púbica de 3 cm, mesmo na ausência de fraturas, são suficientes para aumentar o volume da pelve normal em duas vezes, o que causa um grande acréscimo no volume de sangue que pode ser acumulado na região antes que ocorra o tamponamento. Nesse estágio, um experiente traumatologista tem papel primordial, pois, pelo do padrão da lesão, pode prever seu potencial hemorrágico e adotar medidas que podem contribuir para o controle dessa perda sanguínea.

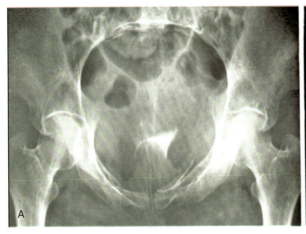 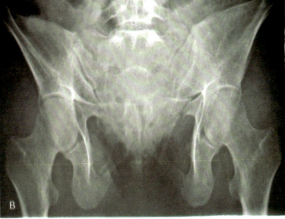

**FIGURA 25.5** Incidências radiográficas em *inlet* **(A)** e *outlet* **(B)**, mostrando fratura de anel pélvico tipo A de Tile.

A identificação do paciente hemodinamicamente instável é fundamental, porém alguns sinais de choque, como a queda da pressão arterial, podem não ser identificados em um primeiro momento, especialmente em pessoas jovens e sem comorbidades prévias. Devemos estar atentos à presença de taquicardia e pesquisar, por meio de exames laboratoriais, acidose metabólica e aumento do lactato, sinais de má perfusão tissular e que proporcionam informações importantes a respeito do estado hemodinâmico do paciente.

Pacientes instáveis hemodinamicamente devem ser ressuscitados inicialmente com dois litros de cristaloides, seguidos de concentrado de hemácias e plasma fresco em uma relação de 1:1, além da manutenção dos níveis plaquetários acima de 50.000/µl, obtidos por meio de plaquetoferese, conforme necessário.[8] Se a pressão sistólica permanecer abaixo de 90 mmHg, consideramos que o paciente não respondeu adequadamente às medidas de ressuscitação, mantendo-se instável hemodinamicamente, e, dessa forma, necessitando de outro tipo de abordagem. Nos dias atuais, duas modalidades de tratamento vêm sendo cada vez mais discutidas e indicadas para esses pacientes com lesões pélvicas, nos quais não se consegue obter estabilização hemodinâmica após as medidas iniciais de ressuscitação, que são a embolização arterial angiográfica e o *packing*.[7] A embolização arterial é útil principalmente em situações onde a principal causa de hemorragia é proveniente de algum sangramento arterial, já o *packing* tem sua principal indicação em pacientes nos quais o maior volume hemorrágico tem origem em lesões venosas ou de artérias de pequeno calibre, assim como em sítios fraturários.

A arteriografia pélvica consiste na injeção de contraste não seletivo na aorta, acima de sua bifurcação, e, seletivamente, nos ramos arteriais da artéria ilíaca interna. Quando se observa extravasamento de contraste em alguma das artérias estudadas, considera-se que esta foi lesada e, então, realiza-se a embolização dela através do cateter, obtendo-se a hemostasia. Trata-se de um procedimento percutâneo, sem a necessidade de laparotomia, evitando a abordagem direta do hematoma e mantendo o efeito de tamponamento no espaço retroperitoneal, além de evitar possíveis complicações infecciosas proporcionadas pelo procedimento aberto. A embolização arterial não seletiva ocorre quando as duas artérias ilíacas internas são embolizadas, procedimento consideravelmente mais rápido, que pode ser importante principalmente em pacientes com grande instabilidade hemodinâmica.[9] Em outra situações, apenas os vasos nos quais se detectou extravasamento de contraste são abordados, realizando-se então a embolização seletiva, procedimento que demanda mais tempo, porém com menos complicações isquêmicas.

A embolização arterial por angiografia apresenta altos índices de sucesso, que variam de 85% a 100%, no controle da hemorragia. O procedimento deve ser realizado o mais precocemente possível, idealmente entre 90 e 180 minutos após a entrada do paciente na emergência, o que proporciona redução considerável na mortalidade.[7] Muitas vezes é difícil realizar a identificação de lesão arterial de grande volume em tempo hábil. Alguns fatores, entretanto, são considerados bons preditores para identificação de pacientes que apresentam hemorragia arterial e se beneficiariam do procedimento: pacientes instáveis hemodinamicamente apesar de ressuscitação adequada e estabilização mecânica da lesão; pacientes acima de 60 anos; *Injury Severity Score* (ISS) elevado e sexo feminino.[7,10]

Apesar dos elevados índices de sucesso, complicações também são relatadas em relação à angiografia, como alergia ao contraste e fenômenos isquêmicos (necrose do músculo glúteo médio e da bexiga, por exemplo), principalmente após embolizações da artéria ilíaca interna. Esse procedimento pode demandar um tempo prolongado, que pode provocar um atraso crucial no tratamento de outras lesões associadas. Outro fato importante, especialmente em nosso meio, é que poucos hospitais têm disponível a estrutura necessária para a realização da embolização no tempo adequado, fazendo com que sua realização seja inviável na maioria dos centros de trauma do nosso país. Além disso, estima-se que apenas cerca de 10% dos pacientes com fraturas pélvicas apresentarão indicação de serem submetidos à angiografia.

O *packing* da pelve foi desenvolvido e vem sendo relatado com o objetivo de atuar sobre os sangramentos pélvicos provenientes de estruturas venosas e sítios ósseos fraturários, situações nas quais a angiografia não tem ação eficaz. Isso é de extrema importância, principalmente se considerarmos que a maior parte das hemorragias pós-lesões do anel pélvico são resultantes de lesões venosas. Esse procedimento é útil em controlar o sangramento no espaço retroperitoneal, sendo feito por meio de uma pequena incisão e em poucos minutos, quando realizado por cirurgião experiente. Além disso, possui a vantagem de não violar o espaço peritoneal. Quando realizado, deve ser sempre associado a algum tipo de estabilização pélvica, seja lateral ou medial[11].

O procedimento é feito no centro cirúrgico por meio de incisão mediana acima da sínfise púbica ou acesso de Pfannenstiel. Após abertura da pele e subcutâneo, a fáscia do reto abdominal é divulsionada em sua linha média com cautela para não lesar a bexiga, que deve ser prontamente protegida. Após essas etapas, procede-se à palpação suave do brim da pelve, que não é visualizado durante o acesso, indo no sentido posterior, em direção à articulação sacroilíaca. São colocadas, então, esponjas de laparotomia ou compressas no espaço retroperitoneal, com o objetivo de tamponar a hemorragia venosa e óssea. O mesmo procedimento deve ser realizado na hemipelve contralateral. Após a colocação das esponjosas, a fáscia é fechada por meio de sutura contínua e realiza-se o fechamento da pele. As esponjas ou compressas devem ser retiradas ou trocadas dentro de 24 a 48 horas.

Uma desvantagem apresentada pelo *packing* seria a invasividade do procedimento, em comparação com a angiografia, feita por via percutânea. O fato de uma nova abordagem ser necessária dentro de 24 a 48 horas também pode ser relatada como uma desvantagem, apesar de que isso pode ser desconsiderado dada à efetividade do procedimento em diminuir a mortalidade. Além disso, o *packing* não demonstra eficiência no controle de hemorragias maciças de origem arterial, especialmente quando essas lesões ocorrem fora da pelve verdadeira.[7] Nesses casos, porém, pode-se realizar a embolização angiográfica, com bons resultados.

A embolização por arteriografia e o *packing* são procedimentos eficazes quando bem indicados e que abordam diferentes focos do sangramento pélvico que, com frequência, estão associados. Dessa forma, como defendido por muitos autores, podem ser considerados como procedimentos complementares e não excludentes.[12]

## ESTABILIZAÇÕES TEMPORÁRIAS

Com o objetivo de controlar e minimizar o sangramento, podemos lançar mão de mecanismos de estabilização temporária do anel pélvico. O objetivo é obter a diminuição do volume da pelve, reduzindo assim seu potencial de sangramento, e diminuir o movimento entre os fragmentos ósseos fraturados. Alguns desses mecanismos podem ser utilizados imediatamente, já durante o transporte do paciente até a unidade hospitalar de emergência, ou no momento do primeiro atendimento na unidade de trauma.

No atendimento inicial, alguns dispositivos simples e de fácil aplicação podem ser utilizados, como calças pneumáticas antichoque, cintas pélvicas ou até mesmo amarração com lençol. As calças pneumáticas foram desenvolvidas e utilizadas inicialmente para situações militares e têm como objetivo realizar uma compressão e imobilização do anel pélvico e da extremidade inferior. Entretanto, não possuem ampla disponibilidade, além de poderem evoluir com complicações indesejadas como necrose cutânea, síndrome compartimental e fenômenos isquêmicos nos membros inferiores. Lençóis amarrados ao redor da pelve, colocados entre a asa do ilíaco e o trocânter maior, com os membros inferiores em rotação medial, podem ser úteis em diminuir o volume da pelve e não apresentam complicações isquêmicas. Também são úteis em reduzir o movimento entre os ossos fraturados, diminuindo, potencialmente, o volume de sangramento e proporcionando transporte e manipulação do paciente menos dolorosos. Além disso, é um procedimento não invasivo, de fácil aplicação e realizado com um material facilmente disponível.[13] As cintas pélvicas, recentemente desenvolvidas, podem ser tensionadas ao redor do anel pélvico, atuando de maneira semelhante aos lençóis. Esses dispositivos, entretanto, parecem ser efetivos apenas em lesões por mecanismo de trauma de CAP, onde se observa rotação lateral da hemipelve. As complicações descritas para esses procedimentos seriam o sugimento de úlceras cutâneas em áreas como a asa do ilíaco, principalmente com a utilização da cinta pélvica e por períodos prolongados. Além disso, podem prejudicar o manejo de feridas presentes na região pélvica e perineal, além de dificultarem, em caso de necessidade, a realização do *packing* ou laparotomia. Apesar das possíveis desvantagens, podem ser eficientes quando bem indicados[13], porém deve-se ter em mente que são procedimentos temporários, aplicados apenas no momento incial até que possa ser realizada estabilização mais rígida.

Letournel, na década de 1960, descreveu a utilização de fixadores externos para traumas de pelve e, desde então, essa técnica vem sendo amplamente utilizada. Os fixadores externos pélvicos podem ser colocados tanto na asa do ilíaco quanto na região supra-acetabular, e atuam reduzindo a fratura e mantendo o volume da pelve, além de diminuirem o movimento das superfícies ósseas que podem causar mais lesões e perpetuar o sangramento. Em razão de sua configuração mecânica, esses fixadores não são efetivos no controle da instabilidade vertical. Nessas situações, podemos acrescentar uma tração esquelética no lado afetado, para controlar a ascensão da hemipelve, que é definida como uma alternativa útil para controle do dano nesses pacientes. Os fixadores externos são aplicados com frequência no atendimento inicial ao paciente com lesão do anel pélvico para controle inicial do dano, porém, em casos selecionados, podem ser utilizados até mesmo como o método de fixação definitiva das lesões apresentadas (Figura 25.6).

Fixadores externos colocados na asa do ilíaco são de fácil aplicação, podendo ser implantados até mesmo na sala de trauma, e não necessitam de controle por meio de intensificador de imagem para serem aplicados, o que o torna um procedimento extremamente rápido, fator de grande importância no paciente hemodinamicamente instável (Figura 25.7). Dois ou três pinos de Schanz podem ser introduzidos em cada asa do ilíaco, sendo conectados através de barras após compressão. Essa montagem é extremamente útil e efetiva especialmente em situações onde observamos a abertura do anel pélvico, com uma lesão mais significativa na região anterior do anel. Nas lesões posterioress esses fixadores não são eficazes, podendo, inclusive, aumentar o desvio da lesão quando não são implantados e fechados da maneira correta, especialmente em uma hemipelve com instabilidade vertical.[14] Outra desvantagem dessa montagem é o fato de que podem dificultar outros procedimentos, como a laparotomia, quando aplicados sem o cuidado necessário.

De acordo com estudos anatômicos e biomecânicos, os pinos de Schanz colocados na região supra-acetabular apresentam maior rigidez, além de maior resistência ao arrancamento. Dessa forma, a montagem supraacetabular do fixador lateral pélvico mostra-se mais estável, permite uma melhor redução no plano transverso da deformidade, controla e pode reduzir melhor a lesão posterior do anel pélvico, apesar de não proporcionar estabilidade, além de não interferir em procedimentos abdominais.[15] Apenas um pino de Schanz é aplicado, em cada lado, na área supr-aacetabular do osso ilíaco. O procedimento deve ser feito sob fluoroscopia, o que impossibilita sua aplicação na sala de trauma e demanda um tempo maior para sua realização em relação ao fixador lateral na asa do ilíaco, o que pode ser um fator limitador para a utilização dessa técnica em pacientes com instabilidade hemodinâmica importante nos quais a rapidez do procedimento é primordial.

Outra alternativa de fixação temporária é o clampe pélvico em "C", que pode ser inserido nos trocânteres maiores e na região anterior ou posterior da pelve. Sua principal utilização,

Série Ortopedia e Traumatologia – Fundamentos e Prática

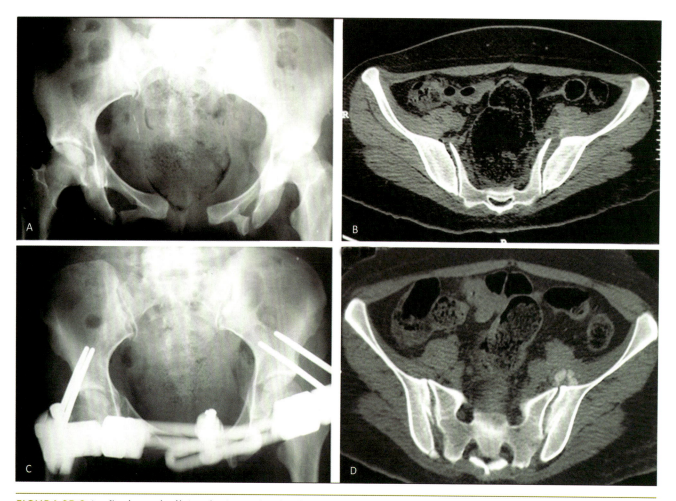

FIGURA 25.6 Lesão do anel pélvico do tipo B de Tile observada na radiografia (A), com abertura da articulação sacroilíaca visualizada na TC (B). Realizada fixação lateral supra-acetabular (C) com fechamento da pelve posterior (D).

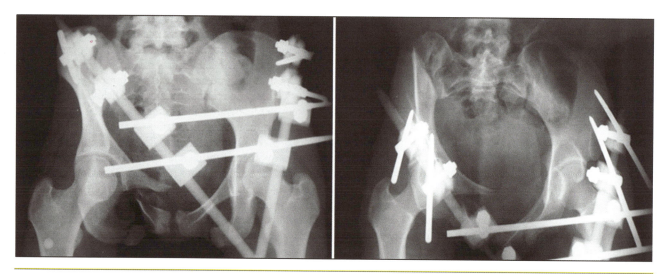

FIGURA 25.7 Fixador externo colocado na asa do ilíaco em lesão do anel pélvico.

entretanto, é na região posterior do anel pélvico, onde pode proporcionar redução direta e estabilização eficaz em fraturas e aberturas do anel pélvico posterior. Além disso, pode ser rotacionado superior ou inferiormente, não dificultando a realização de procedimentos nas regiões abdominal e pélvica. Quando possível, deve ser introduzido sob fluoroscopia, especialmente ao ser aplicado na região posterior. Além disso, deve-se ter muita cautela para evitar lesões neurológicas ou vasculares iatrogênicas durante sua aplicação.

## IDENTIFICAÇÃO E CONTROLE DE LESÕES ASSOCIADAS

Lesões do anel pélvico causadas por traumas de alta energia estão frequentemente associadas a lesões abdominais, torácicas e do sistema nervoso central, que devem ser identificadas e abordadas prontamente pela equipe multidisciplinar do primeiro atendimento. Pacientes com lesões pélvicas instáveis apresentam índices de lesões associadas que chegam a 90% e, destes, 50 % apresentam outro foco principal de hemorragia que não a lesão pélvica.[16]

A relação estreita entre o trato urogenital e os ossos da pelve acarreta uma alta incidência de associação de lesões, especialmente em homens, devendo ser sempre suspeitada. Ruptura da bexiga e lesões da uretra são as mais comuns. Em caso de suspeita, uma uretrografia retrógrada ou cistografia devem ser realizadas antes da introdução do cateter de Folley. Lesões da uretra são mais frequentes em homens, em especial na uretra bulbar, pois esta é mais longa e possui fixação mais rígida do que nas mulheres. Impotência pode ser uma sequela em 25% a 47% dos pacientes com lesão uretral. Lesões da bexiga podem ser causadas por trauma direto, espículas de ossos fraturados ou por lesões onde ocorre cisalhamento vertical. Lesões intraperitoneais frequentemente necessitam de reparo cirúrgico, enquanto as extraperitoneais são comumente tratadas não cirurgicamente, com introdução de catéter suprapúbico.

## FRATURAS EXPOSTAS DA PELVE

Um exame físico e ectoscopia minuciosos no momento do primeiro atendimento ao paciente, além do toque retal e vaginal, são mandatórios também na tentativa de identificação de alguma ferida na região anterior da pelve ou períneo que possa ter comunicação com uma fratura de ossos da pelve. A mortalidade das fraturas expostas da pelve chega a 50%, principalmente quando existe grave lesão de partes moles, frequentemente acometendo reto e vagina. Essa alta mortalidade ocorre por falta de tamponamento e consequente aumento da perda sanguínea, na fase inicial, e devido a septicemia causada pela infecção pélvica, em um momento mais tardio.[17]

Essas lesões, como toda fratura exposta, devem ser abordadas agressivamente, por meio de lavagem exaustiva da ferida e desbridamento de tecidos desvitalizados. Além disso, deve-se buscar focos de hemorragia ativa, com controle destes. A estabilização provisória da fratura, quando possível,

também possui grande valor, evitando danos adicionais às partes moles provocados por espículas ósseas móveis.

A colostomia possui importante papel na prevenção de infecções dessas lesões, e sua realização deve ser considerada em todos os pacientes com fratura exposta do anel pélvico, principalmente nos que apresentam feridas expostas na região perineal[7]. Pacientes com laceração exposta do reto devem ser submetidos a colostomia e reparo esfincteriano primário. Lacerações vaginais também devem ser reparadas precocemente[1]. É importante frisar que, quando possível, o cirurgião ortopédico deve estar presente no momento da realização desses procedimentos, a fim de orientar o posicionamento de colostomias e cateterizações, de maneira que estas não impeçam, posteriormente, o tratamento cirúrgico definitivo da fratura.

## TRATAMENTO: FIXAÇÃO DEFINITIVA DA LESÃO PÉLVICA

O principal objetivo no tratamento das fraturas do anel pélvico é evitar a não consolidação, apesar de, em razão da excelente vascularização dos ossos da pelve, este ser um desfecho infrequente. Uma hemipelve mal reduzida pode gerar diversas sequelas, como dor lombar baixa, discrepância de membros inferiores, desbalanço pélvico, dispareunia e disfunções dos tratos urinário e intestinal. Para evitar essas situações indesejadas, muitas vezes procedimentos cirúrgicos estão indicados, porém não apenas as fraturas do anel pélvico poderão evoluir com indicação de cirurgia. Lesões ligamentares puras do anel pélvico podem cursar com dor crônica e incapacidade, devendo ser então fixadas para evitar a instabilidade crônica e suas consequências.[18]

É de extrema importância, a fim de ajudar o traumatologista a tomar sua decisão terapêutica, definir se a lesão em questão é ligamentar, óssea ou ambas; e se envolve a região anterior ou posterior da pelve. Lesões puramente ligamentares cicatrizam por meio da formação de fibrose, podendo manter uma instabilidade crônica e desbalanço biomecânico, por mais que sejam bem reduzidas e adequadamente fixadas. Lesões ósseas, por outro lado, tendem a consolidar de maneira mais previsível, fazendo com que o local cicatrizado readquira suas características biomecânicas prévias à lesão e que, normalmente, evoluam com melhor prognóstico. Quando existe instabilidade posterior, a fixação anterior isolada não é suficiente para restabelecer a estabilidade do anel pélvico[18]. Da mesma forma, quando a lesão posterior é acompanhada de instabilidade vertical, deve-se adicionar, à fixação posterior, alguma forma de estabilização da região anterior da pelve.[18]

As lesões ósseas são bem visualizadas nos exames de imagem rotineiramente realizados, como a radiografia, sendo normalmente suficientes para definir se a lesão é estável ou instável e, a partir daí, definir seu tratamento (Figura 25.8). As lesões ligamentares, entretanto, podem parecer simples em um primeiro momento, porém, em exames realizados com estresse sobre a região lesada, pode-se visuali-

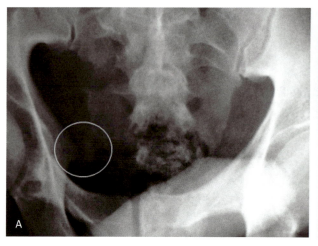
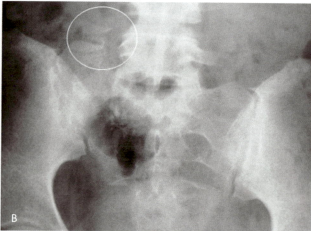

FIGURA 22.8 Sinais de instabilidade vertical da pelve observados na radiografia. **(A)** Avulsão da espinha isquiática. **(B)** Fratura do processo transverso de L5.

zar lesões ocultas aos exames de imagem estáticos. Por esse motivo, alguns traumatologistas recomendam a realização de exames de imagem da pelve sob estresse mecânico.[18]

## TRATAMENTO CONSERVADOR DAS FRATURAS PÉLVICAS

Nos pacientes em que observamos a manutenção da estabilidade do anel pélvico, bem como de sua anatomia, em um grau suficiente para pressupor que o paciente não evoluirá com instabilidade crônica ou ausência de consolidação, podemos indicar o tratamento não operatório. Pacientes com graves comorbidades que impeçam um procedimento cirúrgico seguro também devem ser tratados dessa maneira.

A maioria das lesões pélvica, de baixa energia, têm características estáveis e, portanto, podem ser tratadas de maneira conservadora. O tratamento é realizado por meio de mobilização cuidadosa, marcha protegida com auxílio de muletas ou andador por um período médio de cerca de seis semanas, além de medicação analgésica, conforme a necessidade. Após iniciar-se a mobilização do paciente, novas incidências radiográficas devem ser realizadas, pois fraturas consideradas estáveis inicialmente podem mostrar um padrão oculto de instabilidade e evoluir com desvio. Além disso, essas lesões ocultas em geral causam muita dor e desconforto ao paciente quando este começa a se movimentar, podendo ser um indício de desvio e indicação de novo estudo por imagem.

Fraturas do tipo A, pela classificação de Tile, como avulsões, fraturas de ramos e fraturas transversas do sacro ou cóccix, são estáveis e não afetam a integridade do anel pélvico, portanto são tratadas de maneira conservadora. Esses padrões de fratura apresentam altos índices de consolidação e, mesmo quando isso não acontece, em geral não provocam sintomatologia. Outras lesões consideradas estáveis e passíveis de tratamento não cirúrgico são as aberturas da sínfise púbica menores do que 2,5 cm (CAP do tipo I) e fraturas impactadas do sacro, onde não se observa rotação medial excessiva da hemipelve ou ascensão vertical (CL do tipo I).

## TRATAMENTO CIRÚRGICO DAS LESÕES ANTERIORES DA PELVE

De acordo com estudos anatômicos realizados em cadáveres, aberturas da sínfise púbica maiores de 2,5 cm são um indicativo de que há comprometimento dos ligamentos sacroespinais, sacrotuberais e sacroilíacos anteriores, caracterizando, apesar da integridade dos ligamentos sacroilíacos posteriores[19], uma lesão instável e com indicação de estabilização cirúrgica. Além desta, podemos considerar cirurgias na região anterior do anel pélvico para correção de deformidades ou como alternativa para atenuação da dor.

A fixação definitiva do anel pélvico anterior pode ser realizada tanto por meio de fixadores laterais quanto por fixação medial. Estudos biomecânicos demonstram superioridade da fixação medial em relação à lateral, especialemtente em situações onde existe cisalhamento vertical da hemipelve afetada.[19] Além disso, fixadores laterais podem evoluir com complicações infecciosas nos orifícios de introdução dos pinos, dificuldade de acesso abdominal em caso de necessidade de nova abordagem, além de causar repúdia estética em grande número de pacientes. Por essas razões, atualmente a fixação medial é o método de escolha da maioria dos cirurgiões. Em determinadas situações, entretanto, como a existência de catéter suprapúbico, os fixadores externos podem ser a opção de escolha para o tratamento definitivo. Nessas situações, a montagem em que os pinos de Schanz são introduzidos na região supra-acetabular demonstra superioridade biomecânica em relação à opção pelos pinos na asa do ilíaco. Nos dias atuais, o método de fixação medial preferido pela maioria dos cirurgiões é uma placa de quatro ou seis furos com, no mínimo, dois parafusos de 3,5 mm ou 4,5 mm em cada osso púbico[18]. O uso de duas placas na região não mostrou superioridade sobre uma única placa em estudos biomecânicos[20].

As fraturas de ramo, comumente provocadas por traumas de baixa energia e essencialmente estáveis, são tratadas de maneira conservadora na maioria das situações. Em lesões graves do anel pélvico com instabilidade significativa, especialmente vertical, a fixação interna das fraturas dos ramos pode adicionar estabilidade à pelve, devendo, portanto, ser considerada nesses casos (Figura 25.9). Alguns cirurgiões defendem, também, que fixações por meio de parafusos percutâneos nos ramos poderia ser uma boa alternativa para garantir estabilidade e, consequentemente, atenuar os sintomas álgicos dos pacientes, muitas vezes de grande intensidade. Esses parafusos são introduzidos na região intramedular do osso púbico e podem ser inseridos de maneira anterógrada ou retrógrada, de acordo com a localização do traço de fratura (Figura 25.9).

## Tratamento cirúrgico das lesões posteriores da pelve

Análises clínicas presentes na literatura mostram que desvios na região posterior do anel pélvico, seja no plano axial ou coronal, maiores de 1 cm, levam a piores resultados funcionais a longo prazo. Baseado nisso e na mecânica de transmissão de forças na região, a lesão posterior do anel pélvico é normalmente o que define a necessidade de intervenção e estabilização cirúrgica[18]. Lesões instáveis da região posteriror requerem redução e estabilização local, portanto a fixação isolada da região anterior do anel pélvico nessas situações não proporciona a necessária estabilidade para um tratamento bem-sucedido. A fixação anterior, entretanto, deve ser realizada como um adjuvante, principalmente em casos de instabilidade vertical, pois aumenta a estabilidade da fixação (Figura 25.10).

Entre as lesões que envolvem a pelve posterior, podemos considerar como de indicação para fixação cirúrgica as seguintes: luxações da articulação sacroilíaca em qualquer plano (lesões do tipo C pela classificação de Tile); lesões do tipo B com instabilidade rotacional; fraturas da asa do ilíaco com envolvimento da articulação sacroilíaca (fratura em crescente); fraturas do sacro em "U", caracterizando uma dissociação espino-pélvica, ou não impactadas e cominutivas associadas a deformidade em rotação externa da hemipelve acometida.

Os deslocamentos da articulação sacroilíaca podem ser tratados por uma abordagem anterior, por meio da primeira janela do acesso ilioinguinal ou por via posterior. Após obtida a redução da lesão, diversas opções de fixação estão disponíveis para essas situações e sua escolha dependerá do acesso utilizado e preferência do cirurgião, visto que não existe significativa superioridade biomecânica para nenhum dos métodos[21]. Dessa forma podemos optar por parafusos sacroilíacos, barras ou placas transilíacas, nos casos de abordagem posterior à lesão, além de placas sacroilíacas anteriores, quando realizado acesso à articulação por via anterior. Os parafusos sacroilíacos podem ser introduzidos com o paciente em qualquer posicionamento na mesa cirúrgica e independem do acesso realizado. Além disso, podem ser colocados de maneira percutânea, fazendo com que sejam a opção mais comumente utilizada nos dias atuais.

Os parafusos sacroilíacos devem ser introduzidos por um cirurgião com experiência na técnica, realizada por meio de controle fluoroscópico em três incidências, simultaneamente: *inlet* e *outlet* da pelve, e o perfil do sacro. Utiliza-se um parafuso canulado (de 6,5 mm a 8,0 mm), que será fixado no corpo da S1. Em caso de necessidade, em razão da instabilidade da lesão, um segundo parafuso pode ser introduzido no corpo da S1 ou da S2 (opção biomecanicamente mais rígida). Deve-se ter muita cautela durante a realização

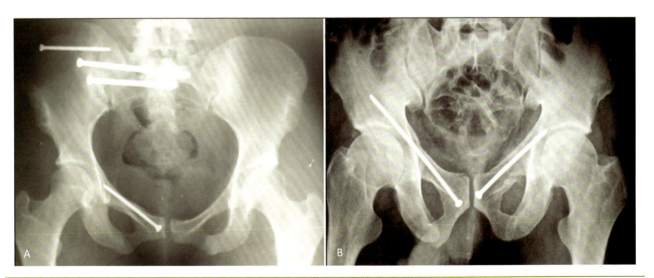

FIGURA 25.9 **(A)** Fixação retrógrada do ramo púbico em lesão verticalmente instável. **(B)** Parafusos retrógrados nos ramos púbicos.

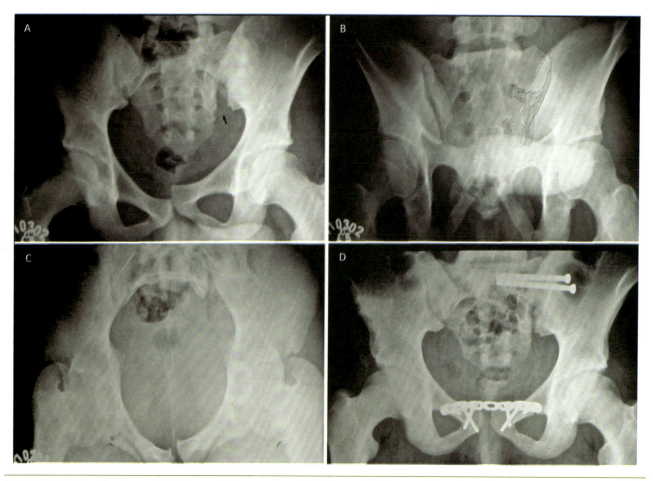

FIGURA 25.10 Lesão do anel pélvico posterior com instabilidade vertical (**A, B** e **C**). Realizada fixação anterior com placa na sínfise púbica e posterior com dois parafusos sacroilíacos.

dessa técnica, a fim de evitar lesões neurológicas iatrogênicas, especialmente da raiz da L5.

As fraturas em crescente podem ser abordadas, da mesma maneira, por via anterior ou posterior. Geralmente utilizam-se parafusos de tração ou placas de reconstrução na asa do ilíaco, com obtenção de bons resultados. Nos casos em que uma grande parte da articulação sacroilíaca está envolvida e deslocada, o tratamento deve incluir, adicionalmente, a fixação dessa articulação.

As fraturas verticais do sacro podem ocasionar instabilidade vertical e rotacional e, nessas situações, devem ser corretamente reduzidas e fixadas. A obtenção de redução anatômica nesses casos é de extrema importância, pois confere mais estabilidade à lesão, diminui o risco de falha na consolidação da fratura, além de permitir a colocação de parafusos sacroilíacos, caso estes sejam a opção de síntese, por meio de um corredor de segurança maior, diminuindo os riscos de lesões neurológicas.[18] Outra opção para a fixação dessas fraturas seria a placa transilíaca, especialmente nos casos em que existe traço de fratura transforaminal associado.[22] Fraturas muito instáveis, cominutivas e em osso de qualidade ruim podem apresentar índices elevados de falência do material de síntese. Nessas situações, podemos realizar uma fixação espino-pélvica, como a osteossíntese triangular, que consiste na colocação de parafusos pediculares na coluna lombar baixa e no ilíaco, conectados por uma barra, associados a parafusos sacroilíacos, caracterizando uma fixação em formato triangular (Figura 25.11). Essa técnica demonstrou superioridade biomecânica e clínica em relação à fixação apenas com parafusos sacroilíacos.[22] Fraturas sacrais em "U" comumente necessitam de estabilização cirúrgica lombopélvica bilateral a fim de controlar a cifose ocasionada pela lesão e permitir mobilização precoce. Além disso, frequentemente existe a necessidade de descompressão nesse padrão de fratura.

## PROGNÓSTICO

Dor crônica e incapacidade física residual são um possível desfecho após lesões do anel pélvico, principalmente em pacientes com fraturas instáveis tratados de maneira conservadora. Melhores resultados funcionais são conseguidos quando obtém-se, após a redução, deformidade residual menor de um centímetro. Fraturas do anel posterior, que cica-

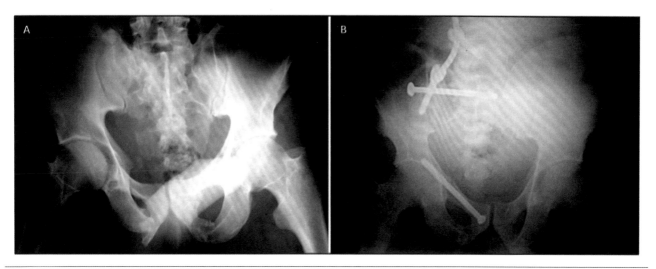

FIGURA 25.11 **(A)** Fratura do sacro, **(B)** na qual foi realizada fixação espino-pélvica.

trizam por meio da consolidação do osso fraturado, tendem a apresentar melhores resultados em longo prazo do que lesões ligamentares puras, nas quais há formação de fibrose e provável prejuízo biomecânico à estabilidade da pelve. Disfunção sexual é observada em um grande número de pacientes. Homens apresentam, com frequência, disfunção erétil, enquanto mulheres relatam dispareunia e dificuldade para urinar. Além disso, os maus resultados em longo prazo após lesões do anel pélvico possuem importante impacto social, pois menos de 50 % dos pacientes retornam às suas atividades usuais e laborativas prévias à lesão.[23]

## REFERÊNCIAS BIBLIOGRÁFICAS

1. Grotz MR, Allami MK, Harwood P, et al. Open pelvic fractures: epidemiology, current concepts of management and outcome. Injury. 2005;36:1-13.
2. Olson SA, Burgess A. Classification and initial management of patients with unstable pelvic ring injuries. Instr Course Lect. 2005;54:383-93.
3. Young JWR, Burgess AR. Radiologic management of pelvic ring fractures: Systematic radiographic diagnosis. Baltimore: Urban & Schwarzenberg, 1987.
4. Lefaivre KA, Padalecki JR, Starr AJ. What constitutes a Young and Burgess lateral compression-I (OTA 61-B2) pelvic ring disruption? A description of computed tomography--based fracture anatomy and associated injuries. J Orthop Trauma. 2009 Jan;23(1):16-21.
5. Tile M. Acute Pelvic Fractures: I. Causation and Classification. J Am Acad Orthop Surg. 1996;4(3):143-51
6. Denis F, Davis S, Comfort T. Sacral fractures: an important problem. Retrospective analysis of 236 cases. Clin Orthop Relat Res. 1988;227:67-81.
7. Smith WR, Suzuki T, Tornetta P. Pelvic Fractures: Evaluation and acute management. Orthop Knowledge Update Trauma. 2010;4(22):279-92.
8. Sperry JL, Ochoa JB, Gunn SR, et al. An FFP:PRBC transfusion ratio >/= 1:1,5 is associated with a lower risk of mortality after massive transfusion. J Trauma. 2008;65(5):986-93.
9. Velmahos GC, Toutouzas KG, Vassiliu P, et al. A prospective study on the safety and efficacy of angiographic embolization for pelvic and visceral injuries. J Trauma. 2002;53(2):303-8.
10. Starr AJ, Griffin DR, Reinert CM, et al. Pelvic ring disruptions: Prediction of associated injuries, transfusion requirement, pelvic arteriography, complications and mortality. J Orthop Trauma. 2002;16(8):553-61.
11. Tötterman A, Madsen JE, Skaga NO, Røise O. Extraperitoneal pelvic packing: a salvage procedure to control massive traumatic pelvic hemorrhage. J Trauma. 2007;62(4):843-52.
12. Suzuki T, Smith WR, Moore EE. Pelvic packing or angiography: Competitive or complementary? Injury. 2009;40:343-53.
13. Spanjersberg WR, Krops SP, Schep NWL, et al. Effectiveness and complications of pelvic circumferential compression devices in patients with unstable pelvic fractures: A systematic review of literature. Injury. 2009;40:1031-5.
14. Dickson KF, Matta JM. Skeletal deformity after anterior external fixation of the pelvis. J Orthop Trauma. 2009;23(5):327-32.
15. Gardner MJ, Nork SE. Stabilization of unstable pelvic fractures with supraacetabular compression external fixation. J Orthop Trauma. 2007;21(4):269-73.
16. Papadopoulos IN, Kanakaris N, Bonovas S, et al. Auditing 655 fatalities with pelvic fractures by autopsy as a basis to evaluate trauma care. J Am Coll Surg. 2006;203(1):30-43.
17. Dente CJ, Feliciano DV, Rozycki GS, et al. The outcome of open pelvic fractures in the modern era. Am J Surg. 2005;190(6):830-5.
18. Sagi HC, Jimenez M. Pelvic Fractures: Definitive treatment and expected outcomes. Orthop Knowledge Update Trauma. 2010;4(23):293-307.
19. Vrahas M, Hern TC, Diangelo D, et al. Ligamentous contributions to pelvic stability. Orthopedics. 1995;18(3):271-4.

20. Simoniam PT, Schwappach JR, Routt ML, et al. Evaluation of new plate designs for symphysis pubis internal fixation. J Trauma. 1996;41(3):498-502.
21. Yinger K, Scalise J, Olson SA, et al. Biomechanical comparison of posterior pelvic ring fixation. J Orthop Trauma. 2003;17:481-7.
22. Berber O, Amis AA, Day AC. Biomechanical testing of a concept of posterior pelvic reconstruction in rotationally and vertically unstable fractures. J Bone Joint Surg Br. 2011;93-B:237-44.
23. Oliver CW, Twaddle B, Agel J, et al. Outcome after pelvic ring fractures: Evaluation using the medical outcomes short form SF-36. Injury. 1996;27(9):635-41.

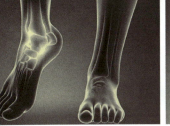
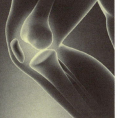

# Fraturas do Acetábulo

Alexandre Penna Torini
Daniel Balbachevsky

## INTRODUÇÃO

As fraturas do acetábulo costumam ser decorrentes de traumas de alta energia acometendo preferencialmente adultos jovens do sexo masculino. Estatísticas apontam para 3 fraturas do acetábulo a cada 100.000 habitantes por ano.

Ao contrário das lesões do anel pélvico, aonde muitas podem ser tratadas conservadoramente, as fraturas do acetábulo geralmente requerem tratamento cirúrgico.[1]

O tratamento cirúrgico dessas fraturas costuma ser complexo e de grande demanda técnica. Mesmo o processo de tomada de decisão que leva ao tratamento conservador também requer experiência no assunto. Assim, via de regra, o paciente com fratura do acetábulo é melhor conduzido por um cirurgião especializado que frequentemente trate essas lesões.

Por outro lado, o ortopedista generalista deve ser capaz de diagnosticar corretamente e prestar a assistência inicial ao paciente com uma fratura do acetábulo.

## ANATOMIA

Letournel descreveu o acetábulo como sendo uma parte do osso inominado situada entre os braços de um "Y" invertido. Para o estudo da anatomia cirúrgica do acetábulo é muito útil sua divisão em coluna anterior e coluna posterior. A coluna anterior compreende a parte anterior do ilíaco, toda a borda interna da pelve e a parede anterior. A coluna posterior começa na incisura isquiática maior e compreende a parte isquiática do osso inominado, a parede posterior e a maior parte da lâmina quadrilátera[2] (Figura 26.1).

Estar bem familiarizado com a anatomia local e entender como os diversos aspectos anatômicos do acetábulo e do osso inominado se traduzem em linhas e contornos nas radiografias é uma importante habilidade que o cirurgião deve adquirir.

## EXAME FÍSICO

Em pacientes com fratura do acetábulo, assim como em qualquer paciente gravemente traumatizado a abordagem multidisciplinar é fundamental, e não se pode deixar de lado

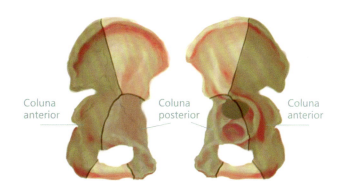

**FIGURA 26.1** Divisões anatômicas do acetábulo.

as diretrizes do ATLS, que devem ser seguidas durante a avaliação inicial.[3]

Na avaliação ortopédica inicial do paciente com fratura do acetábulo, um minucioso exame físico deve ser realizado. A palpação dos tecidos moles ao redor da pelve pode revelar áreas de hematoma ou de desluvamento fechado, a chamada lesão de Morell-Lavalle. Essa última pode aumentar muito de volume à medida que o espaço formado pelo desluvamento vai sendo preenchido por necrose do tecido adiposo e pelo hematoma. Vale lembrar que essas coleções podem se tornar infectadas ao longo da evolução do paciente e que, por vezes, a drenagem e o desbridamento cirúrgico podem estar indicados[4] (Figura 26.2)

Encurtamentos evidentes do membro inferior e bloqueios de rotação do quadril estão associados com luxações dessa articulação. As luxações posteriores estão classicamente associadas com a flexão, a adução e a rotação medial do quadril e da coxa.[5] Nas luxações anteriores, o paciente se apresenta com o quadril e a coxa abduzidos e rotacionados externamente[6] (Figura 26.3).

Como as subluxações parciais podem não alterar a posição do quadril e não serem evidentes ao exame físico inicial, o diagnóstico das instabilidades pós-traumáticas do quadril é frequentemente radiográfico.

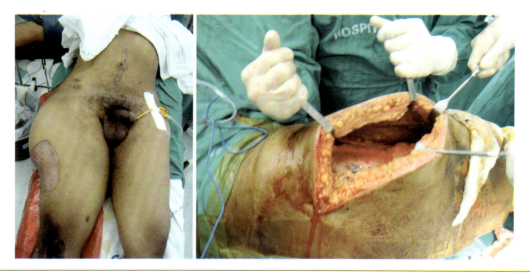

FIGURA 26.2 Extensa lesão de Morell-Lavalle, em que foi indicada a abordagem cirúrgica.

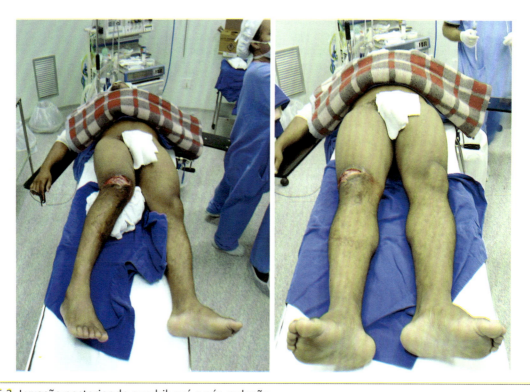

FIGURA 26.3 Luxação posterior do quadril: pré e pós-redução.

A avaliação da função sensitivo-motora dos nervos periféricos pode ser difícil de ser executada inicialmente, mas, sempre que possível, deve ser avaliada e documentada em prontuário. As lesões associadas (ortopédicas ou em outros sistemas) podem estar presentes em até 50% dos casos.[7,8] Matta mostrou, em uma grande série, a incidência de 35% de lesões associadas, sendo os traumatismos cranioencefálicos, torácicos e as lesões nervosas os mais comuns.[9]

As fraturas do acetábulo isoladas não costumam ser a causa de choque hipovolêmico. Essas fraturas geram menos repercussões hemodinâmicas do que as lesões do anel pélvico e, quando ambas estão presentes no mesmo paciente, atenção especial deve ser dada, em caráter de urgência, à lesão do anel pélvico.[10]

## EXAMES DE IMAGEM

A maior parte das informações sobre uma fratura do acetábulo podem ser extraídas de uma radiografia AP de quadril, porém as incidências oblíquas acrescentam detalhes importantes e tornam o estudo radiográfico mais completo. Foi a partir da observação de que o plano do ílio em relação ao forame obturado é de aproximadamente 90° e ambas as estruturas estão em uma inclinação de aproximadamente 45° com o plano frontal que Judet e Letournel propuseram as duas incidências oblíquas a 45° com o plano frontal (alar e foraminal), que complementam o estudo da anatomia radiográfica do acetábulo[2] (Figuras 26.4 a 26.6)

São descritos dois sinais radiográficos clássicos: o sinal do esporão (parte intacta do osso ilíaco, patognomônico da fratura da dupla coluna) e o sinal da gaivota (impacção do teto acetabular, indicador de mau prognóstico) (Figura 26.7)

A utilização rotineira da tomografia computadorizada, bem como das reconstruções em 3D, além de permitir o diagnóstico mais preciso e o correto planejamento pré-operatório, permite ainda uma melhor avaliação da qualidade da redução pós-operatória (Figura 26.8).

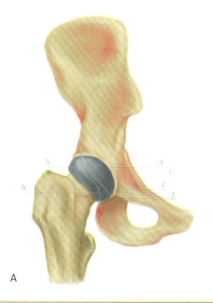
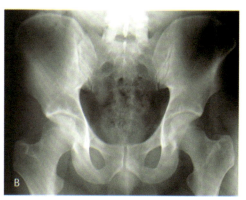

**FIGURA 26.4** Incidência anterior do quadril: 1 – linha iliopectínea; 2 – linha ilioisquiática; 3 – lágrima radiográfica; 4 – teto do acetábulo; 5 – parede anterior; 6 – parede posterior.

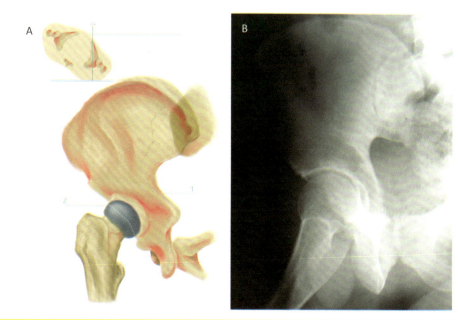

**FIGURA 26.5** Incidência alar: 1 – coluna posterior; 2 – parede anterior.

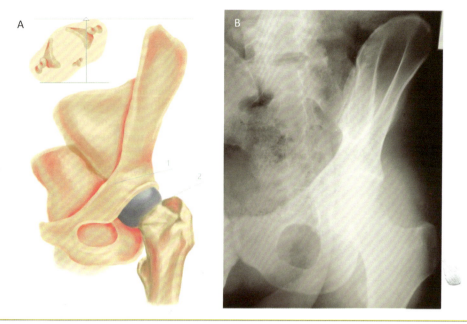

FIGURA 26.6 Incidência obturatriz: 1 – coluna anterior; 2 – parede posterior.

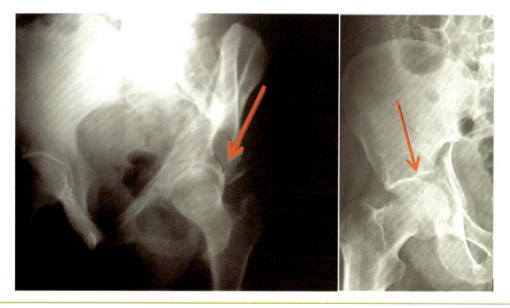

FIGURA 26.7 Sinal do esporão e sinal da gaivota.

Essas reconstruções nada mais são do que a digitalização das imagens obtidas "mentalmente", analisando-se os cortes da tomografia convencional. Porém, com a digitalização, a imagem fica pronta para ser visualizada a qualquer momento antes e durante o ato cirúrgico, fornecendo informações valiosas para o correto posicionamento das pinças de redução e dos implantes (Figura 26.8 e 26.9).

Vale lembrar que a ressonância magnética, normalmente, não tem aplicação na fase aguda de uma fratura do acetábulo.

## CLASSIFICAÇÃO

A fratura do acetábulo ocorre pelo impacto da cabeça femoral na superfície articular do acetábulo. O padrão da fratura é determinado pela forma como a força é transmitida para a cabeça femoral: no eixo do colo femoral (força aplicada no trocânter maior), ao longo da diáfise femoral com o quadril flexionado ou ao longo da diáfise femoral com o quadril em extensão[11] (Figura 26.10).

Fraturas do Acetábulo

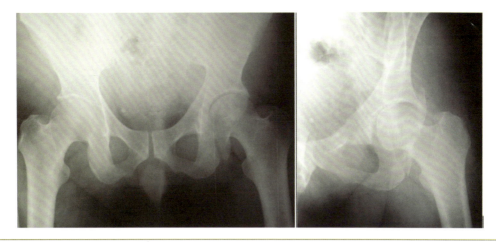

FIGURA 26.8 Fratura aparentemente benigna na radiografia em AP, mostrando maior desvio na incidência obturatriz.

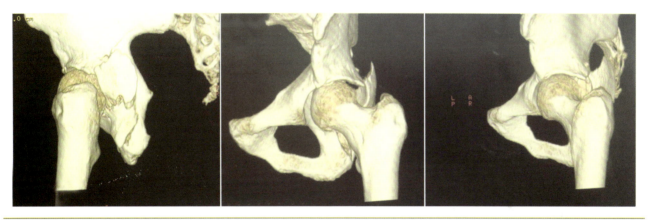

FIGURA 26.9 Reconstrução 3D da tomografia da mesma fratura, deixando clara a cominuição do rebordo posterior, o traço sem desvio na coluna posterior e a subluxação do quadril.

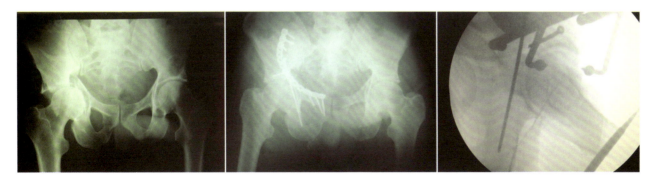

FIGURA 26.10 Fratura da coluna anterior + hemitransversa posterior.

Muito se deve a Jean Judet, Robert Judet e Emille Letournel no que se refere ao atual entendimento das fraturas do acetábulo. A classificação por eles proposta em 1964 foi sendo aprimorada e modificada por Letournel e atualmente é a classificação mais aceita e utilizada.[2] A classificação de Judet e Letournel dividiu as fraturas do acetábulo em elementares e associadas. As fraturas elementares são: parede posterior, coluna posterior, parede anterior, coluna anterior e transversa. As fraturas associadas: parede posterior e coluna posterior, transversa com parede posterior, "T", coluna anterior com hemitransversa posterior e fraturas da dupla coluna[2,11] (Figura 26.11 e Tabela 26.1).

CAPÍTULO 26

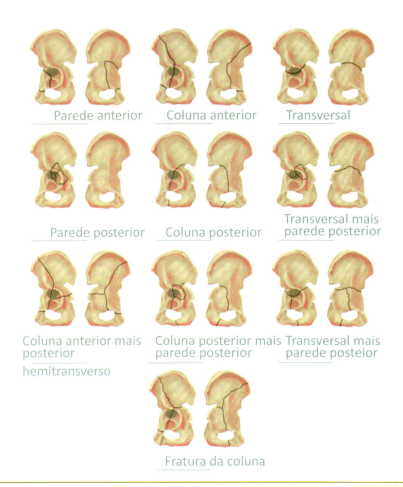

FIGURA 26.11 Classificação de Judet e Letournel.

Entre todas as fraturas do acetábulo as fraturas do rebordo posterior (25% das fraturas) e as fraturas da dupla coluna (23% das fraturas) são as mais frequentes. Vale lembrar que as fraturas ditas em "T" são mais comumente associadas com o pior prognóstico.[2,9,11-13]

A fundação AO descreveu um código alfanumérico para a classificação de Judet e Letournel, porém essa codificação não oferece nenhuma vantagem na prática clínica, apesar de facilitar a catalogação e comparação entre os diversos padrões de fraturas.

Tabela 26.1 Classificação de Judet e Letournel.

| Fraturas elementares | Fraturas associadas |
|---|---|
| Parede posterior | Coluna posterior com parede posterior |
| Coluna posterior | Coluna anterior com hemitransversa posterior |
| Parede anterior | Transversa com parede posterior |
| Coluna anterior | "T" |
| Transversa | Dupla coluna |

## PRINCÍPIOS DO TRATAMENTO

Os princípios do tratamento visam que o paciente tenha uma articulação funcional e indolor pelo resto da vida, ou pelo maior tempo possível.

O conceito de arco do teto acetabular foi inicialmente proposto por Matta, e é utilizado para verificar se o traço de fratura acomete ou não a área de carga do domo acetabular. As medidas do arco do teto acetabular (medial, posterior e anterior) são obtidas por meio de mensurações do ângulo formado entre a linha vertical que passa pelo centro de rotação da cabeça femoral e a linha que une o centro de rotação da cabeça femoral ao traço da fratura na superfície articular. Esses ângulos são obtidos nas incidências anterior e oblíqua do acetábulo[14] (Figuras 26.12 e 26.13).

No artigo original, as medidas limites propostas foram de 45° em todas as incidências: frente de bacia (arco medial), alar (arco posterior), e foraminal (arco anterior). Ou seja, ângulos maiores do que 45° em todas as incidências seriam indicativos de tratamento conservador.[14]

Mais recentemente, alguns desses parâmetros foram modificados por Vrahas, que em um estudo biomecânico apresentou critérios diferentes. Nesse estudo ele conclui que o valor dos ângulos levados em conta para a indicação do tratamento não cirúrgico deve ser: maior do que de 45° para o arco medial, maior de 25° para o arco anterior e maior de 70° para o posterior.[15]

Esses ângulos são úteis na decisão da indicação cirúrgica nas fraturas: transversas, coluna anterior e posterior. As fraturas do rebordo posterior são tratadas de maneira conservadora quando não comprometem a estabilidade da articulação (menos de 40% do rebordo acometido) e as da dupla coluna quando há uma congruência secundária sem grande migração medial e sem encurtamento do membro.

As medidas do arco do teto acetabular foram mais bem definidas com o desenvolvimento do conceito de arco subcondral tomográfico. Essa medição descreve a utilização da anatomia óssea normal do acetábulo superior, como visualizado na tomografia computadorizada, para fornecer uma medida equivalente dos arcos do teto acetabular. Como tal, o estudo determinou que os dez milímetros superiores do acetábulo representam a área equivalente aos 45° dos ângulos traçados nas radiografias simples[16] (Figura 26.14).

O arco do teto acetabular intacto não é, por si só, determinante da possibilidade de indicarmos o tratamento conservador, a congruência da cabeça femoral com a parte intacta do acetábulo também deve estar presente. Aspectos particulares de cada paciente, como demanda funcional, condições clínicas etc., devem ser avaliados caso a caso (Tabela 26.2).

**Tabela 26.2** Indicações para o tratamento conservador.

- Fraturas em que a congruência e a estabilidade articular são mantidas pela parte intacta do acetábulo (raio X fora da tração)
- Fraturas dos rebordos que não geram instabilidade articular
- Fraturas minimamente desviadas
- Fraturas da dupla coluna com congruência secundária

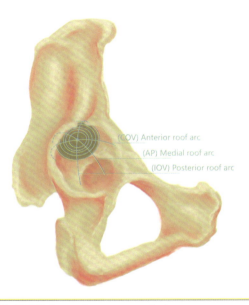

FIGURA 26.12 Arcos do teto acetabular.

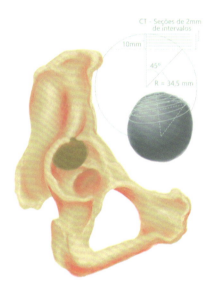

FIGURA 26.14 Arco tomográfico subcondral.

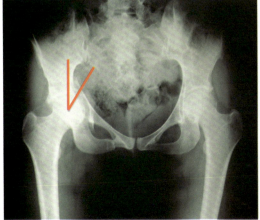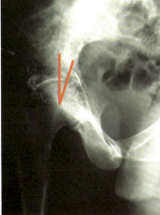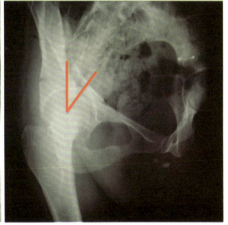

FIGURA 26.13 Medida do ângulo do teto acetabular: incidência frente, alar e obturatriz.

O sucesso da abordagem cirúrgica está diretamente relacionado com a qualidade da redução obtida. Em uma série com 810 pacientes operados por causa de fraturas do acetábulo, a redução anatômica foi obtida em 75% dos pacientes e o acompanhamento após 20 anos mostrou mais de 70% de bons resultados com apenas 21% dos pacientes, tendo sido convertidos para uma artroplastia total do quadril.[17]

## Vias de acesso e técnicas de redução

A primeira pergunta após decidirmos pelo tratamento cirúrgico de uma fratura do acetábulo não deve ser "Como vou fixar essa fratura?", e sim "Como vou acessar e reduzir essa fratura?" (Figura 26.15 e Tabela 26.3).

**Tabela 26.3** Vias de acesso de acordo com o padrão da fratura.

| Elementares | |
|---|---|
| Parede posterior | Kocher-Langenbeck |
| Coluna posterior | Kocher-Langenbeck |
| Parede anterior | Ilioinguinal, iliofemoral estendida ou Stoppa |
| Coluna anterior | Ilioinguinal, iliofemoral estendida ou Stoppa |
| Transversa | Kocher-Langenbeck, ilioinguinal ou iliofemoral estendida |
| **Associadas** | |
| Parede posterior + coluna posterior | Kocher-Langenbeck |
| Transversa + parede posterior | Kocher-Langenbeck |
| Coluna anterior + hemitransversa posterior | Ilioinguinal (pode-se associar a via de Stoppa) |
| "T" | Kocher-Langenbeck, iliofemoral estendida ou dupla via (anterior e posterior) |
| Dupla coluna | Ilioinguinal + Stoppa, iliofemoral estendida ou dupla via (anterior e posterior) |

As vias de acesso descritas para a abordagem cirúrgica do acetábulo são iliofemoral (Smith-Petersen), ilioinguinal, posterolateral (Kocher-Langenbeck), iliofemoral estendida e a abordagem intrapélvica de Stoppa.[11,12] A via de acesso de Stoppa pode ser facilmente associada à abordagem ilioinguinal, melhorando muito o acesso à região medial da pelve. Por se tratarem de fraturas em um osso com anatomia muito particular a via de acesso está diretamente associada ao padrão de fratura e ao tempo entre o momento do trauma e a cirurgia definitiva. Nas abordagens anteriores do acetábulo, especial atenção deve ser dada à presença da *corona mortis* (aproximadamente em 15% dos pacientes). Trata-se de uma anastomose entre a artéria obturatória e a ilíaca lateral ou a epigástrica inferior. A lesão acidental desses vasos pode levar a grandes sangramentos de difícil controle (Figura 26.16).

Além do conhecimento das vias de acesso, a disponibilidade dos instrumentais de redução e o treinamento para sua correta utilização são muito importantes. Sem a utilização desses instrumentais, a obtenção de uma redução anatômica pode não ser possível (Figura 26.17).

Após a cirurgia está indicada profilaxia química e mecânica para a prevenção de trombose venosa profunda. Inicia-se movimentos passivos e ativos da articulação na medida em que forem tolerados e tenta-se retirar o paciente da cama

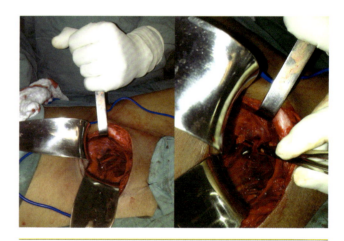

FIGURA 26.16 *Corona mortis* encontrada em um paciente submetido a abordagem intrapélvica de Stoppa.

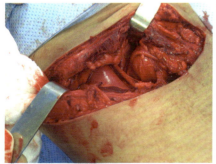
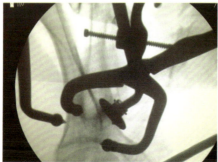
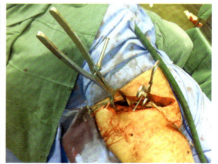

FIGURA 26.15 Via de acesso ilioinguinal e posicionamento das pinças de redução.

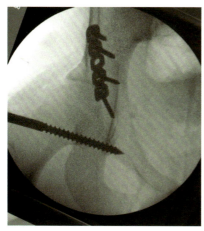
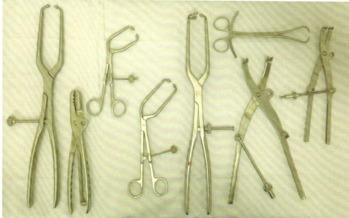

**FIGURA 26.17** Pino de Schanz como ferramenta de redução para manipulação da coluna posterior e o instrumental de redução para pelve e acetábulo.

o quanto antes. A carga total deve ser restringida até que haja evidência radiográfica de consolidação geralmente de 8 a 12 semanas.

## COMPLICAÇÕES

### INFECÇÕES

Para pacientes em bom estado geral e sem lesões associadas o risco de infecção não é maior do que para outros tipos de cirurgia do quadril. As infecções são mais frequentes se houver presença de lesão visceral abdominal ou pélvica. Lacerações e desluvamentos que estejam na via de acesso ou nos membros inferiores, também são fatores de risco para infecção da ferida operatória. Como em toda cirurgia de grande porte, uma criteriosa revisão da hemostasia visando evitar a formação de hematomas deve ser realizada rotineiramente e o uso de drenos de sucção, também pode ser uma boa opção.

Na suspeita de infecção, o cirurgião deve indicar, imediatamente, a reabordagem para limpeza cirúrgica e desbridamento da ferida operatória. Infelizmente, quando há infecção profunda instalada os danos à articulação são grandes, muitas vezes evoluindo com destruição da superfície articular, trazendo grandes prejuízos ao resultado funcional.

### LESÕES NERVOSAS IATROGÊNICAS

Na abordagem de Kocher-Langenbeck pode ocorrer lesão do nervo glúteo superior na altura da incisura isquiática maior e o nervo ciático pode ser tracionado durante muito tempo pelos afastadores, podendo levar a lesão iatrogênica. O mesmo pode acontecer, porém com menor frequência, com o nervo femoral na abordagem ilioinguinal. Outros nervos em risco de lesão iatrogênica nas abordagens anteriores são o cutâneo lateral da coxa e o obturatório.

### OSSIFICAÇÃO HETEROTÓPICA E NECROSE AVASCULAR

Os fatores de risco associados à formação de ossificação heterotópica são: via de acesso iliofemoral estendida, fraturas em "T", sexo masculino, traumatismos cranioencefálicos e/ou torácicos associados. Raramente encontra-se ossificação heterotópica após a abordagem ilioinguinal. Os relatos mais recentes apontam para os bons resultados da associação da indometacina com a radioterapia na prevenção da ossificação heterotópica.[18,19] A cirurgia para ressecção do osso ectópico deve aguardar até que este esteja maduro, afim de evitar a recidiva da lesão.[19]

A necrose avascular pode ocorrer em até 15% dos pacientes e está usualmente associada a luxação da cabeça femoral. Até 50% dos casos em que a cabeça femoral ficou luxada por mais de três semanas acabam por evoluir com necrose avascular.[20]

## CONCLUSÃO

Na primeira edição de seu livro (*Fraturas da pelve e do acetábulo*, 1984), Marvin Tile começa a sessão sobre fraturas do acetábulo com a seguinte frase: "As fraturas do acetábulo continuam um enigma para o cirurgião ortopédico..."[21]. Hoje, cerca de 30 anos depois, graças aos avanços e ao maior acesso aos métodos de imagem, bem como o aprimoramento das técnicas cirúrgicas, essas fraturas podem ter deixado de ser um enigma, porém nunca deixarão de ser um desafio para o ortopedista que se propõe a tratá-las.

## REFERÊNCIAS BIBLIOGRÁFICAS

1. Tornetta P III. Displaced acetabular fractures: indicationsfor operative and nonoperative management. J Am Acad Orthop Surg. 2001;9:18-28.
2. Letournel E. Fractures of the Acetabulum. Paris: Springer-Verlag, 1993.

Série Ortopedia e Traumatologia – Fundamentos e Prática

3. Krantz B. Advanced Trauma Life Suportfor Doctors. Chicago: American College of Surgeons, 1997.

4. Hank DJ, Olson SA, Matta JM. Diagnosis and management of closed internal degloving injuries associated with pelvic and acetabular fractures. J Trauma. 1997;42:1046-51.

5. Epstein HC. Posterior fracture dislocation of the hip, long-term follow-up. J Bone Joint Surg Am. 1974;56:1103-27.

6. Epstein HC, Wiss DA. Traumatic anterior dislocation of the hip. Orthopedics. 1985;8:130

7. Kregor PJ, Templeman D. Associated injuries compicating the management of acetabular fractures. Orthop Clin North Am. 2002;33:73-95.

8. Moed BR, Yu PH, Gruson KL. Fiunctional outcomes of acetabular fractures. J Bone Joint Surg Am. 2003;85:1879-83.

9. Matta J. Fractures of the acetabulum: accuracy of reduction and clinical results in patients managed operatively within three weeks after injury. J Bone Joint Surg Am. 1996;78A:1632-45.

10. Salim A, Teixeira PGR, DuBose J, et al. Predictors of positive angiography in pelvic fractures: a prospective study. J Am Coll Surg. 2008;207:656-62.

11. Judet R, Judet J, Letournel E. Fractures of the acetabulum: Classification and surgical aprouches for open reduction. J Bone Joint Surg. 1964;64(46A):1615-46.

12. Letournel E. The treatment of acetabular fractures through the ílio-inguinal aprouch. Clin Orthop. 1993;292:62-76.

13. Moed BR, Carr SW, Watson JT. Results of the operative treatment of fractures of the posterior wall of the acetabulum. J Bone Joint Surg. 2002;84A:752-8.

14. Matta JM, Anderson LM, Epstein HC. Fractures of the acetabulum. A retrospective study. Clin Orthop. 1986;205:230-40.

15. Vrahas MS, Kirstin K, Widding MS, et al. The effects of simulated transverse, anterior column and posterior column fractures of the acetabulum on the stability of the hip joint. J Bone Joint Surg Am. 1999;81A:966-74.

16. Olson SA, Matta JM. The computadorized tomography subcondral arc: a new method of assesing acetabular continuity after fracture (a preliminary report). J Orthop Trauma. 1993;7(5):402-13.

17. Tannast M, Najibi S, Matta JM. Two to twenty-year survivorship of the hip in 810 patients with operatively treated acetadular fractures. J Bone Joint Surg Am. 2012;94:1559-67.

18. Matta JM, Siebenrock KA. Does indomethacin reduce heterotopic bone formation after operations for acetabular fractures? A prospective randomised study. J Bone Joint Surg Br. 1997;79:959-63.

19. Moed BR, Carr SW, Watson JT. Computer tomography assessment of fractures of the posterior wall of the acetabulum after operative treatment. J Bone Joint Surg Am. 2003;85:512-22.

20. Johnson EE, Matta JM, Mast JW, et al. Delayed reconstruction of acetabular fractures 21-120 days following injury. Clin Orthop Relat Res. 1994;305:138-51.

21. Tile M. Fractures of the pelvis and acetabulum. Philadelphia: Lippincott Willians & Wilkins, 1984.

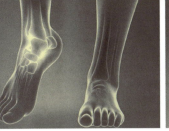
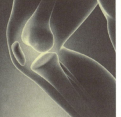

# Fraturas do Colo do Fêmur

Wesley Max Ramos
Gustavo Tadeu Sanchez

## INTRODUÇÃO

As fraturas do colo do fêmur são lesões de grande ocorrência, perfazendo uma quantidade importante de lesões atendidas em unidades de trauma ortopédico. Correspondem à maioria das lesões do quadril submetidas ao tratamento cirúrgico. O tratamento cirúrgico é consenso para essas fraturas, tendo como opções a redução e a fixação, a artroplastia unipolar, a artroplastia bipolar e a artroplastia total.

Sua ocorrência é maior em pacientes idosas do sexo feminino, com um aumento de incidência proporcional à idade. Também há uma maior proporção dessa fratura em brancos quando comparados aos negros.[1] Existe um risco de uma segunda fratura nos primeiros dois anos após a primeira, de 10% em mulheres e 5% em homens.[2] Fatores de risco associados incluem baixo índice de massa corpórea (< 18,5), tabagismo, fratura prévia associada à osteoporose, corticoterapia prévia e história materna de fratura do quadril[3]. O risco de queda em pacientes idosos aumenta por fatores como fraqueza muscular, marcha anormal, perda de acuidade visual e efeitos adversos de medicações, aumentando a incidência dessas lesões.

O mecanismo de trauma normalmente é de queda com força aplicada na região trocantérica transmitida ao colo femoral, mais raramente é provocada por trauma de alta energia (predominante nos casos em pacientes mais jovens) e por estresse local, oriundo de carga cíclica aplicada, excedendo às forças normais do osso.

## ANATOMIA

A relação entre o fêmur e a articulação do quadril é caracterizada por uma anteversão do colo femoral de 15° a 25° no plano transverso, em relação ao eixo transcondilar e de sua angulação em relação à diáfise no plano coronal, que normalmente vai de 130° a 135°, ângulos menores são descritos como coxa vara, e maiores como coxa valga.[4,5] Tais referências são levadas em conta na escolha da opção de tratamento.

O suprimento vascular da articulação do quadril é composto pelos vasos capsulares, pelos intramedulares e pela artéria do ligamento da cabeça do fêmur, os vasos intracapsulares são a fonte mais relevante no paciente adulto, originando-se das artérias circunflexas femorais medial e lateral, ramos da femoral profunda na maioria dos casos. Essas artérias formam um anel extracapsular na base do colo, cujas anastomoses originam ramos cervicais ascendentes; no interior da cápsula são conhecidos como vasos retinaculares, sendo os laterais os mais importantes em termo de contribuição para o suprimento sanguíneo da cabeça femoral. Esses vasos capsulares são mais vulneráveis em razão de sua íntima relação com o colo femoral em fraturas subcapitais desviadas, comprometendo o suprimento vascular da cabeça e podendo ocasionar necrose avascular dela.[6]

## QUADRO CLÍNICO

Os achados clínicos podem ser discretos em caso de fraturas sem desvio, que podem chegar a 20% dos casos, pode não haver deformidade evidente, sendo notada somente dor ao arco de movimento do quadril. Essas fraturas sem desvios negligenciadas ganham importância no fato de que podem evoluir para um desvio, que piora o prognóstico do tratamento. Nas fraturas desviadas, nota-se encurtamento e rotação lateral do membro afetado, com dor em todos os movimentos do quadril. Deve-se atentar para comorbidades clínicas associadas, que podem estar relacionadas à causa da fratura e ser complicadores para o tratamento da lesão. Há grande ocorrência de disfunção cognitiva no paciente mais idoso, com fratura do colo de fêmur. A osteoporose está presente na maioria dos idosos afetados, devendo ser efetuado seu tratamento no pós-operatório da fratura.

A aplicação de tração cutânea pré-operatória era comum em tais pacientes, alegando-se que a imobilização relativa do membro ajudaria a reduzir a dor local e melhorar a redução da fratura; entretanto, estudos concluíram que seu uso não provou benefícios em relação à melhora significativa da dor ou mesmo facilitar a redução da fratura e a qualidade dela, de modo que não é mais recomendado.[7,8]

## QUADRO RADIOGRÁFICO

Radiografias simples são exames suficientes à detecção da lesão na maioria dos casos, incidências em anteroposterior e lateral são necessárias, sendo em grande parte localizadas somente com a radiografia em AP. Em alguns pacientes pode haver dúvida no diagnóstico, e a radiografia lateral, embora possa ser de difícil obtenção em razão da dor local, é útil para determinar a presença da fratura e seu desvio. Nesses casos de dúvida diagnóstica, existe a opção de cintilografia óssea com tecnécio, o qual já foi o melhor exame no passado. A tomografia computadorizada também aparece como uma ótima opção, porém expõe o paciente a uma quantidade considerável de radiação. Atualmente, a ressonância magnética é o exame mais eficaz para detecção da lesão quando sua presença é duvidosa no exame radiográfico.[9] Com relação à cintilografia, a ressonância magnética apresenta superioridade mesmo na fase aguda e também possibilita a delimitação de lesões de partes moles que possam ser um diagnóstico diferencial para dores na região do quadril (Figura 27.1).[10]

## CLASSIFICAÇÃO

Diversos sistemas de classificação têm sido propostos para as fraturas do colo do fêmur, anatomicamente elas podem ser diferenciadas pela sua localização como fraturas basocervicais, transcervicais e subcapitais.

A classificação de Garden[11] (Figura 27.2) divide essas lesões em quatro grupos de acordo com o grau de desvio, avaliado com base no alinhamento das linhas trabeculares da cabeça do fêmur em relação às do acetábulo. Estes são considerados estágios, pois correspondem a uma progressão da lesão, e não a tipos diferentes de fratura: Garden I seria fratura incompleta e impactada em valgo; Garden II, a fratura é completa, porém sem desvio; Garden III apresenta desvio incompleto e ocorre a perda entre o alinhamento trabecular da cabeça e do acetábulo; em Garden IV, a fratura é totalmente desviada com realinhamento das trabéculas acetabulares e cabeça femoral.

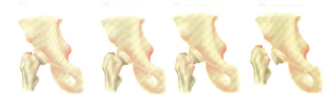

FIGURA 27.2 Desenho esquemático da classificação de Garden.

A classificação de Pauwels[12] (Figura 27.3) é baseada no plano da fratura no colo, sendo estadiada de acordo com o ângulo do traço de fratura (tipo I – menor ou igual a 30°; tipo II – entre 30° e 50°; tipo III – maior que 50°). Há uma relação entre a progressão mais vertical das fraturas, o grau de energia do trauma e o prognóstico, e consequentemente ocorre aumento da instabilidade e das complicações.

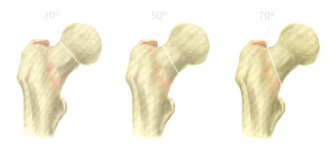

FIGURA 27.3 Desenho esquemático da classificação de Pauwels.

A classificação da AO/OTA[13,14] abrange as fraturas do colo femoral no grupo 31B (B1 sem desvio, B2 transcervicais, B3 subcaptal desviada); é um método de classificação compreensível, porém de subdivisões complexas de modo a torná-la pouca prática para uso diário (Figura 27.4).

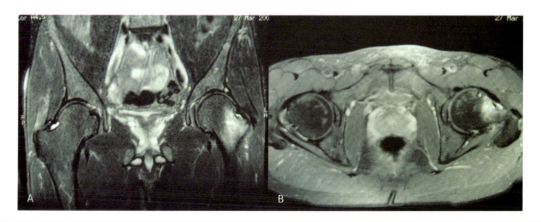

FIGURA 27.1 (A e B) RM do quadril e da coxa esquerda evidenciando uma fratura do colo.

# Fraturas do Colo do Fêmur

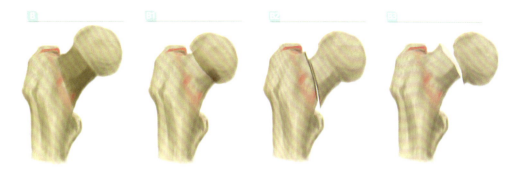

**FIGURA 27.4** Desenho esquemático da classificação da AO/OTA.

Pacientes com fraturas intracapsulares podem ter seu grau de osteoporose quantificado pelo índice de Singh, que se utiliza da presença das linhas trabeculares na radiografia em AP (anteroposterior) do quadril como meio de quantificar a presença de massa óssea local.

## OPÇÕES DE TRATAMENTO

O tratamento não operatório (exceção) nas fraturas do colo femoral é reservado aos casos em que comorbidades clínicas tornam o risco cirúrgico proibitivo, algo de muita discussão entre ortopedistas, clínicos e anestesistas, pois envolve período prolongado de repouso sem carga do membro afetado, que pode incorrer em outros problemas clínicos, ou piora deles, além de estar associado com uma piora secundária do desvio fraturário em grande parte dos casos.[15,16]

A fixação medial é o tratamento de escolha para a maioria dos pacientes com fraturas intracapsulares não desviadas, entre os diversos implantes disponíveis, os mais comumente utilizados incluem o sistema de parafusos canulados e o de parafuso deslizante de quadril com placa curta. O paciente pode ser posicionado em mesa de tração ou em mesa convencional radiotransparente em posição supina, é utilizado aparelho de radioscopia para obter imagens prévias de incidências anterior e lateral do quadril afetado, o acesso cirúrgico se dá por incisão lateral distal ao trocânter maior, com inserção de guia de posicionamento para passagem de fios-guia por vista fluoroscópica. No uso de parafusos canulados, normalmente são inseridos três destes e sua posição é tema de debate, tanto quanto a configuração de colocação quanto à sua direção ser paralela ou divergente, sendo a mais aceita a configuração em triângulo de base invertida e com os parafusos paralelos[17] (Figura 27.5).

As fraturas desviadas são tratadas de maneira diversa de acordo com o tipo de paciente; em pacientes mais jovens, é indicada redução precoce e fixação da fratura. A redução pode ser obtida por manobra de tração longitudinal e rotação medial do membro, verifica-se o alinhamento por radioscopia em incidências anterior e de perfil, uma redução em valgo é preferível a uma redução em varo, pois é inerentemente mais estável quanto à chance de falha do implante, entretanto, tanto o varo como o valgo na redução parecem aumentar o risco de necrose avascular (Figura 27.6).

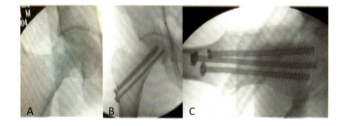

**FIGURA 27.5** (**A**, **B** e **C**). Imagem radioscópica demonstrando a redução e a fixação da fratura do colo femoral, seguindo a configuração triangular de base invertida.

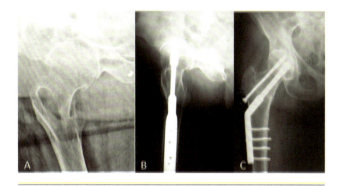

**FIGURA 27.6** (**A**, **B** e **C**). Osteossíntese de fratura basocervical com dispositivo DHS associada a um parafuso antirrotacional.

Pacientes com mais de 60 anos e ativos tem na artroplastia total do quadril uma boa opção de tratamento, levando-se em conta a possibilidade de falha de fixação e a manutenção de movimentação independente. É de melhor aplicação em pacientes sem disfunção cognitiva ou problemas neuromusculares, pode ser feita por variadas vias de acesso, mas a lateral parece minimizar o risco de luxação da prótese. O procedimento possibilita carga precoce pós-operatória, o que facilita a reabilitação.

Pacientes mais idosos ou de demanda funcional limitada têm piores resultados com osteossíntese, sendo preferível nesses casos o tratamento com artroplastia parcial do quadril; a artroplastia unipolar (prótese tipo Thompson ou Austin-Moore) ainda é bastante utilizada; a artroplastia por sistema bipolar tem uma articulação entre a cabeça interior (núcleo) e a externa e entre a externa e o acetábulo, que diminuem o desgaste e a chance de protrusão acetabular, bem como oferecer possibilidade de corrigir o *offset* do quadril e minimizar o risco da dismetria dos membros inferiores, problemas que podem ocorrer com as próteses unipolares. Elas ainda dispõem da possibilidade de serem convertidas para uma artroplastia total do quadril sem a necessidade de se retirar o componente femoral, algo desastroso quando se usa um implante unipolar (Figura 27.7).

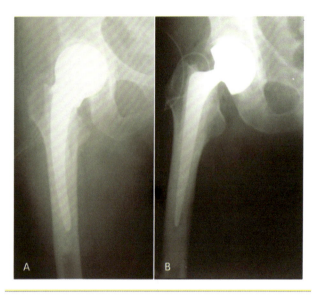

FIGURA 27.7 (A e B) Artroplastias parciais de Thompson (esquerda) e bipolar (direita).

## COMPLICAÇÕES

A mortalidade em pacientes com fraturas do colo do fêmur é elevada durante a internação e, no decorrer do primeiro ano após a lesão, a mortalidade em relação à população sem fratura no quadril de mesma faixa etária é quatro a cinco vezes maior em pacientes com disfunção cognitiva, chegando a 50% no primeiro ano[18]. O risco é ainda maior em paciente portadores de comorbidades clínicas. A relação entre o atraso no procedimento cirúrgico e a mortalidade ainda é controversa, mas pacientes operados mais precocemente apresentam menor dor e uma taxa menor de complicações.[19,20]

A infecção é uma complicação grave dos procedimentos cirúrgicos para esse tipo de fratura, é menos frequente em procedimentos de fixação medial que nas artroplastias, pois envolvem menor tempo cirúrgico, exposição menos invasiva e menores implantes. Em infecções após fixação, pode-se optar pela retirada do implante após surgimento de sinais de consolidação da fratura. As infecções associadas à artroplastia constituem um quadro mais dramático, pois a fragilidade clínica dos pacientes, normalmente idosos com comorbidades, leva a uma menor tolerância a novas intervenções cirúrgicas em comparação a pacientes que foram submetidos a artroplastia por osteoartrose. Opções de tratamento incluem o desbridamento cirúrgico, a troca de implante e a retirada do implante, ao se retirar o implante, o paciente é submetido à antibioticoterapia prolongada, associada ao uso de espaçador de cimento ortopédico e controle constante das condições locais antes de tentativa de nova colocação de implante.

Complicações tromboembólicas são tão frequentes que podem ocorrer em metade dos pacientes com fraturas do colo de fêmur, ainda que clinicamente sejam pouco evidentes na maioria dos casos. Há evidência de que a profilaxia com anticoagulantes em pacientes com fraturas do terço proximal do fêmur diminui o risco de trombose venosa profunda; profilaxia mecânica (com meias de compressão, por exemplo) também tem se mostrado eficaz na prevenção desses fenômenos.

Pode ocorrer ainda a falha de fixação e pseudartrose em pacientes tratados cirurgicamente para essas lesões. São problemas mais comuns em fraturas com desvio, sendo a pseudartrose mais frequente. Seu diagnóstico se dá pela presença de dor no quadril, encurtamento do membro por colapso e evidência radiográfica de falha de fixação. O tratamento na maioria dos casos é a remoção do implante e artroplastia. Se há sinal de infecção, é preferível a artroplastia de ressecção com novo implante em período mais tardio, após cura da pseudartrose infectada.

A necrose avascular é uma complicação cada vez menos frequentemente observada pelo aumento na indicação de artroplastia como tratamento primário, nos casos em que se opta pela osteossíntese, ela é mais frequente em fraturas desviadas e tende a surgir mais tardiamente ao tratamento cirúrgico, quando a fratura tem período prolongado para consolidação.[11] Portanto, está indicado o acompanhamento por pelo menos dois anos. O diagnóstico radiográfico se dá pela presença de colapso da cabeça femoral e o tratamento indicado é a artroplastia, total em pacientes jovens e parcial em idosos ou pacientes de baixa demanda funcional.

## FRATURAS TRANSTROCANTÉRICAS

A fratura transtrocantérica acomete a região metafisária do fêmur proximal, entre a região extracapsular na base do colo femoral até o trocânter menor antes da formação do canal medular. É predominantemente associada com traumas de baixa energia em idosos (90%), geralmente associado com osteoporose. Em raros casos pode acometer pacientes jovens, geralmente homens, vítimas de trauma de alta energia.[21]

É a fratura de tratamento cirúrgico mais comum e também apresenta o maior índice de mortalidade pós-operatória. O risco de fratura aumenta em indivíduos com mais de 50 anos, sendo mais comum em mulheres. No entanto, nas últimas décadas, o índice de fraturas aumentou para ambos os sexos.

O mecanismo mais relatado é a queda com impacto direto sobre o trocânter maior em pacientes idosos. Fatos que podem ajudar a compreender esse mecanismo é a presença de um coxim lateral ao quadril, formado por partes moles, de baixa capacidade de absorção de impacto, mecanismos pessoais de proteção à queda serem lentificados, energia proveniente da queda superar a capacidade óssea de resistir à força tênsil ou compressiva, comorbidades clínicas que possam levar à síncope, como alterações cardiovasculares e doenças neurológicas.[22] Existe um debate em que se discute se o paciente quebra o fêmur após a queda ou apresenta uma fratura imediatamente antes de cair, decorrente de um osso de baixa qualidade.

## ANATOMIA

A região transtrocantérica é composta por osso metafisário e tem como sua parte mais forte a região posteromedial, conhecida como calcar femoral. As fraturas que resultam em cominução posteromedial têm no calcar a região mais afetada e geralmente levam a uma instabilidade.[23]

No trocânter maior está inserido o tendão conjunto (glúteo médio e mínimo); no trocânter menor, o iliopsoas; na região intertrocantérica posterior, inserem-se o piriforme e todos os outros rotadores laterais curtos; lateral e distalmente à grande tuberosidade, o vasto lateral.

A cápsula articular é de grande importância na redução dessas fraturas quando íntegra; quando ocorre sua ruptura, os fragmentos passam a depender praticamente das inserções musculotendíneas, levando ao encurtamento e à deformidade em varo.

Uma possível lesão vascular que comprometa a cabeça femoral raramente acontece nessas fraturas, principalmente pelo fato de ser uma região extracapsular.[24]

## QUADRO CLÍNICO

O paciente apresenta uma história de dor e incapacidade à deambulação associada a uma queda. O membro acometido se encontra encurtado e com rotação lateral, quando comparado ao lado contralateral. Na presença dessas deformidades, não há necessidade de exame físico que exija a mobilização do membro à procura de crepitação ou dor.

As lesões associadas mais comuns são as fraturas da região distal do rádio e da região proximal do úmero. Nas fraturas provenientes de um trauma de alta energia, as lesões associadas tendem a ser ipsilaterais, de trauma cranioencefálico e fraturas da pelve. Lesões neoplásicas primárias ou metastáticas geralmente apresentam queixas prévias de dor local.

Há a necessidade da abordagem clínica para esses pacientes com o objetivo de pesquisar fatores de risco e prevenir potenciais complicações, como angina, uso de medicações anticoagulantes, infecção pulmonar ou geniturinária.

## QUADRO RADIOGRÁFICO

Para avaliação na suspeita das fraturas transtrocantéricas, recomenda-se solicitar as radiografias anterior da pelve, anterior e de perfil do quadril acometido. Radiografias com tração do membro podem ser utilizadas para avaliar fraturas complexas e ajudar na diferenciação entre fraturas transtrocantéricas estáveis e fraturas basocervicais, embora o comportamento diante do tratamento cirúrgico e até mesmo chances de acometimento da vascularização da cabeça seja semelhante em ambas. A associação da rotação medial durante a radiografia com tração do membro pode ajudar na escolha do implante utilizado para o tratamento cirúrgico definitivo.[25] Nas fraturas provenientes de traumas de grande energia, as radiografias de série trauma (perfil da coluna cervical, anterior do tórax e anterior da pelve) são indispensáveis e devem ser solicitadas juntamente das radiografias do fêmur inteiro e do joelho ipsilateral, de forma que se descarte lesões associadas.

A tomografia computadorizada e a ressonância magnética raramente são utilizadas na avaliação, exceto para suspeitas não esclarecidas com os exames anteriormente relacionados.[26] A ressonância magnética ou até mesmo a cintilografia óssea são mais sensíveis e mais específicas para o diagnóstico que a tomografia.[27-31]

## CLASSIFICAÇÃO

As fraturas podem ser classificadas em estáveis e instáveis, sendo sinais de instabilidade: cominução posteromedial, padrões basocervicais, traço com obliquidade reversa, parede lateral acometida (desvio do trocânter maior) e insucesso na tentativa de redução antes da cirurgia.

Boyd e Griffin[32] foram os primeiros a descrever uma classificação que tinha relação com a dificuldade de se conseguir e manter a redução.

- **Tipo I:** estáveis (duas partes).
- **Tipo II:** instáveis com cominução posteromedial.
- **Tipo III:** obliquidade reversa.
- **Tipo IV:** traço subtrocantérico com extensão trocantérica e ao menos em dois planos.

Evans dividiu as fraturas pós-tratamento cirúrgico em cinco tipos, podendo ainda ser separadas em dois grandes grupos, as estáveis e instáveis. As estáveis são as sem desvio ou desviadas, porém reduzidas com a cortical medial intacta. As instáveis são as desviadas não reduzidas anatomicamente, as cominutas e as com traço oblíquo reverso.

Pela classificação AO/OTA[33,34] pode-se classificar as fraturas transtrocantéricas como 31A, subdividindo-as em A1, fraturas simples estáveis (duas partes); A2, instáveis cominuídas com acometimento da cortical posteromedial; A3, com extensão do traço na cortical medial e lateral (Figura 27.8).

A classificação que é mais utilizada entre os ortopedistas é a de Tronzo[35] (Figura 27.9). As de tipo I são as fraturas sem desvio. As de tipo II são as fraturas com desvio, mas sem acometimento da cortical posteromedial. No tipo III, a diáfise medializa-se em relação ao fragmento proximal, apresentando acometimento da cortical posteromedial, obrigando a cortical medial do fragmento proximal a penetrar no canal medular. Quanto ao tipo IV, a diáfise lateraliza-se em relação ao fragmento proximal, sendo mais instável que a do tipo anterior. Por fim, a do tipo V demonstra um traço com obliquidade reversa, mostrando-se extremamente instável.

31A

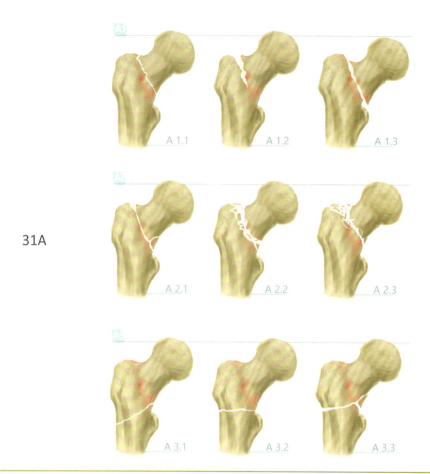

FIGURA 27.8 Classificação AO.

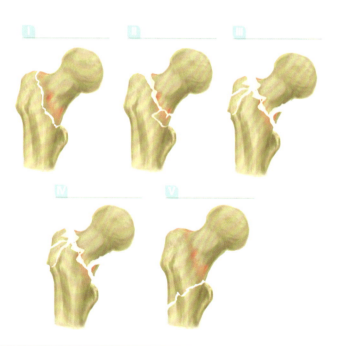

FIGURA 27.9 Classificação de Tronzo.

Fraturas do Colo do Fêmur

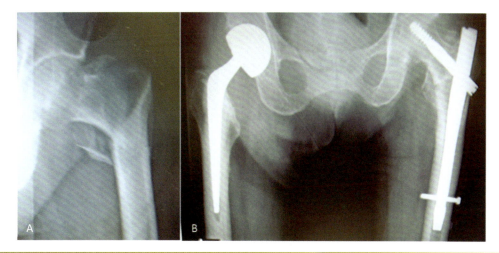

FIGURA 27.10 (A e B) Fratura transtrocantérica tratada com implante cefalomedular.

## OPÇÕES DE TRATAMENTO

O tratamento não cirúrgico está reservado apenas em pacientes não deambuladores sem as menores condições clínicas, como doença terminal com expectativa de vida de seis semanas, pacientes demenciados com controle álgico medicamentoso adequado, comorbidades clínicas insolúveis que contraindicam o tratamento cirúrgico ou mesmo condição infecciosa no membro do quadril fraturado. Ao se optar pelo tratamento conservador, a manutenção da redução perde sua importância em detrimento da mobilização imediata do paciente, mesmo sendo necessário aceitar deformidades. Dessa forma, diminuem-se as chances de complicações inerentes ao repouso prolongado.[36,37]

A literatura é inconclusiva a respeito do tempo máximo de internação em que se possa esperar para operar o paciente e reduzir o índice de mortalidade. No entanto, acredita-se que geralmente em 24 a 48 horas há tempo suficiente para estabilização clínica, permitindo a realização do procedimento. É certo que a experiência do cirurgião tem relação direta com a redução da mortalidade e das complicações[38].

O tratamento cirúrgico pode ser realizado com a ajuda de diversos implantes que atualmente se dividem basicamente em placas associadas a parafusos deslizantes com parafusos bloqueados ou não e hastes cefalomedulares associadas a parafusos deslizantes ou lâminas helicoidais (Figuras 27.10 e 27.11).

Em casos raros, podemos utilizar a artroplastia ou hemiartroplastia com próteses que substituam o calcar.[39] No entanto, esta opção é mais bem utilizada em situações que exija cirurgias de salvamento ao tratamento primário (Figura 27.12).

A redução da fratura depende da mesa cirúrgica a ser escolhida. Na maioria dos serviços, é utilizada a mesa de tração. Recomenda-se uma elevação do pé em relação ao quadril, de 20° a 30°, seguida de tração, e frequentemente uma rotação medial de 10° a 15°. A rotação medial excessiva pode predispor a um aumento do espaço posterior entre os fragmentos, e isso pode levar a instabilidade em fraturas com cominução do calcar. A rotação neutra ou lateral pode ser alternativa ne-

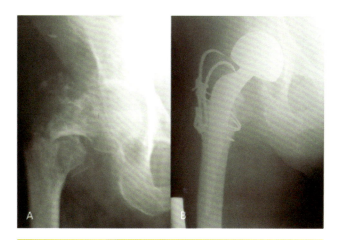

FIGURA 27.11 (A e B) Fratura transtrocantérica associada à fratura longitudinal do colo femoral, optado artroplastia parcial com placa maleável tipo gancho e amarrilho com cabos tipo "Dall-Miles".

cessária em alguns casos. O importante é alcançarmos uma redução mais anatômica da cortical medial, diminuindo assim complicações intra e pós-operatórias. Mesmo com essas manobras, a redução satisfatória pode não ser sempre obtida, necessitando de outros artifícios, como pinos com função de *joystick* ou mesmo a redução cruenta e manutenção dela, com pinças de redução óssea.

A placa de compressão com parafuso deslizante é o implante de escolha para a maioria das fraturas transtrocantéricas. Normalmente, utiliza-se a placa com um ângulo de 135°, de forma a facilitar a inserção do parafuso no centro da cabeça. O parâmetro mais importante baseia-se no conceito desenvolvido por Baumgaertner, que recomenda a soma das distâncias ponta-ápice (ponta do parafuso em relação ao ápice da cabeça femoral) na visão anterior e de perfil ser menor que 25 mm, diminuindo assim a complicação *cut out* do parafuso deslizante (Figuras 27.12 e 27.13).

CAPÍTULO 27 347

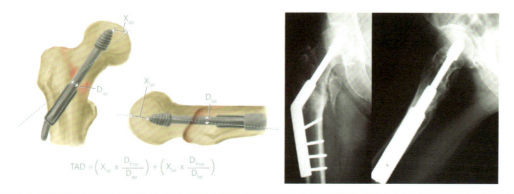

FIGURA 27.12 Índice TAD (*Tip-Apex-Distance*) de Baumgaertner – ponta-ápice.

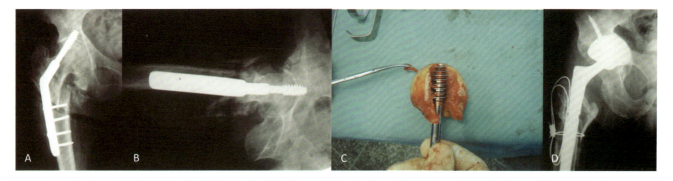

FIGURA 27.13 (**A**, **B**, **C** e **D**) Imagens de *cutout* e artroplastia total do quadril e amarrilho com cabos.

No entanto, resultados do uso desse implante em traços oblíquos reverso não são tão satisfatórios, pois o sentido de cisalhamento da fratura se equivale ao do deslizamento do pino, levando a falhas na manutenção da redução. Alternativamente, nesses casos podemos utilizar placas com ângulo de 95° associadas a parafuso de compressão, placas trocantéricas com múltiplos parafusos de ângulo fixo próprias para a região ou mesmo placas condilares tipo LISS (*Less Invasive Stabilization System*) colocadas com sua posição invertida. Mas o implante mais utilizado em fraturas transtrocantéricas Tronzo V e em muitos serviços também para outras fraturas instáveis são as hastes cefalomedulares[40] (Figura 27.14).

As vantagens associadas às hastes é o fato da maior preservação de partes moles, a localização intramedular das hastes colocando-se em um ponto biomecanicamente mais resistente e melhor que as placas, impedindo melhor o colapso da fratura e o tempo mais precoce de reabilitação para deambulação.[41]

## COMPLICAÇÕES

Naturalmente, em razão do perfil dos pacientes vitimados pela fratura transtrocantérica, as complicações clínicas sistêmicas são uma realidade. Portanto, o acompanhamento clínico pós-operatório é tão importante quanto foi enfatizado na atenção pré-operatória.

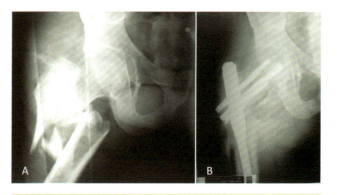

FIGURA 27.14 (**A** e **B**) Fratura transtrocantérica Tronzo V com fixação por meio de haste cefalomedular.

O tromboembolismo ainda é questão de bastante controvérsia. A profilaxia pós-operatória pode ser realizada com princípios mecânicos a partir de meias elásticas e fisioterapia motora a controle medicamentoso. É certo que eventos tromboembólicos como trombose venosa profunda e embolia pulmonar tenham sua incidência reduzida com o uso da profilaxia. Mas a preocupação permanece em relação ao sangramento do sítio cirúrgico, que pode ser desestabilizado em decorrência do uso de medicamentos como a heparina de baixo peso molecular ou a ocorrência posterior desses eventos após a interrupção da profilaxia.[42] Cabe dessa forma o debate se a manutenção da medicação deve ser realizada durante o período de internação hospitalar ou prolongada por quatro a seis semanas.

A pseudartrose é complicação bastante rara nessa entidade, mais comum em fraturas instáveis. O fato de a fratura ocorrer em local de osso metafisário bem vascularizado protege desse evento. Porém, na evolução com perda do alinhamento e dor persistente, deve-se suspeitar da pseudartrose mesmo com formação abundante de calo ósseo, mas também descartar um processo infeccioso oculto. A resolução dessa complicação dependerá do fato de o paciente ser jovem ou idoso para escolher entre revisão da osteossíntese, osteotomias, uso ou não de enxerto e até artroplastia[43] (Figura 27.15).

A falha relacionada ao implante pode ser decorrente da fadiga do mesmo, promovendo, dessa forma, a quebra do material, bem como a falha da fixação dos parafusos na diáfise, penetração medial à cabeça pelos parafusos e *cut out* destes. A quebra por fadiga do implante apresenta maior incidência nas pseudartroses, mas as outras complicações quase sempre estão relacionadas com falha técnica durante a cirurgia.

Preocupação com a reabilitação funcional pós-operatória se faz tão necessária pelos relatos obtidos como incidência de mortalidade no primeiro ano de 20%, incapacidade permanente em 30%, incapacidade de deambulação independente em 40% e perda de atividades da vida diária em 80%.[44,45]

Processos infecciosos após o tratamento cirúrgico podem ser divididos em infecção superficial e profunda. O acompanhamento de uma equipe composta por infectologistas traz benefícios nessa hora, mas o ponto de vista ortopédico em relação às condições de partes moles, estabilidade do implante e a resposta inicial ao tratamento com antibióticos é tão valioso quanto. Pré-operatoriamente, podemos nos valer da profilaxia com cefalosporinas, reduzindo eventos infecciosos posteriores. A maioria das infecções é causada pelo *Staphylococcus aureus*, mas é necessário ter a experiência em reconhecer o momento adequado para que o cirurgião intervenha com desbridamento cirúrgico, coleta de material para identificação do patógeno e adequação do antibiótico utilizado.[46]

## REFERÊNCIAS BIBLIOGRÁFICAS

1. Chevalley T, Guilley E, Herrmann FR, et al. Incidence of hip fracture over a 10-year period (1991-2000): reversal of a secular trend. Bone. 2007;40(5):1284-9.
2. Robbins JA, Biggs ML, Cauley J. Adjusted mortality after hip fracture: From the cardiovascular health study. J Am Geriatr Soc. 2006;54(12):1885-91.
3. Robbins J, Aragaki AK, Kooperberg C, et al. Factors associated with 5-year risk of hip fracture in postmenopausal women. JAMA. 2007;298(20):2389-98.
4. Linten P. Type of displacement in fractures of the femoral neck and observations on impaction of fractures. J Bone Joint Surg. 1949;34B:184-9.
5. Freeman MAR, Todd RC, Pirie CJ. The role of fatigue in the pathogenesis of senile femoral neck fractures. J Bone Joint Surg. 1974;56B:698-702.
6. Trueta J, Harrison MHM. The normal vascular anatomy of the femoral head in adult man. J Bone Joint Surg. 1953;35B:442-60.
7. Parker MJ, Handoll HH. Pre-operative traction for fractures of the proximal femur in adults. Cochrane Database Syst ver. 2006 Jul 19;3:CD000168.
8. Resch S, Bjarnetoft B, Thorngren KG. Preoperative skin traction or pillow nursing in hip fractures: a prospective, randomized study in 123 patients. Disabil Rehabil. 2005;27(18-19):1191-5.
9. Pandey R, McNally E, Ali A, et al. The role of MRI in the diagnosis of occult hip fractures. Injury. 1998;29(1):61-3.
10. Rizzo PF, Gould ES, Lyden JP, et al. Diagnosis of occult fractures about the hip. Magnetic resonance imaging compared with bone scanning. J Bone Joint Surg. 1993;75A:395-401.
11. Garden RS. Low angle fixation in fractures of the femoral neck. J Bone Joint Surg. 1961;43B:647-63.
12. Pauwels F. Der Schenkelhalsbruch: Ein mechanisches problem. Stuttgart: Ferdinand Enke Verlag, 1935.
13. Bayliss AP, Davison JK. Traumatic osteonecrosis of the femoral head following intracapsular fracture: incidence and earliest radiological features. Clin Radiol. 1977;28:407-14.
14. Conn KS, Parker MJ. Undisplaced intracapsular hip fractures: results of internal fixation in 375 patients. Clin Orthop Relat Res. 2004 Apr;(421):249-54.
15. Shuqiang M, Kunzheng W, Zhichao T, et al. Outcome of non-operative management in Garden I femoral neck fractures. Injury. 2006;37(10):974-8.
16. Verheyen CC, Smulders TC, van Walsum AD. High secondary displacement rate in the conservative treatment of impacted femoral neck fractures in 105 patients. Arch Orthop Trauma Surg. 2005;125(3):166-8.
17. Zlowodzki M, Weening B, Petrisor B, et al. The value of washers in cannulated screw fixation of femoral neck fractures. J Trauma. 2005;59(4):969-75.
18. Sund R, Liski A. Quality effects of operative delay on mortality in hip fracture treatment. Qual Saf Health Care. 2005;14(5):371-7.

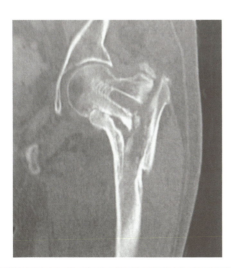

**FIGURA 27.15** Exame tomográfico confirmando pseudartrose em fratura transtrocantérica, depois de retirada de implante por causa de infecção.

19. Majumdar SR, Beaupre LA, Johnston DW, et al. Lack of association between mortality and timing of surgical fixation in elderly patients with hip fracture: results of a retrospective population-based cohort study. Med Care. 2006;44(6):552-9.

20. Hagino H, Furukawa K, Fujiwara S, et al. Recent trends in the incidence and lifetime risk of hip fracture in Tottori, Japan. Osteoporos Int. 2009;20(4):543-8.

21. Hwang LC, Lo WH, Chen WM, et al. Intertrochanteric fractures in adults younger than 40 years of age. Arch Orthop Trauma Surg. 2001;121(3):123-6.

22. Hopkinson-Woolley JA, Parker MJ. Fractures of the hip: does the type of fall really affect the site of fracture? Injury. 1998;29(8):585-7.

23. Garden RS. The structure and function of the proximal end of the femur. J Bone Joint Surg Br. 1961;43-B(3):576-89.

24. Brodetti A. The blood supply of the femoral neck and head in relation to the damaging effects of nails and screws. J Bone Joint Surg Br. 1960;42-B(4):794-801.

25. Koval KJ, Oh CK, Egol KA. Does a traction-internal rotation radiograph help to better evaluate fractures of the proximal femur? Bull NYU Hosp Jt Dis. 2008;66(2):102-6.

26. Whittaker JP, Goude W, Robbins SE, et al. An algorithm to standardise the investigation of the undiagnosed traumatic painful adult hip: results at 1 year. Ann R Coll Surg Engl. 2005;87(3):181-4.

27. Lubovsky O, Liebergall M, Mattan Y, et al. Early diagnosis of occult hip fractures MRI versus CT scan. Injury. 2005;36(6):788-92.

28. Lim KB, Eng AK, Chng SM, et al. Limited magnetic resonance imaging (MRI) and the occult hip fracture. Ann Acad Med Singapore. 2002;31(5):607-10.

29. Hossain M, Barwick C, Sinha AK, et al. Is magnetic resonance imaging (MRI) necessary to exclude occult hip fracture? Injury. 2007;38(10):1204-8.

30. Frihagen F, Nordsletten L, Tariq R, et al. MRI diagnosis of occult hip fractures. Acta Orthop. 2005;76(4):524-30.

31. Bartonicek J, Sprindrich J, Skala-Rosenbaum J, et al. [Diagnosing occult pertrochanteric fractures of proximal femur with MRI]. Rozhl Chir. 2007;86(7):379-83.

32. Wright L. Oblique subcervical (reverse intertrochanteri) fractures of the femur. J Bone Joint Surg Am. 1947;29(3):707-10.

33. Schipper I, Steyerberg E, Castelein R, et al. Reliability of the AO/ASIF. Acta Orthop Scand. 2001;72:36-41.

34. Pervez H, Parker MJ, Pryor GA, et al. Classification of trochanteric fracture of the proximal femur: a study of the relia-

bility of current systems. Reliability of the AO/ASIF classification for pertrochanteric femoral fractures. Incidence of hip fracture in New South Wales: are our efforts having an effect? Hip fractures in nonagenarians: perioperative mortality and survival. Injury. 2002;33(8):713-5.

35. Orthopaedic Trauma Association Classification DaOCatACSC. Orthopaeidc Trauma Association. Fracture and dislocation compendium, 2007. J Orthop Trauma. 2007;21(10):S31-32.

36. Pedersen SJ, Borgbjerg FM, Schousboe B, et al. A comprehensive hip fracture program reduces complication rates and mortality. J Am Geriatr Soc. 2008;56(10):1831-8.

37. Tha HS, Armstrong D, Broad J, et al. Hip fracture in Auckland: contrasting models of care in two major hospitals. Intern Med J. 2009;39(2):89-94.

38. Browne JAPR, Olson SA. Hip fracture outcomes: does surgeon or hospital volume really matter? J Trauma. 2009;66(3):809-14.

39. Parker MJ, Handoll HH. Replacement arthroplasty versus internal fixation for extracapsular hip fractures. Cochrane Database Syst Rev. 2000(2):CD000086.

40. Parker MJ, Handoll HH. Intramedullary nails for extracapsular hip fractures in adults. Cochrane Database Syst Rev. 2006;3:CD004961.

41. Parker MJ, Handoll HH. Gamma and other cephalocondylic intramedullary nails versus extramedullary implants for extracapsular hip fractures in adults. Cochrane Database Syst Rev. 2008(3):CD000093.

42. Vidyadhara S, Rao SK, Pandian S, et al. Closing lateral wedge valgus osteotomy with dynamic hip screw for the treatment of varus nonunion of pertrochanteric fracture: can restoration of biomechanics and stabilization alone heal? Arch Orthop Trauma Surg. 2009;129(6):827-32.

43. Anand S, Buch K. Postdischarge symptomatic thromboembolic events in hip fracture patients. Ann R Coll Surg Engl. 2007;89(5):517-20.

44. Cooper C. The crippling consequences of fractures and their impact on quality of life. Am J Med. 1997;103(2A):12S-17S; discussion 17S-19S.

45. Heikkinen T, Partanen J, Ristiniemi J, et al. Evaluation of 238 consecutive patients with the extended data set of the Standardised Audit for Hip Fractures in Europe (SAHFE). Disabil Rehabil. 2005;27(18-19):1107-15.

46. Wu CH, Yuan LJ, Chan YS, et al. Conditions affecting treatment of pertrochanteric osteomyelitis. Chang Gung Med J. 2007;30(5):414-22.

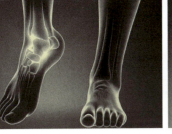
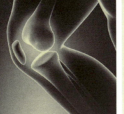

# Fraturas Diafisárias do Fêmur

Hélio Jorge Alvachian Fernandes

## INTRODUÇÃO

As fraturas da diáfise do femur causam alto índice de morbidade em pacientes submetidos a traumas de alto impacto. Essa morbidade decorre, sobretudo, do encurtamento, do desalinhamento, de contraturas do joelho e até de infecções. Além disso, como atinge principalmente jovens, influi diretamente na força de trabalho correspondente. A mortalidade é rara, mas quando está associada a politraumatismos aumenta o índice de embolia gordurosa, síndrome da angústia respiratória em adultos ou falência múltipla de órgãos. A estabilização imediata da fratura diminuiu significativamente o índice de mortalidade nos últimos anos.

A divulgação do trabalho e da técnica intramedular de Küntscher revolucionou o tratamento das fraturas da diáfise do femur. Essa técnica foi aperfeiçoada e aprimorada, bem como os materiais de implante ganharam novos desenhos e novos metais foram utilizados. O emprego da fluoroscopia para a inserção percutânea das hastes intramedulares contribuiu para diminuir as complicações e para melhorar os resultados.[1]

## DIAGNÓSTICO

O diagnóstico é fácil e inclui a presença de dor, deformidade, edema e encurtamento da coxa após traumatismo considerável. É importante destacar o exame sistemático do paciente porque essas lesões quase sempre vêm associadas a lesões em outros segmentos. Outro aspecto é a perda sanguínea que ocorre nesses casos. Cerca de duas a três unidades de sangue podem ser perdidas no interior da coxa, e os pacientes podem necessitar de transfusões sanguíneas.

O exame clínico e radiográfico do anél pélvico, do quadril e do joelho é obrigatório. A presença de lesões ligamentares do joelho pode ocorrer e não ser diagnosticada em razão da presença da fratura. Esse diagnóstico deve ser realizado depois da estabilização da fratura.

A avaliação neurovascular deve ser realizada, embora a maioria dos pacientes não apresente lesões neurológicas nem vasculares.

## EXAME RADIOGRÁFICO

Radiografias anteroposteriores (AP) e laterais, incluindo de quadril e de joelho, devem ser realizadas. Destaca-se a necessidade de avaliação da presença de lesões associadas na extremidade proximal do fêmur que, na maioria das vezes, não apresentam desvios, pois a maior parte da energia responsável pelo trauma ocorre na diáfise. As fraturas não visualizadas nas radiografias habituais podem ser pesquisadas pelo exame tomográfico. Em pacientes com traumas abdominais, quando da necessidade de tomografias, deve-se pesquisar a presença de lesões na região proximal do fêmur associadas a fraturas diafisárias.

## CLASSIFICAÇÃO

Atualmente, a classificação mais aceita é a classificação preconizada pela AO (Figura 28.1).[2] Além da localização, como os terços proximal, médio e distal, é míster considerar as fraturas que envolvem a região intramedular do istmo, que corresponde aos terços proximal e médio, onde existe um estreitamento do canal medular. As fraturas acima e abaixo do istmo caracterizam-se por apresentar instabilidade rotacional a despeito do traço de fratura (Figura 28.1).

## CARACTERÍSTICAS ANATÔMICAS

O femur é o maior e mais forte osso do esqueleto humano. Consiste de uma estrutura tubular ligeiramente curva anteriormente e que se alarga distalmente na direção dos côndilos lateral e medial da região supracondilar. Forças musculares fortes são responsáveis por deformar a coxa quando ocorre uma fratura. Os músculos são separados em três compartimentos, cujo volume é bastante amplo e torna rara a ocorrência de síndrome compartimental.

Destacam-se a linha áspera, que é uma crista posterior que funciona com inserção de diversos músculos e norteia o alinhamento intraoperatório, quando este se faz necessário. É pela linha áspera que boa parte da irrigação femoral ocorre após penetração dos vasos periostais, cuja disposição é perpendicular à diáfise. A principal irrigação é proveniente da circulação medular. Quando ocorre uma fratura, o fluxo

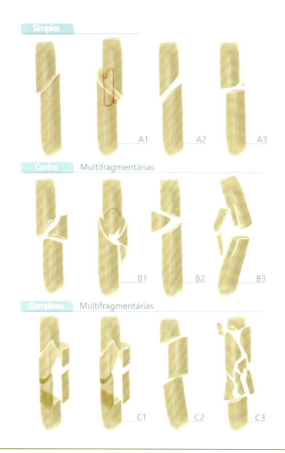

**FIGURA 28.1** Classificação AO. Fraturas simples tipo A e fraturas multifragmentárias, tipos B e C.

Fonte: The compreensive Classification of Fractures of Long Bones. Müller e et als. Springer-Verlag, Berlin-Heidelberg-New York, 1990.

medular é interrompido, o que provoca uma proliferação de vasos periosteais vicariantes.

A reação à fresagem do canal medular e à colocação de hastes intramedulares em seu interior do canal medular comprometem a circulação medular. Foi comprovado experimentalmente que existe retorno dessa circulação em torno de seis semanas.

## TRATAMENTO

Diversos métodos empregados no tratamento de fraturas diafisárias de fêmur multifragmentárias, supra e infraístmicas, como tração esquelética, aparelhos gessados, fixadores laterais, placas e parafusos, bem como hastes intramedulares não bloqueadas associadas ou não à cerclagem, resultaram em complicações como encurtamento, desvios rotacionais, desvios angulares e limitação de movimentos do joelho.[3]

### Tração

Por muitos anos, a tração esquelética foi o tratamento adotado. Há pelo menos quatro décadas, em nosso país, esse tipo de abordagem é realizado quando da existência de lesões isoladas em pacientes que aguardam fixação medial definitiva. Nas fraturas expostas em pacientes com lesões isoladas, prefere-se o emprego de fixadores externos em vez da tração esquelética. Ambos são de uso temporário.

O tratamento definitivo das fraturas diafisárias do femur com tração esquelética é difícil, em razão da dificuldade de controlar a redução da fratura e das consequências decorrentes do método, que são a longa permanência hospitalar, as comorbidades da posição em decúbito dorsal, rigidez do joelho e deformidades resultantes. A preferência para o tratamento definitivo é a colocação do fio de tração no femur, região do tubérculo dos adutores, enquanto a região proximal da tibia é a escolhida quando se utiliza temporariamente. Embora essa última região tenha menores complicações, grande parte dos dispositivos de tração, como o anél-tala preconizado por Thomas e o acoplamento de Pearson, necessitam da colocação do pino de Steimann de tração no fêmur.

Quando a tração esquelética é de uso temporário, considera-se 20% do peso corpóreo do paciente a quantidade de pesos a ser utilizada. Esse detalhe facilita a redução cirúrgica.

A tração esquelética, no tratamento de fraturas diafisárias, pode resultar em consolidações viciosas como encurtamento e desvios angulares, desvio rotacional do membro, rigidez do joelho, além de ocasionar longa permanência hospitalar, decúbito prolongado e alto custo. Em pacientes politraumatizados, as complicações pulmonares aumentam.

O aparelho gessado articulado (*cast brace*), aplicado após período prévio de tração esquelética, apresenta complicações como encurtamento, angulações em varo e, apesar de permitir a mobilidade do joelho, ainda pode resultar em limitação parcial.

Muitas vezes, os fixadores externos com seus pinos colocados através dos músculos promovem aderências do músculo quadríceps à diáfise do fêmur. A fibrose cicatricial resultante pode causar uma perda permanente da movimentação do joelho. Alonzo, Geissler e Hughes (1989) relataram diminuição significativa da mobilidade do joelho.

A técnica de estabilização das fraturas da diáfise do fêmur com placas e parafusos surgiu da insatisfação com os resultados obtidos com os tratamentos citados anteriormente. Além da visualização direta dos fragmentos, existe a possibilidade de redução anatômica das fraturas. Entretanto, foram publicadas várias complicações da técnica, como falha na fixação em 5% a 10% dos casos, requerendo reoperação.[4]

Com o advento da fixação medial com placas e parafusos, observou-se melhor alinhamento ósseo e melhor mobilidade do joelho, mas altas taxas de infecção, não consolidação, falhas do implante e pseudartrose. O conceito de redução anatômica e o desejo da preservação de partes moles são antagônicos e análogos ao ditado "lave-me, mas não me molhe".

O tratamento com hastes de Küntscher a foco fechado possibilitou a melhora do alinhamento ósseo e conseguiu índices baixos de não consolidação e infecção, restando dois problemas: o encurtamento e a rotação. A solução surgiu, inicialmente, com o desenvolvimento das hastes intramedulares bloqueadas e, posteriormente, com as placas em ponte.

A fixação medial das fraturas deve ser destinada a satisfazer as demandas biomecânicas locais, preservando o suprimento sanguíneo dos fragmentos ósseos envolvidos e das partes moles ao redor. Assim, a fixação medial deve ser estável, fornecendo estabilidade suficiente para manter o comprimento e promover a correção dos desvios nos planos axiais e rotacionais, mantendo os fragmentos em adaptação imóvel para permitir movimento articular indolor. Uma fratura cuja fixação não seja estável resulta em dor com quaisquer tentativas de movimentação do membro.

A fixação estável promove a chamada imobilização relativa, que permite pequenas quantidades de movimento proporcionais à carga aplicada. Como exemplos, têm-se as hastes intramedulares bloqueadas e as placas em ponte. Ao abordarem-se fraturas multifragmentárias diafisárias de fêmur dessa maneira, reverte-se a condição da fratura a uma condição de baixa energia, propiciando a estabilidade na fixação.

Fixação rígida é uma fixação de fratura que permite pouca deformação sob carga, conferindo à redução a chamada estabilidade absoluta, em que as superfícies comprimidas não se desviam sob carga funcional aplicada. O único método que confere estabilidade absoluta é a compressão interfragmentária. A consolidação óssea que ocorre entre dois fragmentos de um osso fraturado mantidos em contato imóvel é feita por remodelação interna direta, chamada consolidação direta ou primária. Já a consolidação indireta, ou secundária, é observada em fraturas tratadas conservadoramente ou com fixação estável. A formação de calo periosteal é predominante, as extremidades dos fragmentos são reabsorvidas e a formação de osso resulta de transformação do calo ósseo.

A fixação medial biológica preserva o suprimento sanguíneo, otimiza o potencial de consolidação do osso e favorece a cicatrização dos tecidos moles, por ser menos traumática. Como as fraturas multifragmentárias são menos exigentes no que se refere à estabilidade, a instabilidade obtida produz pequenas quantidades de deformação distribuídas por vários traços de fratura localizados em série; a razão de deformação (strain) é a deformação relativa de um tecido de reparação, chamada razão de deformação. A deformação pode resultar na indução da formação do calo ósseo, por existir um limite inferior de razão de deformação. A tolerância à razão de deformação determina a tolerância de cada tecido de reparação às condições mecânicas. Nenhum tecido pode ser formado sob condições de razão de deformação que excedam o limite de alongamento de rotura do próprio tecido. Acima do nível crítico, a deformação dos tecidos destruirá o tecido já formado ou impedirá sua formação. A fixação biológica propicia a formação de consolidação indireta, por proporcionar uma fixação estável, resultando em um tecido de consolidação, tanto na cortical endosteal quan-to na periosteal, mais resistente quando comparado ao calo ósseo direto ou à consolidação primária.

## TÉCNICA CIRÚRGICA PARA ESTABILIZAÇÃO DAS FRATURAS FEMORAIS COM HASTES INTRAMEDULARES BLOQUEADAS

Atualmente, as hastes intramedulares bloqueadas fresadas são consideradas primeira escolha no tratamento das fraturas diafisárias femorais.[5-12]

O paciente é posicionado em decúbito lateral em mesa cirúrgica comum. É realizada incisão proximal longitudinal lateral na coxa, de aproximadamente 10 a 12 cm, centrada no ápice do trocânter maior. Após a abertura dos planos de pele, subcutâneo e fáscia lata, as fibras do glúteo médio e mínimo são divulsionadas até a junção do colo femoral e o trocânter maior.

A fossa piriforme é perfurada por meio de instrumental tipo punção, e, a seguir, um fio-guia é passado do fragmento proximal em direção ao distal, fazendo-se manobras de angulação da fratura, enquanto auxiliares fazem tração e contratração com o intuito de reduzi-la. O canal medular é aberto, sendo alargado sucessivamente com fresas flexíveis até se atingir a espessura que, em geral, varia entre 11 e 13 mm. Isso depende do diâmetro do canal medular e, quando se obtém alguma resistência durante a fresagem, deve-se parar de fresar.

Pode-se utilizar o instrumento distractor, ou montar-se um fixador lateral para auxiliar a redução da fratura e para mantê-la. O pino proximal do distrator ou do fixador é introduzido na região do trocânter menor no sentido AP, medialmente, de forma a não obstruir o canal medular, e o distal, na região dos côndilos, no sentido lateromedial. A seguir, mede-se o comprimento do fio no interior do canal para saber o tamanho da haste.

Após o conhecimento do tamanho adequado da haste, esta é introduzida através do orifício proximal via anterógrada. Os bloqueios proximais são realizados com o guia da própria haste, enquanto os bloqueios distais são feitos pela técnica da mão livre. Quando a fratura é transversa, realiza-se primeiro os bloqueios distais e, com o instrumental de retirada da haste, esta é tracionada, com o intuito de comprimir o fragmento distal de encontro ao proximal (Figura 28.2).

## TÉCNICA DAS PLACAS EM PONTE

### PLACAS RETAS[7,13]

O paciente é posicionado em decúbito lateral em mesa cirúrgica comum. Realiza-se incisão longitudinal lateral na coxa, de 8 cm, localizada proximalmente ao foco de fratura. Abre-se a pele, o tecido celular subcutâneo, a fáscia e o músculo vasto lateral até a face lateral do fêmur. Nova incisão é feita em continuação à inicial, porém distal ao foco de fratura, interessando os mesmos planos descritos na incisão proximal. Evita-se o uso de ruginas, a fim de se preservar os tecidos moles. Uma placa reta larga padrão DCP (*dynamic compression plate*) é introduzida (Figura 28.3) através da incisão proximal, debaixo do músculo vasto lateral, enquanto é exercida, por auxiliares, tração e contratração do membro. Desde 1996, utiliza-se o instrumento distrator para auxiliar a redução da fratura e para mantê-la. Verifica-se, através das duas incisões (Figura 28.4), a localização da placa no fêmur, bem como o alinhamento rotacional e o comprimento do membro e, então, são colocados dois parafusos de cortical proximais e dois distais ao foco fraturário.

Faz-se o controle radiográfico e, se necessário, algum ajuste é realizado. Se esse controle for satisfatório, colocam-se mais dois parafusos em cada extremidade, objetivando um mínimo de oito corticais acima e oito abaixo do foco de fratura, sendo os parafusos dispostos em orifícios alternados. São colocados drenos aspirativos, e as feridas são fechadas por planos. O instrumental e o material de implante são vistos na Figura 28.4. No período pós-operatório, o membro operado é mantido com o quadril e o joelho flexionados a 90° até a retirada do dreno, o que ocorre entre as primeiras 24 a 48 horas, e o paciente é orientado quanto à realização de exercícios isométricos. No segundo dia, o paciente recebe a orientação quanto à deambulação com apoio em muletas, sem carga no membro operado, e é incentivado a realizar a flexão ativa do joelho, podendo receber alta hospitalar. Orienta-se o paciente a realizar carga parcial progressiva à medida que diminui o quadro clínico doloroso.

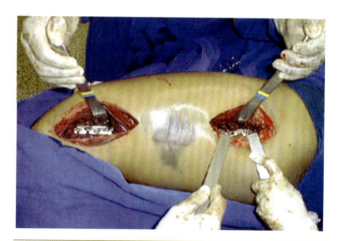

**FIGURA 28.4** Visualização da placas através das incisões proximal e distal.

## Placas anguladas[13]

O paciente é posicionado em decúbito dorsal horizontal, também em mesa comum. Através de incisão proximal ou distal, conforme a localização da fratura, é preparada a entrada da lâmina ou do parafuso dinâmico condiliano com o escopro-guia e cinzel adequados, seguindo-se a técnica referida pela AO (Figura 28.5). A placa angulada é colocada através dessa incisão, passando por baixo do músculo vasto lateral, com a lâmina voltada 180°, apontando para o cirurgião; então, a lâmina é girada 180°, por meio de manobras

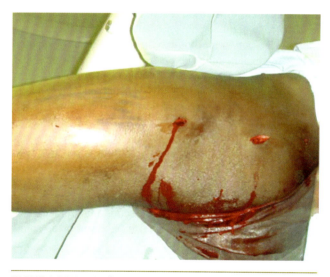

**FIGURA 28.2** Via de acesso proximal com o paciente posicionado em mesa de tração.

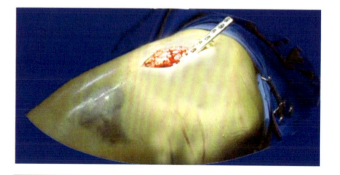

**FIGURA 28.3** Vias de acesso para placa reta. Observa-se a inserção da placa através da via proximal e a imagem do hematoma do foco de fratura.

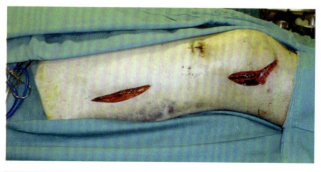

**FIGURA 28.5** Dupla via de acesso para estabilização com placa em ponte de fratura de localização distal.

# Fraturas Diafisárias do Fêmur

em varo ao nível do foco de fratura, colocada cuidadosamente em seu leito, preparado previamente na região trocantérica ou na região condiliana.

## HASTE INTRAMEDULAR RETRÓGRADA

As hastes intramedulares retrógradas são consideradas uma opção a mais de osteossíntese para as fraturas diafisárias femorais. Entretanto, existem algumas situações clínicas em que a haste retrógrada tem melhor indicação que a haste anterógrada, como fratura muito distal, presença de fraturas associadas da porção proximal do fêmur, do acetábulo ou da pelve, pacientes politraumatizados com fraturas diafisárias femorais bilaterais, joelho flutuante, obesos e fraturas periprotéticas. Isso porque se posiciona melhor o paciente, a morbidade diminui, o acesso é menos traumático, a redução é mais fácil e os resultados clínicos são similares aos encontrados quando se utilizam hastes intramedulares anterógradas.

## TÉCNICA CIRÚRGICA DAS HASTES INTRAMEDULARES RETRÓGRADAS

Posiciona-se o paciente em decúbito dorsal com o joelho flexionado em aproximadamente 40° a 60° em mesa cirúrgica comum radiotransparente. Realiza-se uma incisão de aproximadamente 2 a 3 cm mediais ao tendão patelar. Nos casos de joelho flutuante, realiza-se uma incisão transpatelar para possibilitar acesso à tibia pela mesma via. Após dissecção de partes moles, o sulco intercondilar é palpado. Palpa-se também o ligamento cruzado posterior. É feito um controle radioscópico tanto no plano AP quanto lateral. O ponto de entrada da haste se encontra no centro do sulco intercondilar 1 a 1,5 cm superior à inserção femoral do cruzado posterior. No plano perfil, esse ponto corresponde à linha de Blumensaat. Utiliza-se um fio-guia após a punção do ponto de entrada com um trocar. A redução da fratura é feita, e o fio-guia é posicionado dentro do canal medular, servindo como suporte para a fresagem do canal medular, a qual é realizada à semelhança das hastes anterógradas. Faz-se o bloqueio na região epifisária com parafusos ou lâmina quando o osso é osteoporótico e o número de bloqueios varia de acordo com o tipo de haste. Os bloqueios proximais na região distal da haste são feitos à mão livre. Esses bloqueios são realizados no plano anteroposterior em razão da proximidade do feixe vásculo-nervoso localizado medialmente na altura do trocânter menor.

## ASPECTOS ATUAIS

### HASTE INTRAMEDULAR E CONTROLE DE DANOS

O conceito de controle de danos com o emprego de hastes intramedulares de imediato foi proposto recentemente (36). Em pacientes politraumatizados que apresentam condições clínicas que impeçam a utilização de hastes intramedulares com

fresagem do canal medular, a haste intramedular bloqueada retrógrada não fresada pode ser uma boa alternativa. O objetivo primário é a estabilização rápida da fratura para permitir ressuscitação e cuidados com os pacientes com fácil mobilização, melhor posicionamento e melhores cuidados pulmonares. O procedimento facilita a abordagem do paciente na mesa cirúrgica, embora tenha a desvantagem da utilização de hastes de menor calibre e a possibilidade da necessidade da troca do implante por outro de maior calibre. O risco de embolização quando da introdução da haste é outro fator de desvantagem quando comparado ao uso de fixadores externos.

### HASTES INTRAMEDULARES E PONTOS DE ENTRADA

Basicamente, existem três pontos de entrada para hastes intramedulares utilizadas no tratamento de fraturas diafisárias do fêmur: fossa piriforme, trocânter maior e intercôndilo. Não há evidências na literatura de superioridade entre os pontos citados. Os índices de consolidação são elevados e, embora nas hastes retrógradas os índices de consolidação sejam menos elevados, a não fresagem do canal medular é atribuída a esses resultados (37, 38). Quando se comparam os sintomas decorrentes tanto das hastes anterógradas e das retrógradas, observa-se que nas anterógradas os sintomas relacionam-se a insuficiência do glúteo médio, enquanto nas retrógradas as queixas referem-se a dores no joelho.

### FRESAGEM DO CANAL MEDULAR

Atualmente não há dúvidas quanto às vantagens de se fresar o canal medular de pacientes que apresentam fraturas diafisárias do fêmur.[14]

## CONCLUSÕES

A tendência atual é a utilização de hastes intramedulares bloqueadas fresadas no tratamento de fraturas diafisárias do fêmur.

As placas em ponte podem ser consideradas uma segunda opção, porém seu emprego traz bons resultados. Outra opção é a haste intramedular bloqueada fresada retrógrada, cuja indicação é para situações especiais.

## REFERÊNCIAS BIBLIOGRÁFICAS

1. Agresti A. Categorical data analysis. Nova York: John Wiley & Sons, 1990.
2. Muller ME, Nazarian S, Koch P, et al. The comprehensive classification of fractures of long bones. Nova York: Springer Verlag, 1990.
3. Thörensen BO, Alho A, Ekeland A. Interlocking intramedullary in femoral shaft fractures. A report of forty-eight cases. J Bone Joint Surg. 1985;67A:1313-20.
4. Johnson KD, Johansen J, Morch A. Middle third femoral fractures treated with medullary nailing or AO compression plates. Injury. 1977;8:174-81.

Série Ortopedia e Traumatologia – Fundamentos e Prática

5. Paschoal FM. Haste bloqueada "Ribeirão Preto": experiência clínica no tratamento das fraturas femorais. Tese (Doutorado). Ribeirão Preto: Faculdade de Medicina de Ribeirão Preto, 1999. [USP]
6. Paschoal FM. Haste bloqueante antitelescopável. Dissertação (Mestrado). Ribeirão Preto: Faculdade de Medicina de Ribeirão Preto, Universidade de São Paulo, 1991. [USP]
7. Fernandes HJA. Tratamento das fraturas diafisárias instáveis do femur com haste intramedular bloqueada. Dissertação (Mestrado). São Paulo: Universidade Federal de São Paulo - Escola Paulista de Medicina, 1996. [Unifesp-EPM]
8. Fernandes HJA, Reis FB, Köberle G et al. Tratamento das fraturas diafisárias e instáveis do fêmur com haste intramedular bloqueada. Rev Bras Ortop. 1997;32:418-24.
9. Brumback RJ, Ellison TS, Poka A, et al. Intramedullary nailing of femoral shaft fractures. Part III. Long-term effects of static interlocking fixation. J Bone Joint Surg. 1992;74(1):106-12.
10. Brumback RJ, Reilly JP, Poka A. Intramedullary nailing of femoral shaft fractures. Part I. Decisions-making errors with interlocking fixation. J Bone Joint Surg. 1988;70A:1441-52.
11. Brumback RJ, Toal TR, Murphy-Zane MS, et al. Immediate weight-bearing after treatment of a comminuted fracture of the femoral shaft with a statically locked intramedullary nail. J Bone Joint Surg. 1999; 81A(11):1538-44.
12. Brumback RJ, Uwagie-Ero S, Lakatos RP, et al. Intramedullary nailing of femoral shaft fractures. Part II. Fracture-healing with static interlocking fixation. J Bone Joint Surg. 1988;70A:1453-62.
13. Bellabara, C, Ricci, WM, Bolhofner BR. Indirecto reduction and plating of distal femoral nonunios. J Ortop Taruama. 2001;16(5):287-96
14. Tornetta 3rd P, Tiburzi D. Reamed versus nonreamed anterograde femoral nailing. J Orthop Trauma. 2000;14(1):15-9.

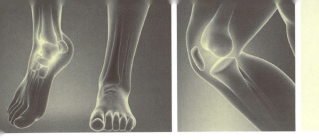

# Fraturas Distais do Fêmur

Robinson Esteves Santos Pires
Fernando Baldy dos Reis

## INTRODUÇÃO

As fraturas distais do fêmur são lesões graves e de difícil tratamento. Complicações como rigidez articular, pseudartrose e mau alinhamento são relativamente frequentes. Existem dois picos de incidência: homens adultos jovens envolvidos em traumas de alta energia cinética e mulheres acima de 70 anos de idade, com traumas de baixa energia que levam à fratura em razão de osteoporose.[1] Correspondem a apenas 7% do total das fraturas do fêmur, sendo sobrepostas em número pelas fraturas da região proximal e da diáfise.[2]

O aprimoramento das técnicas de tratamento tem melhorado substancialmente o prognóstico dos pacientes portadores de fraturas distais do fêmur.[3]

## ANATOMIA DA REGIÃO DISTAL DO FÊMUR

A região distal do fêmur é entendida como a área formada pelo quadrado de Heim, cujo cálculo é baseado em uma linha que é passada na região de maior diâmetro da metáfise no plano anteroposterior (Figura 29.1). A mesma distância encontrada é traçada de distal para proximal no joelho, e o quadrado formado compreende a região metafisária distal desse osso.

A região distal do fêmur tem a forma trapezoidal. Os côndilos são separados pelo sulco intercondilar (Figura 29.2). O côndilo femoral medial é mais longo, porém mais baixo que o lateral. A superfície externa do côndilo medial é convexa e a do côndilo lateral é plana. O fêmur articula-se com a patela anteriormente e com o planalto tibial distalmente.

O eixo anatômico formado pela diáfise do fêmur e pela articulação do joelho tem valgismo de 9°.

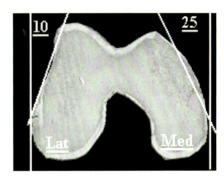

**FIGURA 29.2** A região distal do fêmur tem forma trapezoidal, com inclinação de 10° no lado lateral e 25° no lado medial.

Adaptada de Russell, George V. Jr. MD. Smith, Douglas G. MD. Minimally Invasive Treatment of Distal Femur Fractures: Report of a Technique. Journal of Trauma-Injury Infection & Critical Care. 47(4):799, October 1999.

## PARTES MOLES

O músculo quadríceps localiza-se anteriormente na coxa e realiza força deformante sobre o foco da fratura com efeito em "arco de corda". Já o gastrocnêmio tem origem proximal à articulação do joelho, determinando a deformidade característica de flexão posterior do fragmento distal da fratura no plano lateral (Figura 29.3).

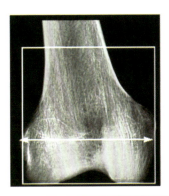

**FIGURA 29.1** Região distal do fêmur com o desenho esquemático do quadrado de Heim.

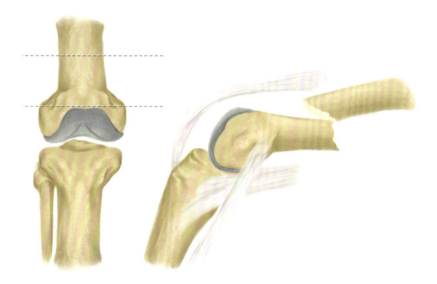

FIGURA 29.3 Desenho esquemático da fratura distal do fêmur. Observar a ação dos músculos gastrocnêmio e quadríceps no fragmento distal do fêmur, desviando a fratura.

## MECANISMO DE TRAUMA

Em pacientes jovens, o mecanismo de lesão, frequentemente, está associado a traumas de alta energia, com carga axial forçando o joelho em varo, valgo ou em rotação.

Nos idosos, além do mecanismo supracitado, podemos nos surpreender com a ocorrência de fratura pela queda com o joelho em flexão.[2]

## LESÕES ASSOCIADAS

Em razão do mecanismo de trauma que envolve grande quantidade de energia cinética, devemos nos atentar para a possibilidade de lesões associadas, como as fraturas do acetábulo e luxações do quadril, fraturas da diáfise do fêmur, fraturas da patela e fraturas do planalto tibial (joelho flutuante).

As lesões ligamentares estão presentes em cerca de 20% dos casos e as lesões vasculares podem estar asociadas a fraturas desviadas posteriormente ou nos casos de fratura-luxação do joelho.

## QUADRO CLÍNICO E EXAMES DE IMAGEM

Por se tartar de traumas graves, o paciente deve receber atendimento global baseado nos preceitos do *ATLS (Advanced Trauma Life Support)*.

Todo o membro deve ser inspecionado em busca de lesões associadas, como fraturas e dano neurovascular. Pulsos poplíteo, tibial posterior e dorsal do pé, assim como tempo de enchimento capilar nos artelhos, devem ser pesquisados. Sensibilidade e motricidade abaixo do joelho devem ser avaliados.

As condições de partes moles são classificadas de acordo com a Classificação de Tscherne.

Somente cerca de 10% dessas fraturas são expostas e a região mais vulnerável à exposição é a face anterior da coxa.[2]

### CLASSIFICAÇÃO DE TSCHERNE PARA AS LESÕES DE PARTES MOLES

- **Grau 0:** mínima lesão de partes moles, trauma indireto e padrão de fratura com traço simples.
- **Grau 1:** abrasão superficial da pele causada por trauma contuso; padrão de fratura um pouco mais complexo.
- **Grau 2:** contaminação profunda da pele; contusão muscular e síndrome compartimental iminente.
- **Grau 3:** contusão extensa da pele, com grave dano muscular, síndrome compartimental instalada, associada com lesão vascular grave.

As radiografias do joelho em anteroposterior e em perfil devem ser complementadas pelas radiografias de todo o fêmur e do quadril, para avaliar a possibilidade de lesões associadas no quadril, na diáfise do fêmur e no joelho (Figura 29.4).

A radiografia sob tração manual cuidadosa deve ser sempre lembrada nos padrões complexos de fratura. A tomografia computadorizada é de grande valia no planejamento cirúrgico, principalmente nas graves cominuições articulares (Figura 29.5).

Apesar de mostrar a extensão do dano articular e as lesões ligamentares associadas, a ressonância magnética ainda tem pouca aplicabilidade nesse tipo de fratura.

A arteriografia está indicada nos casos de fratura ou luxações com ausência de pulso distal palpável.

Fraturas Distais do Fêmur

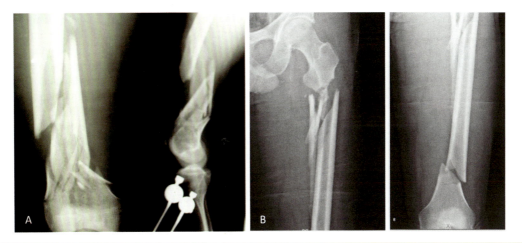

**FIGURA 29.4** **(A)** Radiografia da região distal do fêmur em incidência anteroposterior e em perfil mostrando fratura metafisária complexa tipo 33-A3 (AO). **(B)** Radiografia do fêmur mostrando todo o fêmur. Observar a associação entre fratura distal do fêmur e fratura subtrocantérica com extensão diafisária em um paciente que sofreu acidente automobilístico.

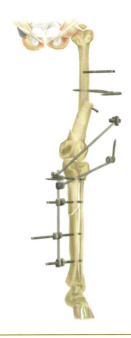

**FIGURA 29.5** Tomografia computadorizada do membro inferior esquerdo com reconstrução 3D mostrando associação entre fratura do trocânter maior, diáfise do fêmur, fratura intra-articular distal do fêmur e fratura da diáfise da tibia em um paciente do gênero masculino que sofreu acidente automobilístico.

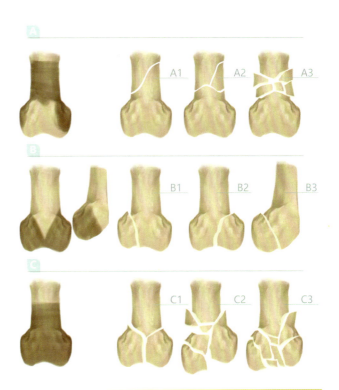

**FIGURA 29.6** A1 Fratura extra-articular com traço simples; A2 Fratura extra-articular, com traço metafisário em asa de borboleta; A3 Fratura extra-articular com traço metafisário complexo; B1 Fratura articular parcial, com acometimento do côndilo lateral no plano sagital; B2 Fratura articular parcial, com acometimento do côndilo medial no plano sagital; B3 Fratura articular parcial no plano frontal (Hoffa); C1 Fratura com traço articular simples e metafisário simples; C2 Fratura com traço articular simples e metafisário complexo; C3 Fratura com traço articular complexo e metafisário multifragmentar.

## CLASSIFICAÇÃO DA FRATURA

O sistema de classificação mais utilizado para as fraturas distais do fêmur é o AO, no qual o primeiro número representa o osso (fêmur: número 3) e o segundo, o terço distal do fêmur (número 3) (Figura 29.6).

CAPÍTULO 29

# TRATAMENTO

## TRATAMENTO NÃO CIRÚRGICO

Com o aprimoramento das técnicas de fixação das fraturas e com o conceito de mobilização articular precoce, o tratamento conservador ficou reservado para casos de exceção no tratamento das fraturas distais do fêmur. Como indicações relativas do tratamento não cirúrgico, cita-se fraturas completamente sem desvio e estáveis, além de pacientes com contraindicação clínica formal para a realização do procedimento cirúrgico.[2]

Nas fraturas estáveis e sem desvio, o tratamento com órtese articulada e sem carga pode ser empregado, tomando-se o cuidado de acompanhar semanalmente o paciente com exames radiográficos que possam detectar possíveis desvios da fratura. O período médio de consolidação é entre 8 e 12 semanas. A tração esquelética instalada na tíbia acoplada com o dispositivo de Thomas-Pearson exige longos períodos de imobilização no leito, o que pode agravar as condições clínicas do paciente.

## TRATAMENTO CIRÚRGICO

O tratamento cirúrgico está indicado para a maioria dos pacientes portadores de fratura distal do fêmur. Como indicações absolutas para o tratamento cirúrgico, pode-se citar a fratura exposta, as lesões vasculares associadas, o joelho flutuante, o politrauma, a fratura patológica e a fratura articular desviada.[3] Seu objetivo é manter o comprimento do membro, o alinhamento da metáfise e a reconstrução articular, com mobilização precoce, redução da perda de massa muscular e retirada do paciente do leito.

O planejamento pré-operatório é fundamental para minimizar a possibilidade de falhas na fixação destas fraturas.

Nos casos de fraturas isoladas da região distal do fêmur, o tratamento definitivo, sempre que possível, deve ser instituído nas primeiras 24 horas do trauma. Em politraumatizados graves, a colocação de fixadores laterais para controle de danos está indicada e a conversão para a osteossíntese definitiva deverá ser realizada entre o quinto e o oitavo dia (janela de oportunidade).

O princípio de estabilidade para a fixação das fraturas distais do fêmur segue a orientação da AO: estabilidade absoluta para as fraturas articulares (redução anatômica e compressão interfragmentária) e, sempre que possível, relativa para as fraturas metafisárias complexas e diafisárias do fêmur (preservação do envelope de partes moles), na qual se permite micromovimento no foco da fratura com formação de calo ósseo secundário.

## MÉTODOS DE FIXAÇÃO PARA AS FRATURAS DISTAIS DO FÊMUR

### PARAFUSOS

Podem ser utilizados como complementos a outros dispositivos, como as placas na fixação de fraturas complexas; como um guia para a correção de deformidades angulares e orientação das hastes intramedulares (parafusos tipo *Poller*); ou de forma isolada nas fraturas articulares parciais (tipo B). Nas fraturas unicondilares, o princípio de estabilidade a ser adotado é a absoluta, com redução anatômica da superfície articular e compressão interfragmentária. Se houver força de cisalhamento vertical, a fixação deve ser complementada com a utilização de parafuso de suporte com arruela exatamente no ponto mais superior do traço de fratura ou com placas de suporte (Figuras 29.7 e 29.8).

### PLACA ANGULADA (PLACA-LÂMINA COM ANGULAÇÃO DE 95°)

Seu uso está baseado no fato de que a articulação do joelho tem angulação de 95° com o contorno do côndilo femoral lateral e a diáfise do fêmur.

Nos casos de fraturas articulares, é imprescindível a redução inicial da fratura e a fixação provisória com fios de Kirschner e, posteriormente, com parafusos, para que a placa possa ser instalada. Seu ponto de entrada ideal é o côndilo femoral lateral a 1,5 cm da superfície articular. No plano frontal, a lâmina deve ficar paralela à articulação do joelho e, no plano sagital, entre o sulco patelar e a fossa intercondilar. Qualquer erro na colocação da placa poderá levar a resultados desastrosos, como penetração articular, fixação insuficiente ou desvios angulares e rotacionais.

A fixação da porção proximal da placa na metáfise e na diáfise poderá ser feita com o acesso lateral convencional ou com a técnica minimamente invasiva.

Durante todo o procedimento, o joelho do paciente deve permanecer flexionado sobre um coxim para neutralizar a ação do músculo gastrocnêmio. Uma alternativa à utilização do coxim é a colocação de um fio de Steinmann perpendi-

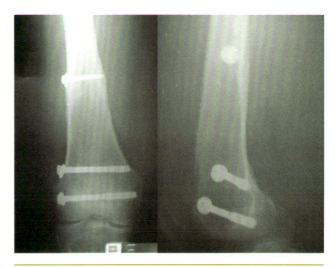

**FIGURA 29.7** Fratura articular parcial da região distal do fêmur fixada com parafusos. Observar o parafuso tipo "poste" colocado exatamente no ponto mais proximal do foco da fratura para impedir o cisalhamento vertical.

Fraturas Distais do Fêmur

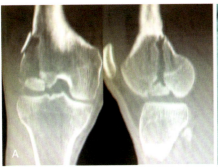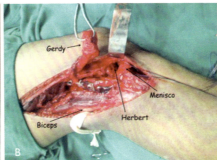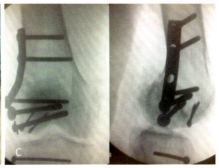

FIGURA 29.8 Paciente jovem, sofreu acidente motociclístico e apresentou fratura distal do fêmur tipo Hoffa. Realizada via posterolateral e osteotomia do tubérculo de Gerdy para a fixação dos fragmentos articulares com parafusos de Herbert. Fixação do fragmento posterior com placa de suporte e parafuso canulado. Fixação do tubérculo de Gerdy com parafuso cortical. **(A)** TC de joelho mostrando a fratura de Hoffa. **(B)** Perioperatório mostrando a osteotomia do tubérculo de Gerdy com redução e fixação da fratura com parafusos de Herbert e placa de suporte posterolateral. **(C)** Imagens pós-operatórias mostrando a redução e a fixação da fratura com placa e parafusos.

cular ao fragmento distal do fêmur, no sentido anteroposterior, com a realização de alavanca para neutralização do gastrocnêmio.[4]

Higgins,[5] em análise biomecânica comparativa entre a placa lâmina e a placa com parafusos bloqueados (ângulo fixo) em um modelo de *gap* ósseo (simulando um padrão de fratura AO A3) em cadáver fresco, mostrou que a placa com parafusos bloqueados fornece maior estabilidade que a placa-lâmina convencional.

## Parafuso condilar dinâmico (DCS)

Segue os mesmos preceitos da placa-lâmina, com 95° entre o parafuso deslizante e a placa. O acesso cirúrgico pode ser o convencional lateral, o anterior ou o minimamente invasivo também lateral, com deslizamento submuscular da placa de distal para proximal.

Assim como na placa-lâmina, é mandatória a reconstrução da superfície articular e sua fixação provisória antes da colocação da placa. Em fraturas com extensão articular, o conceito TARPO (*transarticular joint reconstruction and retrograde plate osteosynthesis*, descrito por Krettek, em 1998) é uma excelente opção por permitir completa visibilização da superfície articular e permitir a fixação da metáfise ou da diáfise de forma percutânea com placa e parafusos (Figura 29.9).

Como o parafuso deslizante tem maior diâmetro que a lâmina da placa angulada, sua colocação deve ser ligeiramente mais proximal no plano sagital (2 cm da superfície articular) (Figuras 29.10 e 29.11).

A confirmação do alinhamento do membro pode ser feita com a colocação do cabo do bisturi passando pelo centro da cabeça femoral, centro da patela e do tornozelo sob radioscopia.

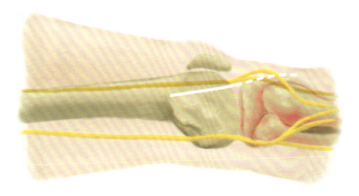

FIGURA 29.9 TARPO para o tratamento de fraturas articulares da região distal do fêmur e fixação minimamente invasiva da metáfise ou diáfise com placa e parafusos.

CAPÍTULO 29

## Série Ortopedia e Traumatologia – Fundamentos e Prática

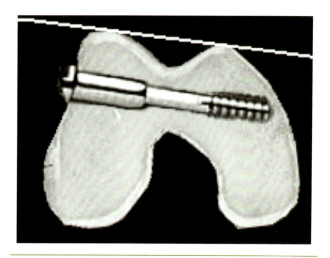

FIGURA 29.10 Desenho esquemático mostrando o posicionamento correto do parafuso.

Percope de Andrade[6] comparou o DCS e a placa-lâmina em análise biomecânica de fêmures de suínos com um modelo de fratura supracondilar do fêmur e descobriu que os dois tipos de placas se comportam de maneira semelhante, embora haja um indicativo de que a placa-lâmina seja, no ensaio de flexão, superior à placa DCS.

### PLACA COM PARAFUSOS BLOQUEADOS (ÂNGULO FIXO)

As placas com parafusos bloqueados são utilizadas para pacientes com ossos osteopênicos ou osteoporóticos, para fraturas articulares complexas e nos casos de fraturas periprotéticas.

Seguem o princípio da necessidade de restauração da superfície articular antes de sua colocação, e permitem estabilidade suficiente para a mobilização articular precoce.

Liu[7] analisou os resultados do tratamento de 185 pacientes portadores de 189 fraturas periarticulares do joelho, sendo 85 distais do fêmur, tratados com o sistema LISS (*Less Invasive Stabilization System*). Em sua série, constatou que o método foi adequado para manter o alinhamento do fêmur com alto índice de consolidação e poucas complicações, inclusive em ossos osteoporóticos.

As fraturas periprotéticas do joelho, apesar de raras (0,2% a 0,54% do total de artroplastias do joelho), são problemas graves e de difícil solução; especialmente nos casos nos quais a prótese permanece estável e a realização da revisão da artroplastia se torna um procedimento cirúrgico de maior porte. Nesses casos, a osteossíntese com as placas e parafusos de ângulo fixo, mesmo nas fraturas mais distais do fêmur, torna-se uma opção viável (Figura 29.12).

Streubel,[8] em um total de 89 pacientes portadores de fratura periprotética do fêmur tratados com placa e parafusos bloqueados (sistema LISS), relatou 18% de pseudartrose, 14% de falência da fixação com perda da redução e dois casos de infecção.

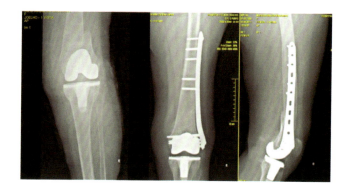

FIGURA 29.12 Fratura periprotética do joelho Rorabeck 2 (fratura desviada, prótese estável) tratada com placa e parafusos de ângulo fixo.

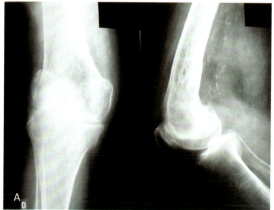
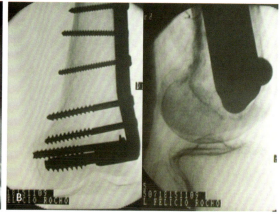

FIGURA 29.11 (A e B) fratura distal do fêmur articular parcial com longo traço até a transição metadiafisária fixada com DCS.

Estudos biomecânicos que compararam as placas com parafusos bloqueados uniaxiais (paralelos) e poliaxiais (direções diferentes) mostraram resultados conflitantes com relação à estabilidade e sugerem que novos testes são necessários para demonstrar a real importância clínica da diferença no desenho entre esses dois tipos de implante.[9,10]

## Fixadores externos

Os fixadores externos são reservados para o manejo inicial do politraumatizado, na fase de controle de danos; ou como tratamento definitivo com o método de Ilizarov nos casos de complicações como pseudartrose e infecção (Figura 29.13).[11]

## Hastes intramedulares bloqueadas retrógradas

Utilizadas nos casos de fraturas distais do fêmur extra-articulares ou articulares parciais (nesse caso, complementadas pela fixação articular prévia com parafusos). Sua desvantagem é a violação da cavidade articular, com possibilidade de pioartrite.[2]

O paciente é posicionado em decúbito dorsal na mesa radiotransparente, com o quadril e o joelho levemente flexionados. O acesso cirúrgico pode ser parapatelar medial ou transpatelar e o ponto de entrada da haste deve ser no centro da região intercondilar, acima da linha de Blumensaat (Figura 29.14). A fresagem do canal deve ser até 1 mm maior que o diâmetro da haste a ser colocada (Figura 29.15). As hastes retrógradas devem ser longas. Pelo menos dois parafusos de bloqueio distal são recomendados e, no mínimo, um parafuso de bloqueio proximal.

Ryan,[12] em análise sobre o ponto de entrada ideal das hastes retrógradas do fêmur com ossos de cadáver, relata que o portal inicial deve ser 1,2 cm anterior à origem do LCP e no centro do sulco intercondilar.

Morgan[13] realizou osteotomias subtrocantéricas em ossos de cadáveres e introduziu de forma anterógrada dois tipos diferentes de hastes retrógradas do fêmur canuladas. Posteriormente, observou qual o ponto de saída do fio-guia que passava por dentro da haste canulada de proximal para distal. No primeiro grupo (ACE Nail Depuy®), a média de distância do ponto de saída do fio com relação ao LCP foi de 20,4 mm. Já no segundo grupo (SFN – Synthes Femoral Nail®), a média foi de 13,9 mm. Baseado nos resultados, o autor sugere que o ponto de entrada ideal deve ser mais anterior que o preconizado na literatura.

Embora os resultados do uso da haste retrógrada para as fraturas distais do fêmur sejam promissores e com baixo índice de complicações, alguns autores ressaltam que seu uso deve ser cuidadoso nos casos de fraturas extremamente distais. Dor residual no joelho pode estar presente em até 24,5% dos casos (Figura 29.16).[14-17]

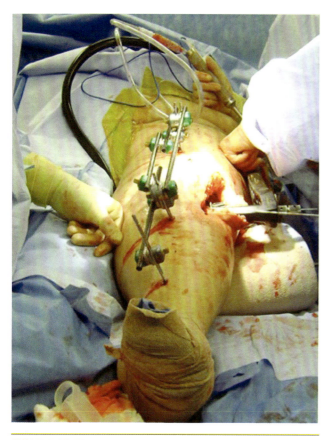

FIGURA 29.13 Fotografia da coxa mostrando a fixação lateral transarticular do fêmur para controle de danos. O fixador foi mantido durante a fixação defnitiva com placa e parafusos para manter a redução da fratura.

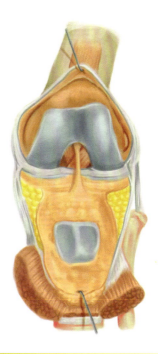

FIGURA 29.14 Ponto de entrada da haste intramedular bloqueada retrógrada.

## COMPLICAÇÕES

### INFECÇÃO

Os índices de infecção variam de 1% nas fraturas fechadas até 20% nas expostas. Por causa da proximidade com a articulação, a infecção pode evoluir para artrite séptica. O tratamento envolve desbridamento precoce e seriado, além de antibioticoterapia venosa. A adição de pérolas com antibiótico também é útil. Enquanto houver estabilidade mecânica, mantém-se o material de síntese. Ao primeiro sinal de soltura, este deve ser retirado e trocado por um fixador externo, pois, provavelmente, a bactéria já formou o glicocálix que impede a penetração do antibiótico.[2]

### LESÃO VASCULAR

Cuidado especial deve ser dado à artéria poplítea por causa da proximidade com a região distal do fêmur. As lesões vasculares devem ser prontamente diagnosticadas, pois os resultados do tratamento com o diagnóstico tardio são catastróficos.

### PSEUDARTROSE

As fraturas do tipo B posuem o maior índice de pseudartrose em razão de forças de cisalhamento vertical. O tratamento da pseudartrose na região distal do fêmur consiste na revisão da osteossíntese, com fixação estável e compressão interfragmentária. Na maioria dos casos, trata-se de pseudartrose vascular tipo hipertrófica, na qual não há necessidade de enxerto ósseo (Figura 29.17).

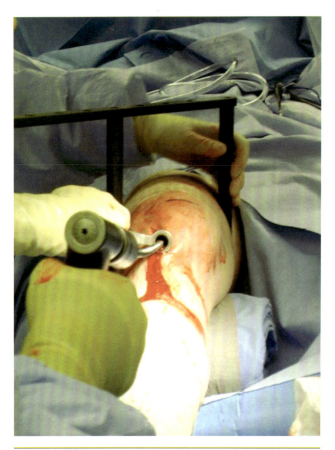

**FIGURA 29.15** Fotografia mostrando a fresagem do canal femoral para a colocação da haste intramedular retrógrada. O dispositivo colocado na face superior da coxa auxilia na redução da fratura.

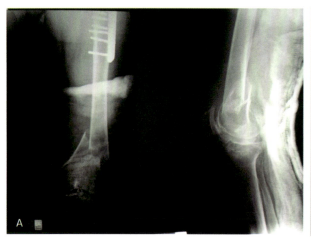
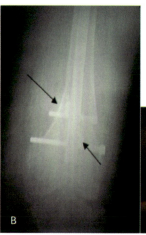
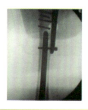
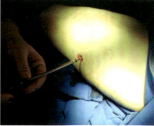

**FIGURA 29.16 (A)** Radiografias da região distal do fêmur em AP e em perfil mostrando fratura tipo 33-A1. A paciente apresentava fixação prévia do fêmur proximal com placa em razão de fratura transtrocantérica (já consolidada). **(B)** Fotografia mostrando a retirada do parafuso distal da placa. Radiografias mostrando o pós-operatório imediato da fixação da fratura com haste intramedular bloqueada retrógrada, complementada com dois parafusos tipo *Poller (seta preta)* para corrigir o alinhamento e impedir o movimento laterolateral da haste. O parafuso de bloqueio proximal foi passado pela haste e pelo orifício distal da placa.

Fraturas Distais do Fêmur

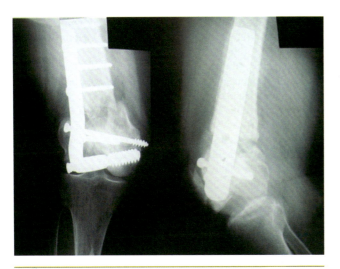

FIGURA 29.17 Pseudartrose na região distal do fêmur. O parafuso condilar está na posição incorreta e a fratura foi fixada em extensão e valgo.

## CONSOLIDAÇÃO VICIOSA (FIGURA 29.18)

O planejamento pré-operatório adequado e o crescente conhecimento na abordagem desse tipo de fratura tem possibilitado melhores resultados no tratamento das fraturas distais do fêmur. Geralmente, a consolidação viciosa ocorre por falência da fixação ou por redução insatisfatória da fratura.

## RIGIDEZ ARTICULAR

Decorrente de longos períodos de imobilização ou de extensa lesão de partes moles que culminou com tecido cicatricial abundante.

A manipulação articular sob anestesia é uma alternativa nos casos em que a fisioterapia não traz resultado. O paciente deve ser alertado quanto à possibilidade de ruptura do mecanismo extensor do joelho durante a manobra. Nos casos de insucesso, tenta-se a liberação aberta e, se necessário, quadricepsplastia. No pós-operatório imediato, é utilizado o aparelho de mobilização passiva contínua do joelho.

## ARTROSE PÓS-TRUMÁTICA

Apesar de bastante frequente, especialmente nos casos em que não se conseguiu a redução anatômica da fratura, a atrose apresenta-se pouco sintomática na grande maioria dos pacientes. A abordagem inicial é o tratamento clínico convencional da osteoartrose com medicamentos, fisioterapia e perda de peso. Nos casos avançados e muito sintomáticos, está indicada a artroplastia do joelho ou, até mesmo, a artrodese, nos pacientes jovens.

## REFERÊNCIAS BIBLIOGRÁFICAS

1. Wood II GW. Fractures of Lower Extremity. In: Operative Orthopaedics. 10.ed. Canale: Memphis, 2003. p.2805-25.
2. O`brien PJ, Meek RN, Blaucht PA, et al. Fraturas do femur distal. In: Rockwood e Green. Fraturas em Adultos. 5.ed. Barueri: Manole, 2006. p.1731-73.
3. Fernandes HJA. Fraturas distais do fêmur. In: Clínica Cirúrgica Ortopédica. Volume 3. Rio de Janeiro: Guanabara-Koogan, 2007. p.819-24.
4. Paccola CAJ, Kfuri JR M, Fogagnolo F. Fraturas distais do femur no adulto. Rev Joelho. 2002;2(2):79-83.
5. Higgins TF, Pittman G, Hines J, et al. Biomechanical analisys of distal femur fracture fixation: Fixed angle screw-plate construct versus condylar blade plate. J Orthop Trauma. 2007;21(1):43-6.

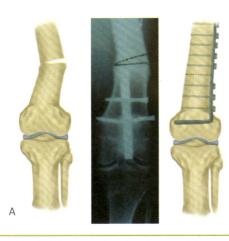
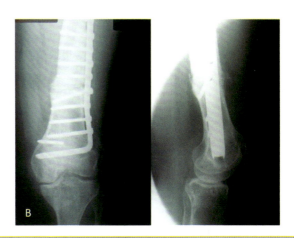

FIGURA 29.18 (A) Fratura distal do fêmur viciosamente consolidada em varo. Observar que a haste intramedular está em direção intra-articular por causa da provável migração distal (quebra do parafuso de bloqueio). Planejamento pré-operatório mostrando o local da osteotomia em cunha de subtração lateral e a fixação com placa lâmina 95°. Cortesia do dr. Leonardo Brandão Figueiredo. (B) Pós-operatório mostrando a osteotomia do fêmur, com a correção da deformidade angular e fixação com placa-lâmina.

6. Andrade MAP, Rodrigues AS, Mendonça CJ, et al. Avaliação biomecânica da fixação da fratura supracondiliana do fêmur comparando placa-lâmina 95° com DCS. Rev Bras Ortop. 2010;45(1):84-8.

7. Liu F, Tao R, Cao Y, et al. The role of LISS (Less Invasive Stabilization System) in the treatment of peri-knee fractures. Injury. 2009;40:1187-94.

8. Streubel PN, Gardner MJ, Morshed S, et al. Are extreme distal periprosthetic supracondylar fractures of the femur too distal to fix using a lateral locked plate? J Bone Joint Surg (Br). 2010;92-B(4):527-34.

9. Wilkens KJ, Curtiss S, Lee MA. Polyaxial locking plate fixation in distal femur fractures: a biomechanical comparison. J Orthop Trauma. 2008;22(9):624-8.

10. Randall JO, Moed BR, Bledsoe JG. Biomechanical comparison of polyaxial-type locking plates and fixed-angle locking plate for internal fixation of distal femur fractures. J Orthop Trauma. 2009;23(9):645-52.

11. Cavusoglu AT, Ozsoy MH, Dincel VE, et al. The use of a low-profile Ilizarov external fixator in the treatment of complex fractures and non-unions of the distal femur. Acta Orthop Belg. 2009;75:209-18.

12. Krupp RJ, Malkani AL, Goodin RA, et al. Optimal entry point for retrograde femoral nailing. J Orthop Trauma. 2002;17(2):100-5.

13. Morgan SJ, Hurley D, Agudelo JF, et al. Retrograde femoral nailing: an understanding of the intercondylar insertion site. J Trauma. 2008;64(1):151-4.

14. Papadokostakis G, Papakostidis C, Dimitriou R, et al. The role and efficacy of retrograding nailing for the treatment of diaphyseal and distal femoral fractures: a systematic review of the literature. Injury. 2005;36:813-22.

15. Ostrum RF, Maurer J. Distal Third femur fractures treated with retrograde femoral nailing and blocking screws. J Orthop Trauma. 2009;23(9):681-4.

16. Gurkan V, Orhun H, Doganay M, et al. Retrograde intramedullary interlocking nailing in fractures of the distal femur. Acta Orthop Traumatol Turc. 2009;43(3)199-205.

17. Kim JW, Oh CW, Kyung HS, et al. Factors affecting the results of distal femoral fractures treated by retrograde intramedullary nailing. Zhongguo Xiu Fu Chong Jian Wai Ke Za Zhi. 2009;23(11):1311-5.

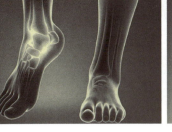
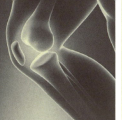

# Fraturas da Patela e do Planalto Tibial

Robinson Esteves Santos Pires
André Wajnsztejn
Fernando Baldy dos Reis

## FRATURA DA PATELA

### Anatomia

A patela está localizada na face anterior do joelho e é coberta pela bursa pré-patelar e por uma tênue camada de tecido celular subcutâneo. Limitada superiormente pelo tendão do quadríceps e, inferiormente, pelo tendão patelar. Os retináculos medial e lateral são formados por extensões das aponeuroses do vasto medial e do vasto lateral, além da fáscia lata.

A superfície articular da patela é dividida em facetas medial e lateral por uma crista mediana (Figura 30.1).

A patela é o maior osso sesamoide do corpo humano, sendo que sua formação deve-se a apenas um núcleo de ossificação. No entanto, em cerca de 3% da população, um núcleo de ossificação secundário falha na união com o núcleo principal, resultando na formação da patela bipartida congênita. Sua principal localização é a região súperolateral da patela. É bilateral em 50% dos casos e não deve ser confundida com fraturas da patela[1] (Figura 30.2).

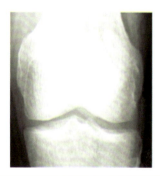

**FIGURA 30.2** Radiografia do joelho em AP mostrando o núcleo de ossificação secundário na região superolateral da patela (patela bipartida congênita).

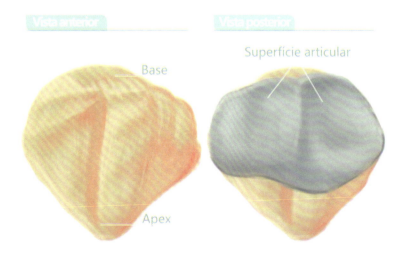

**FIGURA 30.1** Superfícies anterior e articular da patela mostrando as facetas medial e lateral.

A irrigação da patela é feita pelo anel formado pelas artérias geniculares medial e lateral, que penetram na patela pelos tendões quadriciptal e patelar. Apesar de um quarto das fraturas desviadas da patela evoluirem para algum grau de osteonecrose, os resultados funcionais não costumam ser afetados por essa complicação.[2]

## BIOMECÂNICA

A patela funciona como uma polia na face anterior do joelho, aumentando o braço de alavanca do quadríceps em cerca de 30%.

Atividades simples da vida diária como subir escadas podem gerar forças de tensionamento na patela equivalentes a cerca de sete vezes o peso corporal.[3,4]

## EPIDEMIOLOGIA E MECANISMO DE LESÃO

As fraturas da patela representam cerca de 1% das lesões esqueléticas.[5] A configuração do traço da fratura está na dependência do mecanismo de lesão; podendo ocorrer por trauma direto ou indireto.

As fraturas provocadas por queda sobre o joelho (trauma direto) apresentam traço cominutivo e, apesar de não se desviarem em metade dos casos, podem ocasionar lesão importante da cartilagem (Figura 30.3).

É importante o entendimento da biomecânica do trauma com o intuito do diagnóstico de possíveis lesões associadas. No chamado trauma do painel, provocado pela colisão direta da face anterior do joelho com o painel do automóvel, podemos ter fratura da patela, lesão do ligamento cruzado posterior e associação com fraturas-luxações do quadril.

O mecanismo indireto, capaz de provocar a fratura transversa da patela, é ocasionado pela súbita flexão do joelho, combinada com a forte contração do quadríceps. Se a força for suficiente para lesar o retináculo, o paciente perde a capacidade da extensão ativa do joelho por falência do mecanismo extensor (Figura 30.4).

## EXAME FÍSICO

O paciente portador de fratura da patela, geralmente, apresenta edema no joelho, derrame articular (sinal da tecla positivo), dificuldade ou impossibilidade para deambular. Escoriações na face anterior do joelho podem estar presentes (Figuras 30.5 e 30.6).

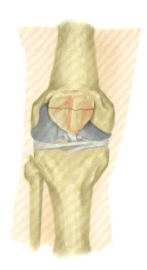

FIGURA 30.4 Desenho ilustrativo da fratura transversa da patela provocada por trauma indireto.

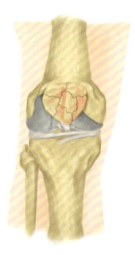

FIGURA 30.3 Desenho ilustrativo da fratura cominutiva da patela provocada pelo mecanismo do trauma direto na face anterior do joelho.

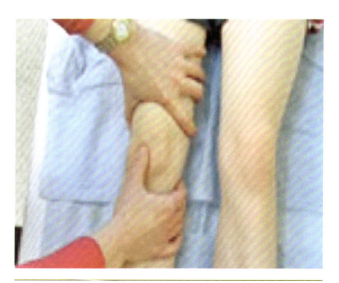

FIGURA 30.5 Fotografia mostrando o sinal da tecla, que evidencia a presença de derrame articular no joelho.

Fraturas da Patela e do Planalto Tibial

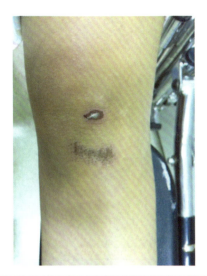

FIGURA 30.6 Fotografia mostrando escoriações na face anterior do joelho de um paciente portador de fratura da patela.

É importante na determinação do tratamento a identificação da integridade ou não do mecanismo extensor do joelho.

Quando o quadro álgico impede a extensão ativa do joelho, pode-se proceder à aspiração do hematoma e realização do bloqueio intra-articular com anestésico. Se o paciente persiste com impossibilidade de manter a extensão do joelho mesmo após o alívio da dor, está constatada a falência do mecanismo extensor do joelho.

Um teste útil nos casos de dúvida entre a exposição ou não da fratura é a injeção intra-articular de cerca de 100 a 150 mL de solução salina estéril. Nas fraturas fechadas, observa-se o derrame articular pronunciado, sinal da tecla positivo e aumento da dor após a injeção. Já nas fraturas expostas, o líquido injetado é drenado pelo orifício cutâneo que determinou a exposição da fratura.[2]

## Exames de imagem

Na suspeita clínica de fratura da patela, deve-se realizar o exame radiográfico do joelho para confirmação diagnóstica e programação terapêutica.

As incidências radiográficas a serem solicitadas são anteroposterior, lateral e oblíqua da patela (Figura 30.7).

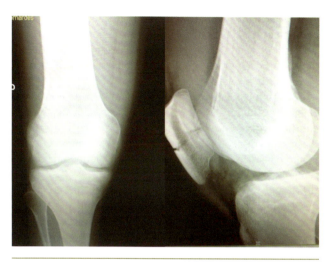

FIGURA 30.7 Radiografias do joelho em AP e de perfil mostrando fratura da patela transversa e sem desvio.

A incidência axial da patela está reservada ao diagnóstico de fraturas com traço vertical, já que esse padrão de fratura dificilmente é bem identificado na incidência de perfil.

A tomografia computadorizada raramente é necessária em se tratando de fraturas isoladas da patela. Porém, pode ser solicitada quando há associação com outras fraturas do joelho, como nas fraturas complexas do plano tibial ou da porção distal do fêmur. A ressonância magnética está reservada para casos nos quais há forte suspeita clínica de fratura que não é confirmada pela radiografia, nos casos de lesões ligamentares associadas ou na suspeita de fratura por estresse.

## Classificação

As fraturas da patela podem ser classificadas em desviadas (mais de 2 mm de degrau articular ou 3 mm de diastase) ou sem desvio.

A classificação da Orthopaedic Trauma Association (OTA) para as fraturas da patela leva em consideração o padrão de fratura. Está baseada na cominuição, no traço de fratura e na localização dele (Figura 30.8).

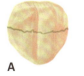 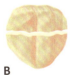 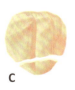   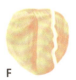 

A  B  C  D  E  F  G

FIGURA 30.8 Classificação da OTA para as fraturas da patela. **(A)** Transversa sem desvio; **(B)** transversa com desvio. **(C)** fratura do polo inferior; **(D)** fratura cominutiva sem desvio; **(E)** fratura cominutiva desviada; **(F)** fratura vertical; **(G)** fratura osteocondral.
(*Rockwood and Green's Fractures in Adults.* 6.ed. Philadelphia: Lippincott Williams & Wilkins, 2006. vol. 2. p. 1974.)

## TRATAMENTO

### Tratamento não cirúrgico

O tratamento não cirúrgico está indicado nos pacientes com integridade do mecanismo extensor, nos quais a fratura não está desviada ou apresenta apenas um mínimo desvio (até 2 mm de degrau articular e, no máximo, 3 mm de diástase no foco fraturário).

Böstrom e colaboradores[6] obtiveram 99% de bons a excelentes resultados no tratamento conservador de fraturas com desvios de até 3 mm de degrau articular e 4 mm de diástase, com acompanhamento médio de 9 anos. O tratamento consistiu do uso de um *brace* pelo período de quatro semanas, com fisioterapia posterior.

Braun[7] reportou os resultados do tratamento conservador de 40 pacientes portadores de fraturas da patela (desvio máximo de 1mm, com mecanismo extensor intacto). Os pacientes foram imobilizados com um *brace* longo por poucos dias, com finalidade analgésica, seguidos de descarga parcial de peso e reabilitação fisioterápica. Com acompanhamento médio de 30 meses, 90% dos pacientes recuperaram a amplitude total de movimento do joelho e 80% não apresentavam qualquer sintoma doloroso.

Mehta recomenda que o tratamento não cirúrgico para as fraturas minimamente desviadas da patela seja realizado com um *brace* em extensão do joelho, mas com permissão para exercícios isométricos do quadríceps. O ganho progressivo da flexão do joelho é iniciado com uma a duas semanas (exercícios ativos e ativo-assistidos). Exercícios contrarresistência são permitidos a partir da sexta semana. Exames radiográficos devem ser solicitados tão logo sejam iniciados os exercícios de flexão do joelho, para avaliar a possibilidade de desvio da fratura.[2]

### Tratamento cirúrgico

Pacientes portadores de incompetência do mecanismo extensor do joelho, assim como presença de degrau articular maior que 2 mm ou diástase no foco da fratura maior que 3 mm são candidatos ao tratamento cirúrgico.

Diversas técnicas cirúrgicas podem ser empregadas no tratamento das fraturas da patela, abrangendo desde redução aberta e fixação medial com banda de tensão, cerclagem com fios de aço ou Ethibond, fixação com parafusos, métodos percutâneos, placa e parafusos e patelectomia parcial ou total.

#### Redução aberta e fixação interna

A via de acesso clássica para a realização da redução aberta das fraturas da patela é a longitudinal mediana (Figura 30.9).

A via de acesso transversa, apesar de advogada por alguns autores, deve ser evitada em razão do risco de complicações cutâneas futuras na eventualidade de novos procedimentos cirúrgicos, como artroplastia do joelho.

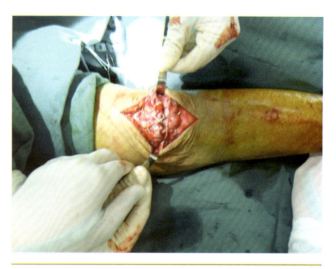

**FIGURA 30.9** Fotografia mostrando o acesso longitudinal mediano clássico para a redução aberta e a fixação medial das fraturas da patela.

Para padrões transversos de fratura, a fixação com banda de tensão é o método mais utilizado em todo o mundo. Esse mecanismo é capaz de converter as forças de tensão exercidas pelo quadríceps em forças de compressão durante a flexão do joelho (Figuras 30.10 e 30.11).

#### Métodos de fixação interna das fraturas da patela

Benjamim e colaboradores[8] demonstraram, em estudo biomecânico, que a fixação das fraturas transversas da patela com bom estoque ósseo pode ser realizada apenas com parafusos canulados. No entanto, em fraturas cominutivas ou em ossos osteopênicos, a banda de tensão modificada (Figura 30.12B) demonstrou ser um método mais eficaz de fixação.

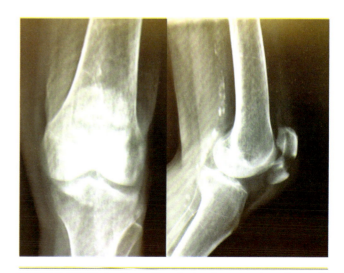

**FIGURA 30.10** Radiografias do joelho em AP e de perfil mostrando fratura transversa desviada da patela.

Fraturas da Patela e do Planalto Tibial

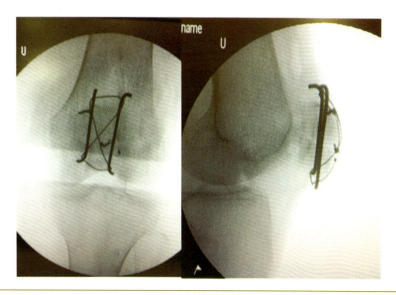

FIGURA 30.11 Radiografias do joelho em AP e de perfil mostrando a fixação da fratura transversa da patela com banda de tensão em oito.

Weber[9] demonstrou que os métodos de Magnusson (Figura 30.12D) e a banda de tensão modificada (Figura 30.12B) são métodos biomecanicamente mais eficientes que a cerclagem com fios e a banda de tensão padrão (Figura 30.12A).

John e colaboradores[10] encontraram 63% de ganho nas forças de compressão da fratura quando a banda de tensão em oito foi orientada horizontalmente com quatro fios tensionados em duas voltas (Figura 30.12H) em comparação com apenas uma volta de cerclagem. A Figura 30.12 A a L ilustra diversos métodos de tratamento cirúrgico para as fraturas da patela.

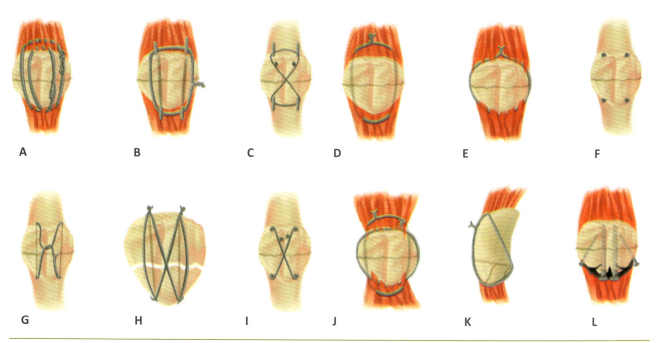

FIGURA 30.12 Desenho ilustrando os diversos tipos de fixação para as fraturas da patela. (A) Cerclagem dupla. (B) cerclagem clássica com apoio nos fios de aço que transfixam a patela. (C) Banda de tensão em 8. (D) Magnusson. (E) Cerclagem com fios de aço. (F) Fixação com parafusos de tração. (G) Banda de tensão longitudinal anterior em oito sem fios de Kirschner. (H) Banda de tensão modificada com fios em oito na posição horizontal. (I) Banda de tensão em oito com parafusos canulados e fios de aço. (J) Técnica de Pyrford. (K) Cerclagem vertical com fios de aço (vista lateral). (L) Placa e parafusos (basket plate).[2]

CAPÍTULO 30 371

Quando comparamos a banda de tensão em oito com fios de Kirschner verticais com a banda de tensão também em oito feita com parafusos canulados, observa-se que os parafusos canulados fornecem maior estabilidade biomecânica.[11,12]

Por causa das complicações cutâneas inerentes à banda de tensão com fios de aço, que frequentemente culminam com a necessidade de remoção do material de síntese após a consolidação da fratura, alguns autores preferem a realização da banda de tensão ou da cerclagem com fios de poliéster trançados.

Estudos biomecânicos que comparam a banda de tensão realizada com fios de aço com a banda feita com poliéster demosntraram que o poliéster suportou 25% a menos que o fio de aço as forças de tensão. No entanto, ambos os métodos não falharam após 2.000 ciclos de flexão do joelho.[13]

### Fixação percutânea

O elevado índice de complicações cutâneas relacionadas com o tratamento das fraturas da patela vem encorajando diversos autores a desenvolver métodos minimamente invasivos de fixação das fraturas da patela (Figura 30.13).

Entretanto, em muitos desses estudos, há viés de seleção dos pacientes, o que dimui a confiabilidade na reprodutibilidade do método. Outro ponto desfavorável à abordagem percutânea é a impossibilidade de abordagem e sutura do retináculo, que poderia aumentar a estabilidade da fixação.

Luna-Pizarro[14] advoga que a banda de tensão modificada realizada percutaneamente com o controle da redução da fratura feito por radioscopia reduz o tempo de cirurgia, diminui a dor e leva a melhores resultados funcionais que os métodos abertos.

O auxílio na redução da fratura com artroscopia e a fixação com métodos percutâneos como fios, parafusos e, até mesmo, fixador lateral, também são métodos descritos.[15-17]

### Fixação com placas e parafusos

Recentemente, Lorich et al.[18] descreveram o tratamento de fraturas complexas da patela com placa e parafusos. Os objetivos foram promover fixação estável que possibilite recuperação funcional adequada e minimizar o incômodo causado pelo material de osteossíntese. Os autores advogam a artrotomia parapatelar lateral, uma vez que a principal fonte de vascularização da patela é ínfero-medial e eversão da patela para redução da fratura com visibilização direta da superfície articular.

Placas de minifragmentos são recortadas e adaptadas nas faces lateral dorsal da patela e, se necessário, parafusos de tração ou de posição são utilizados para fixar os fragmentos maiores, conferindo maior estabilidade à fixação. Com este método de tratamento, os autores encontraram resultados funcionais superiores ao método clássico de tratamento e menor índice de retirada do material de osteossíntese.

A Figura 30.14 ilustra o tratamento de uma fratura complexa da patela tratada com placas e parafusos de mini-fragmentos.

### Patelectomia parcial

A patelectomia parcial é preferível à total, se a fratura assim permitir, pois preserva parte do braço de alavanca, aumentando a força do quadríceps.

Saltzman e colaboradores[19] reportaram os resultados de 40 pacientes submetidos à patelectomia parcial, com média de oito anos de acompanhamento. Encontraram bons e excelentes resultados em 78% dos pacientes e a média de força do quadríceps foi de 85% comparada ao lado contralateral.

Böstman[20] demonstrou que os resultados da patelectomia parcial foram considerados piores quando o fragmento removido foi maior que 40% da patela.

A patelectomia parcial está indicada para fraturas extremamente cominutivas, principalmente do polo inferior da patela.[2] Para padrões de fratura menos complexos do polo inferior, métodos alternativos como a fixação com

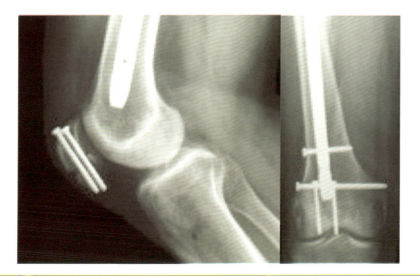

**FIGURA 30.13** Radiografias do joelho em AP e perfil mostrando fratura transversa da patela fixada percutaneamente com parafusos canulados. A fratura foi diagnosticada no intraoperatório, durante a osteossíntese da fratura da diáfise do fêmur com haste intramedular bloqueada anterógrada.

Fraturas da Patela e do Planalto Tibial

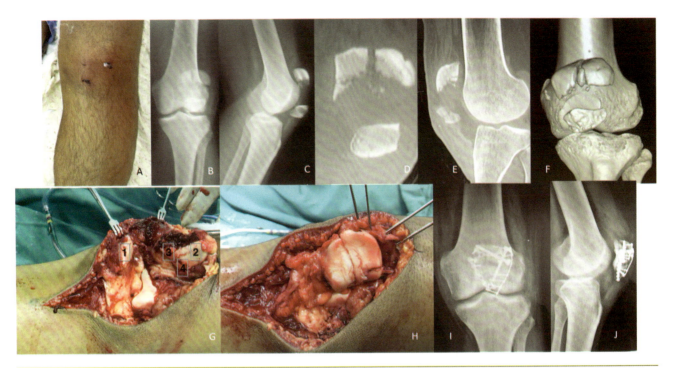

FIGURA 30.14 (A) Presença de escoriação na face anterior do joelho; (B e C) Radiografias evidenciando fratura desviada da patela. (D, E e F) Tomografia computadorizada: Cortes coronal e sagital, além da reconstrução 3D mostrando fratura complexa da patela; (G) Artrotomia parapatelar lateral evidenciando fratura complexa da patela; (H) Redução da superfície articular e fixação provisória com fios de Kirschner; (I e J) Radiografias em anteroposterior e lateral evidenciando a fixação da fratura da patela com placas de mini-fragmentos.

parafuso retrógrado, a cerclagem com fios de aço ou poliéster estão indicadas. A fixação com placa e pararusos (*basket plate*), apesar de advogada por alguns autores para as fraturas do polo inferior da patela, necessita de melhor evidência científica para ser empregada em larga escala.[21]

### Patelectomia total

A patelectomia total reduz em 50% a força do quadríceps; portanto, deve ser evitada. Está reservada para casos de tumor, infecção, fraturas expostas extremamente cominutivas e com perda óssea, artrite patelofemoral grave ou falência da osteossíntese com impossibilidade de reconstrução do mecanismo extensor, preservando a patela.

Günal e colaboradores[22] demonstraram que a força e os resultados funcionais da patelectomia total são melhores quando é realizado o avanço do vasto medial oblíquo, cobrindo-se o defeito longitudinal da patelectomia.

## PÓS-OPERATÓRIO

Após a osteossíntese da fratura da patela, o membro é imobilizado com um *brace* com finalidade analgésica. A descarga parcial de peso é encorajada assim que a dor permitir, além do ganho progressivo de amplitude de movimento do joelho. Alguns autores, no entanto, não advogam o ganho progressivo da flexão no pós-operatório imediato.

Metha[2] adverte que o ganho de flexão do joelho acima de 30° deve ser iniciado apenas após a quarta semana.

Após patelectomia parcial ou total, o membro deve ser imobilizado em um *brace* ou cilindro gessado em extensão por seis semanas, com descarga de peso permitida, assim como exercícios isométricos para preservar o tônus muscular do quadríceps.[2]

## COMPLICAÇÕES

A dor e o incômodo provocados pelo material de osteossíntese são as complicações mais frequentes do tratamento das fraturas da patela, sendo reportados por cerca de 60% dos pacientes.

Diminuição da força do mecanismo extensor e diminuição da amplitude de movimento do joelho, osteonecrose e osteoartrite patelofemoral também são complicações descritas.

A falência da osteossíntese com quebra do material e perda da redução é descrita em 8% dos casos.

A incidência de pseudartrose nas fraturas da patela varia de 2,7% a 12,5%. Fatores de risco incluem fraturas expostas e padrões de fratura complexos tratados com métodos de fixação ou reabilitação inadequados.

Pacientes com pseudartrose da patela com baixa demanda funcional e pouco sintomáticos podem ser tratados conservadoramente.

Indivíduos praticantes de atividades físicas necessitam de redução aberta e fixação interna.

A banda de tensão é o método de escolha em pacientes com fragmentos ósseos viáveis e grandes o suficiente para permitir esse tipo de fixação.

A patelectomia está reservada para pacientes nos quais a osteossíntese é tecnicamente impossível ou nos casos de pequenos fragmentos desvitalizados do polo inferior da patela.[23]

## CASO CLÍNICO

- AMF, 14 anos, sexo masculino, vítima de queda da bicicleta com trauma no joelho direito.

### EXAME CLÍNICO INICIAL

**A:** sem obstrução de vias aéreas e coluna cervical livre;
**B:** eupneico;
**C:** hemodinamicamente estável;
**D:** Glasgow 15;
**E:** edema e escoriação na face anterior do joelho direito. Impossibilidade de deambulação e de extensão ativa do joelho. Sinal da tecla positivo.
Radiografias do joelho direito nas incidências aAnteroposterior, lateral e oblíqua (Figura 30.15).

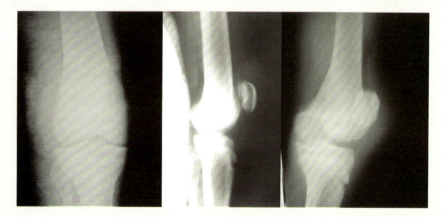

**FIGURA 30.15** Radiografias do joelho nas incidências anteroposterior, lateral e oblíqua mostrando fratura vertical da patela, além de fratura da tuberosidade anterior da tíbia.

Para melhor reconhecimento do padrão de fratura, foi solicitada tomografia computadorizada do joelho acometido (Figuras 30.16 e 30.17).

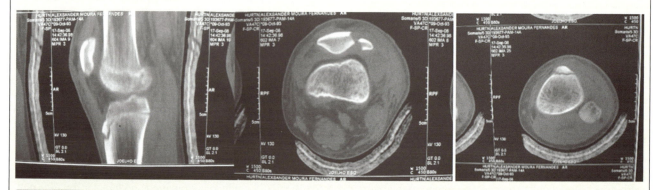

**FIGURA 30.16** Tomografia computadorizada do joelho (cortes sagital, axial da patela e axial da tíbia e fíbula proximal) mostrando as fraturas da patela e da tuberosidade anterior da tíbia desviadas.

Fraturas da Patela e do Planalto Tibial

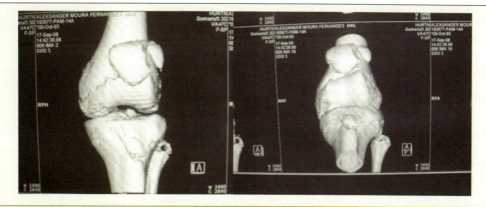

**FIGURA 30.17** Tomografia computadorizada do joelho (reconstrução 3D) mostrando as fraturas da patela e da tuberosidade anterior da tíbia desviadas.

O tratamento cirúrgico foi realizado eletivamente (ainda na primeira semana do trauma). Indicada a fixação das fraturas com o princípio da estabilidade absoluta (redução anatômica percutânea com pinças e auxílio do intensificador de imagem). Fixação com parafusos de tração também inseridos percutaneamente) (Figura 30.18).

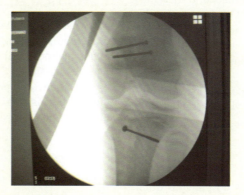

**FIGURA 30.18** Radiografia do joelho direito em anteroposterior (pós-operatório imediato) mostrando a redução e fixação das fraturas da patela e tuberosidade anterior da tíbia com parafusos percutâneos.
(Cortesia Dr. Guilerme Moreira)

## FRATURAS DO PLANALTO TIBIAL

### Definição

Fraturas que acometem a superfície articular da extremidade proximal da tíbia.

### Anatomia

#### Anatomia óssea

A extremidade proximal da tíbia é dividida em planalto (ou côndilo) medial e lateral e eminência tibial. A eminência tibial se subdivide em espinhas tibiais medial e lateral.

O côndilo medial é mais largo e mais profundo que o côndilo lateral e apresenta superfície articular côncava.

O côndilo lateral localiza-se de 2 a 3 mm superiormente em relação ao côndilo medial. Sua superfície articular é convexa.

A cabeça da fíbula tem contato direto com a região posterolateral do planalto lateral por meio da articulação tibiofibular proximal. É o local de inserção de diversos estabilizadores posterolaterais do joelho, como o ligamento colateral lateral, o ligamento poplíteofibular e o tendão do bíceps femoral.

O tubérculo de Gerdy encontra-se na região anterolateral da extremidade proximal da tíbia. Nele se insere o trato iliotibial.

A tuberosidade anterior da tíbia encontra-se entre os côndilos e serve para a inserção do ligamento patelar.

A extremidade proximal da tíbia apresenta um alinhamento levemente em varo de aproximadamente 87°

CAPÍTULO 30

375

(variando de 85° a 90°) e um ângulo posterior (*slope*) de aproximadamente 9°.

Como existe variação anatômica entre os indivíduos, utilizamos as radiografias do joelho contralateral para determinar um parâmetro individual para a redução das fraturas.

### *Anatomia de partes moles*

Ambos os planaltos são cobertos de cartilagem hialina. A cartilagem do planalto lateral é um pouco mais grossa (4 mm) em relação ao medial (3 mm).

O menisco lateral é uma estrutura semicircular e cobre aproximadamente 50% do planalto lateral. Por causa de sua estrutura convexa, o menisco é muito importante para a estabilização da porção lateral do joelho.

O menisco medial tem a forma oval e sua porção posterior é mais larga e espessa que a anterior.

É de suma importância preservar os meniscos para o melhor resultado funcional nas fraturas do planalto tibial.

### *Inserções musculares*

Na porção anterolateral do planalto lateral, o trato iliotibial se insere no tubérculo de Gerdy. O ligamento patelar se insere na tuberosidade anterior da tíbia. Os tendões da pata de ganso (sartório, grácil e semitendíneo) inserem-se na porção anteromedial da tíbia aproximadamente 6 cm da linha articular.

O semimembranáceo se insere na porção proximal medial da tíbia e o músculo poplíteo na borda posteromedial da tíbia proximal.

## ASPECTOS HISTÓRICOS

Até a década de 1970, as fraturas do planalto tibial eram tratadas de maneira não operatória. Os métodos mais comuns eram baseados em trações e imobilizações gessadas.[24-27]

Resultados favoráveis foram descritos no tratamento conservador quando o paciente apresentava no máximo 10° de instabilidade ao estresse em abdução e adução.[28]

Na década de 1980, houve uma melhora da técnica cirúrgica e o aperfeiçoamento dos materiais de síntese.

A redução anatômica da superfície articular, a restauração do comprimento do membro e a mobilidade precoce são as principais vantagens do tratamento cirúrgico.[29-31]

Ainda não existe um consenso sobre um critério objetivo em relação à dimensão do desvio articular necessária para a indicação de cirurgia.[32] Alguns autores advogam que apenas 2 mm de desvio articular já é suficiente, enquanto outros indicam a cirurgia somente a partir de 10 mm de desvio.

## MECANISMO DE TRAUMA

Geralmente causada por um trauma combinado que envolve uma força em varo/valgo associada com carga axial (Figura 30.19).

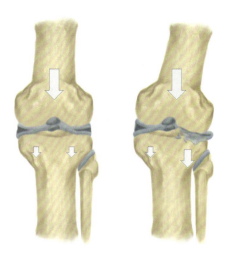

FIGURA 30.19 Esquema mostrando as forças deformantes em uma fratura do planalto tibial.

## CLASSIFICAÇÃO

O padrão da fratura deve orientar o plano de tratamento, o risco de complicações e o prognóstico do paciente. Diferentes padrões de fratura necessitam de diferentes estratégias de tratamento.

A classificação pode ser feita de forma descritiva ou por meio de um sistema de classificação. Entre os sistemas mais utilizados pode-se citar os que estão a seguir.

### SCHATZKER

A classificação de Schatzker é a mais utilizada. Ela divide as fraturas do planalto tibial em seis tipos, de acordo com o traço de fratura no plano coronal. Os tipos de 1 a 3 ocorrem no planalto lateral e são menos graves, enquanto as do tipo 4 ocorrem no planalto medial.

A do tipo 1 é uma fratura no planalto lateral onde ocorre apenas o cisalhamento; na do tipo 2, o cisalhamento está associado a uma depressão; na do tipo 3, há apenas uma depressão; a do tipo 4 descreve todas as fraturas que ocorrem somente no planalto medial. Não faz nenhuma distinção entre cisalhamento e depressão.

As fraturas classificadas como de tipo 5 e 6 são as bicondilares. Nas fraturas do tipo 5 existe o contato de alguma parte da superfície articular com a diáfise. Foi originalmente descrita com o contato da eminência intercondilar com a diáfise.[7] Nas fraturas do tipo 6 existe uma dissociação metáfise-diafisária (Figura 30.20).

### AO/OTA

A classificação do grupo AO/OTA é alfanumérica.

A porção proximal da tíbia é representada pelos números 41 e é definida pelo quadrado de Heim.[33]

Fraturas da Patela e do Planalto Tibial

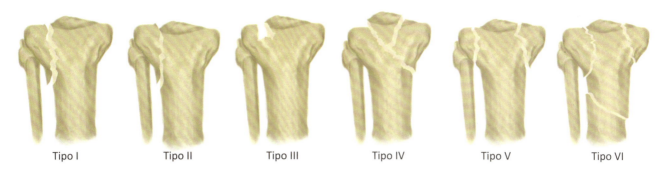

FIGURA 30.20  Classificação de Schatzker.

As do tipo A são as fraturas extra-articulares; as do tipo B são as parcialmente articulares e as do tipo C são as articulares totais (Figura 30.21).

## HOHL E MOORE

Essa classificação distingue cinco tipos de fratura e cinco tipos de fratura-luxação.[34]

Na classificação das fraturas: o tipo 1 indica uma fratura com um desvio mínimo, o tipo 2 uma fratura com compressão, o tipo 3 uma fratura com cisalhamento e depressão, a tipo 4 envolve todo o côndilo e a tipo 5 são as fraturas bicondilares (Figura 30.22).

Nas fraturas-luxação classificadas por Hohl e Moore, a incidência de lesões associadas é muito superior àquelas que apresentam apenas a fratura. A do tipo 1 é uma fratura que ocorre no plano coronal, tipo cisalhamento; a do tipo 2 é uma fratura de todo o côndilo; a do tipo 3 é uma fratura por avulsão marginal; a do tipo 4 é uma fratura marginal por compressão; a do tipo 5 é uma fratura em quatro partes da extremidade superior da tíbia (Figura 30.23).

## COLUNAS

Existe um esquema de 3 colunas proposto por Luo e colaboradores[35] que é baseado no corte axial da tomografia computadorizada da superfície articular da extremidade proximal da tíbia.

Essa classificação tem como vantagem indicar a via que, de maneira direta, pode-se utilizar para reduzir a fratura (Figura 30.24).

## AVALIAÇÃO POR IMAGEM

Rotineiramente, solicitam-se as radiografias nas incidências anterior, de perfil, oblíqua medial e oblíqua lateral.

Em alguns casos pode-se lançar mão de radiografias realizadas sob tração. Muitas vezes, a realização dessas radiografias é impossibilitada em razão do desconforto do paciente.

A tomografia computadorizada com cortes axiais, coronais e sagitais verdadeiros com 2 mm de espessura costuma ser o melhor exame para a avaliação das lesões ósseas. Podemos suprimir a patela e a extremidade distal do fêmur. A reconstrução tridimensional tam-

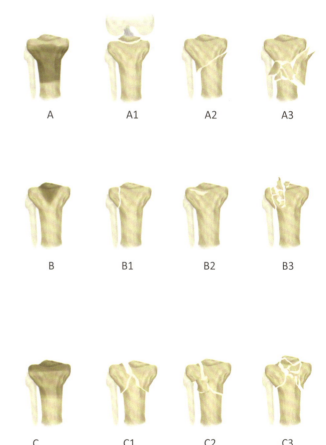

FIGURA 30.21  Classificação da AO/OTA.

Série Ortopedia e Traumatologia – Fundamentos e Prática

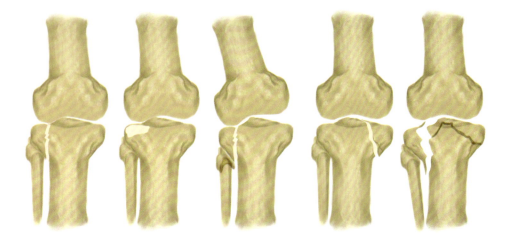

FIGURA 30.22 Classificação de Hohl e Moore para as fraturas do planalto tibial.

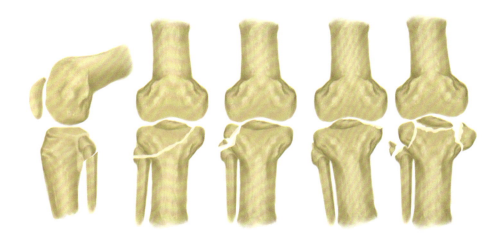

FIGURA 30.23 Classificação de Hohl e Moore para as fraturas-luxação do planalto tibial.

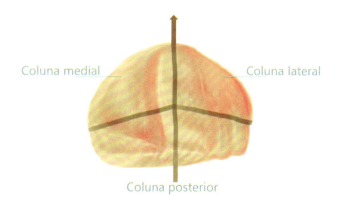

FIGURA 30.24 Esquema de 3 colunas proposto por Luo e colaboradores.

bém é uma ferramenta muito útil para o planejamento pré-operatório.

Alguns autores advogam o uso da ressonância magnética para avaliar as lesões associadas.[36]

Nos casos de suspeita de lesões arteriais, deve-se solicitar a arteriografia.

## LESÕES ASSOCIADAS

O menisco lateral é a estrutura mais acometida nas fraturas do planalto tibial. Em algumas séries encontram-se mais de 90% de lesões do menisco lateral.

Ocorre lesão no ligamento cruzado anterior em aproximadamente 60% dos casos, seguido do menisco medial em 40%.

A incidência de lesões associadas apresenta uma variação muito grande entre os autores.[37,38]

# Fraturas da Patela e do Planalto Tibial

## Tratamento

### Tratamento conservador

O tratamento conservador pode ser feito nas fraturas estáveis e sem desvio. Pode-se optar por ele em afundamentos articulares que variam entre 2 e 10 mm de afundamento e quando o paciente apresenta menos de 10° de abertura ao estresse em abdução ou adução com o joelho em extensão quando comparado ao lado contralateral.[39,40]

O tratamento conservador deve ser feito com imobilização por duas semanas seguido de carga parcial por mais quatro a seis semanas.

### Tratamento cirúrgico

O tratamento cirúrgico tem por objetivos a redução anatômica dos fragmentos articulares e a correção dos eixos do joelho. Deve-se obter uma fixação estável para permitir a mobilização precoce. Esse tipo de tratamento visa à recuperação funcional e minimizar a possibilidade de osteoartrose pós traumática.

### Planejamento pré-operatório

Devemos realizar o tratamento cirúrgico somente após a obtenção de imagens adequadas.

Boas condições de partes moles, representadas pelo sinal do enrugamento e pela ausência de flictenas, são condição primordial para a realização da fixação medial.

Em geral, nas fraturas classificadas de acordo com a classificação de Schatzker como 4, 5 e 6 apresentam um mecanismo de alta energia, opta-se pelo uso de um fixador lateral temporário, até se obter as condições ideais de partes moles para a realização da fixação medial definitiva.

Nas fraturas onde ocorre um componente de cisalhamento puro, deve-se realizar a redução da fratura com um sistema anticisalhamento e a compressão interfragmentária (Figura 30.25).

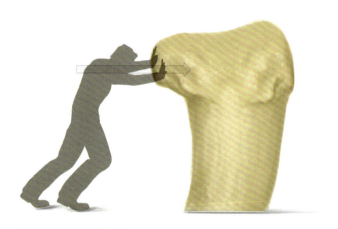

**FIGURA 30.25** Ilustração demonstrando o sistema anticisalhamento de uma placa de apoio.

Quando ocorre o cisalhamento e a depressão, deve-se realizar a elevação da depressão, a enxertia óssea, seguida da redução do cisalhamento e a compressão interfragmentária.

Nos casos de depressão pura, pode-se realizar a elevação da depressão, a enxertia e sua fixação (Figura 30.26).

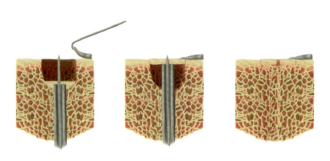

**FIGURA 30.26** Esquema mostrando a elevação e a enxertia de fragmento com fratura em depressão.

Nas fraturas bicondilares, deve-se fixar o planalto medial antes do planalto lateral. A redução da superfície articular deve ser realizada de forma anatômica.

Após a análise das radiografias, utiliza-se a tomografia computadorizada para realizar o planejamento cirúrgico.

Em primeiro lugar, observa-se os cortes axiais da tomografia para definir os locais das vias de acesso. Opta-se por acessos direcionados às regiões acometidas (Figura 30.27).

O corte coronal serve para definir se existe um componente de depressão e quantificá-lo. Caso isso ocorra, necessita-se de enxerto para corrigir esse componente (Figura 30.28).

O corte sagital serve para indicar a direção do cisalhamento da fratura (Figura 30.29).

### Vias de acesso

#### Via lateral

Com o paciente em decúbito dorsal horizontal, realiza-se uma incisão reta na pele desde o epicôndilo lateral do fêmur em direção ao tubérculo de Gerdy. Deve-se elevar as partes moles sem manipulá-las em excesso, para minimizar o risco de deiscência da ferida operatória.

É preferível realizar a abertura da banda iliotibial com uma incisão em "Z", dessa forma obtém-se dois ângulos de 90° para seu fechamento. Proximalmente, é feita a incisão dos ligamentos coronários para elevar o menisco e, distalmente, eleva-se superiostalmente os músculos do compartimento anterior da perna.

#### Via medial

Posiciona-se o paciente na posição supina com o joelho flexionado apoiado em um coxim. Uma incisão é feita posteriormente aos tendões da pata de ganso em direção a tíbia.

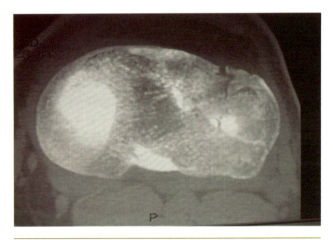

FIGURA 30.27 Corte axial da tomografia computadorizada.

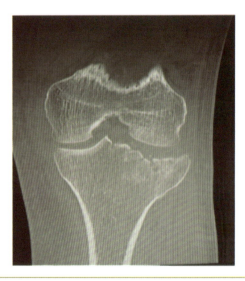

FIGURA 30.28 Corte coronal da tomografia computadorizada.

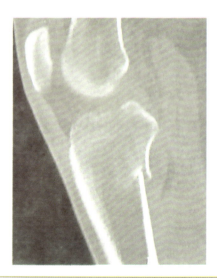

FIGURA 30.29 Corte sagital da tomografia computadorizada.

Deve-se ter cuidado com pequenos ramos do nervo safeno que devem ser afastados anterior e superiormente.

A fáscia do gastrocnêmio é incisada e, em alguns casos, deve-se elevar também o semimembranáceo.

### Vias posteriores

Opta-se por realizar as vias posteriores em decúbito ventral horizontal, em razão da facilidade obtida na redução dos fragmentos da fratura.

### Via posterolateral

A incisão cutânea é realizada verticalmente, apenas com um componente horizontal na prega de flexão do joelho. Utilizamos apenas a porção lateral da via preconizada por Carlson (Figura 30.30).[40]

Após a dissecção do subcutâneo, busca-se o nervo fibular no sentido de proximal para distal. O nervo deve ser afastado lateralmente, junto com o tendão do bíceps femoral. A cabeça lateral do gastrocnêmio deve ser afastada medialmente, junto da artéria poplítea.

### Via posteromedial

Nos pacientes que apresentam apenas uma fratura na porção posteromedial, utiliza-se a via de Lobenhoffer modificada.[41] Essa via foi originalmente descrita em alemão e foi publicada em inglês pela primeira vez em 2007.[42] É feita uma incisão cutânea longitudinal na região entre a cabeça medial do gastrocnêmio e os tendões flexores do joelho. Pode ser feita uma progressão transversal na prega flexora do joelho (Figura 30.31).

Faz-se uma dissecção romba entre o semimembranáceo e a cabeça medial do gastrocnêmio. É possível afastar gentilmente a cabeça medial do gastrocnêmio lateralmente e os tendões flexores também lateralmente e acessar a cápsula posteromedial. Proximalmente, pode-se visualizar o ligamento poplíteo oblíquo e a origem do músculo sóleo.

### Via posterior completa

Essa via é utilizada nos pacientes que apresentam fraturas com componente cisalhante posterolateral e posteromedial.

A incisão cutânea é feita em "S", por meio da prega de flexão do joelho, como preconizado por Burks e Schaffer.[43] Sua parte superior deve permanecer na parte lateral e a parte inferior, na medial. Os planos mais profundos são iguais aos já descritos nos acessos posterolateral e posteromedial (Figura 30.32).

Fraturas da Patela e do Planalto Tibial

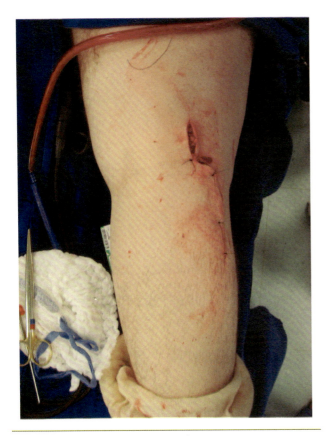

FIGURA 30.30  Via posterolateral.

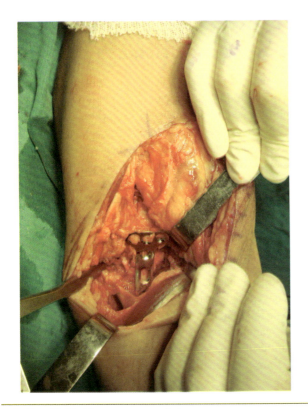

FIGURA 30.31  Via posteromedial.

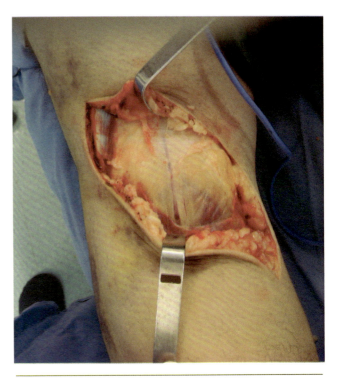

FIGURA 30.32  Via posterior completa.

## Controle de redução da fratura

Durante a cirurgia, o melhor método para o controle da redução da região articular é a visão direta dos fragmentos.

Geralmente, utiliza-se a fluoroscopia para ajudar no controle da redução. Quando são realizadas técnicas minimamente invasivas, a fluoroscopia exerce uma função fundamental na cirurgia (Figura 30.33).

Em alguns casos, pode-se optar pelo controle artroscópico da redução. Uma das principais críticas à utilização da artroscopia é a impossibilidade de se avaliar a redução do osso subcondral. Em um estudo no qual se comparou o controle artroscópico com o fluoroscópico da redução fechada da fratura do planalto tibial, concluiu-se que a artroscopia não tinha nenhum benefício sobre a fluoroscopia.[44]

## Opções de fixação das fraturas

Existem diversos métodos de fixação das fraturas do planalto tibial. Pode ser realizada a fixação com fios de Kirschner da porção articular da fratura, bem como a utilização de parafusos de compressão de diversos tamanhos (geralmente de 3 a 7 mm). São utilizadas placas comuns e bloqueadas de 3,5 e 4,5 mm no mais diferentes modelos (Figura 30.34).

Em alguns casos são utilizados fixadores laterais (monoplanares, híbridos e circulares).

CAPÍTULO 30 381

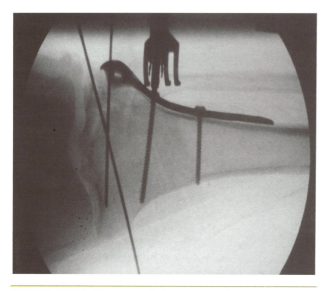

FIGURA 30.33 Fluoroscopia intraoperatória.

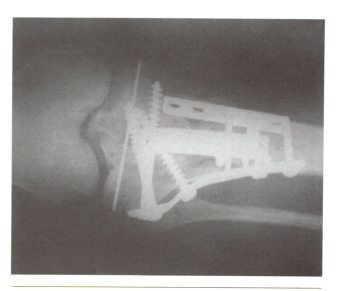

FIGURA 30.35 Demonstração de uma perda de redução.

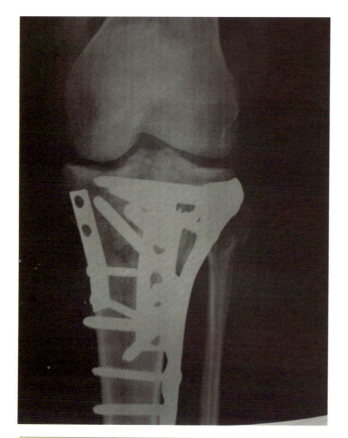

FIGURA 30.34 Exemplo de fixação de fratura do planalto tibial utilizando diferentes tipos de material de síntese.

## Complicações

Entre as principais complicações, pode-se citar: a perda de redução (Figura 30.35), infecção/deiscência da ferida operatória, rigidez articular, incômodo causado pelo material cirúrgico, pseudartrose e osteoartrose pós-traumática.

## PERSPECTIVAS FUTURAS

Os avanços na cirurgia do planalto tibial são direcionados para métodos que buscam um melhor alinhamento do membro e que minimizem as complicações.

Com relação ao material de síntese, a tendência atual é que as placas tenham funções diferentes (parafusos de compressão e bloqueio) na região proximal, perfil baixo e com boa adaptação ao osso.

Técnicas minimamente invasivas são desenvolvidas com um controle imagenológico melhor. A fluoroscopia em três dimensões já está disponível em alguns centros.

A navegação intraoperatória e a engenharia de tecidos podem ser úteis para minimizar a possibilidade de osteoartrose pós-traumática.

A navegação intraoperatória é bastante precisa e diminui o uso de radiação na sala cirúrgica (Figura 30.36).

No campo da engenharia tecidual pode-se destacar a possibilidade de fazer o transplante autólogo de condrócitos nas fraturas do planalto tibial.

Fraturas da Patela e do Planalto Tibial

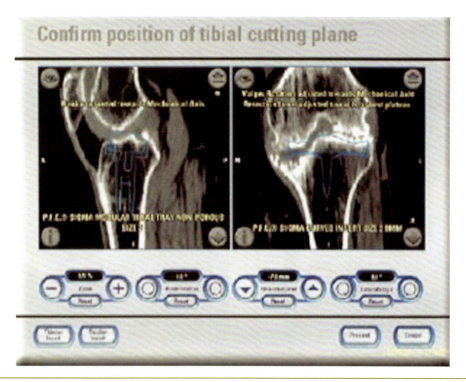

FIGURA 30.36 Navegação intraoperatória.

## CASO CLÍNICO

- EFAA, 32 anos, sexo masculino, vítima de queda de motocicleta com trauma axial associado ao desvio em varo do joelho direito.

Radiografias do joelho direito nas incidências anterior e de perfil (Figuras 30.37 e 30.38).

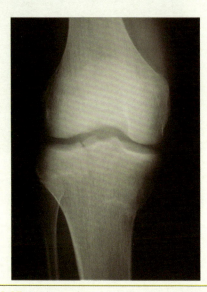

FIGURA 30.37 Radiografias do joelho nas incidências anterior e de perfil mostrando fratura do planalto medial.

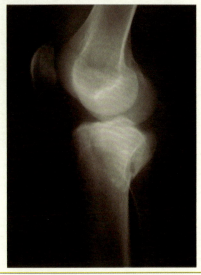

FIGURA 30.38 Radiografias do joelho nas incidências anterior e de perfil mostrando fratura do planalto medial.

Para melhor entendimento da lesão, foi solicitada tomografia computadorizada do joelho acometido (Figuras 30.39 a 30.42).

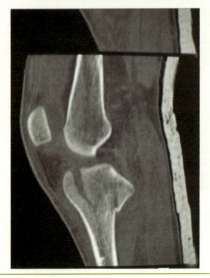

FIGURA 30.39 Tomografia computadorizada do joelho (cortes sagital, axial, coronal e reconstrução tridimensional).

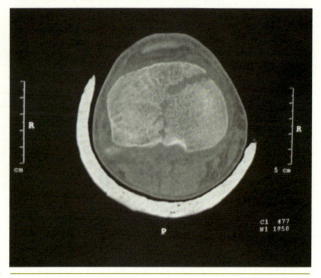

FIGURA 30.40 Tomografia computadorizada do joelho (cortes sagital, axial, coronal e reconstrução tridimensional).

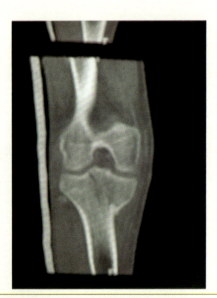

FIGURA 30.41 Tomografia computadorizada do joelho (cortes sagital, axial, coronal e reconstrução tridimensional).

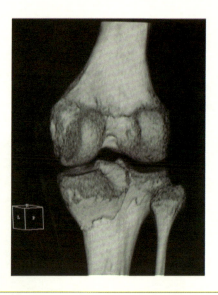

FIGURA 30.42 Tomografia computadorizada do joelho (cortes sagital, axial, coronal e reconstrução tridimensional).

Realizada a programação cirúrgica (Figura 30.43).

Fraturas da Patela e do Planalto Tibial

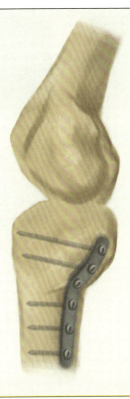

FIGURA 30.43 Programação cirúrgica.

Programada uma fixação com placa anticisalhante por uma abordagem posterior direta, com o paciente em posição prona.
Demonstração da abordagem cirúrgica (Figura 30.44 e 30.45).

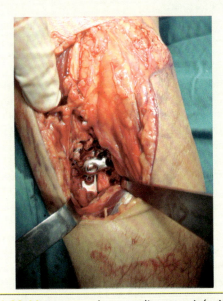

FIGURA 30.44 Imagens do procedimento cirúrgico.

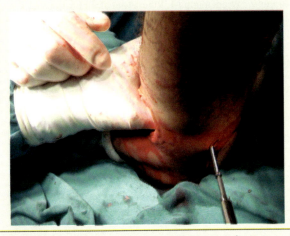

FIGURA 30.45 Imagens do procedimento cirúrgico.

Resultado pós-operatório (Figuras 30.46 e 30.47). Foi associada uma placa horizontal de reconstrução de 3,5 mm.

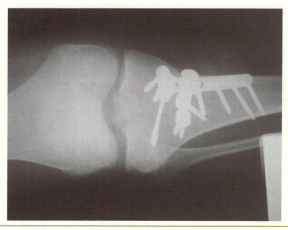

FIGURA 30.46 Radiografias pós-operatórias.

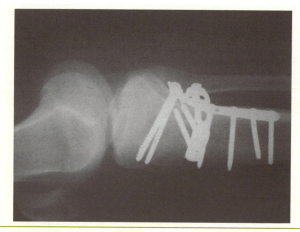

FIGURA 30.47 Radiografias pós-operatórias.

## REFERÊNCIAS BIBLIOGRÁFICAS

1. Atesok K, Doral MN, Lowe J, et al. Symptomatic bipartite patella: Treatment alternatives. J Am Acad Orthop Surg. 2008;16(8):455-61.
2. Melvin JS, Mehta S. Patellar fractures in adults. J Am Acad Orthop Surg. 2011;19:198-207.
3. Huberti HH, Hayes WC, Stone JL, et al. Force ratios in the quadriceps tendon and ligamentum patellae. J Orthop Res. 1984;2(1):49-54.
4. Carpenter JE, Kasman R, Matthews LS. Fractures of the patella. J Bone Joint Surg Am. 1993;75:1550-61.
5. Weber MJ, Janecki CJ, Mc Leod P, et al. Efficacy of various forms of fixation of transverse fractures of the patella. J Bone Joint Surg Am. 1980;62:215-20.
6. Boström A. Fracture of the patella: A study of 422 patellar fractures. Acta Orthop Scand Suppl. 1972;143:1-80.
7. Braun W, Wiedemann M, Rüter A, et al. Indications and results of nonoperative treatment of patellar fractures. Clin Orthop Relat Res. 1993;(289):197-201.
8. Benjamin J, Bried J, Dohm M, et al. Biomechanical evaluation of various forms of fixation of transverse patellar fractures. J Orthop Trauma. 1987;1(3):219-22.
9. Weber MJ, Janecki CJ, McLeod P, et al. Efficacy of various forms of fixation of transverse fractures of the patella. J Bone Joint Surg Am. 1980;62(2):215-20.
10. John J, Wagner WW, Kuiper JH. Tension-band wiring of transverse fractures of patella: The effect of site of wire twists and orientation of stainless steel wire loop. A biomechanical investigation. Int Orthop. 2007;31(5):703-7.
11. Carpenter JE, Kasman RA, Patel N, et al. Biomechanical evaluation of current patella fracture fixation techniques. J Orthop Trauma. 1997;11(5):351-6.
12. Berg EE. Open reduction internal fixation of displaced transverse patella fractures with figure-eight wiring through parallel cannulated compression screws. J Orthop Trauma. 1997;11(8):573-6.
13. McGreal G, Reidy D, Joy A. Patellar Fractures. In: Adults Mahalingam K, Cashman WF. The biomechanical evaluation of polyester as a tension band for the internal fixation of patellar fractures. J Med Eng Technol. 1999;23(2):53-6.
14. Luna-Pizarro D, Amato D, Arellano F, et al. Comparison of a technique using a new percutaneous osteosynthesis device with conventional open surgery for displaced patella fractures in a randomized controlled trial. J Orthop Trauma. 2006;20(8):529-35.
15. Turgut A, Günal I, Acar S, et al. Arthroscopic-assisted percutaneous stabilization of patellar fractures. Clin Orthop Relat Res. 2001;(389):57-61.
16. El-Sayed AM, Ragab RK. Arthroscopicassisted reduction and stabilization of transverse fractures of the patella. Knee. 2009;16(1):54-7.
17. Yanmis I, Og̃uz E, Atesalp AS, et al. Application of circular external fixator under arthroscopic control in comminuted patella fractures: Technique and early results. J Trauma. 2006;60(3):659-63.
18. Lorich DG, Warner SJ, Garner MR. Plating of Patella Fractures: A Novel Technique Using Multiplanar Fixation. Operative techniques in orthopaedics. 2015. 25:230-234.
19. Saltzman CL, Goulet JA, McClellan RT, et al. Results of treatment of displaced patellar fractures by partial patellectomy. J Bone Joint Surg Am. 1990;72(9):1279-85.
20. Böstman O, Kiviluoto O, Nirhamo J. Comminuted displaced fractures of the patella. Injury. 1981;13(3):196-202.
21. Matejcic´ A, Puljiz Z, Elabjer E, et al. Multifragment fracture of the patellar apex: Basket plate osteosynthesis compared with partial patellectomy. Arch Orthop Trauma Surg. 2008;128(4):403-8.
22. Günal I, Taymaz A, Köse N, et al. Patellectomy with vastus medialis obliquus advancement for comminuted patellar fractures: A prospective randomised trial. J Bone Joint Surg Br. 1997;79(1):13-6.
23. Nathan ST, Fisher BE, Roberts CS, et al. The management of nonunion and delayed union of patella fractures: a systematic review of the literature. Int Orthop (SICOT). 2011;35:791-95.

24. Apley AG. Fractures of the lateral tibial condyle treated by skeletal traction and early mobilisation; a review of sixty cases with special reference to the long-term results. J Bone Joint Surg Br. 1956;38B:699-708.

25. Apley AG. Fractures of the tibial plateau. Orthop Clin North Am. 1979;10:61-74.

26. DeCoster TA, Nepola JV, el-Khoury GY. Cast brace treatment of proximal tibia fractures. A ten-year follow-up study. Clin Orthop Relat Res. 1988;(231):196-204.

27. Drennan DB, Locher FG, Maylahn DJ. Fractures of the tibial plateau. Treatment by closed reduction and spica cast. J Bone Joint Surg Am. 1979;61A:989-95.

28. Rasmussen PS. Tibial condylar fractures. Impairment of knee joint stability as an indication for surgical treatment. J Bone Joint Surg Am. 1973;55A:1331-50.

29. Savoie FH, Vander Griend RA, Ward EF, et al. Tibial plateau fractures. A review of operative treatment using AO technique. Orthopedics. 1987;10:745-50.

30. Schatzker J, McBroom R, Bruce D. The tibial plateau fracture. The Toronto experience 1968-1975. Clin Orthop Relat Res. 1979:94-104.

31. Vangsness CT Jr, Ghaderi B, Hohl M, et al. Arthroscopy of meniscal injuries with tibial plateau fractures. J Bone Joint Surg Br. 1994;76B:488-90.

32. Marsh JL, Weigel DP, Dirschl DR. Tibial plafond fractures. How do these ankles function over time? J Bone Joint Surg Am. 2003;85A:287-95.

33. Orthopaedic Trauma Association Committee for Coding and Classification (1996) Fracture and dislocation compendium. J Orthop Trauma. 1996;10 Suppl 1:v-ix, 1-154.

34. Hohl M, Moore TM. Articular fractures of the proximal tibia. In: Evarts CM. Surgery of the musculoskeletal system. 2.ed. New York: Churchill Livingstone, 1990.

35. Luo CF, Sun H, Zhang B, et al. Three-Column fixation for complex tibial plateau fractures. J Orthop Trauma. 2010 Nov;24(11):683-92.

36. Mui LW, Engelsohn E, Umans H. Comparison of CT and MRI in patients with tibial plateau fracture: can CT findings predict ligament tear or meniscal injury? Skeletal Radiol. 2007;36:145-51

37. Gardner MJ, Yacoubian S, Geller D, et al. The incidence of soft tissue injury in operative tibial plateau fractures. J Orthop Trauma. 2005;19:79-84.

38. Colletti P, Greenberg H, Terk MR. MR findings in patients with acute tibial plateau fractures. Comput Med Imaging Graph. 1996;20:389-94.

39. Vangsness Jr CT, Ghaderi B, Hohl M, et al. Arthroscopy of meniscal injuries with tibial plateau fractures. J Bone Joint Surg [Br]. 1994;76:488-90.

40. Carlson DA. Bicondylar fracture of the posterior aspect of the tibial plateau — a case report and a modified approach. J Bone Joint Surg Am. 1998 Jul;80(7):1049-52.

41. Fakler JKM, Ryzewicz M, Hartshorn C, et al. Optimizing the Management of Moore Type I Postero-Medial Split Fracture Dislocations of the Tibial Head: Description of the Lobenhoffer Approach. J Orthop Trauma. 2007 May;21(5):330-6.

42. Galla M, Lobenhoffer P. The direct, dorsal approach to the treatment of unstable tibial posteromedial fracture-dislocations (German). Unfallchirurg. 2003 Mar;106(3):241-7.

43. Burks RT, Schaffer JJ. A simplified approach to the tibial attachment of the posterior cruciate ligament. Clin Orthop Relat Res. 1990 May;(254):216-9.

44. Lobenhoffer P, Schulze M, Gerich T, et al. Closed reduction/percutaneous fixation of tibial plateau fractures: arthroscopic versus fluoroscopic control of reduction. J Orthop Trauma. 1999 Aug;13(6):426-31.

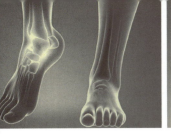
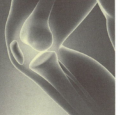

# Fraturas da Diáfise da Tíbia

Gisele Cristine Schelle
Jamil Faissal Soni

## EPIDEMIOLOGIA

As fraturas dos ossos da perna em crianças estão em terceiro lugar na frequência das fraturas dos ossos longos (15%), seguida pelas fraturas do antebraço e do fêmur. Ocorrendo preferencialmente na faixa etária entre 8 e 10 anos, é mais comum nos meninos com menos de 10 anos.[1,2] Setenta por cento das fraturas de tíbia nas crianças são lesões isoladas, trinta por cento associadas a fraturas ipsilaterais do fêmur.[1-3] Aproximadamente 30% ocorrem na diáfise da tíbia, enquanto as fraturas do terço proximal são as mais incomuns, apesar de serem as que maiores complicações podem trazer. Em metade delas, observamos traço de fratura oblíqua ou espiral, resultante de trauma indireto com mecanismo torcional, a maioria com a fíbula intacta; são cominutivas em torno de 25%, resultante de trauma de alta energia e transversas, habitualmente por trauma direto.

São expostas em 10% dos casos, advindas de traumas de alta velocidade, como acidentes automobilísticos. Estes causam 80% das fraturas expostas da tíbia em crianças.[1,3]

As fraturas isoladas da tíbia constituem aproximadamente 70% a 80% da incidência, normalmente com traços espirais ou oblíquos, secundários a traumas torcionais. Em crianças com menos de 4 anos de idade, as fraturas geralmente são isoladas, no terço médio da tíbia, com traço espiral ou oblíquo curto. Nas crianças mais velhas, a localização mais comum é o terço distal.[1,3,4]

Em crianças de 1 a 4 anos, as fraturas têm como mecanismo de trauma acidentes envolvendo bicicletas ou quedas por traumas torcionais, principalmente quando a criança está aprendendo a correr ou quando prende o pé e sofre uma queda por cima dele; dos 4 aos 14 anos, a maioria das fraturas é resultante de traumas no esporte (principalmente futebol) ou acidentes de trânsito (atropelamento, colisão e queda de moto).

As fraturas de tíbia podem estar presentes na síndrome da criança espancada e frequentemente compromete a região metafisária, chamando atenção a incoerência entre o tipo e localização do traço fraturário com a história relatada.[1,5,6]

## CLASSIFICAÇÃO

As fraturas da tíbia e da fíbula na criança que não envolvem a fise são classificadas de acordo com a localização anatômica da fratura: metáfise proximal, diáfise e metáfise distal. O traço da fratura pode defini-la como: *torus*, ou compressão, galho verde ou completa. Podemos também descrever a fratura por sua angulação e desvio, presença ou não de cominuição e se apresenta ou não exposição.

Uma classificação específica para fraturas de perna em crianças é a classificação AO,[7,8] trata-se de classificação alfanumérica que se baseia no osso acometido, na localização, no tipo e no traço da fratura. Podemos utilizar a classificação AO para as fraturas diafisárias ou metafisárias da tíbia.

Na fratura de tíbia pela classificação AO, o número 4 corresponde à tíbia, os números subsequentes corresponderão à localização da fratura, se proximal, diafisária ou distal. A próxima letra corresponde ao tipo de fratura, se simples ou extra-articular, em cunha ou parcialmente articular e complexa ou totalmente articular; a seguir, o próximo número vai determinar o tipo do traço ou a cominuição que apresenta.

Classificação AO para as fraturas da tíbia (baseada na classificação Müller AO de fraturas):

Tíbia
1. tíbia proximal
2. diáfise da tíbia
3. tíbia distal

Subdivide-se em:

Fratura da tíbia proximal
A) Fratura da tíbia proximal, com traço extra-articular
   A1 – tipo avulsão
   A2 – traço metafisário simples
   A3 – traço metafisário multifragmentário
B) Fratura que acomete parcialmente a articulação
   B1 – cisalhamento puro
   B2 – depressão pura
   B3 – cisalhamento e depressão.

C) Fratura articular completa
  C1 – articular simples, metafisária simples
  C2 – articular simples, multifragmentária metafisária
  C3 – articular multifragmentária
2. Fratura da diáfise da tíbia
A) Fratura da diáfise da tíbia com traço simples
  A1 – espiral
  A2 – oblíqua (maior ou igual a 30°)
  A3 – transversa (menor que 30°)
B) Fratura da diáfise da tíbia, com presença de uma cunha
  B1 – cunha em espiral
  B2 – cunha única
  B3 – cunha fragmentada
C) Fratura da diáfise da tíbia com traço complexo
  C1 – complexo em espiral
  C2 – fratura segmentar
  C3 – multifragmentada
3. Fratura da tíbia distal
A) Fratura da tíbia distal, extra-articular
  C1 – simples
  C2 – em cunha
  C3 – complexa
B) Fratura da tíbia distal, parcialmente articular
  B1 – cisalhamento puro
  B2 – cisalhamento e depressão
  B3 – depressão multifragmentar
C) Fratura da tíbia distal, articular
  C1 – articular simples, metafisária simples
  C2 – articular simples, metafisária multifragmentada
  C3 – articular multifragmentada
4. Fraturas maleolares, baseada na relação entre a lesão lateral e sindesmose
A) Infrasindesmal
  A1 – isolada
  A2 – com fratura do maléolo medial
  A3 – com fratura posteromedial
B) Fratura da fíbula trans-sindesmal
  B1 – isolada
  B2 – com lesão medial
  B3 – com lesão medial e Volkmann
C) Fratura com lesão suprasindesmal
  C1 – fratura da diáfise da fíbula, simples
  C2 – fratura da diáfise da fíbula, multifragmentária
  C3 – com lesão na fíbula proximal.

## DIAGNÓSTICO

A suspeita de fratura deve ser levantada com base na história contada pelos pais, acompanhantes ou pela própria criança. O mecanismo de trauma é importante para investigar se pode haver lesão associada, como, por exemplo, em crianças vítimas de atropelamento ou colisão. Em crianças pequenas, muitas vezes os acompanhantes não sabem referir nenhum tipo de trauma, e a queixa relaciona-se a criança não querer apoiar ou não querer andar.

O exame físico deve ser completo, deve-se procurar lesões de pele, equimoses e edemas. Frequentemente, as fraturas de tíbia não apresentam deformidade, e as fraturas do tipo compressão ou traços incompletos podem não apresentar edema. Além da palpação, deve-se realizar o exame neurovascular completo, palpando pulsos, testando a dorsiflexão do tornozelo e a extensão dos dedos, a sensibilidade e a perfusão distal, para descartar a presença de síndrome compartimental, que é rara na criança, mas não pode ser ignorada.[9-11]

O estudo radiográfico deve ser realizado nas incidências anterior e de perfil, sempre incluindo a articulação proximal e distal da tíbia. Em casos de dúvida, a radiografia do lado contralateral poderá ser realizada.

Quando a clínica é muito evidente e o exame radiográfico está normal, é possível realizar cintilografia óssea ou tomografia computadorizada, e também nos casos de suspeita de fraturas patológicas.[1,2,3]

## TRATAMENTO

### FRATURAS TIPO *TORUS* E GALHO VERDE

Nas fraturas tipo *torus*, ou compressão, o membro acometido deve ser imobilizado com gesso inguinopodálico por três a quatro semanas. (Figura 31.1).

Nas fraturas em galho verde, a criança deve ser levada ao centro cirúrgico, submetida a anestesia, e a fratura deve ser reduzida e imobilizada com gesso inguinopodálico. Após a redução, é necessário o controle radiográfico nas incidências anterior e de perfil. Devem ser realizadas radiografias de controle na primeira e na segunda semana pós-redução. A criança deve ser mantida imobilizada por cinco a seis semanas, dependendo da idade. Após a retirada do gesso, devem ser realizados controles mensais, depois a cada três meses e,

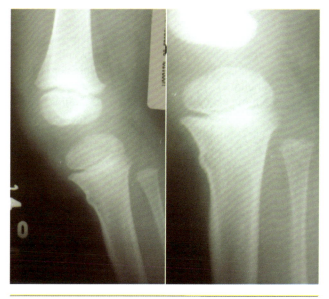

**FIGURA 31.1** Masculino, 2 anos, vítima de trauma direto em perna direita – queda de um portão sobre o membro inferior direito (relatado por vários familiares e vizinhos).

por fim, a cada seis meses, por no mínimo dois anos. Os pais devem ser orientados quanto à possibilidade da deformidade em valgo, especialmente nas fraturas metafisárias proximais, por isso o acompanhamento deve ser rigoroso. Geralmente a deformidade atinge o máximo em dezoito meses sendo que se espera a correção gradual até o terceiro ano.

A redução aberta das fraturas em galho verde raramente é necessária, indicada somente nos casos de impossibilidade de redução fechada, normalmente por interposição de partes moles.

Nas fraturas desviadas, o tratamento deve ser a redução fechada sob anestesia e, caso haja instabilidade, preconiza-se a fixação com dois fios de Kirschner cruzados e posterior imobilização gessada.

A osteotomia para correção da deformidade em valgo raramente é indicada, pois na maioria das vezes ocorre resolução espontânea em até três anos após a fratura. Tachdjian indica o tratamento cirúrgico em angulações maiores do que 15° a 20°. Pode ser realizada a hemiepifisiodese ou em casos em que a deformidade é muito grande e a osteotomia, varizante.[2,3]

Outra complicação possível é o sobrecrescimento, que pode chegar no máximo a 1,7 cm², raramente trazendo repercussões clínicas.

A criança pode retornas a suas atividades normais após a recuperação da mobilidade normal do joelho e do tornozelo.[1]

## FRATURAS COMPLETAS

Cerca de 70% das fraturas da diáfise da tíbia apresentam-se com a fíbula íntegra. Em crianças com menos de 11 anos as fraturas habitualmente são sem desvio ou com um desvio discreto. As fraturas apresentam dois picos de idade, entre 3 e 4 anos, e entre 15 e 16 anos.[3] Em crianças com menos de 6 anos, as fraturas geralmente são oblíquas ou espirais com pequeno desvio, cujo mecanismo de trauma mais comum é a queda ou os traumas torcionais. Dos 6 aos 11 anos, o traço mais comum é o transverso, normalmente por trauma direto. Nos adolescentes, as fraturas de tíbia são associadas à fíbula e, normalmente, por traumas de alta energia.

As fraturas localizam-se 13% no terço proximal, 45% no terço médio e 59 % no terço inferior da diáfise da tíbia.

O tratamento das fraturas da diáfise da tíbia em crianças, em sua grande maioria, é conservador.

Fraturas incompletas ou sem desvio devem ser imobilizadas com gesso inguinopodálico por até seis semanas e, nos casos de adolescentes, acrescentar bota com apoio por mais três a quatro semanas.

As fraturas da tíbia desviadas, com a fíbula íntegra, que ocorrem habitualmente em crianças mais velhas, devem ser reduzidas sob anestesia. Estas têm uma tendência a evoluir para varo, por isso o gesso deve ser realizado com apoio em três pontos. A imobilização inguinopodálica deve ser mantida por quatro a seis semanas, sem apoio, e depois com bota com apoio até a consolidação final. O acompanhamento deve ser semanal até a terceira semana, pois existe a possibilidade de perda da redução. Yang e colaboradores citam que as fraturas isoladas sofrem forças torcionais, sendo que a maioria delas é no terço distal da diáfise, com potencial para desvios em varo, portanto o controle deve ser feito semanalmente até a terceira semana.[12]

As fraturas da tíbia associadas a fraturas da fíbula normalmente ocorrem em crianças mais velhas e apresentam desvios. O tratamento indicado é a redução sob anestesia e gesso inguinopodálico. São fraturas mais instáveis e o gesso deve ser feito com apoio em três pontos. O acompanhamento deve ser semanal, por até três semanas, deve ser mantido o gesso inguinopodálico por 6 semanas, e depois bota com apoios por mais 4 semanas, aproximadamente, dependendo da idade da criança (Figura 31.2)

Desvios aceitáveis:[1,2]

- Varo e valgo de até 10° em crianças com menos de 8 anos; com mais de 8 anos aceitam-se 5°.

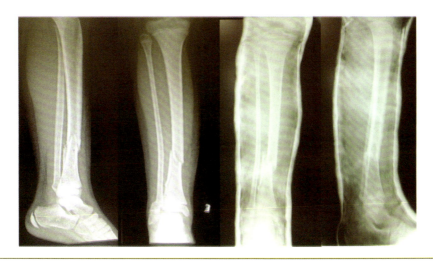

FIGURA 31.2 Masculino, vitima de atropelamento, fratura fechada de ossos da perna, optado por redução incruenta e gesso no centro cirúrgico.

- Na criança muito jovem, aceita-se a translação da diáfise, mas em adolescentes deve existir pelo menos 50% de contato.
- Antecurvato e recurvato, até 10°.
- Encurtamento de até 1 cm.

Indicações de tratamento cirúrgico:[1-3,13-15]
- Fraturas expostas.
- Fraturas associadas a síndrome compartimental.
- Joelho flutuante.
- Politrauma.
- Polifraturado.
- Algumas fraturas em crianças com espasticidade (paralisia cerebral ou sequela de TCE).
- Fraturas instáveis cujo alinhamento não pode ser mantido ou perdas de redução.
- Cominuição ou encurtamento que não possam ser mantidos com a redução e gesso.
- Fraturas desviadas em pacientes esqueleticamente maduros.

Métodos de fixação:
- Fixador lateral.
- Hastes intramedulares flexíveis.
- Fios de Steinmann intramedulares.
- Fios de Kirschner percutâneos.

Os métodos de fixação mais utilizados são fixador lateral e as hastes intramedulares flexíveis.

O fixador lateral está indicado nos casos de fraturas expostas, pacientes politraumatizados, polifraturados, em que a estabilização deve ser rápida para que a criança possa ter um cuidado adequado na UTI. Nas fraturas mais proximais ou mais distais, em que não existe a indicação das hastes intramedulares, o fixador lateral também pode ser utilizado. A montagem do fixador lateral pode ser uniplanar, tanto nas fraturas mais instáveis quanto nas estáveis. O fixador lateral deve ser colocado de maneira que a redução fique o mais anatômica possível, pois na criança pode ser utilizado como tratamento definitivo, não necessitando ser convertido para outro método de fixação. A retirada do fixador lateral pode ser feita quando no estudo radiográfico de controle apresentar a consolidação de três corticais, em aproximadamente seis a oito semanas. Quando houver necessidade de retirada do fixador lateral antes, a criança deve ser submetida a confecção de gesso tipo bota. O fixador lateral deve ser retirado no centro cirúrgico, com a criança sedada (Figura 31.3).

As hastes intramedulares flexíveis são indicadas nas fraturas de diáfise da tíbia instáveis, irredutíveis, instáveis, cujo alinhamento não possa ser mantido no gesso, fraturas expostas de grau II e III de Gustilo e Andersen, fraturas associadas a lesão de vasos ou nervos.[7,14-16] Goodwin, em um estudo retrospectivo, analisou 19 pacientes tratados com hastes intramedulares flexíveis, com média de idade de 12 anos no momento da cirurgia e concluiu que as hastes intramedulares flexíveis são seguras, com resultado satisfatório nas fraturas instáveis da tíbia em crianças.[13] Salem, em um estudo que envolveu 73 crianças com fraturas de fêmur e tíbia tratadas com hastes intramedulares flexíveis concluiu que as hastes são uma opção com baixa morbidade e uma boa opção de tratamento para as fraturas dos

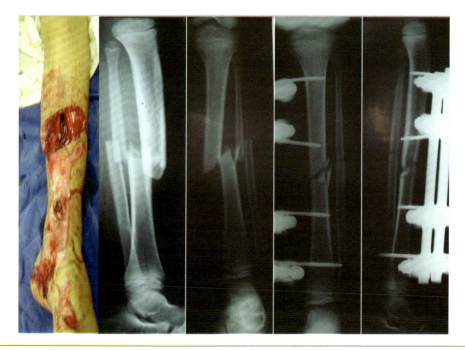

FIGURA 31.3 Masculino, vítima de atropelamento, fratura exposta grau IIIA da perna, isolada, optado por tratamento cirúrgico da fratura exposta e fixação com fixador externo linear.

membros inferiores com rápido retorno à marcha e bons resultados, mas que deve ser observada uma técnica criteriosa e correta para a correção dos desvios rotacionais durante a cirurgia.[14]

As hastes intramedulares flexíveis devem ocupar 2/3 do canal medular da diáfise da tíbia. O paciente deve ser posicionado em supino em mesa radiotransparente e o acesso cirúrgico deve ser feito com dois pequenos acessos lateral e medialmente à tuberosidade anterior da tíbia. O subcutâneo deve ser dissecado e o punctor, introduzido. Ambas as hastes devem ser introduzidas até o foco da fratura, após a pré-moldagem. A fratura deve ser reduzida e as hastes, inseridas. O cruzamento das hastes deve ocorrer primeiramente antes do foco e, depois, após o foco da fratura. As hastes devem ser cortadas e, terminadas sua inserção, devendo ficar 1 cm de distância da cortical de entrada[7,15] (Figuras 31.4 e 31.5).

Deve-se ter cuidado ao indicar a fixação com hastes intramedulares, pois as fraturas mais distais podem não permitir o cruzamento das hastes, não ocorrendo, assim, a estabilidade desejada.

As hastes podem ser retiradas 4 meses após a consolidação. No pós-operatório, a criança deve ser estimulada a deambular com muletas. Liberando cerca de 30% do peso, a descarga total será liberada após a consolidação radiográfica.

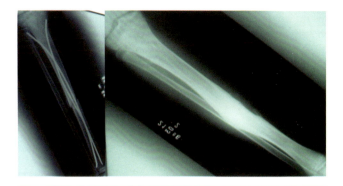

FIGURA 31.5 Paciente masculino, 12 anos, vítima de queda de bicicleta, fratura isolada de perna, instável, optado por redução incruenta e fixação com hastes intramedulares flexíveis.

## COMPLICAÇÕES

Síndrome compartimental, lesão neurológica e lesão vascular são as complicações imediatas. Pseudartrose, retardo de consolidação, discrepâncias de membros inferiores, deformidades angulares e rotacionais, as tardias.

O retardo de consolidação e a pseudartrose são raras na criança e estão relacionadas a fratura isolada da tíbia sem a fratura da fíbula, fraturas expostas com grave lesão de par-

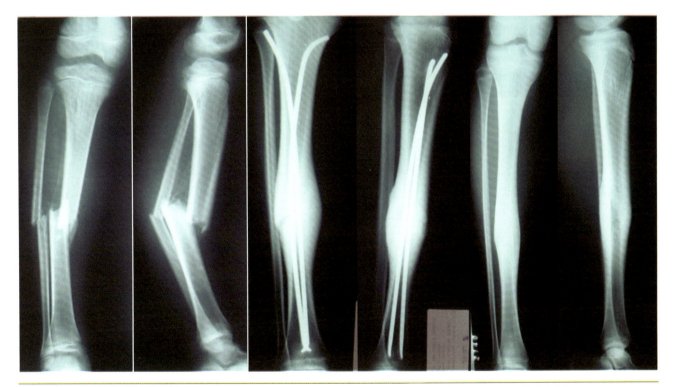

FIGURA 31.4 Paciente masculino, 12 anos, com diagnóstico de fratura dos ossos da perna, tratado inicialmente com gesso inguino-pédico, retornou 20 dias após a fratura deambulando, com o gesso inteiramente destruído. Levado ao centro cirúrgico novamente, não foi conseguida a redução e estabilidade necessárias, optado por redução e fixação com hastes intramedulares flexíveis.

tes moles, tratamento com fixador lateral, crianças perto da maturidade esquelética e infecção. O tratamento do retardo de consolidação ou pseudartrose com a fíbula íntegra deve ser realizado com a osteotomia da fíbula e a fixação da tíbia e, raramente, colocação de enxerto ósseo.

A discrepância dos membros inferiores causada pela fratura da tíbia normalmente é assintomática, sem necessidade de tratamento.

As deformidades angulares e rotacionais são causadas por redução insatisfatória. A indicação de tratamento cirúrgico é rara e em deformidades acima de 30°.

## CASO CLÍNICO

### Anamnese

Paciente do sexo masculino, 10 anos de idade, vítima de atropelamento. Trazido ao pronto-socorro pelo Serviço Integrado de Atendimento ao Trauma em Emergência (SIATE). Apresentava traumatismo cranioencefálico (TCE) leve, dor abdominal, com imobilização no fêmur esquerdo e perna bilateral (Figura 31.6).

### Exame físico

Apresentava-se confuso, sem outros sintomas neurológicos, com dor abdominal, hemodinamicamente estável, com suspeita de fratura de fêmur esquerdo e perna bilateral, fechadas.

### Conduta

Após a avaliação completa na sala de emergência (ATLS), paciente encaminhado a TAC para avaliação do TCE e dor abdominal, com tomografias de crânio e abdome normais. Encaminhado à radiografia, onde se evidenciou fratura de fêmur esquerdo e perna bilateral.

Como o paciente estava hemodinamicamente estável, optou-se por fixação imediata das fraturas com hastes intramedulares flexíveis.

O paciente permaneceu internado por mais cinco dias, até ganhar mobilidade no joelho de no mínimo 90°.

Após obter alta, teve retorno ambulatorial com 15 dias para retirada dos pontos e acompanhamento radiográfico e depois um acompanhamento mensal. Como a fratura era bilateral, foi liberada a carga após a visualização do início da formação do calo ósseo (não foi possível liberar a carga parcial em razão da fratura bilateral).

A retirada das hastes intramedulares foi realizada com oito meses de pós-operatório, após a visualização de pelo menos três corticais consolidadas.

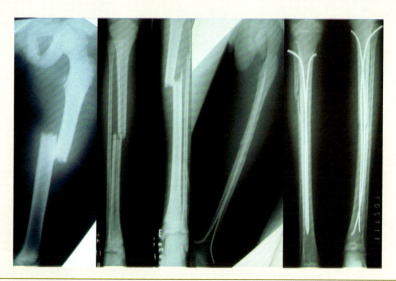

FIGURA 31.6 Masculino, 10 anos, vítima de atropelamento. TCE leve, dor abdominal, fratura de fêmur esquerdo e perna bilateral. Fixação imediata, após estabilização hemodinâmica, com hastes intramedulares flexíveis.

## REFERÊNCIAS BIBLIOGRÁFICAS

1. Heinrich Stephen D e Mooney James F. Rockwood and Wilkins': Fractures in children. Philadelphia: Editora Lippincott Williams & Wilkins, 7 ed. 930-966.
2. Henning, John A. Tachdjian's pediatric orthopaedics. 3 ed, vol 3, 1990:2371-2391.
3. Hoernschemeyer, Daniel G.; Moghadamian, Eric S. Orthopaedic knowledge update. Rosemont: American Academy of Orthopaedic Surgeons, 3 ed, 2006: 291-301.
4. Wenger, Dennis R.; Pring, Maya E. Rang's Children's Fractures. Philadelphia: Editora Lippincott Williams & Wilkins, 3 ed., 2006: 215-226.
5. Gray, H. Anatomy: descriptive and Surgical.In: Pick TP, Howden R, ed. Anatomy Descriptive and surgical. New York: Bounty Books, 1977: 182.
6. Lourenço, Alexandre F e Battibugli, Simone. Ortopedia e traumatologia: principios e prática. Editores: Hebert, Sizinio, Barros Filho, Tarcisio, Pardini Jr., Arlindo, e cols. 4 ed. Porto Alegre: Artmed, 2009;1479-1486.
7. Dietz, Hans-Georg; Schmittenbecher, Peter; Slongo, Theddy e Wilkins, Kaye E. AO Manual of Fractura Manegement: Elastic Stable Intramedullary Nailing (ESIN) in children. Stuttgart: Editora Thieme. 2006: 149-169.
8. Slongo T, Audige L,Clavert JM, Nicolas L, Frick S, Hunter J, The AO comprehensive classification of paediatric long bone fractures: a web-based multicenter agreement study. J Pediatric Orthop 2007; 27(2):247-253).
9. Laer, Lutz von e cols. Frakturen und Luxationem im Wachstumsalter. Stuttgart: Editora Thieme, 5 ed. 2007: 356-357
10. Laer, Lutz von. Das Verletzte Kind; komplicationen vermeiden, erkennen, behandeln. Stuttgart: Editora Thieme.2007: 106-110.
11. Shadgan, Babak e cols. Diagnostic Techniques in Acute Compartment Syndrome of the Leg. J Orthop Trauma, 2008; 8: 581-587.
12. Yang, Jian-Ping; Letts, R. Merv. Isolated Fractures of the Tibia with Intact Fibula in Children: a Review of 95 Patients. J Pediatr Orthop, 1997; 17: 347-351.
13. Goodwin, Ryan e cols. Intramedullary Flexible Nail Fixation of Unstable Pediatric Tibial diaphyseal Fractures. J Pediatr Orthop, 2005; 5:570-576.
14. Salem, Khaled H; Lindemann, Isabel e Keppler, Peter. Flexible Intramedullary Nailing in Pediatric Lower Limb Fractures. J Pediatr Orthop, 2006; 4: 505-509.
15. Volpon, José B. Osteossíntese das fraturas diafisárias da criança com hastes intramedulares flexíveis. RBO. julho-2008.
16. Lascombes, Pierre; Haumont, Thierry e Journeau, Pierre. Use and Abuse of Flexible Intramedullary Nailing in Children and Adolescents. J Pediatr Orthop, 2006; 6: 827-834.

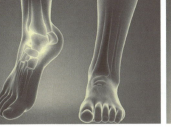
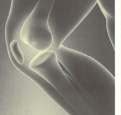

# Fratura do Pilão Tibial

Gustavo Tadeu Sanchez
Guilherme Boni

## INTRODUÇÃO

O tratamento das fraturas do pilão tibial é até hoje um dos mais difíceis e desafiadores para o cirurgião ortopédico. Fato que colabora em muito com tal quadro é a lesão associada das partes moles que envolvem essa região.

As fraturas do tornozelo são em geral provenientes de mecanismos indiretos torcionais de menor energia envolvida. No entanto, a maior parte das fraturas articulares da superfície da tíbia distal que suporta o peso é resultante de mecanismos de grande energia como acidentes de motocicletas, automobilísticos, quedas de alturas, acidentes do esporte, entre outros. Essa energia repercute no envelope de partes moles que, além de precariamente vascularizado, é em grande parte subcutâneo, sem proteção muscular, ficando mais suscetível a lesões secundárias causadas pelos fragmentos ósseos de dentro para fora, além de um trauma externo primário. O edema importante inicial pode levar à formação de bolhas pós-traumáticas (flictenas) e pode ser exacerbado devido ao encurtamento da fratura resultante do trauma axial. A necrose de pele também pode ser muitas vezes proveniente do tratamento inicial inadequado optado pelo cirurgião. Portanto, o momento apropriado para a cirurgia é de vital importância para o resultado final.

Historicamente, o tratamento passou por medidas conservadoras, abordagens cirúrgicas agressivas imediatas, fixações híbridas internas associadas a fixações externas, medidas expectantes iniciais desde trações calcâneas até fixadores externos com posterior osteossíntese definitiva. Ainda não há consenso em relação ao tratamento ideal, porém na última década ressurgiu o tratamento com técnicas de redução aberta e fixação interna, mas agora com extrema atenção e cuidado no manuseio das partes moles, estagiando seu tratamento.[1,2] Somando-se a isso, temos também a aplicação de técnicas minimamente invasivas,[3] vias de abordagens alternativas,[4] desenvolvimento de placas de baixo perfil e pré-moldadas[5] e uma maior compreensão da anatomia local.

Apesar de todos os avanços nas últimas décadas e o maciço uso das imagens com reconstrução 3D tomográficas para melhor compreensão das fraturas, ainda assim não há consenso em relação ao tratamento ideal que possa nos levar a resultados previsíveis e completamente satisfatórios.

## MECANISMO DE TRAUMA

As fraturas do pilão tibial são causadas na sua maioria por uma carga axial e compressão do tálus contra a superfície articular da região distal da tíbia. A combinação da posição do pé no momento do trauma e a energia aplicada é que irão definir o padrão do traço de fratura, como dito por Bhöler[6] e Ruedi[7] no início dos estudos sobre fraturas do pilão tibial.

Uma força axial aplicada com o pé em posição plantígrada, resultará em uma depressão central causando uma grande explosão do platô tibial com grande comprometimento da cartilagem articular; já com o pé em flexão plantar ou dorsal, a topografia do traço de fratura difere para região posterior ou anterior da tíbia distal, respectivamente.

Um mecanismo torcional também pode estar envolvido nas fraturas do pilão tibial, causadas por trauma de baixa energia com desvio translacional do tálus, resultando em fraturas maleolares com fratura da fíbula, que costuma ser oblíqua ou transversa, provocando maior fragmentação da metáfise.

## LESÕES ASSOCIADAS

Como as fraturas do pilão tibial são causadas na sua grande maioria por trauma de alta energia, é comum a associação dessas fraturas com outras lesões, sejam essas ósseas ou de partes moles.

As lesões de partes moles podem ser abertas principalmente no lado medial onde a tíbia distal se apresenta no subcutâneo. Em lesões fechadas ocorre rapidamente um edema e equimose, o que nos direciona no planejamento cirúrgico. Flictenas podem aparecer mais tardiamente e até a necrose de pele pode ser notada nos casos mais graves.

Quanto às lesões ósseas, podem estar associadas a fraturas ipsilaterais do platô tibial, calcâneo, além de fraturas da pelve e coluna vertebral devido à gênese do trauma.

Outra lesão associada muito importante decorrente das fraturas do pilão tibial é a lesão condral da superfície articular do tálus, que ocorre durante a impacção do tálus na tíbia distal, e que afeta de modo negativo o prognóstico do paciente.

## EXAME FÍSICO

A grande maioria das fraturas de pilão tíbia está associada a um trauma de alta energia, portanto, o paciente deve ser avaliado de forma completa, com a pesquisa de lesões secundárias.

O paciente costuma apresentar no membro afetado um edema intenso, equimose, incapacidade para deambular com limitação funcional e com deformidade na região da tíbia distal. Deve ser realizado um minucioso exame do estado neurovascular, já que o trauma e o edema podem levar a danos nos tecidos.

A lesão dos tecidos moles causada pelo trauma, é um dos principais parâmetros que deve ser avaliado em uma fratura do pilão tibial, pois como já dito, devido ao trauma de alta energia, ao edema que se desenvolve rapidamente, equimose, e o aparecimento de flictenas, que pode levar até três dias para aparecer e até áreas de necrose tecidual podem ser evidenciadas (Figuras 32.1 e 32.2). E essas lesões contribuem para um planejamento cirúrgico ideal, pois um procedimento cirúrgico com condições de tecidos moles inadequados pode levar a diversos danos, como deiscência de sutura e infecção, entre outros.

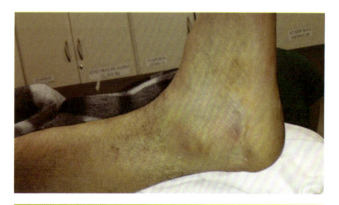

FIGURA 32.2 Visualização do sofrimento das partes moles em um membro que apresenta fratura do pilão tibial.

## DIAGNÓSTICO E IMAGENS

O diagnóstico de uma fratura do pilão tibial é eminentemente clínico e radiográfico.

Após a realização de um criterioso exame físico, deve ser feita radiografia da região distal da tíbia e fíbula, incluindo o tornozelo, nas incidências anteroposterior e perfil (Figuras 32.3 e 32.4). Desse modo, com essas radiografias podemos avaliar os traços e o padrão da fratura bem como sua extensão, já que radiografias da perna e do joelho também devem ser realizadas. A partir daí, o cirurgião consegue avaliar a existência de fratura na fíbula, degrau articular na superfície distal da tíbia, a presença ou não de cominuição articular ou metafisária.

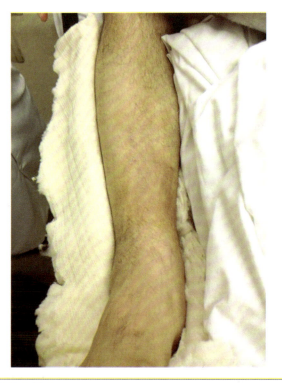

FIGURA 32.1 Visualização do sofrimento das partes moles em um membro que apresenta fratura do pilão tibial.

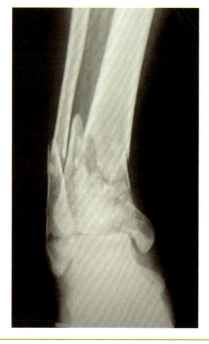

FIGURA 32.3 Imagens radiográficas de uma fratura do pilão tibial com desvio em varo devido comprometimento da coluna medial.

Fratura do Pilão Tibial

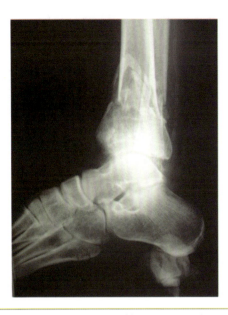

FIGURA 32.4 Imagens radiográficas de uma fratura do pilão tibial com desvio em varo devido comprometimento da coluna medial.

A Tomografia Computadorizada (TC) pode ser um método de diagnóstico por imagem que atualmente vem sendo muito utilizado pelos cirurgiões. Com esse tipo de exame conseguimos um maior detalhamento da fratura, como degrau articular, depressão articular e avulsões, como por exemplo a do fragmento do tubérculo de Chaput, e até lesões do domus talar quando existente (Figuras 32.5 a 32.8). Em resumo, a TC vem ajudando cada vez mais o cirurgião no seu planejamento cirúrgico, em definir quais as vias que devem ser feitas, ou onde devem ser colocados os implantes para uma melhor estabilidade da região, ou até mesmo se a lesão é extra-articular, ajudando a definir os princípios que serão utilizados durante o procedimento cirúrgico.

## CLASSIFICAÇÃO

As classificações mais difundidas para as fraturas do pilão tibial são: a alfanumérica AO/OTA (Figura 32.9) e a proposta por Ruedi e Allgower (Figura 32.10).

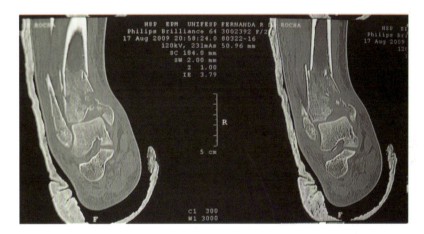

FIGURA 32.5 Cortes tomográficos em coronal, sagital, axial e reconstrução em 3 D.

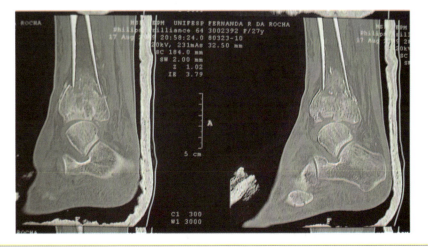

FIGURA 32.6 Cortes tomográficos em coronal, sagital, axial e reconstrução em 3 D.

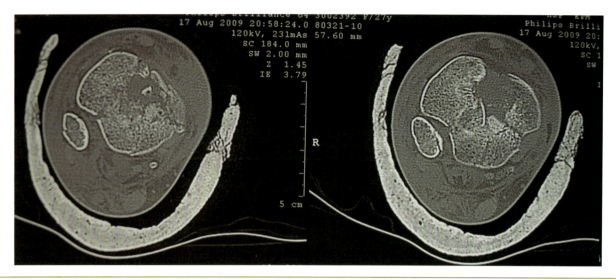

FIGURA 32.7 Cortes tomográficos em coronal, sagital, axial e reconstrução em 3 D.

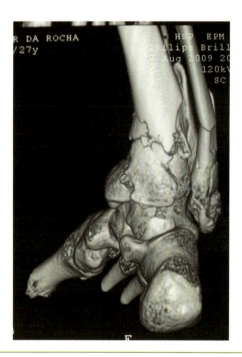

FIGURA 32.8 Cortes tomográficos em coronal, sagital, axial e reconstrução em 3 D.

## TRATAMENTO CONSERVADOR

O tratamento não cirúrgico das fraturas do pilão tibial deve ser reservado para aquelas que realmente não apresentem desvios ou para pacientes que tenham contraindicações absolutas para o tratamento cirúrgico.

Os pacientes portadores de fraturas não desviadas costumam apresentar um envelope de partes moles parcialmente intactos, que favorece a consolidação óssea e a recuperação do movimento articular com um retardo relativo. A imobilização se baseia em botas gessadas, seguindo de apoio progressivo e ganho de amplitude de tornozelo conforme evolução da cura radiológica.

As indicações para o tratamento conservador em fraturas desviadas articulares têm recomendações limitadas. Métodos fechados são ineficazes para redução de fragmentos articulares desviados, principalmente as impacções articulares que geralmente não respondem à ligamentotaxia. O gesso, por sua vez, é pouco eficiente na manutenção da redução de segmentos articulares deslocados. No caso da fíbula intacta associada à fratura articular completa, há uma tendência da angulação em varo ocorrer. Em situações que temos a fíbula fraturada, juntamente com a articulação da tíbia distal, é esperado o encurtamento com alargamento associado articular e uma tendência ao valgo do eixo.

Pacientes paraplégicos, acamados permanentemente, com comorbidades clínicas que impossibilitem procedimentos anestésicos, são candidatos ao tratamento não cirúrgico. Métodos como tração esquelética calcânea permitem uma certa distração articular por ligamentotaxia,[8] mas o repouso no leito prolongado e a cooperação do paciente são necessários.

Rigidez significativa da articulação é prevista em tratamentos fechados de fraturas desviadas inicialmente, pois exige imobilização prolongada em torno de 12 semanas e muitas vezes vem acompanhada do aparecimento de degraus articulares e perda da redução durante sua evolução.

## TRATAMENTO CIRÚRGICO

O primeiro passo que devemos avaliar quando pensamos em indicação cirúrgica refere-se às indicações. Elas se baseiam em uma combinação entre local exato da fratura, seu padrão, lesão associada de tecidos moles e condições clíni-

Fratura do Pilão Tibial

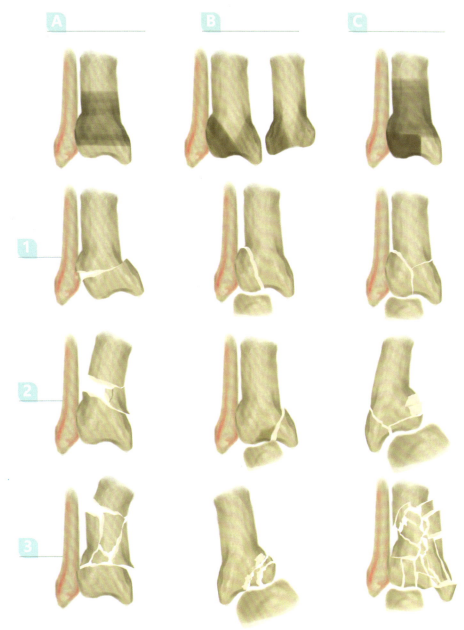

- AO – OTA
- 43A/B/C
- A1: Extra-articular fracture, metaphyseal simple
- A2: Extra-articular fracture, metaphyseal wedge
- A3: Extra-articular fracture, metaphyseal complex
- B1: Partial articular fracture, pure split
- B2: Partial articular fracture, split-depression
- B3: Partial articular fracture, multifragmentary depression
- C1: Complete articularfracture, articular simple, metaphyseal simple
- C2: Complete articularfracture, articular simple, metaphyseal multifragmentary
- C3: Complete articular fracture, multifragmentary

FIGURA 32.9 Classificação AO para pilão tibial.

*Muller, M.E.; Nazarian, S.; Koch, P.; Schatzker, J. The Comprehensive Classification of Fractures of Long Bones. Berlin, Heidelberg, New York, Springer Verlag, 199 classificação AO.*

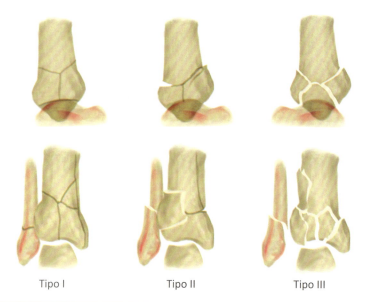

Tipo I     Tipo II     Tipo III

FIGURA 32.10 Classificação de Ruedi e Allgower para pilão tibial.
Ruedi, T. P. & Allgower, M. The operative treatment of intra-articular fractures of the lower end of the tibia. Clin. Orthop. Relat. Res., 138, 105–110, 1979.

cas do paciente. Fraturas expostas, perda de redução articular, ou do alinhamento do eixo, e outras lesões associadas no mesmo paciente, estão geralmente entre as indicações para o tratamento cirúrgico. As fraturas extra-articulares da tíbia distal aceitam tratamentos com várias técnicas cirúrgicas, entre elas o fixador externo, redução aberta e fixação interna, redução percutânea e fixação minimamente invasiva, fixações com hastes intramedulares ou associações entre elas.[9] O padrão da fratura e as condições do envelope de partes moles são os principais determinantes na escolha adequada do tratamento cirúrgico.

A articulação tibiotalar aceita mal o estado de subluxação e incongruências articulares. No entanto, não existem dados exatos dos graus que afetariam menos os resultados funcionais, artrose pós-traumática e a necessidades de novos procedimentos.

O fixador externo assumiu um papel fundamental no tratamento da fratura do pilão tibial. Seu uso pode ser opção de tratamento definitivo, e nesses casos geralmente se associa fixação da fíbula com placas e parafusos sustentando o pilar lateral e o fixador sustentando o pilar medial, podendo ainda ser combinado com fixação de grandes fragmentos articulares com parafusos percutaneamente. Mas, na grande maioria dos casos, o fixador externo é utilizado para o controle de danos.[10] Como os mecanismos de alta energia são os atuais agentes dessa lesão, as partes moles que envolvem o terço distal da perna respondem de forma característica, com evolução de edema importante e flictenas. Assim, a estabilização provisória objetiva o controle do processo inflamatório, permitindo a melhora de partes moles até o momento ideal para abordagem interna definitiva e, consequentemente, reduzindo complicações como infecção e deiscência de ferida operatória.[11] A fixação deve ser feita transarticular em delta, com os pinos de Schanz inseridos na tíbia longe do local futuro da fixação das placas, no primeiro ou quinto metatarso e no calcâneo ou tálus (Figuras 32.11 e 32.12).

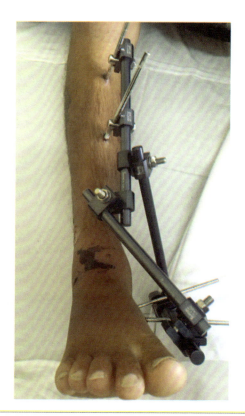

FIGURA 32.11 Controle de danos com fixador externo transarticular em delta.

Fratura do Pilão Tibial

inicial em varo geralmente apresenta cominução da coluna medial e se beneficia da reconstrução desse pilar com placas mediais de baixo perfil (Figuras 32.13 e 32.14). Já fraturas

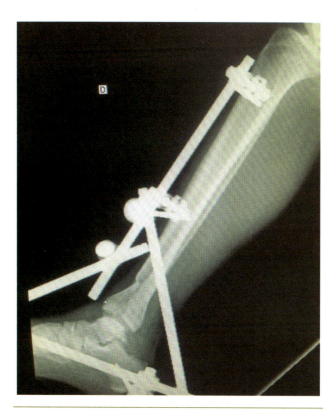

FIGURA 32.12 Controle de danos com fixador externo transarticular em delta.

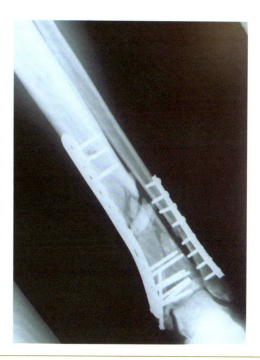

FIGURA 32.13 Imagem radiográfica após osteossíntese com placa medial de baixo perfil e placa na fíbula.

A fixação da fíbula é sempre uma questão controversa, principalmente quanto ao momento e a ordem de fixação em relação aos fragmentos tibiais.

Em fraturas expostas há autores que defendem a fixação no primeiro momento da fíbula para ganho do comprimento da coluna lateral, auxiliando assim a estabilização da coluna medial com o fixador externo. No entanto, frequentemente o cirurgião que realiza o procedimento de emergência não é o mesmo que realizará o tratamento definitivo. Se por qualquer motivo a fíbula for fixada de forma a não atingir seus parâmetros de comprimento, alinhamento e rotação, os parâmetros para a redução do pilão tibial ficam alterados. Quando a opção do tratamento for realizar todas as fixações simultaneamente, tende-se a começar pela fíbula, principalmente quando esta apresenta traço fraturário simples, o que permite um parâmetro exato de redução.

O tratamento definitivo da fratura do pilão tibial por redução aberta e fixação interna é atualmente o tratamento de escolha para a grande maioria dos casos, no entanto, técnicas que respeitam os princípios biológicos devem ser associadas para obtenção de melhor resultado.

O planejamento com tomografia é de vital importância para a real compreensão da fratura e definição das vias de abordagens adequadas, respeitando o máximo possível de distância entre elas. O entendimento do acometimento das colunas e do desvio inicial nos ajuda a definir o local de colocação do implante. Por exemplo, fratura com desvio

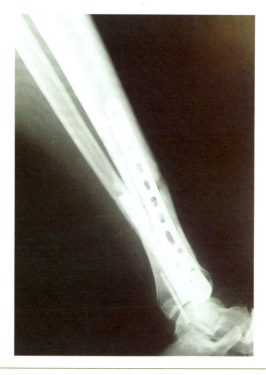

FIGURA 32.14 Imagem radiográfica após osteossíntese com placa medial de baixo perfil e placa na fíbula.

com desvio inicial em valgo apresentam acometimento com cominuição da coluna lateral e necessitam de implantes que reconstruam esses parâmetros sendo apoiados na fíbula e/ou na face anterolateral da tíbia.

Na medida do possível, buscamos técnicas de estabilidade absoluta na articulação e relativa na região metafisária. É nesse momento que se aplica da melhor forma os princípios que respeitam a biologia das partes moles, realizando-se fixação em ponte associada a parafusos de colocação percutânea.

## COMPLICAÇÕES

Apesar de toda a preocupação e o tratamento estagiado em 2 tempos, as complicações superficiais das feridas ainda são as mais comuns após a fixação interna associada à redução cruenta (Figuras 32.15 e 32.16). Para estes casos o tratamento clínico geralmente é suficiente.[12] Mas se o diagnóstico for negligenciado ou subestimado, podemos ter prejuízos maiores, pois complicações profundas das feridas envolvem geralmente casos de deiscência de ferida operatória, exposição de implantes, tendões e processos infecciosos. Nessa fase, o tratamento cirúrgico se faz necessário, sendo realizado conforme o caso o desbridamento cirúrgico, retirada de implantes soltos, coleta de culturas, curativo a vácuo ou mesmo coberturas com retalhos/enxertos.[13]

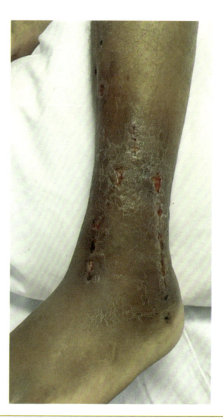

FIGURA 32.16 Complicação superficial de ferida operatória após tratamento cirúrgico.

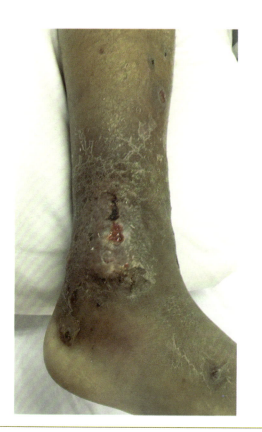

FIGURA 32.15 Complicação superficial de ferida operatória após tratamento cirúrgico.

Menos frequentes, porém, não menos complexas, são as complicações que evoluem com osteomielite crônica ou pseudoartrose. Geralmente estão relacionadas com traumas de alta energia, casos que não se respeitou o envelope de partes moles ou foram utilizadas técnicas cirúrgicas inadequadas.[14]

Por se tratar de uma fratura articular, a artrite pós-traumática pode acontecer mesmo em casos onde se obteve a redução adequada articular devido à lesão condral tibiotalar.[15] No entanto, muito se difere dos casos que não foi atingida, com sucesso, a redução. A repercussão clínica e o tratamento da complicação são de pior prognóstico. Estágios terminais da artrose são tratados com técnicas diversas de artrodese e, mais recentemente, artroplastia total de tornozelo.[16]

## REFERÊNCIAS BIBLIOGRÁFICAS

1. Patterson MJ, Cole JD. Two staged delayed open reduction and internal fixation of severe pilon fractures. J Orthop Trauma. 1999;13(2):85-91.
2. Sirkin M, Sanders R, DiPasquale T, et al. A staged protocol for soft tissue management in the treatment of complex pilon fractures. J Orthop Trauma. 1999;13(2):78-84
3. Helfet DL, Suk M. Minimally invasive percutaneous plate osteosynthesis of fractures of the distal tibia. Instr Course Lect. 2004;53:471-5.

4. Assal M, Ray A, Stern R. The extensile approach for the operative treatment of high-energy pilon fractures: surgical technique and soft-tissue healing. J Orthop Trauma. 2007;21(3):198-206.

5. Schmutz B, Wullschleger ME, Kim H, et al. Fit assessment of anatomic plates for the distal medial tibia. J Orthop Trauma. 2008;22(4):258-63.

6. Bhöler L. Die Technik derknochenbruchbehandlung. 13.ed. Maudrich: Vuenna, 1951.

7. Ruedi T, Matter P, Allgower M. [Intra-articular fractures os the distal tíbia end]. Helv Chir Acta. 1968;35:556-82.

8. Tile M. Fractures of the distal tibial metaphysis involving the ankle joint: the pilon fracture. In: Schatzker J, Tile M. The rationale of Operative Fracture Care. 2.ed. New York: Springer-Verlag, 1996.

9. Nork SE, Schwartz AK, Agel J, et al. Intramedullary nailing of distal metaphyseal tibial fractures. J Bone Joint Surg Am. 2005;87(6):1213-21.

10. Blauth M, Bastian L, Krettek C, et al. Surgical options for the treatment of severe tibial pilon fractures: a study of three techniques. J Orthop Trauma. 2001;15(3):153-60.

11. Dickson KF, Montgomery S, Field J. High-energy plafond fractures treated by a spanning external fixator initially and followed by a second stage open reduction internal fixation of the articular surfaceâ€"preliminary report. Injury. 2001;32 Suppl 4:SD92-98.

12. Howard JL, Agel J, Barei DP, et al. A prospective study evaluating incision placement and wound healing for tibial plafond fractures. J Orthop Trauma. 2008;22(5):299-305; discussion 305-306.

13. Herscovici D Jr, Sanders RW, Scaduto JM, et al. Vacuum-assisted wound closure (VAC therapy) for the management of patients with high-energy soft tissue injuries. J Orthop Trauma. 2003;17(10):683-8.

14. Sanders R, Walling AK. Pilon fractures. In: Coughlin MJ, Mann RA, Saltzman CL. Surgery of the Foot and Ankle. Vol II. 8.ed. Philadelphia: Mosby, 2007. p.1941-71.

15. Marsh JL, Weigel DP, Dirschl DR. Tibial plafond fractures. How do these ankles function over time? J Bone Joint Surg Am. 2003;85-A(2):287-95.

16. Sanders RW, Gorman RR, Walling AK. Replacement versus arthrodesis for posttraumatic ankle arthritis. Paper presented at: Orthopaedic Trauma Association 20th Annual Meeting, 2004. Hollywood, FL.

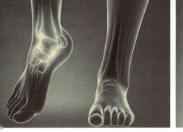
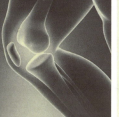

# Lesões Ligamentares do Tornozelo e Pé

## 33

João de Carvalho Neto

## INTRODUÇÃO

Os traumas de membros inferiores, especificamente do tornozelo e pé, crescem ano a ano em nosso país. Acidentes de motocicletas, atropelamentos, calçadas irregulares e mal conservadas, atletas de final de semana, esportes radicais e pequenas distrações sobre um salto alto são os motivos mais frequentes desses traumas.

No nosso meio não há registro oficial epidemiológico dessas lesões. Dados americanos do NEISS (*National Electronic Injury Surveillance System*) mostram que 2.15 por 1.000 pessoas/ano (no período de 2002 a 2006) procuraram os serviços de pronto-socorro com queixa de "entorse de tornozelo".

Não precisamos salientar a importância e o impacto socioeconômico que esses traumas causam. Para piorar a situação, alguns profissionais da saúde insistem em tratar essas lesões com imobilizações provisórias pelo período de uma semana e recomendam ao paciente que a retirem em casa após esse período.

O diagnóstico e o tratamento dessas lesões são de interesse de todo ortopedista e traumatologista geral.

Neste capítulo, abordaremos as principais lesões traumáticas ligamentares, isoladas ou não, do pé e tornozelo no nosso dia a dia.

## TORNOZELO E PÉ

Para diagnosticar e tratar as lesões ligamentares do tornozelo precisamos conhecer a anatomia, entender a biomecânica articular proporcionada pelos ligamentos e identificar o mecanismo do trauma.

Os principais ligamentos abordados nesse capítulo são descritos no Quadro 33.1.

## DELTOIDE OU COMPLEXO LIGAMENTAR COLATERAL MEDIAL

### ANATOMIA

A descrição desse complexo ligamentar é bastante discutida quanto aos seus componentes e sua nomenclatura na

---

### Quadro 33.1

1. Deltoide ou Complexo Ligamentar Colateral
   A. Camada Superficial:
      - tibiocalcaneano (TC)
      - tibiotalar posterior superficial (TTPS)
      - tibionavicular (TN)
      - tibiocalcaneonavicular ou "tibiospring" (TS)
   B. Camada Profunda:
      - tibiotalar anterior profundo (TTAP)
      - tibiotalar posterior profundo (TTPP)
2. Ligamento Calcaneonavicular ou Mola (*"spring ligament"*):
   - ligamento calcaneonavicular (CN)
   - superomedial (LCNSM)
   - ligamento calcaneonavicular inferior (LCNI)
   - terceiro ligamento (3L)
3. Complexo Ligamentar Lateral:
   - fibulotalar anterior (FTA)
   - fibulocalcaneo (FC)
   - fibulotalar posterior (FTP)
4. Sindesmose Tibiofibular Distal:
   - tibiofibular anterior
   - tibiofibular posterior
   - tibiofibular transverso
   - ligamento interósseo
5. Ligamento Lisfranc

literatura. Suas fibras continuam umas nas outras parecendo, muito frequentemente, ser um único ligamento ao invés de vários. A individualização desse complexo ligamentar nem sempre é fácil. Didaticamente dividimos esse ligamento em superficial e profundo. A camada superior é dividida em anterior, média e posterior, e a profunda em anterior e posterior.

Nesse capítulo adotamos a descrição feita por Milner & Soames.[1]

O ligamento deltoide ou complexo ligamentar colateral medial (CLCM), responsável pela estabilidade medial do tornozelo, se origina no maléolo medial e se insere no osso navicular, tálus e calcâneo (Figura 33.1). Didaticamente, o dividimos em 2 camadas: superficial e profunda, podendo apresentar até 6 bandas (Figura 33.2).

A camada superficial é formada por 4 ligamentos: tibiocalcaneano (TC), tibiotalar posterior superficial (TTPS), tibionavicular (TN) e *tibiospring* (TS) (banda mais superficial do ligamento deltoide). Esses ligamentos se originam na região do colículo anterior do maléolo medial (TN, TC e TS) e colículo posterior (TTPS). Eles se inserem no osso navicular (TN), no tálus posteromedial (TTPS) e em seu sustentáculo (TC). O ligamento *tibiospring* se origina mais proximal e posterior ao ligamento tibionavicular.

A porção profunda é mais resistente e praticamente intra-articular. É constituída por 2 ligamentos: o tibiotalar anterior profundo (TTAP) e o tibiotalar posterior profundo (TTPP). Se origina no colículo anterior (TTAP) e no colículo posterior do maléolo medial (TTPP), inserindo-se na face medial anterossuperior do corpo do tálus e posterior e medial ao corpo do tálus, respectivamente. O ligamento TTPP em sua porção intra-articular é revestido por uma camada sinovial e é a porção mais larga do CLCM. Os 3 ligamentos constantemente presentes em dissecções são: o tibionavicular, *tibiospring* e o tibiotalar posterior profundo.

A principal ação do CLMC é evitar o valgismo acentuado do tornozelo.

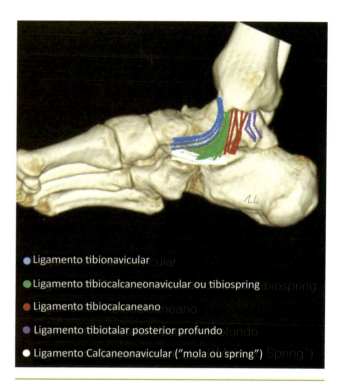

**FIGURA 33.2** Esquema ligamentar do complexo medial baseado no trabalho de Pau Golanó.[2]

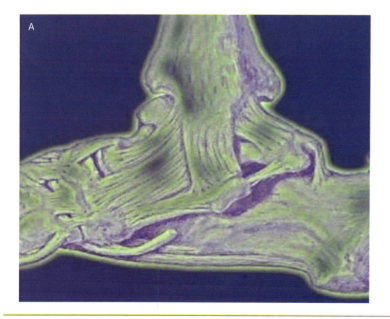

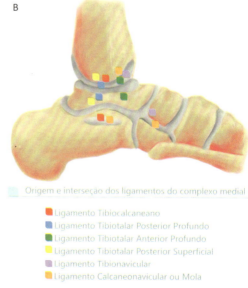

**FIGURA 33.1 (A)** Anatomia e **(B)** Esquema do complexo ligamentar medial mostrando suas origens e inserções baseado no trabalho de Campbell.[3]

## Mecanismo de trauma

O componente profundo é mais forte e mais grosso que o superficial, suportando mais energia principalmente em rotação externa. O mecanismo de trauma pode ocorrer através do movimento de pronação-eversão, rotação externa ou flexão/dorsiflexão forçada. Raras vezes estes ocorrem isoladamente. Por ser muito mais resistentes que o complexo ligamentar lateral, sua rotura geralmente ocorre associada à fratura da fíbula e/ou maléolo medial, lesão ligamentar lateral e lesão da sindesmose.

## Diagnóstico

O diagnóstico clínico é de dor sobre o complexo ligamentar, edema, hematoma, podendo haver um valgismo aumentado e dificuldade de carga no local (Figura 33.3).

Na lesão crônica, além da deformidade, há o desenvolvimento de artrose no tornozelo. Sua reconstrução cirúrgica ainda é motivo de acaloradas discussões quanto a melhor técnica a ser utilizada.

A anatomia do maléolo medial e sua interpretação radiográfica são extremamente importantes para entendermos a fratura e se há ou não lesão ligamentar associada, o que poderá resultar em instabilidade mesmo após a redução e fixação da fratura (Figura 33.4).

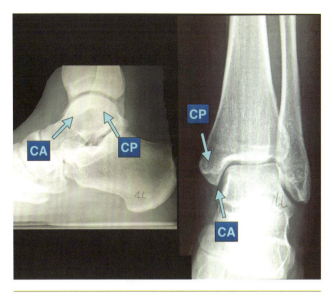

FIGURA 33.4 Radiografias de tornozelo na incidência de perfial e anteroposterior mostrando os colículos anterior (CA) e posterior (CP).

Em casos de fraturas bimaleolares, o tamanho do fragmento medial poderá nos dar indícios sobre a integridade, ou não, ligamentar. Segundo Tornetta,[4] o deltoide estará íntegro em todas as fraturas onde o fragmento do maléolo medial for maior que 2,8 cm de largura, medido na radiografia de incidência lateral de tornozelo (traço de fratura supracolicular). Quando este fragmento for menor que 1,7 cm, o complexo ligamentar medial (TTPP) estará lesionado (traço de fratura inclui apenas o colículo anterior) (Figura 33.5). Apenas a fixação do fragmento não trará estabilidade ao tornozelo.

## Tratamento

No tratamento das lesões isoladas parciais e agudas, colocamos imobilizações por 8 semanas e, após este período, recomendamos o uso de uma palmilha varizante no retropé por 6 meses, ou varizante do retropé com apoio do arco longitudinal medial pelo mesmo período, se a lesão for localizada mais anteriormente.

Nas lesões complexas com fraturas e lesões ligamentares, a tendência de alguns autores é de apenas tratar as fraturas cirurgicamente e não abordar as lesões ligamentares. O que ocorre é que no pós-operatório retira-se a imobilização e permite-se uma fisioterapia precoce, pois as fraturas estarão fixas e estáveis e não se leva em conta o período de cicatrização dos ligamentos, o que poderá gerar dor e instabilidade crônica.

Após a fixação das fraturas e havendo lesão ligamentar medial, devemos explorar o ligamento deltoide, seja no componente superficial, seja no profundo. Quando há lesão no componente profundo, muitos colegas não se sentem à vontade para explorá-los. Gostaríamos de incentivá-los a fazê-lo através de uma janela na porção superficial (longitudinal ou em cruz – "+"), sobre a porção profunda lesionada

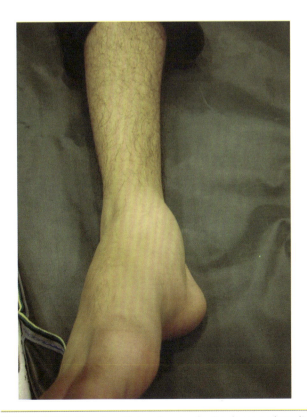

FIGURA 33.3 Quadro clínico de uma lesão do complexo ligamentar medial, mostrando aumento de volume localizado na região de maléolo medial.

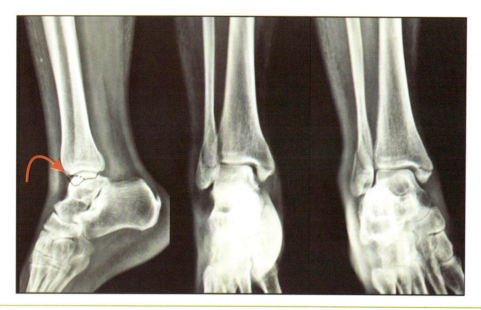

**FIGURA 33.5** Fratura trimaleolar de tornozelo com fragmento do maléolo medial menor que 1,7 cm. Devemos suspeitar de lesão do TTPP.

e suturá-la com fio de sutura não absorvível. O fechamento da janela deverá ser feito de forma que fique com o mesmo tensionamento que havia antes da abertura. Já a reparação superficial é mais fácil e deverá ser utilizada também com fio não absorvível.

As lesões crônicas são raras, sendo mais comum aquelas associadas às sequelas de fraturas no tornozelo. Há um desarranjo da anatomia do tornozelo, podendo haver lesão de cartilagem devido à concentração de carga por deslocamento do tálus de sua posição anatômica. A reparação poderá ser feita pelo retensionamento do ligamento e, em casos onde o tecido cicatricial não permitir, usamos enxerto tendíneo para fazer um neoligamento. Osteotomias corretivas também serão necessárias no mesmo tempo cirúrgico. Estes são os casos onde muitas discussões acaloradas acontecem em torno de qual é a melhor técnica a ser utilizada.

O tratamento inadequado do pé plano infantil grave pode causar uma flacidez nos ligamentos deltoide e mola que, na vida adulta, poderá causar instabilidade no tornozelo mesmo sendo realizada a correção óssea.

## LIGAMENTO MOLA OU *SPRING*

Também chamado de complexo ligamentar mola (CLM), *spring ligament* ou ligamento calcaneonavicular. Atualmente o nome *spring* parece não ser muito adequado, uma vez que suas fibras não são elásticas como se pensava e, sim, fibras colágenas. Na última década houveram várias discussões a respeito do que seria considerado o ligamento *spring*.

Atualmente, o conceito mais utilizado é que ele é formado por três partes: 1. ligamento calcaneonavicular superomedial (LCNSM): 2. ligamento calcaneonavicular inferior (LCNI) e 3. terceiro ligamento (3L).[5]

O LCNSM origina-se na face anterior do sustentáculo do tálus e insere-se na borda superomedial do navicular. O LCNI origina-se na porção intermediária da faceta anterior e média do calcâneo, inserindo-se na borda volar do navicular e o 3L também origina-se entre a faceta anterior e média do calcâneo e se insere na tuberosidade do navicular. Há ainda uma estrutura fibrocartilagínea que dá apoio à face ventral da cabeça do tálus e que está inserida no LCNSM (Figura 33.6).

Esse complexo ligamentar é importante para o suporte da cabeça do tálus, estabilizando a articulação talonavicular e exercendo a manutenção estática do arco longitudinal medial do pé. A manutenção dinâmica é desempenhada pelo tendão tibial posterior (TTP). Na presença de lesão desse tendão, o CLM suportará toda a carga e manterá o arco longitudinal medial caso não esteja roto também. Sua lesão isolada é rara, geralmente está associada à do TTP. O componente mais lesionado é o ligamento calcaneonavicular superomedial.

O diagnóstico da lesão isolada é clínico e pode ser confirmado com ultrassonografia ou ressonância magnética. O paciente apresenta dor de início insidiosa, podendo ou não haver relação com trauma recente, planificação evolutiva do médio pé, dificuldade para ficar na ponta do pé afetado, ocorrendo a varização do calcâneo (quando há lesão do TTP não ocorrerá a varização do calcâneo) e sem dor à palpação do tendão tibial posterior. O pé plano do adulto pode ser desenvolvido por uma lesão isolada do CLM ou por sua frouxidão acentuada causando dor e flexão plantar da cabeça do tálus.

O tratamento conservador com imobilização ou uso de palmilhas pode ser tentado inicialmente. Quando necessária, a reparação desse complexo ligamentar deve ser feita, seja isoladamente, ou em conjunto com o TTP, quando esse

Lesões Ligamentares do Tornozelo e Pé

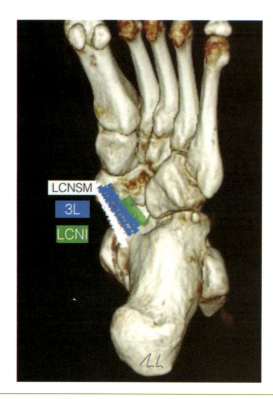

FIGURA 33.6 Ligamento Mola (*spring*) e suas bandas: ligamento calcaneonavicular superomedial (LCNSM), Ligamento calcaneonavicular inferior (LCNI) e terceiro ligamento (3L).

também estiver alterado (maioria dos casos). O ligamento mola pode ser reparado através de transferência tendínea (ex: fibular longo) ou enxerto (ex: semitendíneo/grácil/extensor curto do III dedo, etc).

## COMPLEXO LIGAMENTAR LATERAL

### Anatomia

Os principais ligamentos que formam esse complexo ligamentar lateral são: 1. fibulotalar anterior (FTA), 2. fibulocalcaneo (FC) e 3. fibulotalar posterior (FTP).

O ligamento fibulotalar anterior pode ser formado por uma única banda ou por dupla banda[6] e tem formato retangular e achatado. Origina-se no colículo anterior do maléolo fibular e insere-se na faceta lateral do corpo do tálus. As duas bandas são separadas por ramos vasculares da artéria fibular perfurante e suas anastomoses com a artéria fibular lateral.

O ligamento FC é um ligamento cilíndrico em sua origem, tornando-se mais achatado em sua inserção, onde pode ser retangular ou abrir-se em leque. Ele também é mais resistente que o FTA. Origina-se logo abaixo do FTA no colículo anteroinferior do maléolo fibular e insere-se no tubérculo fibulocalcaneo na face lateral do calcâneo, cruzando as articulações talo crural e subtalar. Os tendões fibulares cruzam superficialmente o ligamento e as suas bainhas têm uma associação com as fibras ligamentares conferindo

maior resistência local. As fibras do FC se dirigem anteroposteriormente e de proximal para distal com inclinação de 10º a 45º.

Paralelo e anterior ao ligamento FC temos o ligamento talocalcaneano que se origina na face anteroinferior do processo lateral do tálus e insere-se lateralmente à superfície articular posterior do calcâneo. Podemos encontrar suas fibras misturadas com o ligamento FC, se tornando difícil individualizá-las. O ligamento talocalcaneano, juntamente com o FC e o FTA, formam uma estrutura triangular que aumenta a resistência aos traumas por inversão (Figura 33.7).

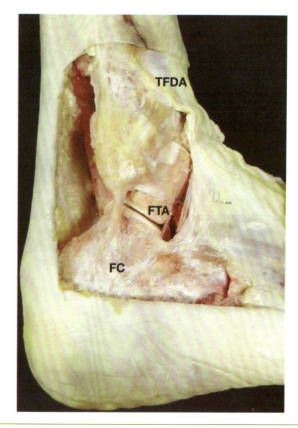

FIGURA 33.7 Complexo ligamentar lateral e sindesmose tibiofibular distal.

O ligamento FTP é o último ligamento dos três a ser lesionado e é o mais forte. Raramente se rompe de forma isolada. Tem forma trapezoidal, correndo praticamente na horizontal, originando-se na face medial da fossa fibular posterior e inserindo-se no tubérculo posterolateral do tálus e/ou ostrígono quando presente. Suas fibras se misturam com as fibras do túnel do tendão flexor longo do hálux. Parte de suas fibras também se inserem no ligamento intermaleolar posterior e são intracapsular e extrasinovial (Figura 33.8). O ligamento intermaleolar posterior tem ganhado importância com o advento da artroscopia e de seu papel no *impingement* posterior do tornozelo devido sua interposição na articulação tibiotársica quando lesionado.

CAPÍTULO 33 411

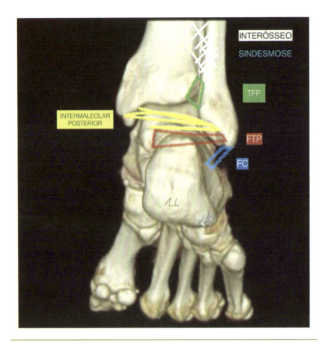

FIGURA 33.8  Vista posterior dos ligamentos do tornozelo.

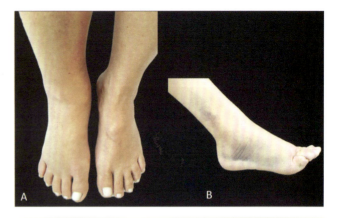

FIGURA 33.9  Quadro clínico de trauma torcional do tornozelo direito, mostrando edema (A) e hematoma (B) importante em todo terço distal do membro inferior direito sugestivo de uma lesão grave.

## Mecanismo de trauma

O ligamento FTA é o mais frequentemente lesionado nas entorses por mecanismo de inversão (flexão plantar, adução e supinação), seguido pelo FC e FTP.

## Diagnóstico

Embora bastante óbvio, a história e o exame clínico são suficientes para a maioria dos diagnósticos. Em poucos casos necessitamos apoio dos exames de imagem. Infelizmente o que constatamos no dia a dia é o oposto, pouco interesse na história, excesso de exames e o pior: orientações insuficientes que só irão piorar o quadro e aumentar os riscos de uma artrose precoce. Parece que o melhor médico é o que faz mais próteses e não aquele que as evita!

O quadro clínico é bastante variável podendo ser muito doloroso, edemaciado e com hematoma extenso (Figura 33.9). A queixa dolorosa é relativa, pois não depende apenas da gravidade da lesão, mas também do perfil psicológico do paciente.

Os dados fundamentais para o diagnóstico, além das informações pessoais (sexo, idade, doenças pregressas, utilização de medicamentos, etc.), são: mecanismo de trauma, grau de limitação funcional do membro acometido, data do acidente, número de lesões semelhantes no mesmo local, avaliação do tratamento recebido anteriormente e o interesse do paciente na lesão ou apenas no afastamento do trabalho.

Na avaliação clínica verificamos a presença de edema (que pode atingir todo o terço distal da perna em caso de fraturas associadas), deformidades, alteração de temperatura local, presença de hematoma, desenvolvimento de pé plano, dor à palpação (iniciar a palpação na fíbula proximal!) e realizamos manobras específicas (estresse em varo e valgo do tornozelo, gaveta anterior, teste da compressão da tíbia e fíbula, etc). Devemos sempre descartar a fratura da base do V metatarsiano através da palpação. Na dúvida, é aconselhável requisitar uma radiografia do pé na incidência dorsoplantar e oblíqua.

Nos casos de lesões crônicas agudizadas, a história típica é de episódios de entorses anteriores e com tratamento nem sempre bem conduzido, falta de confiança no tornozelo, dificuldade em usar saltos, hiperflexibilidade ligamentar, etc.

Nem sempre é possível realizar algumas manobras de forma confortável e de resultado fidedigno.

## Avaliação por imagem

Um exame físico bem feito evita o excesso de exames, mas quando necessário, começamos solicitando as radiografias simples, nas incidências anteroposterior, perfil e oblíqua interna. Procuramos por fraturas, fraturas avulsões, espaço assimétrico da pinça, abertura da sindesmose, lesões condrais, etc.

As radiografias sob estresse (varo/valgo do tornozelo e gaveta anterior) nas lesões agudas, na minha opinião, são difíceis de ser realizadas de forma satisfatória, uma vez que o paciente está apreensivo, com dor e não consegue relaxar o suficiente para avaliarmos e verificarmos assimetrias com o lado contralateral (os conjuntos músculos/tendões se mantêm contraídos e dificultam a manobra, dando a falsa sensação de que não há lesão ligamentar). A força exercida pelos diferentes examinadores também pode levar a diferentes estadiamentos da lesão. Um outro ponto importante é a discussão de qual seria o valor normal da inclinação talar, uma vez que existe uma grande variação desses valores na literatura (de 5° até 23°). Muitos autores não utilizam o exame radiográfico comparativo. Nas lesões crônicas as manobras de estresse são mais facilmente realizáveis e comparáveis ao lado são. Na presença de quadro clínico muito doloroso das lesões agudas, devemos colocar uma imobilização de tala gessada suropodálica ou um imobilizador (*robofoot*), solicitar o tratamento clássico com gelo, repouso, elevação do membro, retirada da carga e reavaliação após uma semana, caso as radiografias não acusem fratura.

Quando conseguimos realizar uma radiografia na incidência anteroposterior comparativa sob estresse varo do tornozelo, podemos perceber uma inclinação lateral do tálus muito maior que o lado são, indicando uma lesão do ligamento FC. Outra discussão frequente é a posição em que o pé deverá ser posicionado durante o exame. Na literatura encontramos autores que preferem o pé relaxado em flexão plantar, outros em posição neutra e alguns em discreta dorsiflexão. Na radiografia, a incidência de perfil do tornozelo sob estresse ("gaveta anterior"), quando houver lesão, perceberemos um deslocamento anterior do tálus em relação à tíbia (no deslocamento maior que 5 mm consideramos que haja uma lesão do FTA, mas cuidado: isso não é uma ciência exata!). Pacientes com aumento da frouxidão ligamentar poderão apresentar esse deslocamento, assim como a inclinação lateral do tálus aumentada, sem, contudo, apresentarem lesão. Em alguns casos verificamos um deslocamento do calcâneo sob o tálus (gaveta subtalar), sugerindo uma instabilidade nessa articulação.

Na suspeita de uma lesão do complexo ligamentar do deltoide não associada à fratura, o que é raro, solicitamos uma radiografia na incidência anteroposterior com estresse em valgo. Caso haja uma rotura completa do complexo ligamentar, teremos um aumento da inclinação do tálus; se a lesão for parcial não haverá essa inclinação. Nessas lesões (total ou parcial), a ressonância magnética poderá confirmar o diagnóstico.

Em termos práticos, para o ortopedista do dia a dia, nossa tendência na grande maioria dos casos é o tratamento conservador independente do grau da lesão. Portanto, frente a um quadro clínico exuberante que dificulta o exame, e as radiografias sob estresse, devemos descartar a hipótese de fratura com radiografias simples e colocar uma imobilização, retirar a carga, elevar o membro e, se possível, colocar gelo (quando a imobilização for o *robofoot*). Após aproximadamente uma semana reavaliamos o paciente em condições muito mais tranquilas e, dessa forma, podemos completar o diagnóstico e o planejamento adequado do tratamento.

A solicitação de ultrassonografia, tomografia computadorizada e ressonância magnética no atendimento de urgência não se faz necessário e são reservados aos casos de completa exceção. No tratamento que tem uma evolução que não seja a esperada, esses exames são de grande valia para complementação do diagnóstico.

## CLASSIFICAÇÃO

Várias classificações são encontradas na literatura mencionando quadro clínico, instabilidade, grau de incapacidade, etc. Como já dissemos, o quadro clínico é muito variado na fase aguda e, em alguns casos, o desinteresse pelo médico em utilizar classificações mais sofisticadas e detalhadas nos faz empregar uma classificação mais objetiva e que, em termos

| **Tabela 33.1** Classificação de Jackson & al.[7] | |
|---|---|
| Grau I ou leve | estiramento com mínimo edema e dor à palpação sem instabilidade, mínimo déficit funcional |
| Grau II ou moderada | lesão incompleta do ligamento, moderada instabilidade dor, edema, dificuldade para deambular |
| Grau III ou grave | rotura completa do ligamento, instabilidade articular, impossibilidade de deambulação, quadro clínico exuberante dor, edema, não consegue pisar |

práticos, nos ajudam no dia a dia (Tabela 33.1). O que nos importa é diferenciar a lesão mais simples da mais complexa objetivando quantificar os dias de imobilização, período sem carga, início da fisioterapia e retorno às atividades físicas.

## TRATAMENTO

Nas lesões agudas o tratamento funcional demonstra bons resultados mesmo nas lesões graves, devendo ser o tratamento de escolha para a maioria absoluta dos casos. Vários tratamentos funcionais com mais ou menos período de imobilização ou de carga têm se mostrado bastante satisfatórios. Entorses de repetição ou instabilidade crônica é na maioria das vezes fruto de um tratamento inadequado no primeiro episódio da rotura ligamentar.

No dia a dia temos que ter em mente que toda entorse causa algum grau de trauma na cartilagem tibiotársica. Esse trauma, que pode ou não lesar a cartilagem diretamente, causa um derrame (líquido sinovial reacional inflamatório) que prejudica a irrigação e nutrição da cartilagem temporariamente (esta nutrição ocorre principalmente através do líquido sinovial no adulto).

Mesmo em traumas grau I deixamos 7 – 10 dias o membro sem carga, no de grau II 10 – 15 dias e, no grau III, 20 dias. A utilização da crioterapia embora entediante para o paciente, é muito importante e deve ser estimulada por 2 semanas nas lesões grau III e 1 semana nos graus I e II. A utilização de imobilizadores é bastante interessante, uma vez que a crioterapia e o início precoce da fisioterapia funcional podem ser realizados.

Após a fisioterapia analgésica (crioterapia), começamos a fisioterapia funcional com mobilidade articular ativa e passiva, e carga parcial aumentando progressivamente conforme o paciente permitir. Nas lesões GI e GII iniciamos após 2 semanas e nas de GIII depois de 3/4 semanas. A força muscular é trabalhada após 2 semanas nos GI e II e depois de a 4/5 semanas no GIII.

A última e mais importante reabilitação é a propriocepção. Ela deverá ser estimulada, ressaltando sua importância para o paciente, a fim de diminuir a chance de novos episódios de entorse. Nessa fase, infelizmente, o paciente geralmente está sem dor e não realiza essa etapa seja por questões financeiras ou laborativas.

Nas lesões crônicas também vale a pena tentarmos o tratamento fisioterápico, principalmente o de propriocepção e de fortalecimento. Boa parte desses pacientes pode terminar em reparações cirúrgicas.

O tratamento cirúrgico geralmente é reservado para agudização de roturas crônicas (novo episódio de entorse), lesões crônicas que causam instabilidades e casos de exceção nas lesões agudas.

O tratamento cirúrgico considerado *gold standard* é a cirurgia modificada de Bröstrom que pode ser realizada por via aberta ou artroscópica. Essa cirurgia proporciona uma reparação anatômica, com resultados satisfatórios relatados na literatura em torno de 90% dos casos.

Nos casos agudos pode-se tentar a sutura término-terminal do ligamento, embora o reforço com a cápsula e o retináculo dos extensores seja recomendado. A reinserção do ligamento pode ser feita através de âncora e, na impossibilidade de sua utilização, ser realizada a sutura através de furos na fíbula (fio de Kischner, broca, pinça Backaus, etc).

Nos casos em que temos uma fratura do tornozelo associada, seja uni/bi ou trimaleolar, e que não dispomos de um exame de ressonância magnética pré-operatória, devemos avaliar quais ligamentos podem estar rotos (Figuras 33.10A e B) no centro cirúrgico e, após, fazermos, além da fixação da fratura, a reparação ligamentar no mesmo tempo cirúrgico. O teste para verificarmos a estabilidade da sindesmose da tibiofibular distal sempre deve ser feito no ato intraoperatório segurando a tíbia com uma mão e puxando a fíbula distal lateralmente com um gancho de osso (teste do gancho - *hook test* ou teste de Cotton) (Figura 33.11). Também podemos fazer manobra de estresse com o paciente anestesiado, antes de iniciarmos o procedimento cirúrgico, que nos ajudará num posicionamento mais confortável se tivermos que fazer incisões medial e lateralmente no tornozelo.

## LIGAMENTOS DA SINDESMOSE TIBIOFIBULAR DISTAL

### Anatomia

Ao contrário do que alguns pensam, a sindesmose não é um ligamento, mas sim uma articulação fibrosa na qual dois ossos adjacentes são unidos por uma membrana ou ligamentos fortes. Esse complexo ligamentar tibiofibular distal é formado pelos seguintes ligamentos: 1. Ligamento tibiofibular anterior, 2. Ligamento tibiofibular posterior, 3. Ligamento tibiofibular transverso e 4. Ligamento interósseo.

### Mecanismo de trauma

O mecanismo de lesão ocorre por rotação externa com o pé fixo no chão. Isso ocasiona desde um estiramento dos ligamentos até sua rotura parcial ou total (levando à uma diástase tibiofibular). Essa lesão pode ocorrer isoladamente. Caso a energia do trauma seja muito mais alta ocorrerá a fratura espiralada distal ou proximal da fíbula (fratura de Maisonneuve).

### Diagnóstico

O quadro clínico é de dor persistente e edema na região da sindesmose anterior, às vezes irradiando para o ligamen-

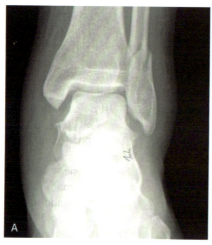
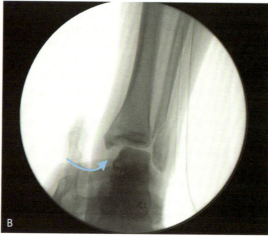

FIGURA 33.10 (A) Radiografia na incidência anteroposterior do tornozelo realizada no pronto-socorro, apresenta aumento de espaço da sindesmose tibiofibular distal anterior. (B) Fluoroscopia com manobra de estresse do tornozelo realizada na sala de cirurgia antes de iniciar o procedimento. Há abertura bastante evidente da sindesmose tibiofibular distal anterior e do espaço medial, evidenciando a lesão da sindesmose e do ligamento deltoide, que deverão ser reparados no mesmo ato da redução e osteossíntese da fratura.

# Lesões Ligamentares do Tornozelo e Pé

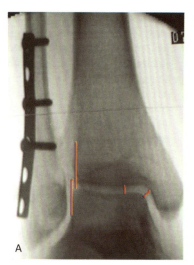
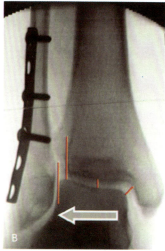

**FIGURA 33.11** **(A)** Fluoroscopia de fratura de tornozelo Weber C após fixação e antes do teste de estabilidade (*hook* ou Cotton). **(B)** Fluoroscopia intraoperatória durante teste de *hook* ou Cotton mostrando abertura da sindesmose tibiofibular distal e provável lesão da camada profunda do deltoide (abertura do espaço medial > 4 mm).

to TFA. Poderá apresentar também dor à palpação do complexo ligamentar do deltoide, queixa de dificuldade para dar carga no local. Os testes de compressão da tíbia e fíbula (*squeeze test*) e o de estresse em abdução e rotação externa do pé são positivos.

Quando há lesão ligamentar, os parâmetros radiográficos (Harper & Keller) que verificamos na incidência anteroposterior são a abertura do espaço tibiofibular (nl até 6 mm), a sobreposição tibiofibular menor que 6 mm (nl > 6 mm) e espaço medial entre a tíbia e o tálus maior que 4 mm (nl de 2 – 4 mm) (Figura 33.12). Quando há alteração dessas medidas estamos frente a uma rotura completa dos ligamentos da sindesmose. Na vigência de uma radiografia com esses parâmetros normais, mas com quadro clínico altamente suspeito, realizamos a radiografia na incidência anteroposterior sob estresse com rotação externa do pé e o joelho fixo com a patela voltada para frente.

A ressonância magnética (Figura 33.13) e a artrorressonância são de grande valia para confirmação do diagnóstico, mas infelizmente seu alto custo limita sua utilização em larga escala em nosso meio.

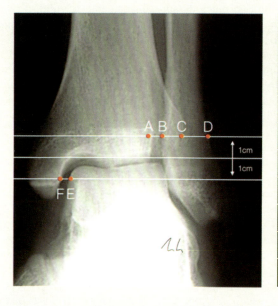

| Método de Harper & Keller | |
|---|---|
| A | Borda lateral do maléolo tibial posterior |
| B | Borda medial da fíbula |
| C | Borda lateral da proeminência tibial anterior |
| D | Borda lateral da fíbula |
| E | Borda medial do tálus |
| F | Borda lateral do maléolo medial |
| AB | Espaço livre tibiofibular (nl < 6mm) |
| BC | Sobreposição tibiofibular (nl > 6mm) |
| EF | Espaço livre medial (nl 2-4mm) |

**FIGURA 33.12** Parâmetros radiográficos para avaliação da sindesmose tibiofibular distal.

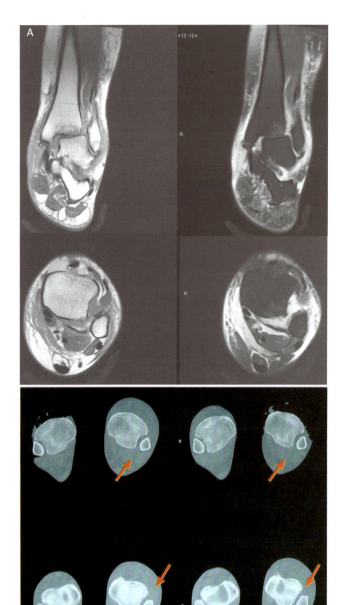

FIGURA 33.13 (A) Ressonância magnética e (B) tomografia computadorizada mostrando corte transverso da sindesmose tibiofibular distal com diástase (setas).

## Tratamento

Quando há rotura total o tratamento é cirúrgico. Pode ser tentada a reparação término-terminal do ligamento ou fazer o bloqueio da sindesmose usando um ou dois parafusos, placa e parafusos, TightRope® (Arthrex), etc. Quando utilizamos parafusos, o paciente é mantido sem carga pelo período de 2 meses. Após esse período, preferimos retirar o parafuso antes de liberarmos a carga. Nas situações em que o paciente pisa e quebra o parafuso, simplesmente o deixamos intraósseo caso o paciente não refira desconforto. A vantagem do sistema TightHope® é que não necessita ser removido e permite uma redução mais anatômica. No ato intraoperatório para reparação das fraturas maleolares laterais (Weber C), após sua fixação, devemos fazer o teste de estabilidade (teste de Hook ou Cotton) para testar a integridade dos ligamentos sindesmóticos. Caso haja abertura, devemos fazer sua fixação.

Nas lesões parciais, seguem cuidados como: retirada da carga (4 semanas), imobilização, crioterapia e elevação do membro. Após aproximadamente 4 semanas reintroduzimos a carga e mantemos a imobilização por mais 4 semanas.

Nos casos de entorse sem rotura, mantemos uma imobilização funcional até a melhora do quadro álgico e depois começamos uma reabilitação.

## BIOMECÂNICA

Os complexos ligamentares medial e lateral variam de função conforme a carga e a posição do tornozelo e retropé (valgo, varo, neutro, dorsiflexão e flexão plantar), lhe conferindo papéis primários ou secundários na estabilização articular.

Durante a fase de apoio da marcha, a fíbula faz um movimento caudal de aproximadamente 2,5 mm, garantindo maior estabilidade na pinça, graças à flexibilidade dos ligamentos (movimento de pistonagem) e às superfícies articulares que dão uma resistência extra tão competente quanto a ligamentar. Na fase de balanço ela volta à posição mais proximal. Vale a pena lembrar a anatomia do tálus, que tem a parte anterior do corpo mais larga do que a posterior, levando aos movimentos de abertura e fechamento da pinça e proporcionando maior estabilidade quando o tornozelo faz movimentos de flexão e dorsiflexão.

A dorsiflexão do tornozelo (eversão do pé) causa uma abertura na pinça de aproximadamente 1,5 mm, o relaxamento do FTA permite uma rotação externa da fíbula de aproximadamente 2.5° e uma rotação lateral do tálus de 4°. O ligamento FC fica praticamente paralelo à fíbula dando estabilidade lateral ao tornozelo enquanto o FTA está relaxado (Figura 33.14). Os ligamentos TTAP e o TTPP evitam a rotação externa do tálus. O FTP está tenso, mantendo a estabilidade posterior.

A flexão do tornozelo (inversão do pé) tensiona o FTA rodando a fíbula internamente e o deixando quase paralelo à fíbula, assumindo a estabilidade lateral do tornozelo e favorecendo o fechamento da pinça. Essa posição o torna vulnerável ao mecanismo de inversão. O FC fica relaxado e quase paralelo ao solo. O FTP também está relaxado (Figura 33.15).

Em posição neutra o ligamento FTA está em uma posição horizontal e relaxado, o FC em sua posição oblíqua e a parte anterior de suas fibras está retesada. O FTP está relaxado.

Quando o retropé está valgo o FC aumenta sua obliquidade e quando está em varo essa obliquidade diminui, aumentando sua tensão.

## Lesões Ligamentares do Tornozelo e Pé

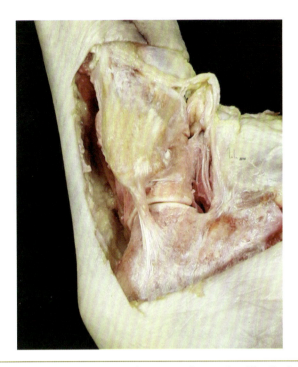

FIGURA 33.14 Anatomia do tornozelo em dorsiflexão forçada mostrando o ligamento fibulocalcaneo (tenso) e o fibulotalar anterior (relaxado).[2]

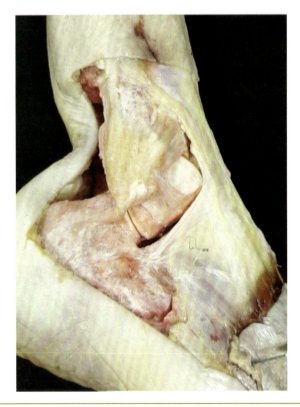

FIGURA 33.15 Anatomia do perfil do tornozelo em flexão forçada mostrando o ligamento fibulocalcaneo (relaxado) e fibulotalar anterior (tenso).

Na posição de apoio do tornozelo no solo, a superfície articular pode estabilizar em até 30% os movimentos de rotação e 100% os de inversão.[8] Dessa forma, a interação da superfície articular com os ligamentos leva à uma estabilidade dinâmica importantíssima para os movimentos complexos do tornozelo.

O espaço durante o arco de movimento entre a flexão (FC relaxado e TFA tenso) e a dorsiflexão (FC tenso e TFA relaxado) é o mais vulnerável para as entorses em inversão, pois nem FC e nem FTA assumiram a posição de um ligamento colateral franco (paralelo à fíbula).[7]

Segundo Earll,[9] a lesão do ligamento tibiocalcaneano (camada superficial do deltoide) causa um deslocamento médio do tálus de 4 mm lateralmente, aumentando a pressão na área de carga em 30% e uma diminuição de até 43% na área de contato entre a tíbia e o tálus. A principal ação do CLMC é evitar o valgismo acentuado do tornozelo, como já mencionamos anteriormente.

Todos esses ligamentos juntos estabilizam a articulação talocrural com posicionamentos específicos dependendo dos complexos movimentos realizados pelo tornozelo.

## LIGAMENTO DE LISFRANC

O ligamento interósseo medial ou de Lisfranc origina-se na face lateral da primeira cunha, dirigindo-se oblíqua e plantarmente, inserindo-se na superfície medial da metade plantar da base do segundo metatarsiano (Figuras 33.16 e 33.17). É um ligamento espesso (0,5 cm) e bastante resistente. Pode ocorrer sua lesão isolada ou associada a fraturas (Figura 33.18) ou fraturas luxações da articulação de Lisfranc (o que é mais comum). Quando o trauma causa apenas um estiramento ou rotura parcial, o quadro clínico doloroso pode durar meses sem que seja feito o diagnóstico.

O mecanismo de trauma pode ser direto através de uma força aplicada na articulação ou indireta com uma força axial com o pé fixo em flexão plantar levando à torção do médio pé.

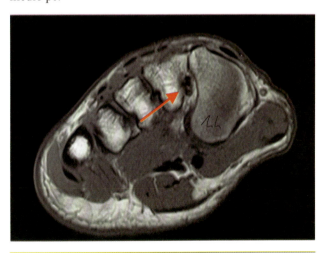

FIGURA 33.16 Ressonância magnética mostrando corte coronal do ligamento de Lisfranc.

CAPÍTULO 33 417

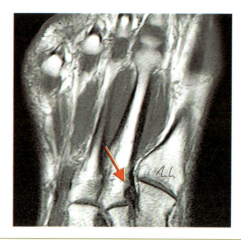

FIGURA 33.17 Ressonância magnética mostrando corte axial do ligamento de Lisfranc.

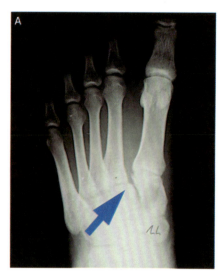

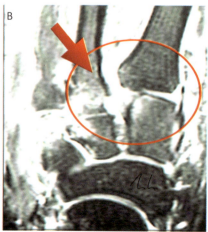

FIGURA 33.18 (A) Radiografia na incidência dorsoplantar do médio pé, mostrando aumento do espaço entre a cunha medial e a intermediária com avulsão óssea na cunha medial. (B) Ressonância magnética mostrando corte axial do ligamento Lisfranc roto.

Em roturas francas e isoladas, a radiografia na incidência dorsoplantar mostra uma abertura do espaço entre a primeira e segunda cunha. Nem sempre é de fácil visualização, sendo necessária a radiografia com carga e comparativa com o lado são. A ressonância magnética nos dá um diagnóstico acurado não só da lesão, mas também do envolvimento das estruturas vizinhas.

O tratamento cirúrgico percutâneo ou aberto deve ser o de escolha para as lesões francas. A literatura mundial nos mostra bons resultados utilizando parafuso, placa e parafuso, neoligamento ou fio de Kirschner. Não há consenso de qual o melhor método.

## REFERÊNCIAS BIBLIOGRÁFICAS

1. Milner CE, Soames RW. Anatomy of the collateral ligaments of the human ankle joint. Foot Ankle Int. 1998;19:757-60.
2. Golanó P, Vega J, Leeuw PAJ, et al. Anatomy of the ankle ligaments: A pictorial essay. Knee Surg Sports Traumatol Arthrosc. 2010;18:557-69.
3. Campbell KJ, Michalski MP, Wilson KJ, et al. The ligament anatomy of the deltoid complex of the ankle: A qualitative and quantitative anatomical study. J Bone Joint Surg Am. 2014;96(8):e62.
4. Tornetta PIII. Competence of the deltoid ligament in bimalleolar ankle fractures after medial malleolar fixation. J Bone Joint Surg Am. 2000;82:843-8.
5. Taniguchi A, Tanaka Y, Takakura Y, et al. Anatomy of the Spring Ligament. J Bone Joint Surg Am. 2003;85:2174-8.
6. Clanton TO, Campbell KJ, Wilson KJ, et al. Qualitative and quantitative anatomic investigation of the lateral ankle ligaments for surgical reconstruction procedures. J Bone Joint Surg Am. 2014;96(12):e98.
7. Jackson DW, Ashley RL, Powel JW. Ankle sprain in young athletes: relation of severity and disability. Clin Orthop Relat Res. 1974;101:201-15.
8. Stormont DM, Morrey BF, An KN, et al. Stability of the loaded ankle. Am Sports Med. 1985;13(5):295-300.
9. Earll M, Wayne J, Brodrick C, et al. Contribution of the deltoid ligament to ankle joint contact characteristics: a cadaver study. Foot Ankle Int. 1996;17(6):317-24.

### Agradecimentos

*Aos jovens Raphael Salomão de Carvalho (Acadêmico de Graduação de Medicina da Universidade de Santo Amaro) e Gabriella Salomão de Carvalho (Acadêmica de Graduação de Medicina da Universidade Metropolitana de Santos) pela confecção das imagens, tabelas, bibliografia e comprometimento com o capítulo deste livro.*

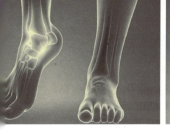
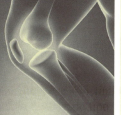

# Fraturas do Tornozelo

Pedro José Labronici

## INTRODUÇÃO

O tornozelo é uma das articulações que mais frequentemente sofre traumatismo em nosso organismo e é considerada a fratura mais comumente tratada pelo cirurgião ortopédico.[1] Apresenta uma incidência ao redor de 125/100.000 por ano.[2] Nas últimas duas décadas houve um aumento do predomínio dessas fraturas em pacientes jovens, em atletas e em pacientes idosos, o que pode ser decorrente do aumento da longevidade e da melhora dos níveis de atividade física da população idosa.[1]

Através de estudos mais detalhados da biomecânica do tornozelo e de um melhor entendimento da classificação, foi possível desenvolver técnicas de redução mais elaboradas para o tratamento dessas fraturas. Entretanto, a decisão deve ser tomada cuidadosamente para que pacientes com fraturas estáveis não sejam desnecessariamente expostos ao risco de uma cirurgia.[3] Tratamento cirúrgico está indicado quando a congruência articular não pode ser restaurada envolvendo uma análise do risco-benefício e custo-benefício.

O objetivo do tratamento é promover a estabilização e a consolidação da fratura, proteger as partes moles e possibilitar a função articular sem dor, nos vários padrões de lesão do tornozelo, seja por métodos cirúrgicos ou não.

## ANATOMIA E BIOMECÂNICA

A articulação do tornozelo consiste do tálus, o qual articula com o maléolo medial e lateral, e do pilão tibial na região superior. Na posição neutra, aproximadamente 80% a 90% da carga é transmitida através do pilão tibial para o domo do tálus.[4] Com estresse em varo, aproximadamente 22% da carga pode ser transmitida para a faceta medial e em valgo, aproximadamente 10% para a faceta lateral. Sobre circunstâncias normais, 17% ou seja, 1/6 da carga é transmitida através da fíbula.[5]

A articulação do tornozelo foi considerada no passado como uma simples dobradiça. Porém, vários estudos mostraram que a biomecânica do tornozelo é complexa.[6-8] O arco de movimento normal do tornozelo foi estimado ter de 12 graus de dorsoflexão a 56 graus de flexão plantar sem carga.[9] Estudos biomecânicos demonstraram que quando o tornozelo se movimenta no plano sagital, o tálus desliza e roda sobre o pilão tibial.[6,7,10,11] Além disso, o movimento no plano sagital induz a um movimento combinado no plano coronal e axial. A flexão plantar do tornozelo resulta em rotação interna do tálus, enquanto a dorsoflexão resulta em rotação externa.[6,8,12] A dorsoflexão também pode causar uma translação posteromedial e rotação externa, mas com mínimo movimento vertical da fíbula.[13-15]

## ESTABILIDADE

Vários estudos sugeriram que o maléolo lateral era a chave da estabilidade do tornozelo, porém, investigações recentes não confirmaram esta hipótese.[16,17] O estabilizador primário do tornozelo é o ligamento deltoide, principalmente o seu feixe profundo, inserido nos colículos anterior e posterior do maléolo medial. Se o deltoide se tornar incompetente por ruptura direta ou por fratura do maléolo medial, a movimentação do tálus se altera consideravelmente. Durante a flexão plantar, o tálus gira externamente sobre o pilão tibial que, na verdade, é o reverso do padrão normal do movimento. A estabilização da fíbula corrige somente parcialmente este movimento anormal. A redução da fíbula só poderá ficar anatomicamente fixada se o tálus estiver localizado na mortalha na hora da redução.[3] Com o tálus na mortalha, o ligamento deltoide ficará em repouso durante a cicatrização. Na ausência de lesão medial, a fratura da fíbula não apresenta movimento anormal. Portanto, quando o tálus estiver desviado há evidência de uma lesão instável do tornozelo.[3] As consequências biomecânicas da lesão devem ser consideradas para ambos os maléolos: medial e lateral, quando o tratamento está sendo planejado.[18]

## AVALIAÇÃO RADIOGRÁFICA

As fraturas do tornozelo são avaliadas, a princípio, por meio de radiografias convencionais. O diagnóstico é feito com incidências da articulação em projeção anteroposterior normal, anteroposterior com rotação interna do membro inferior de 30° (projeção frontal à pinça tibiofibular) e em perfil.

Existem vários parâmetros radiográficos que devem ser analisados, dentro de um critério sistemático de avaliação, para se tornar mais fidedigno entre os observadores. São eles:

- **O espaço livre medial:** que é a translação lateral do tálus na projeção radiográfica anteroposterior (AP) ou na projeção em AP em 30° de rotação interna (mortalha). Quando existe alargamento ≥ 4 mm, indica perda da congruência e da simetria articular do tornozelo. Este é o sinal radiográfico de instabilidade mais importante.
- **Ângulo talocrural:** medido entre a linha perpendicular à superfície articular distal da tíbia e a linha que tangencia inferiormente os maléolos medial e lateral. O ângulo normal varia em torno de 83 (±4) graus e não pode variar em dois graus quando comparado com o lado contralateral.
- **Ângulo de inclinação do tálus:** é o ângulo entre as linhas que tangenciam a superfície articular distal entre a tíbia e o tálus. Normalmente, as linhas são paralelas. Ângulo superior a 5° em relação ao lado contralateral é considerado patológico.
- **Espaço livre tibiofibular:** é o espaço radiográfico existente entre a incisura fibular da tíbia e a borda medial da fíbula, medido sobre uma linha traçada a 1 cm acima do espaço articular tibiotalar. Este espaço mede normalmente entre 4 a 5 mm. Resultados superiores indicam lesão da sindesmose.
- **Sobreposição tibiotalar:** imagem radiográfica que indica o posicionamento posterolateral da fíbula em relação à tíbia e medida a 1 cm acima da linha articular tibiotalar. Deve ser superior a 6 mm.
- **Linha de Shenton do tornozelo:** é uma linha do tubérculo de Wagstaffe na fíbula e vai em direção ao maléolo medial. Se a fíbula apresenta um comprimento anatômico, a linha deveria passar através do pilão tibial.
- **Sinal do círculo:** é visualizado na incidência de AP e deveria ser uma curva conectando o recesso da ponta distal da fíbula e o processo lateral do tálus quando a fíbula apresenta o comprimento anatômico.
- **Radiografia com estresse gravitacional:** é equivalente à radiografia com estresse manual e avalia lesão do ligamento deltoide associada a uma fratura isolada da fíbula distal.

## CLASSIFICAÇÃO

O uso de uma classificação para fraturas do tornozelo tem principalmente duas propostas: ajudar o cirurgião a determinar o tratamento mais apropriado e fazer o prognóstico.[10]

Lauge-Hansen desenvolveu o primeiro sistema de classificação baseado especificamente no mecanismo da lesão:[19] um sistema de duas partes no qual a primeira palavra da classificação indica a posição do pé no momento do trauma e a segunda indica a direção da força deformante. A posição inicial do pé é importante porque determina qual estrutura está tensa e, desta maneira, será lesada primeiro. A gravidade da lesão então é determinada em estágios 1, 2, 3 e 4 dependendo do padrão em particular.

### SUPINAÇÃO-ADUÇÃO

O tálus é aduzido na mortalha do tornozelo causando uma força de compressão sobre as estruturas mediais e tração da região lateral do tornozelo. Aproximadamente 16% das fraturas do tornozelo são desse tipo.

- **Estágio I:** fratura transversa do maléolo lateral, no nível ou abaixo do ligamento talofibular anterior ou lesão do ligamento colateral lateral com ruptura do ligamento talofibular anterior e frequentemente, lesão do ligamento calcaneofibular (Figura 34.1).
- **Estágio II:** fratura oblíqua vertical do maléolo medial.

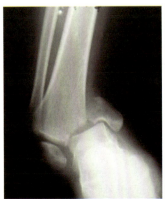
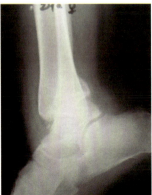
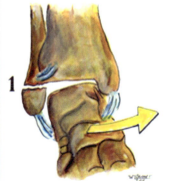
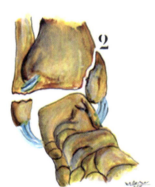

FIGURA 34.1 Radiografia e estágios da fratura em supinação-adução.

## SUPINAÇÃO-EVERSÃO (ROTAÇÃO EXTERNA)

Na posição supinada, as estruturas mediais do tornozelo não estão sob tensão. Como o tálus gira lateralmente, o maléolo lateral é puxado posteriormente, causando uma lesão do ligamento tibiofibular anterior e, consequentemente, uma fratura em espiral do maléolo lateral. Esta é a fratura mais comum do tornozelo. Se o tálus gira posteriormente, pode empurrar um fragmento do maléolo posterior. Subsequentemente, as estruturas mediais falham, resultando em uma lesão do ligamento deltoide ou em uma fratura do maléolo medial. É o mecanismo de causa de fratura do tornozelo mais frequente, sendo responsável por 70% dos casos (Figura 34.2).

- **Estágio I:** ruptura do ligamento talofibular anterior.
- **Estágio II:** fratura espiral ou oblíqua do maléolo lateral.
- **Estágio III:** ruptura do ligamento talofibular posterior ou fratura do maléolo posterior.
- **Estágio IV:** fratura transversa do maléolo medial.

## PRONAÇÃO-ABDUÇÃO

Com o pé em posição pronada, o tálus está abduzido na mortalha do tornozelo resultando em tração sobre as estruturas mediais do tornozelo e compressão lateral. É responsável por 7% das fraturas do tornozelo (Figura 34.3).

- **Estágio I:** ruptura do ligamento deltoide ou fratura transversa do maléolo medial.
- **Estágio II:** ruptura do ligamento talofibular anterior e posterior ou avulsão óssea.
- **Estágio III:** fratura oblíqua da fíbula no nível da sindesmose.

## PRONAÇÃO-EVERSÃO (ROTAÇÃO EXTERNA)

O ligamento deltoide está sob estresse quando o pé está pronado. Como o tálus gira externamente, causa tensão das estruturas mediais, que são lesadas. Subsequentemente, a torsão da fíbula causa ruptura do ligamento tibiofibular anterior, seguido por ruptura do ligamento interósseo. Como

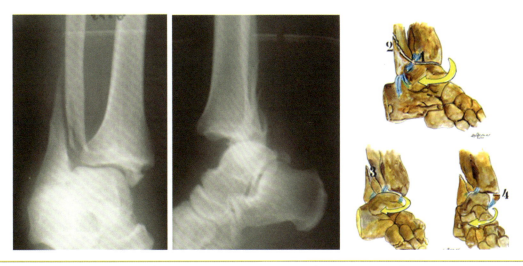

FIGURA 34.2 Radiografia e estágios da fratura em supinação-eversão (rotação externa).

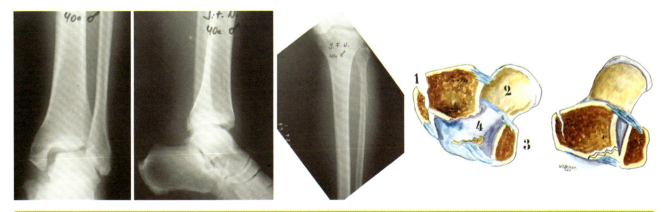

FIGURA 34.3 Radiografia e estágios da fratura em pronação-abdução.

as forças deformantes continuam, ocorre uma fratura espiral alta da fíbula, uma ruptura do ligamento tibiofibular posterior, avulsão óssea do maléolo posterior e, finalmente, a fíbula se afasta da tíbia. É responsável por 8% das fraturas do tornozelo (Figura 34.4).

- **Estágio I:** ruptura do ligamento deltoide ou fratura do maléolo medial.
- **Estágio II:** ruptura do ligamento tibiofibular anterior ou avulsão óssea.
- **Estágio III:** fratura oblíqua/espiral alta da fíbula.
- **Estágio IV:** ruptura do ligamento tibiofibular posterior ou fratura do maléolo posterior.

A classificação de Weber é baseada no nível da fratura da fíbula: fratura tipo A ocorre distal no nível do pilão tibial, fratura tipo B começa no nível do pilão tibial e frequentemente com a espiral proximal e fratura tipo C se origina proximal no nível do pilão tibial e está associada a uma grande possibilidade de lesão da sindesmose.[20] Este sistema é fácil de utilizar e fornece informação sobre a fratura lateral. Entretanto, não discrimina adequadamente as fraturas que são distintas biomecanicamente, quando associadas às fraturas mediais.[21]

A classificação AO é uma modificação do sistema de classificação de Weber na qual as fraturas do tipo A, B e C são subdivididas com base na presença de lesão medial ou posterior.[22]

## TRATAMENTO

### TRATAMENTO CONSERVADOR

O tratamento das fraturas do tornozelo vem sofrendo muitas mudanças. O tratamento ideal das fraturas estáveis e/ou desviadas com menos de 2 mm ainda está sob discussão. Enquanto alguns autores seguem as diretrizes do grupo AO com redução aberta e fixação interna, com subsequente mobilização precoce,[3,23-26] outros têm recomendado tratamento conservador.[27,28]

O tratamento conservador está indicado nas fraturas unimaleolares estáveis: estágio 1 da supinação-adução e estágios 1 e 2 da supinação-rotação externa, e compreendem mais de 40% das fraturas do tornozelo. Devem ser tratadas com aparelho gessado suropodálico por seis semanas. Porém, é importante diferenciar da lesão equivalente à supinação-eversão de Laugue-Hansen (estágios 2 e 3) ou B2 de Danis-Weber, muito mais grave, e associada a um mau prognóstico em função do envolvimento da sindesmose tibiofibular distal.[29]

### TRATAMENTO CIRÚRGICO

No tratamento cirúrgico é muito importante o reconhecimento da instabilidade do tornozelo, que é o resultado da rotação externa do tálus.[11,30-32] As estruturas mediais promovem uma limitação primária para este padrão de instabilidade, enquanto as estruturas laterais contribuem relativamente pouco para a estabilidade.[11,33] O objetivo do tratamento cirúrgico é a restauração da anatomia do tornozelo, bem como a fixação rígida das fraturas, proporcionando, assim, a mobilização precoce da articulação.

## FRATURAS ISOLADAS DO MALÉOLO LATERAL

O tratamento das fraturas do maléolo lateral é controverso.[10,34-38] Estudos clínicos têm sustentado tratamento conservador para as lesões isoladas da região lateral do tornozelo. Entretanto, as fraturas associadas à lesão medial têm sido tratadas com redução aberta e fixação interna.[10,34-38] Portanto, é importante diferenciar as fraturas isoladas da fíbula distal das associadas à ruptura do ligamento deltoide, principalmente do seu feixe profundo. Vários autores têm reconhecido a importância do ligamento deltoide para prevenir o desvio do tálus nas fraturas Weber tipo B.[16,39,40]

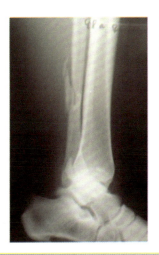
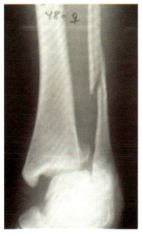
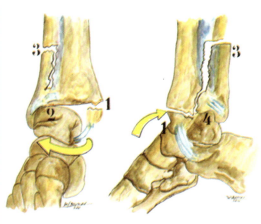

**FIGURA 34.4** Radiografia e estágios da fratura em pronação-eversão (rotação externa).

Para avaliação clínica das fraturas do maléolo lateral com suspeita de lesão medial, radiografias em estresse devem ser utilizadas forçando uma rotação externa sobre o pé para determinar a integridade da região profunda do ligamento deltoide e verificar a instabilidade do tornozelo. O alargamento do espaço livre medial tem sido considerado típico de lesão profunda do ligamento deltoide. Alargamentos absolutos deste espaço nas radiografias sob estresse entre 4 a 5 mm sugerem ruptura das fibras profundas do ligamento deltoide.[34-37] Entretanto, estudos recentes questionam a validade do alargamento do espaço livre medial como prognóstico de fibras profundas do ligamento deltoide.[34-37] Koval et al.[41] demonstraram que, utilizando a imagem de ressonância magnética é possível identificar melhor as lesões profundas do ligamento deltoide para, com isso, indicar com mais precisão o tratamento cirúrgico.

Ainda não existe um consenso sobre qual tipo de fixação é melhor. As indicações variam entre banda de tensão, parafuso, cerclagem, pino intramedular, haste e placa. Embora, em pacientes jovens, o parafuso de tração isolado seja uma boa opção, a adição de uma placa lateral de neutralização terço de tubo é mais utilizada. Brunner et al.[42] descreveram uma técnica similar na qual uma placa é colocada na região posterior da superfície da fíbula. Esta placa antideslizante oferece muitas vantagens sobre a lateral, incluindo uma construção fortalecida, menor dissecção, menor saliência sobre a pele e menos chance de penetração do parafuso na articulação (Figura 34.5).

## FRATURAS DO MEDIAL E LATERAL DO TORNOZELO

A lesão mais comum é a supinação e rotação externa, que resulta na fratura distal da fíbula seguida pela lesão medial, consistindo de lesão do ligamento deltoide ou de uma fratura do maléolo medial. Ambas são caracterizadas por supinação e rotação externa tipo 4 e são consideradas instáveis.[19] Este tipo de fratura mostrou ter um melhor resultado, tanto clínico como radiográfico após tratamento cirúrgico, particularmente quando a lesão medial foi a fratura do maléolo.[43-46] Tejwani et al.[47] demonstraram que a fratura do maléolo medial é uma lesão mais grave que a equivalente ligamentar. O tratamento cirúrgico consiste em redução e estabilização do maléolo lateral e medial. O maléolo lateral geralmente é reduzido primeiro com placa, seguido pela redução e estabilização do maléolo medial. E, dependendo do tamanho do fragmento ósseo, pode ser usada uma combinação de parafusos intrafragmentários, fios de Kirschner, cerclagem e placas. Dificuldade com a redução da fíbula geralmente ocorre devido ao fragmento medial bloquear a redução no tálus. Nesta circunstância, o fragmento medial deve ser reduzido e estabilizado antes da fíbula ser tratada (Figura 34.6).

Na fratura equivalente bimaleolar, na qual existe ruptura do ligamento deltoide e fratura do maléolo lateral, sutura rotineira do ligamento deltoide não parece melhorar os resultados. Esta exploração só deverá ser realizada se o tálus não reduz anatomicamente no pilão. Neste caso, artrotomia medial deve ser feita para liberar o ligamento deltoide que está bloqueando a redução junto ao tálus[48,49] (Figura 34.7).

A fratura bimaleolar é mais comum em pacientes idosos e em mulheres. Michelson et al.[10] não encontraram evidências para tratamento cirúrgico baseado na idade do paciente. Quando comparados com pacientes jovens, os idosos demonstraram bons resultados clínicos após o tratamento cirúrgico. As duas maiores preocupações com estes pacientes foram: alta taxa de complicações, devido à pobre cicatrização da ferida, e dificuldade de se obter uma redução anatômica devido ao osso osteoporótico.[50] Outra possibilidade está na colocação da placa na região posterior da fíbula, usada como aparelho antideslizante.[51] Nesta posição, a força e a rigidez deste sistema aumentam, quando comparado com a colocação da placa na posição lateral, mesmo se os parafusos não forem colocados no fragmento distal da fíbula.

De acordo com a classificação de Gustilo e Anderson, fraturas expostas do tornozelo grau I, II e IIIA devem ser tratadas com fixação interna imediata e, dentro do possível, fechamento precoce da ferida. Caso não seja possível, retardar o fechamento e realizar o procedimento dentro de cinco a sete dias.[52,53] Este procedimento tem fornecido um resultado satisfatório em 70% a 80% dos pacientes, sem aumento de taxas de infecção.[52-55] As fraturas mais graves, grau IIIB e IIIC, devem ser tratadas com desbridamento e fixador externo.

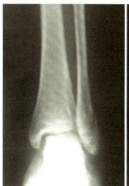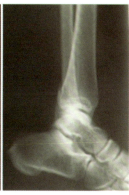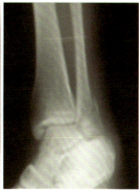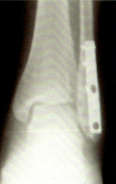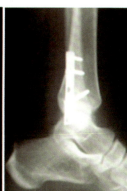

FIGURA 34.5 Fratura do maléolo lateral tratada com placa antideslizante.

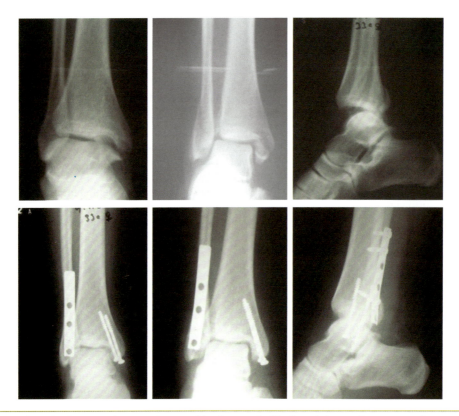

FIGURA 34.6 Fratura bimaleolar tratada com placa antideslizante da fíbula e dois parafusos esponjosos no maléolo medial.

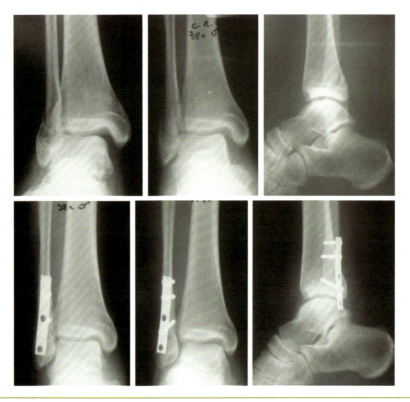

FIGURA 34.7 Fratura do maléolo lateral com lesão do ligamento deltoide, tratada com placa antideslizante do maléolo lateral.

## FRATURAS DO MALÉOLO POSTERIOR

O termo "maléolo posterior" foi criado por Destot, em 1911, para se referir à região posterior da tíbia distal.[56] Apesar de não ser um maléolo verdadeiro, o termo foi largamente aceito na terminologia do trauma ortopédico.[57-59] A relevância clínica das fraturas que envolvem o maléolo posterior tem sido muito discutida, com controvérsia em relação à importância do tamanho do fragmento sobre a estabilidade e congruência do tornozelo, e o efeito sobre a transferência de carga entre a região distal da tíbia e o domo do tálus.[57] Pesquisas mais recentes têm estabelecido a importância das fraturas do maléolo posterior na estabilidade da sindesmose.[60,61]

Vários autores concordam que avulsão de pequenos fragmentos pode ser tratada conservadoramente,[58,62] mas existem dúvidas em relação à redução anatômica e fixação para os grandes fragmentos.[58,62] Buchler *et al.*[63] demonstraram que utilizando radiografias convencionais, o tamanho do fragmento do maléolo posterior poderia ser verificado para indicar o tratamento. A maioria dos investigadores tem recomendado fixação interna do fragmento posterior compreendendo > 25% a 30% de a superfície articular em radiografias de perfil. Estas recomendações estão baseadas em duas premissas: a margem posterior da tíbia fornece o principal bloqueio para a subluxação posterior do tálus e, portanto, fragmentos grandes, que não são fixados, resultam em uma subluxação posterior crônica do tálus; e fragmentos consolidados em posição viciosa ficam com incongruência articular e poderão produzir artrite pós-traumática, especialmente se o tálus se desloca posteriormente. Entretanto, alguns autores têm encontrado imprecisões quando o tamanho do fragmento foi medido com radiografias convencionais ao invés da tomografia computadorizada (TC).[64] Além disso, a TC permite uma avaliação mais cuidadosa da perda de fragmento osteocondral, impacção articular, como também uma melhor avaliação da incisura dos fibulares e da articulação tibiofibular distal.[65]

A cirurgia tem sido realizada por vias de acesso que recomendam fixação do fragmento posterior com a fixação do parafuso de esponjosa de posterior para anterior, de anterior para posterior, por um acesso lateral ou medial.[10,66,67] A incisão deve ser longa e discretamente mais posterior que a usada para o maléolo lateral ou medial. O acesso posterolateral oferece uma visão mais direta porque é criado um espaço entre os fibulares e o tendão calcâneo.[66,68] Indicações para o uso do acesso lateral ou posterolateral estão baseadas no fato de que a fratura do maléolo posterior normalmente acontece na região posterolateral da tíbia.

## LESÕES DA SINDESMOSE

Lesão da sindesmose da tibiofibular distal pode estar associada com fraturas proximais da fíbula e tornozelo. Aproximadamente 15 em 100.000 pessoas sofrem lesões da sindesmose a cada ano.[2] Mesmo um discreto deslocamento da mortalha do tornozelo pode resultar em diminuição do contato da área articular, diminuir forças articulares e levar a uma dor persistente e artrite precoce do tornozelo. Portanto, diagnóstico e tratamento destas lesões são essenciais.

Existe ainda controvérsia em relação à avaliação e tratamento das lesões da sindesmose. A primeira questão inclui avaliar se a sindesmose está instável, e quando e que tipo de fixação é necessária. A segunda, como o paciente deveria ser tratado no pós-operatório.[18]

A lesão da sindesmose ocorre como resultado de abdução ou rotação externa do tálus dentro da mortalha do tornozelo. Este mecanismo ocorre mais frequentemente em associação com pronação-rotação externa, pronação-abdução e, ocasionalmente, supinação-rotação externa (tipo C e algumas do tipo B).[20]

Normalmente, radiografias convencionais são usadas para o diagnóstico das fraturas do tornozelo com lesão da sindesmose. Na radiografia em anteroposterior são avaliados: o espaço livre da tibiofibular (normalmente menor que 5 mm) e a sobreposição tibiofibular (normalmente ≥ a 10 mm). Na incidência de mortalha, deve ser analisada a sobreposição tibiofibular (normalmente maior que 1 mm) e a distância entre o tálus e o maléolo medial (normalmente menor que 4 mm). A imagem de ressonância magnética tem demonstrado ter uma sensibilidade de 100% e especificidade de 93% nas lesões da sindesmose.[69]

Fratura do tornozelo com lesão da sindesmose normalmente é avaliada intraoperatoriamente puxando a fíbula lateralmente com uma pinça de gancho, conhecida como "teste de Cotton". Entretanto, esta manobra pode ser difícil de interpretar.[70] Uma alternativa seria realizar um teste de estresse em rotação lateral do pé. O teste é positivo quando o resultado é de mais de 1 mm da tibiofibular ou aumento do espaço livre medial tanto na incidência anteroposterior como na mortalha. No geral, 37% das fraturas do tornozelo (33% de fraturas em supinação-rotação externa e 57% de pronação-rotação externa) demonstraram o teste de estresse positivo mesmo após osteossíntese dos maléolos lateral e medial.[71]

Segundo a literatura,[10] as recomendações para o tratamento da sindesmose são:

1. Se os complexos medial e lateral estão intactos ou podem ser restaurados anatomicamente e estabilizados com fixação interna, a sindesmose normalmente ficará estável apesar do grau de lesão.

2. Se a lesão da sindesmose ocorre com uma avulsão óssea, a redução dos fragmentos ósseos com ou sem fixação restaura a estabilidade, especialmente se os complexos medial e lateral foram anatomicamente restaurados.

3. Fixação interna da sindesmose pode ser necessária se existe uma fratura da fíbula que se estende mais de 3 ou 4 cm proximal à linha de fratura ou quando associada a uma lesão do lado medial que não pode ser fixada ou reparada (mesmo que a fratura da fíbula tenha sido fixada anatomicamente).

4. Fixação interna da sindesmose deve ocorrer se existir uma fratura da fíbula proximal acima do nível da arti-

culação do tornozelo com uma lesão do lado medial que não possa ser fixada em posição estável.

Se a sindesmose é instável, a fixação trans-sindesmoidal é recomendada. A redução anatômica é necessária e o tálus deve estar reduzido na mortalha. A fixação da sindesmose é frequentemente realizada com um parafuso que pode ser colocado independente ou associado com uma placa, dependendo do tipo e localização da fratura da fíbula. O parafuso é inserido no sulco fibular em direção à tíbia normalmente a 3 ou 4 cm, e paralelo à articulação do tornozelo com uma angulação de aproximadamente 30° anteriormente, perpendicular à articulação tibiofibular. Parafusos colocados muito proximais (acima de 5 cm) podem deformar a fíbula e produzir um alargamento da articulação. Parafusos que não estão paralelos à articulação tibiofibular podem desviar a fíbula proximal ou lateralmente. Convém ressaltar que a articulação tibiofibular deve estar reduzida, com uma pinça ou fio de Kirschner, antes da fixação definitiva.

Existem dúvidas sobre a utilização de um parafuso nas quatro corticais ou um ou dois parafusos tricorticais. O parafuso tricortical atua como parafuso de posição na sindesmose e normalmente afrouxa com a carga. Isto, teoricamente produz uma menor interferência com o micromovimento, que normalmente ocorre na sindesmose durante a carga, e se quebra com menos frequência. Portanto, o parafuso não necessita de remoção. O uso de parafuso nas quatro corticais oferece maior resistência, porém ao utilizar carga se quebra.[72]

A posição do tornozelo na fixação da sindesmose tem sido muito discutida. Um estudo em cadáver[73] sugeriu que o parafuso sindesmoidal deveria ser colocado com o tornozelo em máxima dorsoflexão para evitar um estreitamento da sindesmose com o tálus e, dessa maneira, apresentar uma perda da função. Contudo, Tornetta et al.[74] demonstraram que a fixação da sindesmose deveria ser realizada com o tornozelo em uma posição que facilitasse a redução anatômica sem preocupação com o estreitamento da sindesmose. O aspecto mais importante é a redução anatômica da fíbula na sindesmose.[75] (Figura 34.8)

## COMPLICAÇÃO

A cirurgia da fratura do tornozelo pode apresentar complicações. Estudos prévios tentaram identificar fatores de risco. Entretanto, a maioria desses estudos se concentrou em uma série de casos de uma população específica de pacientes como idosos ou diabéticos.[76] Koval et al.,[77] examinando seus dados, identificaram baixas taxas de complicações em pacientes idosos após dois anos da cirurgia. SooHoo et al.[78] demonstraram baixas taxas de complicações, mas diabetes e doença vascular periférica foram associadas com um alto risco de complicações graves, incluindo infecção e amputação.

Diabetes pode ser uma complicação no pós-operatório das fraturas do tornozelo, por razões multifatoriais. Neuropatia periférica pode ser um dos fatores, prejudicando a propriocepção e nocicepção, predispondo a uma lesão adicional e causando perda da redução da fratura. Vários estudos têm demonstrado que a consolidação óssea é prejudicada. Também há risco de consolidação viciosa e necessidade de nova cirurgia.[79,80] Por esta razão, pacientes com diabetes necessitam de imobilização mais prolongada e deveriam usar imobilizadores por um período maior quando comparados a pacientes sem diabetes.[81]

A literatura tem descrito incidência de pseudartrose e retarde de consolidação para todos os tipos de fraturas sem distinguir as várias classificações. Michelson et al.[10] afirmaram que praticamente todas as fraturas do tornozelo consolidam na ausência de trauma subsequente e a maioria dos estudos apresentou taxas de pseudartrose entre 0-1,4%.[82-84] Lindsjo[62] relatou uma incidência de 4,6% de retarde de consolidação. Ebraheim et al.[85] relataram que 13% dos pacien-

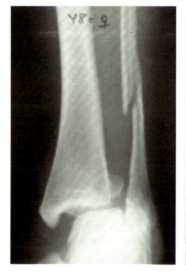
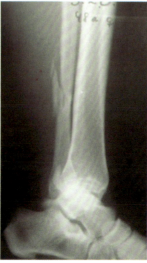
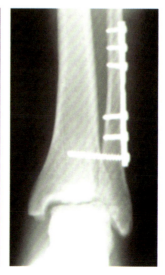

**FIGURA 34.8** Fratura do tipo pronação-eversão (rotação externa) tratada com placa na fíbula e estabilizada com parafuso trans-sindesmoidal.

tes desenvolveram pseudartrose e 6% tinha evidência de retarde de consolidação em fraturas do tipo Weber C.

Infecção após cirurgia normalmente varia entre 1%-4%.[78] Entretanto, alguns trabalhos têm relatado taxas de infecção entre 8,6%-11%. De acordo com os resultados de Ebraheim et al.,[85] os pacientes apresentaram 6% de infecção após tratamento das fraturas do tipo Weber C. Taxas de infecção em pacientes com diabetes foi particularmente alta (7,7%, quando comparadas com 1,4% do total da população).[78]

Remoção do material de síntese na fratura do tornozelo varia entre 7,4% e 24%.[47,86] SooHoo et al.[78] relataram taxas de revisão de 0,82% após tratamento das fraturas do maléolo lateral, bimaleolar ou trimaleolar. Outros estudos apresentam taxas de revisão entre 0,52% e 2,96%, e cirurgia adicional entre 5% e 24%.[47,62,84,86]

Osteoartrose pós-traumática, quando ocorre, aparece nos primeiros dois anos após a lesão. Ahl et al.[82] demonstraram evidências radiográficas de degeneração da cartilagem articular em 5% das fraturas unimaleolares e em 20% das bimaleolares. Burwell et al.[83] relataram uma incidência de 37% de osteoartrose pós-traumática. Lindsjo[62] encontrou, após período de 2-6 anos, taxas de 14% de osteoartrose para todas as fraturas e de 33% nos pacientes com fraturas do tipo Weber C.

## PÓS-OPERATÓRIO

O pós-operatório consiste normalmente em imobilização inicial em posição neutra, seguida de aparelho gessado ou imobilizador de perna com carga progressiva e mobilização articular. A carga pode ser iniciada imediatamente, em pacientes com fixações estáveis medial e lateral, e com proteção do membro. Apesar das vantagens teóricas, vários estudos têm demonstrado que não ocorrem benefícios com a mobilização e carga precoce nas primeiras semanas. A maioria dos estudos atribui ao cirurgião a determinação do procedimento a ser instituído de acordo com cada paciente.[87-89] A reabilitação deveria ser mantida, após o tratamento da fratura do tornozelo, até obter-se propriocepção, força e resistência com boa função articular, e readquirir a marcha.

## CASO CLÍNICO

- Paciente IRT do sexo masculino, de 30 anos de idade, sofreu queda de motocicleta em uma trilha. No exame clínico, apresentava dor no tornozelo esquerdo com desvio, edema de +++/4+, incapacidade funcional e equimose na face medial e posterior da perna. As radiografias do tornozelo demonstraram fratura em cisalhamento no maléolo medial, fratura transversa no maléolo lateral no nível da articulação tibiotalar e fratura no maléolo posterior, desviada mais de 2 mm e um fragmento maior de 30% da articulação do pilão (Figura 34.9). O paciente ficou internado por seis dias, aguardando a diminuição do edema para realizar a cirurgia. O tratamento cirúrgico foi iniciado pelo maléolo lateral com colocação de uma placa terço de tubo com cinco parafusos de 3,5 mm. O maléolo medial foi fixado com uma placa terço de tubo de seis furos, atuando como placa antideslizante, utilizando dois parafusos corticais e um parafuso de esponjosa como parafuso de tração. Como o maléolo medial apresentava uma fratura longitudinal, foi necessária colocação de um parafuso de tração para reduzir o bico do maléolo. Após esse procedimento, o tornozelo ainda apresentava instabilidade posterior, e como o fragmento era maior que 30% do pilão, foi fixado com dois parafusos de esponjosa de 3,5 mm de maneira anterior para posterior, com arruelas (Figura 34.10). No pós-operatório, o paciente foi mantido em tala gessada por um período de duas semanas e posteriormente imobilizado com um aparelho sem carga por seis semanas. Após este período, a atividade foi gradualmente liberada para uma carga controlada por 12 semanas até alcançar carga total e os movimentos foram estimulados com fisioterapia (Figura 34.11).

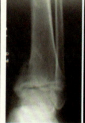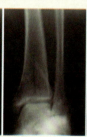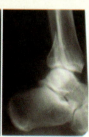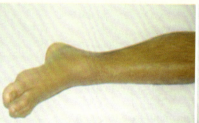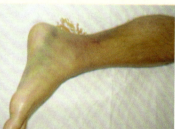

**FIGURA 34.9** Radiografia e aspecto clínico da fratura trimaleolar do tornozelo.

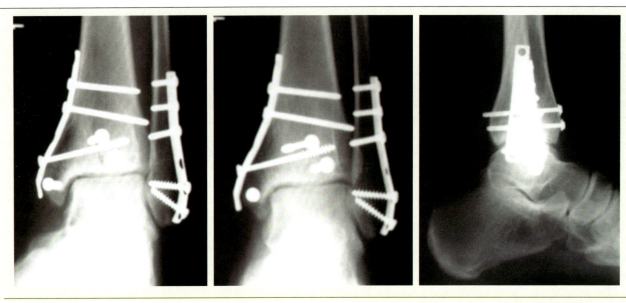

**FIGURA 34.10** Radiografias do tratamento da fratura trimaleolar do tornozelo com placa lateral na fíbula, placa antideslizante com parafuso de fração no maléolo medial e dois parafusos esponjosos, de anterior para posterior estabilizando o maléolo posterior.

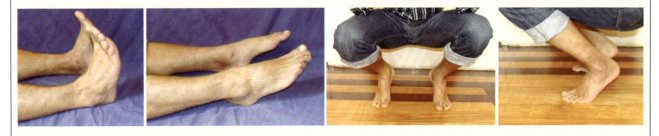

**FIGURA 34.11** Aspecto clínico do tornozelo e do paciente após oito meses de fratura do tornozelo esquerdo.

## REFERÊNCIAS BIBLIOGRÁFICAS

1. Bauer M, Bengner U, Johnell O, et al. Supination-eversion fractures of the ankle joint: changes in incidence over 30 years. Foot Ankle. 1987;78:26-8.
2. Court-Brown CM, McBirnie J, Wilson G. Adult ankle fractures– an increasing problem? Acta Orthop Scand. 1998;69(1):43-7.
3. Milchelson JD. Ankle fractures resulting from rotational injuries. J Am Acad Orthop Surg. 2003;11:403-12.
4. Calhoun JH, Eng M, Li F, et al. A comprehensive study of pressure distribution in the ankle joint with inversion and eversion. Foot Ankle. 1994;15:125-33.
5. Lambert KL. The weight-bearing function of the fibula. A strain gauge study. J Bone Joint Surg Am. 1971;53:507-13.
6. Lundberg A, Goldie I, Kalin B, et al. Kinematics of the ankle/foot complex: plantarflexion and dorsiflexion. Foot Ankle. 1989;9:194-200.
7. Michelson JD, Helgemo SL Jr. Kinematics of the axially loaded ankle. Foot Ankle Internat. 1995;16:577-82.
8. Parlasca R, Shoji H, D'Ambrosia RD. Effect of ligamentous injury on ankle and subtalar joints: a kinematic study. Clin Orthop Relat Res. 1979;140:266-72.
9. Boone DC, Azen SP. Normal range of motion of joints in male subjects. J Bone Joint Surg Am. 1979;61:756-9.
10. Michelson JD. Current concepts review. Fractures about the ankle. J Bone Joint Surg Am. 1995;77:142-52.
11. Michelson JD, Helgemo SL, Ahn UM. Dynamic biomechanics of the normal and fractured ankle. Trans Orthop Res Soc. 1994;20:253.
12. Siegler S, Wang D, Plasha E, et al. Technique for in vivo measurement of the three-dimensional kinematics and laxity characteristics of the ankle joint complex. J Orthop Res. 1994;12:421-31.
13. Close JR. Some applications of the functional anatomy of the ankle joint. J Bone Joint Surg Am. 1956;38:761-81.
14. Lundberg A. Kinematics of the ankle and foot. In vivo roentgen stereophotogrammetry. Acta Orthop Scand Suppl. 1989;223:1-24.

15. Peter RE, Harrington RM, Henley MB. Effect of implants on the motion of the distal tibiofibular syndesmotic joint. Comparison of screw versus K-wire fixation of Weber type "C" injuries. Trans Orthop Res Soc. 1992;17:264.

16. Michelsen JD, Ahn UM, Helgemo SL. Motion of the ankle in a simulated supination- external rotation fracture model. J Bone Joint Surg Am. 1996;78:1024-31.

17. Earll M, Wayne J, Brodrick C, et al. Contribution of the deltoid ligament to ankle joint contact characteristics: A cadaver study. Foot Ankle Int. 1996;17:317-24.

18. Griend RV, Milchelson JD, Bone LB. Fractures of the ankle and the distal parto f the tibia. J Bone Joint Surg Am. 1996;78(11):1772-83.

19. Lauge-Hansen N. Fractures of the ankle. II. Combined experimental-surgical and experimental-roentgenologic investigations. Arch Surg. 1950;60:957-85.

20. Miiller ME, Allgower M, Schneider R, et al. Manual of Internal Fixation. Technique Recommended by the AO Group. 2. ed. New York: Springer, 1979.

21. Lindsjo U. Classification of ankle fractures: the Lauge-Hansen or AO system? Clin Orthop Relat Res. 1985;199:12-6.

22. Miillcr ME, Nazarian S, Koch P. The Comprehensive Classification of Fractures of Long Bones. New York: Springer, 1990.

23. Beauchamp CG, Clay NR, Thexton PW. Displaced ankle fractures in patients over 50 years of age. J Bone Joint Surg Br. 1983;65:329-32.

24. Litchfield JC. The treatment of unstable fractures of the ankle in the elderly. Injury. 1987;18:128-32.

25. Hughes JL, Weber H, Willenegger H, et al. Evaluation of ankle fractures: non-operative and operative treatment. Clin Orthop Relat Res. 1979;138:111-9.

26. Phillips WA, Schwartz HS, Keller CS, et al. A prospective, randomized study of the management of severe ankle fractures. J Bone Joint Surg [Am]. 1985;67-A:67-78.

27. Ali MS, McLaren CAN, Rouholamin E, et al. Ankle fractures in the elderly: nonoperative or operative treatment. J Orthop Trauma. 1987;1:275-80.

28. Anand N, Klenerman L. Ankle fractures in the elderly: MUA versus ORIF. Injury. 1993;24:116-20.

29. Fernandes HJA, Reis FB. Fraturas do tornozelo. Clinica Ortopédica: Controvérsias no tratamento das fraturas e luxações dos membros inferiores. 2004;5/4:951-61.

30. Harper MC. An anatomic study of the short oblique fracture of the distal fibula and ankle stability. Foot Ankle. 1983;4:23-9.

31. CMcullough CJ, Burge PD. Rotatory stability of the load-bearing ankle. An experimental study. Bone Joint Surg Br. 1980;62(4):460-4.

32. Yablon IG, Heller FG, Shouse L. The key role of the lateral malleolus in displaced fractures of the ankle. Bone Joint Surg Am. 1977;59:169-73.

33. Clarke HJ, Michelson JD, Cox QG, et al. Tibio-talar stability in bimalleolar ankle fractures: a dynamic in vitro contact area study. Foot Ankle. 1991;11:222-7.

34. McConnell T, Creevy WR, Tornetta P III. Stress examination of supination external rotation-type fibular fractures. J Bone Joint Surg Am. 2004,86:2171-8.

35. Egol KA, Amirtharage M, Tejwani NC, et al. Ankle stress test for predicting the need for surgical fixation of isolated fibula fractures. J Bone Joint Surg Am. 2004;86:2393-8.

36. Petrisor BA, Poolman R, Koval Kj, et al. Management of displaced ankle fractures. J Orthop Trauma. 2006;20:515-8.

37. Michelson JD, Varner KE, Checcone M. Diagnosing deltoid injury in ankle fractures: The gravity stress view. Clin Orthop Relat Res. 2001;387:178-82.

38. DeAngelis NA, Eskander MS, French BG. Does medial tenderness predict deep deltoid ligament incompetence in supination-external rotation type ankle fractures? J Orthop Trauma. 2007;21:244-7.

39. Michelsen JD, Magid D, Ney DR. Examination of the pathologic anatomy of ankle fractures. J Trauma. 1992;32:65-70.

40. Thordarson DB, Motamed S, Hedman T, et al. The effect of fibular malreduction on contact pressures in an ankle fracture malunion model. J Bone Joint Surg Am. 1997;79:1809-15.

41. Koval KJ, Egol KA, Cheung Y, et al. Does a positive ankle stress test indicate the need for operative treatment after lateral malleolus fracture? A preliminary report. J Orthop Trauma. 2007;21(7):449-55.

42. Brunner CF, Weber BG. The anti-glide plate. In: Special Techniques in Internal Fixation. New York: Springer-Verlag, 1982. p.115-33.

43. Makwana NK, Bhowal B, Harper WM, et al. Conservative versus operative treatment for displaced ankle fractures in patients over 55 years of age. A prospective, randomised study. J Bone Joint Surg Br. 2001;83:525-9.

44. Lee YS, Huang CC, Chen CN, et al. Operative treatment of displaced lateral malleolar fractures: the Knowles pin technique. J Orthop Trauma. 2005;19:192-7.

45. Pagliaro AJ, Michelson JD, Mizel MS. Results of operative fixation of unstable ankle fractures in geriatric patients. Foot Ankle Int. 2001;22:399-402.

46. Kennedy JG, Johnson SM, Collins AL, et al. An evaluation of the Weber classification of ankle fractures. Injury. 1998;29:577-80.

47. Tejwani NC, McLaurin TM, Walsh M, et al. Are Outcomes of Bimalleolar Fractures Poorer Than Those of Lateral Malleolar Fractures with Medial Ligamentous Injury? J Bone Joint Surg Am. 2007;89:1438-41.

48. Baird RA, Jackson ST. Fractures of the distal part of the fibula with associated disruption of the deltoid ligament: Treatment without repair of the deltoid ligament. J Bone Joint Surg Am. 1987;69:1346-52.

49. Harper MC. The deltoid ligament: Na evaluation of need for surgical repair. Clin Orthop Relt Res. 1988;226:156-68.

50. Litchfield JC. The treatment of unstable fractures of the ankle in the elderly. Injury. 1987;18:128-32.

51. Lamontagne J, Blachut PA, Broekhuyse HM, et al. Surgical treatment of a displaced lateral malleolus fracture: The anti-glide technique versus lateral plate fixation. J Orthop Trauma. 2002;16(7):498-502.

52. Franklin JL, Johnson KD, Hansen ST Jr. Immediate internal fixation of open ankle fractures. Report of thirty-eight cases treated with a standard protocol. J Bone Joint Surg Am. 1984;66:1349-56.

53. Stiehl JB. Open fractures of the ankle joint. In Insrrucrional Course Lecrures. The American Academy of Orthopaedic Surgeons. Vol. 39. Illinois: The American Academy of Orthopaedic Surgeons, 1990. p.113-7.

54. Bray TJ, Endicott M, Capra SE. Treatment of open ankle fractures. Immediate internal fixation versus closed immobi-

Série Ortopedia e Traumatologia – Fundamentos e Prática

54. lization and delayed fixation. Clin Orthop Relet Res. 1989;240:47-52.

55. Wiss DA, Gilbert P, Merritt P0, et al. Immediate internal fixation of open ankle fractures. J Orthop Trauma. 1988;2:265-71.

56. Nelson MC, Jensen NK. Treatment of trimalleolar fractures of the ankle. Surg Gynecol Obstet. 1940;71:509-14.

57. Raasch WG, Larkin JJ, Draganich LF. Assessment of the posterior malleolus as a restraint to posterior subluxation of the ankle. J Bone Joint Surg Am. 1992;74:1201-6.

58. Harper MC, Hardin G. Posterior malleolar fractures of the ankle associated with external rotation-abduction injuries. Results with and without internal fixation. J Bone Joint Surg Am. 1988;70:1348-56.

59. Haraguchi N, Haruyama H, Toga H, et al. Pathoanatomy of posterior malleolar fractures of the ankle. J Bone Joint Surg Am. 2006;88:1085-92.

60. Gardner MJ, Brodsky A, Briggs SM, et al. Fixation of posterior malleolar fractures provides greater syndesmotic stability. Clin Orthop Relat Res. 2006;447:165-71.

61. Miller AN, Carroll EA, Parker RJ. Posterior malleolar stabilization of syndesmotic injuries is equivalent to screw fixation. Clin Orthop Relat Res. 2010;468:1129-35.

62. Lindsjo U. Operative treatment of ankle fracture-dislocations. A follow-up studyof 306/321 consecutive cases. Clin Orthop Relat Res. 1985;199:28-38.

63. Buchler L, Tannast M, Bonel HM, et al. Reliability of radiologic assessment of the fracture anatomy at the posterior tibial plafond in malleolar fractures. J Orthop Trauma. 2009;23:208-12.

64. Ferries JS, DeCoster TA, Firoozbakhsh KK. Plain radiographic interpretation in trimalleolar ankle fractures poorly assesses posterior fragment size. J Orthop Trauma. 1994;8:328-31.

65. Langenhuijsen JF, Heetveld MJ, Ultee JM. Results of ankle fractures with involvement of the posterior tibial margin. J Trauma. 2002;53:55-60.

66. Tornetta P III, Ostrum RF, Trafton PG. Trimalleolar ankle fracture. J Orthop Trauma. 2001;15:588-90.

67. Mizel MS, Temple HT. Technique tip: revisit to a surgical approach to allow direct fixation of fractures of the posterior and medial malleolus. Foot Ankle Int. 2004;25:440-2.

68. Tornetta P III, Collinge C, Karges DE. Ankle fracture. J Orthop Trauma. 2001;15:304-6.

69. Takao M, Ochi M, Oae K, et al. Diagnosis of a tear of the tibiofibular syndesmosis: The role of arthroscopy of the ankle. J Bone Joint Surg Br. 2003;85:324-9.

70. Candal-Couto JJ, Burrow D, Bromage S, et al. Instability of the tibio-fibular syndesmosis: have we been pulling in the wrong direction? Injury. 2004;35:814-8.

71. Bauera AS, Blumanb EM, Wilsona MG, et al. Injuries of the distal lower extremity syndesmosis. 2009;20(2):111-6.

72. Moore JA Jr, Shank JR, Morgan SJ, et al. Syndesmosis fixation: a comparison of three and four cortices of screw fixation without hardware removal. Foot Ankle Int. 2006;27:567-72.

73. Olerub C. The effect of the syndesmotic screw on the extension capacity of the ankle joint. Arch Orthop Trauma Surg. 1985;104:299-302.

74. Tornetta P, Spoo JE, Reynols FA, et al. Overtightening of the ankle syndesmosis: Is it really possible? J Bone Joint Surg Am. 2001;83:489-92.

75. Weening B, Bhandari M. Predictors of functional outcome following transsyndesmotic screw fixation of ankle fractures. J Orthop Truama. 2005;19:102-8.

76. Leininger RE, Knox CL, Comstock RD. Epidemiology of 1.6 million pediatric soccer-related injuries presenting to US emergency departments from 1990 to 2003. Am J Sports Med. 2007;35:288-93.

77. Koval KJ, Zhou W, Sparks MJ, et al. Complications after ankle fracture in elderly patients. Foot Ankle Int. 2007;28:1249-55.

78. SooHoo NF, Krenek L, Eagan MJ, et al. Complication rates following open reduction and internal fixation of ankle fractures. J Bone Joint Surg Am. 2009; 91:1042-9.

79. Brem H, Tomic-Canic M. Cellular and molecular basis of wound healing in diabetess. J Clin Invest. 2007;117:1219-22.

80. Herbst SA, Jones KB, Saltzman CL. Pattern of diabetic neuropathic arthropathy associated with the peripheral bone mineral density. J Bone Joint Surg Br. 2004;86:378-83.

81. Jones KB, Maiers-Yelden KA, Marsh JL, et al. Ankle fractures in patients with diabetess mellitus. J Bone Joint Surg Br. 2005;87:489-95.

82. Ahl T, Dalen N, Selvik G. Ankle fractures. A clinical and roentgenographic stereophotogrammetric study. Clin Orthop Relat Res. 1989;245:246-55.

83. Burwell H, Charnley A. The treatment of displaced fractures at the ankle by rigid internal fixation and early joint movement. J Bone Joint Surg Br. 1965;47:634-60.

84. Egol KA, Tejwani NC, Walsh MG, et al. Predictors of short-term functional outcome following ankle fracture surgery. J Bone Joint Surg Am. 2006;88:974-9.

85. Ebraheim NA, Mekhail AO, Gargasz SS. Ankle fractures involving the fibula proximal to the distal tibiofibular syndesmosis. Foot Ankle Int. 1997;18:513-21.

86. Lamontgane J, Blachut PA, Broekhuyse HM, et al. Surgical treatment of a displaced lateral malleolus fracture: the antiglide technique versus lateral plate fixation. J Orthop Trauma. 2002;16:498-502.

87. Dogra AS, Ragan A. Early mobilization versus immobilisation of surgically treated ankle fractures: Prospective randomised control Trial. Injury. 1999;30:417-9.

88. Egol KA, Dolan R, Koval KJ. Functional outcome of surgery for fractures of the ankle: a prostective, randomised comparison of management in a castor a functional brace. J Bone Joint Surg Br. 2000;82:246-9.

89. Ahl T, Dalén N, Lundberg A. Early mobilization of operated on ankle fractures: prospective, controlled study of 40 bimalleolar cases. Acta Orthop Scand. 1993;64:95-9.

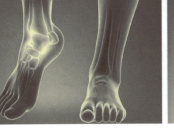
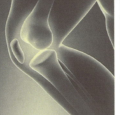

# Fraturas do Tálus e Calcâneo

Túlio Diniz Fernandes
Alexandre Leme Godoy dos Santos

## INTRODUÇÃO

Fraturas do tálus historicamente são relacionadas a resultados ruins e grande número de complicações. Descrita como "fratura do aviador" na 1ª Guerra Mundial, as lesões talares expostas até 1848 tinham taxa de mortalidade de 84%.

A astragalectomia até o início do século 20 era o principal tratamento. Nos últimos vinte anos as técnicas, a instrumentação e a abordagem inicial foram aprimoradas, alterando significativamente os resultados funcionais e reduzindo o índice de complicações.

## ANATOMIA

O tálus é formado por cabeça, colo e corpo, e deste se diferenciam os processos lateral e posterior. Aproximadamente dois terços são cobertos por cartilagem, deixando apenas o colo e o aspecto posterior do corpo cobertos por periósteo. Não possui inserções musculares ou tendíneas, mas tem múltiplas inserções capsulares e ligamentares no colo e corpo.

A cabeça do tálus tem contorno arredondado, articula com o navicular anteriormente e é sustentada inferiormente pelo ligamento mola.

O colo é curto, desviado medialmente de 15º a 20º e plantarmente 25º em relação ao eixo do corpo. Possui forames vasculares, principalmente na superfície dorsal de onde se origina a cápsula articular. Tem cortical pouco mais delgada que o restante do tálus e é área de risco aumentado para fraturas.

O corpo sustenta as articulações com a tíbia e calcâneo. Tem dois processos acessórios, o lateral e o posterior. O processo lateral tem forma de asa, articula inferiormente com a faceta posterior do calcâneo formando o terço lateral da parte talar da articulação subtalar, superior e lateralmente articula com a fíbula distal. O processo posterior é formado por dois tubérculos (medial e lateral) separados por um sulco, no qual passa o tendão flexor longo do hálux.[1]

Localizado na face inferior do tálus se encontra um sulco, com orientação aproximada de 40º de posterolateral para anteromedial, formando lateralmente o seio do tarso e medialmente o canal do tarso. Desta área se origina o complexo ligamentar interósseo talocalcaneano. Também é o local onde as artérias do seio do tarso e do canal do tarso se comunicam, sendo responsáveis por dois terços da irrigação do corpo. Outra fonte de irrigação é pelos ramos arteriais da artéria tibial posterior provenientes do ligamento deltoide que se insere no corpo.

## EPIDEMIOLOGIA E MECANISMOS DE TRAUMA

Fraturas do tálus correspondem a aproximadamente 0,32% de todas as fraturas, 3,4% das fraturas do pé e é a segunda mais frequente fratura do tarso.

Os mecanismos responsáveis são em sua maioria queda de altura ou trauma automobilístico, logo relacionados à alta energia e mais frequentes nos adultos jovens. Apenas 10% são resultado de forças indiretas. O grau de lesão corresponde à intensidade da força aplicada, resultando de uma fratura sem desvio até uma fratura luxação peritalar.

As fraturas do colo correspondem por aproximadamente 45% das fraturas e são produzidas por mecanismo de desaceleração associado à dorsiflexão forçada do tornozelo e impacção axial. Quando há dispersão axial da força associada à flexão plantar do tornozelo encontramos fraturas do corpo ou do processo posterior. Com forças de cisalhamento encontramos lesões sagitais do domo do tálus. As fraturas da cabeça estão associadas a forças de compressão longitudinal no pé.[2]

## APRESENTAÇÃO CLÍNICA

As fraturas do corpo e colo são normalmente evidentes com edema e equimose na região do tornozelo, a amplitude de movimento da tibiotalar, subtalar e médio-tarsal é dolo-

## Série Ortopedia e Traumatologia – Fundamentos e Prática

rosa e restrita. O paciente não tolera deambulação ou suporte do peso com o pé afetado. Lesões dos processos posterior ou lateral podem ser confundidos com lesões torcionais simples, dificilmente diagnosticadas pelas radiografias convencionais. Fraturas e luxações têm deformidades marcantes, com proeminências ósseas palpáveis e rápida formação de flictenas.

O comprometimento das partes moles é comum, mesmo em traumas fechados. Quando lesado o envelope das partes moles, o prognóstico é muito pior, sendo possível inclusive nos casos mais graves a extrusão completa do corpo do tálus por lesão de todas as inserções locais. Deve-se afastar a presença de síndrome compartimental.

Como são encontradas muitas vezes em pacientes politraumatizados, são comumente associadas a outras lesões, por isso deve-se ter cuidado para não negligenciá-las.

Outras fraturas do pé e tornozelo podem ocorrer em conjunto com fraturas do corpo ou colo. A incidência de fraturas associadas é, para as fraturas maleolares, de 19% a 28%, e de 10% para fraturas do calcâneo. Há também associação a fraturas do pilão tibial e lesões da sindesmose tibiofibular distal.

## AVALIAÇÃO RADIOGRÁFICA

Deve incluir imagens anteroposterior e lateral do tornozelo para visualizar o corpo e colo. A articulação talonavicular é examinada com uma projeção dorsoplantar do pé com o raio inclinado caudalmente 20°. Desalinhamento da subtalar e lesões do processo lateral podem ser detectados pela incidência de Brodén. Desvios axiais do colo do tálus são acessados pela incidência de Canale e Kelly com o pé pronado 15° e o raio inclinado 15° cefalicamente.

A Tomografia Computadorizada (TC) é um recurso de grande utilidade para a avaliação das fraturas do tálus. Cortes axiais, coronais e sagitais detectam desalinhamentos mínimos das superfícies articulares. O uso de rotina da TC, mesmo se o RX já as tiver diagnosticado, pode ser muito útil na sua classificação e planejamento do tratamento.[3]

A Ressonância Magnética (RM) não aparenta ter utilidade para a avaliação aguda, mas tem grande importância na avaliação de osteonecrose durante o seguimento.

## SISTEMAS DE CLASSIFICAÇÃO

Para classificação exata da fratura a realização de uma TC é mandatória, pois fragmentos minimamente desviados ou fratura dos processos podem não ser visualizados no RX convencional ou mesmo não diferenciar uma fratura do corpo e do colo.[4]

As fraturas são classificadas em relação ao desvio inicial e o número de articulações afetadas. A classificação mais usada foi descrita por Hawkins que inicialmente descreveu três tipos de fratura e luxação do colo na avaliação radiográfica, que posteriormente foi adicionado um quarto tipo.

Hawkins:

- **Tipo 1:** sem desvio;
- **Tipo 2:** luxação da subtalar;
- **Tipo 3:** tipo 2 + luxação da tibiotalar;
- **Tipo 4:** tipo 3 + luxação talonavicular.

A classificação de Hawkins provou ter valor prognóstico em relação ao resultado final e à ocorrência de necrose.

Marti introduziu uma classificação radiográfica que associa as fraturas do corpo e colo com as fraturas dos processos do tálus.

Marti:

- **Tipo 1:** fraturas da periferia (cabeça e processos lateral e posterior);
- **Tipo 2:** fraturas centrais (colo e corpo) sem desvio;
- **Tipo 3:** fraturas do colo e corpo desviadas;
- **Tipo 4:** tipo 3 + luxação do corpo.

Fraturas do corpo podem ser classificadas anatomicamente de acordo com o traço em relação aos planos sagital e coronal ou quanto à presença de cominuição.

Hawkins também dividiu as fraturas do processo lateral em três grupos:

- **Grupo 1:** fratura simples do processo lateral acometendo as articulações subtalar e fibulotalar;
- **Grupo 2:** fratura cominutiva;
- **Grupo 3:** fratura do rebordo anterior do processo lateral envolvendo o processo posterior.

## TRATAMENTO

Tratamento inicial deve seguir o protocolo de atendimento do paciente traumatizado (ATLS), sendo priorizadas as lesões que acarretam risco maior à vida. Logo que possível a lesão do tálus deve ser reduzida e mantida por fixação externa provisória ou interna definitiva conforme cada caso. As fraturas do pé estão entre as mais desapercebidas no politraumatizado, o que pode ser muito disfuncional na sua evolução.

Tratamento cirúrgico é indicado em fraturas expostas, com desvio, associadas à luxação, lesão vascular ou compartimental.

São contraindicações à redução cruenta e fixação interna: infecção cutânea superficial, doença vascular periférica avançada, insuficiência venosa periférica crônica associada à ulceração da pele e pacientes não cooperativos.[5-7]

### FRATURAS DO COLO

#### Não cirúrgico

Salvo casos em que há contraindicação para a cirurgia, as únicas fraturas que são candidatas ao tratamento conservador são as correspondentes ao tipo I na classificação de Hawkins (sem desvio), confirmado pela TC.

Os pacientes são mantidos com bota gessada na posição neutra por 8 a 10 semanas até confirmação radiográfica da consolidação. Nas primeiras 6 semanas são mantidos sem carga, com início do apoio gradual do peso neste período até liberação da carga total com a consolidação visualizada no RX.

### Cirúrgico

Fraturas sem desvio (Hawkins tipo I) podem ser fixadas com parafusos de tração com compressão no foco, para evitar desvio futuro. A fixação pode ser feita por incisões pequenas posterolateral ou anteromedial.

Nas fraturas com luxação da subtalar (Hawkins tipo II) pode ser tentada redução incruenta com o joelho fletido para relaxar o gastrocnêmico, tração do antepé e flexão plantar forçada. Tentativas repetidas sem sucesso podem trazer maior dano às partes moles e devem, por isso, ser evitadas.

Os tipos II, III e IV da classificação de Hawkins devem preferencialmente ser reduzidas de maneira aberta para conseguir a redução anatômica dos fragmentos. Desvios residuais de até 2 mm podem alterar a distribuição da carga na articulação subtalar.

As vias de acesso mais usadas para a redução da fratura e fixação são: anteromedial diretamente sobre o colo do tálus e medial ao tendão tibial anterior ou, caso a fratura se estenda ao corpo, pode ser realizada entre os tendões tibiais anterior e posterior para facilitar a osteotomia do maléolo. Lateral logo abaixo do maléolo lateral requer elevação do músculo flexor curto dos dedos, permitindo boa visualização da articulação subtalar, e é usada em associação à via medial.

A fixação interna pode ser feita com parafusos (3,5 mm ou 4,0 mm) de anterior para posterior pela via da redução ou de posterior para anterior por uma via acessória. Os parafusos não devem ficar muito próximos ao seio do tarso para evitar maior dano à irrigação do tálus e podem ser inseridos de forma convergente para aumentar a estabilidade.

### FRATURAS DO CORPO

São causadas por compressão axial do tálus entre o calcâneo e a tíbia. Muito associadas a politrauma. São menos frequentes que as fraturas do colo. Combinação com fraturas do colo ocorrem em 40%. Fraturas expostas ocorrem em 20% dos casos.

### Não cirúrgico

Historicamente eram tratadas com redução fechada e imobilização gessada, com grande número de complicações como união viciosa, necrose e artrose. Atualmente uma abordagem mais agressiva é preconizada.

### Cirúrgico

Redução aberta e fixação interna é o procedimento de escolha para as fraturas desviadas do corpo. Alguns casos podem ser abordados percutaneamente ou por artroscopia, preservando assim a irrigação.

As vias de acesso são as mesmas utilizadas para redução do colo, sendo preferidas as vias combinadas. Raramente

nos casos de fratura cominuta do aspecto lateral do domo do tálus, o acesso lateral pode necessitar de osteotomia do maléolo lateral. Para acesso às fraturas do aspecto posterior do corpo, uma via posterolateral entre o aspecto lateral do tendão calcâneo e os tendões fibulares permite boa visualização para redução direta do fragmento e das articulações subtalar e tibiotalar.

A fixação pode ser feita com parafusos sem cabeça ou corticais de tamanho variado (2,0 mm a 4,0 mm) com cuidado para que não fiquem intra-articulares ou mesmo com fios de Kirschner como síntese perdida ou fixação temporária. Placas podem servir de apoio para fraturas muito cominutas. Fragmentos pequenos que não contribuem para estabilidade das articulações podem ser excisados.

Casos seletos podem ser tratados por artrodese primária quando uma superfície articular está muito comprometida e instável por cominuição. Este procedimento tem benefício potencial de retorno mais precoce às atividades. Porém, a maioria dos pacientes é tratada de maneira adequada, preservando as articulações subtalar e tibiotalar e a fusão primária é raramente necessária.

### FRATURAS DA CABEÇA

São incomuns, com incidência muito menor que fraturas do colo e corpo. Podem ser encontradas em associação com qualquer outra fratura do pé. Geralmente é intra-articular e associada à subluxação talonavicular.

### Não cirúrgico

Fraturas sem desvio podem ser tratadas com bota gessada por 6 semanas sem carga, seguido de carga parcial até liberação total do peso com a consolidação radiográfica.

### Cirúrgico

O princípio a seguir é a preservação do arco medial do pé pela manutenção da congruência da articulação talonavicular. O acesso dorsomedial geralmente é adequado para redução e fixação da fratura mas deve ser realizado com cuidado para preservar o máximo possível da inserção capsular.

Podem ser usados parafusos de tamanho variado (2,0 mm a 3,5 mm) a depender do tamanho dos fragmentos. Quando não fixáveis ou cominutos podem ser excisados.

### FRATURAS DO PROCESSO LATERAL

Estas lesões são relativamente comuns, mas por se assemelhar a um entorse do tornozelo tanto na apresentação clínica quanto no mecanismo de trauma, diversas vezes passam desapercebidas na avaliação inicial. Os RXs de rotina dificilmente as visualizam. A TC é importante para auxílio diagnóstico nos casos suspeitos.

O mecanismo associado é a inversão e dorsiflexão forçada do pé. Força axial ou de avulsão podem ocorrer. Fraturas por estresse ocorrem principalmente em corredores.

## Não cirúrgico

Fraturas pequenas (avulsão) e sem desvio podem ser tratadas adequadamente sem cirurgia. Imobilização com bota gessada sem carga por 4 semanas, seguida de carga parcial até 6 a 8 semanas.

## Cirúrgico

Acesso lateral direto no seio do tarso permite visualização adequada para redução e fixação das fraturas desviadas.

Fixação dos fragmentos grandes com parafusos em direção ao corpo do tálus em seu aspecto posterossuperior garantem estabilidade. Fragmentos cominutos podem ser excisados.

## FRATURAS DO PROCESSO POSTERIOR

O processo posterior é formado por um núcleo de ossificação acessório que se une ao corpo do tálus ao redor dos 12 anos. O seu aspecto inferior é coberto por cartilagem e corresponde a 25% da parte posterior do tálus na subtalar.

Dividido em duas tuberosidades pelo sulco que abriga o tendão flexor longo do hálux, fornece inserção aos ligamentos fibulotalar posterior e ao terço posterior do deltoide.

## TUBÉRCULO LATERAL

Mais largo e com projeção posterior mais acentuada. A área de inserção do trígono, osso acessório presente em 2% a 8% da população, pode ser uni ou bilateral.

Pode ser fraturado por forças de avulsão nos traumas em inversão ou forças de compressão quando ocorre hiperflexão plantar. Este último é mais comum e pode ocorrer de forma repetitiva em atletas chutadores. Fraturas por estresse ocorrem pelo mesmo mecanismo.

Tratamento é conservador, com bota gessada ou órtese suropodálica, mantendo carga total por 4 a 6 semanas, e geralmente é efetivo.

A pseudoartrose pode ser dolorosa e evidenciada por flexão ativa e forçada do hálux. Estes fragmentos podem ser excisados por via posterolateral, com melhora dos sintomas.

## TUBÉRCULO MEDIAL

Estas fraturas são incomuns, geralmente provocadas por avulsões quando o pé é forçado em pronação e dorsiflexão. Outros mecanismos envolvidos são dorsiflexão forçada e impacto no sustentáculo do tálus.

Difícil de visualizar no RX convencional, pode necessitar de auxílio de TC para o diagnóstico. Pacientes se queixam de dor no aspecto posteromedial do tornozelo, associados à dor ou mesmo incapacidade de estender o hálux.

Não há consenso na literatura quanto ao tratamento, podendo este ser com carga protegida com bota gessada ou órteses, fixação de fragmentos grandes ou excisão.

## COMPLICAÇÕES

Complicações sequelares às fraturas do tálus são comuns e estão relacionadas com a gravidade e energia inicial do trauma.[8,9]

## NECROSE AVASCULAR (NA)

NA é diagnosticada pela aparência radiopaca do corpo do tálus no RX de 4 a 6 meses após a fratura. Sua extensão pode ser melhor identificada pela ressonância magnética, porém, até 3 semanas do trauma é difícil diferenciar necrose de edema. O sinal de Hawkins, zona de diminuição da densidade óssea visualizada no RX anteroposterior, surge ao redor da sétima semana e é um sinal de revascularização e melhor prognóstico.

Thordarson descreveu uma classificação radiográfica que quantifica a área de necrose em:

- **Tipo A:** osso homogêneo;
- **Tipo B:** alteração em 25% do corpo;
- **Tipo C:** alteração de 25% a 50% do corpo;
- **Tipo D:** mais de 50% do corpo comprometido.

A incidência de NA é relacionada à energia inicial do trauma, sendo maior em fraturas associadas do colo e corpo e em lesões expostas. É resposta à lesão da irrigação ao tálus pelas artérias do seio e canal do tarso. Há correlação entre a classificação das fraturas do colo de Hawkins e a incidência de NA, sendo no tipo I de 0 a 24%, tipo II 0 a 50% e tipos III e IV 33% a 100%.

Uma vez diagnosticada a NA o prognóstico se mantém variável pois a fratura pode consolidar-se fixada de maneira rígida, a função do tornozelo pode ser razoável e o paciente pouco sintomático.

Opções cirúrgicas variam de artrodeses parciais à panartrodese ou talectomia. A recomendação de tratamento, no entanto, é expectante inicialmente. Intervenção cirúrgica fica restrita à sintomatologia do paciente; muitos não necessitam de intervenção uma vez que haja revascularização com a cura completa da AN.

## ARTROSE PÓS-TRAUMÁTICA

A incidência varia consideravelmente com relatos de 16% a 100%. A taxa parece aumentar com o tempo de evolução. A sintomatologia não corresponde diretamente às alterações radiográficas, sendo sintomáticas em aproximadamente 33% dos casos.

A lesão inicial à cartilagem, associada à artrofibrose gerada pela imobilização, diminui a mobilidade articular e logo a nutrição dos condrócitos que parecem ser responsáveis pela evolução da artrose. A consolidação viciosa das fraturas altera a distribuição de carga, sendo também relacionadas à degeneração articular.

O tratamento inicialmente é sintomático. Quando este é ineficaz, o tratamento cirúrgico é empregado, com artrodese

Fraturas do Tálus e Calcâneo

da articulação afetada. Próteses totais do tornozelo são opções viáveis desde que não haja osteonecrose ou frouxidão ligamentar.

## União viciosa

As deformidades da mais comuns são o alinhamento em varo do colo do tálus e a permanência de degrau articular. Essas deformidades geram restrição da mobilidade das articulações subtalar e médio tarsal, progressão de artrose, atrito no tendão tibial posterior e compressão das estruturas do seio e canal do tarso.

Identificada em cerca de 32% dos casos, principalmente após fraturas não diagnosticadas ou redução inadequada das mesmas com tratamento conservador ou cirúrgico. As uniões viciosas são relacionadas a pior evolução e maior sintomatologia.

Pseudoartrose é observada em aproximadamente 12% dos casos e está relacionada à redução e fixação inadequadas, principalmente se associados a fraturas de alta energia.

O tratamento está relacionado à integridade da cartilagem articular. Quando viável, prefere-se investir em reconstruções anatômicas por osteotomias e fixação estável. Se a cartilagem está comprometida, as opções de tratamento são artrodeses ou prótese total (Figuras 35.1 a 35.6).

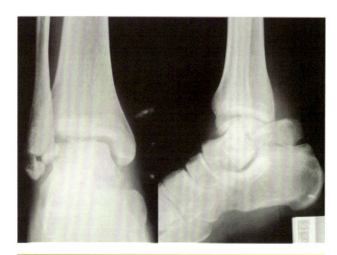

FIGURA 35.1 Radiografia inicial.

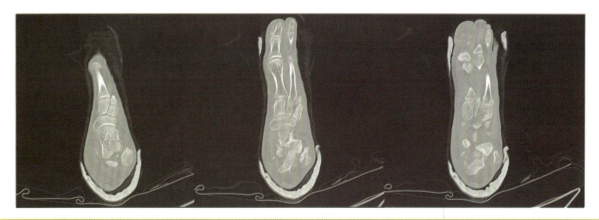

FIGURA 35.2 Tomografia computadorizada – corte axial.

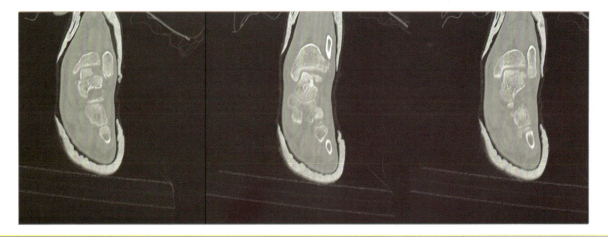

FIGURA 35.3 Tomografia computadorizada – corte coronal.

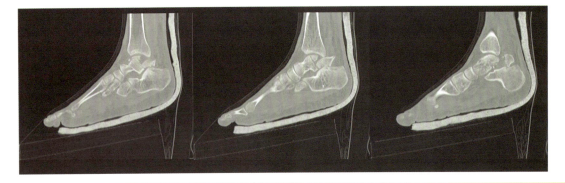

FIGURA 35.4 Tomografia computadorizada – corte sagital.

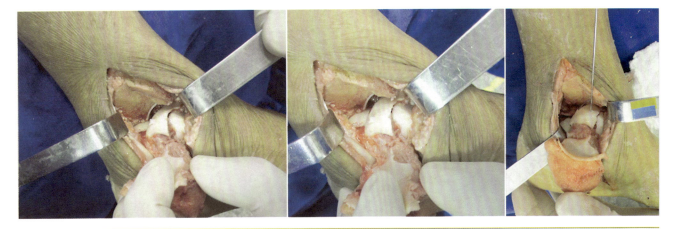

FIGURA 35.5 Abordagem intraoperatória.

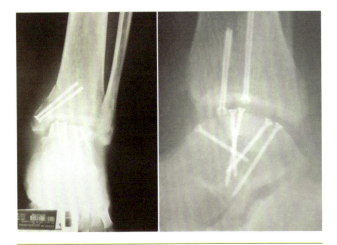

FIGURA 35.6 Radiografia pós-operatória.

# FRATURA DO CALCÂNEO

## Introdução

As fraturas do pé podem resultar em incapacidade funcional significativa quando não reconhecidas e tratadas com princípios e em tempo adequados.

As fraturas do calcâneo são observadas e documentadas há séculos. Norris descreveu corretamente o mecanismo de trauma axial dessas fraturas, em 1839; e Malgaigne classificou, em 1843, essas fraturas de forma rudimentar.

Com o desenvolvimento da radiologia, muitos autores descreveram sistemas de classificação para as fraturas de calcâneo: Bohler (1931), Essex-Lopresti (1951), Rowe (1963), Segal (1985), Crosby e Fitzgibbons (1990) e Sanders (1992).[10]

As fraturas do calcâneo apresentam impacto econômico elevado significativo, são lesões de difícil tratamento, com prognóstico e resultados funcionais controversos na literatura.

## Anatomia

O retropé é estrutura anatômica complexa composta de ossos, articulações e tecidos moles que interagem para absorver impacto, permitir apoio sólido e transferir carga para que a marcha ocorra de forma adequada.

O calcâneo é o maior osso do pé, com arquitetura elaborada e forma tridimensional de difícil avaliação por imagens radiográficas simples.

Apresenta quatro facetas articulares:

**a)** Articulação com o tálus:
  a) **Subtalar posterior:** maior e mais importante articulação do calcâneo
  b) **Subtalar média:** que inclui o sustentáculo tali
  c) Subtalar anterior
**b)** Articulação com o cuboide

Recebe a inserção tendínea dos músculos solear e gastrocnênio em sua tuberosidade posterior e dos músculos quadrado plantar, abdutor do hálux e do 5º dedo e flexor curto dos dedos do pé em sua tuberosidade inferior, estruturas que potencializam desvios das fraturas desse osso.[11]

## EPIDEMIOLOGIA

As fraturas do pé representam 2% das fraturas em adultos e 60% das fraturas do tarso; mais frequente no gênero masculino entre a 3ª e 5ª décadas de vida.

Cerca de 30% das fraturas são extra-articulares; dessas, 15% ocorrem no processo anterior – único tipo de fratura mais comum em mulheres do que em homens.

Fraturas intra-articulares constituem 70% de todas as fraturas do calcâneo, e as fraturas expostas são raras e observadas em 3% dos casos.[12]

## MECANISMO DE TRAUMA

O mecanismo de trauma que resulta na fratura do calcâneo tipicamente envolve alta energia no eixo axial do membro inferior, passando lateralmente à tuberosidade do calcâneo.

No trauma em inversão e flexão plantar, o processo anterior do calcâneo pode destacar-se por ação do ligamento bifurcado. O tamanho desse fragmento é muito variado.

As fraturas articulares representam 75% dos casos, geralmente o mecanismo dessas lesões é de uma carga axial excêntrica do tálus no calcâneo. Uma linha primária de fratura paralela à reborda posterolateral do tálus divide o osso em duas partes, sendo uma em fragmento posterolateral e o outro um anteromedial. A linha de fratura está localizada habitualmente antes do ligamento interósseo. O acometimento da faceta posterior varia de acordo com o posicionamento do pé no momento do trauma.

Causas de fratura incluem: queda de altura, acidente automobilístico, impacto em superfície rígida durante corrida ou salto, e fraturas por uso excessivo.[13]

Em traumas de alta energia ocorre alargamento do osso e a parede lateral provoca impacto nos tendões fibulares e no nervo sural. O calcâneo perde comprimento por ação das inserções musculares nos vários fragmentos e perda de altura devido à depressão da faceta posterior.

## APRESENTAÇÃO CLÍNICA

Dor no pé e tornozelo, associada a história de queda de altura e acidente automobilístico – particularmente em pacientes sentados na parte da frente do veículo, ou mecanismos similares, sugerem fraturas no retropé.

Desconfortos e dores em outras topografias associadas à fratura de calcâneo podem ser ignoradas pelo médico assistente no trauma agudo. Fraturas de compressão de coluna toracolombar estão presentes em 10% a 15% dos casos, fraturas peritrocanterianas em 4% e bilateralidade em 7% dos pacientes.

Questionamentos sobre lesões e fraturas prévias na região, condições sistêmicas – diabetes, doenças reumatológicas e oncológicas – e doença vascular periférica, assim como hábitos de vida – alcoolismo e tabagismo, são importantes para a decisão e planejamento cirúrgico.[14]

## EXAME FÍSICO

Dor, edema, hematoma ou deformidade no retropé associados à incapacidade de apoiar o peso do corpo para a marcha, são achados clínicos frequentes. Avaliação do grau de lesão de tecidos moles e a cobertura cutânea são fundamentais na indicação do momento da cirurgia.

A pesquisa da sensibilidade e motricidade são mandatórios, assim como a pesquisa de sinais de síndrome compartimental no pé.

A palpação dos pulsos pedioso e tibial, comparativamente com o membro contralateral e a mensuração do tempo de enchimento capilar, faz parte da propedêutica inicial de avaliação do paciente com suspeita de fratura de calcâneo.

## DIAGNÓSTICO

A investigação radiográfica está indicada para qualquer suspeita de fratura de calcâneo, e inclui incidência anteroposterior, lateral, oblíqua, axial de calcâneo e Broden.

- **Anteroposterior:** avaliar articulação calcaneocuboídea e parede anterolateral do calcâneo.
- **Lateral:** avaliar articulação subtalar, angulação calcâneo-solo.
- **Oblíqua:** avaliar grau de desvio da tuberosidade posterior em relação à porção anterior do calcâneo.
- **Axial de calcâneo:** avaliar alargamento lateromedial, desvio em varo ou valgo.
- **Broden:** avaliar a subtalar posterior.

A Tomografia Computadorizada (TC) revolucionou o diagnóstico, a classificação e o tratamento dessas fraturas, permitindo a avaliação do grau de cominuição da articulação subtalar posterior e, assim, determinando a estratégia cirúrgica correta.[15]

Os cortes tomográficos devem ser adquiridos no eixo axial e coronal.

## SISTEMA DE CLASSIFICAÇÃO

As fraturas são classificadas de maneira geral em dois tipos:

**1.** Intra-articulares;
**2.** Extra-articulares.

Os sistemas de classificação atuais são baseados nos achados de TC.[16]

O sistema de classificação de Sanders divide a gravidade da fratura em relação à região da articulação subtalar posterior acometida e ao grau de cominuição (Figura 35.7).

## TRATAMENTO

### INDICAÇÕES

Fraturas extra-articulares geralmente são de tratamento não cirúrgico. Exceções incluem as fraturas do sustentáculo tali com desvio maior do que 2 mm, fraturas avulsões da tuberosidade posterior e fraturas do corpo com desvio e alargamento significativos.[17-19]

As fraturas intra-articulares gravemente cominutas, quando a reconstrução apresenta alta probabilidade de insucesso, também podem ter indicação de tratamento não cirúrgico.

Fraturas intra-articulares com desvio são tratadas predominantemente com redução aberta e osteossíntese interna.

Outros fatores que influenciam o tipo de tratamento são: idade do paciente, doenças sistêmicas, politrauma e condições de cobertura cutânea.

### TRATAMENTO NÃO CIRÚRGICO

Requer a cooperação multidisciplinar de fisioterapeuta, terapeuta ocupacional e ortopedista.

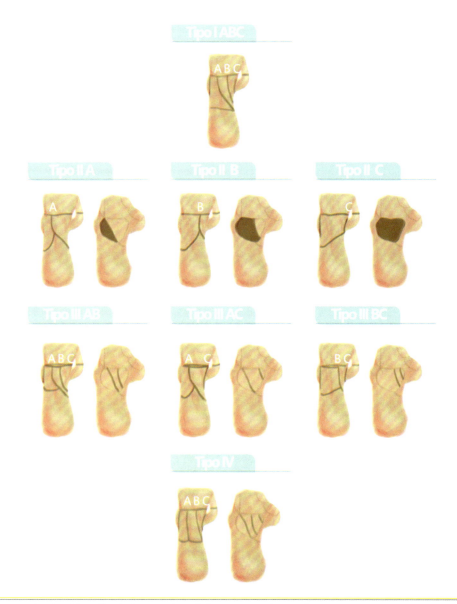

FIGURA 35.7 Sistema de classificação de fratura de calcâneo segundo Sanders.

A maior parte das fraturas extra-articulares pode ser tratada dessa maneira sem prejuízo do alinhamento e biomecânica do retropé, assim como as fraturas intra-articulares sem desvio.[20]

Essa opção terapêutica consiste:

- Uso de imobilização suropodálica por 2 semanas;
- Ausência de carga por 8 semanas;
- Início de exercícios ativos para ganho de amplitude de movimento articular do pé e tornozelo, progressivos a partir da segunda semana;
- Carga parcial progressiva a partir de 8 semanas;
- Carga total após 12 semanas.

### Tratamento cirúrgico

À semelhança das demais lesões graves de articulações de carga, há discussão sobre considerar a redução cirúrgica e a fixação interna dentro das primeiras horas do trauma. Contudo, o momento da intervenção cirúrgica dependerá do grau de edema e do estado dos tecidos moles. Assim, o tratamento definitivo poderá ser postergado, idealmente, por até 10-14 dias.

Para as fraturas expostas e na presença de síndrome compartimental o tratamento cirúrgico é considerado de emergência.

Princípios de tratamento para as fraturas do calcâneo são:

1. Restaurar o alinhamento e a altura do retropé;
2. Redução anatômica das articulações subtalar posterior e calcaneocuboídea;
3. Fixação estável;
4. Movimentação precoce;
5. Carga tardia.

Muitas vias de acesso foram propostas para cumprir esses objetivos.

A via medial exige dissecção próxima ao feixe neurovascular e permite a redução adequada do fragmento sustentacular, mas não oferece visão da faceta articular posterior. Raramente a parede medial apresenta desvios grosseiros que não possam ser reduzidos pela via lateral.

As vias laterais permitem uma abordagem direta da faceta posterior, do fragmento anterolateral e da articulação calcaneocuboídea. A dissecção é próxima aos tendões fibulares e ao nervo sural.

A via posterior limita-se a uma boa visão da tuberosidade posterior.

A combinação das vias de acesso é obrigatória em algumas situações, mas dificulta o posicionamento do paciente na mesa cirúrgica e há uma grande desvitalização de partes moles.

Na via lateral ampla em L, ficam inclusos no *flap* dorsal os tendões fibulares e o nervo sural, permitindo uma ótima visão da parede lateral. Contudo, há possibilidade de deiscência, sofrimento da cobertura cutânea e edema persistente.

Na via lateral suprafibular, a parede lateral não é desvitalizada e a agressão é mínima. A visão da articulação subtalar é direta, assim como da articulação calcaneocuboídea. A redução da fratura ocorre por dentro do corpo do calcâneo, mas exige familiaridade com a técnica.

### Complicações

Devido à fragilidade do envelope de tecidos moles na topografia do pé, esta área está sujeita a necrose, infecção superficial e profunda. A incidência de infecção varia de 3% a 8%.

A necrose superficial pode cicatrizar apenas com cuidados locais ou necessitar de retalhos e enxertos cutâneos. Quando associada à infecção requer cuidado muito mais intenso.

Limpezas agressivas com remoção dos tecidos necróticos e do material de síntese são necessárias em alguns casos.

A osteoartrose pós-traumática é situação frequente na evolução clínica das fraturas do calcâneo.

Stephens e Sanders desenvolveram uma classificação para artrose pós-traumática baseada no corte coronal tomográfico: tipo I, exostose lateral sem artrose da subtalar; tipo II, exostose lateral e artrose da subtalar; tipo III, exostose lateral, artrose da subtalar e deformidade em varo.

No tratamento do tipo I, a diminuição da largura é suficiente. No tipo II, além da diminuição da largura, deve-se realizar uma grande artrodese subtalar. No tipo III, a artrodese deve ser modelante, com correção do varo e introdução de enxerto de ilíaco na subtalar posterior para correção do ângulo calcâneo-solo. Na presença de artrose calcaneocuboídea e nas deformidades em varo, a opção com melhores resultados clínicos é artrodese modelante tripla, ou seja, com a inclusão da articulação de Chopart (Figuras 35.8 a 35.14).

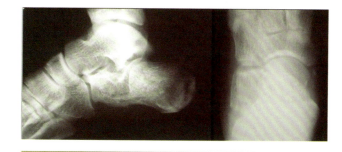

FIGURA 35.8 Radiografia inicial.

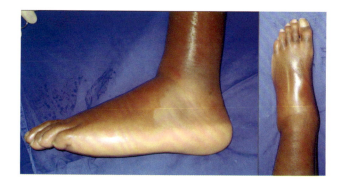

FIGURA 35.9 Apresentação clínica.

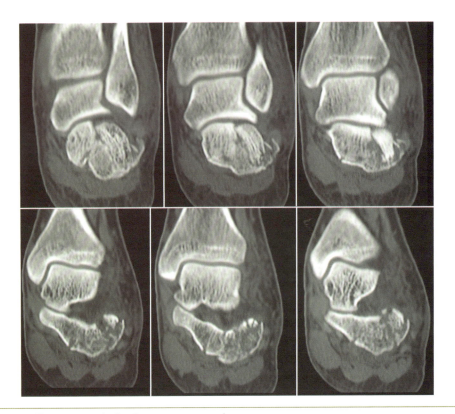

FIGURA 35.10 Tomografia computadorizada – corte coronal.

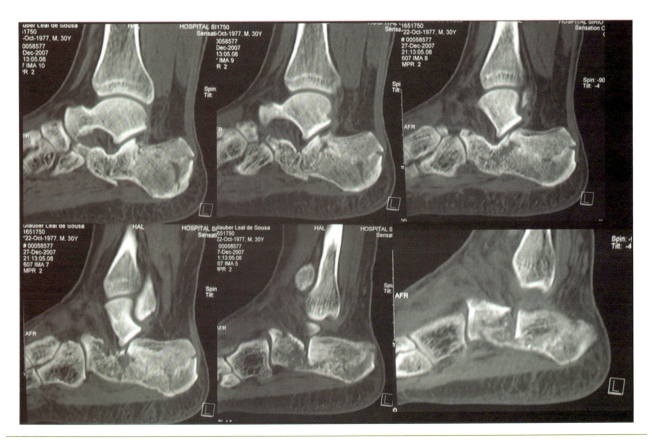

FIGURA 35.11 Tomografia computadorizada – corte sagital.

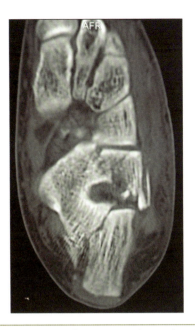

FIGURA 35.12  Tomografia computadorizada – corte axial.

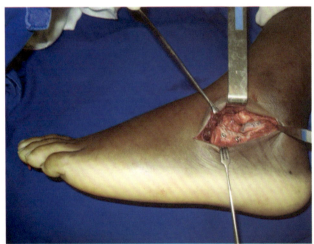

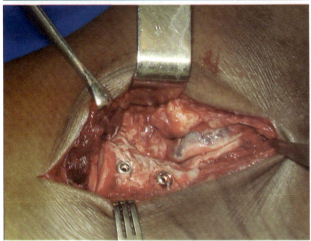

FIGURA 35.13  Abordagem intraoperatória.

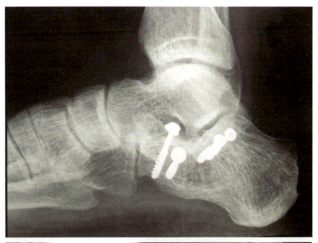

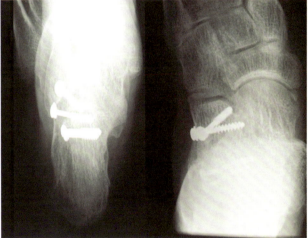

FIGURA 35.14  Radiografia pós-operatória.

Outras complicações frequentes são:

- Lesões neurológicas – nervo sural;
- Consolidação viciosa da fratura;
- Tendinite dos tendões fibulares curto e longo.

## REFERÊNCIAS BIBLIOGRÁFICAS

1. Mann Surgery of the Foot and Ankle. Vol 1, 7.ed. St Louis: Mosby, 2005.
2. Baumhauer JF, Alvarez RG. Controversies in treating talus fractures. Orthop Clin North Am. 1995;26(2):335-51.
3. Bohay DR, Manoli A. Occult fractures following subtalar Joint Injuries. Foot Ankle Int. 1996;17:164-9.
4. Canale ST, Kelly FB. Fractures of the neck of the talus: long term evaluation of seventy-one cases. J Bone Joint Surg Am. 1978;60(2):143-56.
5. Daniels TR, Smith JW. Foot fellows review: talar neck fractures. Foot Ankle. 1993;14(4):225.
6. Dennis MD, Tullos HS. Blair tibiotalar arthrodesis for injuries to the talus. J Bone Joint Surg Am. 1980;62(1):103-7.

Série Ortopedia e Traumatologia – Fundamentos e Prática

7. Ebraheim NA, Skie MC, Podeszwa DA, et al. Evaluation of Process Fractures of the Talus using Computed Tomography. J Ortho Trauma. 1994;8(4):332-7.

8. Ebraheim NA, Sabry FF, Nadim Y. Internal architecture of the talus: implication for talar fracture. Foot Ankle Int. 1999;20:794-6.

9. Elgafy H, Ebraheim NA, Tile M, et al. Fractures of the talus: experience of two level 1 trauma centers. Foot Ankle Int. 2000;21:1023-9.

10. Essex-Lopresti P. The mechanism, reduction technique, and results in fractures of the os calcaneus, 1951-52. Clin Orthop. 1993:3-16.

11. Browner B, Jupiter J, Levine A. Skeletal Trauma. 2003;1:2406-34.

12. Sanders R, Fortin P, DiPasquale T. Operative treatment in 120 displaced intraarticular calcaneal fractures. Results using a prognostic computed tomography scan classification. Clin Orthop. 1993:87-95.

13. Crosby LA, Fitzgibbons T. Intraarticular calcaneal fractures. Results of closed treatment. Clin Orthop. 1993:47-55

14. Sanders R. Fractures and fracture-dislocations of the calcaneus. Surg Foot Ankle. 1999;2:1422-64.

15. Sarrafian Anatomy of Foot and Ankle. 2.ed. Philadelphia: Lippincott Company, 1993.

16. Sanders R. Displaced Intra-Articular Fractures of the Calcaneus. J Bone Joint Surg. 2006;82(A):235-50.

17. Myerson Foot and Ankle Disorders. Vol 1, 5.ed. Philadelphia: Saunders, 2006.

18. de Barros Filho TEP. Exame Físico em Ortopedia. 1.ed. São Paulo: Sarvier, 2001.

19. Ruedi TP, Murphy WM. Principios AO do Tratamento de Fraturas. [Tradutor Jacques Vissoky]. Porto Alegre: Artmed, 2008. p.582-99.

20. Myerson M, Quill GE. Late complications of fractures of the calcaneus. J Bone Joint Surg Am. 2003;75(3):331-41.

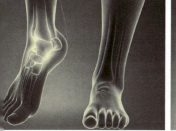
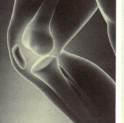

# Fraturas dos Ossos Metatársicos

Jorge Mitsuo Mizusaki
Rafael Mohriak

## INTRODUÇÃO

Fraturas dos ossos do metatarso são relativamente comuns. A sua real incidência é difícil de ser determinada devido a grande variedade de especialidades médicas que podem tratar as lesões menos complexas. Podem ser causa de prolongada morbidade, devido ao insucesso do tratamento inicial, ou a perda do diagnóstico na fase precoce, ou ainda quando estiverem associadas a lesões mais evidentes que desviam o olhar clínico do médico atendente, o que pode retardar o diagnóstico.[1-3]

Entre motociclistas, com lesões no pé e tornozelo, as fraturas dos ossos metatársicos encontram-se entre as mais comuns.[4] A chave para o diagnóstico é elevar o índice de suspeita.

## ANATOMIA

Os ossos metatársicos conectam o médio pé aos dedos e constituem o aspecto distal do arco plantar. Eles se projetam para frente, na direção plantar até o chão, em ângulo de inclinação decrescente desde o primeiro até o quinto. Proximalmente, eles formam um abóboda transversa que é mais alta no lado medial até se tornar praticamente horizontal lateralmente. Esta inclinação permite que em um plano frontal as cabeças metatarsais formem uma linha reta. A transmissão de carga passa pelos metatarsicos até suas cabeças, onde haverá o contato com o solo.[5]

Há várias descrições sobre o comprimento dos metatarsos e suas relações entre si. Com correlação variável, e de modo geral, o segundo metatarsal é o mais longo, seguido pelo terceiro, primeiro, quarto e quinto.[6] Embora o primeiro metatársico seja mais curto que o segundo, devido a sua posição e a presença dos sesamóides ele se comporta biomecanicamente como se tivesse um comprimento semelhante.

O quinto metatarsiano, assim como os demais, é composto de base, diáfise, colo e cabeça. Algumas peculiaridades anatômicas são de relevância clínica e merecem ser salientadas: A base deste osso apresenta uma saliência, a tuberosidade, que se estende posterior e lateralmente à superfície da sua diáfise e do cubóide. Pode também ser chamado de processo estilóide.[7]

O suprimento sanguíneo extraósseo do quinto metatarso é proveniente da artéria metatarsal dorsal, pelas artérias metatarsais plantares e pela artéria fibular plantar marginal. Essas três fontes arteriais irrigam a região lateral do pé e articulações adjacentes.[8] A principal artéria que irriga o quinto metatarso penetra a face medial do terço médio e emite ramificações tanto proximais quanto distais. A ramificação proximal metafisária é curta, deixando a região relativamente desprovida de circulação colateral.[9] O suprimento sanguíneo intraósseo da tuberosidade do quinto metatarso é dado por numerosos microvasos metafisários que penetram na face não articular da tuberosidade de uma forma aleatória.[9]

Existem nove compartimentos distintos no pé. O compartimento medial contém os músculos flexor curto e abdutor do hálux, localizado plantar e medial ao primeiro metatarso. O compartimento lateral é composto pelos músculos abdutor e flexor curto do dedo mínimo e é encontrado na face ínfero lateral do quinto metatarso. O compartimento central possui duas porções: a superficial e a profunda. A porção profunda (compartimento calcâneo) envolve o músculo quadrado plantar. A porção superficial é formada pela fascia dos músculos flexores dos dedos, longo e curto. Ainda na face plantar, agora distal do antepé, em posição profunda em relação ao músculo quadrado plantar encontra-se a cabeça oblíqua do músculo adutor do hálux que possui seu próprio compartimento fascial. Entre cada um dos metatarsais, existem os músculos interósseos plantares e dorsais. Cada espaço intermetatarsal os reúne em um compartimento havendo, portanto, quatro compartimentos intermetatarsais.[5,10,11]

## MECANISMO DE TRAUMA

Fraturas dos metatársicos resultam de forças diretas ou indiretas.

Fraturas associadas no segundo, terceiro e quarto metatarsianos normalmente decorrem de forças diretas, como o impacto de um objeto sobre o dorso do pé.[12]

Uma força indireta, como uma lesão rotacional onde a parte anterior do pé é mantida fixa enquanto o paciente torce o membro inferior, produz um torque mediolateral que frequentemente fratura os metatarsos, especialmente o quinto.[13]

Cargas repetitivas, não só em militares, mas também em atletas e dançarinos, são descritas como causadoras de fraturas por estresse, notadamente no segundo metatársico.

Por vezes traumas de alta energia, como em um acidente de moto, o mecanismo de lesão acaba sendo incerto e o padrão de fratura torna-se menos determinante na avaliação da viabilidade de um membro se houver extensa lesão das partes moles, acometimento neurovascular importante ou dano na pele que dificulte a cobertura da ferida.[4]

## CLASSIFICAÇÃO

A classificação anatômica identifica as regiões de cada osso envolvidos na fratura. Os ossos metatársicos possuem base, diáfise, colo e cabeça. O primeiro metatarsico, por razões biomecânicas, é analisado individualmente; já os metatarsicos centrais, por sua semelhança anatômica e biomecânica, podem ser categorizados juntos. O quinto metatarsico, mais uma vez, por suas características exclusivas permite que sua base seja subdividida em três zonas distintas quanto ao mecanismo de trauma, tratamento e prognóstico.[14]

A classificação OTA para fraturas do metatarso permite uma descrição detalhada do padrão de fratura de cada osso, porém não oferece nenhum benefício na ordenação de estabilidade e direcionamento quanto ao tratamento das lesões.[15]

A designação numérica dos metatarsos é 87 {87( )-__.__ }. Analogamente à classificação para fratura de mão, após o designo 87 da localização, entre parênteses, segue uma letra que indica o metatarso acometido: (T) para o primeiro metatarso, (I) para o segundo, (L) para o terceiro, (R) para o quarto e (S) para o quinto metatarso.

Após o hífen a letra que se segue descreve o acometimento articular do traço de fratura: 'A' fraturas extra articulares simples; 'B' fraturas com envolvimento articular parcial ou fraturas diafisárias em cunha; 'C' descreve fraturas com envolvimento articular completo ou diafisárias cominutas.

A seguir, o número que se segue indica sua localização no osso. 1: região proximal; 2: segmento diafisário; 3: porção distal. A subdivisão oferece maiores dados sobre o traço da fratura, sendo de difícil memorização e pequena importância clínica.

## FRATURA DA BASE DOS METATARSOS (EXCLUINDO O QUINTO)

Fraturas das bases dos metatarsos podem ocorrer isoladas ou associadas com lesões de Lisfranc, como fratura luxação. As fraturas da diáfise proximal e da base devem ser avaliadas quanto à presença de lesões ligamentares, frequentemente com manipulação sob anestesia e controle radiográfico.[16]

Fraturas isoladas do segundo, terceiro e quarto metatarsos raramente necessitam de tratamento além do uso de calçado com solado rígido ou, se doloroso, imobilização gessada até que a fratura consolide, normalmente dentro de três meses após a lesão. Descarga de peso inicia-se conforme o tolerado pelo paciente.[17]

Fraturas da base do primeiro metatársico são mais difíceis de tratar. Pequenos desvios não são isentos de prejuízo funcional. Se a fratura for cominuída ou intra-articular, deve-se considerar a redução aberta e fixação interna geralmente com placas e parafusos de pequenos ou mini fragmentos, ou mesmo com fios de Kirschner[16] (Figura 36.1).

A descarga de peso é retardada até que a fratura esteja consolidada, geralmente em três meses; porém exercícios de ganho do arco de movimento devem começar precocemente.

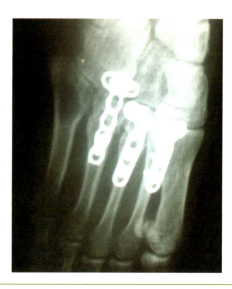

FIGURA 36.1 Fraturas das bases metatársicas sem comprometimento da articulação de Lisfranc. Optou-se pela sintese com placas transarticulares que devem ser retiradas após a maturação da consolidação das fraturas.

## FRATURA DA DIÁFISE DOS METATÁRSICOS

Em muitos casos, é necessário um alto grau de suspeita para diagnosticar uma fratura da diáfise metatarsal. Essas fraturas são muitas vezes subdiagnosticadas porque geralmente ocorrem associadas a lesões mais evidentes de ossos longos ou órgãos viscerais em um paciente politraumatizado.[18,19]

Os pacientes geralmente queixam-se de dor no mediopé, com impossibilidade de apoio do membro afetado. Em avulsões, torções e traumas diretos o pé está edemaciado, principalmente em sua região dorsal. Equimoses se formam após as primeiras 12 horas do trauma.

Quando identificada precocemente a fratura pode ser diagnosticada pela hipersensibilidade local, porém a exata localização anatômica é difícil de ser determinada, devido a confluência das estruturas ósseas na região.[2]

Havendo deslocamento grosseiro, particularmente do primeiro e quinto metatarsais, a palpação do foco de fratura pode ser possível. Diante da suspeita pode-se realizar um teste com apoio bidigital na tentativa de translação do foco de fratura. Se o teste causar movimentação, crepitação ou dor no local o diagnóstico é altamente suspeito. No caso de fratura dos metatarsos centrais, pouco movimento pode ser demonstrado.[20] A avaliação neurovascular criteriosa é mandatória. (Figuras 36.2 A a C)

## Avaliação radiográfica

Fraturas da diáfise dos metatársicos são visualizadas nas radiografias do pé em AP, perfil e oblíquas de rotina. As imagens em AP e oblíquas são mais úteis à avaliação, porque no perfil as imagens do primeiro metatarsal se sobrepõem.[20] Radiografias de boa qualidade são essenciais para o diagnóstico.[18]

## Tratamento

Fraturas sem desvio, ou com deslocamento mínimo, podem ser tratadas com gesso circular suropodálico por 2 a 4 semanas.[21] Se a fratura for extremamente dolorosa, ou o paciente for obeso mórbido, o pé é geralmente adaptado a uma bota imobilizadora e a descarga de peso é retardada por uma a duas semanas. De qualquer forma a proteção é mantida até que a lesão esteja clinicamente tratada; isso significa: sem dor à deambulação e, precede a evidência de consolidação radiológica que ocorre em cerca de dois a três meses.

Fraturas desviadas requerem um tratamento mais agressivo.[14,22,23,24] O primeiro metatarso, devido ao seu tamanho e resistência de sua cortical, é raramente fraturado. Devido a sua importância biomecânica e função na marcha, muito pouco desvio pode ser aceito[16] (Figuras 36.3 A a C).

Nas fraturas desviadas da diáfise do primeiro metatarsal pode ser tentada a redução incruenta. Se a redução obtida for aceitável o membro é protegido numa imobilização suropodálica, sem apoio de peso por seis semanas, ou até que a consolidação seja radiograficamente evidente. Descarga de peso não é permitida até que a consolidação esteja completa. Outra alternativa é a fixação percutânea com fios de Kirschner, após a redução fechada, para manter o alinhamento.[22] Se a redução incruenta falhar está indicada a redução aberta e fixação usando placas e parafusos.[14,15,23] Uma vez estabilizada desta forma, a mobilização das articulações adjacentes deve ser iniciada imediatamente.

O desvio da diáfise do segundo, terceiro e quarto metatarsianos no plano frontal (no sentido latero-medial) normalmente não resulta em complicações. Essas fraturas irão consolidar apesar de significante diástase entre os fragmentos e deverão ser encaradas como fraturas não desviadas.[25,26]

O desvio da fratura de qualquer metatarsiano no plano sagital (dorsal-plantar) deve ser cuidadosamente avaliado. A consolidação de uma fratura com significativo desvio plantar da diáfise distal aumenta a proeminência da cabeça do metatarsal e pode resultar em dor à descarga de peso.[20,27] É possível observar, também, que quanto mais distal a fratura maior a angulação dorsal e, consequentemente, maior a proeminência plantar da cabeça do metatársico. Assim é possível inferir que quanto mais distal a fratura, maior a probabilidade de ser necessária redução aberta.[27] Da mesma forma, qualquer proeminência dorsal causada pela consolidação da fratura desviada pode causar dor e inadequação à adaptação de calçados e pode ser evitada com a redução anatômica da lesão.

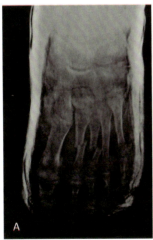
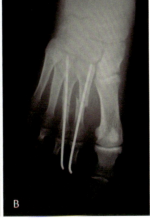
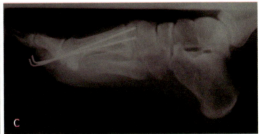

FIGURA 36.2 (A) Fraturas dos metatársicos centrais-m2-3 com desvios. Embora estejam contidos pelo invólucro de partes moles musculares, pode haver interposição entre os fragmentos que determina a abordagem cirúrgica. Lembrar que os riscos de síndrome compartimental devem ser observados rigorosamente. (B) Fibxação interna com fios de Kirschner. Outra opção de fixação interna é a utilização de placa e parafusos. (C) Vista em perfil com redução e comprimento adequados do alinhamento metatársico.

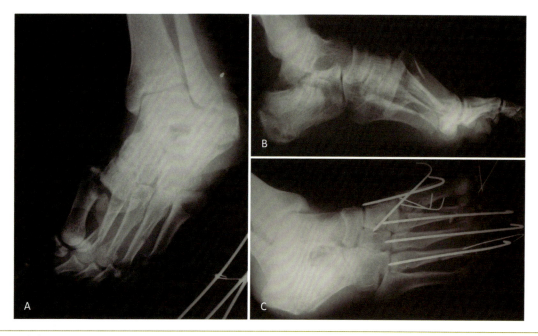

FIGURA 36.3 (A) Lesão grave do pé. Observar a fratura do calcâneo, fratura luxação do primeiro metatársico, fraturas do colo e diáfise dos metatársicos laterais. (B) Imagem em perfil, demonstrando as lesões graves do calcâneo e antepé. Notar a elevação e inclinação do primeiro metatársico. Destacar o elevado risco para síndrome compartimental. (C) Vista oblíqua da redução obtida. O primeiro metatársico necessita fixação estável em segundo tempo, após o controle dos possíveis danos.

Uma vez que os métodos fechados geralmente falham, principalmente no plano sagital (dorsal-plantar), a redução aberta com fixação vem ganhando força como método de tratamento de escolha na literatura moderna.[14,21-23,28] A redução aberta do segundo, terceiro e quarto metatarsais é realizada por uma ou mais incisões longitudinais dorsais.[18,23,29]

Normalmente dois metatarsos adjacentes podem ser acessados através de uma incisão longitudinal no centro do intervalo interdigital e paralelo ao eixo da diáfise. Pinagem pode ser considerado o método de escolha para esta fixação.[23] Ela é realizada inicialmente de modo anterógrado no fragmento distal da fratura, seguido de transposição do fio e passagem retrógrada do fio pela diáfise proximal. Fraturas muito cominutas exigem fixação com placa ou passagem de fios transversais para apoio da fratura nas extremidades distais, mais preservadas e estáveis.

Embora a angulação da fratura seja um motivo de preocupação, o encurtamento não causa maiores problemas. O quinto metatarso costuma ser menos importante que o primeiro, porém mais significativo do que o segundo, terceiro e quarto em termos de descarga de peso e proeminências ósseas residuais. Fraturas sem desvio não necessitam de cirurgia e podem ser tratadas com calçado de solado rígido. Quando desviadas requerem redução mais anatômica. Neste caso fixação com placa é preferível à pinagem, devido ao fácil acesso ao osso e a possibilidade de manter uma redução anatômica.[23]

## FRATURA DO COLO DOS METATARSOS

A fratura do colo do metatarso é geralmente múltipla e frequentemente deslocada.[18] Quando houver mínimo ou nenhum desvio pode ser tratada de forma conservadora.

Para uma fratura metatarsal desviar ela precisa romper o rígido ancoramento ligamentar proximal e distal entre os metatarsos e causar uma extensa lesão muscular próxima a seu foco capaz de conseguir espaço para que as forças deformantes determinem uma perda da congruência óssea, o que não é frequente.[17,30]

A região distal, ao redor do colo, por ser anatomicamente mais suscetível às forças deformantes, constitui uma exceção. Nessa situação, o fragmento distal é deslocado porque os tendões flexores que passam próximos a articulação metatarsofalângica exercem uma grande força no sentido proximal e plantar, determinando a perda da congruência e muitas vezes do contato ósseo entre a cabeça e o colo.[29]

Durante a fase de apoio da marcha cada um dos metatarsianos menores suporta uma carga semelhante, enquanto o primeiro suporta o dobro da carga de cada um dos demais. O desvio ocasionado por uma fratura pode determinar a perda da posição plantígrada do pé.[12,14,24]

Essas fraturas, por vezes, podem ser reduzidas por método fechado, porém a manutenção da redução sem nenhum método de fixação interna é incerta[29] (Figuras 36.4 A a D).

Se o desvio for completo, houver ausência de contato entre os fragmentos ou deslocamento plantar da cabeça e colo metatarsais, mesmo após tentativa de redução fechada, está indicada a redução aberta.[29,31]

Fraturas dos Ossos Metatársicos

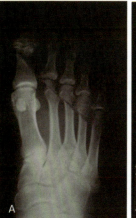 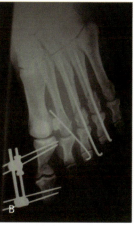 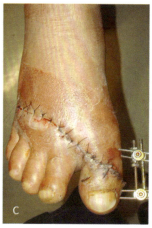 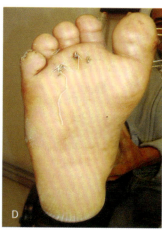

FIGURA 36.4 (A) Ferimento cortante com lesão de partes moles e ósseas. Fraturas dos metatársicos centrais na região do colo e cabeça. A falange do hálux tambem foi lesada. Tratamento como fraturas expostas. (B) Reparação óssea, com estabilização das fraturas. Restaurados o alinhamento e comprimento dos ossos metatársicos e da falange proximal do hálux. (C) Vista dorsal. Pós-operatório. Note-se a viabilidade dos segmentos distais, sem sinais de necrose ou infecção ativa. (D) Vista plantar – presença dos fios de Kirschner. No atendimento de urgência, optou-se por exteriorizá-los pela face plantar.

Uma alternativa de tratamento é a pinagem percutânea transversa. Um fio de Kirschner é introduzido lateralmente através do colo do quinto metatarso em direção ao colo do segundo, transpassando o terceiro e quarto. É uma técnica satisfatória e de fácil execução.[32]

## FRATURA DA CABEÇA DOS METATARSOS

São causadas em sua maioria por forças diretas e parecem ser mais frequentes do que a literatura aponta. Esta fratura resulta em um fragmento distal da cabeça que é totalmente intrarticular e desprovido de qualquer inserção capsular. Costumam ser minimamente desviadas e quando o são a angulação é plantar e lateral.[14,33]

A redução não costuma ser um desafio e pode ser conseguida com manipulação e tração, geralmente mantida com pinagem percutânea,[14] ou com fixação interna.[34]

## FRATURA DA BASE DO QUINTO METATARSO

As fraturas da base do quinto metatarso podem ser separadas em três tipos distintos: a fratura de Jones, a fratura da tuberosidade e a fratura por stress da diáfise. Embora todas essas fraturas sejam rotineiramente denominadas de fratura de Jones, a verdadeira fratura de Jones é a fratura transversa da diáfise do quinto metatarsiano, localizada cerca de 18 mm da sua base.[35]

### Classificação

Dameron[7] e mais recentemente Quill[36] propuseram uma classificação das fraturas do quinto metatarso que fosse simples e útil no tratamento das mesmas. Este esquema de classificação também facilita a comunicação entre os cirurgiões e as descrições publicadas das lesões (Figura 36.5). O uso impreciso do termo "Fratura de Jones" e a falha de distinção entre as localizações anatômicas e bases anatomopatológicas dessas fraturas têm causado grande confusão na literatura especializada.

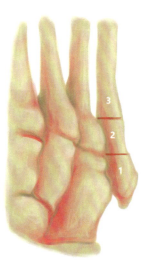

FIGURA 36.5 Classificação de Jones. Zona 1: Tuberosidade. Inclui a inserção do tendão do músculo fibular curto, da fascia plantar lateral e a articulação com o cuboide. Zona 2: Jones. Região da articulação entre o quarto e quintos metatarsos. Zona 3: Inicia-se imediatamente distal ao ligamento intermetatarsal entre o quarto e quinto metatarsos e se estende distalmente por cerca de 1,5 cm.

### FRATURAS AVULSÕES DA TUBEROSIDADE

A fratura avulsão da tuberosidade do quinto metatarso é normalmente extra articular, porém pode se estender para a articulação cubometatarsal.[26,36,37]

Achava-se que o mecanismo da lesão era a avulsão óssea causada pela contração intempestiva do músculo fibular curto, durante súbita inversão do retropé[7,18,38,39] (Figuras 36.6 A a C).

Estudos mais recentes realizados em cadáveres, entretanto, indicam que a banda lateral da aponeurose plantar é mais provável de causar avulsão, pois sua inserção é na ponta da tuberosidade.[40] Desta forma o mecanismo de trauma continua sendo controverso até os dias de hoje.[36]

Uma fratura, sem desvio da tuberosidade na criança, pode ser confundida com apófise. A distinção é feita pela linha apofisária ser radiolucente, suave e paralela ao eixo da diáfise. A apófise é vista em meninas entre as idades de 9 e 11 anos e em meninos entres 11 e 14. A obliteração dessa linha radiolucente geralmente ocorre 2 a 3 anos após seu aparecimento.[41]

Da mesma forma, os ossículos *os penoneum* e *os versalium* podem ser confundidos com fragmentos de fratura não desviada. A localização mais comum do *os penoneum* é próximo a borda lateral do cubóide e dentro da substância do tendão do músculo fibular longo, enquanto o raro *os versalium* encontra-se adjacente a inserção do músculo fibular curto. As margens suavizadas dos ossículos podem ser distinguidas das bordas nítidas de um fragmento ósseo avulsionado.[41]

#### *Tratamento*

O tratamento de avulsões sem desvio consiste em cuidados sintomáticos, como um calçado de solado rígido, bota deambuladora, ou enfaixamento compressivo com descarga de peso protegida. A maioria das fraturas consolidam dentro de 8 semanas. Pequenos fragmentos desviados podem ser excisados.[42]

Quando um fragmento intra-articular fraturado for maior que 30% da superfície articular, ou houver desvio maior que 2 mm, redução aberta e fixação interna ou redução fechada e pinagem percutânea, devem ser consideradas para minimizar o risco de degeneração artrósica da articulação cuboide – quinto metatarso.[43,44] O tratamento da fratura deve ser individualizado e levar em consideração as necessidades e o desejo do paciente. Os métodos de fixação podem ser fios de Kirschner, banda de tensão ou parafusos de pequenos fragmentos.[23] Pseudoartroses sintomáticas requerem intervenção e são passíveis de tratamentos com estimulação elétrica[45] ou intervenção cirúrgica.[46,47]

### FRATURAS DE JONES

#### HISTÓRIA E MECANISMO DA LESÃO

Em 1902, Sir Robert Jones reportou uma série de casos de fraturas do quinto metatarsal, incluindo sua própria lesão.[35] Desde então, fraturas da diáfise proximal do quinto metatarso foram indiscriminadamente denominadas "Fraturas de Jones". Stewart denominou "Jones" uma fratura transversa localizada na junção entre a metáfise e a diáfise, tipicamente a 1,5 cm (3/4 polegadas) da base.[48] Embora possa ocorrer cominuição, esta fratura não possui extensão distal à superfície articular entre o quarto e o quinto metatarsos.[48]

O mecanismo da lesão é tido como a ação de grande força em adução aplicada ao antepé, enquanto o tornozelo está em flexão plantar, como quando o paciente tropeça e apoia com a borda lateral do pé.[35,48] O quarto e quinto metatarsos possuem grande amplitude de movimentos no plano sagital (dorsiflexão e flexão plantar), porém no

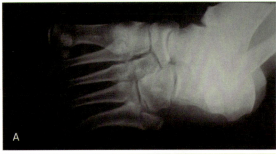
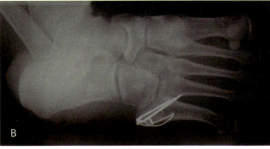
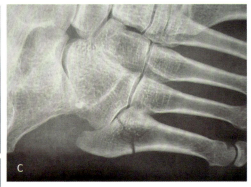

**FIGURA 36.6** **(A)** Fratura da base do V metatársico com desvio. A tração do tendão fibular curto indica a necessidade de redução aberta e fixação interna. **(B)** Fixação interna. Com banda de tensão, possibilita uma rápida recuperação funcional. **(C)** Fratura da base do V metatársico, com traço articular sem desvio. O tratamento não operatório, habitualmente, conduz ao resultado desejado de consolidação. Desvios articulares exigem reparação cirúrgica.

eixo transverso (adução-abdução) o movimento é limitado. Adução forçada resulta em fratura na junção da diáfise com a base. Anatomicamente, essa localização corresponde ao intervalo entre as inserções dos músculos fibular curto e fibular terceiro.[7]

### Tratamento

O tratamento para fraturas de Jones agudas sem desvio consiste em imobilização e restrição de carga por 6 a 8 semanas, a não ser que se trate de um atleta de alta performance ou de uma pessoa esclarecida que recuse o tratamento conservador.[47] Para estas situações está indicado o tratamento cirúrgico.[41] No acompanhamento das fraturas tratadas por métodos não cirúrgicos é possível observar a progressão da consolidação na direção medial para lateral, sendo que os sinais radiográficos demoram de semanas a meses a mais para aparecer, do que os sinais clínicos de consolidação.[49] Nos casos em que a melhora não se apresenta dentro de 8 a 10 semanas, a manutenção do tratamento, imobilização gessada e intervenção cirúrgica são as alternativas viáveis.[41]

Quando a fratura for desviada a redução aberta se faz necessária. Fraturas que falham com o tratamento conservador e permanecem sintomáticas também são candidatas ao tratamento cirúrgico. As técnicas cirúrgicas empregadas incluem banda de tensão, fixação com parafuso canulado ou placa de perfil baixo com parafusos.[23]

A fixação cirúrgica destas fraturas não garante a consolidação. Inovações biomecânicas continuam a ser estudadas. Estudos introduzem novos métodos de fixação, como por exemplo: parafusos intramedulares de 6,5 mm de diâmetro,[50] parafusos fixados na cortical medial[51] e placas-mola.[52]

## FRATURAS DIAFISÁRIAS POR ESTRESSE

### HISTÓRIA E MECANISMO DE LESÃO

A fratura diafisária por estresse é uma fratura patológica da região entre 1,5 e 3 cm distal na base do quinto metatarso, que ocorre de forma secundária às forças de tração repetitivas.[47,53]

Radiograficamente, hipertrofia cortical, estreitamento do canal medular e reação periosteal são visíveis. Devido ao fato do quinto metatarsal ser um osso da borda do pé, deformidades angulares como geno varo, tornozelo varo, bem como retropé varo ou supinação do antepé podem agravar o estresse na região lateral do antepé.[54] A proximidade da fratura por estresse da diáfise proximal com o forame nutrício e o plexo extraósseo resulta em uma região avascular; portanto, imobilização prolongada é geralmente necessária no tratamento destas fraturas. Paralelamente estresse repetitivo pode comprometer o suprimento vascular para o metatarso, causando atraso na consolidação.[8,9]

A ocorrência de atraso de consolidação ou pseudoartrose é comum quando associado ao tratamento conservador das fraturas da diáfise proximal do quinto metatarso. Os resultados divergentes apontados na literatura se devem principalmente ao fato das fraturas de Jones e das fraturas da diáfise proximal serem frequentemente analisadas como pertencentes ao mesmo grupo, a despeito de suas diferenças quanto ao potencial de consolidação.[41]

Para identificar as fraturas da diáfise proximal do quinto metatarso de acordo com o potencial de consolidação, Torg as dividiu em três categorias: Tipo I, agudas; tipo II, retardos de consolidação e tipo III, pseudoartroses (Quadro 36.1).[55]

| **Quadro 36.1** Classificação de Torg para fraturas da diáfise proximal do quinto metatarso.[36,42,55,56] | | |
|---|---|---|
| | Achados radiológicos | Tratamento |
| Tipo I (agudas) | ▪ Ausência de esclerose intramedular <br> ▪ Traço de fratura bem definido e sem abertura <br> ▪ Mínima hipertrofia da cortical óssea <br> ▪ Pequena evidência de reação periosteal ao estresse crônico | ▪ Imobilização gessada sem carga por 6 a 8 semanas <br> ▪ Órtese de descarga de peso protegida por 8 a 12 semanas <br> ▪ Considerar fixação imediata em atletas |
| Tipo II (retardo de consolidação) | ▪ Traço de fratura acomete as duas corticais com neo formação óssea a partir do periósteo <br> ▪ Traço de fratura bem evidente com radiolucência relacionada com absorção óssea <br> ▪ Evidência de esclerose intramedular | ▪ Fixação cirúrgica imediata <br> ▪ Imobilização gessada sem carga por mais de 20 semanas em pacientes selecionados |
| Tipo III (pseudoartrose) | ▪ Traço de fratura bem aberto <br> ▪ neo formação óssea a partir do periósteo e radiolucência <br> ▪ Obliteração completa do canal medular no local da fratura preenchido por osso esclerótico | ▪ Fixação cirúrgica <br> ▪ Tratamento com pulso de campo eletromagnético em associação com imobilização gessada sem carga por mais de 16 semanas[55] |

Série Ortopedia e Traumatologia – Fundamentos e Prática

O tratamento de escolha para fraturas de estresse diafisária agudas não desviadas é a imobilização com restrição de carga. Torg[55] documentou consolidação em 93% das fraturas de estresse com sete semanas de imobilização gessada sem carga. O tratamento pode demorar até 20 semanas e ainda assim não é garantia de sucesso. Considerações quanto a demanda funcional de atletas podem indicar um tratamento com eletroestimulação, ou mesmo cirúrgico, com fixação interna. Um plano prolongado de imobilização gessada sem carga pode ser tentado em pacientes com fraturas do tipo II sedentários. Em atletas competitivos o tratamento de eleição é o cirúrgico podendo exigir enxerto ósseo e parafusos intramedulares.[57]

Pseudoartroses sintomáticas (tipo III) normalmente exigem intervenção cirúrgica (Quadro 36.2).[36,41,58]

## FRATURA POR ESTRESSE NA DIÁFISE DOS METATARSOS

Fraturas por estresse são definidas como fraturas espontâneas do osso normal, causadas pela acúmulo de cargas que por si só seriam inofensivas.[59] Estas fraturas ocorrem em ossos normais de indivíduos saudáveis envolvidos em atividades diárias. Os pacientes não relatam antecedente de trauma.[60]

Embora fraturas de estresse sejam descritas em vários locais, os metatarsos estão entre os ossos mais acometidos e ganharam o nome de "fratura do marchador" devido a alta incidência entre militares.[61] Fraturas por estresse são frequentemente notadas em novos recrutas que se submetem a intensivos treinamentos, sem estarem adaptados a isso.[60] O segundo metatarso é o mais acometido, seguido de perto pelo terceiro.[60,61]

Com a popularização da prática esportiva, a quantidade de fraturas vem aumentando, principalmente em pacientes jovens e saudáveis.[62,63] É interessante notar que corredores no fim de um treino longo estão com fadiga muscular, o que aumenta significantemente as pressões plantares.[64]

### AVALIAÇÃO CLÍNICA E RADIOLÓGICA

A queixa mais comum é dor para a deambulação por grandes distâncias ou com aumento de carga num treino de corrida em piso duro. A dor é progressiva e seu aumento de intensidade causa claudicação.[59-61] Embora edema não seja frequente inicialmente, após duas semanas a dor passa a ser mais limitante e um quadro clínico mais definido se desenvolve: equimose, hipersensibilidade local, edema ao redor do metatarso envolvido.[65] A dor à palpação direta do local da fratura auxilia no diagnóstico.[61]

As fraturas por estresse devem ser diagnosticadas por seu quadro clínico, vez que as alterações radiológicas podem demorar a aparecer.[60] Radiografias realizadas dentro de duas semanas normalmente não apresentam sinais de fratura por estresse. Após este período uma fina linha na diáfise metatarsal pode ser notada secundária a reabsorção óssea ao longo do traço de fratura.[20,21] Radiografias oblíquas são as mais úteis para identificação dos sinais da fratura. Durante o período em que os sintomas são exuberantes e os sinais radiográficos ainda não estiverem presentes, cintilografia óssea com tecnécio pode ser usado no diagnóstico.

As fraturas por estresse são classicamente encontradas na porção proximal do primeiro metatarso.[66] Fraturas do segundo e terceiro metatarsos são mais encontradas no meio da diáfise ou no colo; no quarto metatarso, na porção distal da diáfise Figura 36.7.[26]

| Quadro 36.2 Tratamento conservador de fraturas dos metatarsos.[14] | | | | |
|---|---|---|---|---|
| | 1º Metatarso | Metatarsos centrais | | 5º Metatarso |
| | | *in situ* | Redução fechada | |
| **Indicações** | ▪ Sem evidencia de instabilidade óssea com apoio ou em radiografias com estresse.<br>▪ Comprimento preservado | ▪ Desvio da fratura menor que 10°<br>▪ Translação entre os fragmentos de até 4 mm | ▪ Angulação maior que 10°<br>▪ Translação maior que 4 mm<br>▪ Comprimento relativamente mantido | ▪ Lesão aguda sem sintomas pregressos.<br>▪ Lesão crônica sem tentativa de tratamento fechado. |
| **Tratamento** | ▪ Imobilização sem o apoio de peso por 4 a 6 semanas.<br>▪ Repetir radiografias com estresse após 10 dias de lesão.<br>▪ Apoio protegido e progressivo até que o paciente esteja assintomático | ▪ Proteção do membro com calçado de solado rígido e descarga de peso conforme o tolerado. | ▪ Manipulação fechada.<br>▪ Descarga de peso protegida semelhante a fraturas sem desvio. | ▪ **Zona 1:** calçado de sola rígida e descarga de peso conforme o tolerado.<br>▪ **Zona 2:** imobilização gessada com apoio protegido do membro por 8 a 10 semanas.<br>▪ **Zona 3:** imobilização sem carga por mais de 3 meses. Apoio protegido somente quando assintomático ao exame físico. |

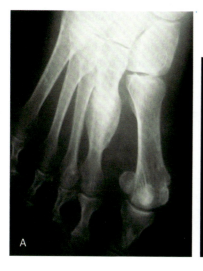 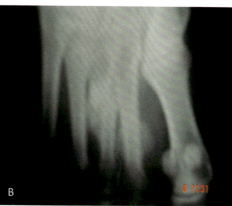

**FIGURA 36.7 (A)** Calo exuberante em fratura patológica do segundo metatarsico. O quadro clínico em geral é insidioso cabendo alto grau de suspeita quando se prolonga por duas ou mais semanas. **(B)** Fratura patológica migratoria por insuficiencia mecanica do pé em portador de artrite reumatoide.

## *Tratamento*

A forma de tratamento a ser indicada depende muito da dor, limitação funcional e necessidades do paciente. Como regra geral, o uso de calçados com solado rígido e diminuição da solicitação mecânica são suficientes para trazer a melhora do quadro. Em situações em que a dor seja intensa uma bota imobilizadora que permita a deambulação está indicada.[20,21,61]

## COMPLICAÇÕES DO TRATAMENTO CONSERVADOR

Deslocamento inferior do fragmento distal resulta em aumento da pressão plantar na região da respectiva cabeça metatarsal e pode causar hiperqueratose dolorosa intratável nesse local. Já o desvio dorsal deste fragmento alivia a pressão neste local e aumenta consideravelmente a carga sob as cabeças dos metatarsos adjacentes.[16,24] Desvios persistentes na orientação mediolateral podem levar à compressão mecânica e formação de neuromas interdigitais.

Por fim, deslocamento medial do fragmento distal da fratura do primeiro metatarsiano ou lateral do fragmento distal de fratura no quinto metatarsiano pode levar à formação de proeminência óssea que dificulte a adaptação do pé em sapatos comuns.[28]

## LESÕES ASSOCIADAS

### SÍNDROME COMPARTIMENTAL

Embora a síndrome compartimental nos braços e pernas sejam complicações bem reconhecidas, o diagnóstico desta alteração no pé continua sendo um desafio. As lesões mais associadas com o desenvolvimento de síndromes compartimentais no pé são os esmagamentos, fraturas múltiplas no antepé, fraturas-luxações de Lisfranc e fraturas do calcâneo.[67,68]

O aumento do volume no interior do envoltório fascial impermeável ou a redução do tamanho do espaço elevam a pressão exercida sobre os tecidos, excedendo a baixa pressão existente nas arteríolas intramusculares, ocasionando redução do fluxo sanguíneo na anastomose capilar e o desvio do sangue dentro do compartimento. Se a duração da redução desse fluxo for considerável, a isquemia microcirculatória ocasionará a necrose dos tecidos presentes no interior do compartimento.[10,67]

Usualmente a lesão é reconhecida pelos 5 P's (*pain, paralysis, paresthesias, pallor e pulselessness*), mas estes somente estão presentes na síndrome compartimental bem estabelecida, quando fasciotomias já não têm resultados bem sucedidos na manutenção da função do membro.

Os sintomas mais precoces são: dor desproporcional ao que se poderia esperar em relação à lesão sofrida pelo paciente que não alivia após a retirada dos aparelhos de gesso ou bandagens e aumenta com o alongamento passivo da musculatura no interior do componente fascial. Parestesia na extremidade afetada desenvolve-se após considerável comprometimento do fluxo sanguíneo.[14,19]

O diagnóstico da lesão isquêmica no pé exige suspeita constante. Os sinais cardinais da síndrome em outros tecidos não são confiáveis quando o trauma ocorre no pé. A lesão inicial em si já justifica dor considerável e a confirmação pode ser feita com a mensuração direta da pressão em cada compartimento.

A pressão normal em cada compartimento é de cerca de 4 mmHg, pressões de 30 mmHg são críticas na oclusão da microvascularização do músculo. Pacientes politraumatizados podem ter significativas alterações nos níveis pressóricos sistêmicos o que também altera a pressão intracompartimental.[4,67]

Para minimizar os efeitos da alteração da pressão arterial no diagnóstico da síndrome compartimental pode ser realizada uma aferição relativizada da pressão fascial. Uma diferença entre as pressões diastólica e intracompartimental menor que 30 mmHg é considerada diagnóstica na identificação da isquemia tecidual.[14]

Mensurações frequentes podem ser necessárias principalmente em pacientes gravemente lesionados ou inconscientes. A aferição da pressão intrafascial no compartimento calcaneo é a mais sensível na determinação clínica da necessidade de fasciotomia.[10]

Uma vez suspeitada a ocorrência de síndrome compartimental e, se os exames não descartarem esta possibilidade, estará indicada a fasciotomia de todos os compartimentos do pé.[69]

A liberação das fáscias é feita por abordagem em três incisões: uma dorsomedial, lateral a diáfise do primeiro metatarso; uma dorsolateral, medial a diáfise do quinto. É realizada dissecção romba até os compartimentos profundos interósseos. O compartimento lateral pode ser acessado inferolateralmente a diáfise do quinto metatarso pela incisão dorsolateral.

A terceira incisão é feita medialmente, acompanhando o arco longitudinal do pé por sobre o músculo abdutor do hálux, a dissecção é feita plantar e dorsalmente ao músculo, permitindo assim o acesso aos compartimentos medial, central superficial e profundo e ao músculo adutor do hálux.

A dissecção da incisão medial oferece grande risco. O feixe neurovascular do nervo plantar lateral passa por sobre o músculo quadrado plantar e pode ser visto no acesso a esse músculo, devendo ser cuidadosamente afastado durante o procedimento.

As incisões devem ser fechadas após 5 a 7 dias ou cicatrizadas por segunda intenção de acordo com as condições pós operatórias do membro.[19,67]

O resultado da síndrome compartimental não diagnosticada ou tratada adequadamente é um pé deformado com dedos em garra e com dificuldade de adaptação a calçados comuns que necessitarão de cirurgias corretivas.[19]

## TRAUMATISMO DE ALTA ENERGIA E FRATURA EXPOSTA

Em traumatismos de alta energia, muitas vezes a extensão da lesão é inicialmente subestimada.[70] O tratamento correto do trauma depende muito do olhar atento no dimensionamento do dano causado. Um exame minucioso das condições circulatórias do membro, da estrutura óssea, do estrago no aparato muscular, cobertura cutânea e estabilidade ligamentar são a chave do tratamento da extremidade politraumatizada.

Independentemente do mecanismo de lesão, todas as fraturas expostas devem ser tratadas o mais rápido possível com limpeza cirúrgica, debridamento, antibioticoterapia e estabilização.[69] Muitas vezes essas feridas devem ser submetidas a limpezas, remoção de tecido necrótico e curativo sob anestesia por diversas vezes antes do fechamento definitivo.[28] A profilaxia para o tétano deve ser lembrada e realizada em todos os casos em que for indicado.

A estabilização das fraturas em membros amplamente lesionados é difícil pois, da mesma forma que ossos sofreram danos, os tecidos moles adjacentes também podem estar gravemente afetados.[11,70]

Instabilidades ou fraturas ocultas, quando deixadas sem o devido tratamento influem diretamente no resultado final do tratamento do membro Figura 36.8.

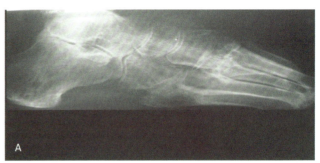

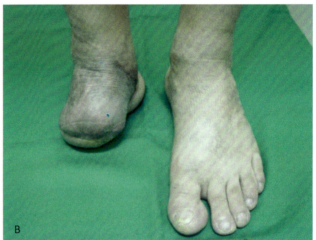

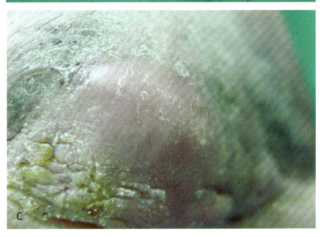

FIGURA 36.8 (A) Paciente vítima de esmagamento com fraturas expostas do antepé. Necessitou amputação aberta por gangrega do segmento comprometido. (B) Para o fechamento do coto foi ampliada a ressecção óssea, nivel transmetatársico, porém se estabeleceu um desequilíbrio muscular, com tendência à inversão do coto. (C) Evolução cutânea em área de tecido hiperqueratótico e de dor na extremidade óssea pelo atrito com o calçado adaptado.

São necessárias radiografias com stress para diagnosticar lesões ósseo-ligamentares que só seriam vistas de outra forma. Tomografia computadorizada nos planos sagital e coronal pode revelar a coexistência de diversas fraturas sem desvio que juntas podem determinar significativa instabilidade do arcabouço ósseo.

As fraturas encontradas seguem, de maneira geral, os preceitos de tratamento de cada uma isoladamente. Os acessos cirúrgicos podem variar bastante devido a lesão de pele inicial. O principal objetivo é a fixação das fraturas sem aumentar os danos neurológicos e vasculares impostos pelo trauma inicial.[30]

As prioridades cirúrgicas para garantir a função são a conservação da pele plantar, coxim gorduroso, fixação óssea e a manutenção da posição plantígrada do pé. A preservação do arco de movimento é importante, com especial atenção às articulações talonavicular, calcaneocubóide, cubóidemetatarsal e metatarsofalangeanas entretanto, podem ser sacrificadas para conseguir a estabilidade óssea do membro.[70]

A redução inicial das incongruências deve ser realizada logo no primeiro atendimento. A fixação provisória com fios de Kirschner ou fixador externo permitirá o cuidado com as lesões nos tecidos moles. Após o devido controle dos danos, a fixação interna definitiva precederá o fechamento definitivo da ferida, diretamente ou por meio de enxertos e retalhos musculocutâneos. A fixação facilita a cicatrização dos tecidos traumatizados. Mesmo em múltiplas fraturas aparentemente estáveis a inserção do material de síntese permite acesso às areas críticas facilitando o manejo das feridas e a realização de curativos eficientes.[19,70]

Em algumas situações extremas de politraumatizados graves ou pacientes onde a lesão local imposta tenha sido de altíssima energia a viabilidade do membro pode estar comprometida e a amputação primária passa ser a escolha mais sensata objetivando-se a manutenção da vida.[4]

As indicações de amputação primária não são arbitrárias e devem ser estudadas caso a caso.[68] Elas incluem: Inviabilidade do membro, com lesão vascular irreparável, rotura completa do nervo tibial ou acompanhada de isquemia quente por mais de oito horas; casos onde o membro se apresenta tão gravemente lesionado que, mesmo após revascularização sua função prevista seja menos satisfatória que uma prótese; membros gravemente lesionados em pacientes com comorbidades crônicas graves, onde a preservação do membro colocaria a vida do paciente em risco; situação de catástrofe militar; pacientes portadores de múltiplas lesões sistêmicas graves, que apresentem esmagamento cujo salvamento do membro poderia impor uma carga sistêmica causada pelos tecidos necróticos e subprodutos da inflamação, que poderia levar à falência pulmonar ou de múltiplos órgãos.[70] Lesões de nervos sensitivos não é critério formal para amputação de um membro.[71]

Quanto ao resultado final, há grande correlação entre escores funcionais e o comprometimento individual ao tratamento. Além da aderência outros fatores que influenciam o desempenho do membro a longo prazo: tempo decorrido até

o tratamento inicial, a demora para se obter uma cobertura cutânea satisfatória, desenvolvimento de dor neuropática e o envolvimento com questões trabalhistas.[19]

## REFERÊNCIAS BIBLIOGRÁFICAS

1. Key JA, Conwell HE. The Management of Fractures, Dislocations and Sprains. St Louis : Mosby, 1946.
2. Klenerman L. The Foot And Its Disorders. Oxford: Blackwell, 1976.
3. Morrissey EJ. Metatarsal fractures. J Bone Joint Surg. 1946;28:529-602.
4. Jeffers RF, Tam HB, Nicolopoulos C, et al. Prevalence and Patterns of Foot Injuries Following Motorcicle Trauma. J Orthop Trauma. 2004;18:87-91.
5. Sarrafian SK. Anatomy of the Foot and Ankle. Philadelphia: Lippincott, 1983.
6. Sammarco GJ. Biomechanics of the foot. [book auth.] In: Noroin M, Frankel V. Basic Biomechanics of Skeletal Sistem. Philadelphia: Lea & Febiger, 1980. p.193-220.
7. Dameron TB. Fractures and anatomic variations of the proximal portion of the fifth metatarsal. J Bone Joint Surg Am. 1975;57:788-92.
8. Shereff MJ, Yang QM, Kummer FJ, et al. Vascular anatomy of the fifth metatarsal. Foot Ankle. 1991;11:350-3.
9. Smith JW, Arnoczky SP, Hersh A. The intraosseous blood supply of the fifth metatarsal. Implications for proximal fracture healing. Foot Ankle. 1992;13:143-52.
10. Frink M, Hildebrand F, Krettek C, et al. Compartment syndrome of lower leg and foot. Clin Orthop Relat Res. 2010;4:940-50.
11. Pisan M, Klane K. Compartment syndrome of the foot. Foot Ankle Surg. 1994;1:29-36.
12. Heck CV. Fractures of the Bones of the Foot (Except the Talus). Surg Clin North Am. 1965;45:103-17.
13. Sammarco GJ. The Jones Fracture. Instr Course Lect. 1993;42:201-5.
14. Heckman JD. Fractures and dislocations of the foot. [book auth.] In: Green D, Bucholz R, Heckman J, et al. Fractures in Adults. Philadelphia: Lippincott - Raven, 2009.
15. Muller ME, Allgower M, Scheider R, et al. Manual of Internal Fixation. Techniques Recommended by the AO Group. Berlin: Springer-Verlag, 1990.
16. Sanders RW, Papp S. Fractures of the Midfoot and Forefoot. [book auth.] In: Mann RA, Satlzman CL, Coughlin MJ. Surgery of the foot and ankle. Philadelphia: Mosby, 2007.
17. Zwart Milego JJ. Fractura de los metatarsianos. JANO. 2004;56:844-51.
18. Anderson LD. Injuries of Forefoot. Clin Orthop Relat Res. 1977;122:18-27.
19. Meyerson M, McGarvey W, Henderson M, et al. Morbidity after crush injuries to the foot. J Orthop Trauma. 1994;8:343-9.
20. Garcia A, Parkes JC. Fractures of the Foot. [book auth.] In: Ginnestras N. Foot Disorders: Medical and Surgical Management. Philadelphia: Lea & Febiger, 1973.
21. Giannestras N, Sammarco GJ. Fractures and dislocations of the foot. [book auth.] In: Green D, Rockwood C. Fractures. Philadelphia: Lippincott, 1975.

22. Chapman M. Fracures and fractures dislocations of the ankle and foot. [book auth.] In: Mann RA. DuVries' Surgery of the foot. St Louis: Mosby, 1978.

23. Heim U, Pfeiffer KM. Internal fixation of Small Fractures. Techniques Recommended by the AO Group. Berlin: Springer-Verlag, 1987.

24. Rammelt S, Heineck J, Zwipp H. Metatarsal fractures. Injury. 2004;35(Suppl 2):B77-B86.

25. DePalma AF. The management of Fractures and Dislocations. Philadelphia: WB Saunders, 1959.

26. Fetzer GB, Wright RW. Metatarsal shaft fractures and fractures of the proximal fifth metatarsal. Clin Sports Med. 2006;25(1):139-50.

27. Sisk TD. Fractures. [book auth.] In: Crenshaw AH, Edmonson AS. Campbell's Operative Orthopaedics. St Louis: Mosby, 1980.

28. Shereff MJ. Fractures of the Forefoot. Instr Course Lect. 1990;39:133-40.

29. Lindholm R. Operative Treatment of Dislocated Simple Fracture of the Neck of Metatarsal Bone. Ann Chir Gynaecol Tenn. 1961;50:328-31.

30. Sáchez Sotelo J. Fracturas y luxaciones del metatarso y de los dedos. [book auth.] In: Gómez-Castresana Bachiller F. Manual SECOT de cirugía ortopédica y traumatología - Sociedad Española de Cirugía Ortopédica y Traumatología. Madrid: Médica Panamericana, 2003.

31. Johnson VS. Treatment of fractures of the forefoot in industry. [book auth.] In: Baterman JE. Foot Science. Philadelphia: WB Saunders, 1976.

32. Donahue MP, Manoli A. Transverse percutaneous pinning of metatatrsal neck fractures. Foot Ankle Int. 2004;25:438-9.

33. Heckman JD. Fractures and Dislocations of the Foot. [book auth.] In: Green D, Rockwood C. Fractures. Philadelphia: Lippincott, 1984.

34. Dukowsky J, Freeman BL. Fracture-dislocation of articular surface of the thrird metatarsal head. Foot Ankle. 1989;10:43-4.

35. Jones R. Fracture of the base of the fifth metatarsal bone by indirect violence. Ann Surg. 1902;35:697-700.

36. Quill GE Jr. Fractures of the proximal fifth metatarsal. Orthop Clin North Am. 1995;26:353-61.

37. Pearson JB. Fracturesof the base of the metatarsal. BMJ. 1962;1:1052-4.

38. Miller WE, Litchblau PO. The smashed heel. South Med J. 1965;58:1229-37.

39. Peason JR. Combined fractures of the base of the fifth metatarsal and lateral malleolus. J Bone Joint Surg Am. 1961;43:513-6.

40. Richli WR, Rosenthal DI. Avulsion fracture of the metatarsal. Experimental study of pathomecanics. AJR Am J Roentgenol. 1894;143:889-91.

41. Lawrence SJ, Botte MJ. Jones' fractures and related fractures of proximal fifth metatarsal. Foot Ankle. 1993;14:358-65.

42. Nunley JA. Fractures of the base of fifth metatarsal. The Jones fracture. Orthop Clin North Am. 2001;32:171-80.

43. Hansen ST Jr. Foot Injuries. [book auth.] In: Trafton P, Levine A, Jupiter J, et al. Skeletal Trauma. Philadelphia: WB Saunders, 1977.

44. Rettig AC, Shelbourne KD, Wilckens J. The surgical treatments of syntomatic nonunions of the proximal (metaphyse-

al) fifth metatarsal in athletes. Am J Sports Med. 1992; 20:50-4.

45. Holmes GB Jr. Treatments of delayed unions and nonunions of the proximal fifth metatarsal with pulsed eletromagnetic fields. Foot Ankle Int. 1994;15:552-6.

46. Arangio G. Transverse proximal diaphysial fracture of the fifth metatarsal. A review of 12 cases. Foot Ankle. 1992;13:547-9.

47. Torg JS. Fractures of the base of fifth metatarsal distal to the tuberosity. Orthopedics. 1990;13:731-7.

48. Stewart IM. Jones Fracture. Fracture of the base of fifith metatarsal. Clin Orthop Relat Res. 1960;16:190-8.

49. Myerson MS. Injuries of the forefoot ando toes. [book auth.] In: Jahss MH. Disorders of the foot. Philadelphia: WB Saunders, 1991.

50. Horst F, Gilbert BJ, Glisson RR, et al. Torque resistance after fixation of Jones fractures with intramedullary screws. Foot Ankle Int. 2004;25:914-9.

51. Moshirfar A, Campbell JT, Molloy S, et al. Fifth metatarsal tuberosity fracture fixation. A biomechanical study. Foot Ankle Int. 2003;24:630-3.

52. Carpenter B, Garret A. Using a hook plate as a alternate fixationfor fifth metatarsal fracture. J Foot Ankle Surg. 2003;42:315-6.

53. Lehman RC, Torg JS, Pavlov H, et al. Fractures of the base of the fifth metatarsal distal to the tubersity. A review. Foot Ankle. 1897;7:245-52.

54. Hens J, Martens M. Surgical tratmente of Jones fractures. Arch Orthop Trauma Surg. 1990;109:277-9.

55. Torg JS, Balduini FC, Zelko RR, et al. Fractures of the base of the fifth metatarsal distal to the tuberosity. Classificationand guidelines for non-surgical and surgical management. J Bone Joint Surg Am. 1984;66:209-14.

56. Strayer SM, Reece SG, Petrizzi MJ. Fractures of the proximal fifth metatarsal. Am Fam Physician. 1999;59:2519.

57. Hunt KJ, McCormick JJ, Anderson RB. Management of forefoot injuries in athlete. Operat Techniq Sports Med. 2010;1(18):34-45.

58. DeLee JC, Evans JP, Julian J. Stress fracture of the fifth metatarsal. Am J Sports Med. 1983;11:349-53.

59. Levy JM. Stress fractures of the first metatarsal. ARJ Am J Roetgenol. 1978;130:679-81.

60. Devas M. Stress fractures. New York: Churchill Livingstone, 1975.

61. Bernstein A, Stone JR. March fracture. A report of three hundred and seve cases, and a new method of treatment. J Bone Joint Surg. 1944;26:743-50.

62. Clancy WG Jr. Runner's Injuries. Part one. Am J Sports Med. 1980;8:137-44.

63. Clancy WG. Runner's Injuries. Part Two. Evaluation and treatmente of specific injuries. Am J Sports Med. 1980;8:287-9.

64. Weist R, Eils E, Rosembaum D. The influence to the muscle fatigue on eletromyogram and plantar pressures pattern as an explanation for the incidence of metatarsal fractures. Am J Sports Med. 2004;32:1893-8.

65. Wilson ESJ, Katz FN. Stress fracture. An analysis of 250 consecutive cases. Radiology. 1969;92:481-6.

66. Meurman KO. Less commom stress fractures in the foot. Br J Radiol. 1981;54:1-7.

67. Manoli A. Compartment syndromes of the foot: current concepts. Foot Ankle Int. 1990;10:340-4.
68. Ng VY, Berlet GC. Envolving techniques in foot and ankle amputation. JAAOS. 2010;18(4):223-35.
69. Sanders R, Swiontkowski M, NunleyJ, et al. The management of fractures with soft-tissue disruption. J Bone Joint Surg Am. 1993;75:778-89.
70. Debnat UK, Maripuri SN, Guha AR, et al. Title Open grade III "floating ankle" injuries: a report of eight cases with review of literature. Arch Orthop Trauma Surg. 2007;127 (8):625-31.
71. Bosse MJ, McCarthy ML, Jones AL, et al. The insensate foot following severe lower extremity trauma: An indication for amputation? J Bone Joint Surg Am. 2005;87A(12):2601-8.

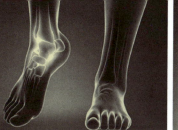
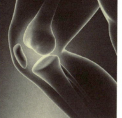

# Trauma Facial

Luis Augusto Passeri
Robert Köhnke

## INTRODUÇÃO

A alta incidência, combinada com uma ampla variedade de lesões, faz do trauma facial uma área de interesse, representando um problema público de saúde. Estes traumatismos têm seus padrões influenciados por condições socioeconômicas, geográficas, gênero, idade e época. Nos países desenvolvidos o principal fator etiológico são as agressões, enquanto naqueles em desenvolvimento há predominância dos acidentes de trânsito. Com relação às fraturas, estas ocorrem principalmente na mandíbula e no complexo zigomático-orbitário.[1]

As fraturas maxilo-faciais, frequentemente, estão ligadas a grande morbidade, perda de função e importante comprometimento estético. Desde a década de 1970, buscando melhores resultados, as técnicas de fixação interna estável passaram a ser mais utilizadas, sendo hoje as de escolha e uso rotineiro. Com a utilização adequada de placas e parafusos, é possível manter em posição anatômica os segmentos ósseos reduzidos e, ao mesmo tempo, evitar o uso de fixação intermaxilar.

Estudos epidemiológicos indicam que o trauma facial é prevalente em homens, em uma relação de 4:1.[1,2] Entretanto, em países como a Islândia, Finlândia e Áustria, onde a participação da mulher nas atividades sociais é mais intensa, essa relação é reduzida a algo próximo de 2:1. Já nos Emirados Árabes Unidos, onde as mulheres têm pouca atividade econômica e poucas são motoristas, a proporção chega à expressiva marca de 11:1. Com relação à idade, a maioria dos pacientes está entre a segunda e a quarta década de vida, com prevalência da terceira década.

Traumatismos associados ocorrem, principalmente, quando a etiologia é relacionada aos acidentes de trânsito. Cerca de 10% dos pacientes com trauma facial apresentam traumatismo craniano e 3% sofrem trauma cervical, ambos importantes e que podem influenciar no tratamento das fraturas faciais, impedindo algumas vezes o seu tratamento precoce.[1] Entretanto, outras regiões podem ser atingidas, como o tórax, abdome e membros.[1,3] Assim, mais de 50% dos pacientes, com trauma de face, apresentam lesões em outras partes do corpo.[4-6]

## ATENDIMENTO INICIAL

O trauma facial, principalmente nos pacientes com edema cervical, de orofaringe, e de soalho de boca podem apresentar obstrução de vias aéreas. Outro mecanismo possível é pela presença de corpos estranhos, como dentes e próteses, e ainda por coágulos sanguíneos. As fraturas de maxila e as de parassínfise ou corpo mandibular, bilaterais, que se deslocam posteriormente, potencializam o risco de obstrução respiratória, podendo ser necessário estabelecer uma via aérea cirúrgica (Figura 37.1). As hemorragias intrabucais, o eritema da faringe e as alterações de voz indicam a necessidade de intubação. A observação precoce destes eventos permite uma intubação eletiva. Caso isso não seja possível, a cricotirotomia passa a ser o procedimento de escolha, para preservação das vias aéreas.[3]

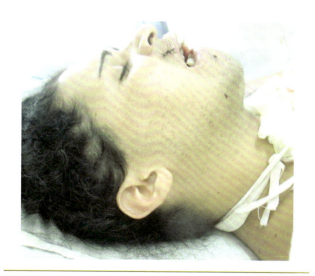

FIGURA 37.1 Paciente vítima de acidente automobilístico, apresentado fraturas do terço médio da face e bilateral da mandíbula. Observa-se marcante retroposição mandibular, levando à dificuldade respiratória e necessidade de estabelecer via aérea por meio de traqueostomia.

As hemorragias ocorrem, principalmente, por dois meios: por lacerações de artérias importantes, como as da artéria facial, ou da artéria temporal superficial e seus ramos (Figura 37.2). Estas devem ser evidenciadas, com exploração das lacerações, evitando pinçamentos em massa que podem lesar, permanentemente, os nervos adjacentes a estas. Outras hemorragias podem se originar de vasos, como os ramos da artéria maxilar interna, relacionados aos seios paranasais. Nestes, a compressão por meio do tamponamento nasal é a manobra indicada (Figura 37.3).[3]

O paciente vítima de trauma facial deve, na sua chegada ao hospital, passar por um exame geral completo, a ser realizado pela equipe de urgências. A história, obtida do paciente, familiares, acompanhantes ou equipe de resgate, e o exame físico, orientam a busca de lesões na face.[3-6]

Uma série de sinais e sintomas indica a presença de fraturas. Chama atenção a presença de alteração de oclusão dental, assimetria, contusão, deformidade, dor, edema, equimose, hematoma, laceração, paralisia, parestesia e transtorno visual, entre outros (Figuras 37.4 a 37.6). O exame físico,

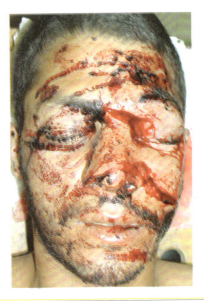

FIGURA 37.2 Paciente vítima de agressão, com múltiplas lacerações na face. Estas precisam ser exploradas e identificados os vasos atingidos, para que seja possível a hemostasia.

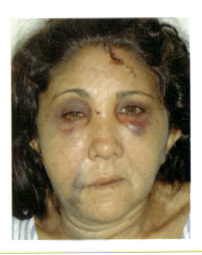

FIGURA 37.4 Paciente vítima de agressão, apresentando fraturas do terço médio da face, evidenciando diversos sinais. Laceração suturada na região frontal. Marcado edema, principalmente do lado direito da face e nas regiões periorbitárias, causando assimetria. Equimose orbitária bilateral e subconjuntival direita. Depressão da região zigomática direita.

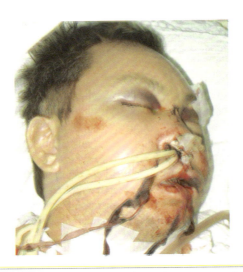

FIGURA 37.3 Paciente vítima de acidente automobilístico, apresentou importante epistaxe, requerendo a utilização de tamponamento nasal, anterior e posterior, para controle da hemorragia.

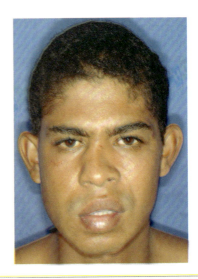

FIGURA 37.5 Paciente vítima de queda, com fratura nasal e do ângulo mandibular direito. Apresenta assimetria nasal, com desvio para a direita. Edema das regiões paranasal e mandibular direitas.

Trauma Facial

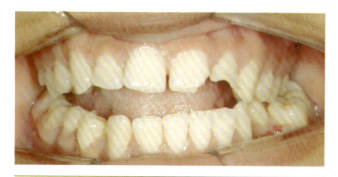

FIGURA 37.6 Paciente vítima de acidente automobilístico, com fraturas mandibular, fratura de coroa dos incisivos superiores esquerdos e degrau entre os dentes inferiores esquerdos.

As radiografias convencionais são úteis nos casos de fraturas mandibulares, especialmente quando há disponibilidade da radiografia panorâmica da face (Figura 37.8). Mas, as tomografias, também nestes casos, oferecem mais detalhes (Figura 37.9).[5,6]

As reconstruções tridimensionais são um recurso interessante, tanto para a visualização das fraturas pelo profissional, quanto para orientação e exposição do caso ao paciente e familiares (Figura 37.10).

Nos casos de hemorragias de difícil controle ou acesso, há indicação das arteriografias, algumas vezes associadas às embolizações, como nos casos de fístulas carótido-cavernosas (Figura 37.11).[7]

composto de inspeção e palpação, deve ser sequencial e sistemático, examinando a face, do terço superior para o inferior, e a boca, dos lábios à orofaringe.[4-6]

## EXAMES DE IMAGEM

Nos traumas faciais, especialmente naqueles que envolvem o terço médio da face, as tomografias oferecem qualidade e efetividade para o diagnóstico, muito superior às das radiografias convencionais. Os cortes axiais e coronais, mas também os sagitais, permitem a análise detalhada das fraturas e outras lesões. O diagnóstico destas lesões é estabelecido no exame físico, cabendo ao exame de imagem a determinação de deslocamento, cominuição, além de precisar a localização (Figura 37.7).[5,6]

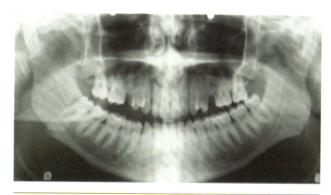

FIGURA 37.8 Radiografia panorâmica da face. Fraturas de mandíbula. Ângulo direito e subcondilar esquerda.

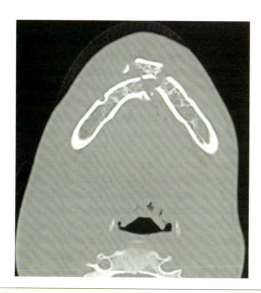

FIGURA 37.7 Tomografia computadorizada, corte axial. Fratura na região de sínfise mandibular, com múltiplos fragmentos, segmento central deslocado anteriormente e laterais colapsados.

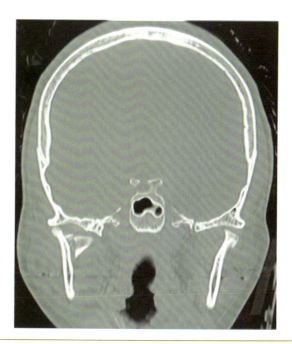

FIGURA 37.9 Tomografia computadorizada, corte coronal. Fratura de côndilo mandibular direito, com fragmentos deslocados medialmente.

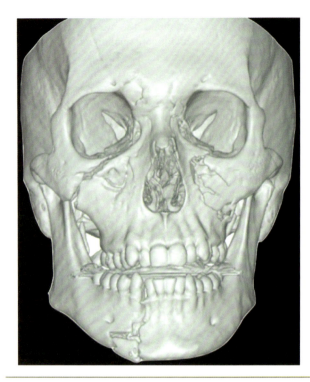

FIGURA 37.10 Tomografia computadorizada, reconstrução tridimensional. Fratura dos complexos zigomáticos orbitários, atingindo os rebordos infraorbitários e os pilares zigomático-maxilares. Fratura de parassínfise mandibular direita, com linha de fratura entre canino e incisivo lateral, e fragmento basal deslocado inferiormente.

## FRATURAS DO TERÇO MÉDIO DA FACE

Podemos considerar o terço médio da face indo dos rebordos supraorbitários ao plano oclusal superior. Esta região possui áreas de resistência, caracterizadas pelos pilares caninos e zigomáticos da maxila. Quando ocorre um impacto, estes ossos absorvem e dissipam grande parte das forças, protegendo o crânio. Em função de um plano formado pelo osso frontal e pelos esfenoides, a maxila apresenta a tendência de fazer uma impacção posterior e inferior, ao mesmo tempo. Isto causa um aplanamento e alongamento da face, com perda de projeção nasal (Figura 37.12) e mordida aberta anterior. O contato do palato mole com a língua pode contribuir para uma obstrução das vias aéreas.[4-6]

Em 1901, René Le Fort classificou as fraturas de terço médio. Esta classificação clínica é descrita como: Le Fort I, ou horizontal, fraturas que passam acima dos ápices dentais, e podem apresentar grande mobilidade; Le Fort II, ou piramidal, fraturas que partem dos pilares zigomático-maxilares, passam pelos rebordos infraorbitários, soalhos e paredes mediais das órbitas e se unem na sutura frontonasal, e Le Fort III, ou disjunção craniofacial, partindo dos pilares zigomático-orbitários, passando pelos arcos zigomáticos, pelas suturas frontozigomáticas e pelos soalhos e paredes mediais das órbitas, atingindo a região da sutura frontonasal (Figura 37.13). Considerando os meios de traumatismo facial, por acidentes de trânsito e agressões por múltiplos golpes, é bastante frequente encontrar uma combinação destes padrões.[4-6]

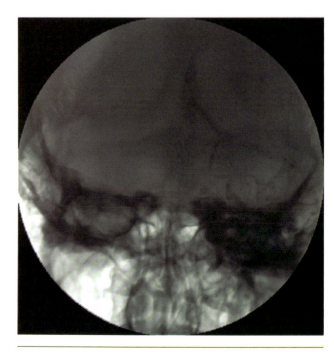

FIGURA 37.11 Angiografia. Fístula carótido-cavernosa em paciente vítima de acidente automobilístico.

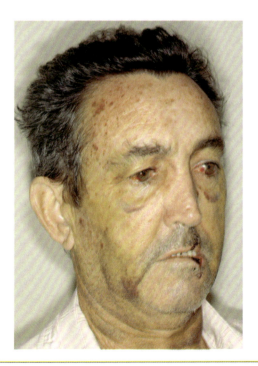

FIGURA 37.12 Paciente vítima de acidente automobilístico, com múltiplas fraturas do terço médio da face. Aplanamento e perda de projeção nasal.

Trauma Facial

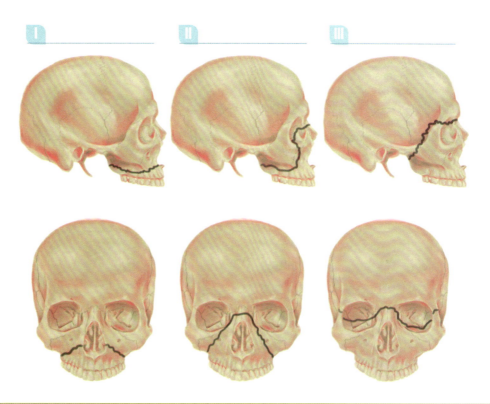

FIGURA 37.13 Esquema das fraturas do terço médio da face, descritas e classificadas por Le Fort, em 1901.

São sinais presentes, nestes traumas, grande edema, equimoses orbitárias e subconjuntivais, alongamento da face (Figura 37.14), mobilidade da maxila, má oclusão dental, com mordida aberta anterior, epistaxe e perda de líquido cefalorraquidiano. Os pacientes relatam dor, diplopia e parestesia, em especial, do nervo infraorbitário.[2,4-6]

As fraturas do complexo zigomático-orbitário podem ocorrer de forma muito variada. São classificadas como: I. Fraturas não deslocadas; II. Fraturas isoladas do arco zigomático; III. Fraturas tripoides, com a sutura frontozigomática preservada; IV. Fraturas tripoides, com a sutura frontozigomática deslocada; V. Fraturas *blowout* puras, isto é, somente de paredes orbitárias, especialmente o soalho; VI. Fraturas do rebordo infraorbitário; e VII. Fraturas cominutas, envolvendo o corpo do osso zigomático.[2,4-6] Estas fraturas podem causar edema, equimose da região e subconjuntival, depressão da projeção malar, enoftalmo, limitação de mobilidade ocular extrínseca (Figura 37.15), limitação da abertura bucal por restrição de movimentação do processo coronoide da mandíbula, degraus no rebordo infraorbitário e no pilar zigomático-maxilar, e epistaxe no lado atingido. São sintomas comuns a parestesia do nervo infraorbitário e diplopia.[2,4-6]

Nos dias atuais, o padrão de tratamento destas fraturas é a abordagem direta, a redução e a fixação interna, por meio de placas e parafusos, em geral dos sistemas micro e mini, isto é, de 1,0 a 1,6 mm. As fixações devem restaurar

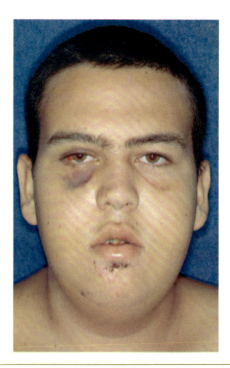

FIGURA 37.14 Paciente vítima de acidente ciclístico, com fratura do terço médio da face. Edema, equimose palpebral e subconjuntival no olho direito e alongamento da face.

CAPÍTULO 37

os pilares da região (Figuras 37.16 e 37.17). Os parafusos empregues no terço médio da face, pelas características dos ossos desta região, são curtos, de 4 a 6 mm, portanto, de aplicação monocortical. Nos casos de necessidade de reconstrução do soalho e paredes orbitárias, podem ser utilizados os enxertos autógenos de osso, em geral retirados de calota craniana ou ilíaco, e de cartilagem de concha auricular (Figura 37.18). Os enxertos homógenos de osso também podem ser utilizados. Outros materiais ainda são usados nestas reconstruções, como as telas de titânio (Figura 37.19) e as lâminas de polietileno.[5]

Nos casos de fraturas zigomático-orbitárias é indicado o tratamento cirúrgico nos aplanamentos malares, nos casos com diplopia e limitação dos movimentos mandibulares. As fixações, seguindo os padrões das fraturas, são aplicadas às regiões das suturas, tais como a frontozigomática, ao pilar zigomático-maxilar, ao rebordo infraorbitário, e ao próprio arco zigomático.[2,4-6]

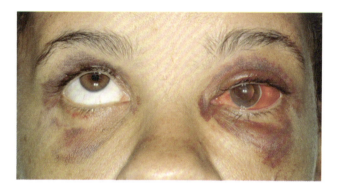

FIGURA 37.15 Paciente vítima de agressão. Fratura do complexo zigomático-orbitário esquerdo. Edema, midríase, equimose palpebral e subconjuntival e limitação do movimento extrínseco, superior, do olho esquerdo.

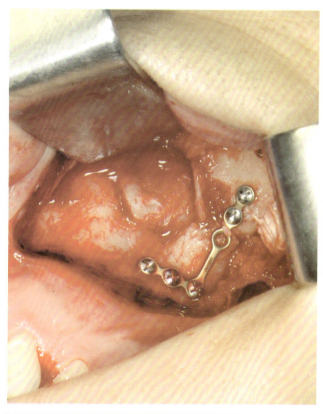

FIGURA 37.17 Fratura do complexo zigomático-orbitário. Pilar zigomático-maxilar reduzido e fixado com uma placa "L" de 6 furos e 5 parafusos, do sistema de 1,5 mm.

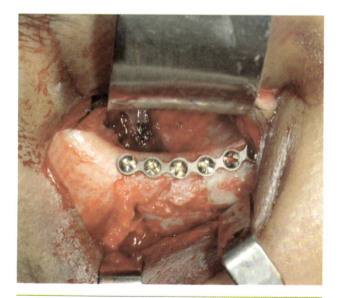

FIGURA 37.16 Fratura do complexo zigomático-orbitário. Rebordo infraorbitário reduzido e fixado com uma placa curva de 6 furos e 6 parafusos, do sistema de 1,5 mm.

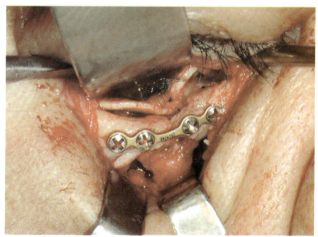

FIGURA 37.18 Fratura do complexo zigomático-orbitário. Defeito em soalho de órbita reconstruído com enxerto de cartilagem auricular autógena.

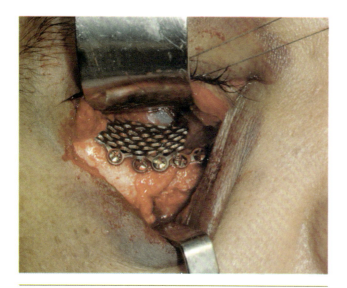

**FIGURA 37.19** Fratura do complexo zigomático-orbitário. Defeito em soalho de órbita reconstruído com tela de titânio.

As fraturas nasais, que envolvem os ossos nasais, os processos frontais da maxila e a porção nasal do osso zigomático, podem comprometer, também, o septo nasal, constituído pela placa perpendicular do etmoide, pelo vômer e pela cartilagem septal. É comum encontrar deformidade e creptação, associada a edema e equimose (Figura 37.20). O tratamento fechado, por manipulação dos ossos, pelos fórceps de Walsham, e do septo pelo fórceps de Asche, é o mais comumente realizado nas fraturas nasais isoladas. A redução é mantida por meio de *splint* externo e tamponamento nasal anterior. A ressecção submucosa da cartilagem septal está indicada aos pacientes nos quais a deformidade desta causa obstrução respiratória.[4-6]

Os traumatismos que envolvem o espaço entre as órbitas são, em geral, cominutas e, pelos ossos envolvidos, recebem a denominação de fraturas naso-órbito-etmoidais. Podem ser uni ou bilaterais. Estão frequentemente associadas às fraturas Le Fort II e III ou zigomático-orbitárias, causando telecanto traumático. Assim, a fissura orbitária passa a apresentar um posicionamento lateral e inferior (Figura 37.21). O telecanto traumático é caracterizado por uma distância intercantal maior que 38 mm, já que a distância normal é de 34 ± 4 mm. Nestes casos está indicado o tratamento aberto, preferencialmente através de acesso coronal ou por laceração existente. Os ossos nasais devem ser fixados ao frontal (Figura 37.22) e o ligamento cantal deve ser reposicionado e estabilizado com fios de aço trans-nasais.[4-6]

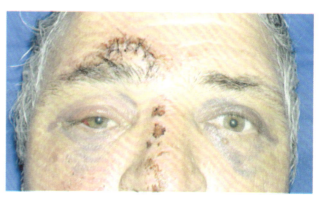

**FIGURA 37.21** Paciente vítima de acidente automobilístico. Fratura da região naso-órbito-etmoidal. Telecanto traumático. Posicionamento lateral e inferior da fissura orbitária direita.

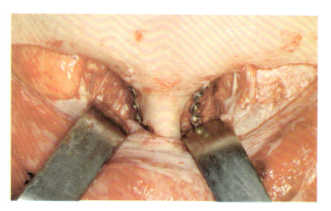

**FIGURA 37.22** Fratura da região naso-órbito-etmoidal. Fixação dos ossos nasais. Placas e parafusos do sistema de 1,5 mm.

## FRATURAS DA MANDÍBULA

As fraturas mandibulares têm um perfil típico, com as linhas de fratura seguindo as áreas de fragilidade. Ocorrem onde a estrutura óssea é mais delgada, como nos côndilos, ou em pontos onde o osso está reduzido, como nas regiões

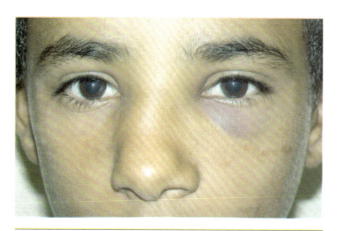

**FIGURA 37.20** Paciente vítima de acidente esportivo. Fratura nasal. Edema, equimose palpebral esquerda e desvio nasal para direita.

dos dentes retidos, principalmente nos ângulos, e em áreas com dentes de raízes longas, como os caninos, na região da parassínfise. São, também, frequentes nos processos patológicos, como cistos ou atrofias ósseas.[4-6]

Assim, as localizações mais comuns das fraturas são os côndilos, com 25% a 30%, os ângulos com 20% a 25%, a região da sínfise com 15% a 20% e as fraturas dento-alveolares representando de 20% a 30%. São infrequentes as fraturas dos ramos, respondendo apenas por 2% a 4 % do total. Quando ocorrem em mais de uma região, as combinações mas frequentes são parassínfise ou ângulo e côndilo, concomitante.[4,5,6]

As principais etiologias destas fraturas são os acidentes de trânsito, agressões, inclusive por armas de fogo, acidentes esportivos e quedas. Das lesões traumáticas da face, quase 70% estão localizadas na mandíbula, dependendo do tipo de unidade de urgência onde o dado foi colhido.[4,5,6]

O diagnóstico preciso das fraturas mandibulares depende do exame físico, intra e extrabucal, e dos exames de imagem. Devido ao edema volumoso (Figura 37.23), equimoses, hematomas e abrasões, muitas vezes presentes, o exame extrabucal apresenta grandes limitações. Entretanto, a impossibilidade de tocar os dentes, ou seja desoclusão dental, o deslocamento ósseo e dental, a creptação ao movimento e as lacerações de mucosa, presentes no exame intrabucal, são sinais claros destas fraturas (Figura 37.24). Em algumas oportunidades é possível a visualização dos fragmentos fraturados. As alterações sensoriais, dor, edema e as limitações de movimentos são indicativos, mas não conclusivos.[4,5,6]

O objetivo dos tratamentos destas fraturas é restaurar a forma e a função mandibular. A redução, fixação e reabilitação é o caminho a ser seguido. A reconstrução da oclusão e da função neuromuscular deve seguir os princípios anatômicos, funcionais e estéticos básicos. Ainda, busca-se a redução da dor e da ocorrência de infecções, com um curto período de recuperação.[4,5,6]

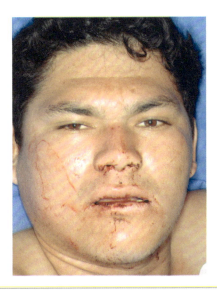

FIGURA 37.23 Paciente vítima de acidente automobilístico. Fraturas mandibulares. Edema facial.

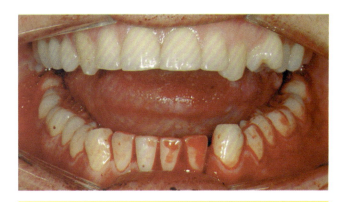

FIGURA 37.24 Exame intrabucal do paciente da Figura 37.23. Hemorragia, desnível e espaço entre incisivo lateral e canino inferiores esquerdos. Evidência de fratura de parassínfise esquerda.

Uma fratura mandibular pode ser tratada de maneira conservadora ou cirúrgica. Isso depende de alguns fatores como sua localização, seu tipo, se simples, se cominuta ou com perda óssea ou de tecido mole, da sua estabilidade, da necessidade de mobilização precoce, do estado da dentição e do estado geral e da cooperação do paciente. As fraturas abertas, inclusive aquelas relacionadas aos sulcos dentais, devem ser tratadas assim que possível. Já as relacionadas à dentição decídua ou mista, quando possível, devem ser tratadas conservadoramente, evitando, assim, o dano de germes dentais.[4-6,8,9]

O tratamento conservador consiste de observação da oclusão e das funções, incluindo o uso de radiografias, controle da dieta, redução fechada e imobilização. Após o período de repouso inicia-se a terapia funcional, buscando a recuperação das funções. O tratamento cirúrgico é geralmente realizado sob anestesia geral. Feita a redução aberta, a fixação é realizada por meio de placas de titânio ou absorvíveis, dos sistemas de 2,0 a 2,4 mm (Figura 37.25). Busca-se restaurar a continuidade óssea, recuperando a anatomia original. É fundamental a redução e fixação precisas, buscando a oclusão dental normal e as funções mastigatória e fonatória. Durante a cirurgia, é fundamental o controle da oclusão dental. Para tanto, a intubação oral é contraindicada, Usa-se a intubação nasal, uma traqueostomia preexistente ou, ainda, a intubação submentoniana (Figura 37.26).[4-6]

Diversas vias podem ser usadas no tratamento das fraturas mandibulares, dependendo da sua localização. As fraturas parassinfisárias são acessadas por via bucal (Figura 37.27) ou através de lacerações existentes. Nas regiões de corpo e ângulo, as fraturas podem ser tratadas por via bucal (Figura 37.28) ou por acesso submandibular (Figura 37.29), dependendo das condições, da técnica e método de fixação a ser empregados. As fraturas do ramo e condilares podem ser reduzidas e fixadas por via bucal, se houver disponibilidade de recursos de endoscopia. Por meio de visão direta, os acessos a estas regiões são o retromandibular (Figura 37.30) e os pré e retroauriculares (Figura 37.31).[10]

Trauma Facial

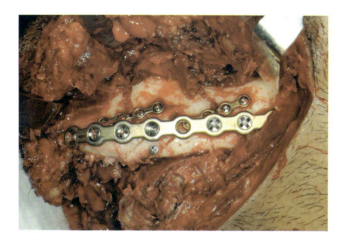

FIGURA 37.25 Fratura cominutiva de corpo mandibular esquerdo, com laceração de pele e músculos. Fixação utilizando placas e parafusos dos sistemas de 2,0 e 2,4 mm.

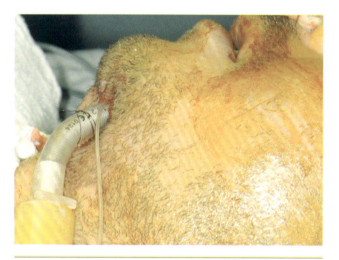

FIGURA 37.26 Paciente vítima de acidente automobilístico. Fraturas de maxila e terço médio da face. Intubação submentoniana.

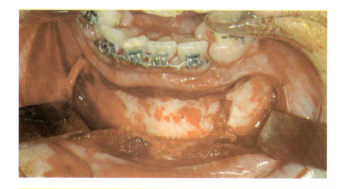

FIGURA 37.27 Fratura de parassínfise mandibular esquerda. Acesso intrabucal.

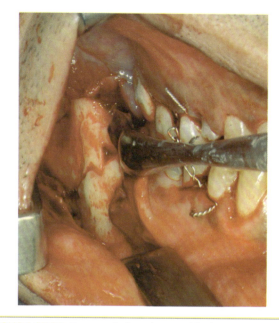

FIGURA 37.28 Fratura de ângulo mandibular. Acesso intrabucal.

Na mandíbula, uma variedade de técnicas pode ser utilizada. Quando existe bom contato ósseo e o princípio de carga compartilhada – *load sharing* – pode ser empregue, o sistema de 2,0 mm, em geral, é suficiente. Podem ser utilizadas uma ou duas placas, dependendo da região e das linhas de força de tensão e compressão, descritas por Champy, em 1973 (Figura 37.32).[11] Quando aplicadas à região superior da mandíbula, próximas às raízes dentais, estas placas são fixadas por parafusos monocorticais, isto é, de 5 a 6 mm de comprimento. Se aplicadas ao bordo inferior mandibular, estas placas recebem parafusos bicorticais, variando de 10 a 14 mm de comprimento.[10,11]

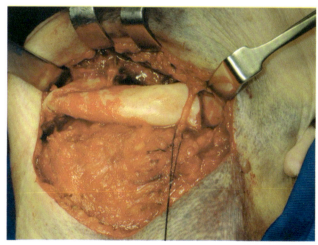

FIGURA 37.29 Fratura de corpo e ângulo mandibulares esquerdos. Acesso intrabucal.

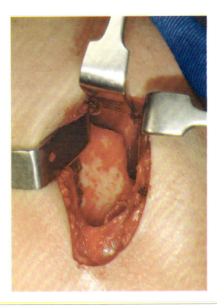

FIGURA 37.30 Fratura de côndilo mandibular esquerdo. Acesso retromandibular.

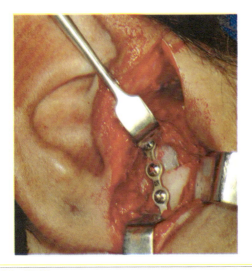

FIGURA 37.31 Fratura de côndilo mandibular direito. Acesso pré-auricular.

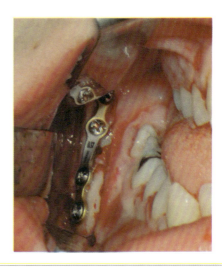

FIGURA 37.32 Fratura de ângulo mandibular direito. Fixação com uma placa e 4 parafusos monocorticais, do sistema de 2,0 mm, na zona de tensão, borda superior. Princípio de carga compartilhada – *load sharing*. Técnica de Champy.

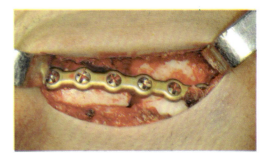

FIGURA 37.33 Fratura de corpo mandibular direito, com atrofia e perda de fragmentos ósseos. Fixação com uma placa e 6 parafusos bicorticais, do sistema de 2,4 mm, três de cada lado da fratura, na zona de compressão, borda inferior. Princípio de carga suportada - *load bearing*.

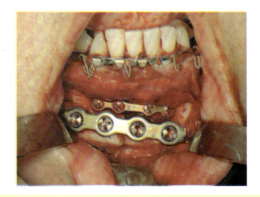

FIGURA 37.34 Fratura de parassínfise mandibular direita. Fixação na parte superior com uma placa e 4 parafusos monocorticais, do sistema de 2,0 mm. Na parte inferior com uma placa e 5 parafusos bicorticais, do sistema de 2,4 mm, mantendo a dimensão transversal da mandíbula.

As placas mais resistentes, conhecidas como placas reconstrutivas, do sistema de 2,4 mm ficam reservadas a situações tais como as mandíbulas atróficas ou edentadas. Outra indicação são os casos de perda de continuidade óssea, por exemplo nas fraturas patológicas ou por projétil de arma de fogo. Nestas situações adota-se o princípio da carga suportada – *load bearing* (Figura 37.33). Estas placas podem ser empregues, também, quando ocorre uma expansão transversal da mandíbula, nos casos de fraturas, concomitantes, da parassínfise e dos côndilos. Nesta situação, aplicadas à região sinfisária, permitem a manutenção da redução e da dimensão transversal da mandíbula (Figura 37.34), impedindo a lateralização dos côndilos.[5,6,12,13]

Outra técnica com aplicação possível nas fraturas mandibulares que atingem a região sinfisária, mas também em certas fraturas do ângulo, é a dos parafusos compressivos, ou *lag screw* (Figura 37.35). Por meio desta técnica, aplica-se compressão inserindo os parafusos perpendicularmente à linha de fratura. Na mandíbula são utilizados parafusos regulares, com espiras em toda extensão, e não apenas na extremidade distal. A perfuração do seguimento proximal é feita com uma broca, com o diâmetro externo e o seguimento distal com outra, com o diâmetro interno do parafuso. Assim, este engaja apenas o seguimento distal e promove uma tração e consequente compressão.[5,6]

As complicações mais comuns dos tratamentos são infecção, não união ou pseudoartrose, má união, que muitas vezes resulta em má oclusão dental. Pode também, menos frequentemente, ocorrer alterações sensoriais, em geral resultantes de fraturas com grande deslocamento e deficiências motoras, em consequência de acessos ou lacerações, que atingem o ramo marginal da mandíbula do nervo facial.[5,6,12,13]

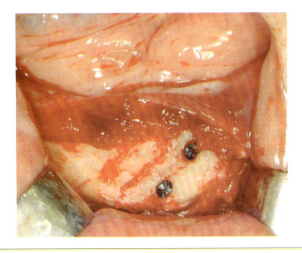

**FIGURA 37.35** Fratura de parassínfise mandibular esquerda, em paciente edentada. Fixação com dois parafusos, do sistema 2,0 mm, aplicados perpendicularmente à fratura biselada. Técnica de parafusos compressivos – *lag screw*.

## FRATURAS PANFACIAIS

As fraturas panfaciais são aquelas que atingem todos os terços faciais, ao mesmo tempo. Existe, ainda, a possibilidade de divisão da face em quartos, constituídos da região frontal, da zigomático-orbitária, da maxila e da mandíbula. Neste último caso, ao menos três destes quartos devem ser afetados. Independente da classificação utilizada, estas fraturas são múltiplas, e em geral, cominutas, com perda de substância, e são deslocadas e instáveis.[5,6]

No passado foram tratadas de forma fechada e por suspensão a fio de aço. Isto causava um colapso ósseo e consequente contração dos tecidos moles. Esta retração tecidual fazia a reconstrução secundária mais difícil, ou mesmo impossível.[5,6]

Nestes casos, mais que em quaisquer outros, a redução aberta, com abordagem de todos os focos de fraturas, seguida de fixação interna, estável, das fraturas, é o tratamento de escolha. O que pode variar é a sequência da fixação. As fraturas podem ser fixadas seguindo uma sequência de superior para inferior e de lateral para medial, ou podem ser fixadas de inferior para superior e de medial para lateral. A decisão depende do cirurgião, ou seja, a qual técnica este se sinta mais familiarizado ou, melhor ainda, quando este domina ambas, a decisão é baseada nas características do caso.[5,6]

Independente da sequência escolhida, o fundamental é restabelecer a anatomia, mantendo a expansão dos tecidos moles. Para tanto, é fundamental a exposição e fixação, direta e precoce, das fraturas. Em alguns casos, o uso de enxerto ósseo deve ser empregue. Pode ser necessária a utilização de fixação externa, porém, não se indica o uso de suspensões. Por tratamento precoce entende-se que a cirurgia deve ser realizada, no máximo, dentro de duas semanas após o trauma.[5,6]

Na sequência de fixação proposta por Gruss & Phillips,[14] em 1989, inicia-se pelo que eles chamam de *outer facial frame*. Os pontos iniciais de fixação são as suturas frontozigomáticas (Figura 37.36) e a reconstrução dos arcos zigomáticos. Isto restitui as projeções anteroposterior e transversal da face. Os autores consideram a posição dos arcos zigomáticos chave para o reparo dos complexos zigomático-orbitários e das fraturas do terço médio da face. Se os arcos não forem adequadamente posicionados ocorre um achatamento destas regiões. Fixados estes primeiros pontos, parte-se para a fixação dos rebordos orbitários e da região central, naso-órbito-etmoidal, chamada de *inner upper facial frame*. Assim, tem-se uma sequência centrípeta. A cirur-

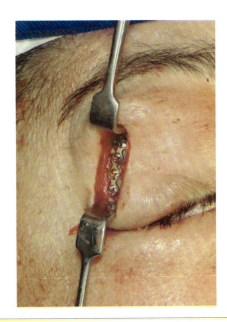

**FIGURA 37.36** Fratura panfacial. Fixação da sutura frontozigomática direita, com uma placa e 4 parafusos do sistema de 1,5 mm.

Série Ortopedia e Traumatologia – Fundamentos e Prática

gia é concluída em direção à mandibular, com reconstrução dos pilares maxilares.

Outra possibilidade é a proposta de Markowitz & Manson,[15] também de 1989, que se inicia de inferior para superior. Estabelecida a oclusão, por meio de bloqueio maxilo-mandibular, são fixadas as fraturas palatinas e a maxila passa a servir de guia para a mandíbula. Nesta são fixadas as fraturas de ângulo, corpo e sínfise. As fraturas dos côndilos mandibulares são tratadas de forma aberta em casos severos, onde impedem as reduções, ou em pacientes edentados, para recuperação da altura facial posterior. Concluída esta etapa, parte-se para os terços médios e superior, iniciando-se pela região naso-órbito-etmoidal, na busca de uma sobre-correção dos rebordos orbitários mediais. Estes autores consideram esta região central, do terço médio da face, como a chave desta sequência. Após esta primeira parte, fixa-se os arcos zigomáticos, as suturas frontozigomáticas, a parede lateral, infraorbital, na sutura esfenozigomática, ficando por último os rebordos infraorbitários e os pilares zigomático-maxilares. A maxila deve ser fixada nos seus quatro pilares, zigomático-maxilar e canino, bilateralmente.

Como dito anteriormente, a sequência pode ser escolhida na dependência do caso, do padrão das fraturas. O imprescindível é a disponibilidade de exames de imagem de ótima qualidade, que facilitam o diagnóstico preciso e auxiliam para não perder a primeira e mais precoce oportunidade para abordar todas as fraturas. Isto aumenta de maneira significativa o sucesso do tratamento.[14,15]

## CONSIDERAÇÕES FINAIS

Concluindo, o tratamento do trauma facial deve seguir uma sequência lógica e sistemática, que se inicia pela estabilização do paciente e identificação das lesões. Após o detalhado exame físico, segue-se o exame de imagem, onde as tomografias computadorizadas, incluindo as reconstruções tridimensionais, têm importante papel. Estabelecido o diagnóstico, as lacerações e outras lesões de tecido mole devem ser abordadas e suturadas, sob anestesia local se discretas e sem serventia para abordagem das fraturas. Caso contrário, nas grandes lacerações, em conjunto com fraturas, estas devem ser tratadas, concomitantemente, sob anestesia geral. Se forem tratadas de modo não imediato, as fraturas devem ser abordadas, preferencialmente, na primeira semana pós-trauma. As fraturas devem ser reduzidas e fixadas. As reconstruções, com enxertos ou materiais aloplásticos devem ser realizadas neste mesmo momento. Esta é a oportunidade de se obter os melhores resultados. O que ficar para depois, ou tardar a ser abordado, será uma sequela, que como tal apresentará limites no resultado do tratamento. A cirurgia primária deve ser seguida por fisioterapia, para buscar a recuperação das funções o mais precoce e indolor possível. Reconstruções secundárias, como a colocação de implantes e próteses dentais, oculares ou faciais, são as etapas seguintes. Algumas revisões de cicatrizes ou de outros procedimentos cosméticos ainda podem ser necessárias e devem ser realizadas para conclusão do tratamento.

---

## CASO CLÍNICO

### PACIENTE/HISTÓRIA DO TRAUMA

Paciente, do gênero masculino, 40 anos de idade. Vítima de acidente motociclístico, em rodovia, sofreu queda em alta velocidade. O capacete foi deslocado e atingiu o solo com a região mentoniana. Atendido no local, foi transferido, pela equipe de resgate, para um hospital terciário, com equipe de trauma.

Apresentava traumatismo cranioencefálico fechado, que teve o tratamento conduzido pela equipe de neurocirurgia; abrasão, com perda de tecidos moles, necessitando enxerto dérmico, no joelho direito, e múltiplas fraturas faciais. Em função das condições neurológicas, o paciente apresentou condições de tratamento do trauma facial somente após cerca de 30 dias do acidente.

### EXAME FÍSICO

O paciente apresentava cicatriz de laceração na região mentoniana, submandibular, alargamento e aplanamento da face, deslocamento inferior e lateral dos complexos zigomáticos, bilateralmente. Notava-se equimose subconjuntival direita e orbitária bilateral, além de moderado edema facial generalizado (Figuras 37.37 e 37.38). A motilidade ocular extrínseca estava preservada e observava-se distopia vertical, com deslocamento inferior do olho direito. Havia queixa de diplopia. Os rebordos orbitários inferiores apresentavam degraus e o paciente referia parestesia nas regiões dos nervos infraorbitários, de ambos os lados.

No exame intrabucal havia discreta mobilidade da maxila, mordida aberta anterior, oclusão dental em classe III, por retroposição da maxila, e mobilidade e grande degrau na região anterior, entre o incisivo central e o incisivo lateral esquerdos. Mobilidade e degrau, também, foram observados no corpo mandibular direito (Figura 37.39).

Trauma Facial

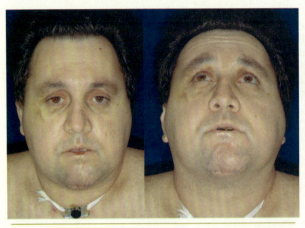

FIGURA 37.37 Paciente vítima de acidente motociclístico. Fraturas panfaciais. Vistas frontal e submentoniana. Apresenta cicatriz mentoniana, edema, assimetria, equimose orbitária e subconjuntival.

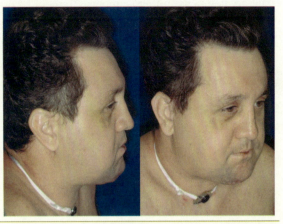

FIGURA 37.38 Vistas lateral e oblíqua. Observa-se aplanamento e alargamento da face.

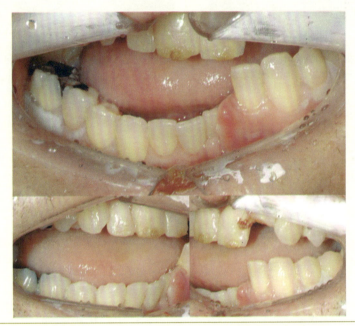

FIGURA 37.39 Vistas intrabucais, frontal e laterais direita e esquerda. Mordida aberta anterior, oclusão dental em classe III, grande degrau na região anterior, entre o incisivo central e o incisivo lateral esquerdos e no corpo mandibular direito.

## Exame de imagem

As tomografias com cortes axiais (Figura 37.40) e coronais (Figura 37.41), além de reconstrução tridimensional (Figura 37.42), evidenciavam fraturas dos complexos zigomáticos orbitários bilaterais, envolvendo as suturas frontozigomáticas, o arco zigomático direito, os rebordos infraorbitários e os pilares zigomático-maxilares. A maxila apresentava impacção posterior e inferior. A região naso-órbito-etmoidal apresentava cominuição, com separação da sutura frontonasal. Uma fratura horizontal, irregular, separava a porção inferior da maxila. Na mandíbula eram evidentes a fratura parassinfisária esquerda, a fratura cominutiva do corpo direito, envolvendo a região dos molares, e fraturas dos polos mediais dos côndilos, bilateralmente. Assim, foi diagnosticado como portador de fratura Le Fort III, do lado direito e Le Fort II, do

CAPÍTULO 37

lado esquerdo, fratura naso-órbito-etmoidal, fratura Le Fort I, fratura de parassínfise esquerda, fratura cominutiva de corpo direito e fraturas de polo medial de côndilo mandibular bilateral. Ficou evidente que o impacto na região mentoniana causou todas as fraturas, por disseminação da energia do impacto.

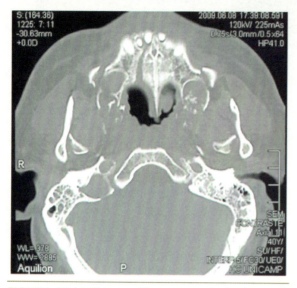

FIGURA 37.40 Tomografia computadorizada, corte axial. Fraturas dos pilares zigomático-maxilares e palatina paramediana direita. Fraturas do polo medial dos côndilos mandibulares.

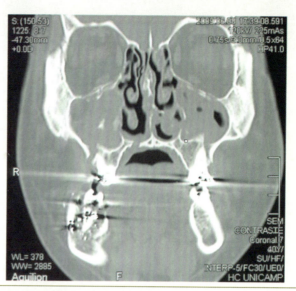

FIGURA 37.41 Tomografia computadorizada, corte coronal. Seios maxilares velados e presença de fragmentos ósseos. Fraturas das suturas frontozigomáticas, dos pilares zigomático-maxilares e palatina paramediana direita. Fratura cominutiva do corpo mandibular direito.

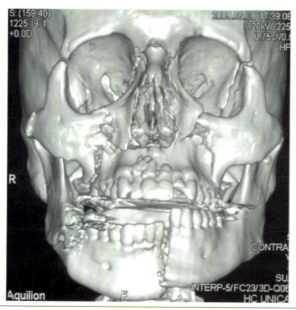

FIGURA 37.42 Tomografia computadorizada, reconstrução tridimensional. Fraturas dos complexos zigomáticos orbitários bilaterais atingindo as suturas frontozigomáticas, o arco zigomático direito, os rebordos infraorbitários e os pilares zigomático-maxilares. Fratura cominuta da região naso-órbito-etmoidal incluindo a sutura frontonasal. Fratura Le Fort I. Fratura mandibular parassinfisária esquerda e cominutiva do corpo direito.

## CIRURGIA

Sob anestesia geral e utilizando a traqueostomia preexistente como via respiratória, foi realizada a incisão coronal (Figura 37.43), estendendo-se até a região pré-auricular direita, para permitir acesso ao arco zigomático deste lado e às suturas frontonasal e frontozigomáticas, e às paredes mediais das órbitas. As incisões subciliares inferiores foram realizadas bilateralmente, para abordagem dos rebordos e soalhos infraorbitários (Figura 37.44). Por via intrabucal foi feita uma incisão horizontal, no fundo vestibular superior, que permitiu acesso à porção inferior, dento-alveolar da maxila (Figura 37.45). A fratura parassinfisária da mandíbula foi exposta por uma incisão no sulco vestibular anterior inferior (Figura 37.46) e a fratura do corpo mandibular direito por via extrabucal, através de uma incisão submandibular (Figura 37.47). Em razão da localização e da diminuta dimensão dos fragmentos, as fraturas condilares não foram acessadas.

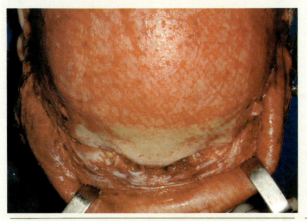

FIGURA 37.43 Incisão coronal, para acesso ao arco zigomático direito, às suturas frontonasal e frontozigomáticas, e às paredes mediais das órbitas.

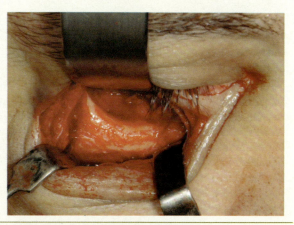

FIGURA 37.44 Incisão subciliar inferior direita, para acesso ao rebordo infraorbitário e ao soalho da órbita.

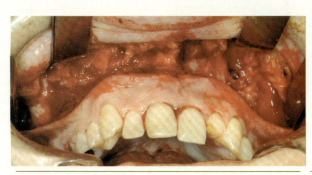

FIGURA 37.45 Incisão intrabucal, horizontal do sulco vestibular superior, para acesso à fratura Le Fort I.

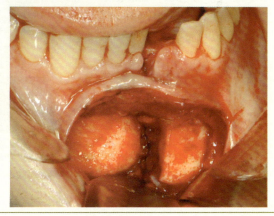

FIGURA 37.46 Incisão intrabucal, do sulco vestibular anterior inferior, para acesso à fratura da parassínfise mandibular.

As fraturas passaram a ser reduzidas e fixadas por meio de placas e parafusos do sistema de 1,5 mm. Os parafusos utilizados tinham comprimento de 5 mm. Iniciou-se pelo arco zigomático direito, seguido pelas suturas frontozigomáticas bilateralmente (Figura 37.48). O passo seguinte foi redução das fraturas da região naso-órbito-etmoidal e a fixação da sutura frontonasal (Figura 37.49). Na sequência, após confirmar a continuidade dos soalhos das órbitas e promover a redução dos rebordos infraorbitários, estes foram fixados com o mesmo sistema (Figura 37.50).

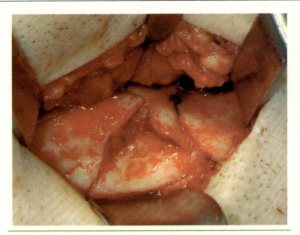

FIGURA 37.47 Incisão submandibular, para acesso à fratura cominutiva do corpo mandibular direito.

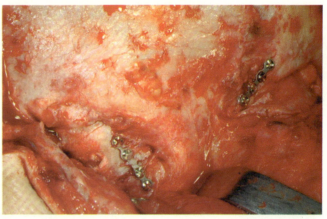

FIGURA 37.48 Fixação das fraturas do arco zigomático e da sutura frontozigomática, direitos. Placas retas de 4 furos e parafusos de 5 mm de comprimento, do sistema de 1,5 mm.

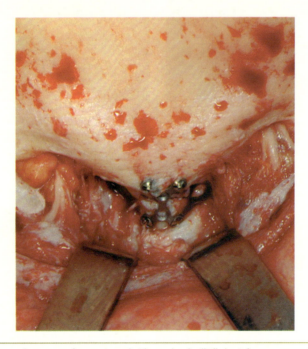

FIGURA 37.49 Fixação da fratura da sutura frontonasal. Placa duplo "Y" de 6 furos e parafusos de 5 mm de comprimento, do sistema de 1,5 mm.

O próximo passo foi a aplicação de barras de Erich aos dentes superiores e inferiores, reduzindo as fraturas mandibulares, e permitindo que a oclusão dental fosse obtida e mantida com bloqueio maxilo-mandibular, por fio de aço. As fraturas mandibulares, tanto da parassínfise (Figura 37.51), quanto do corpo (Figura 37.52), foram fixadas na região superior com uma placa do sistema de 2,0 mm e parafusos monocorticais, ajudando na redução, que foi mantida pela aplicação de uma placa de reconstrução, mais resistente, do sistema de 2,4 mm, com três parafusos bicorticais de cada lado da fratura.

O último passo de fixação das fraturas foi o uso de placas do sistema de 1,5 mm, nos pilares caninos e zigomático-maxilares, após redução no nível das fraturas Le Fort I (Figura 37.53). Concluída esta etapa, o bloqueio maxilo-mandibular foi removido e foi checada a oclusão dental (Figura 37.54).

As feridas foram fechadas, utilizando fios absorvíveis nas suturas intrabucais e planos profundo e fios de *nylon* na pele.

Trauma Facial

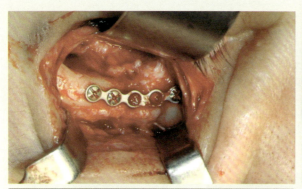

FIGURA 37.50 Fixação da fratura do rebordo infraorbitário direito. Placa curva de 6 furos e parafusos de 5 mm de comprimento, do sistema de 1,5 mm.

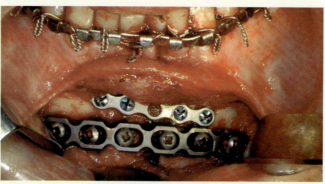

FIGURA 37.51 Fixação da fratura da parassínfise mandibular. Placa reta de 5 furos e parafusos de 5 mm de comprimento, do sistema de 2,0 mm, e placa reta, de reconstrução, de 6 furos e parafusos de 12 mm de comprimento, do sistema de 2,4 mm.

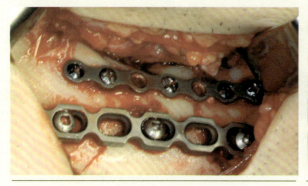

FIGURA 37.52 Fixação da fratura de corpo mandibular. Placa reta de 7 furos e parafusos de 5 mm de comprimento, do sistema de 2,0 mm, e placa reta, de reconstrução, de 9 furos e parafusos de 12 mm de comprimento, do sistema de 2,4 mm.

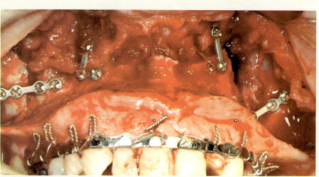

FIGURA 37.53 Fixação da fratura no nível Le Fort I, nos pilares caninos e zigomático-maxilares, bilaterais. Placas "L" e reta de 4 furos e parafusos de 5 mm de comprimento, do sistema de 1,5 mm.

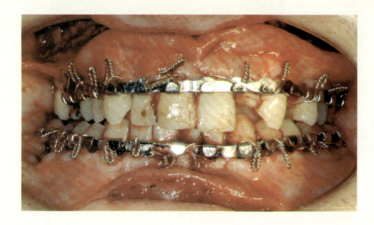

FIGURA 37.54 Oclusão dental, após a conclusão da fixação das fraturas e remoção do bloqueio maxilo-mandibular. As barras de Erich foram mantidas no período pós-operatório, por 6 semanas.

## Pós-operatório/reabilitação

Foram obtidas radiografias de controle pós-operatório (Figura 37.55) e o paciente recebeu alta hospitalar após 48 horas. Foi orientado o uso de alimentação líquida e pastosa, por duas semanas, e a realização de exercícios de abertura, lateralidade e protrusão mandibular. As suturas de pele foram removidas após uma semana. Os retornos ambulatoriais tiveram frequência semanal no primeiro mês e mensais no primeiro ano. Apresentou boa evolução, com adequada recuperação estética e funcional.

O caso apresentou limitações no tratamento, devido ao lapso de tempo entre o trauma e a cirurgia. As condições neurológicas impediram que as fraturas fossem abordadas dentro do período ideal, não maior que duas semanas. Ainda assim, o resultado foi satisfatório (Figuras 37.56 a 37.58).

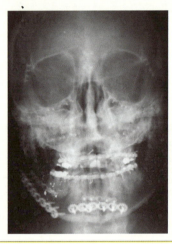

FIGURA 37.55 Radiografia frontal pós-operatória, evidenciando a redução das fraturas e as fixações em posição.

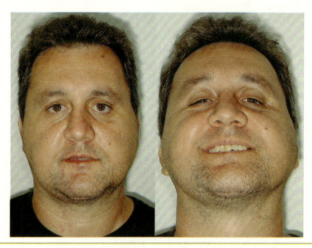

FIGURA 37.56 Pós-operatório de 6 meses. Vistas frontal e submentoniana.

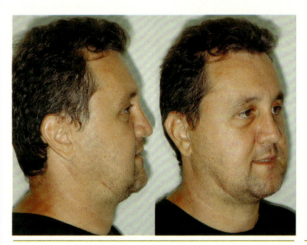

FIGURA 37.57 Pós-operatório de 6 meses. Vistas lateral e oblíqua.

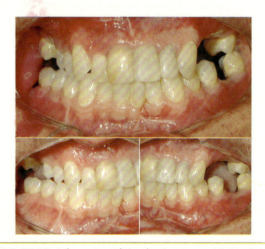

FIGURA 37.58 Pós-operatório de 6 meses. Vistas intrabucais, frontal e laterais direita e esquerda.

# REFERÊNCIAS BIBLIOGRÁFICAS

1. Brasileiro BF, Passeri LA. Epidemiological analysis of maxillofacial fractures in Brazil: A 5-year prospective study. Oral Surg Oral Med Oral Pathol. 2006;102(1):28-34.

2. Gomes PP, Passeri LA, Barbosa JRA. A 5-year retrospective study of zygomatico-orbital complex and zygomatic arch fractures in Sao Paulo State, Brazil. J Oral Maxillofac Surg. 2006;64(1):63-7.

3. Manson P, Cruz NL, Passeri LA. Trauma Maxilofacial. In: Ferrada R, Rodriguez A. Trauma: Sociedade Panamericana de Trauma. São Paulo: Editora Atheneu, 2010. p.217-36.

4. Dimitroulis G, Avery BS. Maxillofacial Injuries. A synopsis of basic principles, diagnosis and management. Oxford: Wright, 1994.

5. Fonseca RJ, Walker RV, Betts NJ. Oral and maxillofacial trauma. v. I, II. 3.ed. Philadelphia: Elsevier Saunders, 2004.

6. Rowe NL, Williams JL. Maxillofacial injuries. v. I e II. 1.ed. London: Churchill Livingstone, 1985.

7. Paza AO, Farah GJ, Passeri LA. Traumatic carotid cavernous fistula associated with a mandibular fracture. Int J Oral Maxillofac Surg. 2008;37(1):86-9.

8. Passeri LA, Ellis III E, Sinn DP. Relationship of substance abuse to complications with mandibular fractures. J Oral Maxillofacial Surg. 1993;51(1):382-4.

9. Serena-Gómez E, Passeri LA. Complications of mandibular fractures related to substance abuse. J Oral Maxillofac Surg. 2008;66(10):2028-34.

10. Ellis III E, Zide MF. Surgical approaches to the facial skeleton. 2.ed. Philadelphia: Lippincott Williams & Wilkins, 2006.

11. Champy M, Loddé JP. Synthèses mandibulaires. Localisation des synthèses en fonction des contraintes mandibulaires. Rev Stomatol Chir Maxillofac. 1976;77(8):971-6.

12; Ellis III E. Management of fractures through the angle of the mandible. Oral Maxillofac Surg Clin North Am. 2009;21(2):163-74.

13. Paza AO, Abuabara A, Passeri LA. Analysis of 115 mandibular angle fractures. J Oral Maxillofac Surg. 2008;66(1):73-6.

14. Gruss JS, Phillips JH. Complex facial trauma: the evolving role of rigid fixation and immediate bone graft reconstruction. Clin Plast Surg. 1989;16(1):93-104.

15. Markowitz BL, Manson PN. Panfacial fractures. Organization of treatment. Clin Plast Surg. 1989;16(1):105-14.

# Índice remissivo

## A

ABCDE, método mnemônico do, 21
Acesso
  intraósseo, 32
  por punção intraóssea, 32
  venoso central, 32
Acetábulo, fraturas do, 331
Acidentes, 18
  de trânsito, 18
Ácido zoledrônico, 150
Afogamentos, 18
Agentes de ação mista, 151
Alendronato, 150
Algoneurodistrofia, 132
Alterações metabólicas, 91, 97
Amannese, 34
Amarrilho sublaminar, 303
AMPLA, termo, 35
Amputação, 58
Anel pélvico
  estabilizações temporárias, 323
  fraturas do, 317, 318
  lesões do, 318
Anemias, 95
Ângulo(s)
  carpais, 263
  de inclinação do tálus, 420
  talocrural, 420
Antebraço
  ferimento a bala, 126
  fraturas de, reabilitação, 136
  reparação do revestimento
    cutâneo, 67
Antepé, fraturas do, reabilitação, 141
Antibiótico, 48, 57, 51
Antibioticoterapia, 57
Aparelhos gessados
  circulares, 5
  cuidados com a confecção dos, 7
Arcos de Gilula, 263

Armas de fogo, 121
Artéria
  axilar lesões da, 172
  braquial, 198
  radial, 198
  ulnar, 198
Articulação
  do cotovelo, 231
  radiocarpal, 248
  radiulnar distal, 248
Artroplastia
  da cabeça do rádio, 235
  do úmero proximal, 177
Artrose pós-traumática
  fraturas distais do fêmur, 365
  fraturas do tálus e calcâneo, 434
Atendimento
  ao politraumatizado, 17
  hospitalar, 19
  inicial no pronto socorro, 48
  pré-hospitalar (APH), 17, 19
Atrofia
  de desuso, 132
  de Sudek, 132
Avaliação
  da vítima traumatizada, 21
  do estado neurológico ou das
    incapacidades, 32
  no atendimento pré-hospitalar, 35
Axonotmesis, 133

## B

Balística, 119
  externa, 120
  final, 120
  interna, 119
Banda de tensão, 40
Banho de contraste, 131
Bisfosfonatos, 148

Blastomicose sul-americana, 95, 97
Braço, reparação do revestimento
  cutâneo, 68

## C

Calcâneo, fraturas do, 436
  reabilitação, 140
Calcificação ectópica, 133
Calcitonina, 150
Calhas gessadas, 3
Calibre, 121
Calor
  profundo, 132
  superficial, 131
Capitato, fraturas do, 268
Capnografia, 36
Causalgia, 132
Cavitação
  permanente, 120
  temporária, 120
Chumbo, intoxicação pelo, 124, 125
Cinesioterapia, 132
Cintilografia óssea, 112
Circulação, 27
Cirurgia de controle de danos, 53
Clavícula, fraturas da, 157, 158
  reabilitação, 133
Coluna
  cervical
    alta, 291
    baixa, 298
    fraturas da, 291
  toracolombar, fraturas da, 307
Complexo ligamentar
  colateral medial, 407
  lateral, 411
  mola, 410
Compressões nervosas, 133

Série Ortopedia e Traumatologia – Fundamentos e Prática

Conceito TARPO (*transarticular joint reconstruction and retrograde plate osteosynthesis*), 361
Côndilo occipital, fraturas do, 291
Consolidação viciosa
fratura(s)
do úmero proximal, 178
distais do fêmur, 365
dos metacarpos e falanges, 277
dos ossos do antebraço, 244
nas falanges, 283
Contração muscular, 132
dinâmica
concêntrica, 132
excêntrica, 132
estática, 132
isocinética, 132
Contratura isquêmica de Volkmann, 8, 133
Controle
de danos, 53
de redução, 9
de sangramentos, 29
Cotovelo
ferimentos a bala, 123
fraturas reabilitação, 135
luxações do, 231
reparação do revestimento cutâneo, 67
Cricotireoidostomia, 25
por punção, 26
cirúrgica, 26
Cultura da ferida, 52

## D

Dedos, reparação do revestimento cutâneo, 65
Deltoide, 407
Denosumab, 150
Desbridamento, 52
Diabetes e fratura do tornozelo, 426
Diáfise
da tíbia, fraturas, reabilitação, 139
distal, 196
Dinamização, 115
Discrasias sanguíneas, 95, 97
Displasia(s)
fibrosa, 91
mono ou poliostótica, 96
ósseas, 91, 96
Distrofia simpático reflexa, 132
Distúrbios circulatórios, 94, 97
Doença(s)
de Albers Schomberg, 91
de Gaucher, 94, 97

de Hand Schiller-Christian, 94
de Kienböck, 267
de Paget, 94, 96, 97
de von Recklinghausen, 93
degenerativas, 94, 97
Dreno no pós-operatório da fratura exposta, 52

## E

Echinococose, 97
*Echinococus granulosus*, 95
Eletroterapia, 132
Eluição, 57
Encondroma, 95
Enfaixamentos
associados a gessos, 3
simples, 3
Entrevista, 34
Enxertos
de pele, 64
ósseo, 55
Epicôndilo medial, 196
Escafoide, fraturas de, 265
reabilitação, 136
Escala de coma de Glasgow (ECG), 27, 32, 33
Escápula, fraturas da, 162
Espaço livre
medial, 420
tibiofibular, 420
Estabilidade
absoluta, 38
relativa, 40
Estabilização
da fratura, 52
temporária, 53
Estimulador es de formação, 150
Estrógenos, 150
ETC (*Early Total Care*), 11
Exame físico, 34
Exercícios, 132
ativo livre, 132
ativo-assistido, 132
ativo-resistido, 132
contrarresistência, 134
passivo, 132
Exposição, 34
Extensão do punho, 262

## F

Face, fraturas do terço médio da, 460
Falanges, fratura das, 278
articulares das, 279
condilares das, 279
reabilitação, 141

Fascículo
anterior, 197
posterior oblíquo, 197
transverso, 197
Fechamento da ferida operatória, 52
Fêmur, fraturas do, 82
do colo, 341
transtrocantéricas, 344
diafisárias, 351
hastes intramedulares
bloqueadas, 353
retrógradas, 355
distais, 357
hastes intramedulares bloqueadas
retrógradas, 363
métodos de fixação, 360
reabilitação, 138
ferimento a bala, 126
proximal
reabilitação, 137
colo, 137
diafisárias, 138
intertrocanterianas, 137
subtrocanterianas, 137
Ferimento
a bala, 120
antebraço, 126
cotovelo, 123
fêmur, 126
fraturas dos ossos longos, 125
joelho, 124
ombro, 123
punho, 123
quadril, 123
tíbia, 126
tornozelo, 124
úmero, 125
articular, 122
peri e intra-articular, 122
FES, 132
Fibroma condro-mixoide, 95
Fios de Kirschner, 83, 84, 276, 279
Fixação, 5
definitiva, 52
externa, 40
Fixador(es)
biplanar com montagem
ortogonal, 77
biplanar transfixante, 76
circular, 77
de Hoffmann, 76, 77
de Llizarov, 77, 78
externo, 75, 80, 209
na pelve, 88
nas fraturas expostas da tíbia, 78
semicircular, 77

# Índice remissivo

triangular, 77
tubo-tubo no fêmur, 84
uniplanar, 76
Flexão do punho, 262
Fossa piriforme, 353
Fratura(s)
  articulares, 85
  avulsões da tuberosidade, 448
  causadas por armas de fogo, 119
  da base da falange
    distal, 278
    proximal e média, 280
  da base do quinto metatarso, 447
  da cabeça
    do rádio, 223, 234
      reabilitação, 136
    dos metacarpos, 271
    metacarpal, 272
  da clavícula, 157, 158
  da coluna
    cervical, 291
    toracolombar, 307
  da diáfise
    da falange distal, 278
    da tíbia, 389
      completas, 391
    do úmero, 181
      fraturas expostas, 192
      haste intramedular
        anterógrada, 188
        retrógrada, 189
      infecção após, 193
      lesão vascular, 193
      reabilitação, 134
      redução aberta e fixação interna
        com placa e parafusos, 185
      redução fechada e fixação
        externa, 190
      redução fechada e fixação
        interna
          com haste intramedular, 187
          com placa em ponte, 189
  da escápula, 162
  da extremidade distal do
    rádio, 87, 247
  da falange
    distal, 278
    média e proximal, 278
  da mandíbula, 463
  da mão, reabilitação, 137
    falanges, 137
    metacarpofalangeanas, 137
  da patela, 367
    fixação com placas e
      parafusos, 372
    fixação percutânea, 372

métodos de fixação interna
  das, 370
  reabilitação, 138
da pelve, expostas 325
da tíbia com fixador circular, 80
das falanges, 278
  articulares, 279
  condilares, 279
  reabilitação, 141
de antebraço, reabilitação, 136
de bacia, 88
de Barton, 249
de Bennett, 284
de clavícula, reabilitação, 133
de Colles, 136, 249
de escafoide, reabilitação, 136
de Galeazzi, 237
de Hangman, 298
de Jones, 448
de outros ossos do carpo, 267
de punho, reabilitação, 136
de rádio distal, 87
de Rolando, 284
de Smith, 249
de úmero proximal,
  reabilitação, 134
diafisárias, 281
  com extensão articular, 280
  da tíbia, reabilitação, 139
  distais do úmero, 210
  do fêmur, 351
    hastes intramedulares
      bloqueadas, 353
      retrógradas, 355
    dos metacarpos, 274
    por estresse, 449
"Die-Punch", 250
distais do fêmur, 357
  hastes intramedulares bloqueadas
    retrógradas, 363
  métodos de fixação, 360
distais do úmero, 195, 201
  bicolunar multiplanar, 205
  bicolunares, 205
  diafisárias no terço distal do
    úmero, 207
  extra-articulares e extracapsulares
    dos epicôndilos medial e
    lateral, 205
  intra-articulares, 203
  intracapsulares (extra-articulares),
    205
  isoladas do capítulo umeral, 205
  reabilitação, 135
  unicolunares, 205
do 1º MTT reabilitação, 142

do acetábulo, 331
do anel pélvico, 88, 317, 318
do antebraço, 87
do antepé, reabilitação, 141
do atlas, 294
do boxer, 273
do calcâneo, 436
  reabilitação, 140
do capitato, 268
do carpo, 261
do "Chauffeur", 250
do colo do fêmur, 341
  transtrocantéricas, 344
do colo do metacarpo, 273
  redução aberta das, 274
  redução fechada das, 273
do côndilo occipital, 291
do cotovelo, expostas, 87
do dente do áxis, 296
do enforcado, 298
do escafoide, 265
do fêmur
  com fixador circular, 83
  distal (supracondiliana),
    reabilitação, 138
  expostas, 82
  fechadas do, 83
  proximal, reabilitação, 137
    colo do fêmur, 137
    diafisárias do fêmur, 138
    intertrocanterianas, 137
    subtrocanterianas do fêmur, 137
do hamato, 268
do maléolo posterior, 425
do medial e lateral do tornozelo, 423
do médio pé, reabilitação, 141
do olécrano, 227
  reabilitação, 135
do pilão tibial, 85, 397
  reabilitação, 139
do piramidal, 267
do pisiforme, 268
do planalto tibial, 86, 375
do primeiro metacarpo, 284
do processo
  coronoide da ulna, 235
  lateral, 433
  posterior, 434
do semilunar, 267
do tálus, 431
  da cabeça, 433
  do colo, 432
  do corpo, 433
  reabilitação, 140
do terço médio da face, 460
do tofo da falange distal, 278

**479**

Série Ortopedia e Traumatologia – Fundamentos e Prática

do tornozelo, 419
   com lesão da sindesmose, 425
   reabilitação, 140
do trapézio, 268
do trapezoide, 268
do úmero, 86
   proximal, 169
      complexas associadas a
         luxações, 175
      em duas partes, 174
      em três e quatro partes, 175
      fixação aberta com placas, 175
      hastes intramedulares, 176
      reabilitação pós-operatória, 178
      redução fechada e fixação
         percutânea, 175
dos membros inferiores, 86
dos metacarpos e falanges, 271
   expostas, 275
dos metatarsos, 443
   base, 444
   cabeça, 447
   diáfise, 444
   colo, 446
dos ossos do antebraço, 237
   desviadas, 240
   expostas, 241
   isoladas com comprometimento
      do eixo do antebraço, 240
   isoladas sem comprometimento
      do eixo do antebraço, 240
   sem desvio, 240
dos ossos do pé, reabilitação, 140
e luxações de C1 e C2, 294
em osso patológico, 91, 96
expostas, 43
   com grave lesões de partes
      moles, 58
   nas crianças, 59
extra-articulares das falanges, 280
luxação de cotovelo, reabilitação,
   135
maléolo lateral, isoladas do, 422
metáfiso-epifisárias do terço distal
   do úmero, 210
oblíqua longa do quarto metacarpo,
   274
panfaciais, 467
planalto (ou platô) tibial,
   reabilitação, 139
por compressão
   extensão, 300
   flexão, 298
   vertical, 299
por estresse na diáfise dos
   metatarsos, 450

por flexão lateral, 301
por flexão-distração, 300
subcapitais, 280
   da falange proximal, 281
terço distal do antebraço expostas
   do, 67
tipo *torus* e galho verde, 390
transversa do quinto metacarpo, 274
Fratura-avulsão da base do segundo e
   terceiro metacarpos, 277
Fratura-luxação
   da base
      do quinto metacarpo, 277
      dos metacarpos, 277
   de cotovelo, 87
   de Essex-Lopresti, 239
   e luxações perilunares do carpo, 264
   transescafo-perilunar, 266
Fresagem do canal medular, 355

G

Garrotes, 30
Gelo, 131
Gesso minerva, 299
Glicocorticoide, 145
Goteiras, 3
Granuloma eosinófilo, 94, 97

H

Halo-gesso, 299
Hamato fraturas do, 268
Hastes
   fresadas × não fresadas nas fraturas
      expostas, 55
   intramedulares, 40
      bloqueadas, 55
Hemangioma, 95
Hemorragia, 28
Hidroterapia, 132
Hiperparatireoidismo, 93, 97
Hipoperfusão, 27
Histiocitoses por células de
   Langerhans, 94
Homicídios, 18
Hora de ouro, 20

I

Ibandronato, 150
Imobilizações
   de Burkhalter, 275, 282
   do aparelho locomotor, 3
   princípios
      gerais das, 5
      mecânicos das, 5
   tipos de, 3
Imobilizar, definição, 3

Infecção(ões)
   ativa, 113
   fraturas
      distais do fêmur, 364
      do acetábulo, 339
      dos ossos do antebraço, 244
Infecção latente, 113
Inflamações, 95, 97
Inibidores de reabsorção, 148
Iniciativa *Own the Bone*, 151
Instabilidade(s)
   carpal(is), 264
      adaptativa, 264
      complexa, 264
      dissociativas, 264
      não dissociativas, 264
   crônica do cotovelo, 236
Intoxicação pelo chumbo, 124, 125
Irrigação da ferida, 51

J

Joelho
   ferimento a bala, 124
   reparação do revestimento
      cutâneo, 69

L

Lavagem sob pressão, 51
Lei de Frank-Starling, 28
Lesão(ões)
   da artéria axilar, 172
   da sindesmose da tibiofibular
      distal, 425
   de arco maior de Mayfield, 266
   de Monteggia, 238
      tipo I, 238
      tipo II, 238
      tipo III, 238
      tipo IV, 238
   do anel pélvico, 318
   do arco menor de Mayfield, 265
   do manguito rotador, 172
   do plexo braquial, 172
   grau 0, 38
   grau 1, 38
   grau 2, 38
   grau 3, 38
   iatrogênica do nervo radial, 192
   ligamentares
      agudas, 231
      do tornozelo e pé, 407
   nervosas, 200
      iatrogênicas, 339
   neurológicas, 244
   pélvica, 320

480   TRAUMATOLOGIA DO ADULTO                                    VOLUME 3

# Índice remissivo

fixação definitiva da, 325
pseudoneoplasicas, 96
vasculares, 244
fraturas distais do fêmur e, 364
Ligamento(s)
acessório, 197
anular, 197
calcaneonavicular, 410
inferior, 410
superomedial, 410
colateral
lateral ulnar, 197
radial, 197
da sindesmose tibiofibular distal, 414
de Lisfranc, 417
fibulocalcâneo, 411
fibulotalar
anterior, 411
posterior, 411
laterais, 197
mediais, 197
mola ou *spring*, 410
terceiro, 410
Limpeza cirúrgica, 52
Linha de Shenton do tornozelo, 420
Luxações
atlas-áxis, 295
do carpo, 261
do cotovelo, 231
por compressão-extensão, 300
por distração extensão, 300
por flexão lateral, 301

## M

Mandíbula fraturas da, 463
Manguito rotador lesões do, 172
Manipulação do nervo ulnar, 214
Manobra
de redução de Jahss, 273
de Tavernier, 265
Mão
fraturas da, reabilitação, 137
reparação do revestimento
cutâneo, 65
Médio pé, fraturas do, reabilitação, 141
Membros inferiores, 137
Metabolismo ósseo, 92
Metacarpos e falanges, fraturas de, 271
Metáfise
distal, 196
proximal, 195
Metástases ósseas, 96
Método(s)
AVDI, 33

de reparação do revestimento
cutâneo, 64
Micro-ondas, 132
Miologia, 197
Miosite ossificante, 133
Modelagem do membro, 8
Moduladores seletivos do receptor de
estrógeno (SERMS), 149
Moldagem dos três pontos, 8
Munição, 121

## N

Necrose avascular, 434
fraturas do acetábulo, 339
fraturas do úmero proximal, 179
Neoplasias, 95, 97
primitivas
benignas, 97
malignas, 97
secundárias a metástases, 97
Nervo mediano, 198
Neuropraxias, 133
Neurotmesis, 133

## O

Olécrano, fratura do, 227
reabilitação, 135
Ombro
congelado, 178
ferimentos a bala, 123
reparação do revestimento
cutâneo, 68
Ondas
curtas, 132
sonoras, 120
Ossificação heterotópica, fraturas do
acetábulo, 339
Ossos da pelve, 317
Osteíte
deformante, 94
fibrocística generalizada, 93
Osteoblastoma, 95
Osteogênese imperfeita, 91, 96
Osteologia, 247
Osteomalacia, 93, 97
Osteomielite
hematogênica, 95, 97
pós-traumática da tíbia distal, 70
Osteonecrose da cabeça do
úmero, 179
Osteopetrose, 91, 96
Osteoporose, 92, 97, 143, 147
Osteopsatirose, 91, 96
Osteossíntese, 37
fratura dos ossos do antebraço, 242

interna, 85
objetivos e tipos de, 38
para o úmero distal, 211
Osteotomia olecraniana, 213
Oximetria de pulso, 35

## P

Pamidronato, 150
Parafina, 131
Parafusos, 58, 210, 276, 360
condilar dinâmico, 361
de compressão, 38
associados à placa de
neutralização, 39
associados à placa de suporte, 39
de massa lateral cervical, 303, 304
de tração, 276
Paralisia
do nervo radial, 191
no plexo braquial, 192
Partes moles, 37
Patela, fraturas da, 367
fixação
com placas e parafusos, 372
percutânea, 372
métodos de fixação interna das, 370
reabilitação, 138
Patelectomia
parcial, 372
total, 373
Pé, 407
ossos do, fraturas dos
reabilitação, 140
reparação do revestimento
cutâneo, 69
Pelve
anatomia e biomecânica da, 317
fraturas expostas da, 325
Perda
diafisária da tíbia, 72
óssea na fratura exposta, 50
Perfusão, 27
Perna, reparação do revestimento
cutâneo, 69
Pilão tibial, fraturas do,
reabilitação, 139
Pinagem percutânea, 256
Pinos
de Denhan, 14
de Schanz, 76, 77, 84
Piscina terapêutica, 132
Pisiforme, fraturas do, 268
Placa(s), 58, 210, 276
angulada, 360
anguladas, 354

bloqueadas, 41, 241
com parafusos bloqueados, 362
de compressão, 39
em banda de tensão, 39
em ponte, 41, 242
não bloqueadas, 241
retas, 353
Placa-lâmina com angulação de 95, 360
Planalto tibial, fraturas do, 375
reabilitação, 139
Plexo braquial, lesão do, 172
Polegar, reparação do revestimento cutâneo, 65
Posição
de imobilização das articulações, 7
*intrinsic plus* da mão, 281
*screw-home-torque*, 284
Pressão intracompartimental, 106
Princípio dos três pontos de apoio, 5
Programa de reabilitação, 133
Pronação-abdução, 421
Pronação-eversão, 421
Proteção
da circulação, 8
das eminências ósseas, 8
Pseudartroses
avasculares, 111
atrófica, 111
cominutiva, 111
em cunha de torção, 111
por falha óssea (lacunar), 111
com falha óssea
em um dos ossos do antebraço, 116
no úmero, 116
nos membros inferiores, 116
do fêmur pós-placa, 115
dos ossos longos, 109
falanges, 283
fraturas
da diáfise do úmero, 193
distais do fêmur, 364
do colo do fêmur, 349
do úmero proximal, 178
dos ossos do antebraço, 244
pós-fixador externo, 116
pós-haste intramedular bloqueada, 115
vasculares, 110
casco de cavalo, 110
oligotrófica, 111
pata de elefante, 110
Pulso radial, 27
Punho, 261
cinemática do, 262
exame físico do, 262

exame radiográfico do, 262
ferimentos a bala, 123
fraturas de, reabilitação, 136

# Q
Quadril, ferimentos a bala no, 123
Quedas, 18

# R
Rádio, cabeça do, 223
artroplastia da, 235
fratura da, 223, 234
reabilitação, 136
do ressecção da, 224
Radiografia com estresse gravitacional, 420
Raloxifeno, 150
Ranelato de estrôncio, 150, 151
Raquitismo, 93, 97
do adulto, 93
Reabilitação, 19
Refratura dos ossos do antebraço, 244
Região distal do fêmur, 357
Reparação do revestimento cutâneo
no membro, 63
inferior, 68
superior, 65
Respiração, 24
Retardo de consolidação, 244
Retirada de implantes, 42
Revestimento cutâneo, 64
Rigidez
articular, 365
do cotovelo, 236
Ringer lactato, 31, 51
Risedronato, 150

# S
Salvação do membro, 58
Semilunar, fraturas do, 267
Sinal
da gaivota, 334
do "anel", 262, 263
do círculo, 420
do esporão, 334
Síndrome
compartimental, 105
fratura dos ossos
do antebraço, 243
dos ossos metatársicos, 451
reabilitação nas fraturas, 133
complexa de dor regional, 132
Sinostose radiulnar pós-traumática, 244
Sobreposição tibiotalar, 420
Soro fisiológico, 51

*Spring ligament*, 410
Substitutos dérmicos, 64
Suicídios, 18
Supinação-adução, 420
Supinação-eversão, 421

# T
Tabagismo e fratura exposta, 44
Talas, 3
gessadas, 8
Tálus, fraturas do, 431
cabeça, 433
colo, 432
corpo, 433
reabilitação, 140
Tanque de Hubbard, 132
Técnica(s)
das placas em ponte, 353
de Harms para artrodese C1-C2, 296
de Wright para artrodese C1-C2, 296
Tempo
de cena, 19, 20
de desencarceramento, 20
de transporte, 20
resposta, 20
total, 20
TENS, 132
Terapia
com testosterona, 149
estrogênica, 149
Terço médio da face, fraturas do, 460
Teriparatida, 150
Tétano, profilaxia do, 49
Tíbia, 78
diáfise da fraturas da, 389
ferimento a bala, 126
Tobramicina, 57
Tomografia computadorizada, 112
Torniquete, 30
Tornozelo, 407
ferimento a bala, 124
fraturas do, 419
reabilitação, 140
reparação do revestimento cutâneo, 69
Toxicidade do chumbo, 124
Tração(ões)
balanceada tipo Russel, 12
contínuas, 12
cutânea simples, 11-13
de Buck, 13
esqueléticas, 11, 13
tipo Braun, 12
tipo Bryant, 13

Trapézio, fraturas do, 268
Trapezoide, fraturas do, 268
Trauma facial, 457
Traumatismo de alta energia e fratura
  exposta, 452
Tromboembolismo, 348
Tubérculo
  lateral, 434
  medial, 434
Tuberculose, 95, 97
Tumor gigantocelular, 95
Turbilhão, 132

## U

Ulna, 197
Ultrassom, 132
Umeral, vascularização da cabeça, 170
Úmero(s), 195
  diáfise do, fratura da, 181
    expostas, 192
    haste intramedular
      anterógrada, 188
      retrógrada, 189
    infecção após, 193

lesão vascular, 193
redução aberta e fixação interna
  com placa e parafusos, 185
redução fechada e fixação
  externa, 190
redução fechada e fixação interna
  com haste intramedular, 187
  com placa em ponte, 189
reabilitação, 134
distais, 195
  fraturas, 201
    bicolunar multiplanar, 205
    bicolunares, 205
    diafisárias no terço distal do
      úmero, 207
    extra-articulares e
      extracapsulares dos
      epicôndilos medial e
      lateral, 205
    intra-articulares, 203
    intracapsulares (extra-
      articulares), 205
    isoladas do capítulo umeral, 205
    reabilitação, 135

unicolunares, 205
ferimento a bala, 125
proximal, fraturas do, 169
  complexas associadas a
    luxações, 175
  em duas partes, 174
  em três e quatro partes, 175
  fixação aberta com placas, 175
  hastes intramedulares, 176
  reabilitação, 134
    pós-operatória, 178
  redução fechada e fixação
    percutânea, 175
União viciosa, 435

## V

Valgo posterolateral rotatório, 231
Varo posteromedial, 232
Velocidade de saída da bala, 119
Ventilação, 24
Vias aéreas com controle da coluna
  cervical, 23